新版

臨床
咬合補綴治療

その鑑別診断と治療計画

今井俊広／今井真弓　著

クインテッセンス出版株式会社　2018

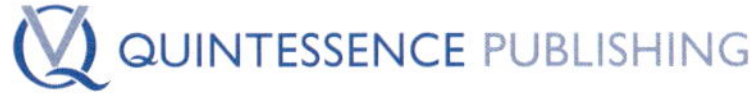

Berlin, Barcelona, Chicago, Istanbul, London, Milan, Moscow, New Delhi, Paris, Prague, São Paulo,
Seoul, Singapore, Tokyo, Warsaw

まえがき

新版にあたって

健全な顎口腔であれば、ピーナッツをカリカリと容易に咬み砕くことができる。口の外で粉砕させようとしたら、金槌が必要なくらいだろう。歯と歯が嵌合することで食物を粉砕できる。しかしそれは咀嚼筋、顎関節が連動して動くことで力が発揮されるからである。静止した状態では、咀嚼という機能的に必要な力も発揮されない。咀嚼は生命維持に必要なことであり、その力は顎口腔系にとって耐久可能な荷重のはずである。適正な荷重であれば十分に耐えうる組織構造になっている。しかし、生体にとって適正な荷重を超えた力はバイオメカニカルストレスとなり、組織を破壊する可能性がある。病的状態になった組織を改善するために治療を計画するが、咬合では上下顎歯の接触関係だけでなく、顎口腔系の機能的、形態的、生理的な関連を把握する必要がある場合がある。

修復治療は修復範囲や欠損の範囲が大きくなればなるほど、診査・診断それに基づいた治療計画と術式の選択など、選択肢が複雑化してくる。患者さんの問題が一見同じようにみえても、診査してみると原因や病態が異なることもある。臨床で重要なことは、適切な診査をして的確に診断することである。そして問題解決のための治療計画を立案する。当然のことであるが、診断のためには正常な組織の状態、生理的な状態を理解していなければ、異常(病的な問題)をみつけだすことはできない。

医師と歯科医師の両方の免許を持ち、東京医科歯科大学で歯学部附属病院病院長を務めた石原寿郎先生の没後1972年に出版された『臨床家のためのオクルージョン－石原・咬合論－』に、「今の咬合は、補綴的立場からの咬合理論と、生理学的な意味での咬合学の２つに分かれていて、まだ両者は同じベースのうえに乗るに至っておりません。この２つが１つになっていった時に咬合学が完成したということになるのではないかと思います」という言葉があった。1960年代の講演で提示された言葉である。振り返ってみると、筆者らが咬合を生理的にみなければならないと本当の意味で理解したのは、この本を手に取った時であった。

最新機器を駆使し、一時期はメカニカルに走っていた咬合論も、着実に石原先生の理想とする生理的咬合を基盤とした方向に向かってきている。この『新版　臨床咬合補綴治療』では、そのようなことも読みとっていただけると幸いである。

2018年４月

今井 俊広

CONTENTS

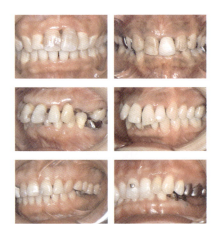

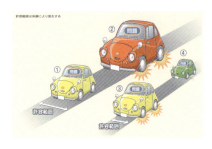

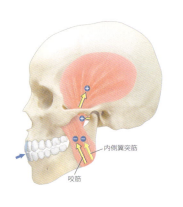

第２章　咬合補綴治療の分類と治療の流れ　27

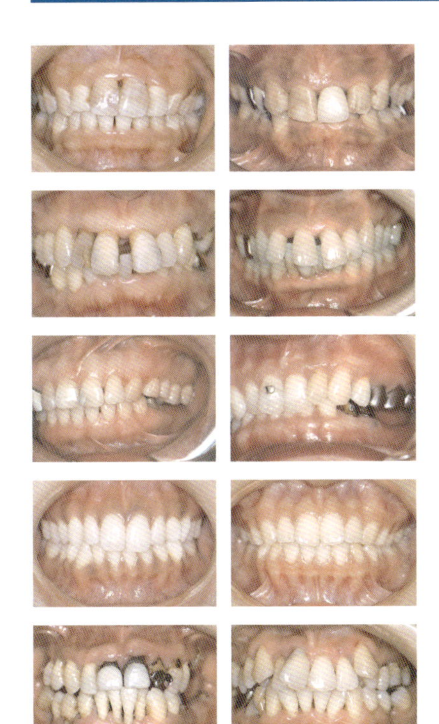

第３章　咬合補綴治療のための診査事項 —症例に応じて必要な診査を見極める—　63

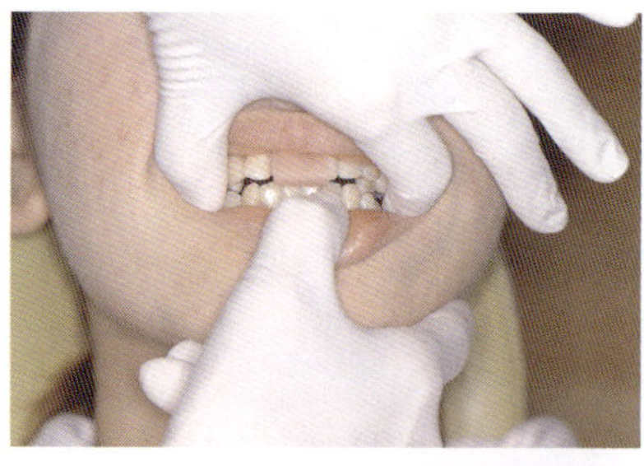
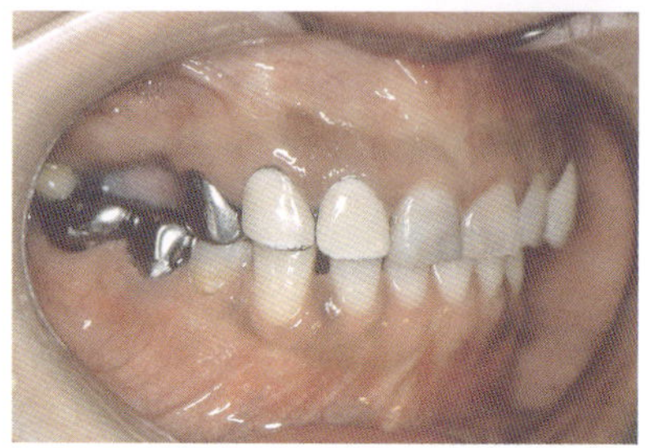
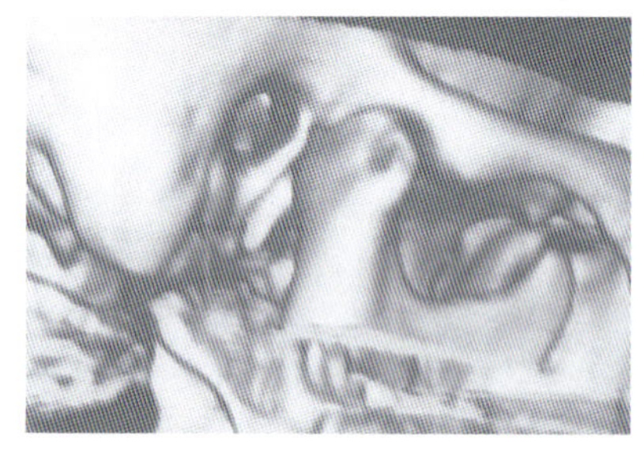
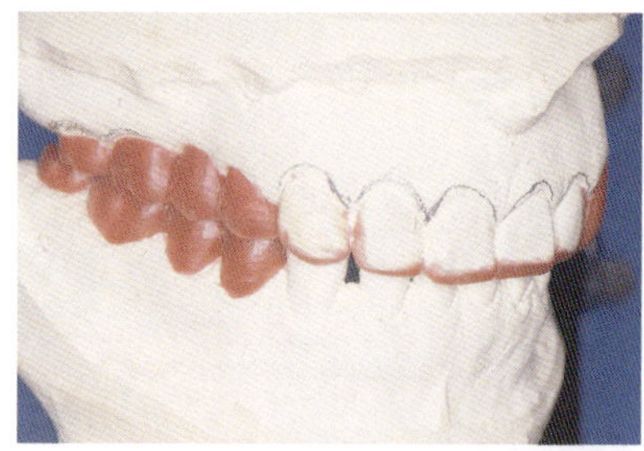
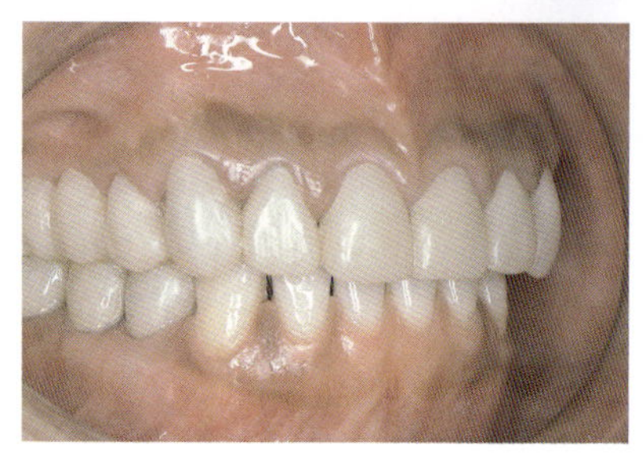

第４章　複雑な咬合補綴治療の実際
―診査・診断の後、どのように治療を進めるか―　91

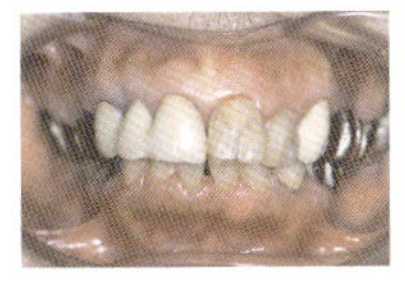
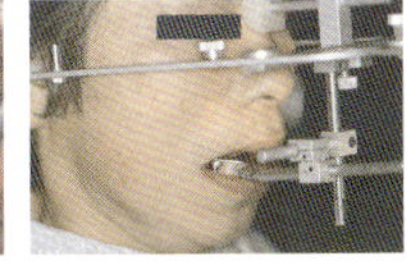
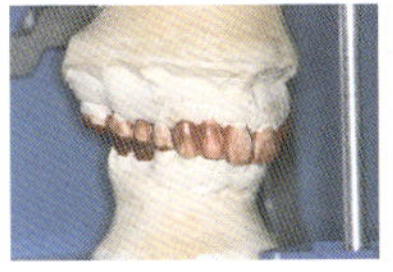
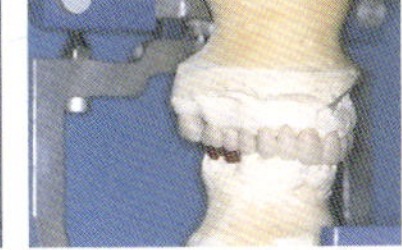
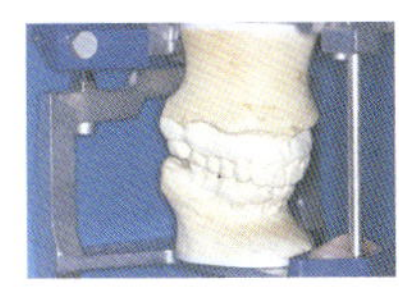
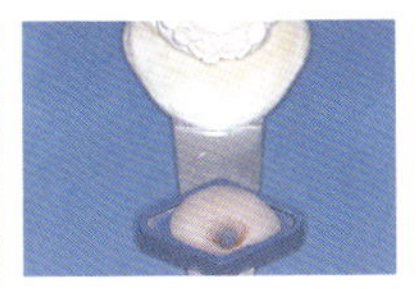
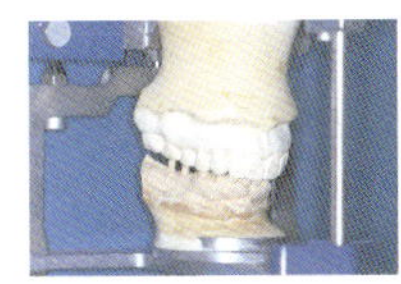
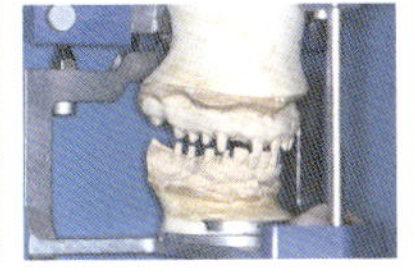
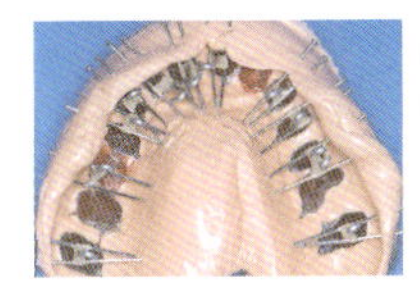
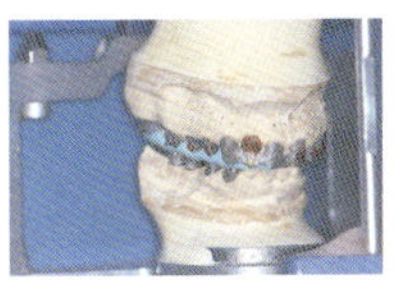
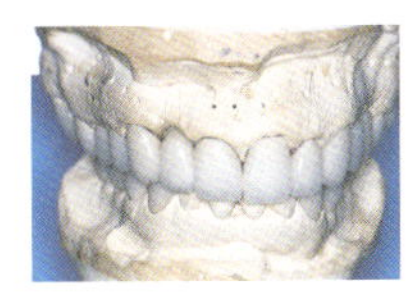
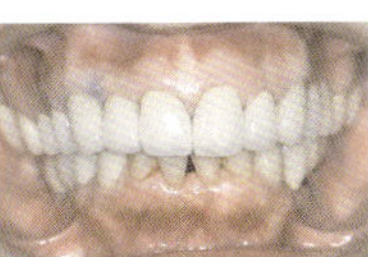

第５章　咬合補綴治療を行うにあたり知っておきたい基本事項　111

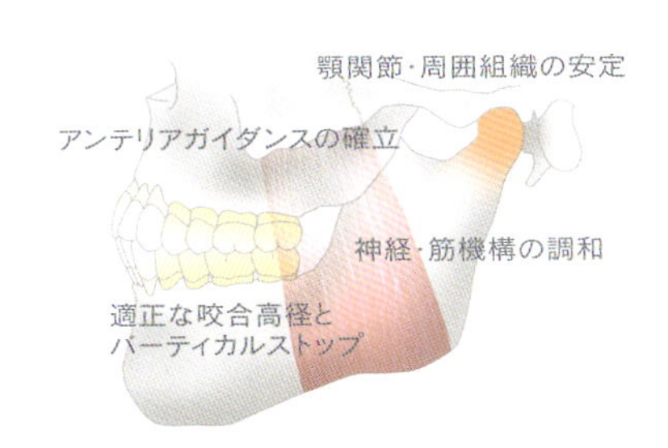

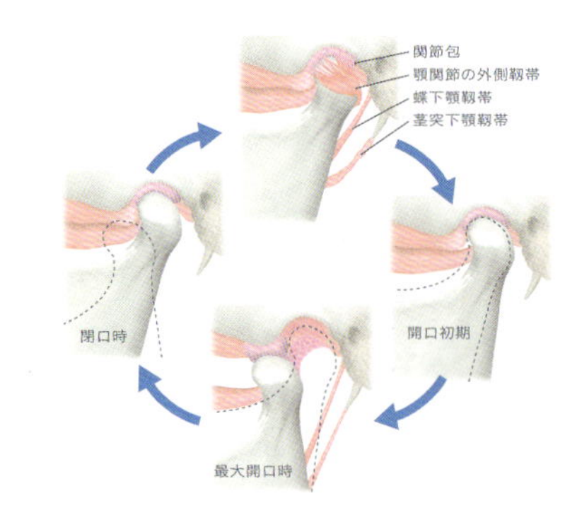
関節包
顎関節の外側靱帯
蝶下顎靱帯
茎突下顎靱帯
閉口時
開口初期
最大開口時

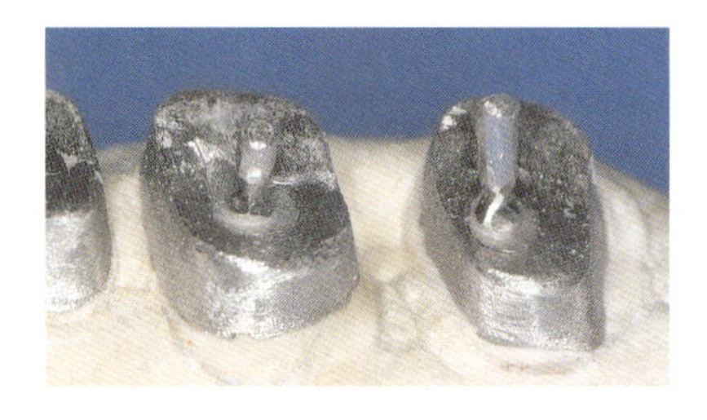

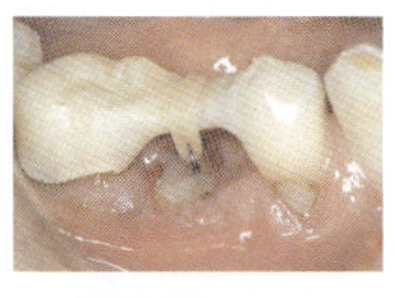

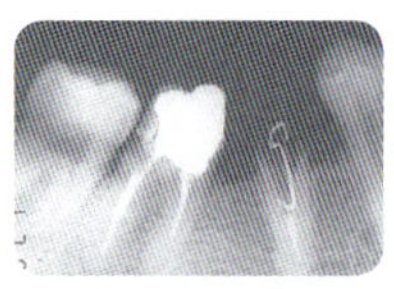

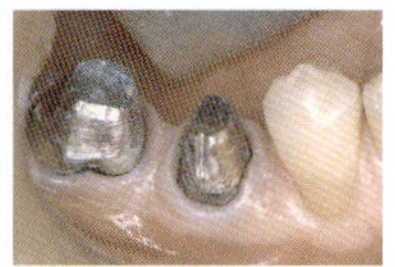

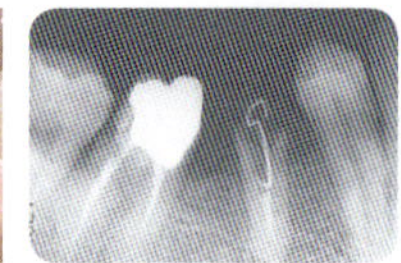

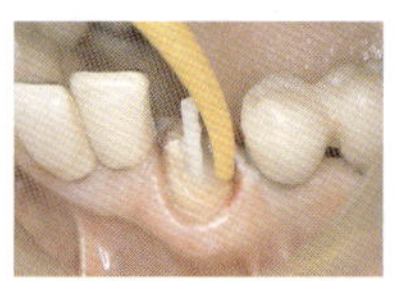

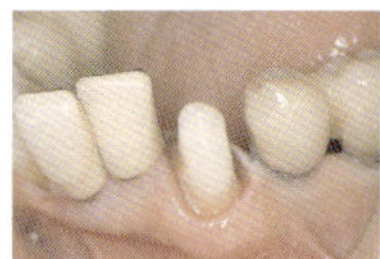

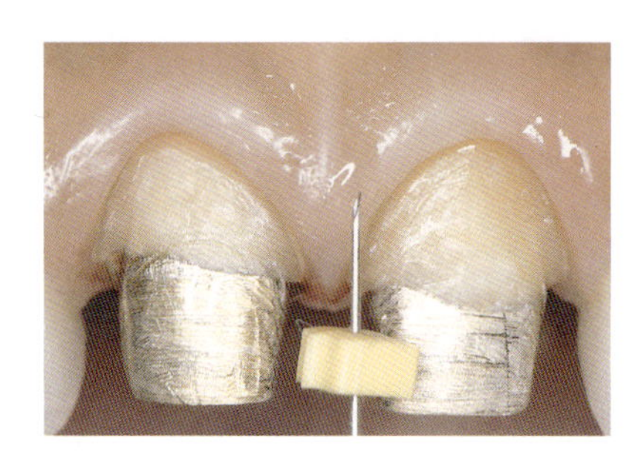

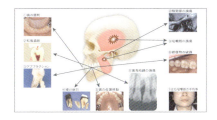

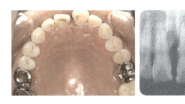

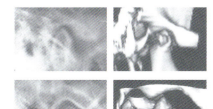

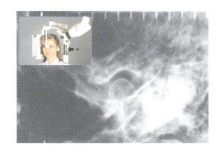

第８章　スタディモデル　診断用模型の重要性　167

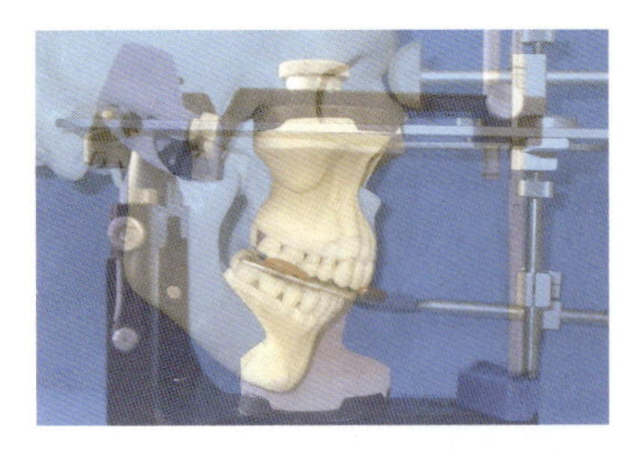

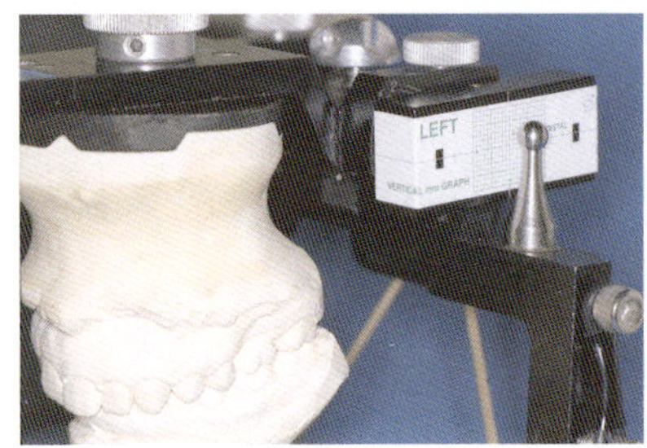

第９章　アンテリアガイダンス　185

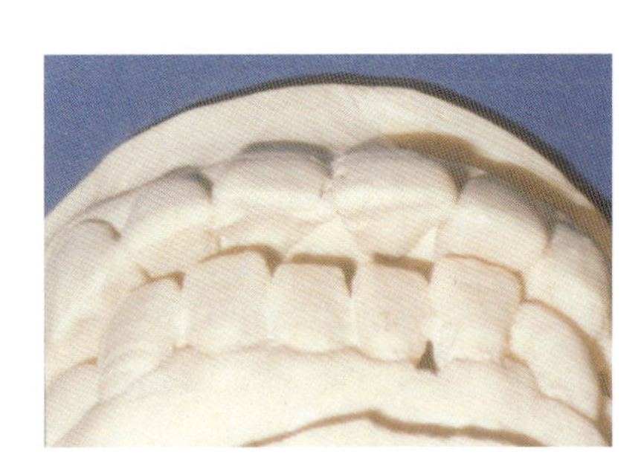

第10章　咬合高径　201

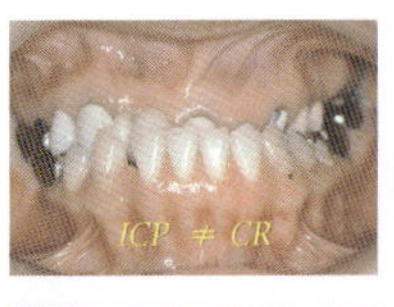

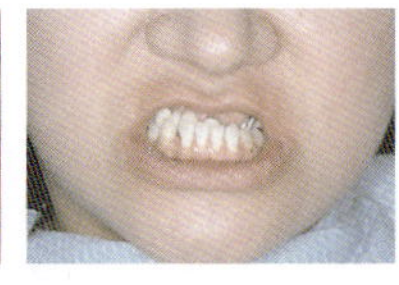

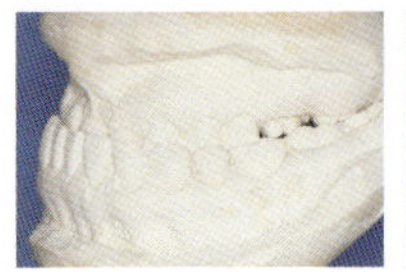

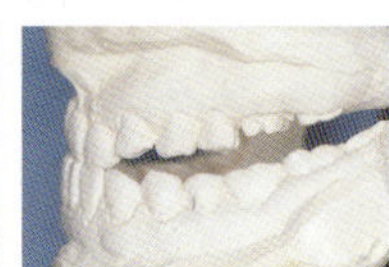

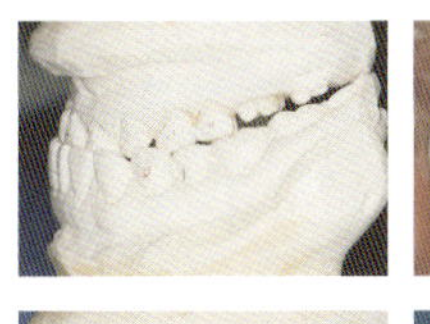
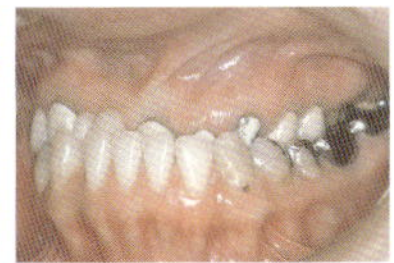
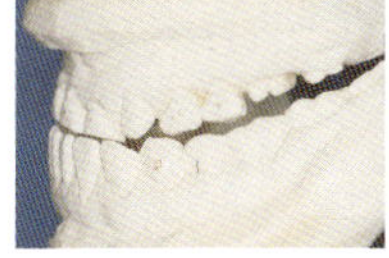
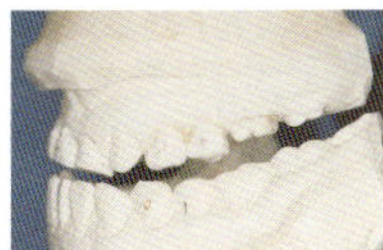
ICP = CR
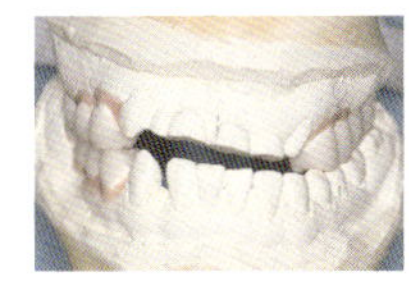
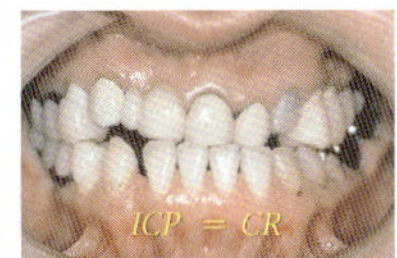
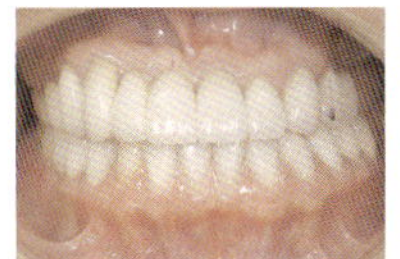
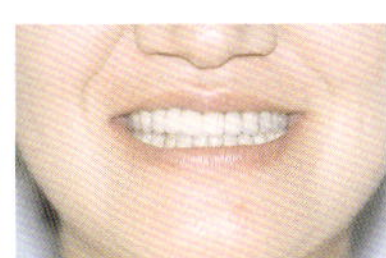

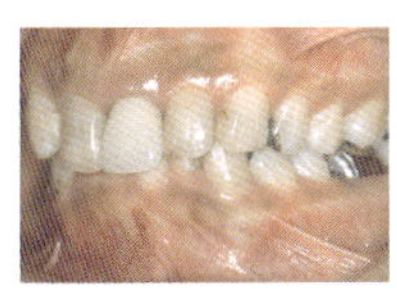
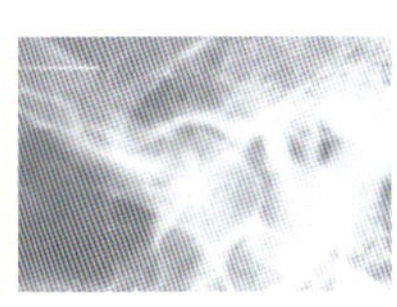
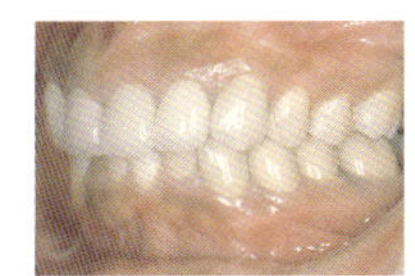
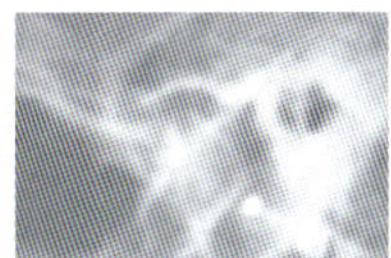 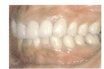

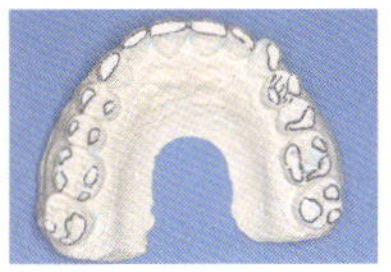
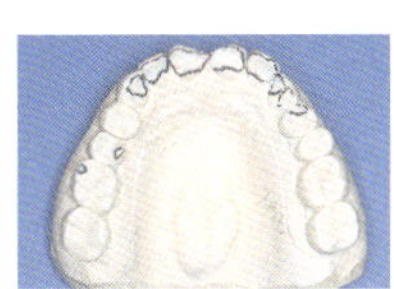
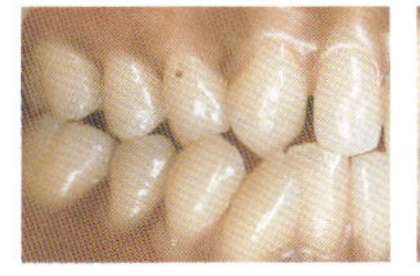
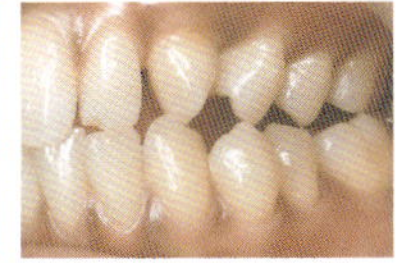
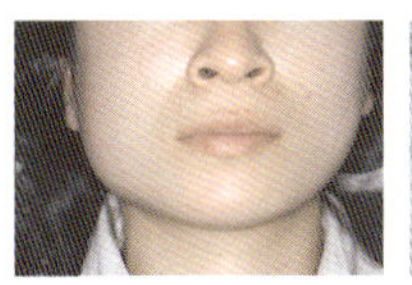
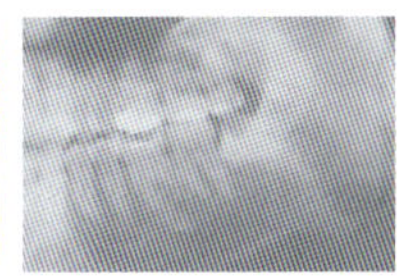

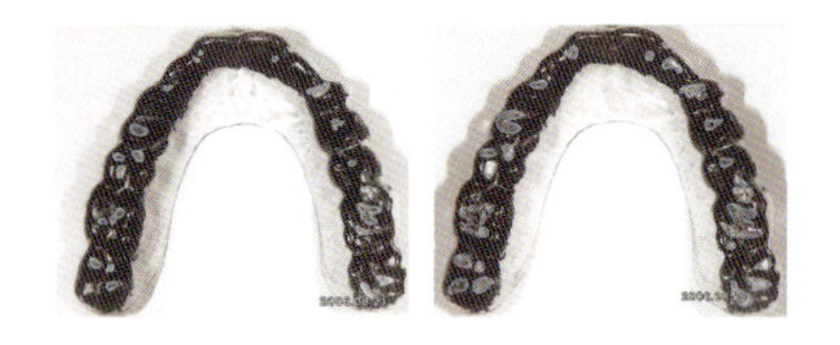

第13章　インプラント補綴治療での咬合　257

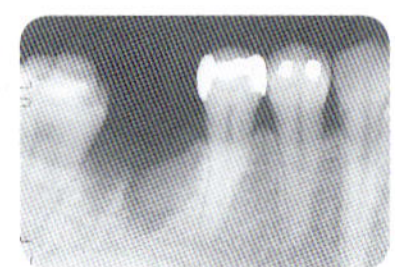
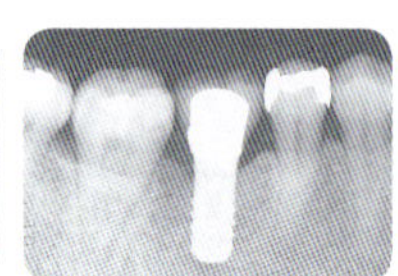
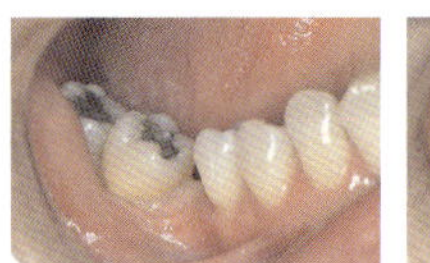
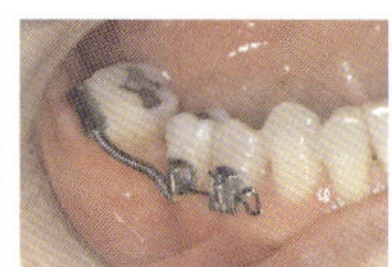

第14章　オクルーザルアプライアンス（スプリント）の有効活用　267

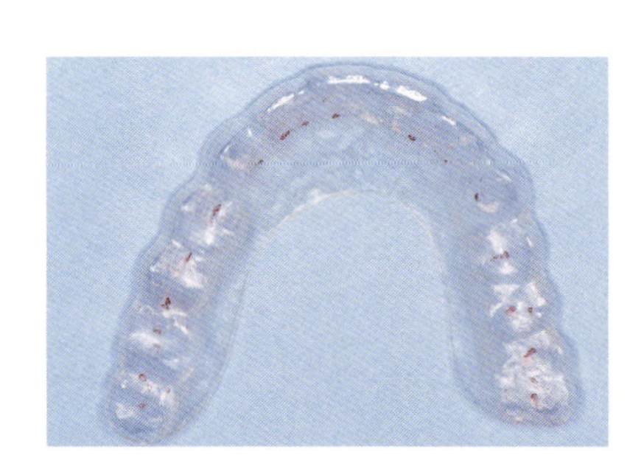

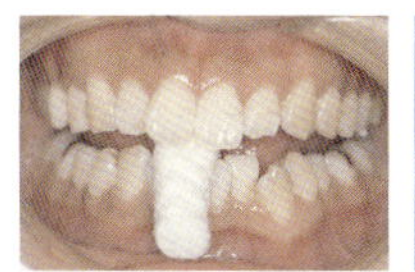
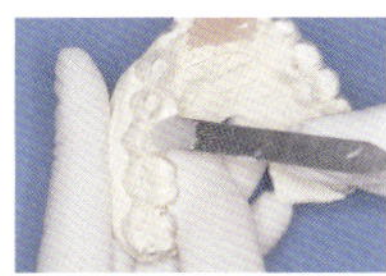
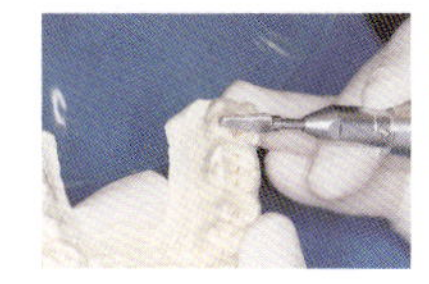
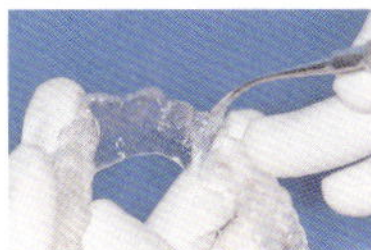

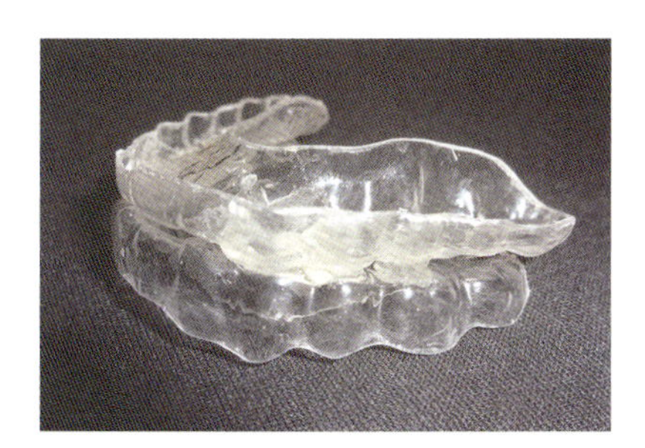
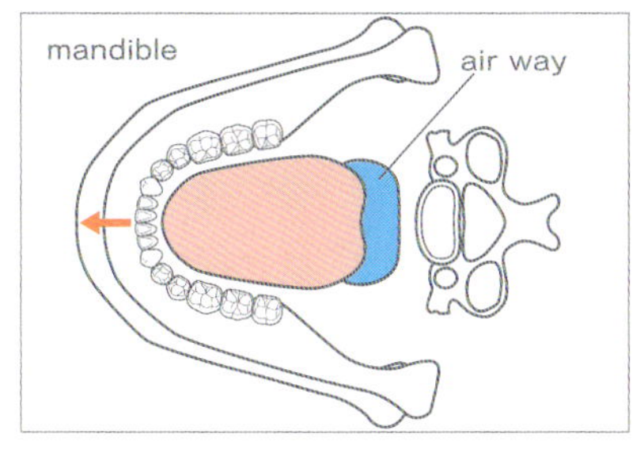
mandible
air way

Prologue

プロローグ

修復治療は、修復範囲や欠損の範囲が大きくなればなるほど、診査・診断、それに基づいた治療計画と術式の選択など、選択肢が複雑化してくる。しかし、１本の歯が主訴であっても、全顎的視点をもって診断すると、大きな問題を有していることもある。局所的視点と全顎的視点をつねに持ちながら、的確な診断を行ってこそ、適切な治療計画が可能となる。そしてその治療を効率的、かつ効果的に進める必要がある。

治療計画はいくつかありうるが、診断は１つである

これは、M. アムステルダム先生の有名な言葉である。治療計画にはいくつかの選択肢を持たせる必要があるが、そこには術者の技量、患者の都合（経済的、身体的）などが関与してくるだけに、いくら治療の選択肢があったとしても、臨床ではつねにすべてが実践可能とは限らない。

臨床家はどうしても手技的（テクニック的）な習得に目をとらわれがちである。高度なテクニックの技量を磨くことも必要だが、それ以前に診断力の習得も必要なのではないだろうか。

１歯の治療が的確にできずに、フルマウスリコンストラクションの治療ができるであろうか？　歯周治療の基本的なことを達成できずに、歯周補綴治療やインプラント治療が可能であろうか？　全顎的な治療であっても、１歯１歯の治療の集合体である。本書では、１歯から全顎的な治療まで、複眼的かつ包括的にとらえる診断力を養うヒントを、臨床例から得られるように本文を進めてみようと考えている。

患者さんの問題が一見同じように見えても、診査してみると原因や病態が異なることもある。臨床で必要なことは、鑑別診断する能力と予後を見通した治療方針の立案であろう。そのためには的確な診査を行わなければならない。

- **その診査は何のために行うのか**
- **なぜ行うのか**
- **何を診断しなければならないのか**

この選択ができなければ、むだな診査で時間を費やしてしまう可能性がある。

効率よく！　的確に！

診査・診断のスタートである。

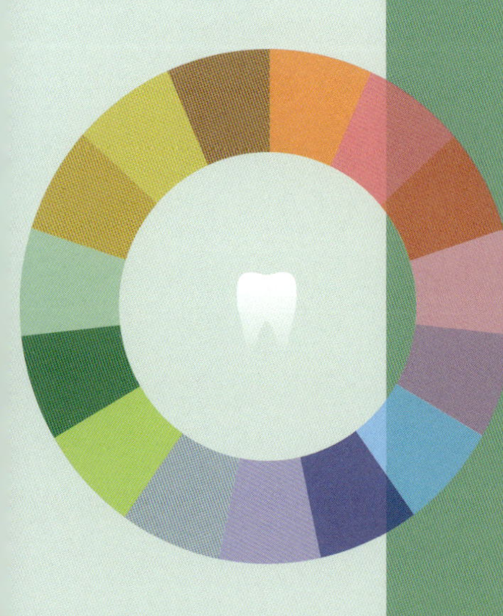

本書を読み進める前に、検討してみよう６症例

患者の主訴は|1を含めた前歯の審美治療。しかし治療計画は異なる……なぜ？

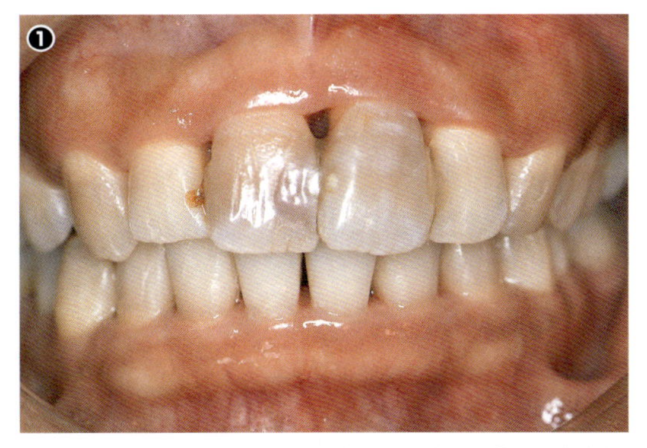

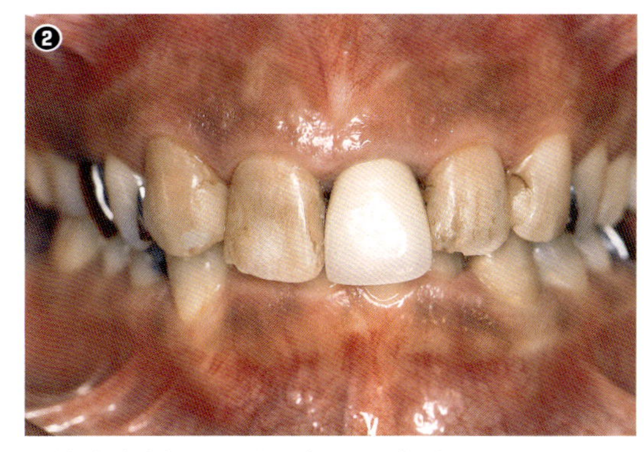

①の症例は現状の咬合位で治療。②の症例は咬合再構成症例。なぜ両者の治療計画は異なるのだろうか？

前歯フレアーアウト症例。この両者のフレアーアウトはどうして生じたか？

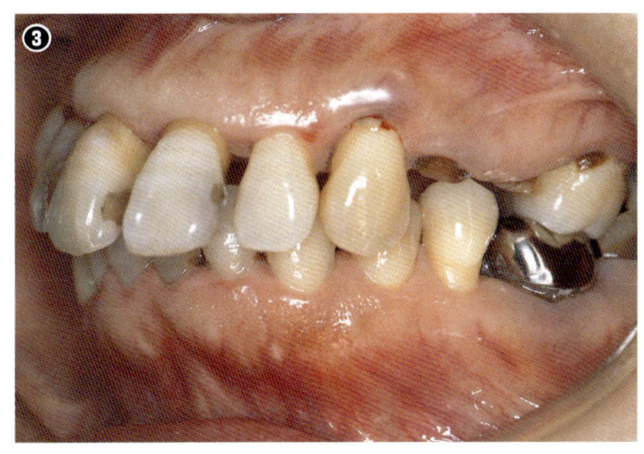

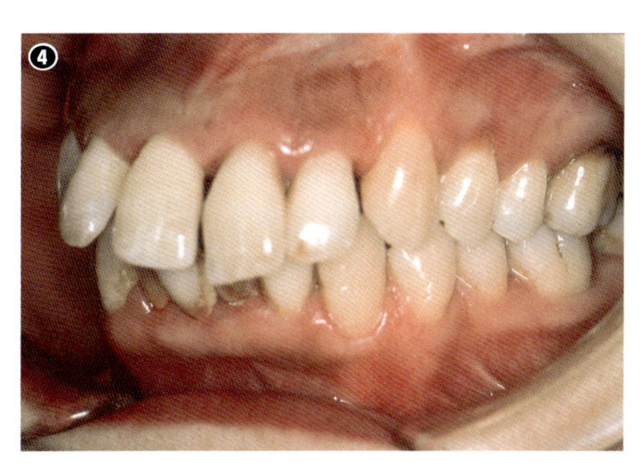

③の症例は、臼歯部の咬合支持を失って上顎前歯部がフレアーアウトしている。しかし④の症例は、咬合支持が失われていないのに上顎前歯部がフレアーアウトしている。どうして④の症例はフレアーアウトしたのだろうか？

患者の主訴は欠損補綴治療希望。この両者の違いは何か？

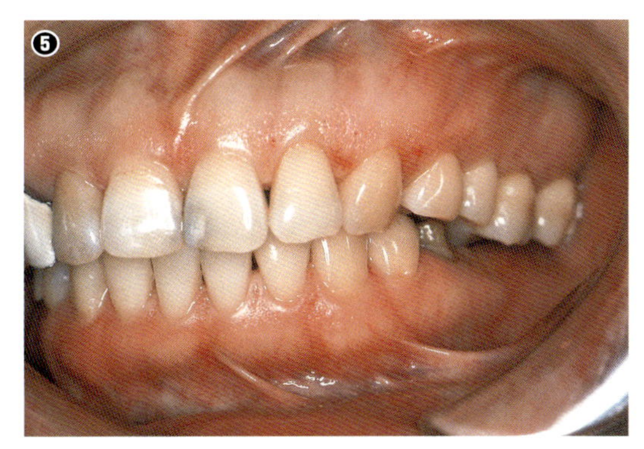

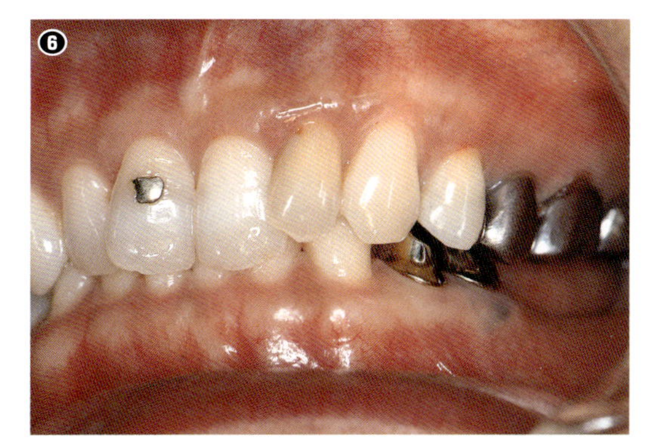

主訴は同じ部位のインプラント治療と補綴治療だが、⑥の患者はTMD症状がある。何が違うのだろう？　何を診査すればよいのだろう？

第1章

咬合補綴治療の目的と指標

　補綴治療は、そのまま咬合に関与する。１本の歯の補綴治療でも、フルマウスリコンストラクションのような大掛かりな補綴治療でも、術者による人工物の装着で咬合にかかわることに違いはない。
　われわれが補綴した歯は口腔の一部、顎口腔系の一部、そして身体の一部であるという基本事項を忘れてはならない。

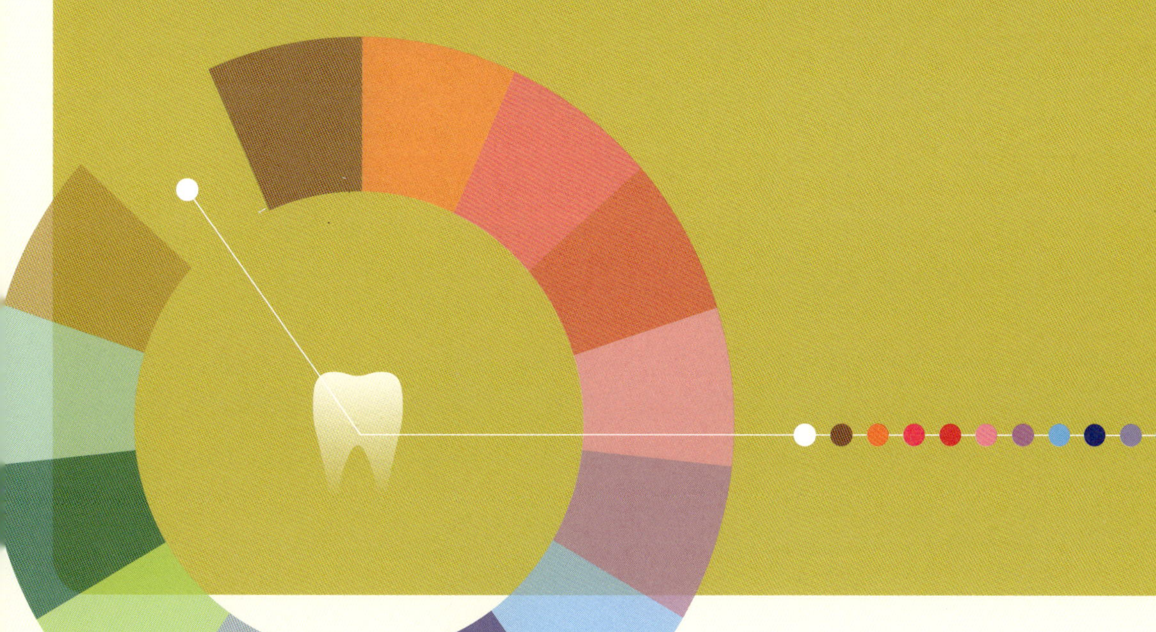

1. 咬合補綴治療の目的

咬合補綴治療の目的は、失われた機能を回復することにより、顎口腔系の健康を図り、かつ審美性を改善するものである。

補綴治療の目的（参考文献１を改変）は、

①解剖学的形態を回復し、喪失した構造を復元する

②構造的安定を確立するため、力の分配を適切にする

a. 生理的な下顎位

b. 早期接触のない均質な上下顎歯の接触と適正な咬合高径

c. アンテリアガイダンスの確立（咬頭干渉がなく、スムーズに下顎運動が行える状態の確立）

③咀嚼、嚥下、発音などの機能的調和を与える

④顎、頭蓋、脳への物理的有効刺激の回復

に集約されよう。

さて、１本の歯の補綴治療であっても、臨床の習慣として「現状の最大咬頭嵌合位で補綴を行ってよい症例」か、「治療咬合が必要な症例」か判断することが大切である。これは、必ずしも１本の歯の補綴治療のために精密な診査を行い、診断してから補綴治療を行うことではない。初診時の問診、口腔内の状態、歯周組織の状態から、

このまま補綴治療をしてよい症例か

何か問題が潜在してはいないか

の、“おおよその推測をする”習慣である。その習慣を養うためには、次の顎口腔系の生理的関係からの咬合分類を知る必要がある。

2. 顎口腔系の生理的関係から咬合を分類する

われわれは咬合について、上下顎歯の接触状態を示す静的な関係だけではなく、動的で生理的な状態も把握しなければならない。約95％の人は何らかの不正咬合を有しており、理想的な咬合を有しているほうが少ないという報告もある[2]。そして、理想的な咬合を有していなくとも、特に問題が生じないこともある。

咬合を生理的ステージで分けると、次ページの**図1-2-1**、**図1-2-2**のようになる[1、3、4]。

図1-2-1　咬合の生理的ステージ

①生理的咬合
一般的に正常咬合と称される。顎口腔系において下顎運動の解剖学的均衡と生理的機能が調和した状態で、咬合異常に起因する病的変化が見られない咬合状態のこと。

②非生理的咬合
顎口腔系において下顎運動の解剖学的均衡と生理的機能の調和がなされず、咬合の異常に起因する病的変化や症状が存在する咬合状態のこと。

③生理的咬合と非生理的咬合の移行型
生理的咬合と非生理的咬合の境界に位置するような状態。通常では不快症状や問題が生じない生理的に許容されていた咬合も、パラファンクションなどの有害な力が加わったり、適応能力の低下など、状況の変化で非生理的状態に変わる可能性がある。非生理的咬合に近い潜在性を秘めた生理的咬合（**図1-2-1**）である。

④治療咬合
咬合治療において健康維持に不可欠な要素を確立し、下顎運動の解剖学的均衡と生理的機能の調和のなされた、生理的許容範囲内で再構築された咬合状態のこと。顎口腔系の器官、組織に外傷をもたらすものであってはならず、この咬合を理想咬合と混同してはならない。

図1-2-2　生理的咬合と非生理的咬合の境界を理解する（咬合の問題を車に例えた場合）

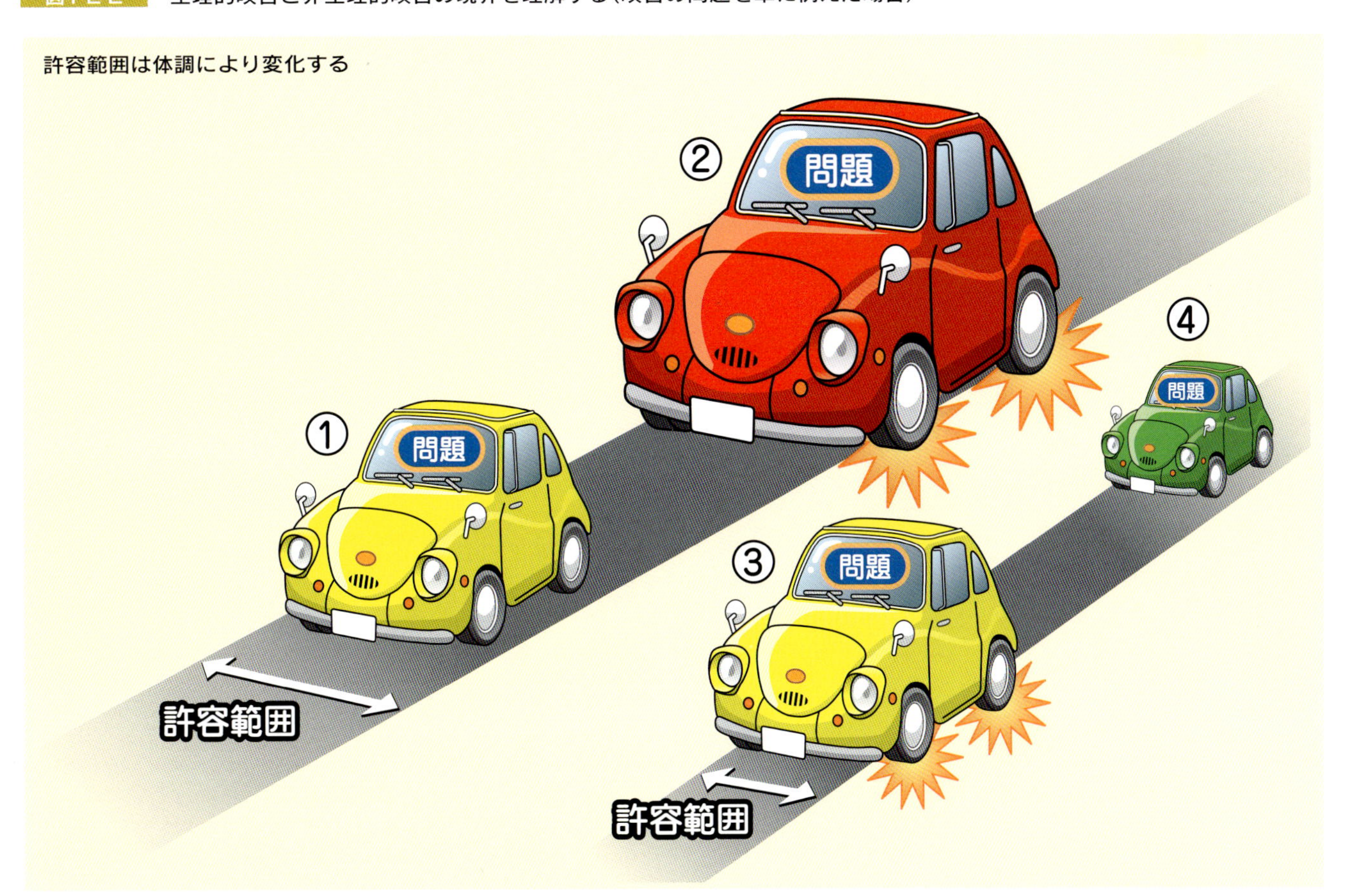

図1-2-2　人は多少の問題（①）があっても、それが生体の適応能力や許容範囲であれば順応し、不快症状が現れない。しかし不適切なクラウン、ブリッジの装着や抜歯、パラファンクションなど何らかの問題が加わり問題が増大した場合（②）、車が脱輪するごとく不快症状が生じてくる。また、体調の低下や精神的ストレスなど生体の抵抗力が低下し、適応能力が低下した場合では、たとえ同じ状況であっても（③）、不快症状が生じてくる。われわれが歯科治療を行う場合、可能な限り問題を起こしにくい状態に是正できれば（④）、適応能力が低下した場合でも、不快症状を起こさずに生理的機能を果たすことが可能となる。①と③は同じ問題を持っているが、許容範囲に変化が生じた状態である。

図1-3-1　最大咬頭嵌合位（ICP）で治療した症例（初診時）

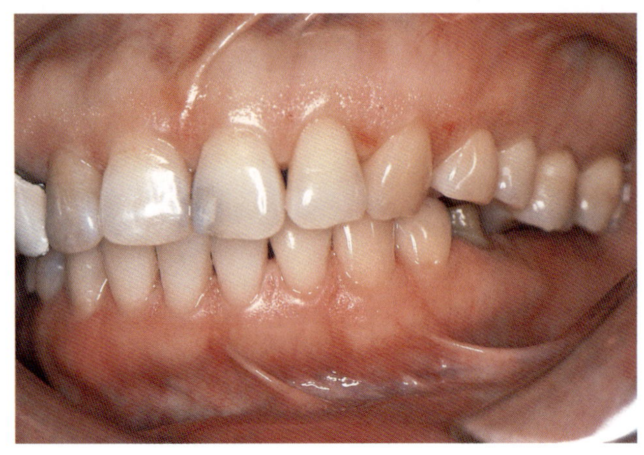

図1-3-2　中心位（CR）で咬合再構成治療を要した症例（初診時）

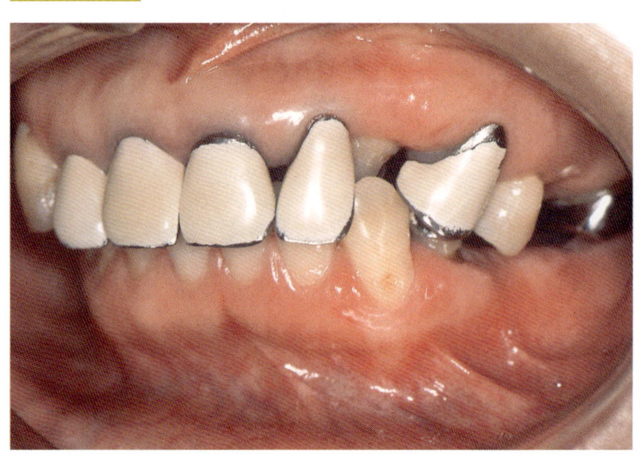

図1-3-1、図1-3-2　両者とも、上顎臼歯が下顎の顎堤に接触していた。**図1-3-1**の症例は|6 7挺出歯の咬合平面を整え現状のICP・咬合高径で補綴治療が可能であったが、**図1-3-2**の症例は咬合再構成治療が必要であった。その診断基準は何か？　下顎位を変更する必要があるならば、顎口腔系が生理的に安定する要素を知る必要がある。

図1-3-3　顎口腔系の機能を司る基本組織と生理的要素

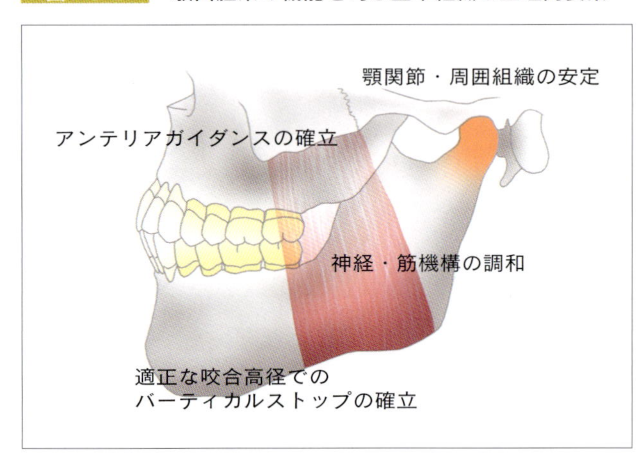

図1-3-3　円滑な下顎運動は、歯・咀嚼筋・顎関節の３者の協調が必要である。

3．咬合補綴治療の治療位はICP？ CR？

咬合補綴治療を行うにあたり、

- 治療のための顎位を現状の最大咬頭嵌合位（intercuspal position：ICP）とするか？（**図1-3-1**）
- 治療ための顎位を中心位（centric relation：CR）・生理的顆頭安定位とするか？（**図1-3-2**）
- 咬合高径は現状とするか？　変更する必要があるか？

などを選択する必要がある。

その選択のためには、顎口腔系が生理的に安定する要素を知っておかなければならない。

表1-3-1　米国の『補綴用語集』(Glossary of Prosthodontic Terms：GPT)の出版数とその中心位の顆頭の位置[5、6)]

出版数	年数	RELATION or POSITION
1 ST EDITION	1956	most retruded relation, most posterior unstrained position
2 ND EDITION	1960	most retruded relation, most posterior unstrained position, most posterior relation, most retruded voluntary relation, most retruded functional relation
3 RD EDITION	1968	most retruded physiologic relation, most posterior relation
4 TH EDITION	1977	most posterior unstrained position, most posterior relation, most posterior position
5 TH EDITION	1987	anterior-superior position, superiorly and anteriorly
6 TH EDITION ≀ 8 TH EDITION	1994 ≀ 2005	①：anterior-superior position, superiorly and anteriorly (GPT - 5) ②：most retruded physiologic relation (GPT - 3) ③：most retruded relation, most posterior unstrained position (GPT - 1) ④：most posterior relation (Boucher) ⑤：midmost, uppermost position, most superior position (Ash) ⑥：uppermost and rearmost position (Lang, Kelsey, et al) ⑦：anterior uppermost position (Ramsfjord)
9 TH EDITION	2017	anterior-superior position against the posterior slopes of the articular eminences

図1-3-4　顎関節矢状面観

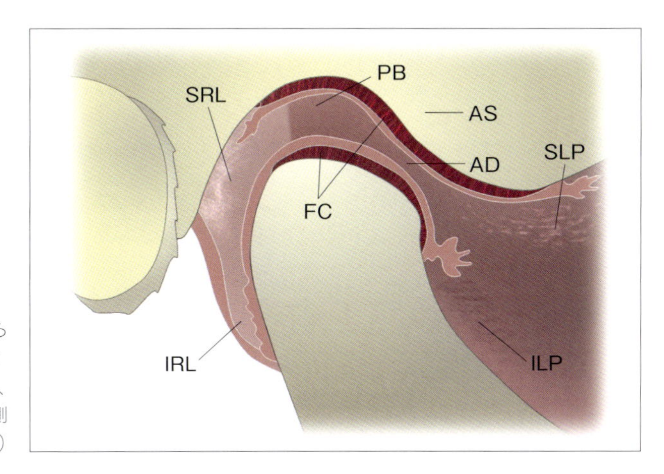

図1-3-4　顆頭は、顆頭の線維軟骨の被覆部に相対した解剖学的構造からしても、関節窩内で前上方に位置するという見解は妥当性がある。AS：関節隆起関節面、AD：関節円板中央狭窄部、PB：関節円板後方肥厚部(帯)、SRL：関節円板後部組織上層、IRL：関節円板後部組織下層、SLP：外側翼突筋上頭、ILP：外側翼突筋下頭、FC：線維軟骨。(参考文献７より作図)

3-1　顎口腔系の生理的基本事項

1)顎口腔系の機能を司る基本組織と生理的要素

顎口腔系が生理的で安定するためには、両側の顎関節と咀嚼筋が生理的な状態で、上下顎の歯が最大咬頭嵌合することが理想である(**図1-3-3**)。

2)顎口腔系の生理的観点から見た中心位の定義と作業位としての意義

中心位・生理的顆頭安定位の臨床的意義を理解したうえで、臨床に応用していかなければならない。

米国の『補綴用語集』(Glossary of Prosthodontic Terms：GPT)での中心位の定義は、経年的にさまざまに改変されてきた。1994年は７つの見解が提示された(**表1-3-1**)[5)]。

そのなかでも解剖学的見地から(**図1-3-4**)[7〜9)]、筆者らは、

表1-3-2　人における関節円板の転位についての報告

文献	年齢(歳)	クリック(%)
Bernal, et al, 1986	3～5	5
Nilner, et al, 1981	7～14	8
Nilner, et al, 1981	15～18	14
Solberg, et al, 1979	18～23	28
de Laat, et al, 1985	22～28	30
Relder, et al, 1983	40～49	50
Osterberg, et al, 1979	70	37
Morris, et al, 1992	83	20

表1-3-2　種々の疫学的調査の結果を参考にすると、成人では少なくとも3人に1人という確率で、クリッキングを有していることになる[11]。

図1-3-5　治療指標とする顆頭の位置

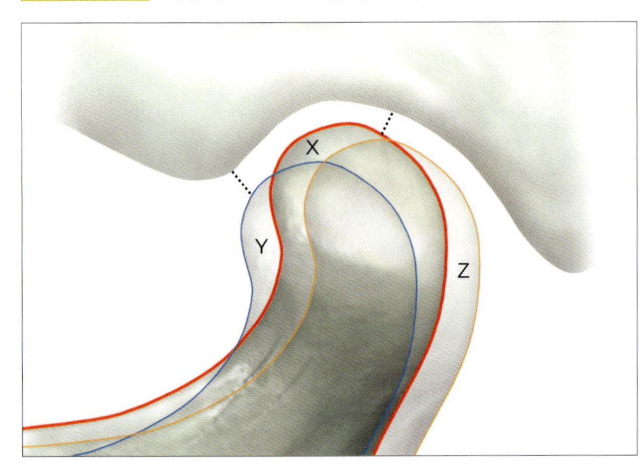

図1-3-5　米国のorofacial painの権威であるMcNeilも、咬合治療をするのであれば顆頭の位置はZやYの位置ではなく、Xの前上方と示している。(参考文献1より作図)

左右の下顎顆頭が、それぞれの左右の関節窩内の前上方で、関節結節の傾斜部と対向し、かつ関節円板のもっとも薄い部分と嵌合している上下顎の位置関係

が、臨床の指標として妥当であると考えていた。しかしこの中心位の定義は、顎関節構造が解剖学的に正常な配置であることを前提としている。

さて、18～50歳で28～50%の人に関節円板の転位があるという報告(**表1-3-2**)[10、11]にもあるように、中心位の定義を適応できない状況の患者も少なくない。厳密に解剖学的に正常な状態ではなくとも、生体は十分に適応できる範囲がある。そのため、筆者らは中心位の定義をふまえ、顎関節と咀嚼筋などの顎口腔系関連組織が生理的状態を保ちえる位置として、世界の共通語としての中心位と生理的顆頭安定位を併用して用いている(以後、**「中心位・生理的顆頭安定位」**と記す)(**図1-3-5**)。

さて、7つの顆頭の位置を併記していた中心位の定義は、2017年GDT-9で1987年のGPT-5時の前上方に改変され、関節円板の記載は除かれた。詳細は7章に後述する。

なお、新版の本書では、「中心位・生理的顆頭安定位」の併記は必要なくなったかもしれないが、やはり併記したまま進めさせていただく。

☞**詳細は、『第7章　中心位の定義と生理的顆頭安定位の解釈』を参照**

図1-4-1　中心位・生理的顆頭安定位＝ICPとは？

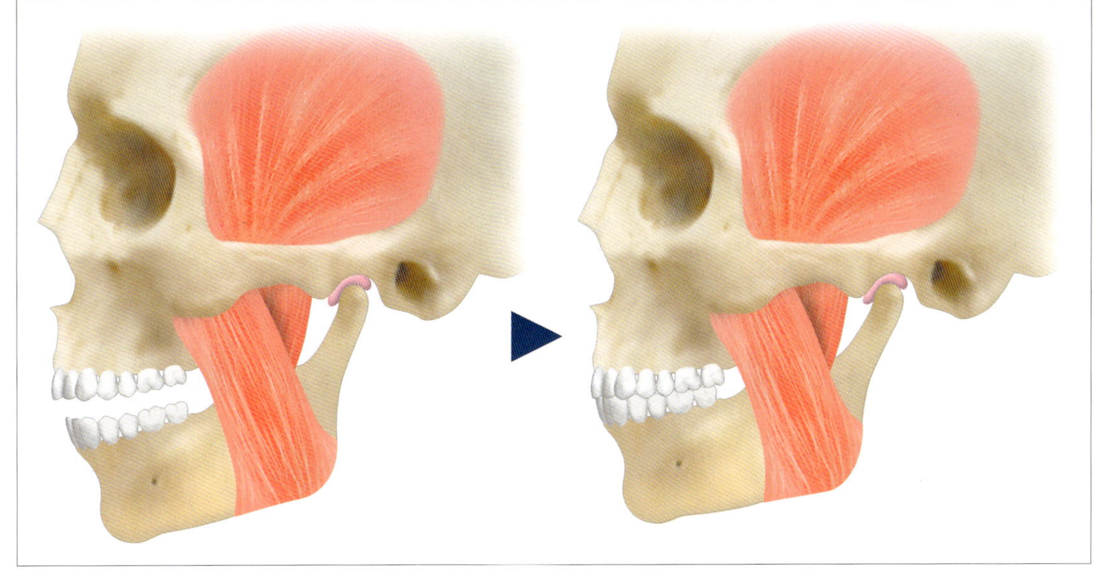

図1-4-1　咀嚼筋や顎関節が生理的な状態で上下顎歯が嵌合していれば、顎口腔系は生理的な状態で機能できる。すなわち、最大咬頭嵌合位においては、咀嚼筋や顎関節が生理的な状態であることが理想的である。

図1-4-2　下顎の偏位はどうして起こるのか？

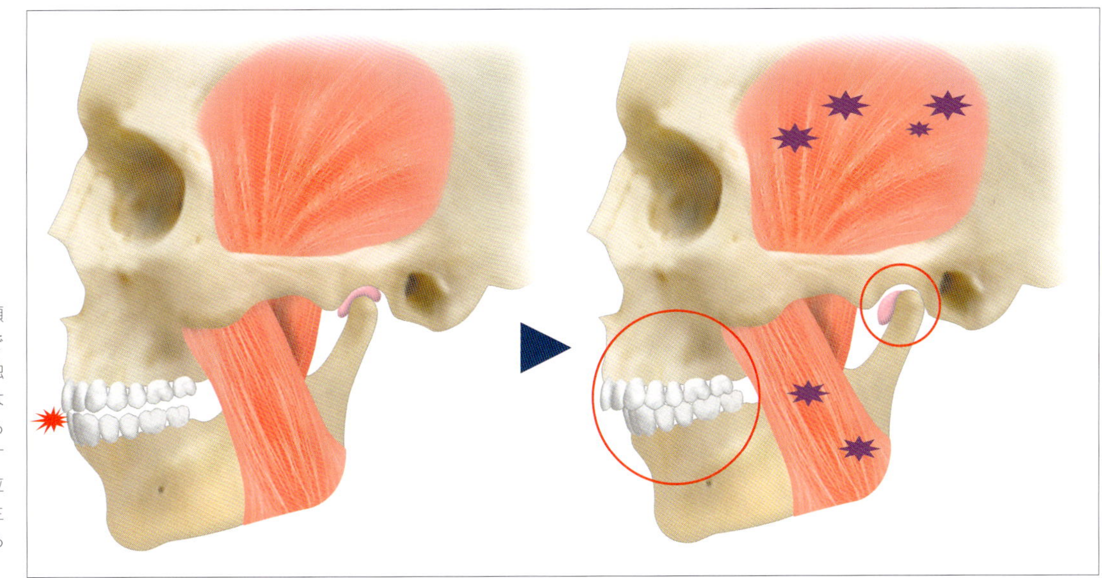

図1-4-2　咀嚼筋や顎関節が生理的な状態で閉口しても、早期接触があると(左)、下顎は歯が最大咬頭嵌合する位置に偏位して機能する。しかし、その偏位は咀嚼筋や顆頭を非生理的な状態にしている(右)。

4. 下顎位の生理的要素

咬合補綴治療の理想的な下顎位は、中心位・生理的顆頭安定位でICPとなることである(**図1-4-1**)。しかし、あくまで理想的な位置であり、すべての症例に対し中心位・生理的顆頭安定位＝ICPになるように治療するとは限らない。

日常臨床では、現状のICPが中心位・生理的顆頭安定位ではなくとも、臨床的に問題がなければ現状のICPで治療することのほうが多い。しかし症例によっては、診断の結果、下顎の偏位による問題が生じていたり(**図1-4-2**)、広範囲の補綴治療が必要な場合は、中心位・生理的顆頭安定位を治療の指標とする(**図1-3-3**)。

図1-5-1a、b　咬合高径変更による上下歯の関係

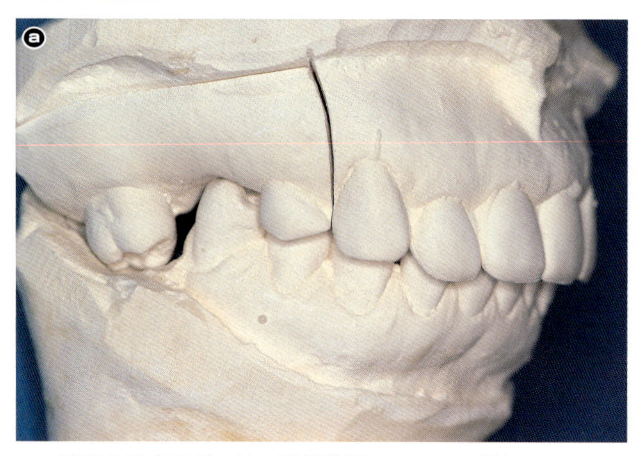

a　現状の咬合高径では、補綴装置のスペースがない。

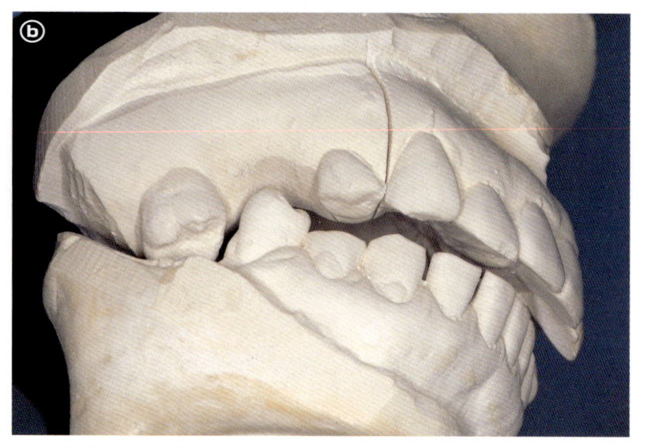

b　咬合高径を咬合器のインサイザルピンで4mm 挙上した状態。

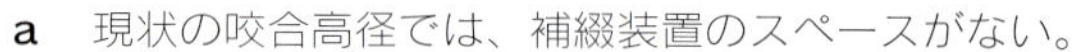

図1-5-1a、b　バーティカルストップを確立する咬合高径が異なれば、上下前歯の被蓋関係も異なる。これは、アンテリアガイダンスが補綴装置で得られるか否かに大きくかかわってくる。咬合高径の如何によっては、矯正治療が必要になるなど、治療計画が異なる可能性もある。

☞詳細は下記を参照
・第10章　咬合高径

5. 咬合(歯単位)の基本要素

上下顎歯の接触により、下顎の機能運動がなされる。その個々の歯の位置関係(トゥースポジション)は重要である。

また、前歯群と臼歯群にもそれぞれ働きがある。顎機能時に主な力を発揮するのは臼歯であるが、必要な力の度合いをモニタリングして大脳皮質に送っているのは前歯群であるといわれ、重要な役割を担っている。

5-1　臼歯部は適正な咬合高径で、バーティカルストップが確立されていること

補綴治療においては、顎口腔系の安定した機能を得るため、または補綴時の便宜的な必要性(審美、補綴装置の強度やスペースの確保)のため、バーティカルストップの確立の際に咬合高径の変更が必要になることがある(**図1-5-1**)。なお決定された咬合高径において、顆頭は安定した位置で、かつ回転運動の範囲内でなければならない。

5-2　前歯部はアンテリアガイダンスが確立されていること

アンテリアガイダンスは、上下顎前歯の接触によるもので、下顎の運動方向を誘導する要素である(**図1-5-2**)。これに対し顎関節部での顆頭の滑走運動時の要素をポステリアガイダンスという。アンテリアガイダンスとポステリアガイダンスの調和は重要である。

また、犬歯誘導とグループファンクションドオクルージョンの咬合様式では、犬歯誘導のほうが筋活性の見地から合理性が認められる(**図1-5-3**)[13]。そのため、後方臼歯群の負荷の軽減もなされる(**図1-5-4**)。

図1-5-2a、b　犬歯誘導とグループファンクションドオクルージョンでの機能サイクルの違い（西尾、1988）

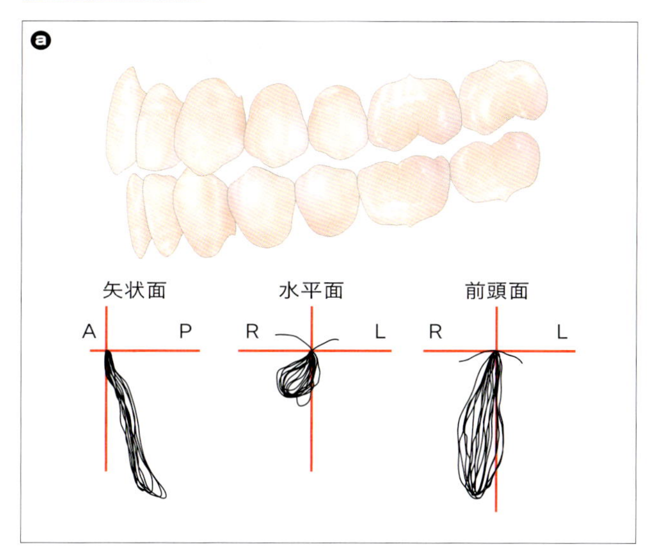

図1-5-2a　犬歯誘導での咀嚼サイクルは、咀嚼の終末位に向かって垂直的なストロークであり、安定している。

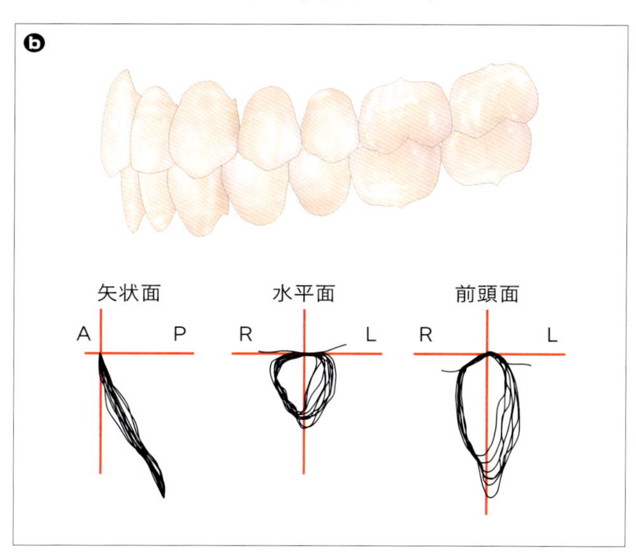

図1-5-2b　グループファンクションドオクルージョンでの咀嚼サイクルは、咀嚼の終末位付近では水平的なストロークである。

図1-5-2a､b は、渡邉誠，森本俊文，妹尾輝明（編集）．歯科技工別冊．目でみる顎口腔の世界．東京：医歯薬出版，1996；86．より引用改変。

図1-5-3　犬歯誘導の合理性

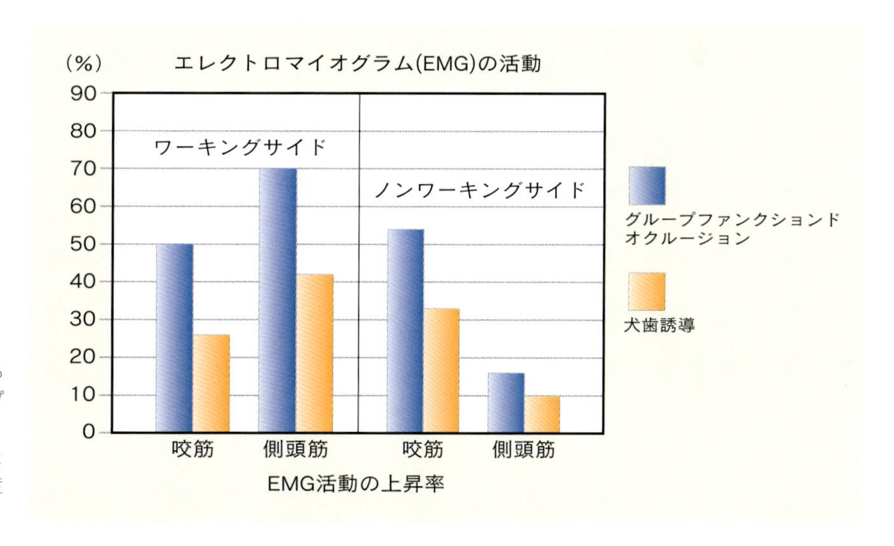

図1-5-3　エレクトロマイオグラムによるMannsらの研究によると、犬歯誘導とグループファンクションドオクルージョンでの筋活性は、側方運動時において犬歯誘導のほうが低いことが示されている。犬歯誘導のほうが、筋の過度の活性が押さえられる。（参考文献13より引用）

図1-5-4a、b　中枢性のパラファンクションに咬合も関与している症例

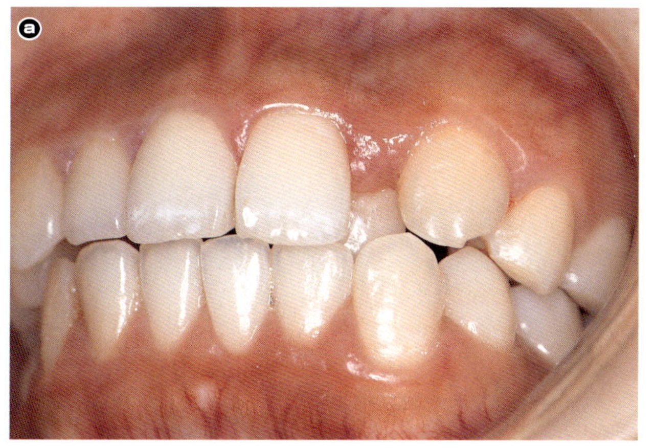

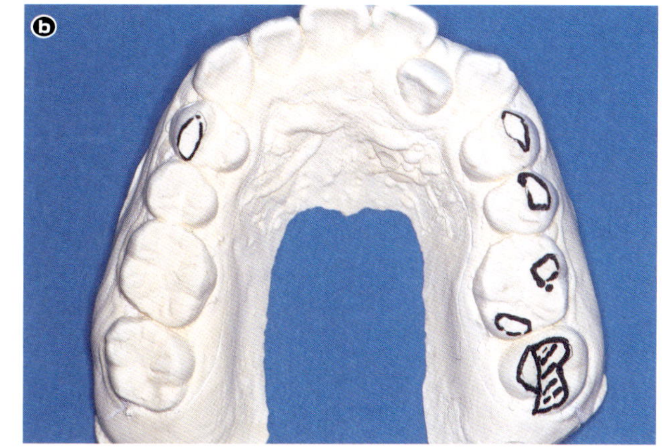

図1-5-4a、b　左側の小臼歯の咬頭の摩耗が主訴であったが、犬歯誘導が確立されている右側は歯の摩耗が少なかった。

図1-6-1　**開閉口筋群　それぞれの役割**

開閉口に関係する筋群

・開口筋

　顎二腹筋、顎舌骨筋、外側翼突筋（下頭）

・閉口筋

　咬筋、側頭筋、内側翼突筋

顎運動に関係する筋群

・側方運動時に関係する筋

　作業側……………側頭筋

　非作業側…………外側翼突筋（下頭）

・下顎の水平的位置を決定する筋

　外側翼突筋上頭…顆頭 － 円板の保持

　外側翼突筋下頭…顆頭を前方に牽引

　側頭筋……………下顎を後方に牽引

図1-6-2　**下顎が前方運動し、前歯のみで接触が起こるとき**

図1-6-2　下顎が前方運動し、前歯のみで接触が起こるときは、挙上筋の活動は側頭筋の部分的な収縮となる。これは前歯だけが接触している場合でも、前歯に加わる水平方向の力を効果的に減少させて保護するような状態になっている。（参考文献14より作図）

図1-6-3　**アンテリアガイダンスによる臼歯離開ができないとき**

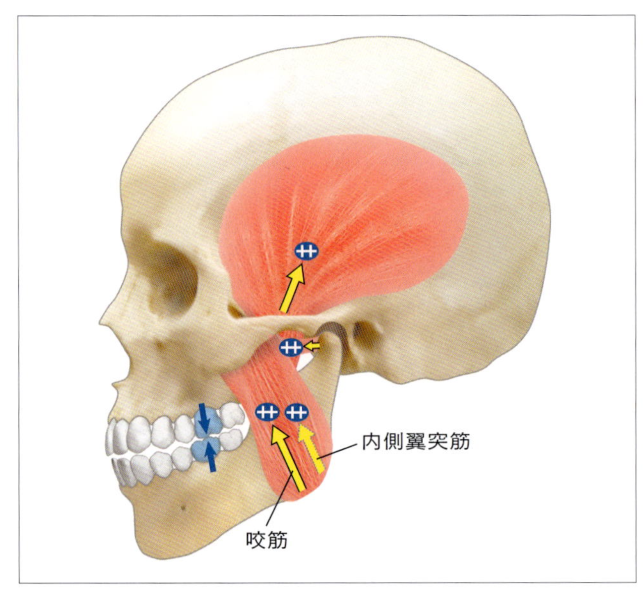

図1-6-3　下顎の滑走時、臼歯部干渉のためにアンテリアガイダンスによる臼歯離開ができないと、外側翼突筋の不調和と過度の活動に加えて、全挙上筋に過度の活動が生じる。（参考文献14より作図）

6. アンテリアガイダンスの有無と筋活性

顎口腔系諸筋（下顎挙上筋と下制筋）は開閉口の要であり、また、これらの筋の平衡により下顎の位置づけが決まる（**図1-6-1**）。

筋肉が、過度の緊張でも低度の緊張でもない状態を、“安静状態”であるという。安静状態の筋肉は、穏やかな軽度の収縮状態にある[14)]。治療された咬合位において、これらの筋の平衡を阻害してはならない。

また、下顎滑走中の筋収縮は臼歯離開咬合に大きく影響される。臼歯部に干渉が生じる咬合は、外側翼突筋の不調和と過度の活動に加えて、全挙上筋に過度の活動が生じる（**図1-6-2、図1-6-3**）[14)]。前述したが、犬歯誘導とグループファンクションドオクルージョンの咬合様式の違いによる筋の収縮活動量の違いなども研究されており、犬歯誘導のほうが筋活性の見地から合理性が認められている（**図1-5-3**）[13)]。

第2章

咬合補綴治療の分類と治療の流れ

咬合治療は、１本の歯の咬合調整から咬合再構成のような総合的治療、そしてインプラント治療まで、顎口腔系の生理的かつ生物学的必要性に基づきなされるべきである。

補綴治療は１本のクラウンの装着から咬合とかかわっている。ゆえに本書では咬合補綴治療としているが、その目的は顎口腔系の健康維持を図り、機能を回復し、かつ審美性を改善するものである。そのためには、病因を把握し、病因の除去を行ったうえで、環境の改善や咬合関係を良好にするような修復物を装着する必要がある。

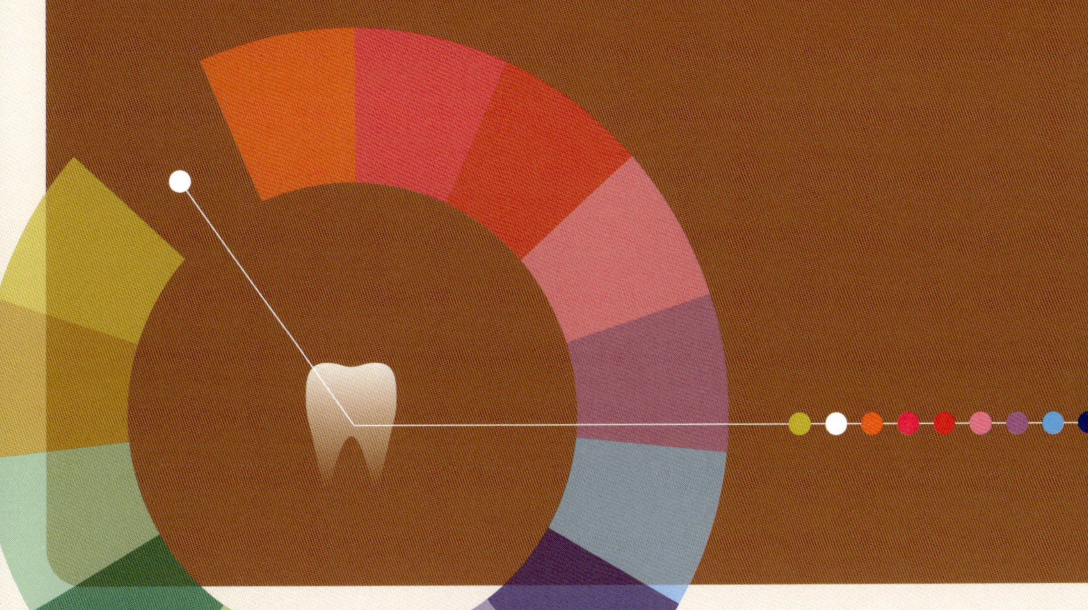

表2-1-1　Lytle & Skurowの修復治療の分類（参考文献1より改変）

class Ⅰ 保存修復

▶**歯・歯列・修復**　個々の歯の単純な修復治療（う蝕、知覚過敏処理など）
▶**歯周組織**　臨床的には健康なものから中程度の歯周病までの状態
▶**咬合**　生理的咬合または咬合調整によって改善できる状態

class Ⅱ クラウン・ブリッジ

▶**歯・歯列・補綴**　クラウン、ブリッジ（固定式欠損補綴）やインプラントによる修復治療（1/3顎以内を目安とする）
▶**歯周組織**　臨床的に健康なものから中程度の歯周病までの状態
▶**咬合**　生理的咬合または咬合調整によって改善できる状態

class Ⅲ オクルーザルリコンストラクション

▶**歯・歯列・補綴**　過度の咬耗、多数歯にわたる不適合補綴装置、う蝕、欠損歯、およびこれらが組み合わさった状態にあり、なおかつ非可逆的な損傷（顎関節症など）を負った病的咬合状態。歯列のリコンストラクションによる修復治療（インプラント治療も含む）を必要とし、治療咬合を与えなければならない状態
▶**歯周組織**　臨床的に健康なものから中程度の歯周病までの状態
▶**咬合**　修復治療学の手法を用いて前歯部、臼歯部ともに咬合の再構成が必要な状態

class Ⅳ 歯周補綴

▶**歯・歯列・補綴・咬合**　高度な歯周組織破壊の結果、び慢性の動揺が起こり、二次性咬合性外傷を併発するとともに、そのままでは咬合と歯周組織の安定を得ることができないため、スプリンティングによる歯列の固定を必要とする状態。クラウン・ブリッジの治療の必要性からクロスアーチスプリントを必要とするケースも含まれる。
※インプラント治療の導入で、治療の煩雑さはかなり改善できるようになった。

1．咬合補綴治療の分類

修復治療を行うにあたり、その患者に必要な治療を分類して考えられたLytle & Skurowの修復治療の分類[1)]がある。

近年筆者らは、Lytle & Skurowのオリジナルの分類のなかに、インプラント治療を組み入れて考えている（**表2-1-1**）。

インプラント治療はclass Ⅱ～Ⅳのどのステージでも適応される。class Ⅳ歯周補綴はインプラント治療が確立された現在、頻度は少なくなってきた。なぜなら予後に不安な歯を保存し、クロスアーチスプリントで連結して複雑な補綴治療をするより、インプラントを導入したほうが、予後の安定と補綴設計をシンプルにできるからである。

インプラント治療を臨床に組み入れていない歯科医師であっても、「自分がしていないから患者さんにインプラントの話はしない」というような、可能な治療の情報提供を怠ることが容認されない時代が来つつある。また、現在は成人の矯正治療も普及してきた。class Ⅱ、class Ⅲに当てはまる咬合治療の場合でも、矯正治療や咬合誘導を導入することにより、補綴修復治療なしに解決することが可能な症例もある。インプラント治療や矯正治療というオプションが増えたことにより、各ステージにおいて、より予知性の高い治療が確立されてきたと思われる[2、3)]。

２．症例を分類し分析する習慣をもつ

すべての症例が厳密に分類できるとは限らない。しかし、判断基準を持つことで、症例を常に診断し判定する習慣から分類する能力を身につけることが重要と考えている。

類似して見える症例でも、病態は異なることが多い。一見同じような状態に見えても、実は病態は大きく異なっていることもある。それを見極めるためには的確な診査が必要である。それに基づき診断・治療計画の立案を行い、治療のゴールを想定したうえで治療を進める。

図2-2-1に示す８ペアの症例は、それぞれ一見すると類似した症例に見えることだろう。それぞれのゴールの違いについて、考えてみたい。

図2-2-1a　類似した症例のゴールの違いを、どれだけ把握することができるか？（次ページに続く）

主訴は症例１・２とも⌊1の治療。
主訴の歯の治療だけでよいだろうか？
咬合治療は必要だろうか？

症例１　class Ⅱ

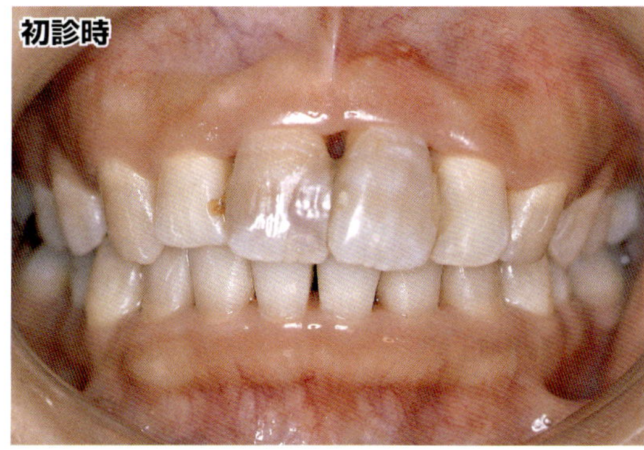

症例２　class Ⅲ

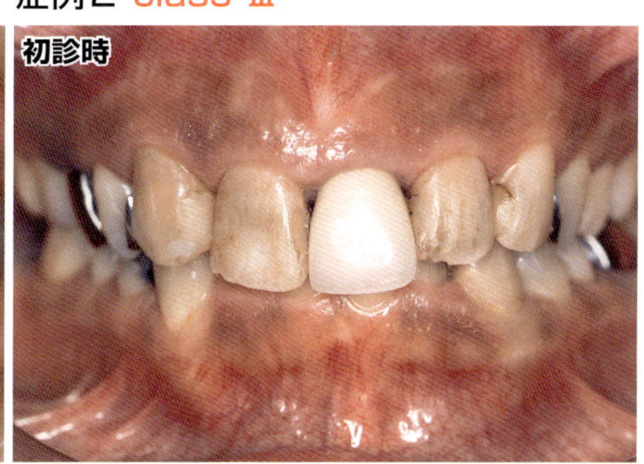

症例１は32ページ参照
症例２は33ページ参照

症例３・４ともに前歯がフレアーアウトしている。
前歯のフレアーアウトの原因は何だろうか？
原因は同じであろうか？

症例３　class Ⅲ

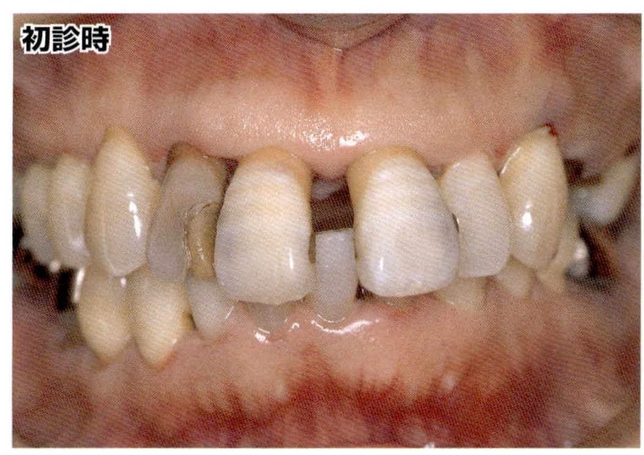

症例４　class Ⅲ（難）

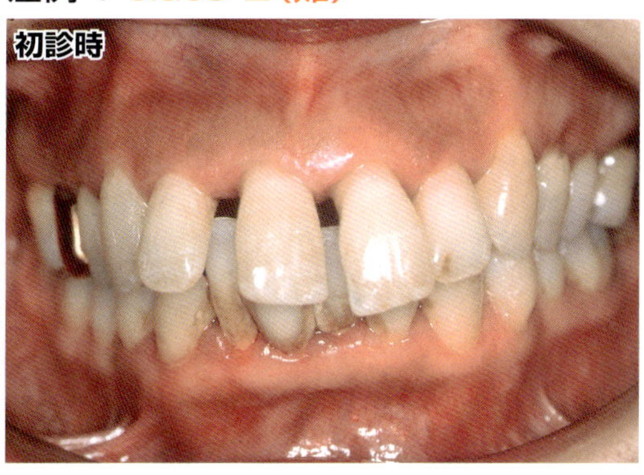

症例３は36ページ参照
症例４は38ページ参照

図2-1-1b　類似した症例のゴールの違いを、どれだけ把握することができるか？

症例5 class Ⅱ

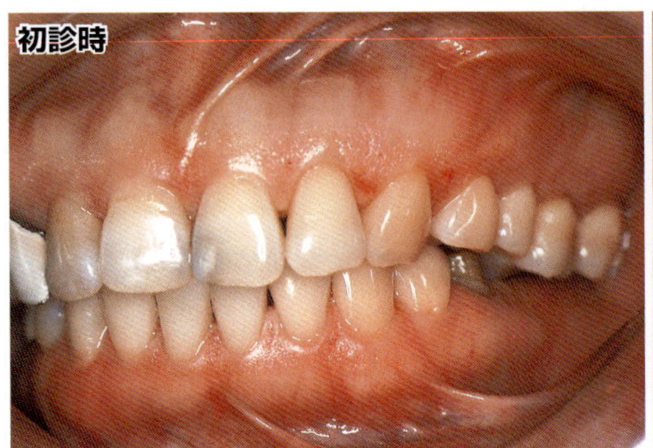

症例6 class Ⅲ

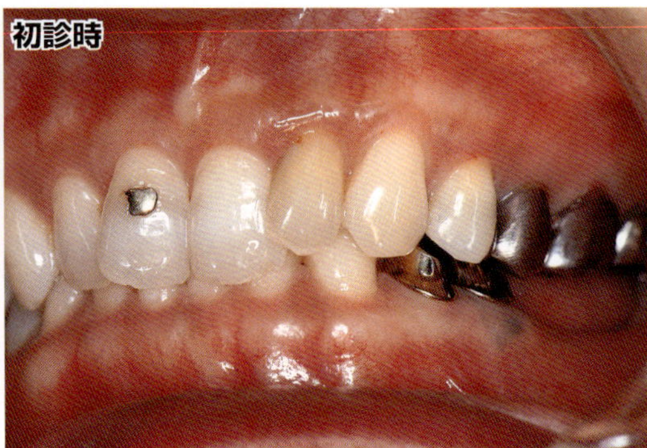

症例5・6ともに|67の片側欠損部のインプラント治療を希望。一方はTMDの不快症状がある。

TMDの症状と咬合は関係しているのだろうか？

症例5は42ページ参照
症例6は44ページ参照

症例7 class Ⅰ

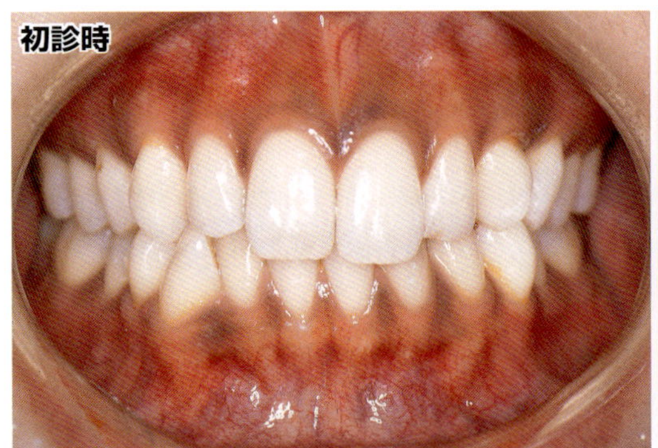

症例8 class Ⅲ

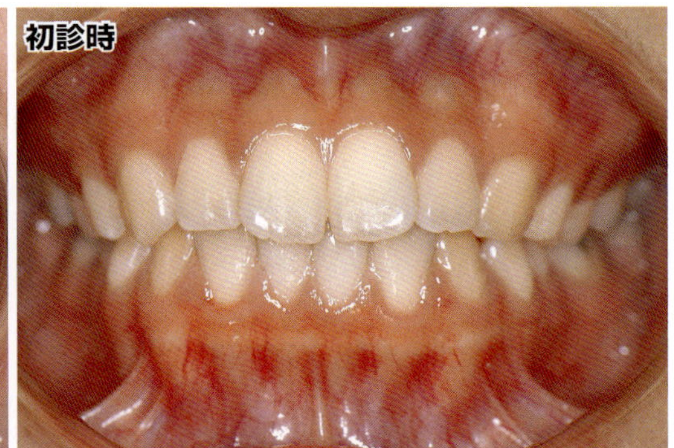

症例7・8ともに歯の摩耗を主訴として来院（ブラキシズム）。ほとんどの歯が修復治療を受けていない。

この両者に分類別判定がなぜ必要なのだろうか？

症例7は48ページ参照
症例8は50ページ参照

症例9 class Ⅳ

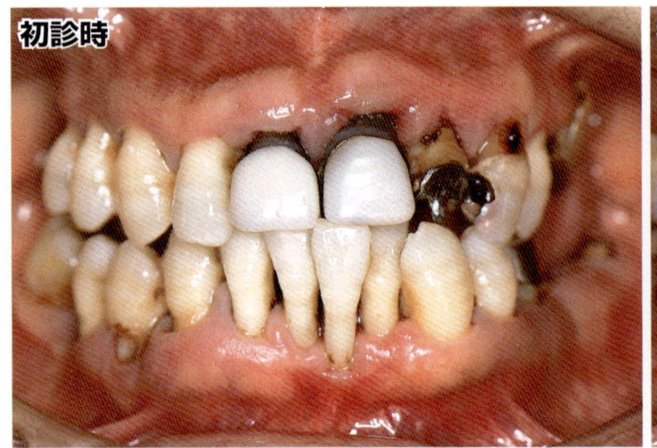

症例10 class Ⅳ（難）

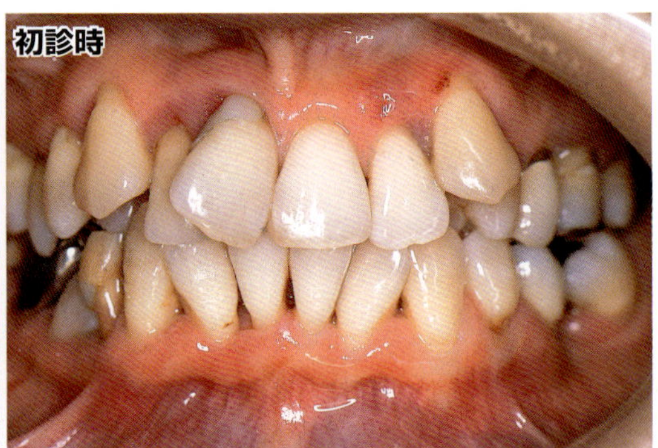

症例9・10ともに重度の歯周病に罹患している。判定は当然class Ⅳになる。

治療の難易度は、何が関係してくるのだろうか？

症例9は53ページ参照
症例10は56ページ参照

考えてみよう 1　前歯１本の主訴症例でも治療方針は同じとは限らない

症例１

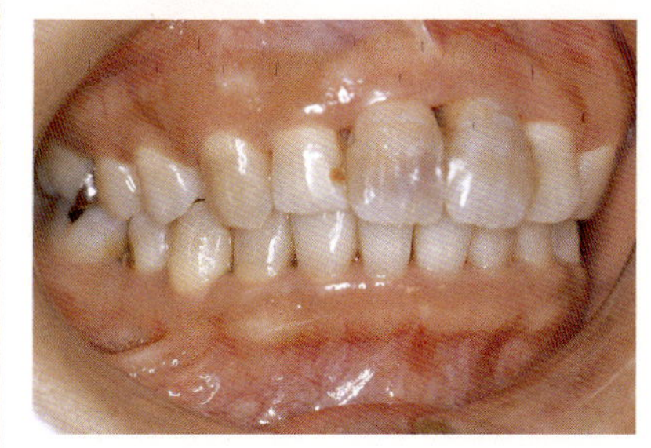
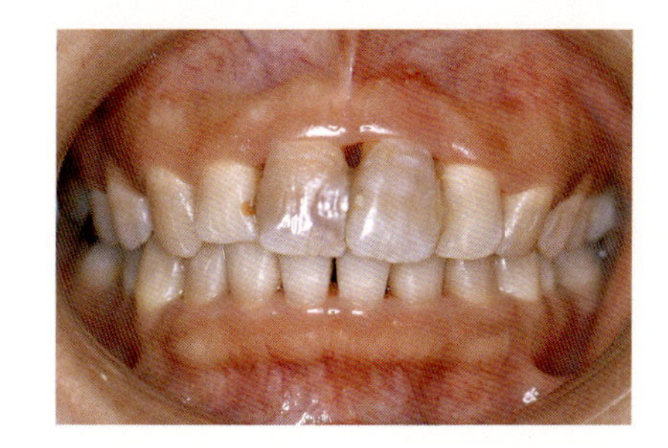
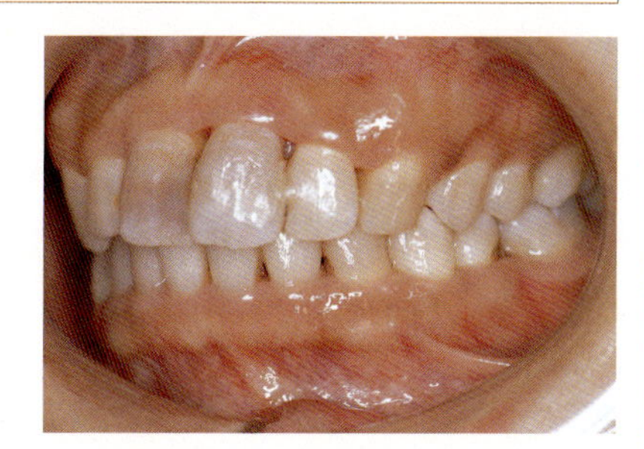

●初診時31歳女性（初診2002年）。主訴は|1の動揺と前歯の審美修復。インプラント治療希望。TMDの不快症状や既往歴はなかった。

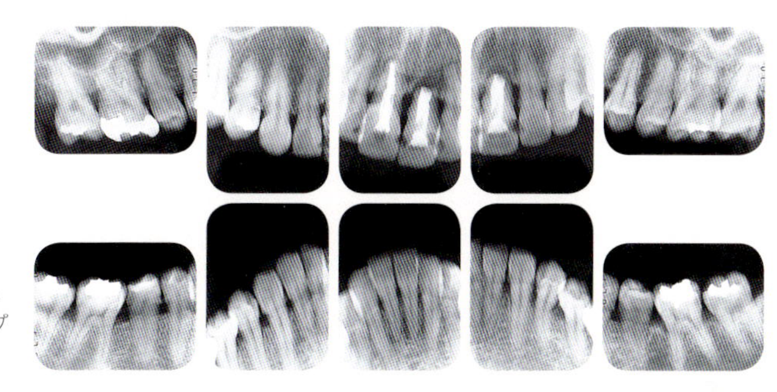

●術前のエックス線写真。|1は歯根吸収のため保存不可能。1|2は歯根のボリュームに乏しく、ブリッジよりもインプラント治療が適していると診断した。

症例２

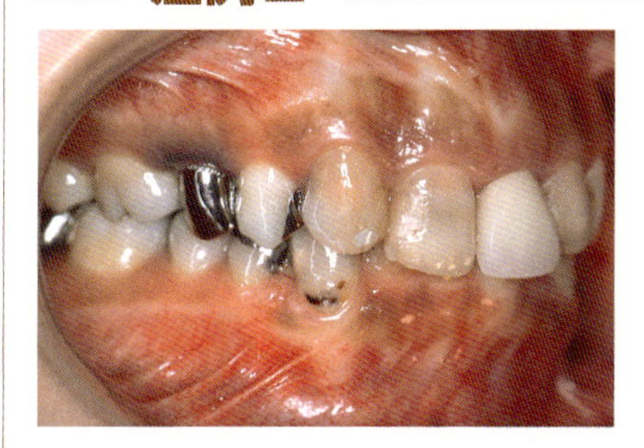
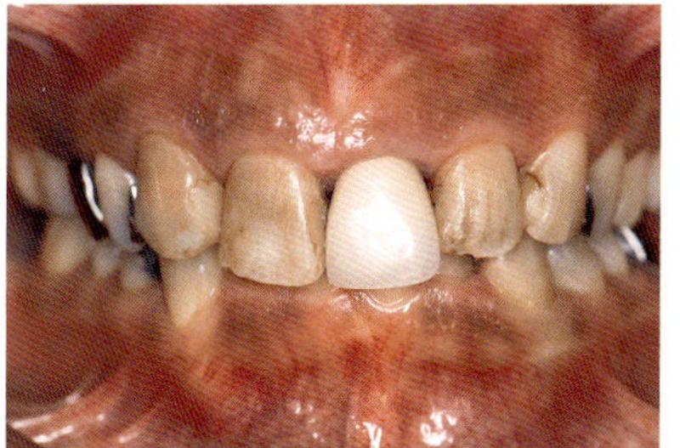

●初診時29歳女性（初診1997年）。写真は術前の状態。主訴は|1を含めた前歯の審美修復。1年前に|1を装着後「高い」と感じ、それからTMDの不快症状が発症した既往がある。

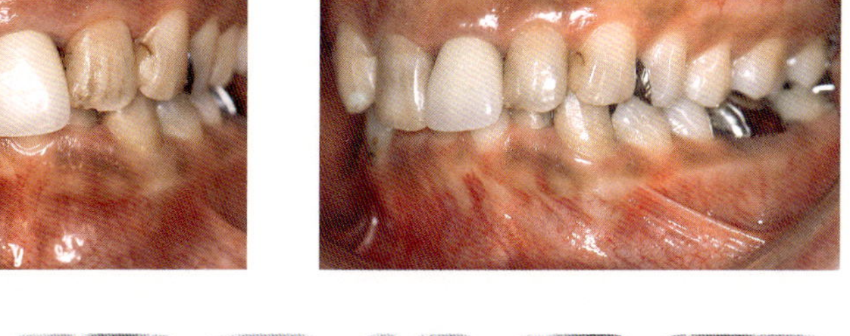
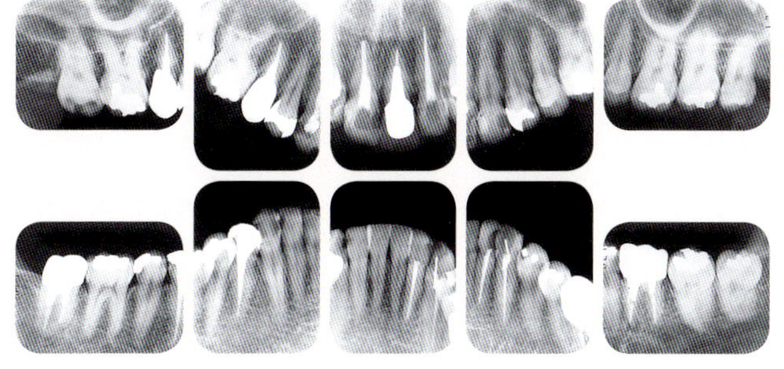

●術前のエックス線写真。治療が必要な失活歯やう蝕歯が多く認められた。TMDと咬合のかかわりがあるようならば、多数歯の治療を行うにあたり慎重な診断が必要である。

主訴は、両者とも上顎中切歯の治療であった。この２症例は咬合治療の必要性があるのだろうか？

口腔内の状態とエックス線写真だけで判断できること、できないこともある。咬合の観点から、治療の困難な症例はどちらであろうか？　それを判断するためにはどのようなことを診査するのか？　さらに、主訴として訴えていない潜在的問題にも注意が必要なこともある。

潜在的な咬合の落とし穴がある症例に注意！

症例 1

症例 1 は、問診で TMD の問題はなく、模型診査でも下顎の偏位（**症例 1 -b、c**）や咬合の問題も特にない。単純に主訴の前歯の治療のみを計画すればよい症例である。

ブリッジかインプラントかなど、技術面の難易度はあるが、本書で解説している咬合に視点をおいて考えると、**class Ⅱ 症例**である。

☞ CPI グラフペーパーの見かたの詳細は下記を参照
・第８章　図8-5-5i

症例 1 -a　初診時の状態

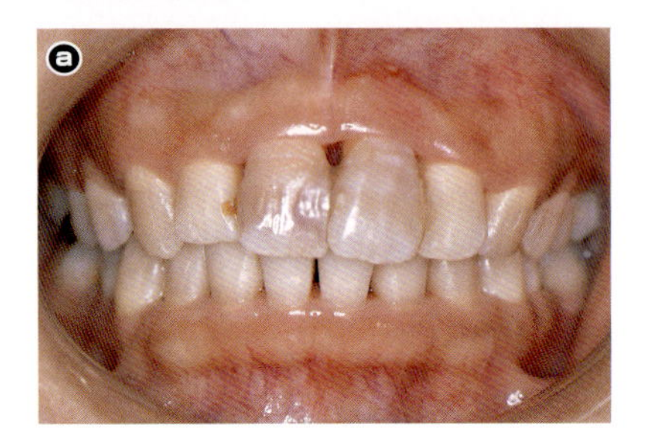

症例 1 -b、c　模型および CPI 診査

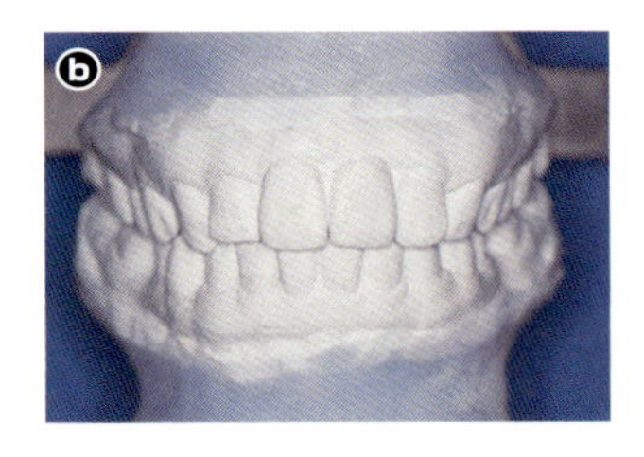

症例 1 -b　中心位・生理的顆頭安定位で咬合器に装着した診断用模型での下顎の偏位はわずかであり、現状の最大咬頭嵌合位（inter cuspal position：以下 ICP）で治療を行う class Ⅱ・インプラント症例であることがわかる。

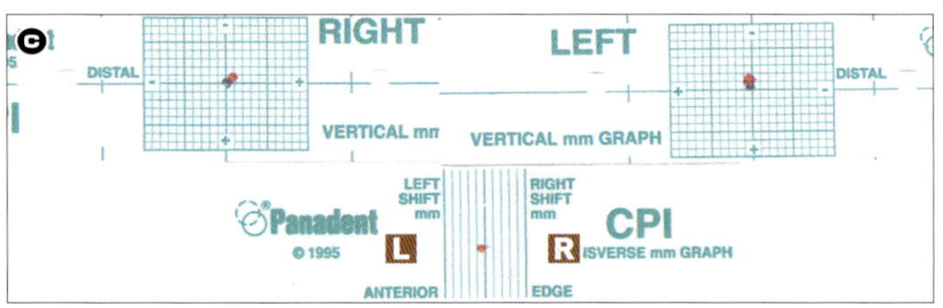

症例 1 -c　CPI（咬合器上で中心位における condyle position と最大咬頭嵌合位における condyle position の位置の差を計測する）診査の結果でも、ICP と中心位のズレがわずかであった。

症例 1 -d～f　治療経過

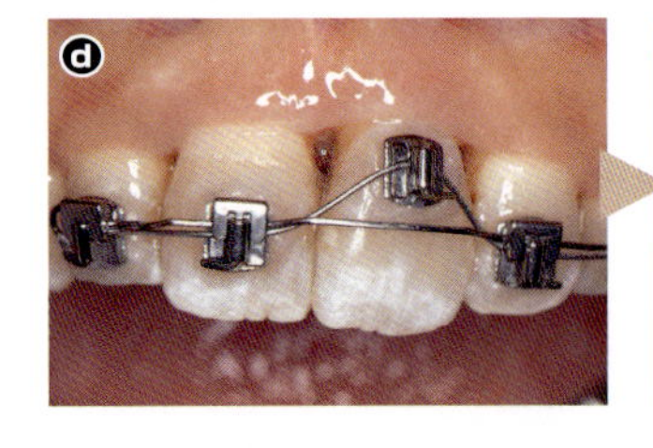

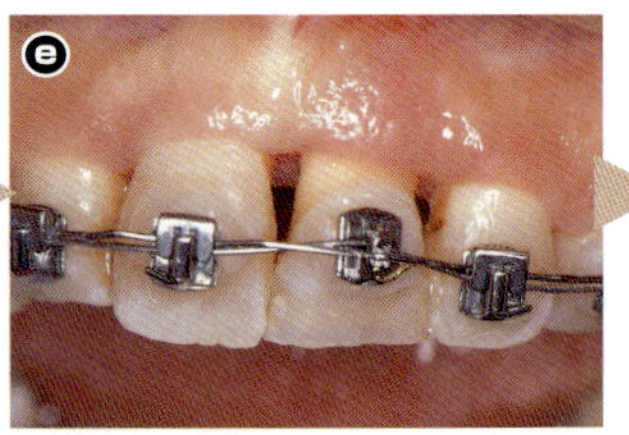

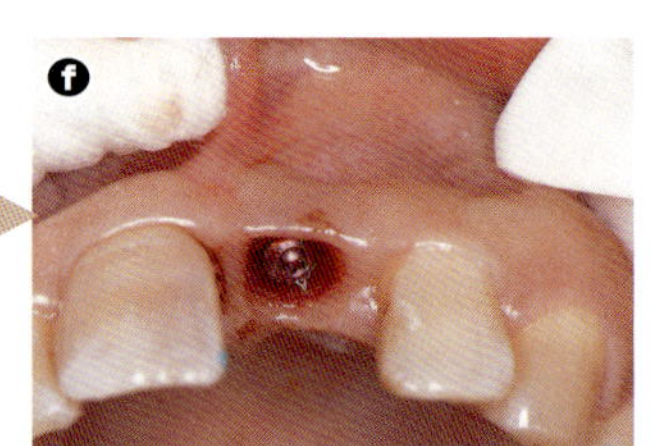

症例 1 -d～f　⌊1 の歯頸ラインは現状でも 1⌋よりも退縮している。抜歯後の歯肉の陥没を解消するため、あらかじめエクストルージョンを行い抜歯し、インプラントを埋入した。

症例 1 -g～j　治療終了時の状態

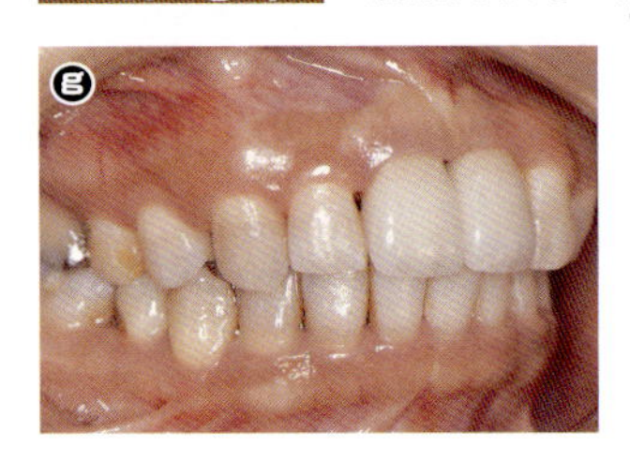

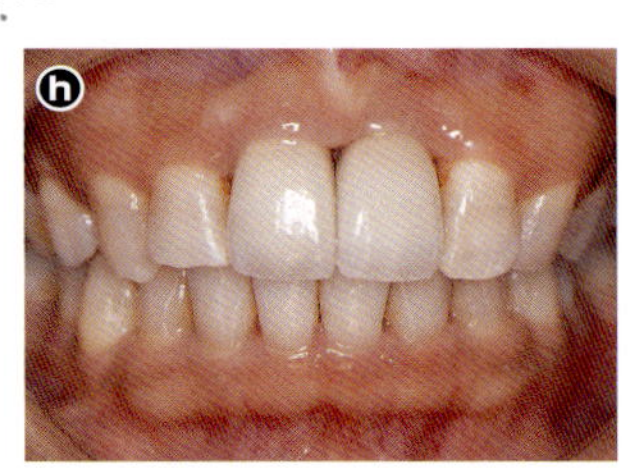

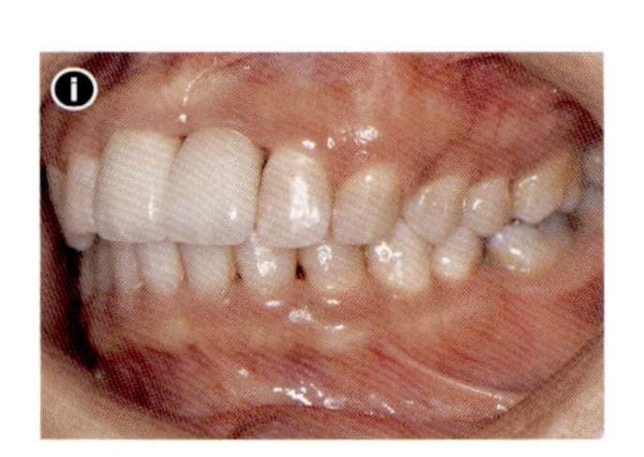

症例 1 -g～i　術後の正面、側方面観。

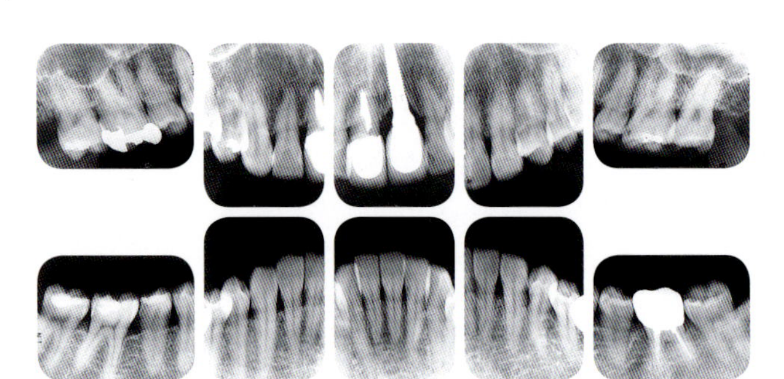

症例 1 -j　術後のエックス線写真。

症例 1 -k　2011年、術後８年の状態

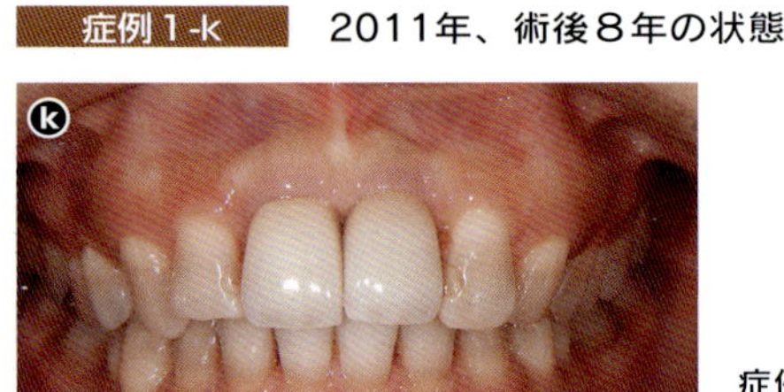

症例 1 -k　この年以降の来院がなく経過が見られていない。

症例 2

症例2-a　初診時の状態

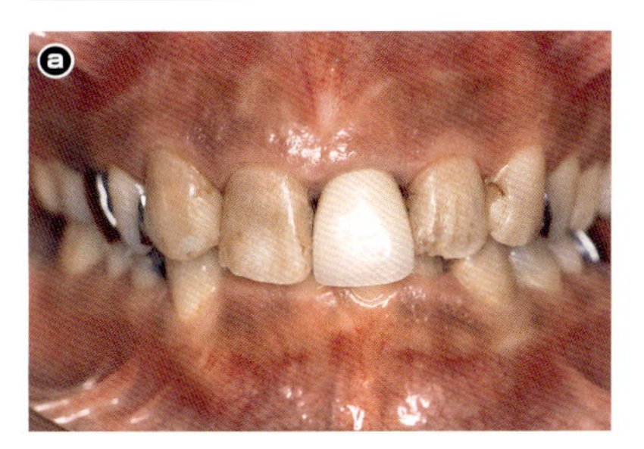

☞TMD（temporomandibular disorder：いわゆる顎関節症）の詳細は下記を参照
・第11章　TMD をともなった症例の補綴治療

症例２は、１年前に他医院にて⌊1の補綴装置を装着したが、咬み合わせると高いと感じ、そのころから TMD の不快症状が出現したという。患者の主訴は、結婚式までに⌊1を含めた前歯を治したいというものであった。

初診時も TMD 症状（咬合時の顎関節痛、開口障害、耳の後方部の不快感）が認められたが、本人は歯科と関連があるとは考えていなかった（**症例2-c**）。安易に前歯の補綴治療を計画することには疑問が持たれた。

模型診査や口腔内の咬合診査の結果、著しい下顎の偏位（**図2-b、d**）が認められた。問診や咬合診査、スプリント療法（**図2-g**）の結果から、TMD の症状は咬合の関与が大きいと診断した。

スプリント療法を中止するとまた症状が出現した。早期接触が前歯にあり（**図2-d**）、下顎の偏位に前歯が大きくかかわっていた。不用意な前歯の修復は更なる TMD の症状を増長させる可能性が考えられた。

患者自身も中心位・生理的顆頭安定位で製作したスプリントの位置が、自分にとって楽な下顎位であると認識するようになり、そこで咬むことを希望したので、咬合再構成治療となった。**class Ⅲ症例**である。

症例2-b　咬合診査

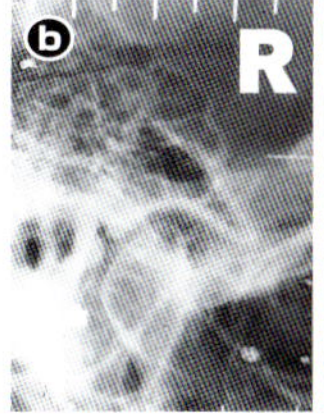

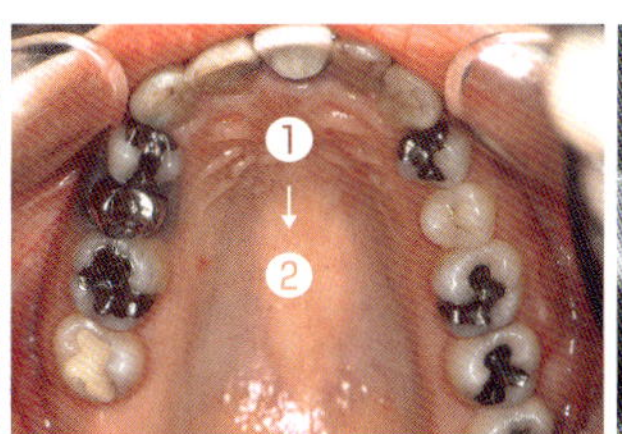

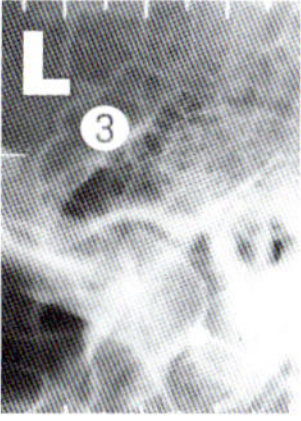

症例２-b　１年前に装着した後に高いと感じていた⌊1は、咬合接触時、唇側に押し出され、他の歯と同様の接触になっていた。⌊1の問題が**誘発因子**（①）となり、咬合接触が均一になるまでの期間が**永続化因子**（②）となった。そして神経機構の可塑性変化により、咬合接触の問題が消失しても不快症状が残ったままと推測した。しかし顎関節規格写真の顆頭の偏位状態は、⌊1がたとえ0.5～1.0mm 高かったとしても、これほど偏位するとは考えられない。元来**素因**（③）を有しており、その結果、症状が慢性化したと思われた。

症例2-c　術前の顎機能不全問診表

大きな口が開けづらいですか	はい
顎がガクガクしてひっかかることがありますか	はい
大きな口を開けすぎて、閉じられなくなったことがありますか	はい
口を開けたり閉じたりするときに、音がするときがありますか	はい
食後、顎がだるくなったりしますか	いいえ
硬いものを噛んだり、大きく口を開けたときに痛みがありますか	はい
耳の奥や、耳の前のあたりが痛むときがありますか	いいえ
ときどき頭痛に悩まされますか	いいえ
顔、顎、喉、こめかみ、頭部になにか症状がありますか	はい
痛い歯がありますか	はい
あなたは以上の痛みで眠れないことがありますか	いいえ
心配事、不安、不満、神経を使う仕事などによって、それらの痛みはひどくなりますか	はい
それらの痛みは日常生活の支障となっていますか	はい
なにか鎮痛剤を服用していますか	いいえ
なにか神経安定剤を服用していますか	いいえ
誰かに歯軋りをするといわれたことがありますか	はい
噛みしめ癖がありますか	はい

症例２-c　術前の顎機能不全問診表では、多数の問題が認められた。なお、この問診表は参考文献４を改変したものである（以降の問診表も同様）。

症例2-d、e　診断用模型による模型診査

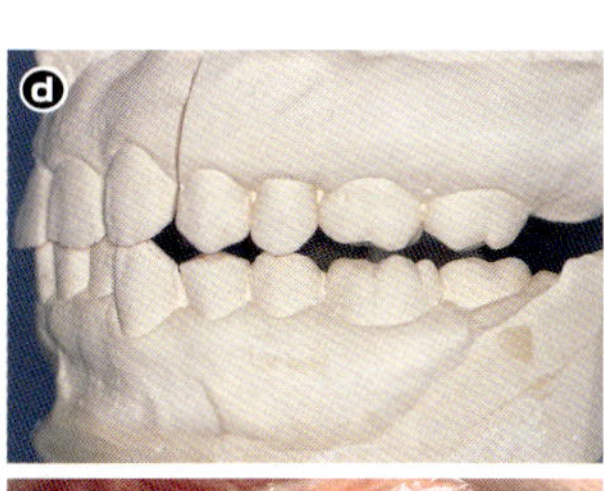

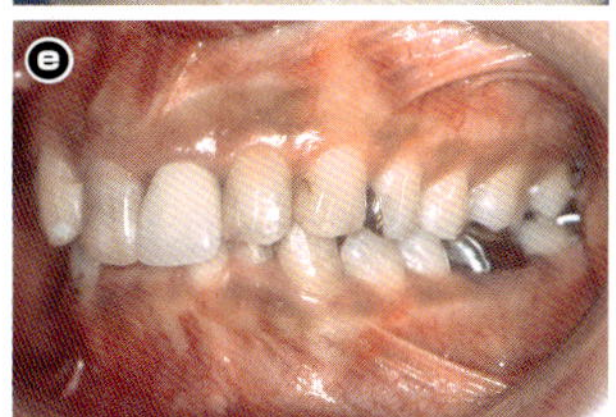

症例２-d、e
中心位・生理的顆頭安定位で装着した診断用模型での早期接触位置（**d**）では、臼歯での咀嚼が不可能なため、下顎は習慣的に後方に偏位して嵌合していたと判断できた（**e**）。咬合再構成を行うことが望ましい class Ⅲ 症例である。

症例2-f~h　スプリント療法の治療の流れと、この患者へのスプリント療法の実際

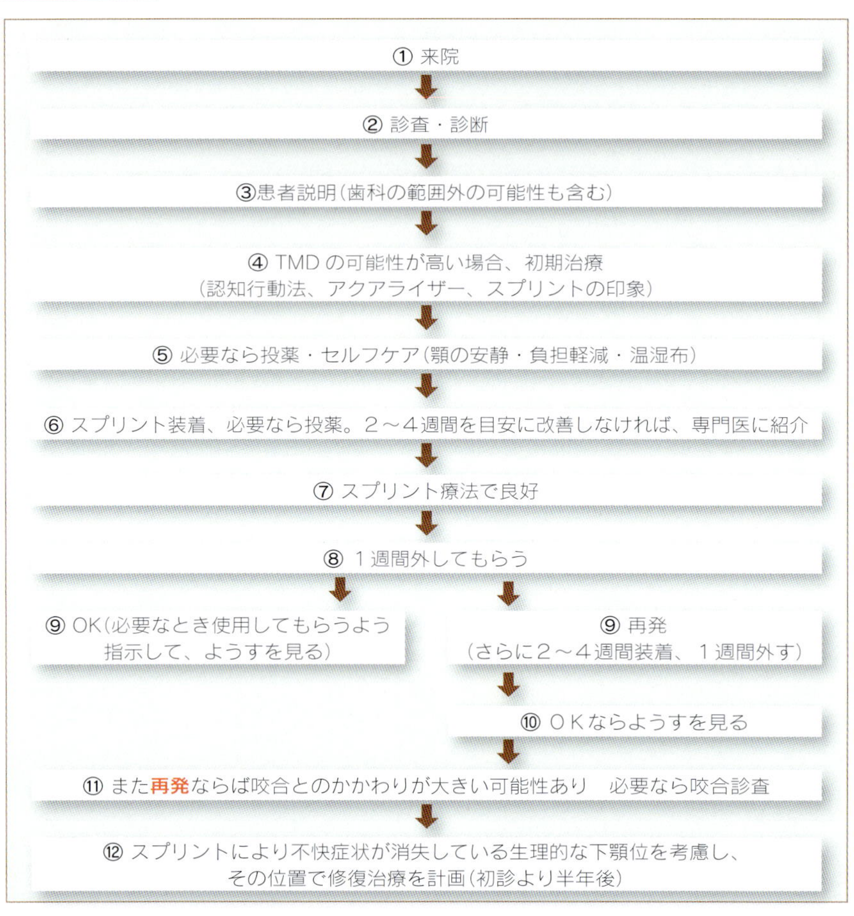

症例2-f　TMD は多因子疾患であり、咬合だけが要因でないこともあるが、このスプリント療法の流れは Okeson も同様の方針を示しており、咬合との関連性を検討するのに参考となる。（参考文献5より改変）

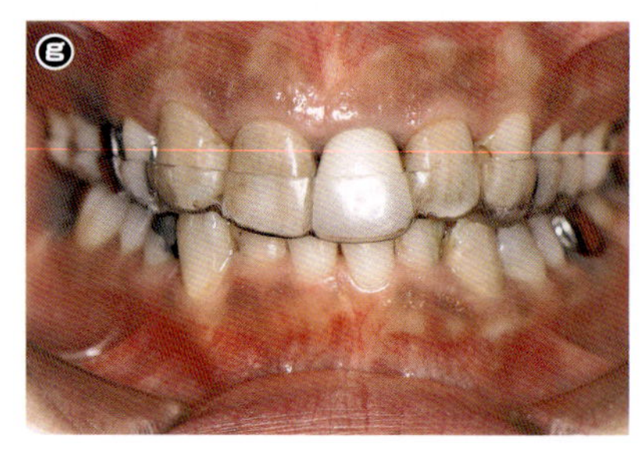

症例2-g　中心位・生理的顆頭安定位でのスプリント療法により、不快症状は消失した。しかし、症状消失後にスプリント療法を終了すると、しばらくして再発する。「スプリント療法→症状消失→スプリント療法終了→再発」を半年間繰り返す状態であった。

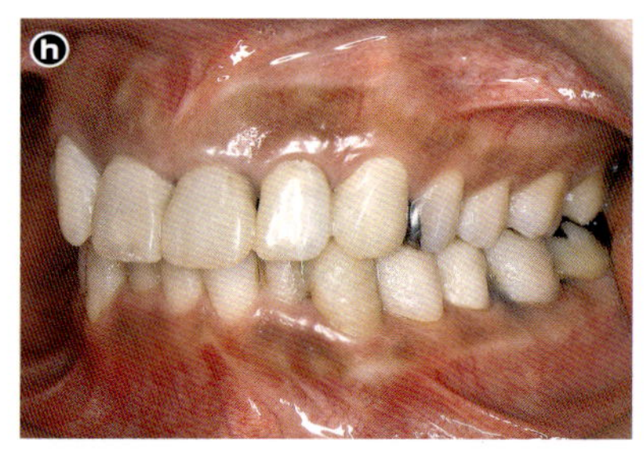

症例2-h　プロビジョナルレストレーションで半年以上経過を確認している。半年間にわたりスプリント療法の中止のたびに何度も再発していた TMD 不快症状は、オーバーレイ装着期間を含めて9ヵ月間認められなかったため、最終修復治療へと移行した。

症例2-i~l　治療終了時の状態

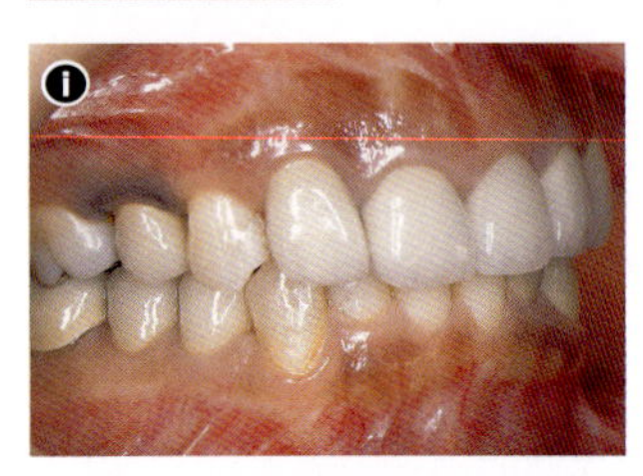

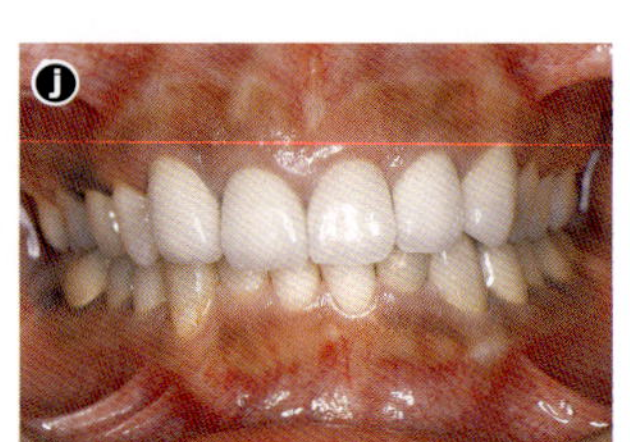

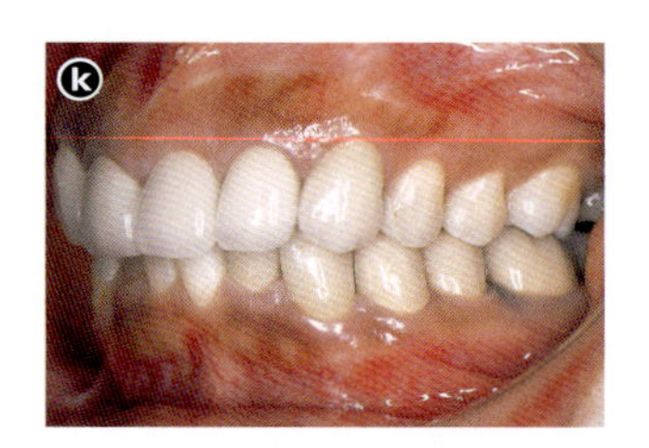

症例2-i～k　術後の正面、側方面観（デンタルエックス線写真は239ページを参照）。

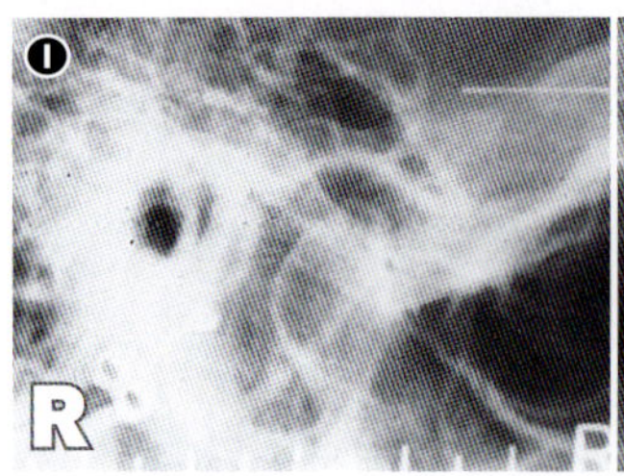

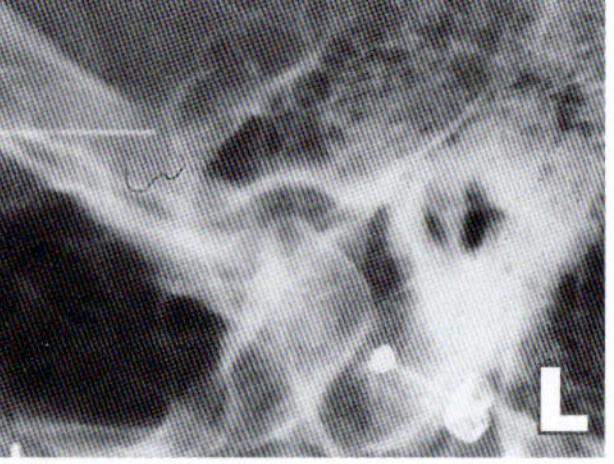

症例2-l　術後の顎関節規格写真。術前は関節窩の中でかなり後方に位置していた顆頭は、良好な位置になっていると思われる。

症例2-m　術後17年の状態

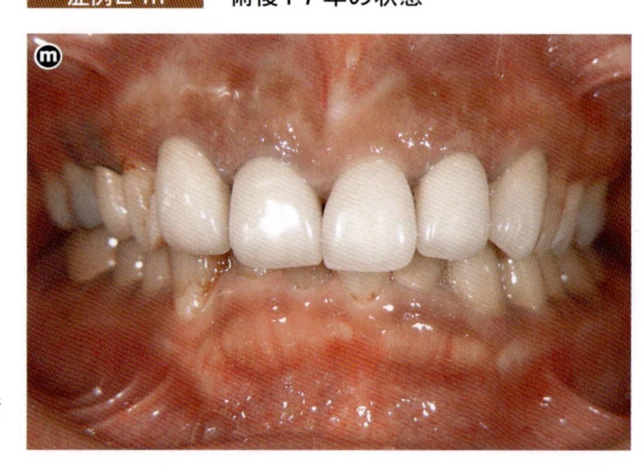

症例2-m　術後17年、TMD の症状も含めて良好である。

考えてみよう 2　なぜこのようにフレアーアウトしてしまったのか？

症例３

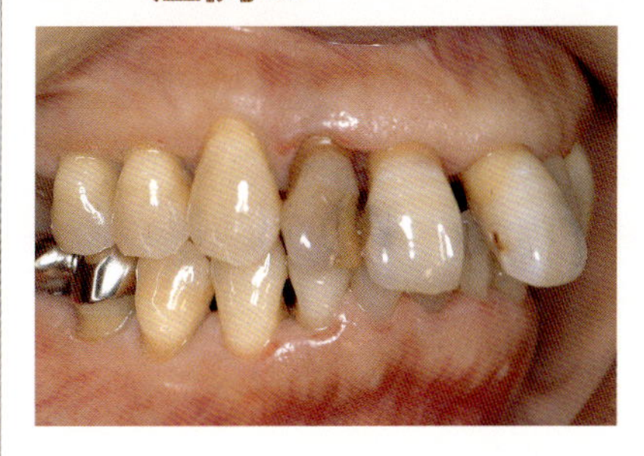
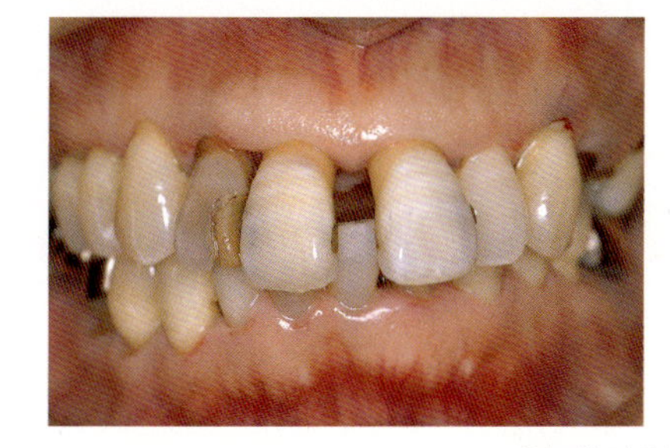
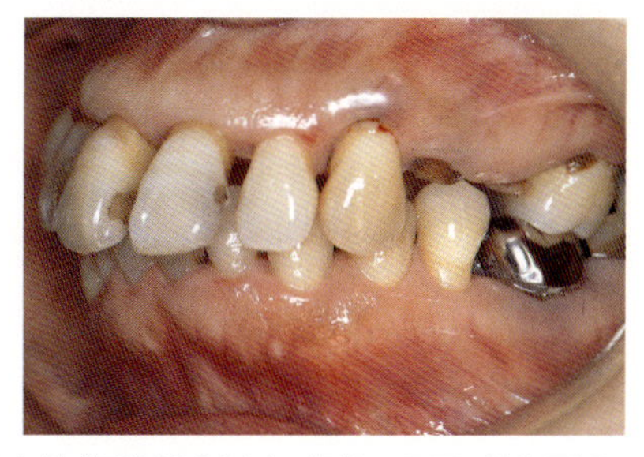

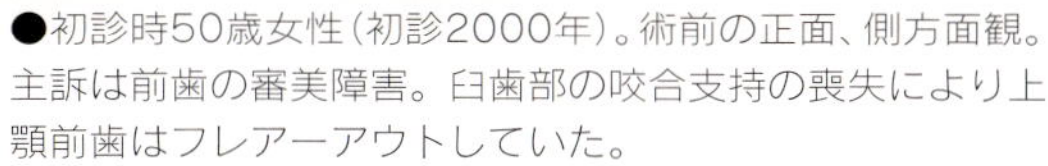

●初診時50歳女性（初診2000年）。術前の正面、側方面観。主訴は前歯の審美障害。臼歯部の咬合支持の喪失により上顎前歯はフレアーアウトしていた。

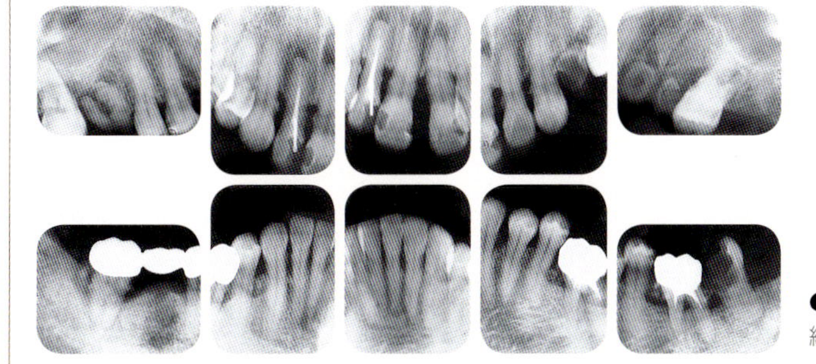

●術前のエックス線写真。残根状態の歯、根管治療の不備、不適合補綴装置などが認められ、広範囲の治療となる。

症例４

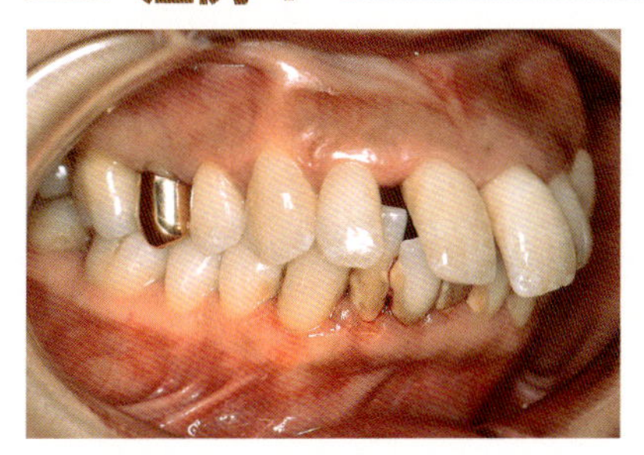
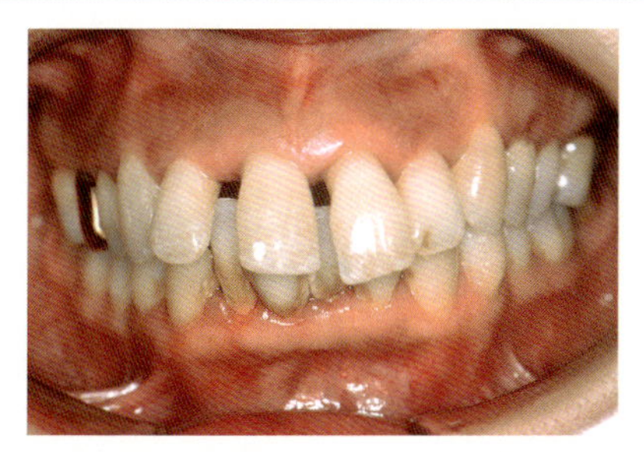
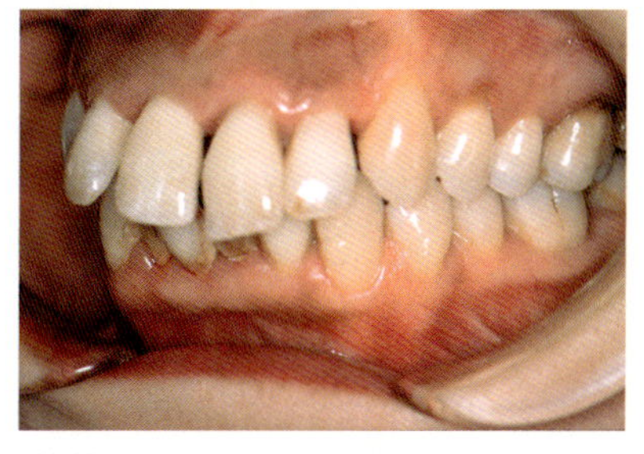

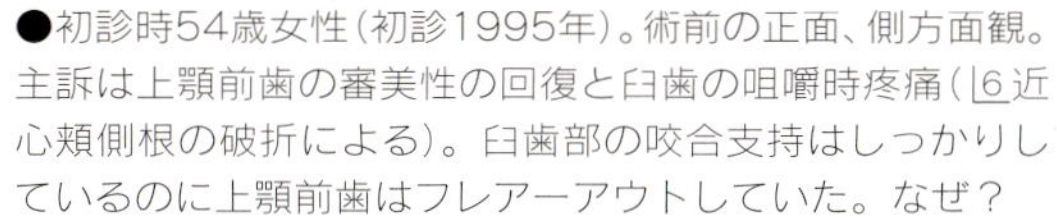

●初診時54歳女性（初診1995年）。術前の正面、側方面観。主訴は上顎前歯の審美性の回復と臼歯の咀嚼時疼痛（|6近心頬側根の破折による）。臼歯部の咬合支持はしっかりしているのに上顎前歯はフレアーアウトしていた。なぜ？

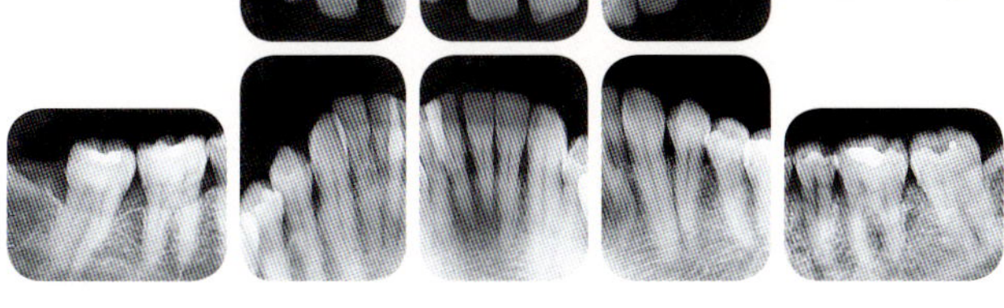

●術前のエックス線写真。前歯の歯槽骨の破壊が著明であるのに対し、臼歯部の歯槽骨の状態は歯を支持するには問題ないと判断できた。また生活歯がほとんどで、不備な補綴治療で咬合高径が低下し上顎前歯がフレアーアウトした、という可能性もない。なぜ前歯はフレアーアウトしたのだろうか？

主訴は上顎前歯の審美性の回復である。両者とも上顎前歯がフレアーアウトしていた。なぜ前歯がこのようにフレアーアウトしたのか？　両症例ともclass Ⅲ症例である。喪失したバーティカルストップを確保するためにインプラント治療も考えなければならないという技術面では、症例３のほうが難しいと思われるかもしれない。しかし、「適正な咬合高径でバーティカルストップならびにアンテリアガイダンスの確保、そして顎関節の安定」という治療咬合の指標を達成するためにインプラント治療を治療オプションに加えることが可能であれば、咬合の問題の観点から診断や治療が難しいのは症例４である。一見同じような状態に見える同じclass Ⅲ症例でも、病態は同じとは限らない。

症例 3

上顎前歯のフレアーアウトの原因は、臼歯部の咬合破壊によりバーティカルストップが喪失し、咬合高径の低下にともない前歯にメカニカルストレスが加わったからである。咬合高径の低下にともない、下顎は若干後方に押し込まれたであろうことは、顎関節規格写真(**症例３-e**)の顆頭の位置からも確認できた。

この症例は、喪失したバーティカルストップを適正な咬合高径に回復することで、フレアーアウトした上顎前歯を矯正治療で戻すスペースを確保することができる(**症例３-i、j**)。**メカニカルストレスの原因の探求が容易な症例**であった。

cass Ⅳ症例であるが、インプラント治療が可能であれば治療計画はclass Ⅲ症例として考えることができる。

症例3-a　初診時の状態

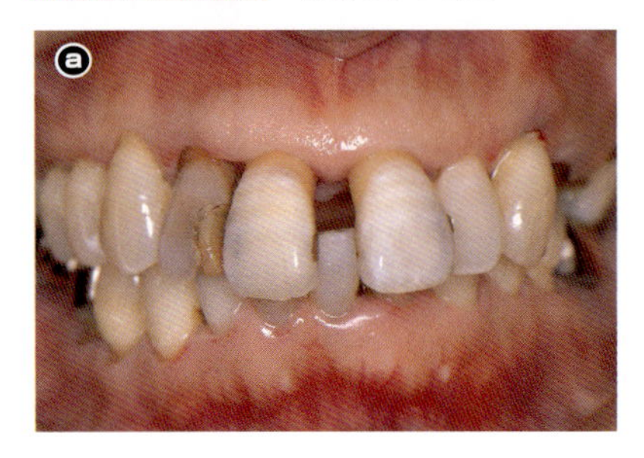

症例3-b〜e　上下顎関係の診査および術前の顎関節規格写真

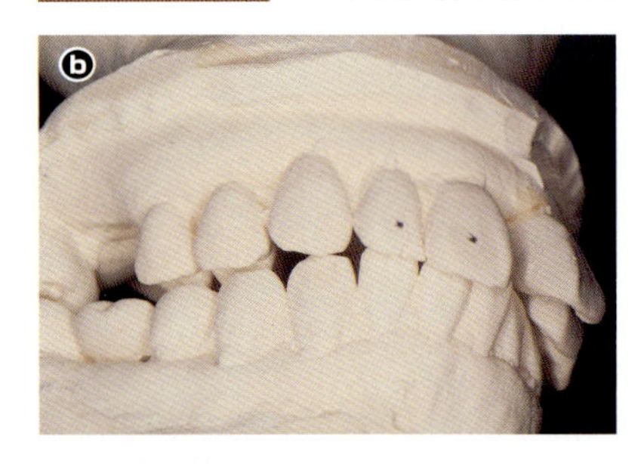

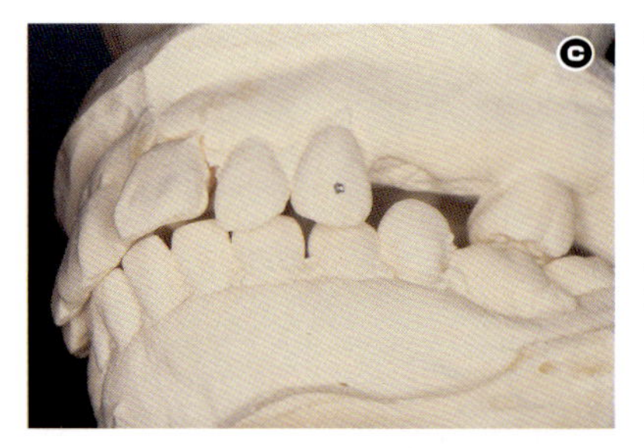

症例３-b〜d　中心位・生理的顆頭安定位で咬合器に装着した診断用模型。CPI(**d**)で確認した下顎は若干後上方に偏位していた。臼歯の咬合支持が喪失し、咬合高径が低下したため、前歯にメカニカルストレスが加わりフレアーアウトしたと診断した。**e** の顎関節規格写真でも、同様の状態が確認できた。

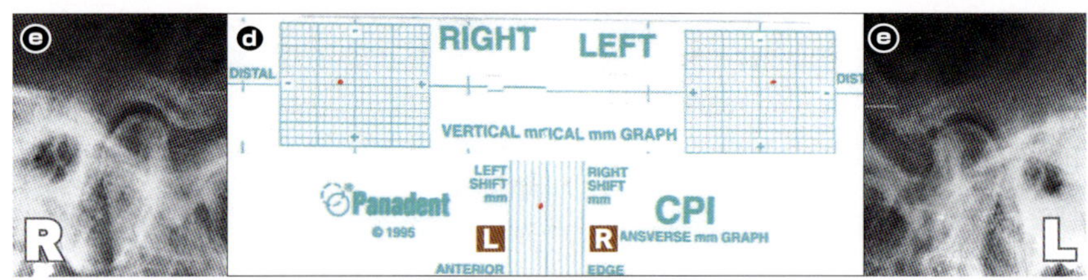

症例３-e　術前の顎関節規格写真。臼歯の咬合支持の喪失と咬合高径の低下により、下顎は模型診査同様に後上方に押し込められたように見られた。

症例3-f　問診による顎機能・顎関節の診査

大きな口が開けづらいですか	**はい**
顎がガクガクしてひっかかることがありますが	いいえ
大きな口を開けすぎて、閉じられなくなったことがありますか	いいえ
口を開けたり閉じたりするときに、音がするときがありますか	いいえ
食後、顎がだるくなったりしますか	いいえ
硬いものを噛んだり、大きく口を開けたときに痛みがありますか	**はい**
耳の奥や、耳の前のあたりが痛むときがありますか	いいえ
ときどき頭痛に悩まされますか	**はい**
顔、顎、喉、こめかみ、頭部になにか症状がありますか	いいえ
痛い歯がありますか	**はい**

症例３-f　顎機能の問診表から多くの問題が認められたが、咬合状態や下顎の偏位状態から判断して起こりえる反応と判断した。

症例3-g　触診による顎関節および咀嚼筋の診査

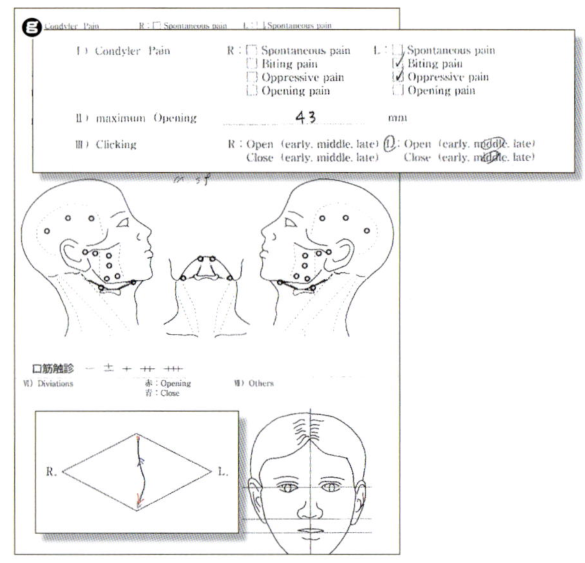

症例３-g　顎関節と筋の診査では、顎関節症状が主であった。

症例３-h～j　ワックスアップによる、咬合支持、咬合高径、フレアーアウトに対する治療のシミュレーション

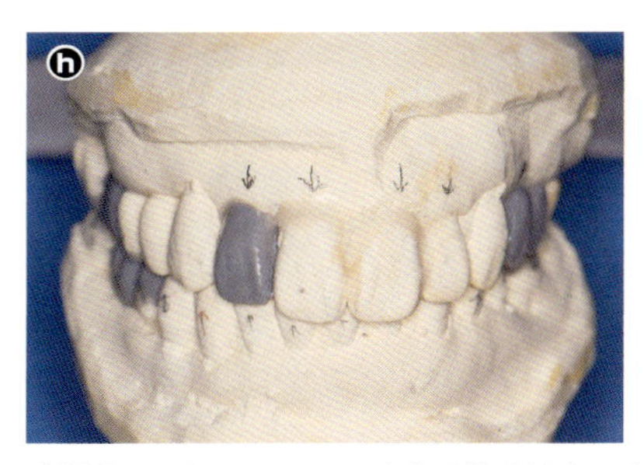

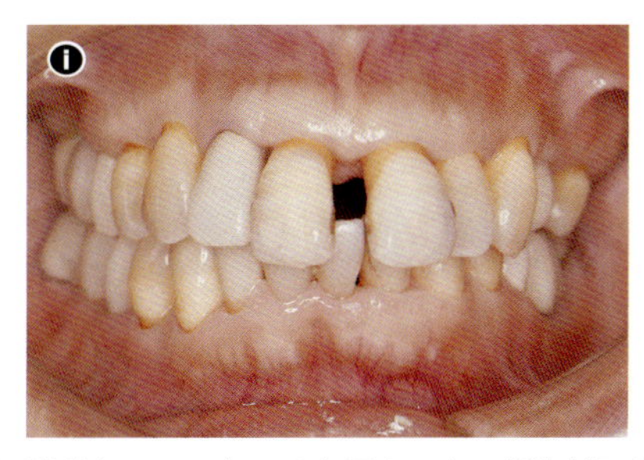

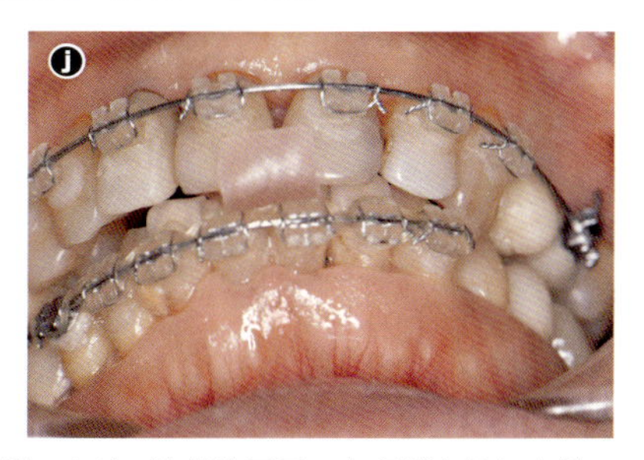

症例３-h～j　class Ⅲの咬合再構成治療であるが、崩壊しているところを戻すことで解決が可能な症例であり、比較的原因の究明が容易な症例である。崩壊した咬合支持の回復と、咬合高径の挙上(戻し)、そしてフレアーアウトした歯を矯正で戻すことを計画し、診断用ワックスアップにてシミュレーションする。

症例３-k～o　術後の状態および顎関節規格写真

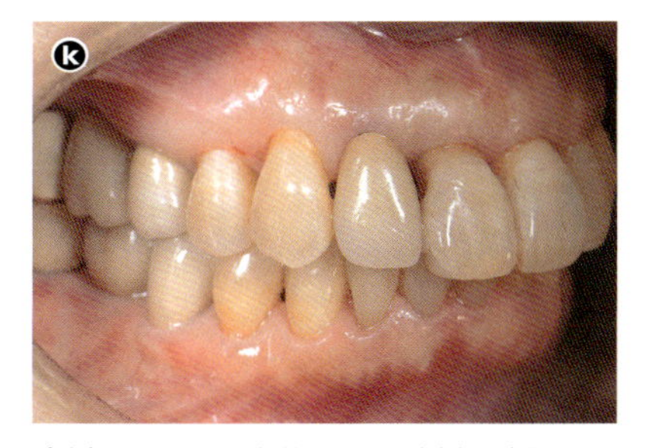

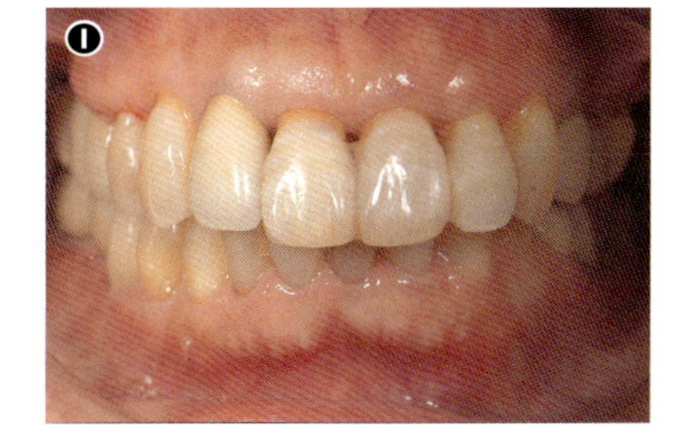

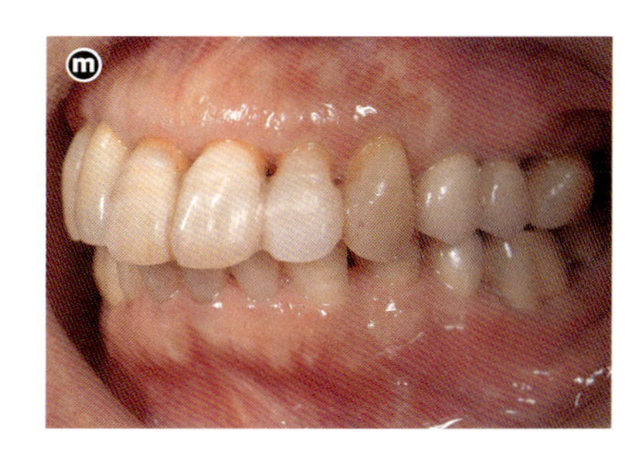

症例３-k～m　術後の正面、側方面観。

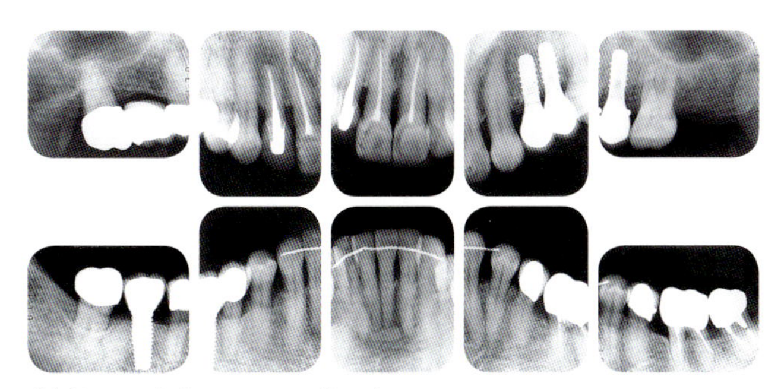

症例３-n　術後のエックス線写真。

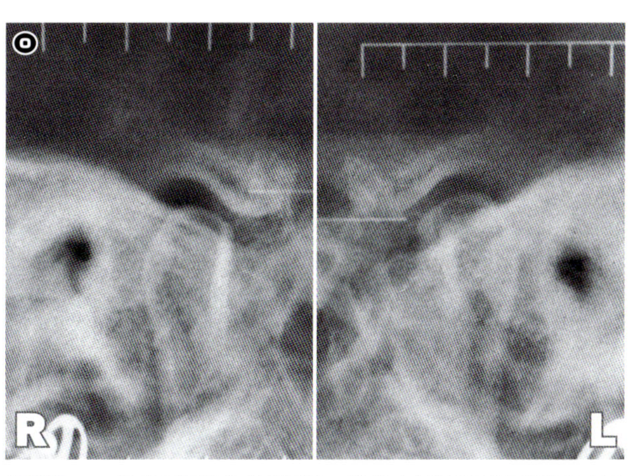

症例３-o　術後の顎関節規格写真。術前より顆頭は関節窩の中で良好に位置していると思われる。

症例３-p、q　術後14年の状態

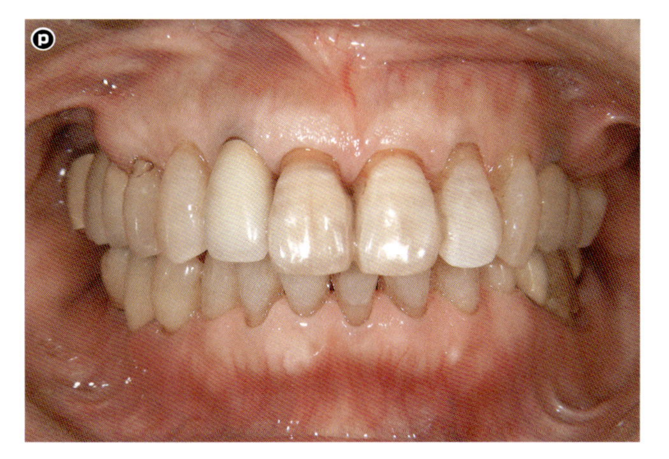

症例３-p　メインテナンスも真面目に来院され、この間の治療介入は初診当初から問題があった7|の抜歯のみで、他は良好な状態である。

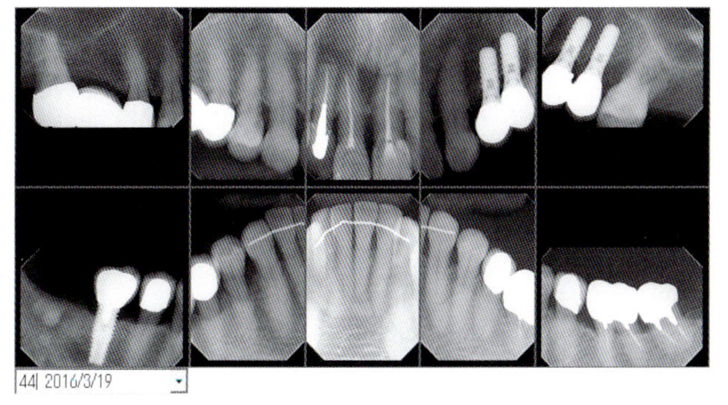

症例３-q　術前から不安要素であった7|が抜歯となっているが、他の歯は安定した状態を保っている。

症例 4

症例4-a、b　初診時の状態

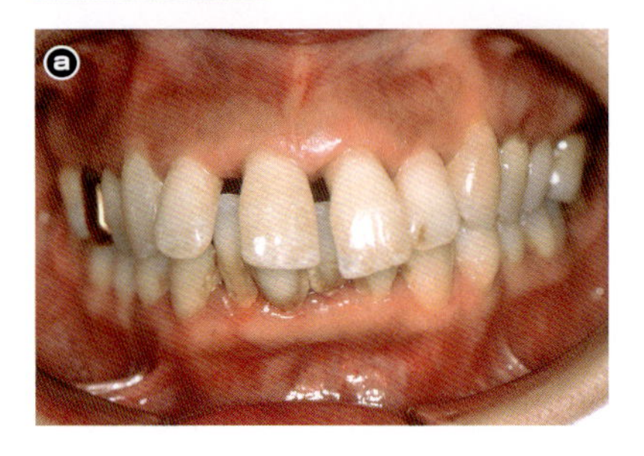

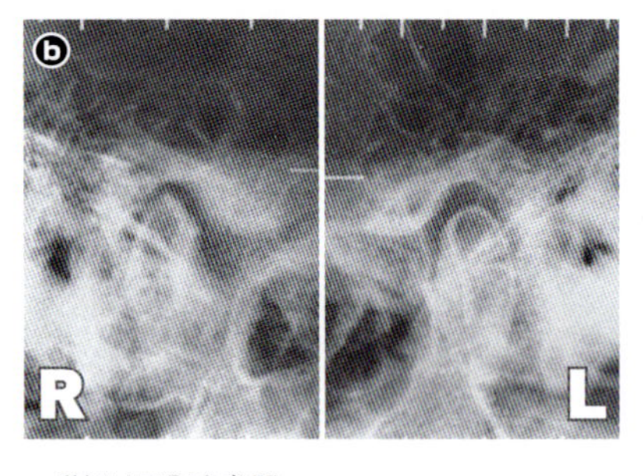

☞詳細は下記を参照
・第11章　TMD をともなった症例の補綴治療

側方面観(**35ページ**)から、臼歯部の咬合崩壊は認められない。エックス線写真(**35ページ**)からは、咬合時に臼歯部が動揺するほどの歯周組織の破壊は認められなかった。では、この症例の上顎前歯を押し出したメカニカルストレスはどのようにして生じたのであろうか？

顎関節規格写真(**症例4-b**)では、顆頭の明らかな器質的変化(変形)と偏位が認められた。この患者は、30代にクローズドロックなど TMD の症状が著明であったという既往歴がある。しかし問診表(**症例4-g**)では、現在は顆頭の器質的変化のためと思われる項目だけがチェックされ、その他の不快症状はなかった。下顎偏位のメカニカルストレスが、若い頃は顎関節に、その後経年的に歯周病に罹患して、徐々にその影響が歯に及んだ(負荷出現の部位が変化してきた)と推測された。

フレアーアウトしている前歯は、偏位の方向(左)に向かっていた(**症例4-c**)。症例3と異なり、原因は単純ではないことが推測できる。**前歯をフレアーアウトさせたメカニカルストレスの原因を解明せずに補綴治療や矯正治療を行っても、大きな問題を潜在させたままの治療となり、新たな問題を引き起こす可能性もある。**症例4は原因の探求が困難な TMD の関連した難症例であった。**class Ⅲ症例**である。

症例4-c〜e　診断用模型による診査ならびにフレアーアウトの原因についての考察

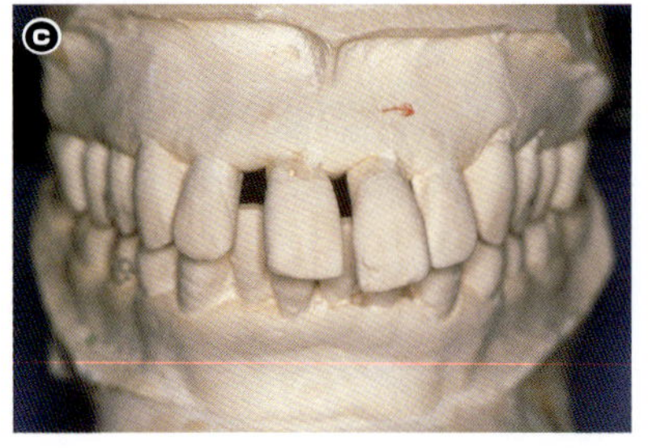

症例4-c　中心位・生理的顆頭安定位で咬合器に装着した診断用模型から、下顎は左側かつ若干後方に偏位していた。下顎の左側偏位にともない、上顎前歯はメカニカルストレスの方向(左)に向かってフレアーアウトしていた。

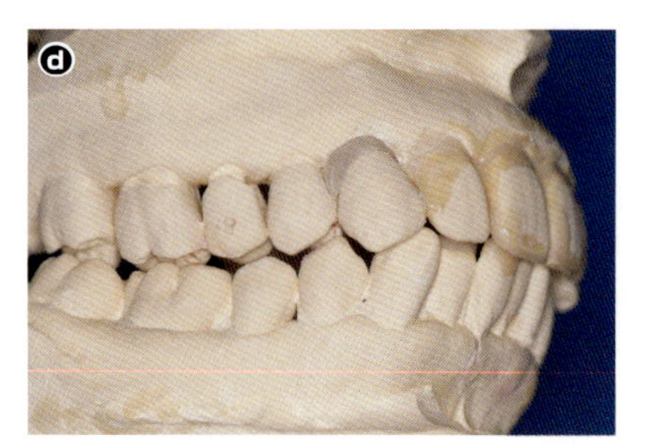

症例4-d　若い頃、前歯に隙間はなかったということから、診断用模型で前歯を隙間なく並べてみた。その結果、中心位・生理的顆頭安定位では前歯に早期接触が認められた。若い頃は臼歯で最大嵌合するため、下顎はかなり後方に偏位し機能していたと推測できた。

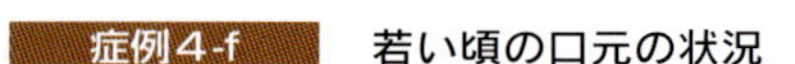

症例4-f　若い頃の口元の状況

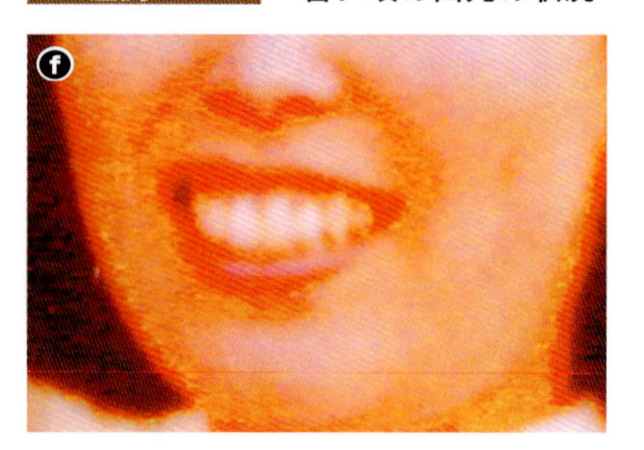

症例4-f　若い頃の口元(スナップ写真より拡大)。若い頃は前歯に隙間はなかった。

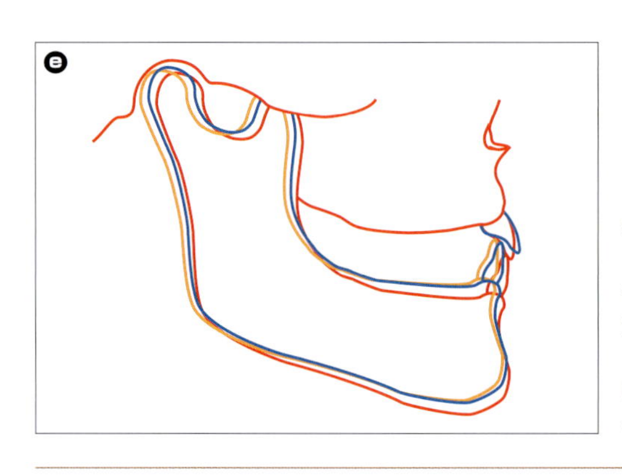

症例4-e　上下顎中心位・生理的顆頭安定位(赤のライン)で歯が最大咬頭嵌合となるのが望ましい。しかしこの患者は前歯がしっかりしていた若い頃、下顎はかなり後方に偏位していた(黄色のライン)と推測された。その頃は TMD の不快症状があった。早期接触の前歯に歯周病の要素が加わりフレアーアウトし、その前歯のフレアーアウトにともない下顎は若干前方に開放された(青のライン)と考えられる。後方に押しやられていた顆頭が退行性にリモデリングし、かつ前方に若干戻ったことで、TMD の症状は自然に消失してきたのであろう。

症例4-g　問診による顎機能・顎関節の診査

大きな口が開けづらいですか	はい
顎がガクガクしてひっかかることがありますか	はい
大きな口を開けすぎて、閉じられなくなったことがありますか	いいえ
口を開けたり閉じたりするときに、音がするときがありますか	いいえ
食後、顎がだるくなったりしますか	いいえ
硬いものを噛んだり、大きく口を開けたときに痛みがありますか	いいえ
耳の奥や、耳の前のあたりが痛むときがありますか	いいえ
ときどき頭痛に悩まされますか	いいえ
顔、顎、喉、こめかみ、頭部になにか症状がありますか	いいえ
痛い歯がありますか	いいえ
あなたは以上の痛みで眠れないことがありますか	いいえ
心配事、不安、不満、神経を使う仕事などによって、それらの痛みはひどくなりますか	いいえ
それらの痛みは日常生活の支障となっていますか	いいえ
なにか鎮痛剤を服用していますか	いいえ
なにか神経安定剤を服用していますか	いいえ
誰かに歯軋りをするといわれたことがありますか	いいえ
噛みしめ癖がありますか	いいえ

症例4-g　顎機能の問診表では、現在は顎関節の器質的変化にともなうと思われる症状のみで、特に不快症状は認められなかった。なぜ？

症例4-h　触診による顎関節および咀嚼筋の診査

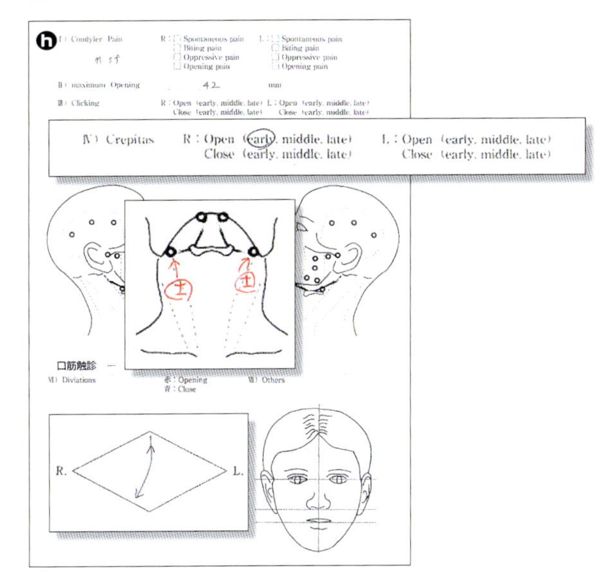

症例4-h　顎関節と筋の診査からクレピタスと筋の圧痛を認めたが、患者本人はそれらに対し特に自覚はなく、気になるほどではないようであった。

症例4-i　CTの3D画像による診査

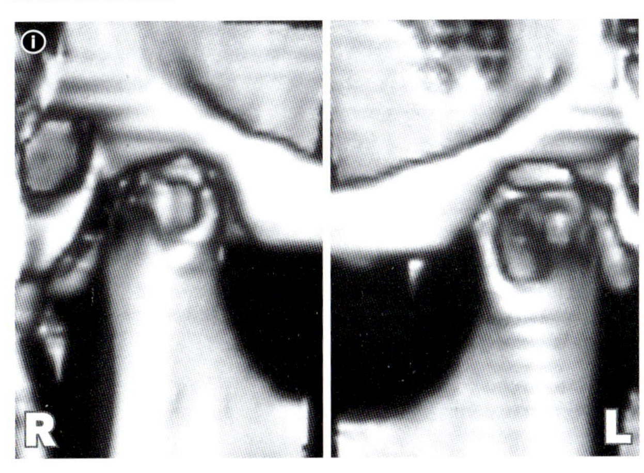

症例4-i　術前のCTの３Ｄ画像から、右側顆頭は上方から後方にかけて、左側は後方にerosionが認められた。

症例4-j　診断用ワックスアップ

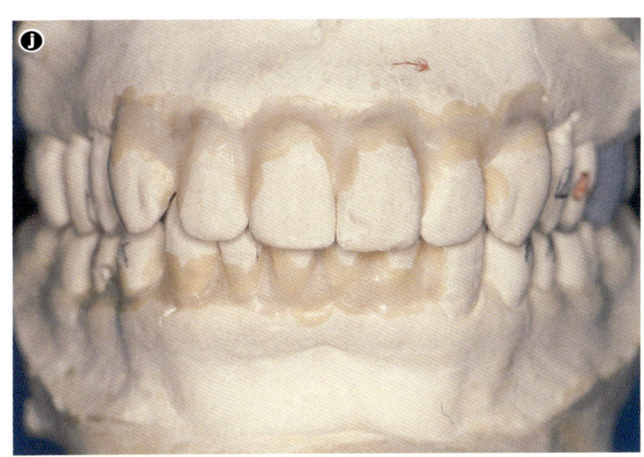

症例4-j　下顎位を是正し、咬合再構成治療をするために咬合高径を検討し、咬合調整、矯正治療、補綴治療を検討、計画した。classⅢ症例であり、前歯の状態は症例３に似た状態であるが、原因の究明が困難であった。

症例4-k～m　矯正治療およびプロビジョナルレストレーション

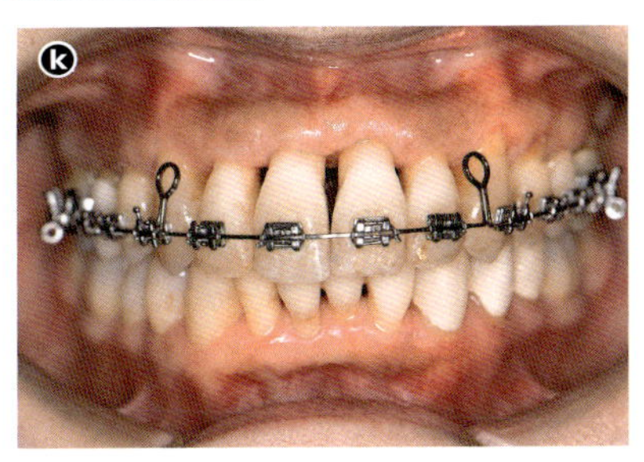

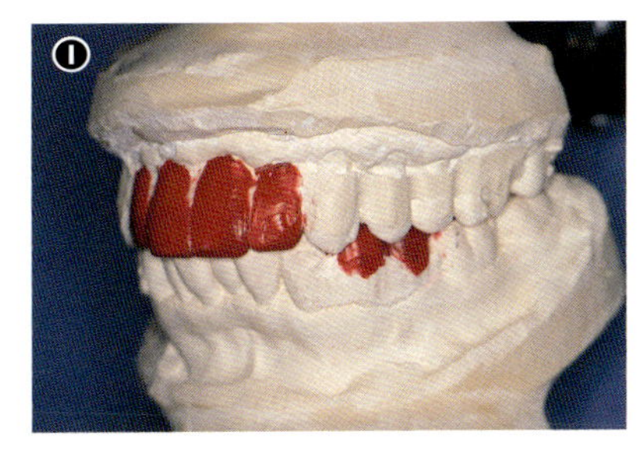

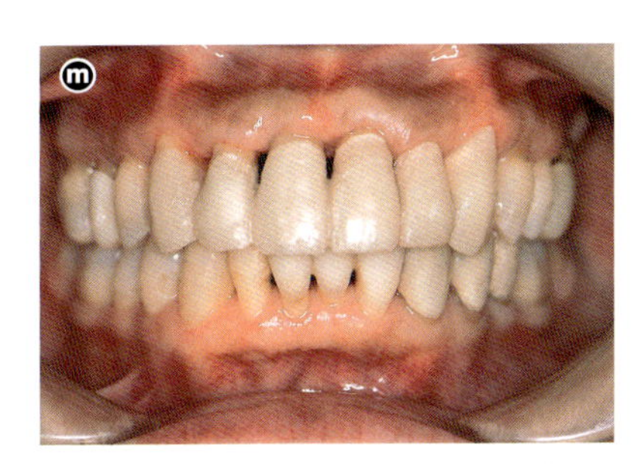

症例4-k～m　咬合調整を行い、中心位・生理的顆頭安定位の下顎位を維持するため補綴治療をする部位をプロビジョナルレストレーションに置き換え、矯正治療を行った(**k**)。矯正治療終了前に、再度中心位・生理的顆頭安定位にて再検討を行う(**l**)。前歯は歯冠-歯根比の問題、確実なアンテリアガイダンスの確立と固定を考慮し、補綴治療をすることとした(**l、m**)。プロビジョナルレストレーションにて半年以上の経過観察を行い、最終補綴治療に進んだ。

症例4-n〜q　術後の状態

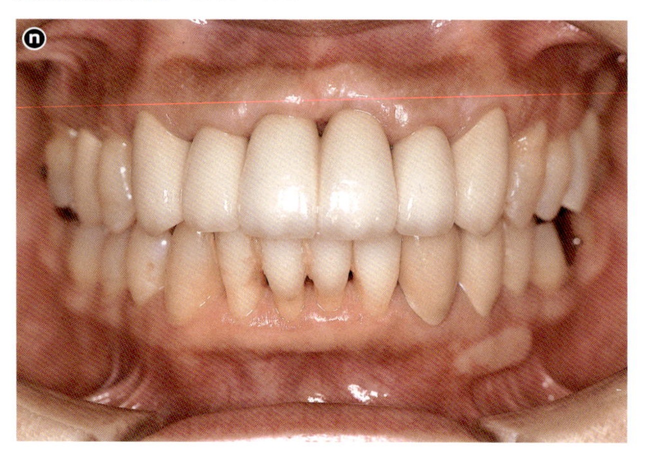

症例4-n　術後の正面観。

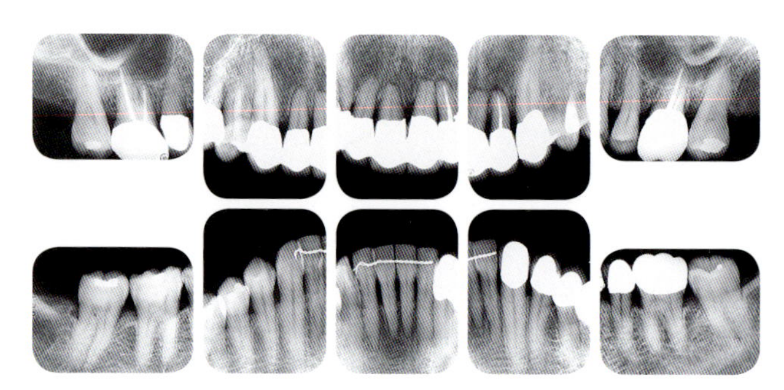

症例4-o　術後のエックス線写真。

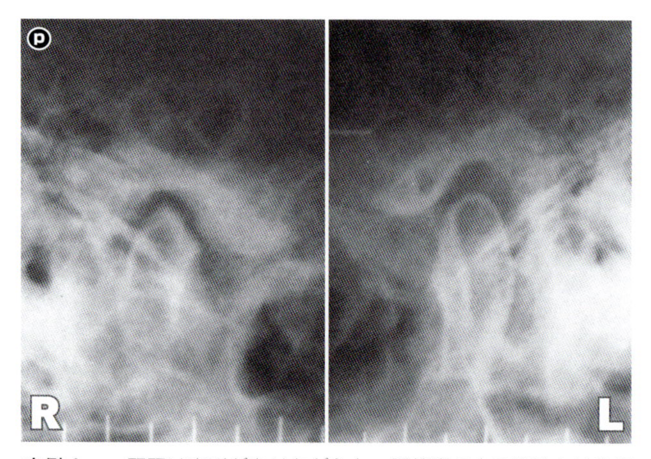

症例4-p　顆頭は変形がありながらも、関節窩の中で術前より良好な位置になっていると思われる。

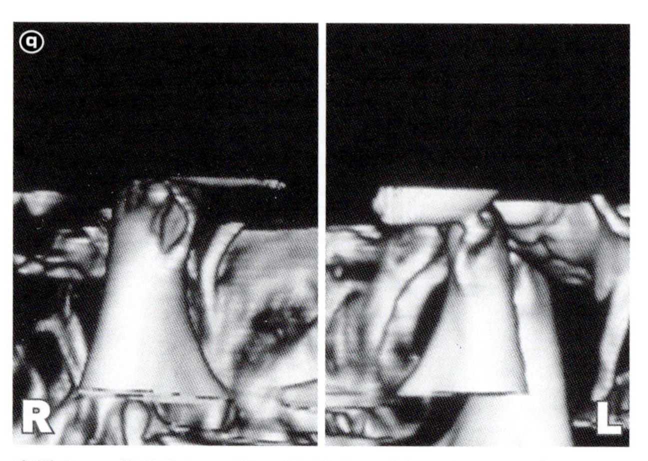

症例4-q　術後２年のCTの3D画像。咬合による負荷が除かれ適切な荷重となり、顆頭の骨がリモデリング傾向にあると思われる。

症例4-ｒ、ｓ　術後19年の状態

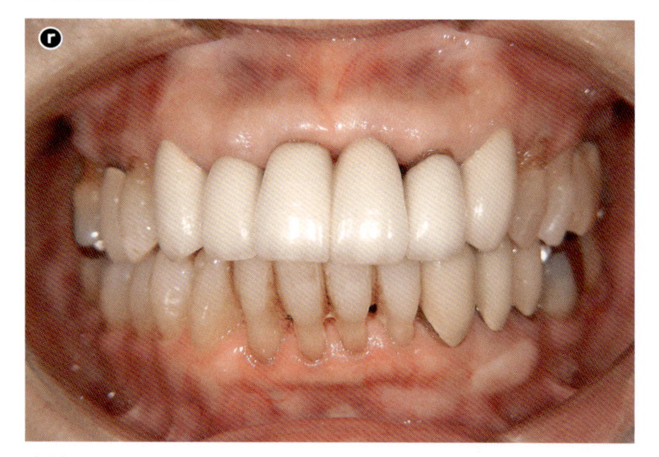

症例4-r　術前経年的に開いてきた前歯は1|1を連結したが、他の上顎前歯は連結していないにもかかわらず、19年間安定している。

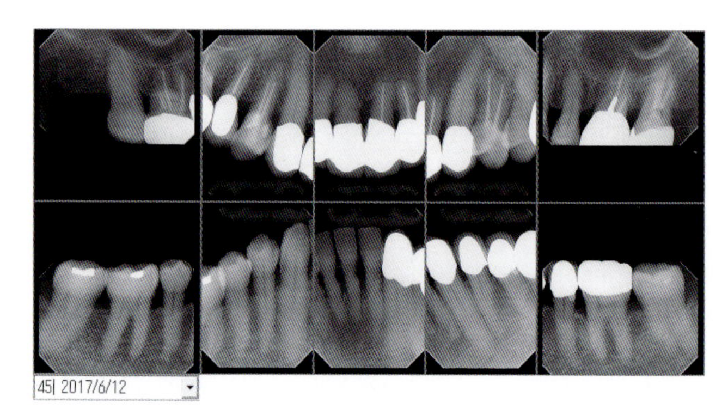

症例4-s　術前の上顎前歯の歯槽骨の状態で連結せず19年間フレアーアウトすることもなかったのは、咬合による負荷が生理的荷重の状態になったからと思われる。

考えてみよう 3 片側インプラント　欠損部位にだけ目を向けがちだが…
（臨床でよく遭遇する、予算の壁との兼ね合い）

症例5

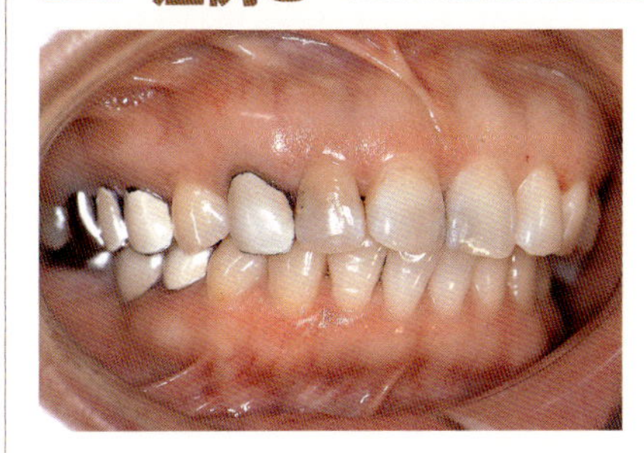

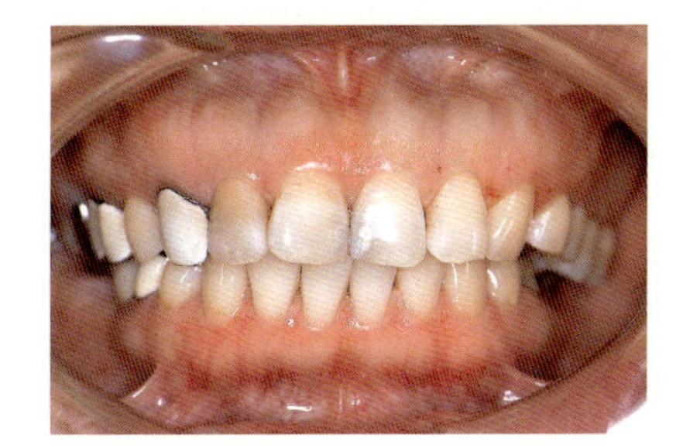

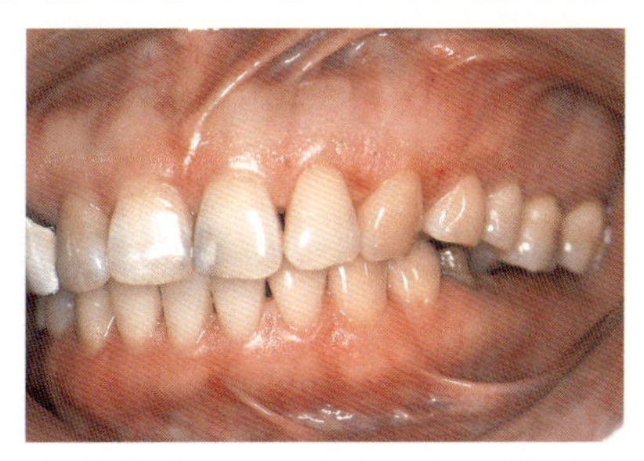

●初診時49歳女性（初診1994年）。術前の正面、側方面観。主訴は下顎左側ブリッジ脱離。|6 7は欠損、右側のブリッジは脱離しそうで食べることができず来院。義歯は入れたくないとのことであるが、限られた予算のなかで治療計画を検討した。

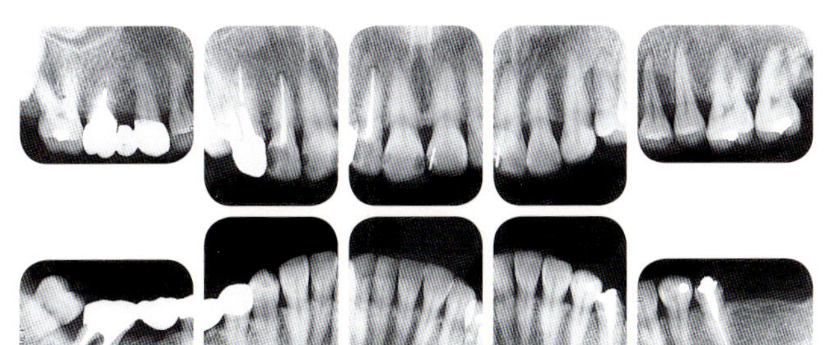

●術前のエックス線写真。左側欠損部の放置のため、|4の歯根周囲の歯槽骨にはメカニカルストレスの影響と思われる陰影が認められる。

症例6

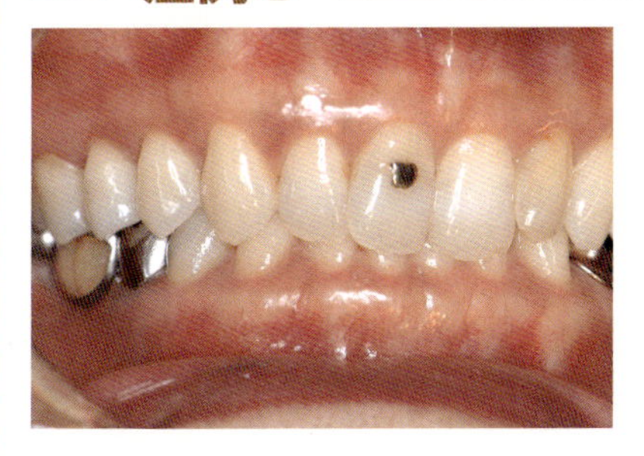

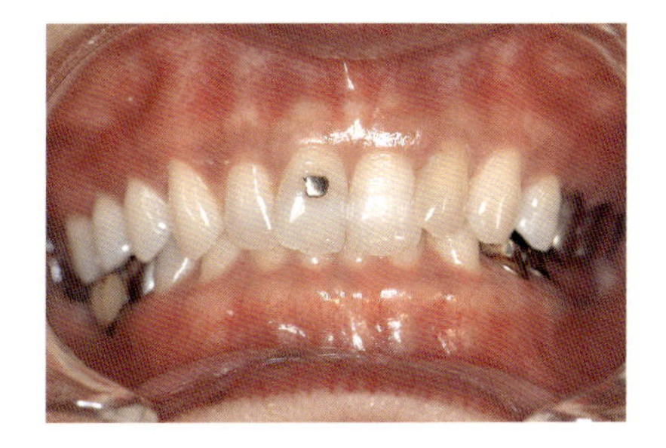

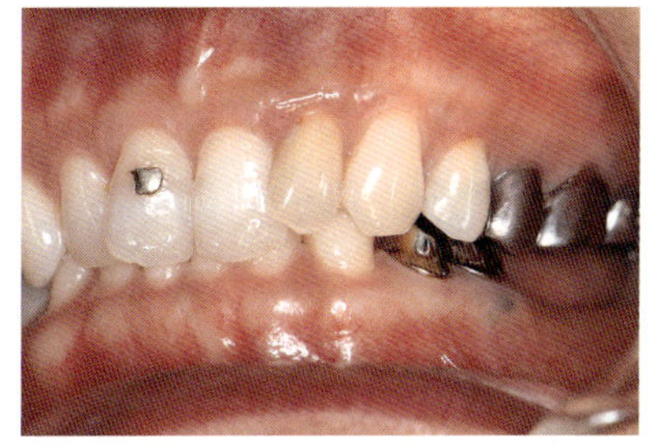

●初診時42歳女性（初診1992年）。術前の正面、側方面観。主訴は左側顎関節痛であった。左側の欠損部はかつてコーヌスタイプの義歯であったが装着しておらず、現在に至っている。

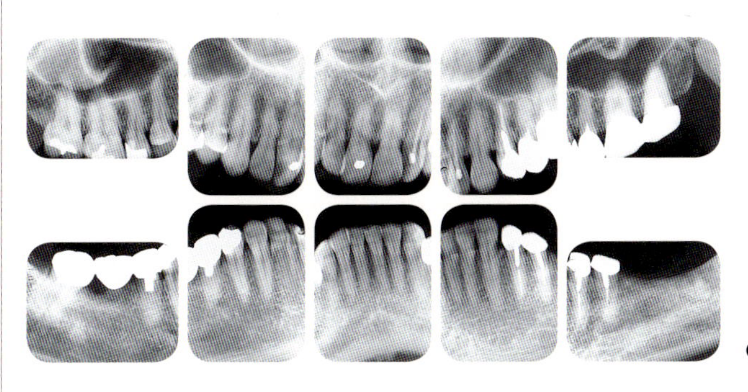

●術前のエックス線写真。

両症例とも、可撤性義歯を過去に作ったが使用せず、下顎左側臼歯部欠損が放置され現在に至っていた。インプラント治療の計画となったが、補綴装置の垂直的スペースがない。

同じ部位の欠損で同じように見える症例であったが、症例6はTMDの症状もともない、下顎の偏位も認められたためclass Ⅲとして対処する必要があった。両者とも、患者の希望する予算では理想的な治療計画からするとインプラントの本数は妥協せざるをえなかったが、生理的顆頭安定位でバーティカルストップを確立することを優先とした。

患者の全身的問題、予算の問題、治療期間の問題など状況はさまざまであり、その状況の範囲で治療の優先順位の選択が必要なときもある。

症例 5

|67欠損を放置していたため、|67は挺出していた（**症例5-a、b**）。インプラントを希望されたが、上顎の大臼歯が下顎の歯槽堤に接触しており補綴スペースがない。模型診査の結果と顎関節規格写真からは、下顎の偏位は認められなかった（**症例5-b、c**）。診査表でも特に大きな問題はなかった。バーティカルストップの欠如のため、上顎の大臼歯の挺出が問題となった症例である。

症例5は、現状の顎位で上顎と挺出歯の補綴的処置により下顎歯の補綴スペースを得、単純に欠損部の補綴治療を行える症例である（**症例5-f、g**）。予算の問題があったため、なるべく義歯にならないようにと、予後不良の7|は抜歯し8|の移植で対処した（**症例5-k、l**）。

患者の希望する予算の範囲でベストを尽くしたが、左側のインプラント治療に比べると、21年経過した移植歯のさらなる予後に不安があるのは偽らざる感想である（**症例5-p、q**）。

class Ⅱ 症例である。

症例5-a、b　**初診時の状態**

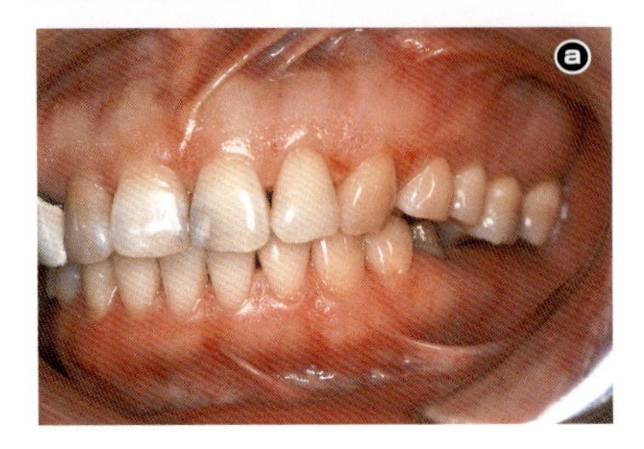

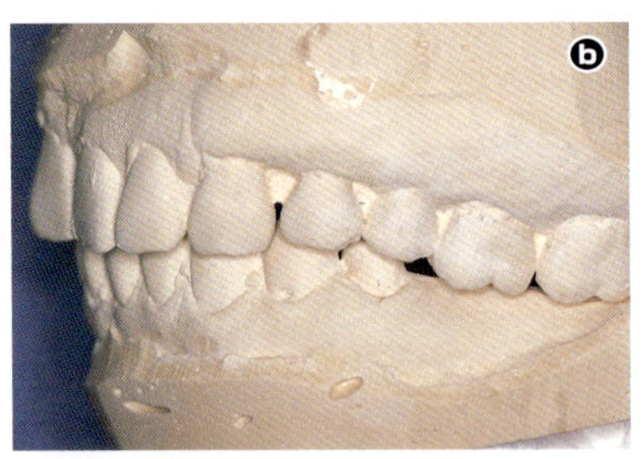

症例5-c　**顎関節規格写真**

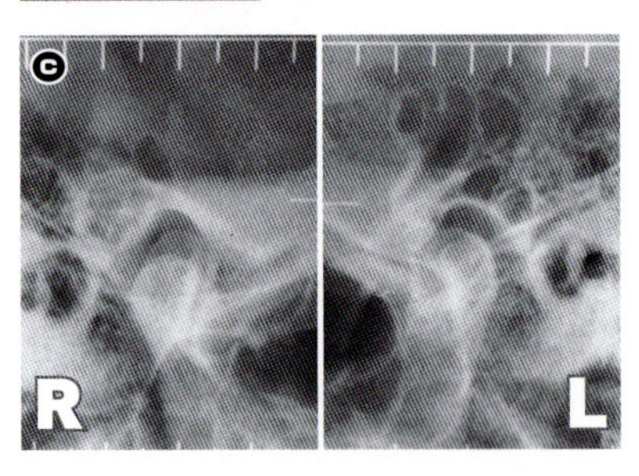

症例5-c　顎関節規格写真での顆頭の位置は良好であった。

症例5-d　**問診による顎機能・顎関節の診査**

大きな口が開けづらいですか	いいえ
顎がガクガクしてひっかかることがありますか	いいえ
大きな口を開けすぎて、閉じられなくなったことがありますか	いいえ
口を開けたり閉じたりするときに、音がするときがありますか	いいえ
食後、顎がだるくなったりしますか	**はい**
硬いものを噛んだり、大きく口を開けたときに痛みがありますか	いいえ
耳の奥や、耳の前のあたりが痛むときがありますか	いいえ
ときどき頭痛に悩まされますか	いいえ
顔、顎、喉、こめかみ、頭部になにか症状がありますか	いいえ
痛い歯がありますか	いいえ

症例5-d　顎機能の問診表の“はい”は、右側の片側咬みの咬合状態から判断して起こりえる反応と判断した。

症例5-e　**触診による顎関節および咀嚼筋の診査**

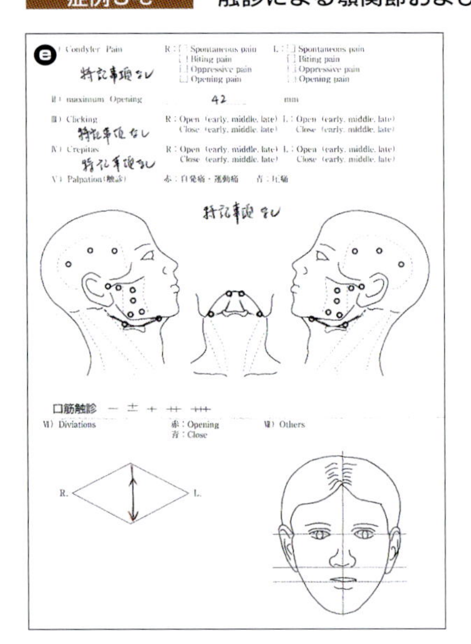

I) Condyler Pain　R：[ ] Spontaneous pain [ ] Biting pain [ ] Oppressive pain [ ] Opening pain　L：[ ] Spontaneous pain [ ] Biting pain [ ] Oppressive pain [ ] Opening pain
特記事項なし
II) maximum Opening　42 mm
III) Clicking　R：Open (early, middle, late) Close (early, middle, late)　L：Open (early, middle, late) Close (early, middle, late)
特記事項なし
IV) Crepitus　R：Open (early, middle, late) Close (early, middle, late)　L：Open (early, middle, late) Close (early, middle, late)
特記事項なし
V) Palpation（触診）　赤：自発痛・運動痛　青：圧痛
特記事項なし
口筋触診　ー ± + ++ +++
VI) Divlations　赤：Opening 青：Close　VII) Others
R.　L.

症例5-e　顎関節や筋の診査でも問題はなかった。

症例5-f、g　**ワックスアップによる診査**

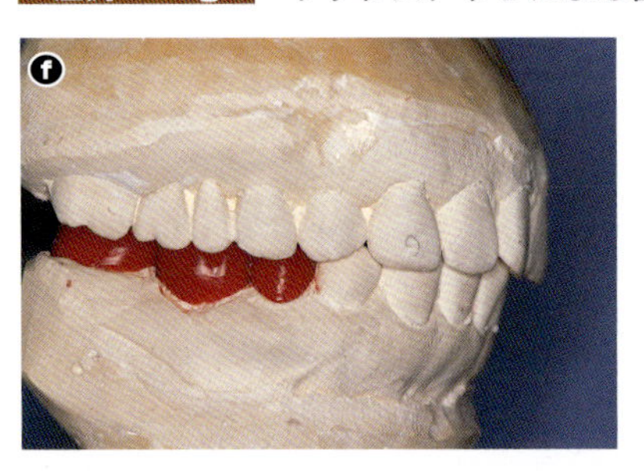

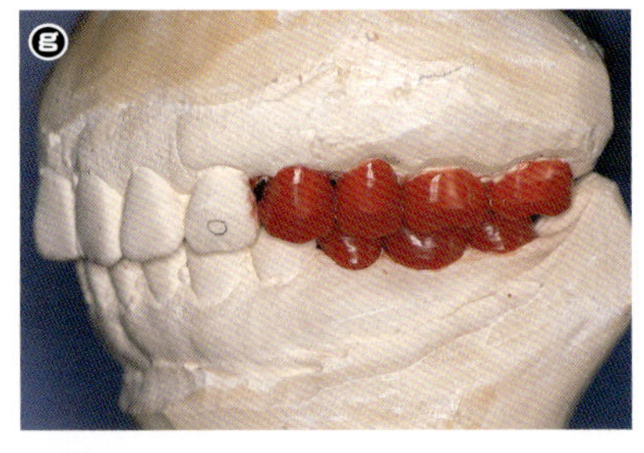

症例5-f、g　下顎歯の欠損の放置で|67が挺出をきたしており、一見咬合高径が低下して見えたが、実際はほとんどしていなかった。下顎の偏位の問題もなく、顎機能にも問題を起こしていない。現状の咬合高径とICPで治療を行うclass Ⅱ症例である。しかし、予算に限りがあり義歯は使用したくないという状況下で、挺出歯の処置、欠損部の問題を解決しなければならなかった。

症例５-h〜j　|67の補綴修復治療

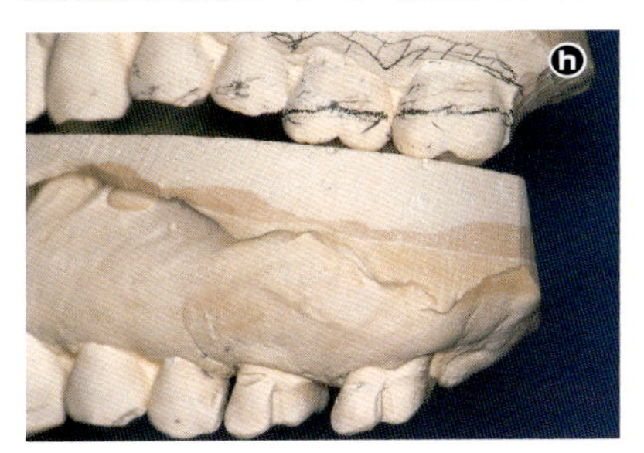

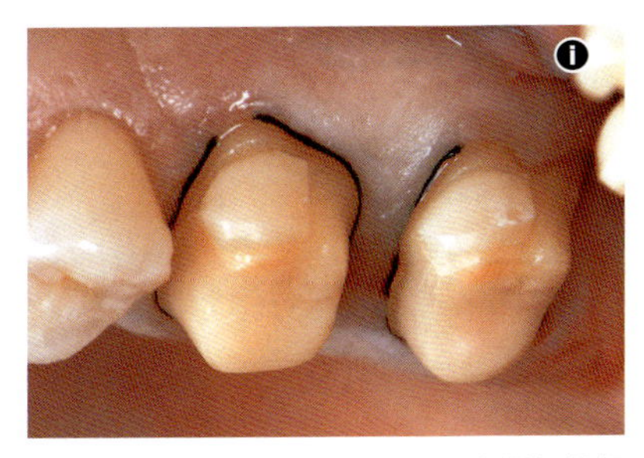

症例５-h、i　挺出歯は生活歯であるため回数をかけて支台歯形成を行った。下顎左側欠損部はインプラントを予算に組み入れることができた。

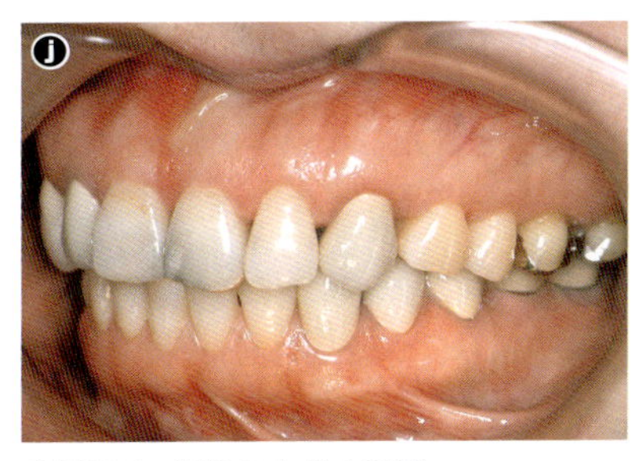

症例５-j　術後の左側方面観。

症例５-k〜m　7|の補綴修復治療

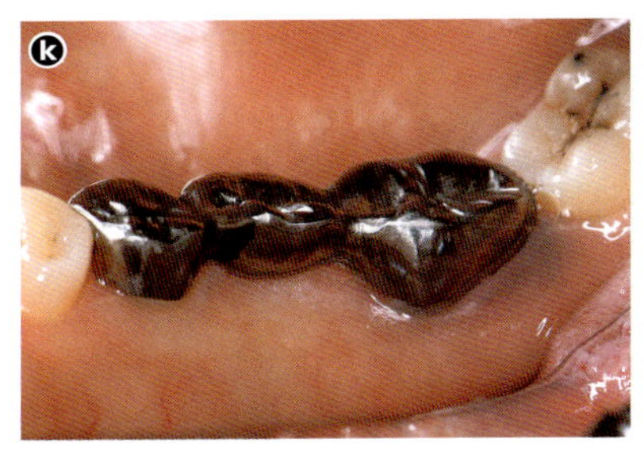

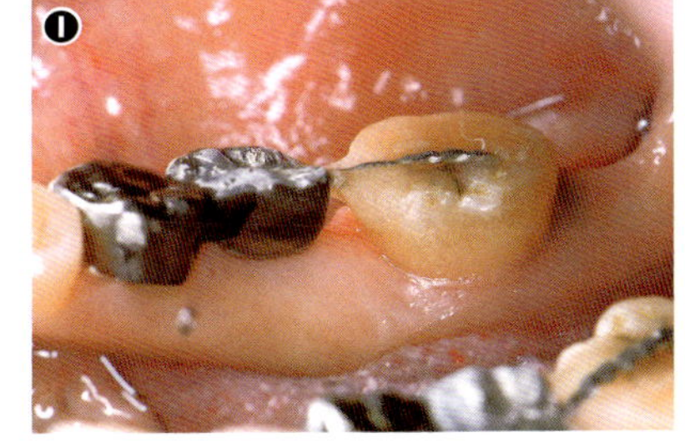

症例５-k、l　7|は保存不可能であったため、8|を移植しブリッジの支台歯とした。

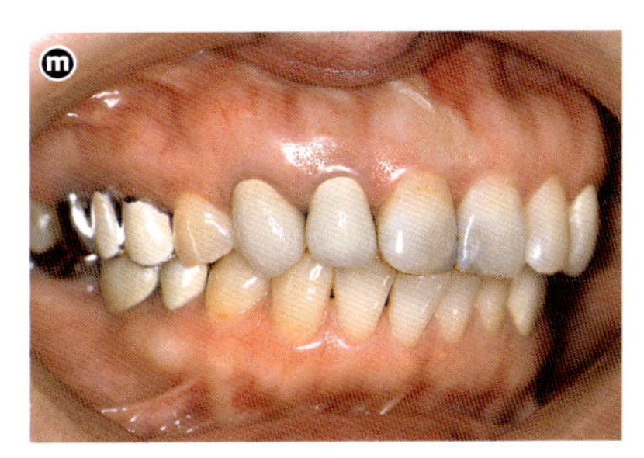

症例５-m　術後の右側方面観。

症例５-n、o　術後の状態

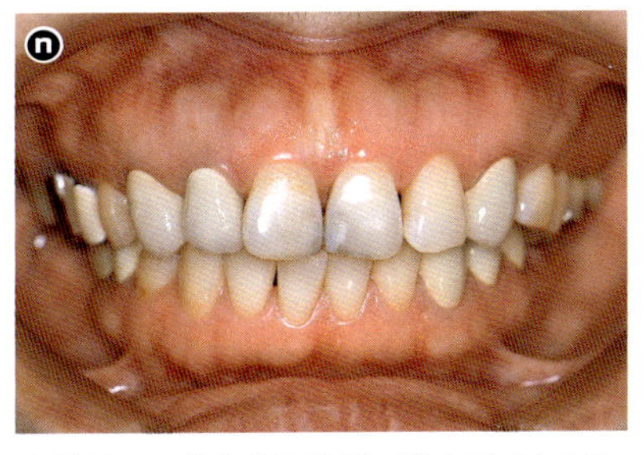

症例５-n　術後の正面観。現在であればレジンをボンディングすることも選択肢とするかもしれないが、当時はアンテリアガイダンスの確立のため、1|1は口蓋側にピンレーを装着するなどの工夫をしている。

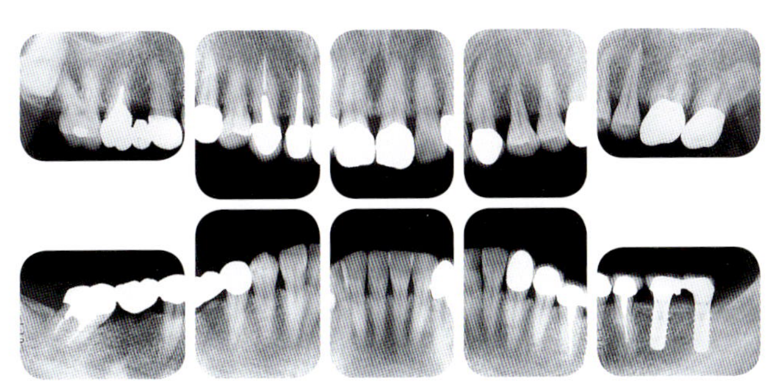

症例５-o　術後のエックス線写真。|4は術前より動揺度が減少してきたため保存している。下顎右側の移植歯は方向も悪くブリッジの支台歯として不安は残ったが、予算の面で義歯にしないための苦肉の策であった。

症例５-p、q　術後21年の状態

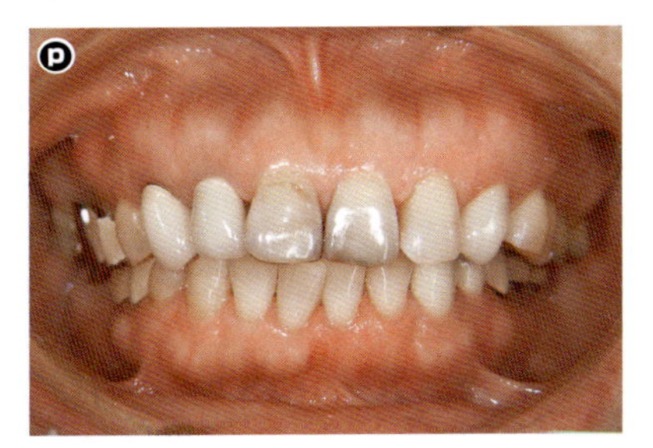

症例５-p　ときどき何年間かメインテナンスが途切れるときはあったが、術後21年、再治療の介入はない。

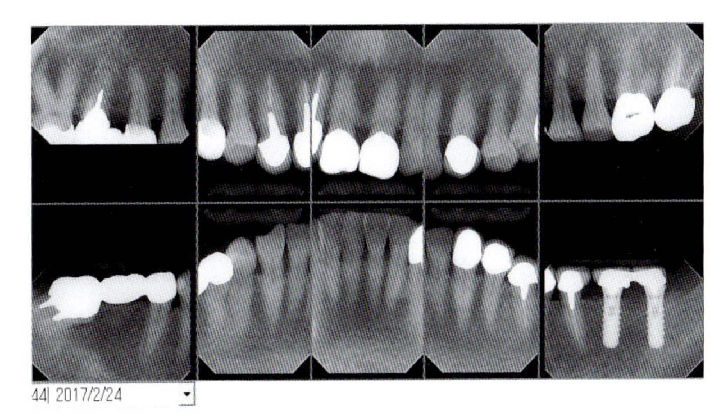

症例５-q　術前|4は部位特異的に歯周病が進行していたが、咬合負荷から適度な荷重になることで21年進行はない。7|は8|からの移植であるが、現状では維持できている。

症例 6

▶症例5、6のように、予算の問題で理想的な治療計画を実施できないことは、日常臨床でよくあることであろう。

▶咬合治療では、どんな材料を用いても、また100点の結果が得られなくとも、「押さえるべき咬合の指標は何か」を認識しなければならない。

主訴でもあったが、TMDの問診表や診査表(**症例6-b、c**)から、顎機能に問題があることが認められた。また、問診により口渇感を訴えていた。総合病院で検査したが異常はないと診断されたということであった。当医院でも唾液量を計測したが、1.0mL/分で病的な数値ではなかった。それでも本人は口渇感があるという。

下顎左側の欠損部はコーヌスデンチャーを何年も使用していなかった。Angle II級2類症例では、前歯でバーティカルストップを維持しにくいため、臼歯の咬合支持の喪失で下顎は後方に偏位しやすい傾向がある。この症例においても、咬合支持の欠如のため下顎の後方偏位(**症例6-f～h**)と左側咬合高径の低下をきたしていた。

中心位・生理的顆頭安定位でのスプリント療法によりTMDの不快症状が改善したことから、TMDと咬合の関連が推測された。そのため、単純に欠損部を補綴治療するだけではなく、咬合再構成治療が必要と考えられた症例である。術前に口渇感と咬合・TMDの関連は定かではなかった。

症例6は**class III症例**である。咬合問題の解決のため、左側にバーティカルストップの確保が必要であったが、1本のインプラントで対処した。当時タブーとされていたインプラントと天然歯の連結を行ったが、天然歯の生理的状態を制約しないだけのインプラントと天然歯のスペースがあったためか、22年後(**症例6-r、s**)も良好である。

なお、咬合再構成治療後、口渇感も治癒していた。

☞詳細は下記を参照
・第11章　TMDをともなった症例の補綴治療

症例6-a　初診時の状態

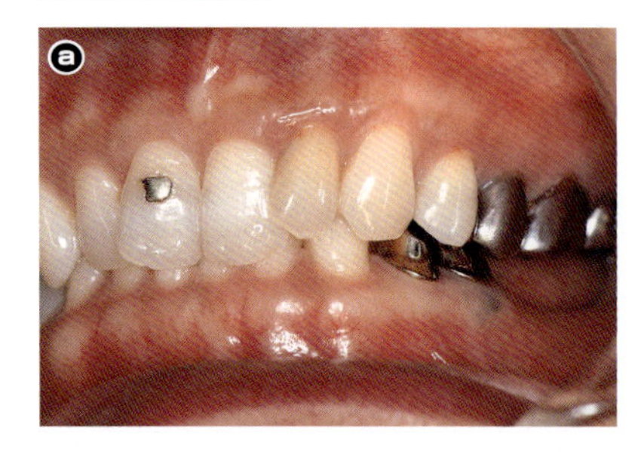

症例6-b　問診による顎機能・顎関節の診査

大きな口が開けづらいですか	いいえ
顎がガクガクしてひっかかることがありますか	はい
大きな口を開けすぎて、閉じられなくなったことがありますか	いいえ
口を開けたり閉じたりするときに、音がするときがありますか	いいえ
食後、顎がだるくなったりしますか	いいえ
硬いものを噛んだり、大きく口を開けたときに痛みがありますか	はい
耳の奥や、耳の前のあたりが痛むときがありますか	はい
大きな肉を噛んだ後など、顎がだるくなりますか	はい
右か左、片側のみで物を噛んでいますか	はい
頸部、肩、背中などの痛みやコリがありますか	はい
唾液の流出、舌痛について	はい

症例6-b　顎機能の問診表から多くの問題が認められた。

症例6-c　触診による顎関節および咀嚼筋の診査

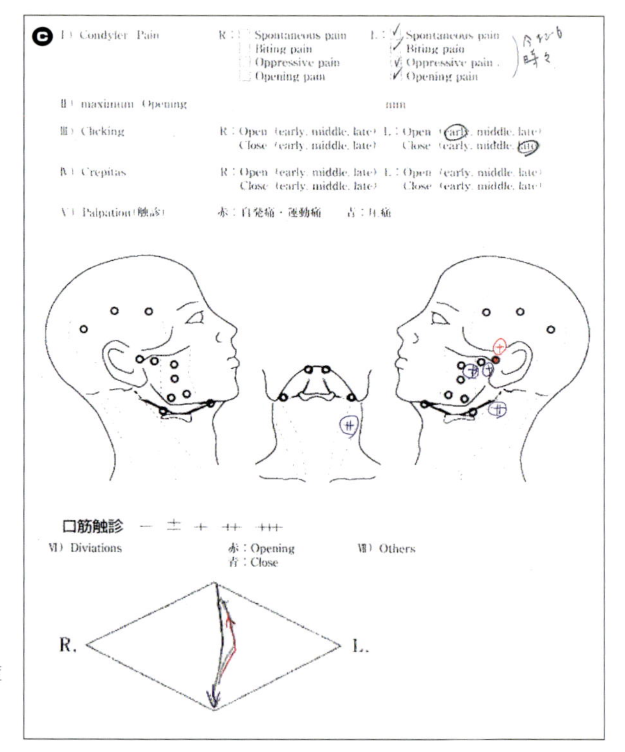

症例6-c　顎関節や筋の診査では、顎関節の症状は今までもときどきあったとの既往もあり、筋の圧痛も認められた。

症例6-d　CPIの状況

症例6-e　唾液分泌状況

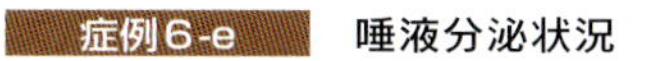

スコア0	スコア1	スコア2	スコア3
即青	青	緑	黄
高い		中	低い

症例6-d　CPIで下顎の偏位状況を確認した。
症例6-e　サリバテストを行ったが、さほど問題はなかった。しかし本人は口渇感を訴えていた。唾液分泌量は1.0mL/分。

症例6-f〜h　顎関節規格写真および顎位の偏位状況の診査

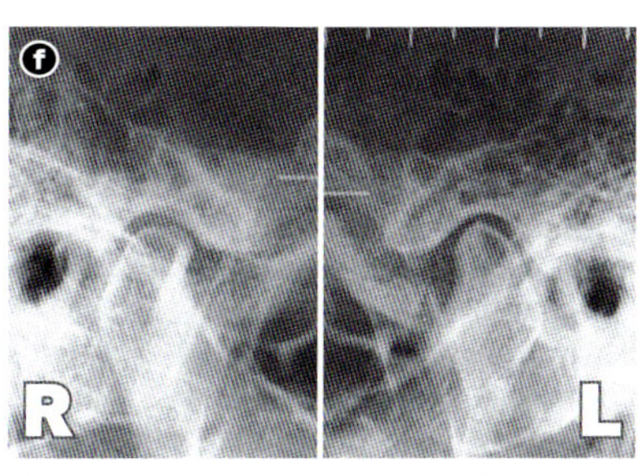

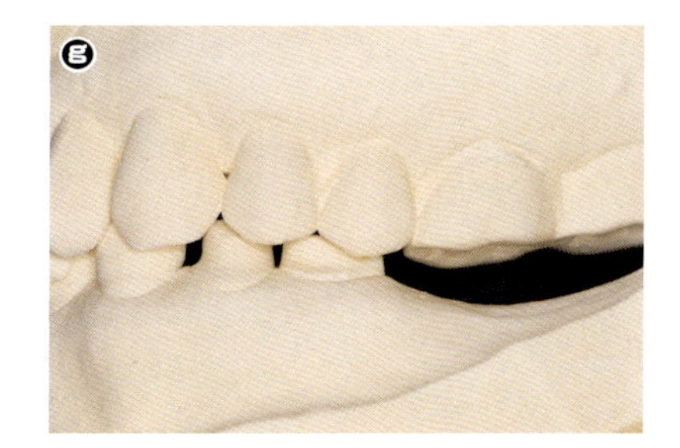

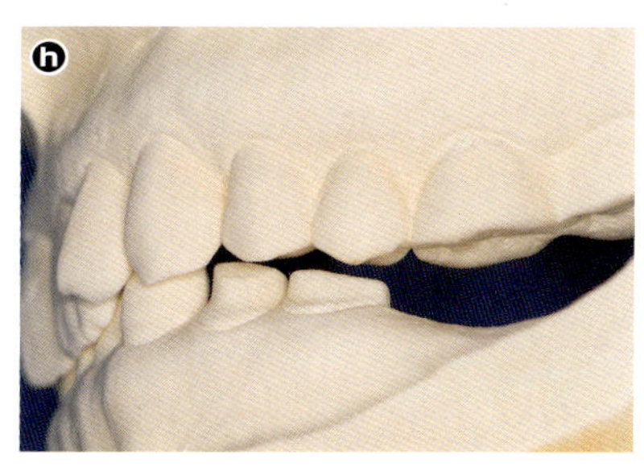

症例6-f〜h　ICPの状態（**g**）と中心位・生理的顆頭安定位（**h**）の状態から下顎の後方偏位が認められた。術前の顎関節規格写真（**f**）から、模型診査と同様の偏位が認められた。特に左側顆頭の後方偏位は著明であった。偏位した状態で顎機能を営まなければならないことがTMDの不快症状の要因となっていた可能性があった。

症例6-i　スプリント療法の実施

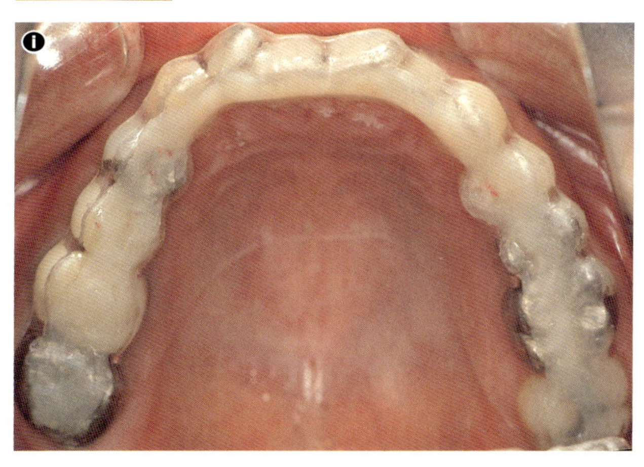

症例6-i　スプリント療法を行い、TMDの不快症状が改善したことから、咬合との関連が確認できた。TMDの問題と咬合との関連が大きい咬合再構成治療が必要なclass III症例であった。

症例6-j、k　補綴治療

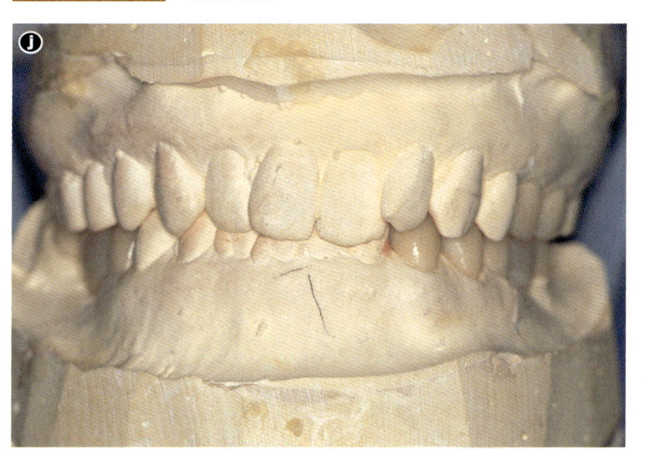

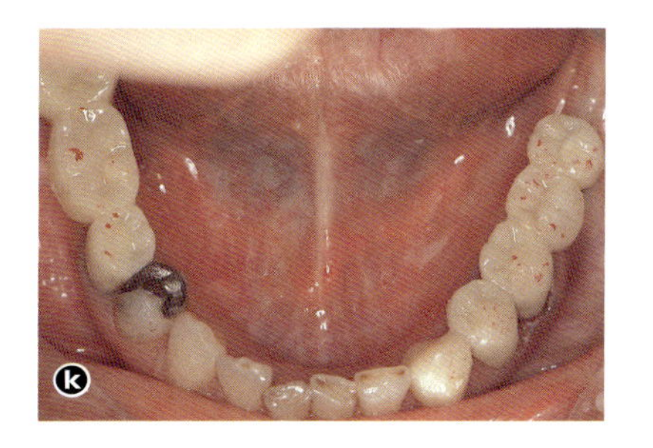

症例6-j、k　バーティカルストップを確実に確保するためにはインプラント治療が理想的であった。予算的な問題で、タブーとされていたインプラントと天然歯とでブリッジを製作した。

症例6-l〜q　術後の状態

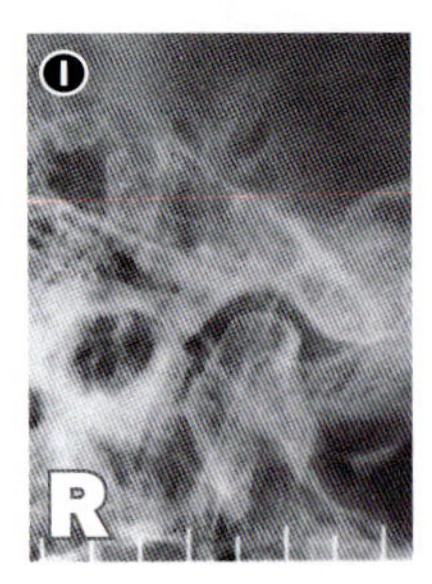

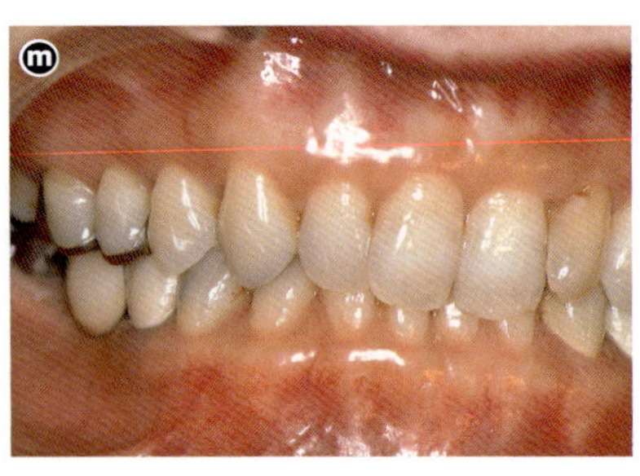

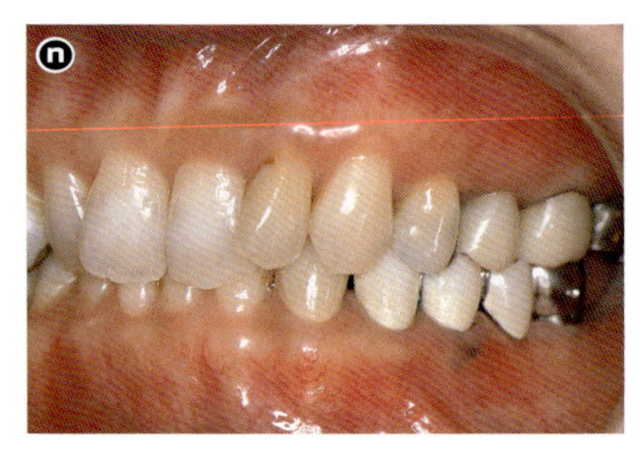

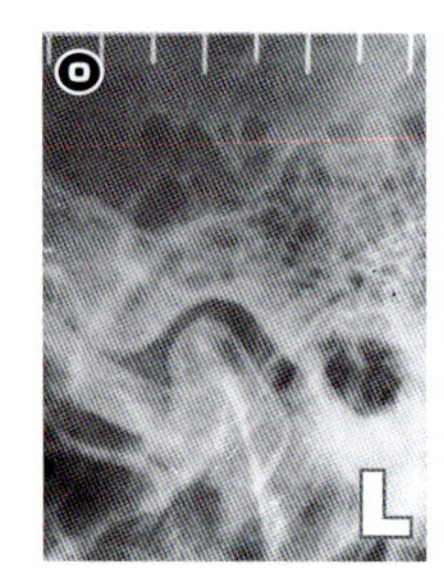

症例6-l〜o　術前、後方に偏位していた顆頭は咬合再構成治療により良好な位置に改善され、主訴であった顎関節の症状は出現しなくなった。また、口渇感は解消した。

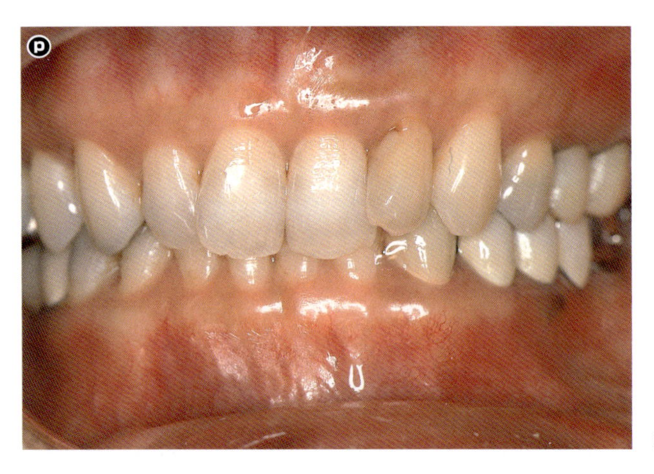

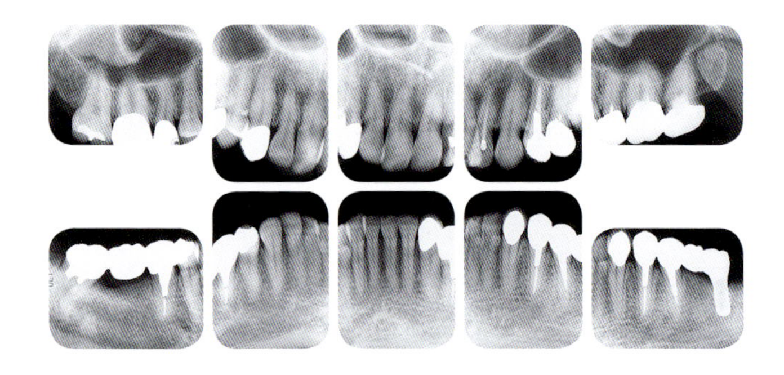

症例6-p、q　術後の正面観とエックス線写真。

症例6-r、s　術後22年の状態

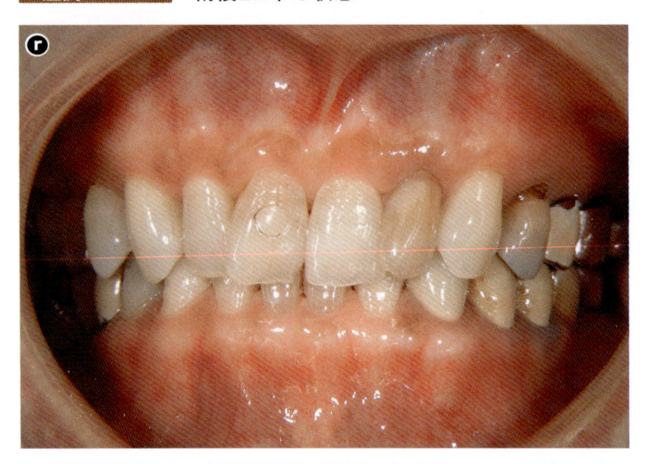

症例6-r　再治療の介入はなく、術前にあったTMDの症状、口渇感は良好の状態である。

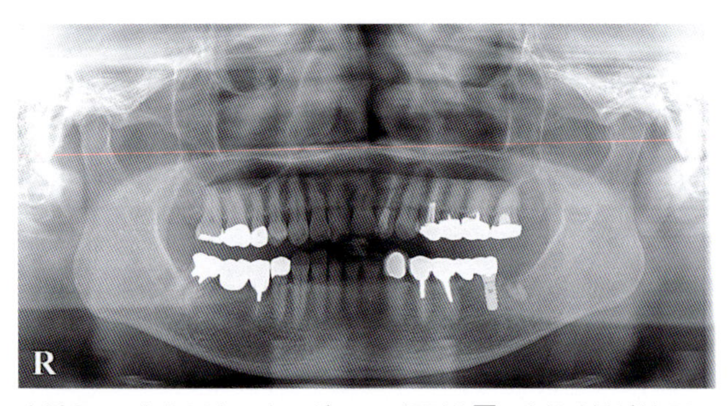

症例6-s　術後22年であるが、この撮影後5|の歯根破折が判明したため右下はインプラント治療を行うこととなった。

症例6-t、u　術前・術後の口唇周囲の比較

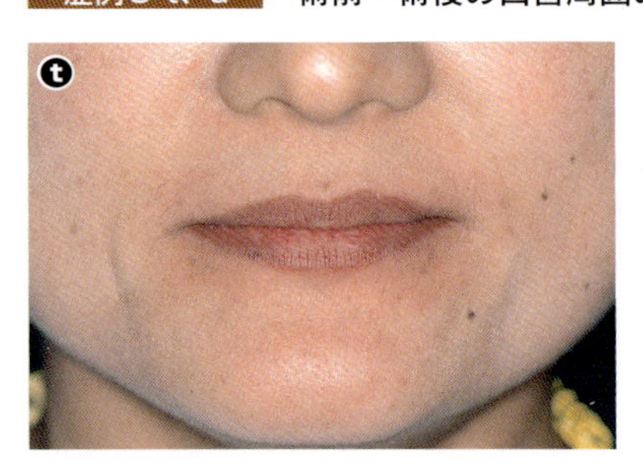

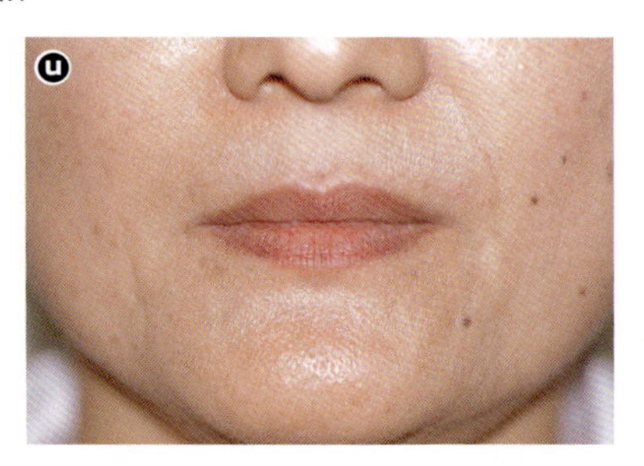

症例6-t、u　術前後の口唇周囲の筋や口角の状態を比較すると、やはり下顎の偏位による影響があったと思われる。改善傾向が認められる。

考えてみよう 4　ブラキシズム症例

症例7

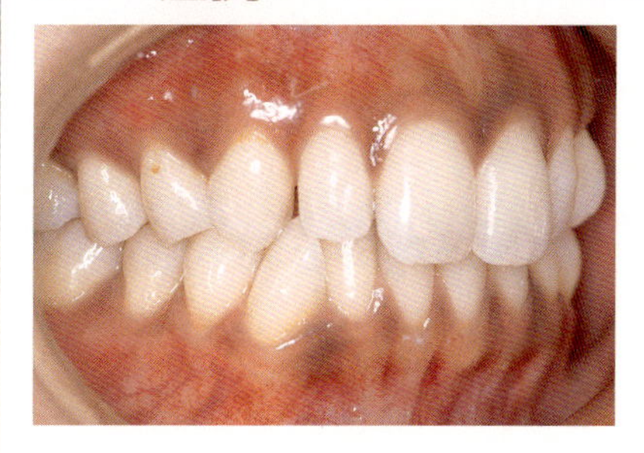
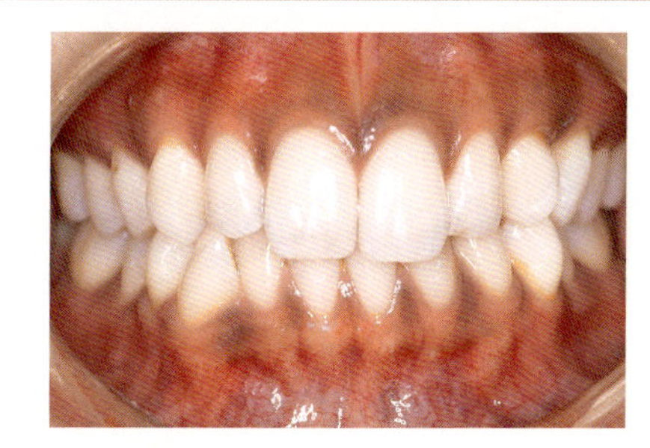
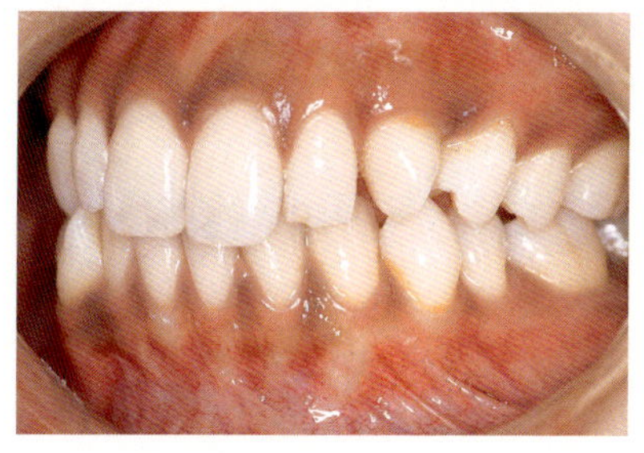

●初診時26歳女性（初診2006年）。術前の正面観と側方面観。主訴は$\overline{4|}$の歯肉退縮と$\underline{4|}$の歯の摩耗。部分的に摩耗が顕著に見られることから、咬合の影響も考えられた。

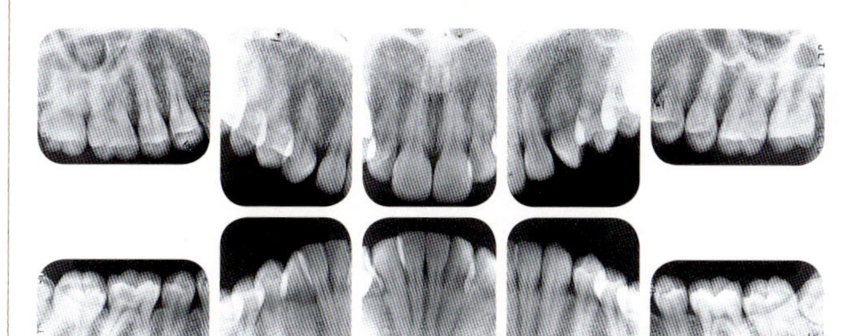

●術前のエックス線写真。

症例8

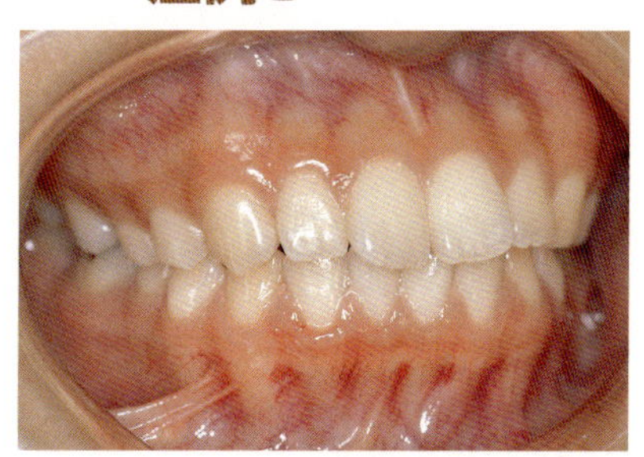
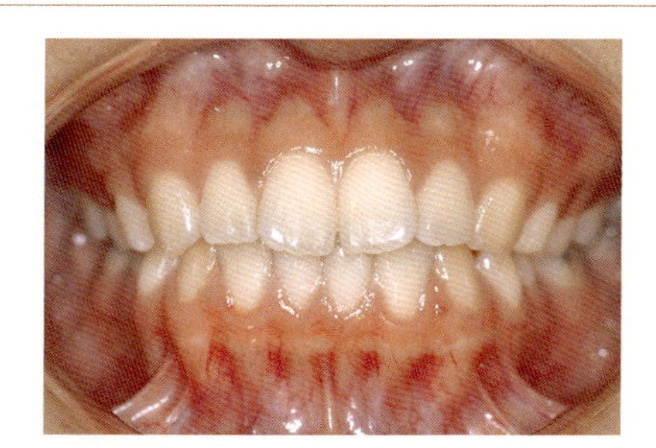
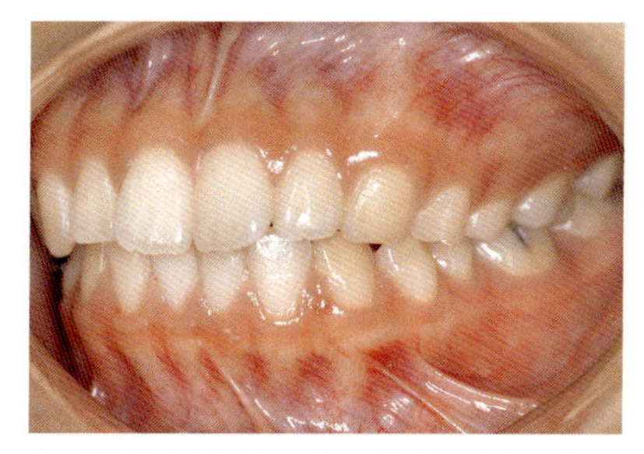

●初診時16歳女性（初診2004年）。術前の正面、側方面観。主訴は母親にブラキシズムを指摘されて来院。

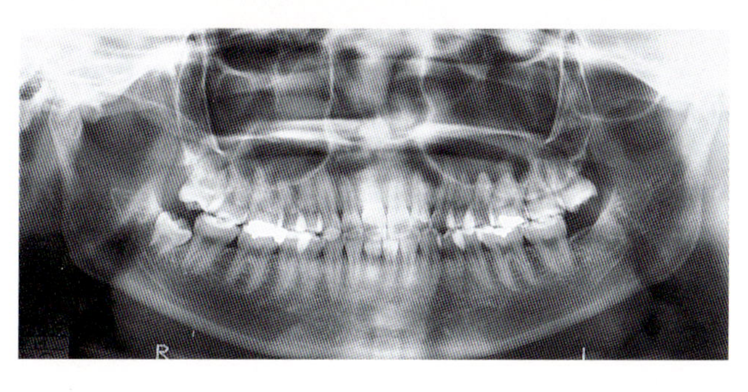

●術前のエックス線写真。

両者ともブラキシズムが原因と考えられる歯の摩耗や歯肉の退縮が主訴であった。う蝕治療が必要な歯はない。

両者ともナイトガードの対症療法だけでよいであろうか？

症例 7

症例７-a　**主訴の 4| の摩耗**

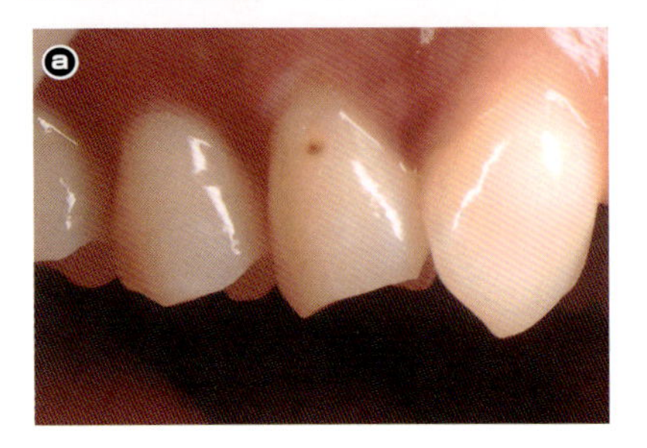

☞詳細は下記を参照
・第12章　ブラキサーの補綴治療の留意点
・第14章　オクルーザルアプライアンス（スプリント）の有効活用

主訴は4|の歯肉の退縮であった。よく観察すると4|の咬頭の摩耗が著明であった。上顎の両犬歯が捻転していた。右側犬歯はガイドに関与せず、4|が主なガイド歯となっていた（**症例７-b**）。そのためブラキシズムにより摩耗し、その際のメカニカルストレスが対合の4|の歯肉退縮をきたしたと考えられた。

左側犬歯は捻転していながらも|2 3でガイドしており（**症例７-c**）、やはりガイド歯の|2 3に摩耗面が認められた。咬合によるブラキシズムよりも、**中枢性のブラキシズムの可能性が高いと判断された。**

犬歯誘導はグループファンクションドオクルージョンや臼歯での誘導より筋活性の点で優位であることから、犬歯誘導を目指す矯正治療か補綴治療の選択も考えられた（**症例７-h、i**）。しかし患者本人がそれらの治療に積極的ではないことから、咬合調整によるセントリックスライドの干渉や咬頭干渉の調整のみとし（**症例７-e～g、j、k**）、スプリントで対処することとした。

咬合に関しては咬頭干渉を除去する程度の咬合調整であり、**class Ⅰ 症例**である。

症例７-b、c　**左右側方運動時の状態**

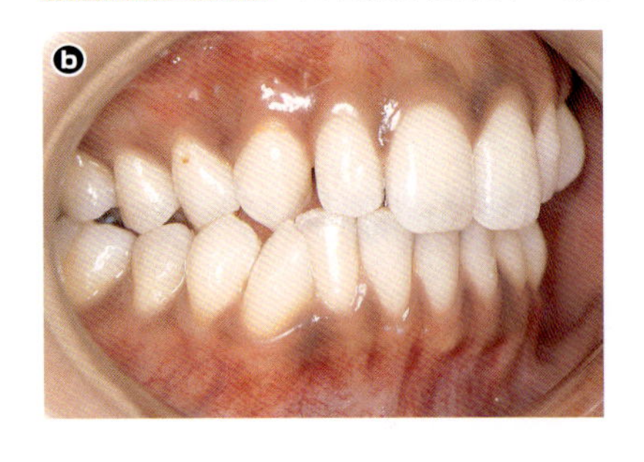

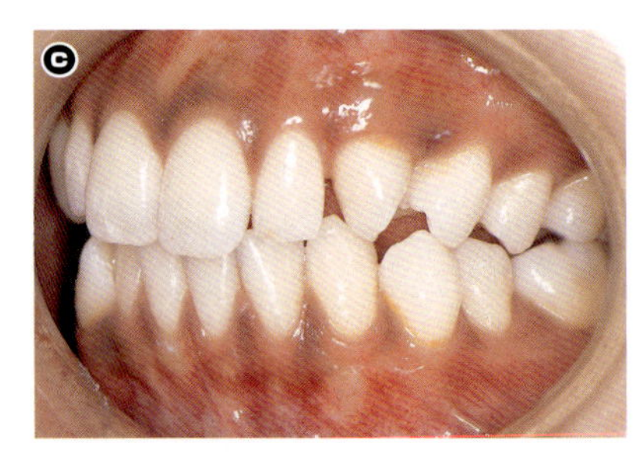

症例７-b　右側の 3|はほとんどガイドに関与せず、4|が主なガイド歯であった。
症例７-c　3|3 は同じように捻転しているように見えるが、左側はほぼ|2 3のアンテリアグループファンクションドオクルージョンであった。

症例７-d　**CPI による偏位の診査**

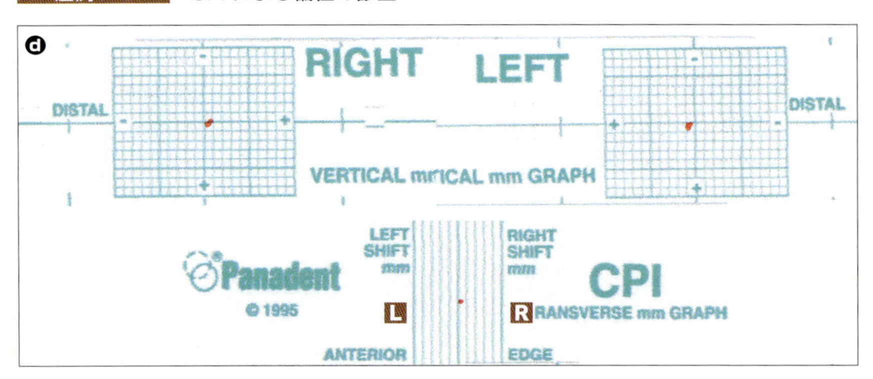

症例７-d　模型診査でも下顎の偏位はわずかであった。摩耗の要因は中枢性のブラキシズムと考えられた。ブラキシズム時、顎運動のガイドになっている歯に摩耗が現れているのがわかった。

症例7-e〜g　咬合調整

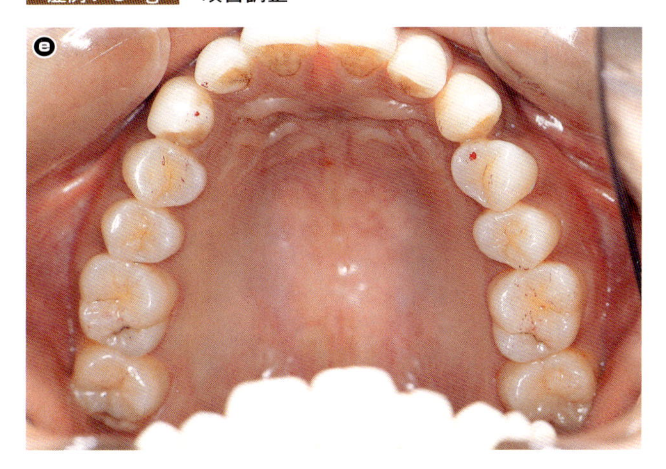

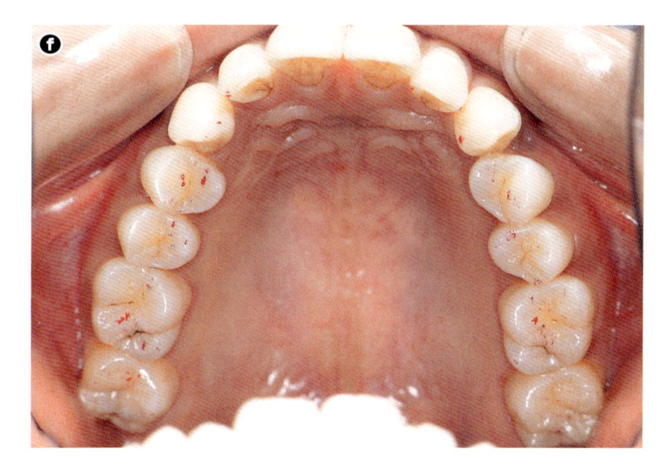

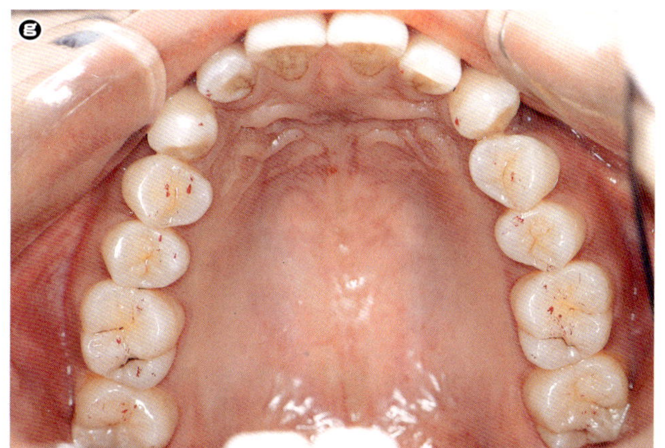

症例7-e　咬合調整前の早期接触が、3 2|、|4に認められる。
症例7-f　中心位・生理的顆頭安定位を保ちながら、早期接触を削合調整し、多くの歯に咬合接触を得るようにする。
症例7-g　咬合調整により早期接触の調整と咬頭干渉の調整を行い、ナイトガードで対処することとした。

症例7-h、i　診断用ワックスアップ

症例7-h、i　中枢性のブラキシズムは止められないが、筋活性の有意性から診断用ワックスアップで3|、3|の犬歯誘導となるよう補綴（ベニア）を設計した。しかし患者本人は矯正治療、補綴治療に積極的ではない。

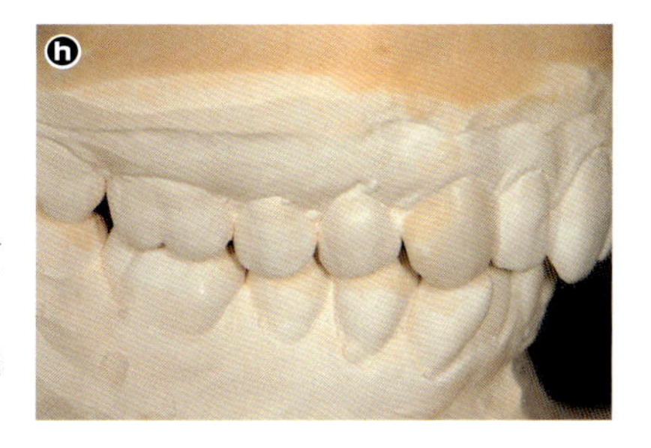

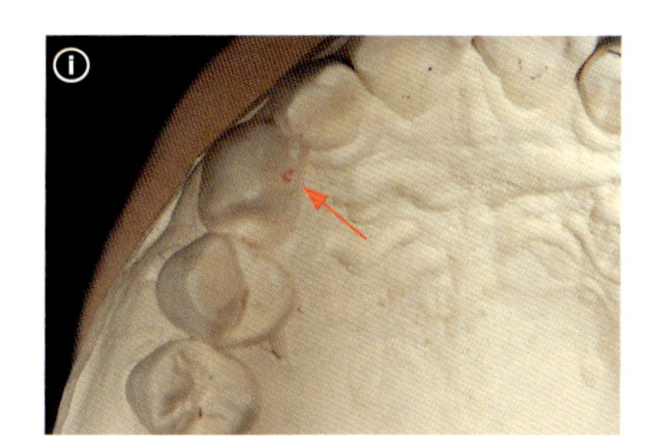

症例7-j、k　咬合調整前後のオクルーザー比較

症例7-j　咬合調整前（ICPでの咬合接触）。
症例7-k　咬合調整後（ICPでの咬合接触）。術前の咬合接触はやや左側に偏っていたが、術後は左右の力の均衡がとれている。

L　R

面積(mm2)	31.8	咬合力(N)	949.6

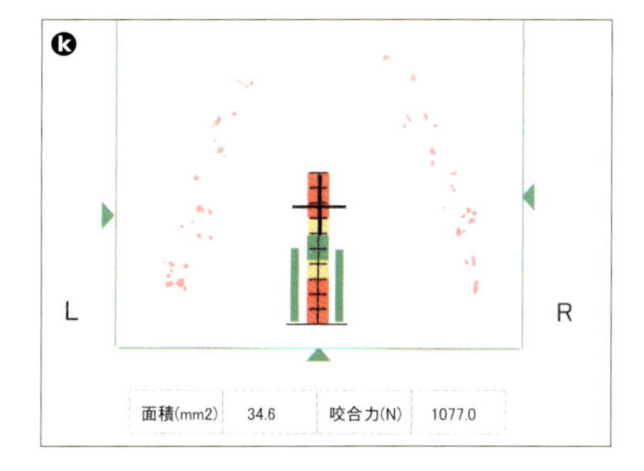

症例 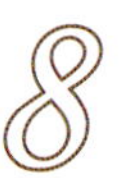

主訴は、親から夜間のブラキシズムを指摘されての来院であった。側方面観から左右の小臼歯の咬頭の摩耗程度が異なっていた。

問診表からTMDの症状が認められ(**症例8-c**)、また筋や顎関節の触診から顎関節や筋の圧痛などの所見が認められた(**症例8-d**)。模型診査では下顎の偏位が認められた。著明なクリッキングは本人も気になっていたようである。

主訴がブラキシズムであったため、まずはナイトガードで対処した。朝ナイトガードを外し、しばらくはクリッキングが消失するという。ナイトガードは中心位・生理的顆頭安定位で製作したスタビライゼーション型スプリントと同様の咬合位とした。TMDの症状も改善された。

左側の歯のみに顕著に摩耗が偏っていたことも、咬合の問題が関与している可能性が考えられた。

矯正治療は拒否されたが、16歳という年齢からオーバーレイを使用した簡易的な咬合誘導により咬合再構成を行った。**class Ⅲ症例**である。

症例8-a、b　初診時の状態

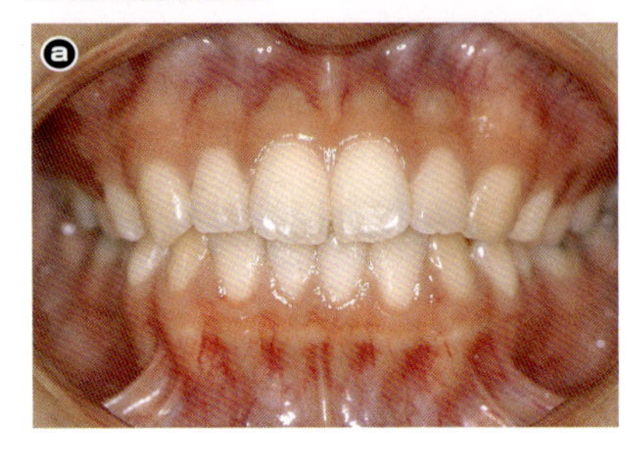

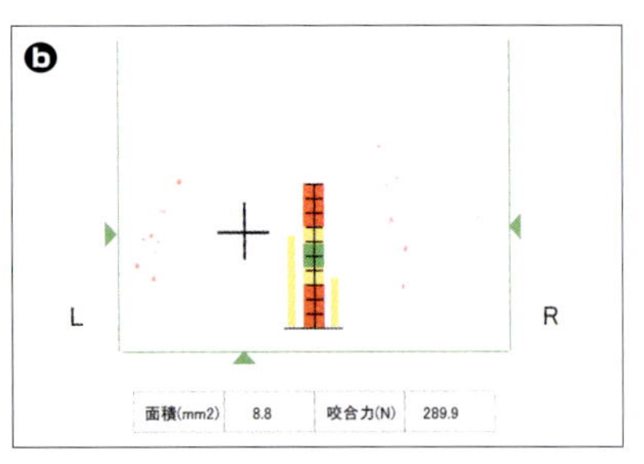

症例8-b　咬合の力の偏り。

症例8-c　問診による顎機能・顎関節の診査

大きな口が開けづらいですか	はい
顎がガクガクしてひっかかることがありますか	はい
大きな口を開けすぎて、閉じられなくなったことがありますか	いいえ
口を開けたり閉じたりするときに、音がするときがありますか	はい
食後、顎がだるくなったりしますか	いいえ
硬いものを噛んだり、大きく口を開けたときに痛みがありますか	いいえ
耳の奥や、耳の前のあたりが痛むときがありますか	いいえ
ときどき頭痛に悩まされますか	はい
顔、顎、喉、こめかみ、頭部になにか症状がありますか	はい
なにか鎮痛剤を服用していますか	はい

症例8-c　顎機能の問診表で思いのほか問題が認められた。

症例8-d　触診による顎関節および咀嚼筋の診査

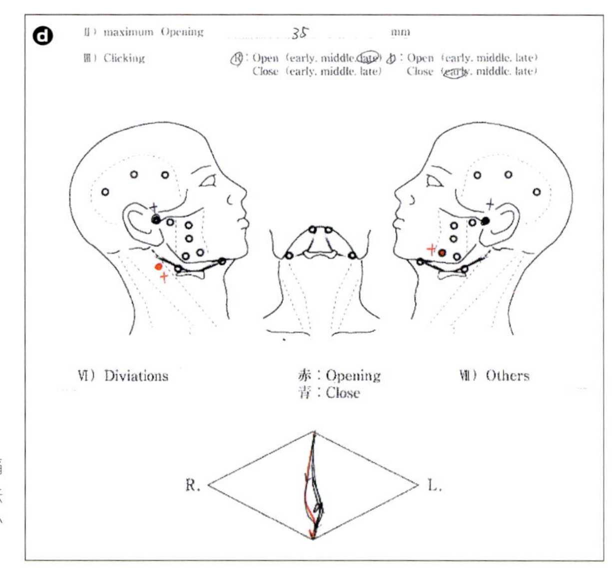

症例8-d　顎関節や筋の診査でもクリッキングや筋の圧痛などの所見が認められた。これらの症状は、スプリント療法で改善が確認できたため、16歳という若年者であることから咬合誘導で対処することとした class Ⅲ症例である。

症例8-e、f　下顎の偏位状態と顎運動の診査

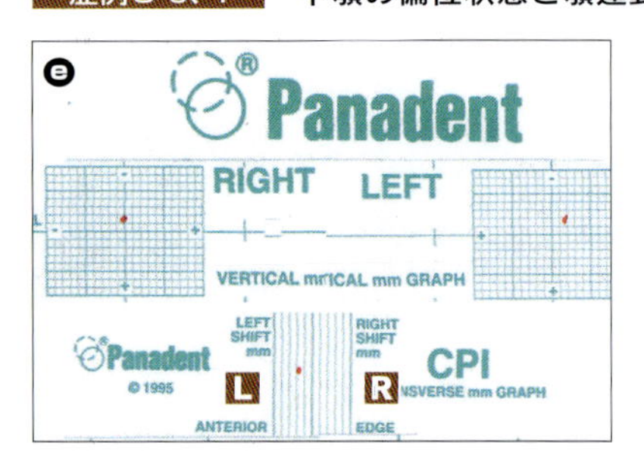

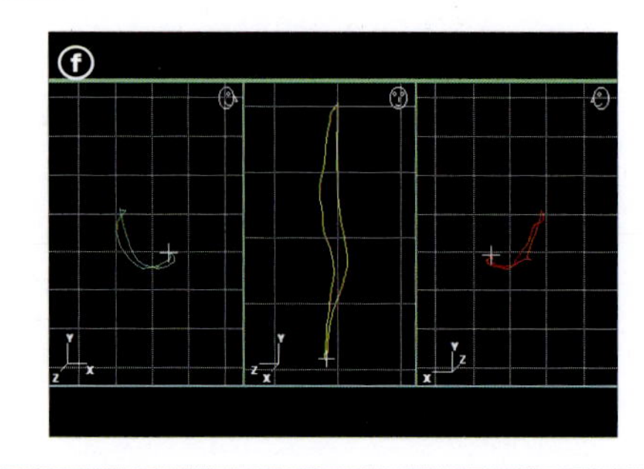

症例8-e、f　咬合の力の偏り(**e**)、クリッキングのための顆頭軌跡の不良(**f**)など、多くの問題が認められた。左側に摩耗が偏って起こっていることと、下顎の左側偏位は関係している可能性も推測された。ICPでの犬歯関係は良好であるのに、摩耗が左側に多く認められることなど、パラファンクションの要因に咬合も関与していると診断した。

症例 9

中心位・生理的顆頭安定位での診断用模型診査、TMD 問診表（**症例９-c**）、診査表（**症例９-d**）の結果より、咬合の問題とそれにともなうTMD の問題も認められた。さらに、歯周病の著明な進行を認めた。臼歯部にインプラント治療を行ったが、小臼歯と前歯部は天然歯による歯周補綴の設計となった **class Ⅳ症例**である。

ブラケットを用いての矯正治療は、人と接する仕事であるため拒否された。咬合高径を低下させることで、本格的な矯正治療をしなくともアンテリアガイダンスの確保が可能となることは、模型診査でシミュレーションし確認した（**症例９-g、h**）。「中心位・生理的顆頭安定位を保ちながら咬合高径を若干低下させることは可能である」と、Dr. Raymond L. Kim からアドバイスいただいたことがあったが、やはり咬合高径を低下させることに不安はあった。慎重に行った結果、問題は生じなかった（**症例９-i、j**）。インプラント治療を組み入れることで、クロスアーチスプリンティングしたのは小臼歯から小臼歯までで（**症例９-l、m**）、補綴設計は比較的シンプルにできるようになった。

☞詳細は下記を参照
・第４章　複雑な咬合補綴治療の実際

症例9-a、b　初診時の状態

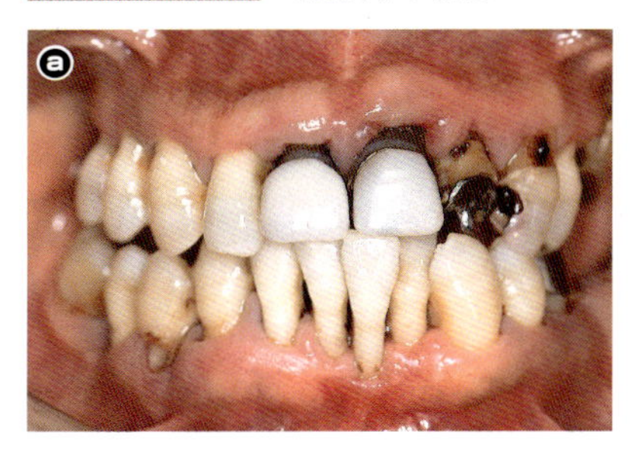

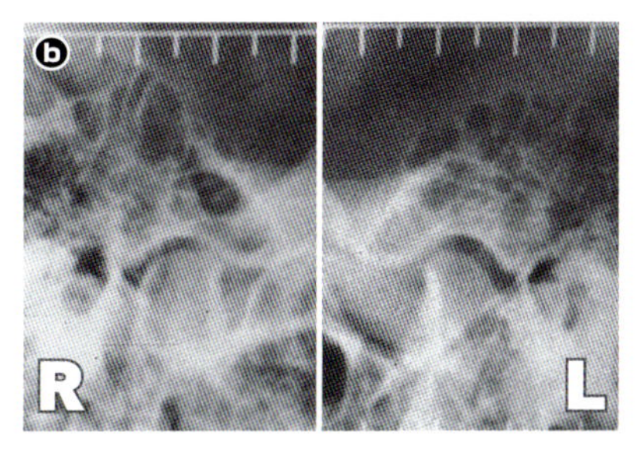

症例９-b　顎関節規格写真。下顎は若干前方にスライドしているように見える。

症例9-c　問診による顎機能・顎関節の診査

大きな口が開けづらいですか	はい
顎がガクガクしてひっかかることがありますか	いいえ
大きな口を開けすぎて、閉じられなくなったことがありますか	いいえ
口を開けたり閉じたりするときに、音がするときがありますか	はい
食後、顎がだるくなったりしますか	いいえ
硬いものを噛んだり、大きく口を開けたときに痛みがありますか	いいえ
耳の奥や、耳の前のあたりが痛むときがありますか	いいえ
ときどき頭痛に悩まされますか	はい
顔、顎、喉、こめかみ、頭部になにか症状がありますか	いいえ
痛い歯がありますか	はい
あなたは以上の痛みで眠れないことがありますか	はい
心配事、不安、不満、神経を使う仕事などによって、それらの痛みはひどくなりますか	はい
それらの痛みは日常生活の支障となっていますか	はい
なにか鎮痛剤を服用していますか	はい

症例９-c　顎機能の問診から、顎機能にも多くの問題が認められた。

症例9-d　触診による顎関節および咀嚼筋の診査

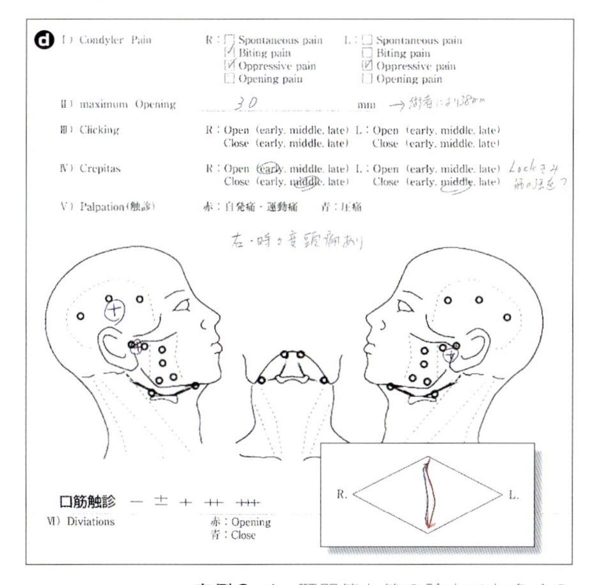
Ⅰ) Condyler Pain　R：Spontaneous pain / Biting pain / Oppressive pain / Opening pain　L：Spontaneous pain / Biting pain / Oppressive pain / Opening pain

Ⅱ) maximum Opening　30 mm

Ⅲ) Clicking　R：Open (early, middle, late) Close (early, middle, late)　L：Open (early, middle, late) Close (early, middle, late)

Ⅳ) Crepitas　R：Open (early, middle, late) Close (early, middle, late)　L：Open (early, middle, late) Close (early, middle, late)

Ⅴ) Palpation(触診)　赤：自発痛・運動痛　青：圧痛

口筋触診　－　±　＋　++　+++

Ⅵ) Diviations　赤：Opening　青：Close　R.　L.

症例９-d　顎関節と筋の診査でも多くの所見が認められた。

症例9-e　模型での CPI 診査

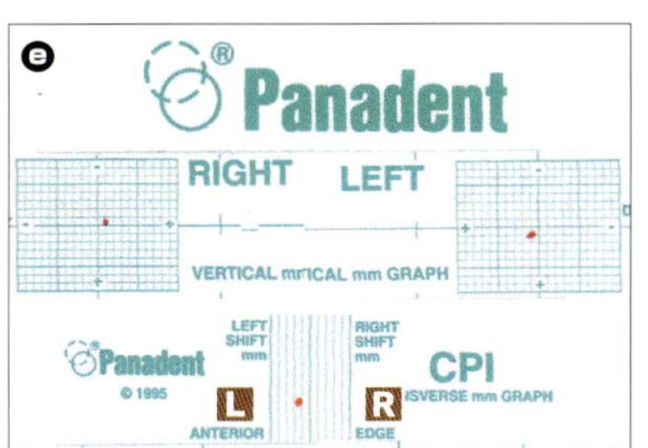

症例9-f　ワックスアップ

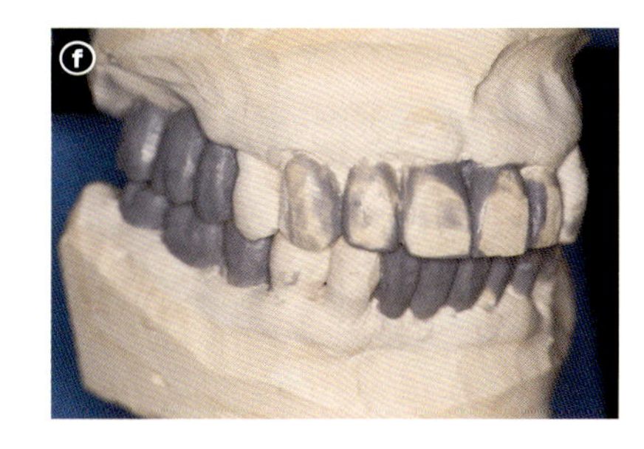

症例９-e　CPI にて下顎の回転と前方偏位が認められた。
症例９-f　CPI から確認された下顎の偏位と咬合高径、アンテリアガイダンスの確保を考慮し、診断用ワックスアップで治療ゴールを想定する。

症例9-g、h　診断用模型上でのアンテリアガイダンスの確認

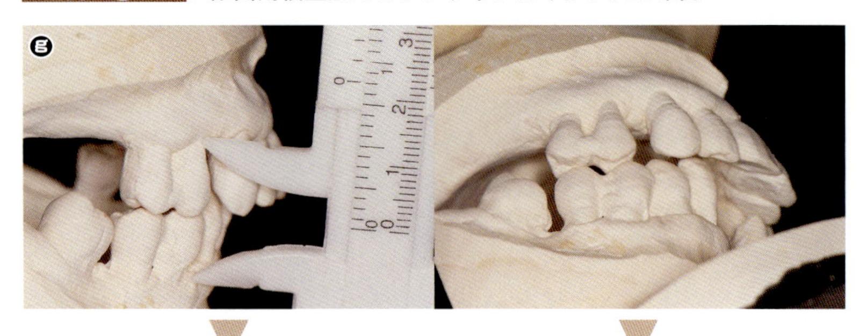

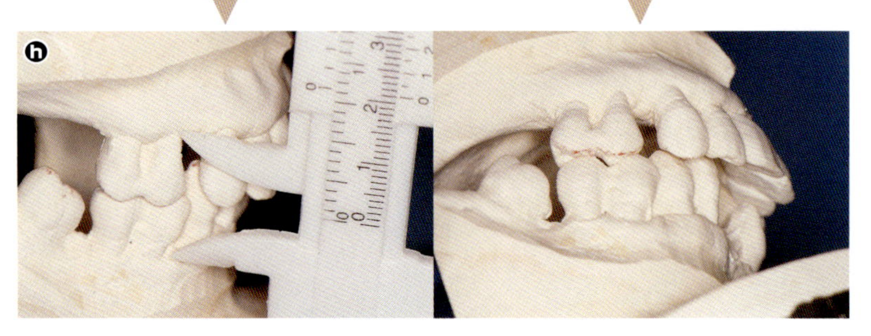

症例9-g、h　1|1 2は抜歯の計画とした。中心位・生理的顆頭安定位の模型上で1|1 2を取り除いてみると、上下顎の水平的ディスクレパンシーが大きくなる。右側小臼歯が咬合していたと思われる咬合高径まで調整すると、咬合高径は既存のICPより1mm低くなる。上下前歯の被蓋は1.5～2mm狭まり、矯正治療を行わなくとも（仕事のため矯正治療は拒否）、補綴治療で何とかアンテリアガイダンスが確保できる状態を模型上で確認した。

症例9-i、j　咬合高径の模索

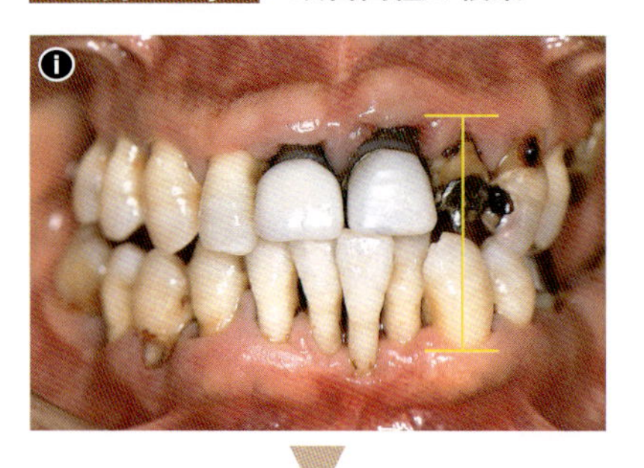

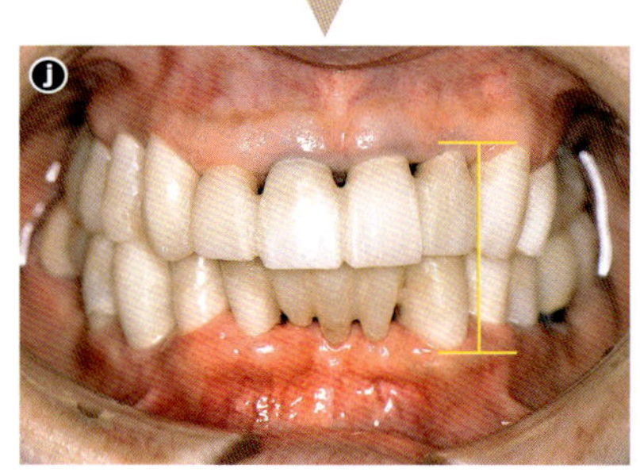

症例9-i、j　インプラント治療も組み入れ、診断用ワックスアップに従いプロビジョナルレストレーションで咬合高径を術前よりも低く調整している。下顎位が生理的であれば、わずかな咬合高径の低下は受け入れられる。

症例9-k～m　プロビジョナルレストレーションでのスプリンティング設計の確認

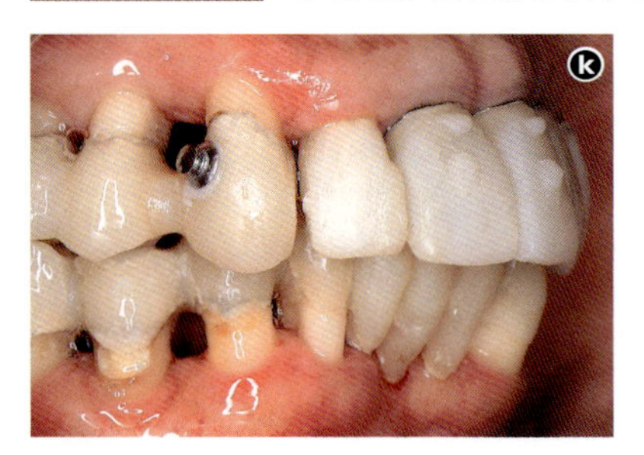

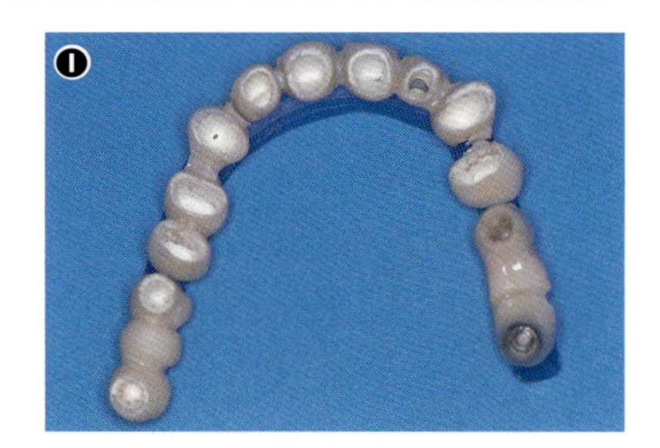

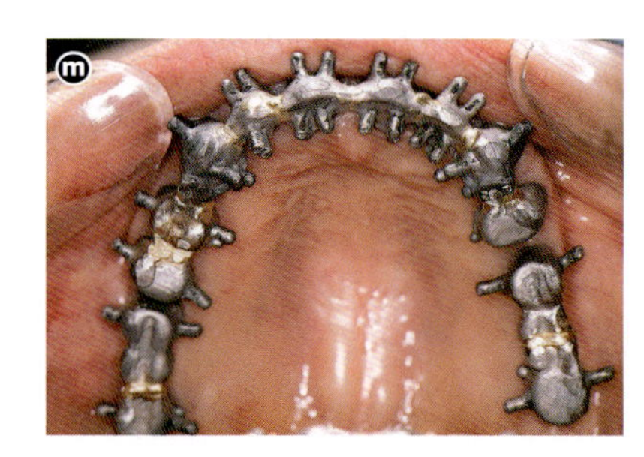

症例9-k～m　プロビジョナルレストレーションにて長期間観察し、仮着材の溶解や歯の動揺度の観察など再評価を行う。この症例はスプリンティングが必要であったが、インプラント治療を組み入れたことで、スプリンティングデザインは比較的シンプルな設計となった。ブラケットによる矯正治療は拒否されたが、目立たないエラスティックゴムで簡易的ではあるが前歯のフレアーアウトを矯正している（**k**）。

症例9-n　ポーセレン築盛

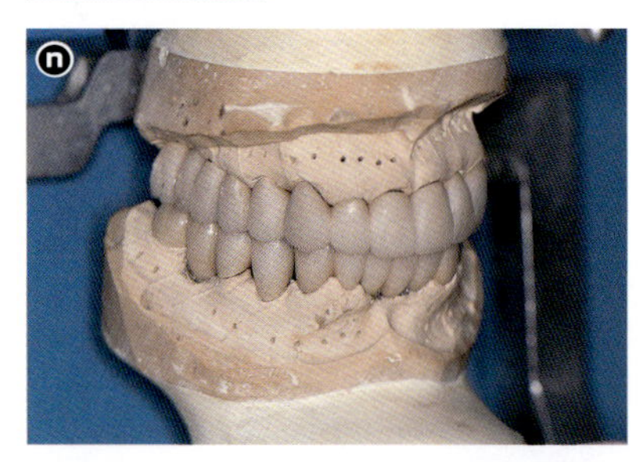

症例9-n　ポーセレンの築盛は、クロスマウントプロシージャーにてプロビジョナルレストレーションで得られた患者固有のガイダンスを付与する。

症例9-o、p　術後の状態

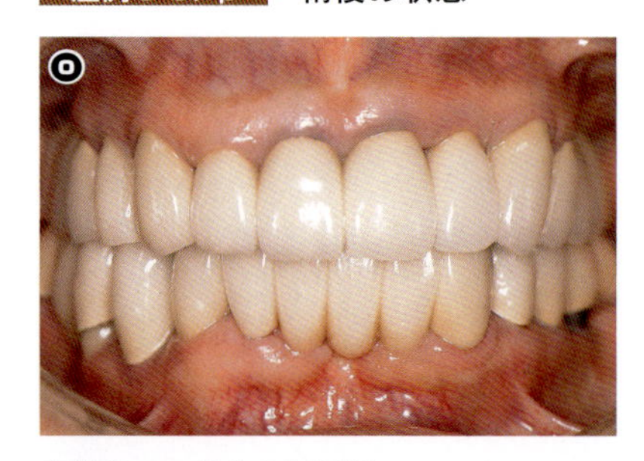

症例9-o　術後の正面観。

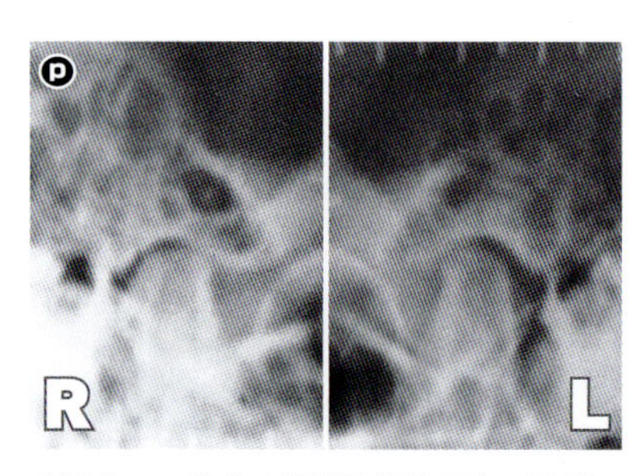

症例9-p　術後の顎関節規格写真。顆頭の位置は術前より関節窩の中で良好になっていると思われる。

症例９-q〜s　術前〜術直後〜術後18年のエックス線写真の比較

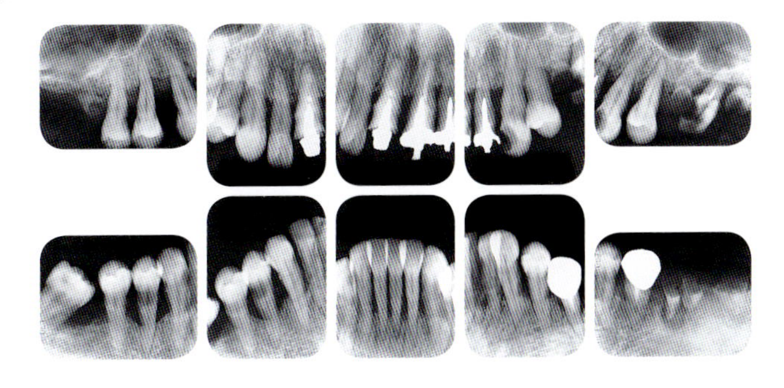

症例９-q　術前のエックス線写真。

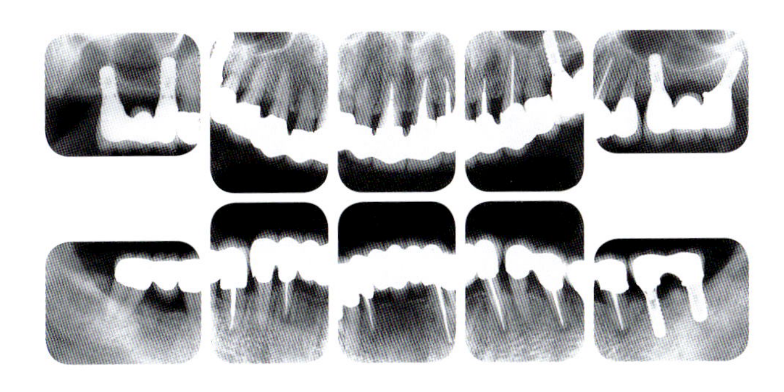

症例９-r　術直後のエックス線写真。

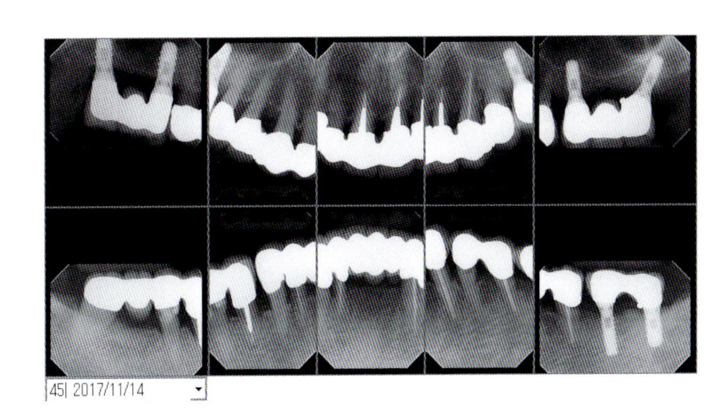

症例９-s　術後18年のエックス線写真。現在のところ術後18年、補綴的な治療介入はない。

症例９-t　術後18年の口腔内状況

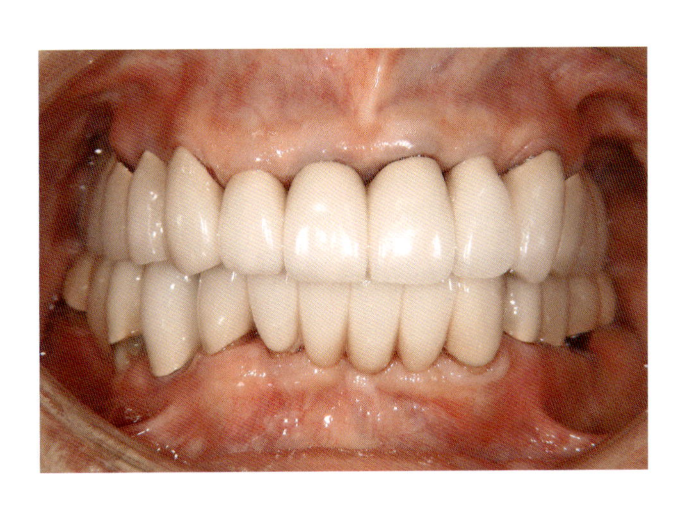

症例９-t　治療の再介入もなく、メインテナンスで安定している。

症例 10

症例10は、状況によってはインプラント治療を受け入れる可能性があると思われたが、現時点ではできるだけ自分の歯で、使えるだけ使いたいとの希望であった。歯周病の問題、トゥースポジションの問題（**症例10-a**）、咬合の問題、TMD の問題（**症例10-d、e**）と問題点は山積みである。口腔内細菌の問題だけでなく、歯列の不正や咬合の問題が歯周病の進行の増悪の一因であったことは推測できた。炎症のコントロールのみならず、咬合とトゥースポジションの問題を解決せずして、この症例の長期維持は困難であると考えられた。歯周補綴治療が必要な **class Ⅳ症例**である。

最終的にクロスアーチスプリントは行っていない。なぜなら、将来インプラント治療を受け入れる可能性があり、歯槽骨が完全にダメージを受ける前に状況を察知したいと考えたからである。クロスアーチに固定してしまうと、一部の歯の歯槽骨に多少の吸収があっても気がつきにくい。初診の時点でもかなりの歯槽骨吸収が認められていたため、これ以上の歯槽骨の喪失は避けたい。「おかしい」と症状が出現した時点ですぐ抜歯の対応ができるような設計とし、できればインプラント治療へとすみやかに移行したいという、予後を含めた長期的な治療計画とした。そのため臼歯部は健康保険範囲の治療とした。

現在19年が経過している（**症例10-m、n**）。咬合の安定とメインテナンス、患者のプラークコントロールの努力の賜物か、まだ抜歯を要する状況に至っていない。咬合再構成治療は、治療の終了が本当の意味での終了ではない。術後の管理と、リカバリーが必要になったときにどのように対処するか、または対処できるかが、患者と信頼関係を維持する鍵である。

症例10-a～c　**初診時の状態**

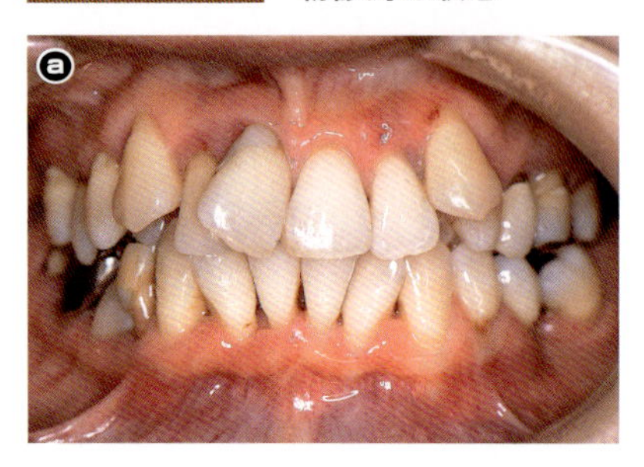

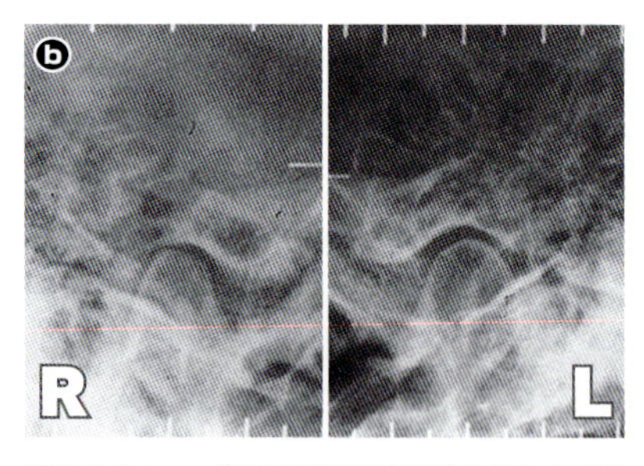

症例10-b　術前の顎関節規格写真。下顎の偏位は、模型診査の CPI でも同様に認められた。

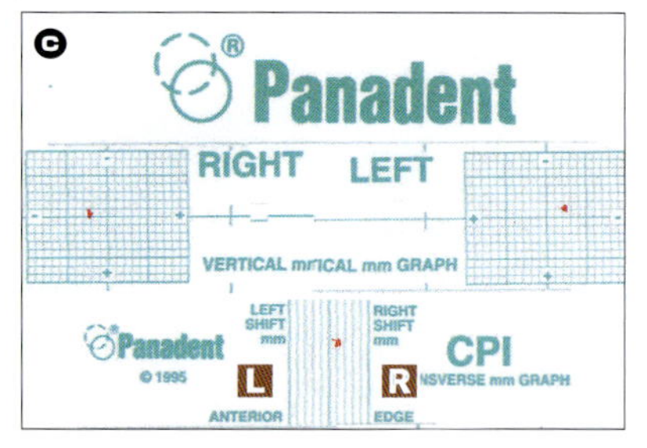

症例10-c　CPI 検査で下顎の後方偏位を確認した。

症例10-d　**問診による顎機能・顎関節の診査**

大きな口が開けづらいですか	いいえ
顎がガクガクしてひっかかることがありますか	**はい**
大きな口を開けすぎて、閉じられなくなったことがありますか	いいえ
口を開けたり閉じたりするときに、音がするときがありますか	**はい**
食後、顎がだるくなったりしますか	**はい**
硬いものを噛んだり、大きく口を開けたときに痛みがありますか	いいえ
耳の奥や、耳の前のあたりが痛むときがありますか	**はい**
ときどき頭痛に悩まされますか	いいえ
顔、顎、喉、こめかみ、頭部になにか症状がありますか	いいえ
痛い歯がありますか	**はい**
あなたは以上の痛みで眠れないことがありますか	いいえ
心配事、不安、不満、神経を使う仕事などによって、それらの痛みはひどくなりますか	**はい**
それらの痛みは日常生活の支障となっていますか	いいえ

症例10-e　**触診による顎関節および咀嚼筋の診査**

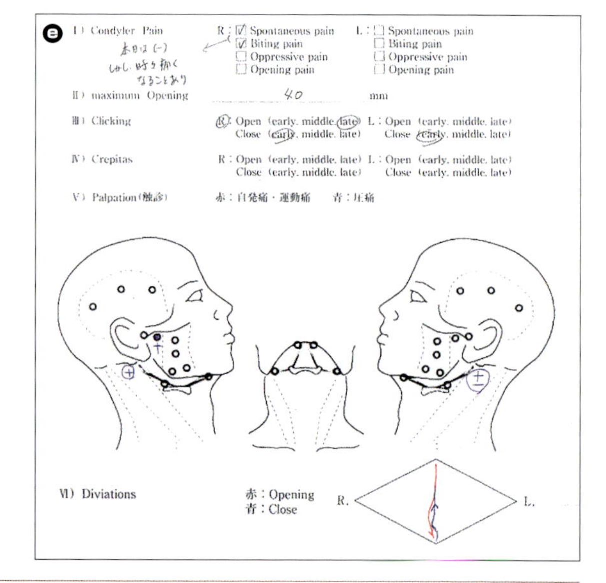

症例10-d、e　問診や触診による顎機能・顎関節の診査からも、多くの問題が確認できた。

症例10-f～h　**診断用模型での矯正治療のシミュレーションと実際の矯正治療**

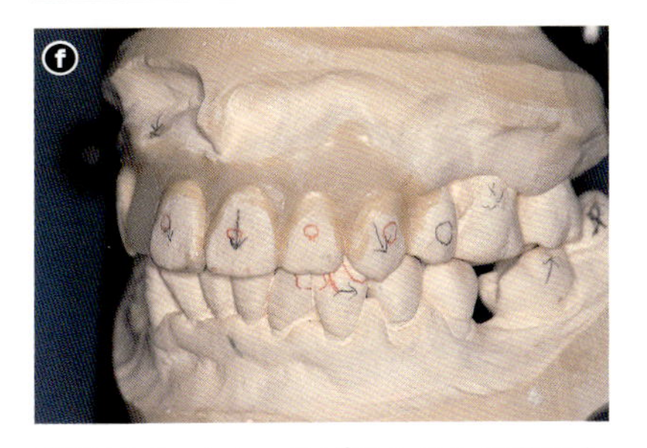

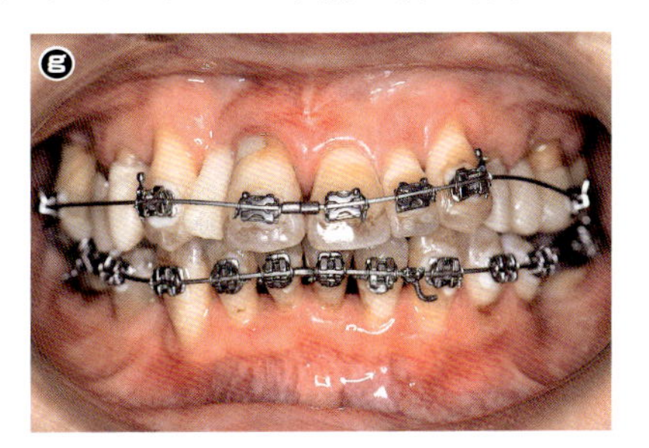

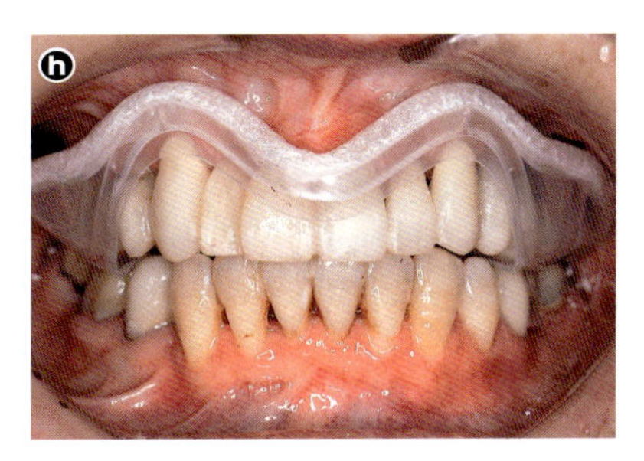

症例10-f　トゥースポジションの問題も歯周病進行の増長因子であったと考えられる。環境改善も必要であり、矯正治療のシミュレーションを行った。最終補綴治療の設計は矯正治療後の再評価時に再検討することにした。

症例10-g、h　矯正治療中もアクアライザーを使用しながら下顎位を確認した。矯正治療終了後に保存不可能歯を再確認し、固定を兼ねてプロビジョナルレストレーションとした。半年以上の経過観察後、最終補綴治療へと進めた。

症例10-i　**術後の問診による顎機能・顎関節の診査**

大きな口が開けづらいですか	いいえ
顎がガクガクしてひっかかることがありますか	いいえ
大きな口を開けすぎて、閉じられなくなったことがありますか	いいえ
口を開けたり閉じたりするときに、音がするときがありますか	**はい**
食後、顎がだるくなったりしますか	いいえ
硬いものを噛んだり、大きく口を開けたときに痛みがありますか	いいえ
耳の奥や、耳の前のあたりが痛むときがありますか	いいえ
ときどき頭痛に悩まされますか	いいえ
顔、顎、喉、こめかみ、頭部になにか症状がありますか	いいえ
痛い歯がありますか	いいえ
あなたは以上の痛みで眠れないことがありますか	いいえ
心配事、不安、不満、神経を使う仕事などによって、それらの痛みはひどくなりますか	いいえ
それらの痛みは日常生活の支障となっていますか	いいえ

症例10-i　多くの不快症状は消失した。円板の整復は不可であったため、クリッキングはそのままである。

症例10-j　**術後の顎関節規格写真**

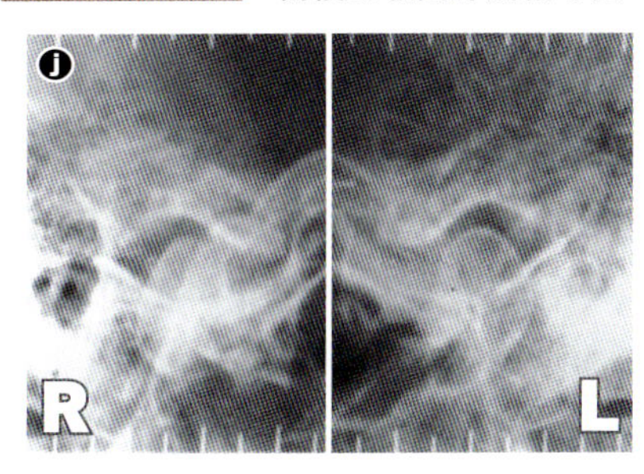

症例10-j　術後の顎関節規格写真。改善された顆頭の位置から、歯周補綴治療により咬合再構成がなされ、偏位した下顎は良好な位置になったと思われる。

症例10-k、l　**術後の状態**

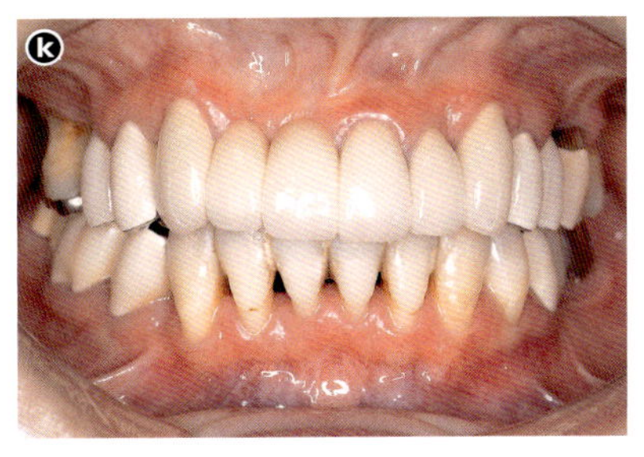

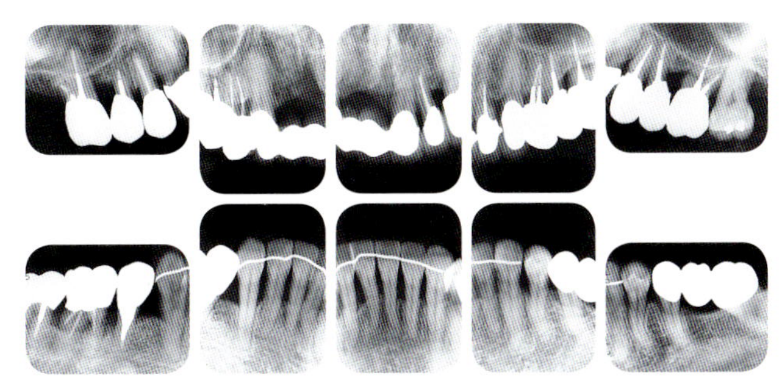

症例10-l　術後のエックス線写真。将来インプラント治療の可能性があるため、残存骨量が乏しいだけに、なるべく歯槽骨の変化と歯に加わる負荷を早めに察知したいということもあって、クロスアーチスプリントの設計にしなかった。

症例10-k　術後の正面観。矯正治療と上顎前歯以外は保険治療の範囲であるが、将来的にインプラントを受け入れる可能性があった。そのため重篤な歯周病の歯周補綴治療であるがクロスアーチに固定しなかった。

症例10-m、n　**術後19年の状態**

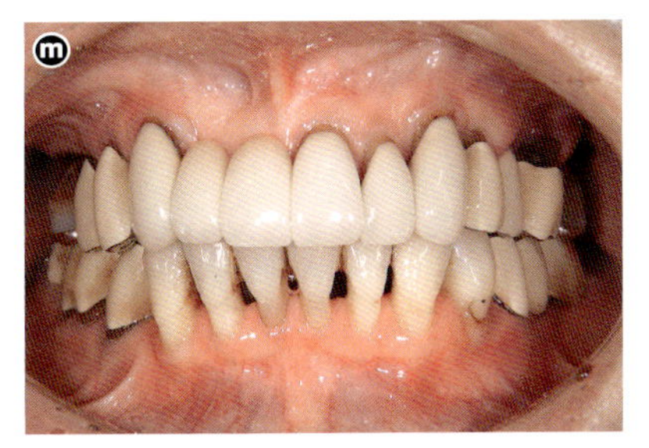

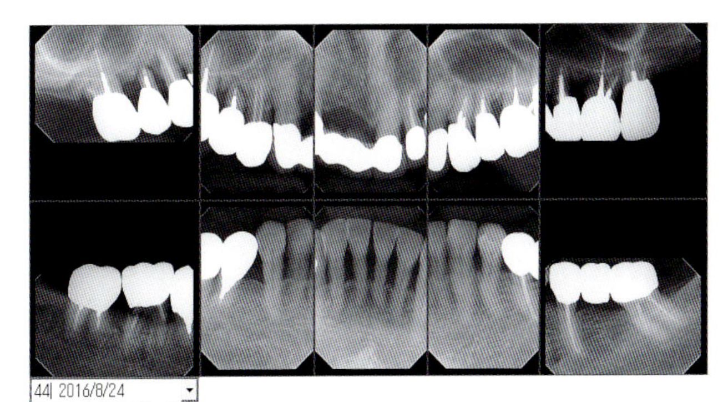

症例10-n　術前エックス線写真を見返していただきたい。ペリオ的管理はもちろん、咬合の負荷が生理的な荷重になることの有効性を術者自身も実感した症例である。6|のみ術後19年目にして治療介入となった。

症例10-m　術後19年間、補綴治療の再治療もなく、抜歯した歯もない。力のコントロールがなされている。

3. 分類ごとに必要な診査とは

☞詳細は下記を参照
・第３章　咬合補綴治療のための診査事項

学んだ知識やテクニックを駆使することは重要なことではあるが、過剰な診査と治療計画で患者の負担（精神的・肉体的・金銭的）を増大してしまうこともある。その患者に必要な診査と治療を的確に見極め、患者にとって最善の治療を提供するよう心がけたいものである。

class 別に必要な診査事項を**図2-3-1**に示す。

図2-3-1　class 別に必要な診査項目の一覧

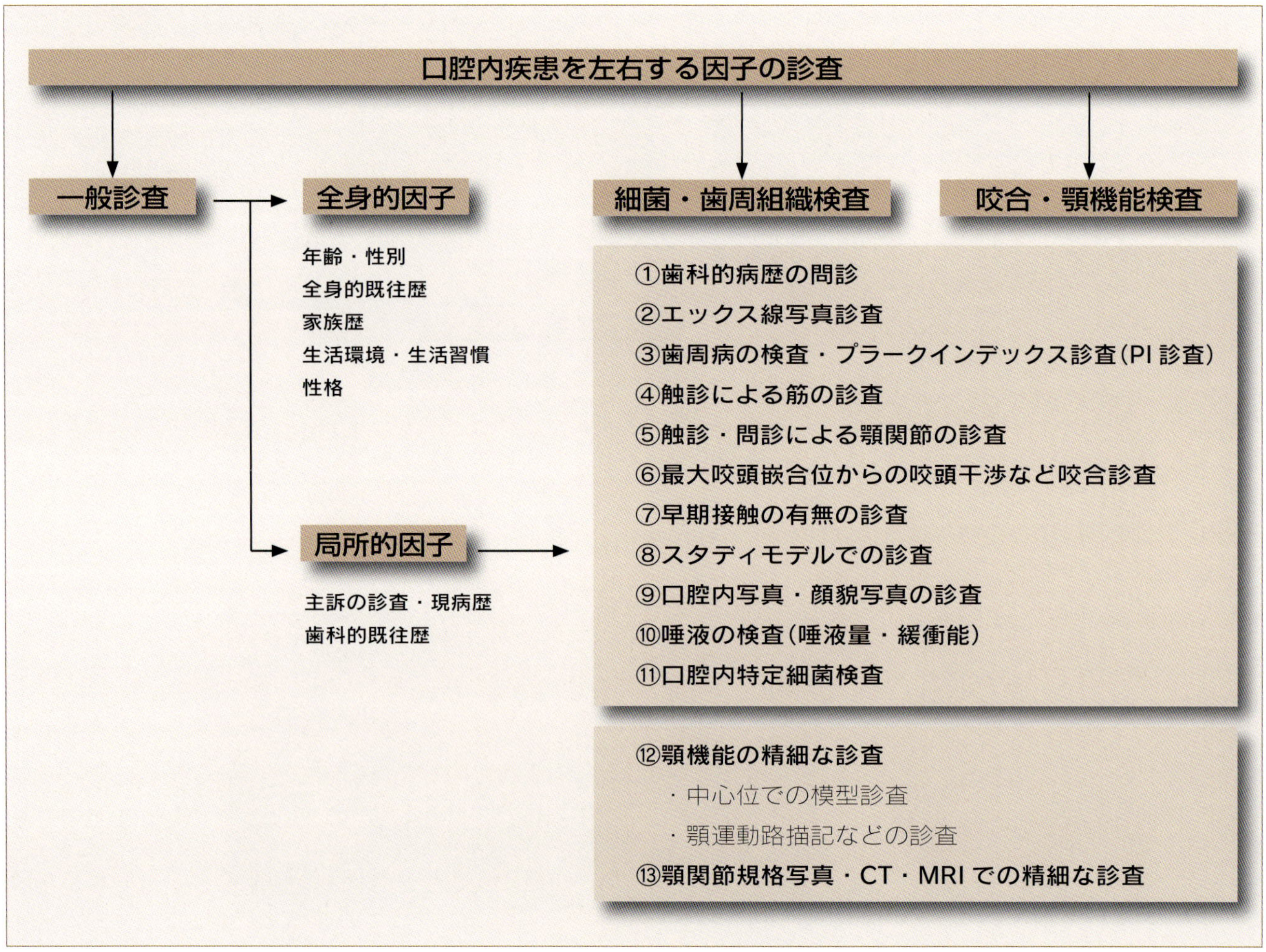

口腔内疾患を左右する因子の診査

→ 一般診査
- 全身的因子
  - 年齢・性別
  - 全身的既往歴
  - 家族歴
  - 生活環境・生活習慣
  - 性格
- 局所的因子 →
  - 主訴の診査・現病歴
  - 歯科的既往歴

→ 細菌・歯周組織検査
→ 咬合・顎機能検査

①歯科的病歴の問診
②エックス線写真診査
③歯周病の検査・プラークインデックス診査（PI 診査）
④触診による筋の診査
⑤触診・問診による顎関節の診査
⑥最大咬頭嵌合位からの咬頭干渉など咬合診査
⑦早期接触の有無の診査
⑧スタディモデルでの診査
⑨口腔内写真・顔貌写真の診査
⑩唾液の検査（唾液量・緩衝能）
⑪口腔内特定細菌検査

⑫顎機能の精細な診査
・中心位での模型診査
・顎運動路描記などの診査
⑬顎関節規格写真・CT・MRI での精細な診査

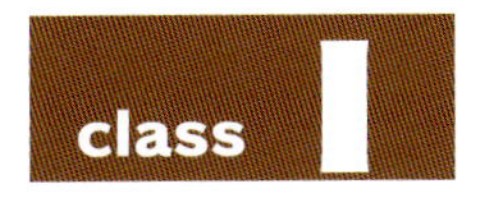

簡単な修復治療

1）初診の全身的既往と簡単な TMD の問診表で、TMD の問題なしの場合

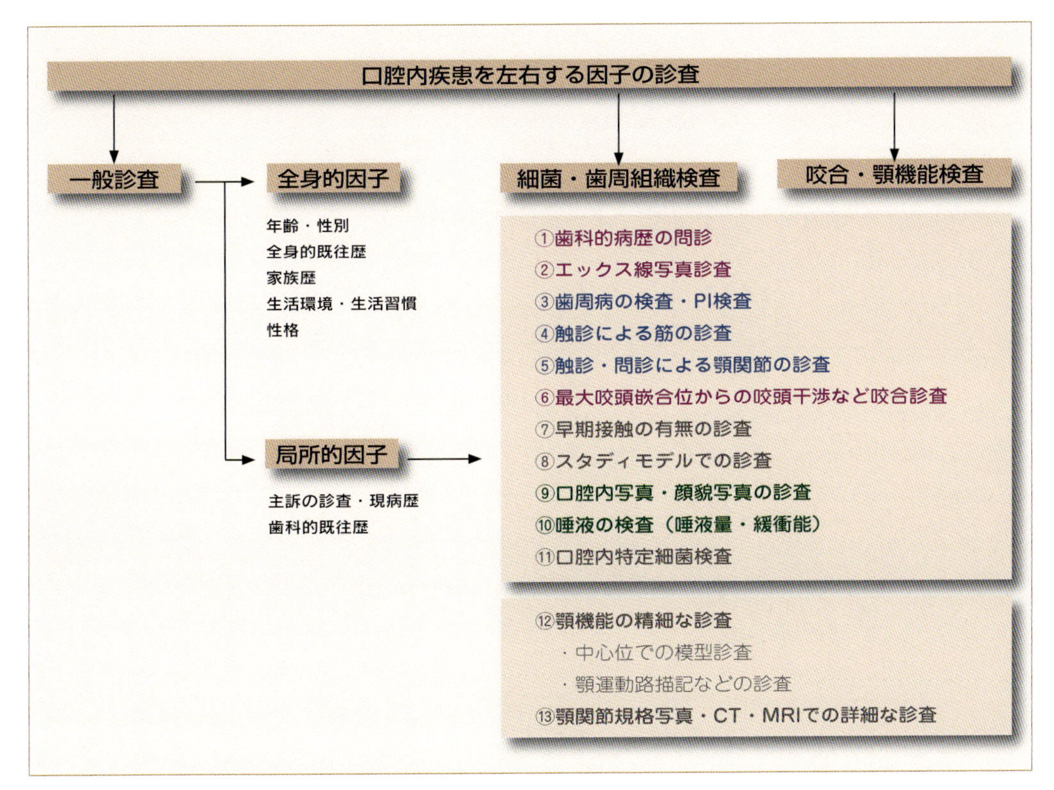

●主訴の治療に必要な診査
●主訴ではないが臨床的観点から診査することが望ましい診査
●選択の余地のある診査
●あえて必要のない診査

2）初診の全身的既往と簡単な TMD の問診表で、TMD に何らかの自覚症状ありの場合

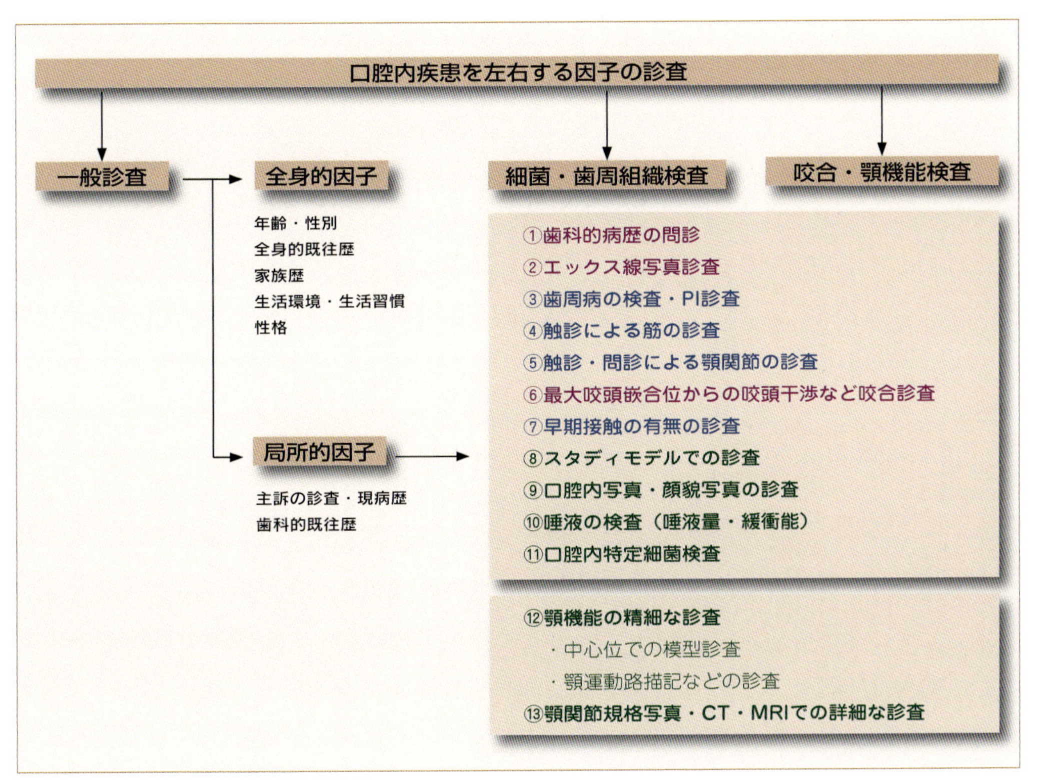

●主訴の治療に必要な診査
●主訴ではないが臨床的観点から診査することが望ましい診査
●選択の余地のある診査
●あえて必要のない診査

class II クラウン&ブリッジ&インプラント

1）クラウンまたは1/3顎以内のブリッジ（犬歯が含まれない場合）
初診の全身的既往と簡単なTMDの問診表で、TMDの問題なしの場合

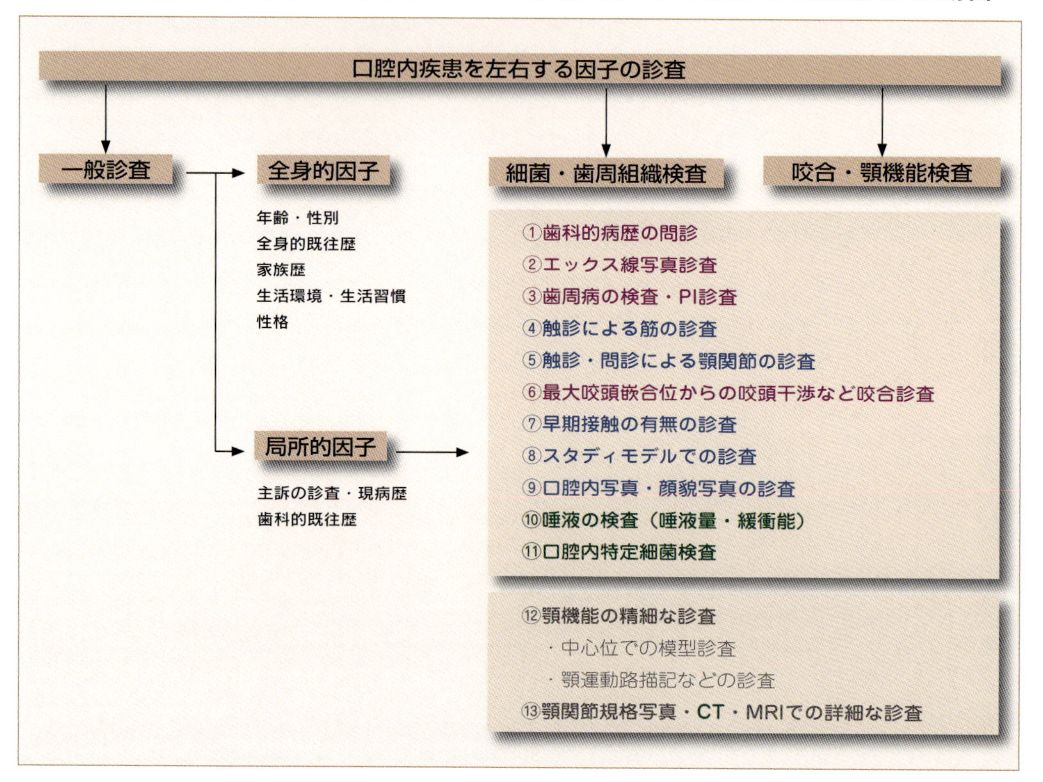

●主訴の治療に必要な診査
●主訴ではないが臨床的観点から診査することが望ましい診査
●選択の余地のある診査
●あえて必要のない診査

2）クラウンまたは1/3顎以内のブリッジ（犬歯が含まれない場合）
初診の全身的既往と簡単なTMDの問診表で、TMDに何らかの問題ありの場合

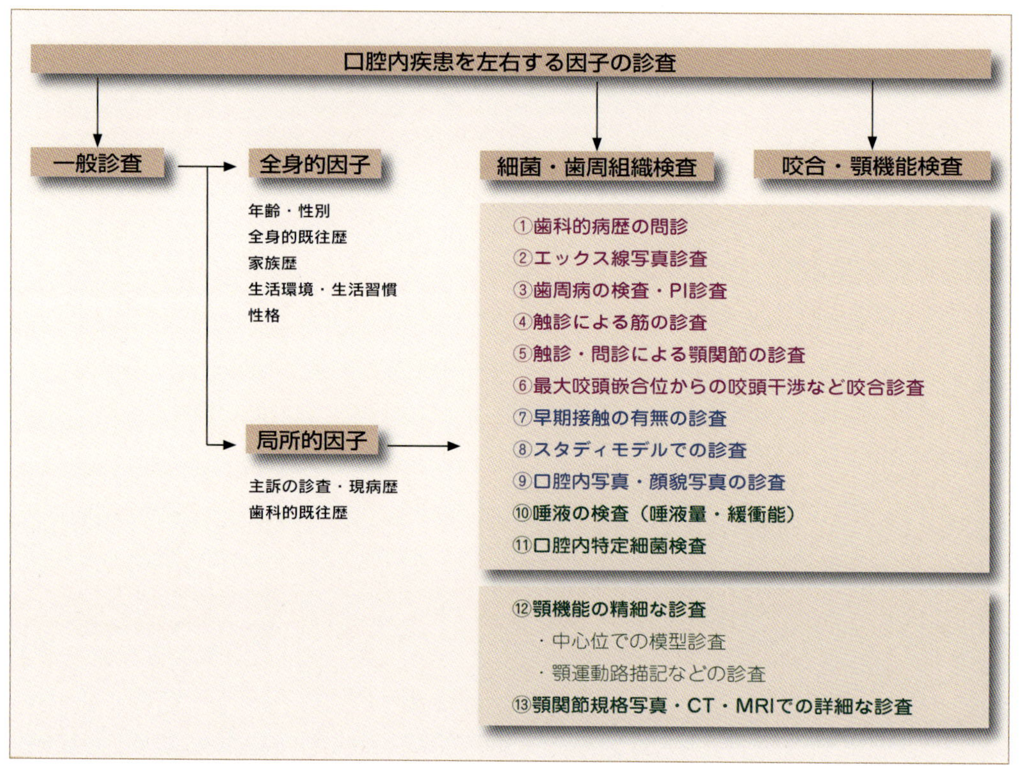

●主訴の治療に必要な診査
●主訴ではないが臨床的観点から診査することが望ましい診査
●選択の余地のある診査
●あえて必要のない診査

3）犬歯を含むクラウンまたは1/3顎以内のブリッジ、1/3顎以内の中間欠損部へのインプラント（遊離端欠損部へのインプラントは除く）
初診の全身的既往と簡単な TMD の問診表で、TMD の問題の有無にかかわらず行う

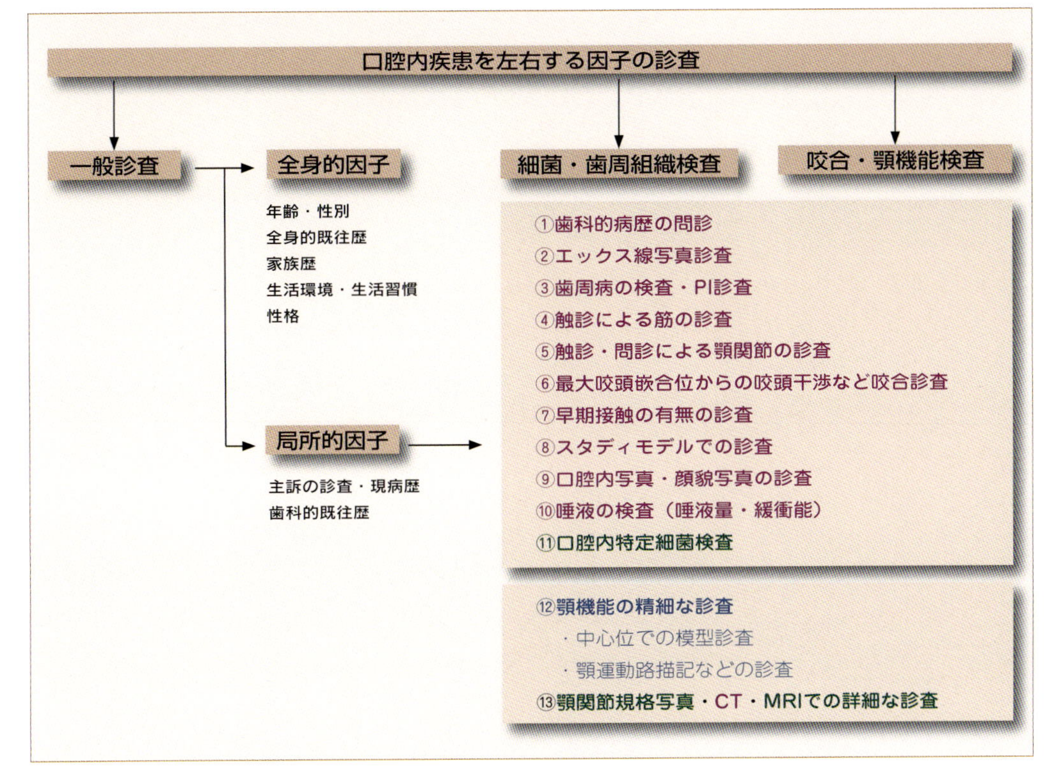

●主訴の治療に必要な診査
●主訴ではないが臨床的観点から診査することが望ましい診査
●選択の余地のある診査
●あえて必要のない診査

4）1/3顎以内であっても遊離端欠損部へのインプラント
初診の全身的既往と簡単な TMD の問診表で、TMD の問題の有無にかかわらず行う

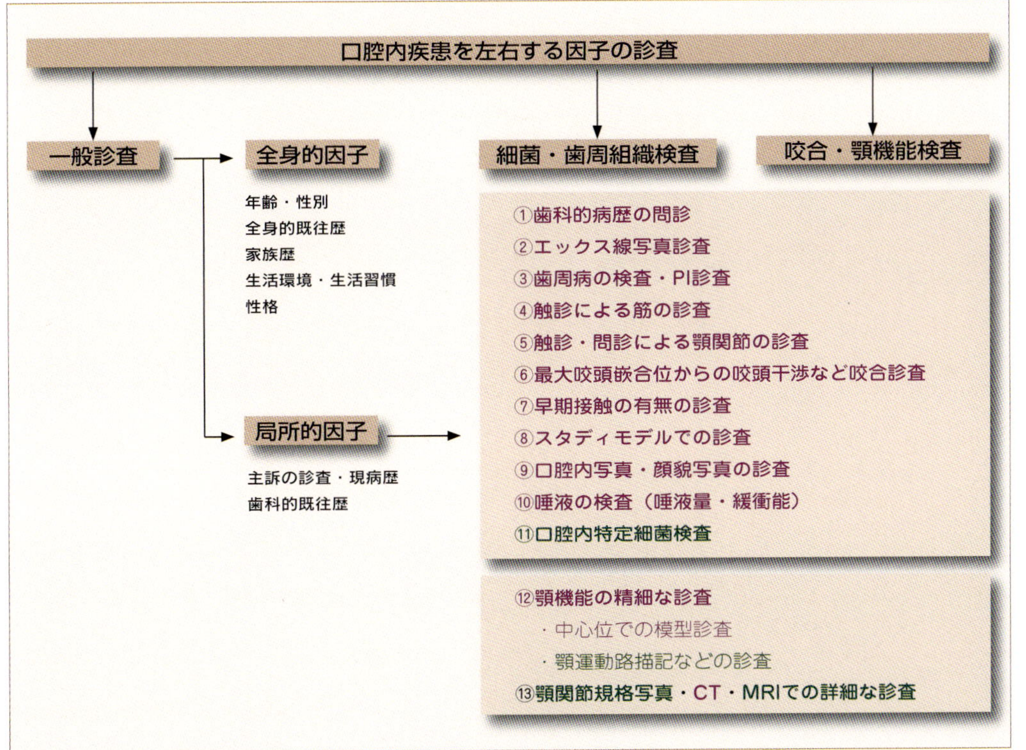

●主訴の治療に必要な診査
●主訴ではないが臨床的観点から診査することが望ましい診査
●選択の余地のある診査
●あえて必要のない診査

ここまで class Ⅱの診査項目を提示したが、class Ⅱと推測された症例でも、
診査の結果 class Ⅲとなることもある。その場合は class Ⅲの診査に従う。

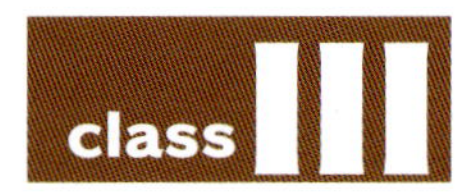

class III オクルーザルリコンストラクション＆インプラント

初診の全身的既往と簡単な TMD の問診表で、TMD の問題の有無にかかわらず行う

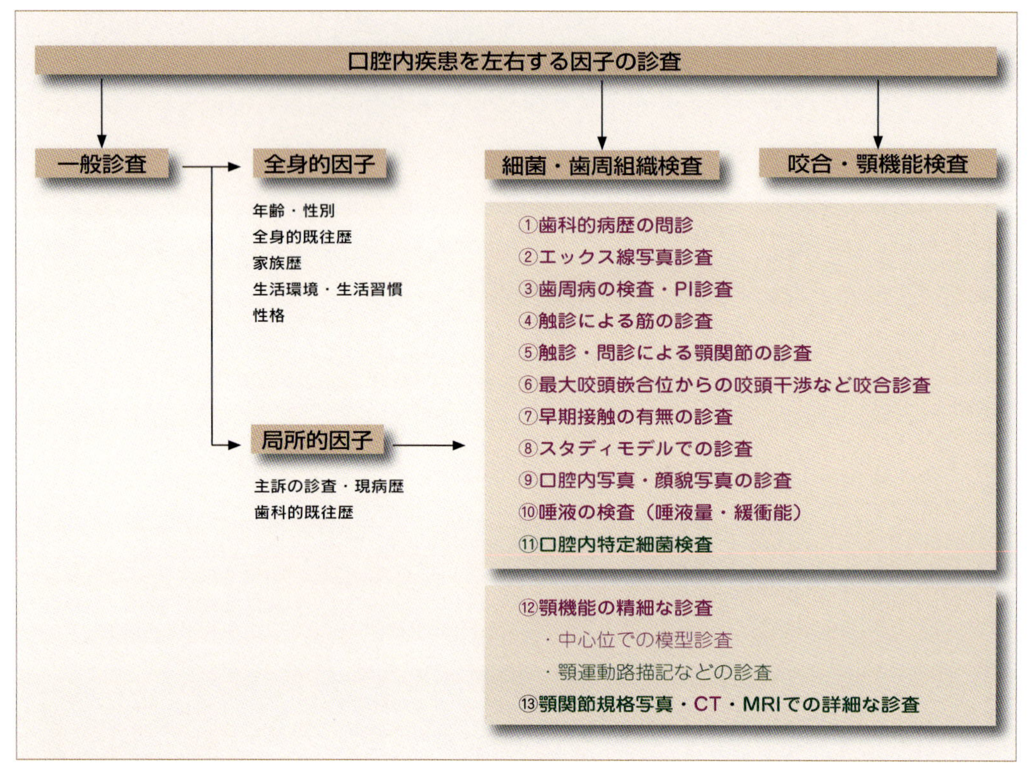

●主訴の治療に必要な診査
●主訴ではないが臨床的観点から診査することが望ましい診査
●選択の余地のある診査
●あえて必要のない診査

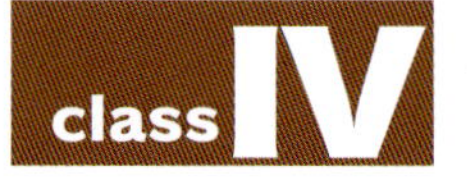

class IV 歯周補綴治療＆インプラント

初診の全身的既往と簡単な TMD の問診表で、TMD の問題の有無にかかわらず行う

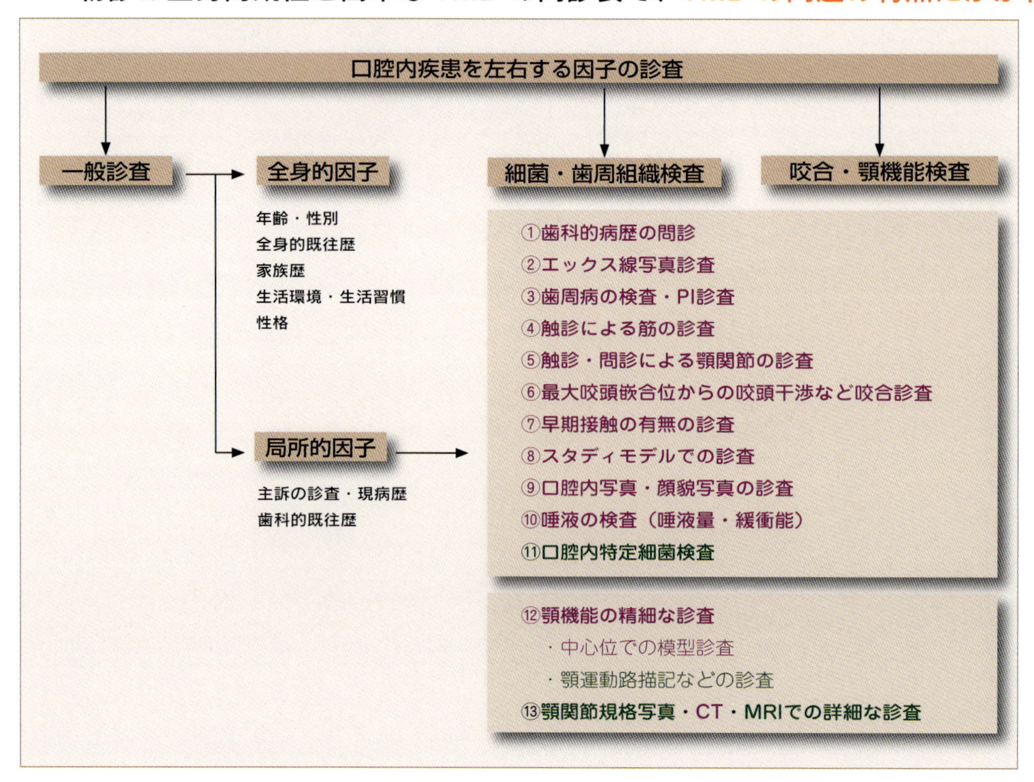

●主訴の治療に必要な診査
●主訴ではないが臨床的観点から診査することが望ましい診査
●選択の余地のある診査
●あえて必要のない診査

第3章

咬合補綴治療のための診査事項

―症例に応じて必要な診査を見極める―

治療を希望して来院する患者の症状はさまざまである。治療の必要性(あるいは不必要性)、治療計画の立案などは、診査・診断がなされてこそ判断できることである。

補綴治療が必要な症例の中でも、広範囲の補綴治療が必要な場合や顎機能に問題が生じている場合などは、あらゆる角度・分野から分析し、症例の全体像を把握しなければならない。問題点はどこにあるのか、どうしてこの問題が生じるに至ったのか、解決すべきことは何か、治療のポイントは何かなど、包括的に評価することから始めるべきである。

本章では、臨床で必要な診査と診断の流れなどの詳細を提示する。

1．咬合補綴治療のための診査事項

日常の臨床においては、単純なう蝕の修復治療から複雑な補綴治療まで、それぞれマネージメントする必要がある。各症例の治療のポイントは何かを判断し、必要な診査を行う。その診査をもとに診断し、総合的治療計画を立案する。

口腔内疾患を左右する因子として、全身的因子と局所的因子がある。全身疾患の中には、歯科治療を困難にする場合があるため、注意深く問診を行う。一方、局所的因子の把握には、細菌および顎口腔系に加わる力の因子について検査する必要がある。

診査の流れを**図3-1-1**に示す。すべての症例にこれら①～⑬の診査が必要ではなく、症例により『**どの診査が必要であるか**』を判断すべきである。

本章では各診査事項について提示・解説する。

図3-1-1　診査項目の一覧とその流れ

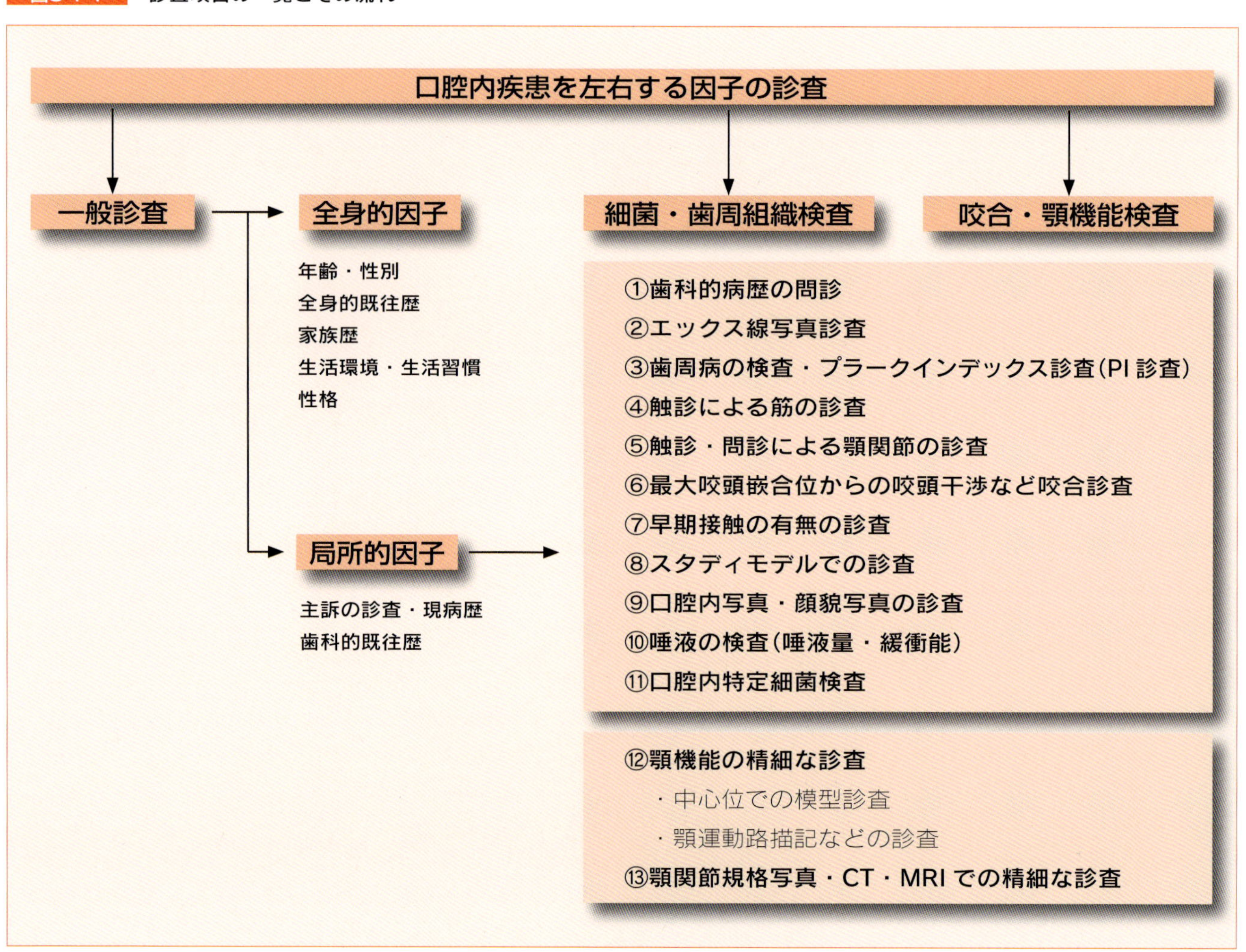

２．一般診査

一般診査は、**すべての治療に必要なこと**である。そのため治療の難易度にかかわらず、必ず問診する必要がある。

１）全身的因子

年齢・性別・全身的既往歴などは問診表に記録していただく。さらに必要に応じて家族歴・生活環境・生活習慣・性格などの問診をする。

２）局所的因子

一般診査での局所的因子の問診では、主訴の症状や主訴の問題について、現在までのさまざまな治療の既往を確認する。

３．臨床的な診査

3-1　歯科的病歴の問診

主訴の問題に加えて、口腔内全体の状態を把握し、現在までの病歴を確認する。生体には個体差がある。現在までの病歴を問診し知ることで、個人の抵抗性（individual resistance）を把握する。これらの判定のためにはエックス線写真診査が不可欠なものである。

3-2　エックス線写真診査

エックス線写真診査は、いかなる歯科診療においても重要な診査である。デンタルエックス線写真10～14枚法、バイトウィング法、パノラマエックス線写真などがあり、必要に応じて撮影する。

１）デンタルエックス線写真で何が見えるか

①う蝕の有無とその程度
②根管治療の有無とその完成度
③歯根の吸収と穿孔の有無
④歯根破折の有無
⑤歯根近接の度合い
⑥歯の位置移動（近心傾斜など）
⑦歯根の形態
⑧歯槽骨の吸収の程度
⑨歯根に対し歯槽骨のクレーターの有無
⑩歯冠 - 歯根比の状態
⑪根分岐部の問題点
⑫残根の有無
⑬歯根周囲の透過像、不透過像

図3-3-1　**パノラマエックス線写真**

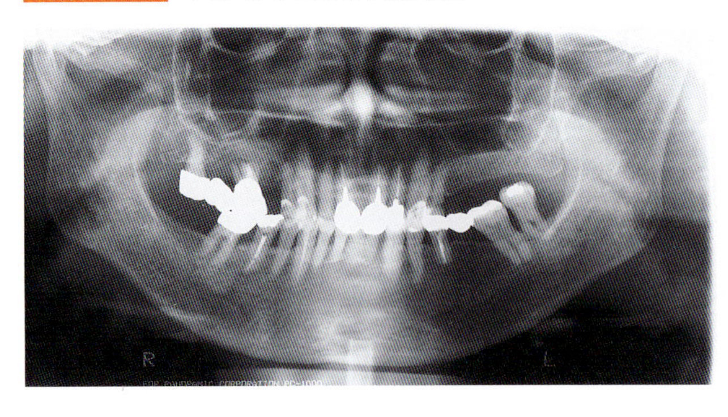

図3-3-1　顎骨の骨量や上顎洞の位置、下歯槽神経の走行、オトガイ孔の位置など、デンタルエックス線写真で見られない口腔の範囲まで情報を得ることができる。また断層撮影であるため、顎関節部の観察も可能である。この写真では左右顆頭の大きさや形態の違いがはっきり見られる。

図3-3-2a～c　**パノラマエックス線写真に見る顆頭形態の比較（参考文献1より許可を得て転載）**

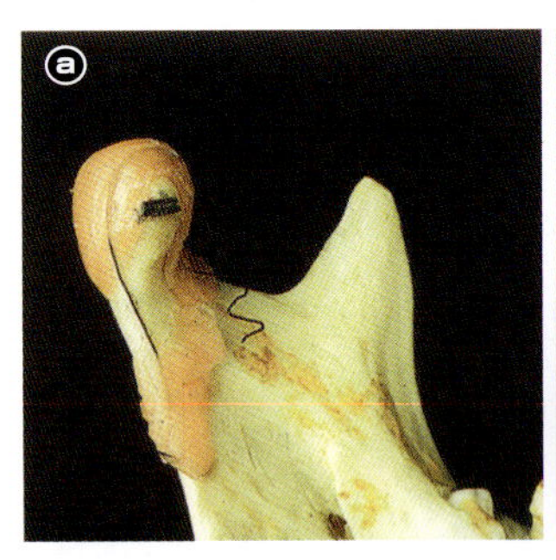

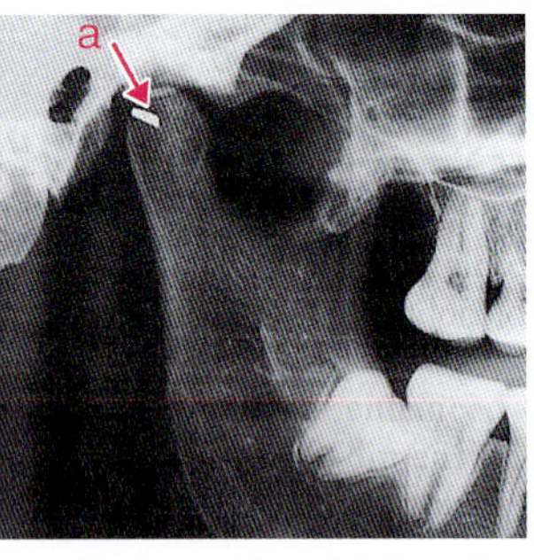

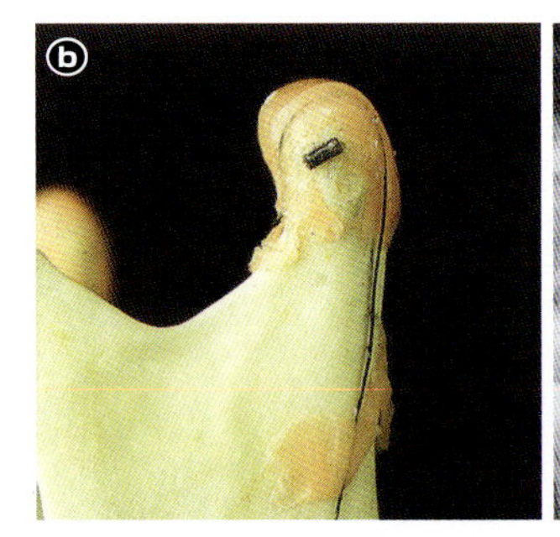

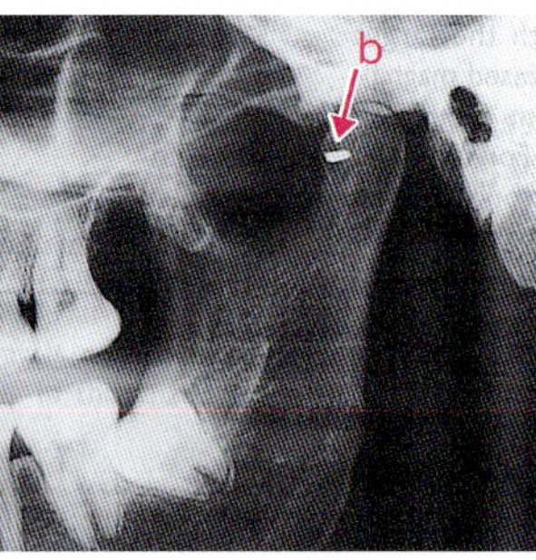

図3-3-2a、b　パノラマエックス線写真で見る顆頭の内側極の位置は矢印 a、外側極の位置は矢印 b の位置となる[1]。変形性顎関節症として**図3-3-2c** のように顆頭の前方が変形して見られる症例があるが、顆頭の外側極の骨密度などに変化が生じている可能性がある。外側極は咬合時に応力が集中する場所であるため、そこに変性が見られるということは、咬合でのメカニカルストレスの影響が予測できる。

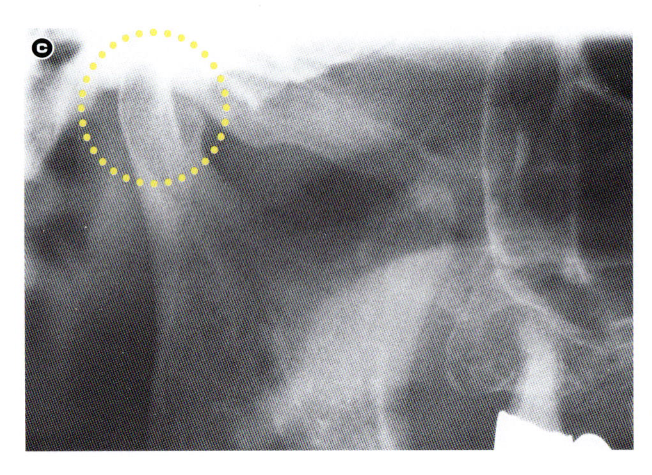

図3-3-2c　パノラマエックス線写真で顆頭の前方が変形しているのは、顆頭の外側極に骨密度など、変化が起きている可能性が高い。

2）パノラマエックス線写真で何が見えるか（図3-3-1）

①前記のデンタルエックス線写真で見られる各項目（デンタルエックス線写真ほど明瞭ではない）

②左右の下顎枝のバランス

③左右の顆頭の形態の比較（**図3-3-2**）[1]

④下歯槽神経の位置

⑤上顎洞の位置と状態

3-3　最大咬頭嵌合位(ICP)からの咬頭干渉などの咬合診査

図3-3-3　**フレミタスの確認**

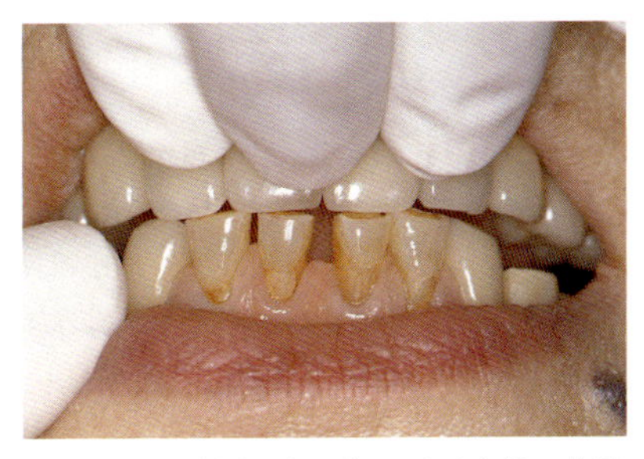

図3-3-3　動揺のある歯では咬合紙で的確に印記されないことがある。咬合紙だけの確認ではなく、手指を使用してフレミタスの確認も行う。滑走運動時も同様に行う。

①最大咬頭嵌合位からの上下顎歯の咬合接触のチェック

咬合紙での確認と、手指を使ってのフレミタスの確認(**図3-3-3**)

②側方運動時のガイディングトゥースの確認と咬頭干渉の確認

術者の誘導により咬合紙にて診査するが、運動初発付近の干渉はとらえにくい。患者に「ぎゅっと咬んだ状態から側方に顎を小刻みに動かしてください」と指示し、その間に咬合紙が

- 引き抜けるか
- 抵抗しながら抜けるか
- その抵抗はどの歯か
- まったく引き抜くことができないか

などで干渉歯の目安をつけ、それから精細に診査する。

手指によるフレミタスの確認や(**図3-3-3**)、シリコーン(**図3-3-4a**)、インジケーターワックス(**図3-3-4b**)、オクルーザー(**図3-3-4c**)による咬合接触状態の診査も目安となる。

☞次ページに続く

図3-3-4a～c　**咬合接触状態の精細な診査の例**

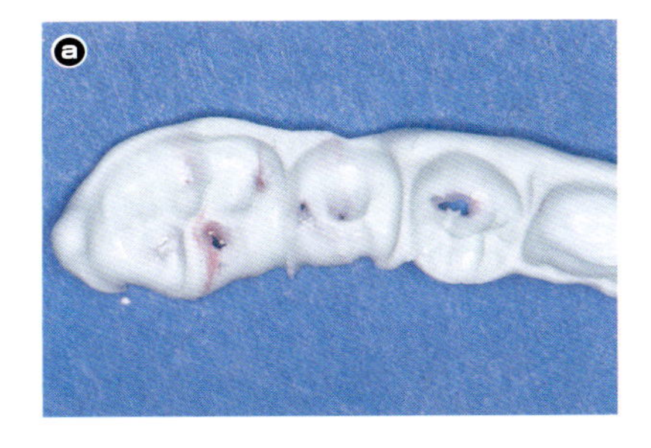

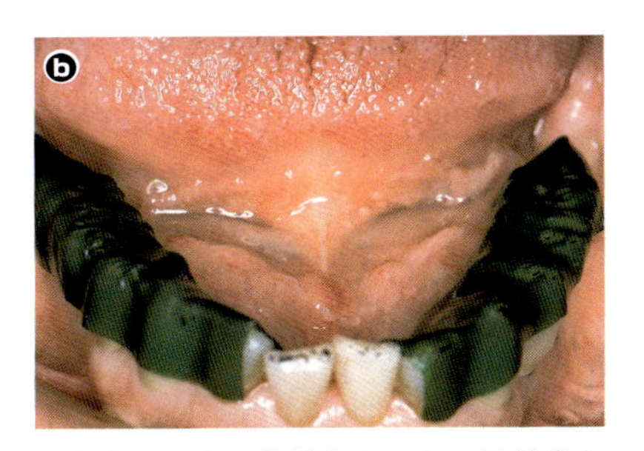

図3-3-4a、b　動揺歯の存在、天然歯とインプラントの混在など被圧変位の異なる歯が存在する歯列では、シリコーン(**a**)やインジケーターワックス(**b**)での診査は大いに有効である。咬合接触部の“抜け”の面積が大きい場合は、その歯に特に咬合力が加わっているか、上下歯の咬頭同士の接触度合いが緊密すぎて滑走運動時に干渉を起こしやすい傾向がある。

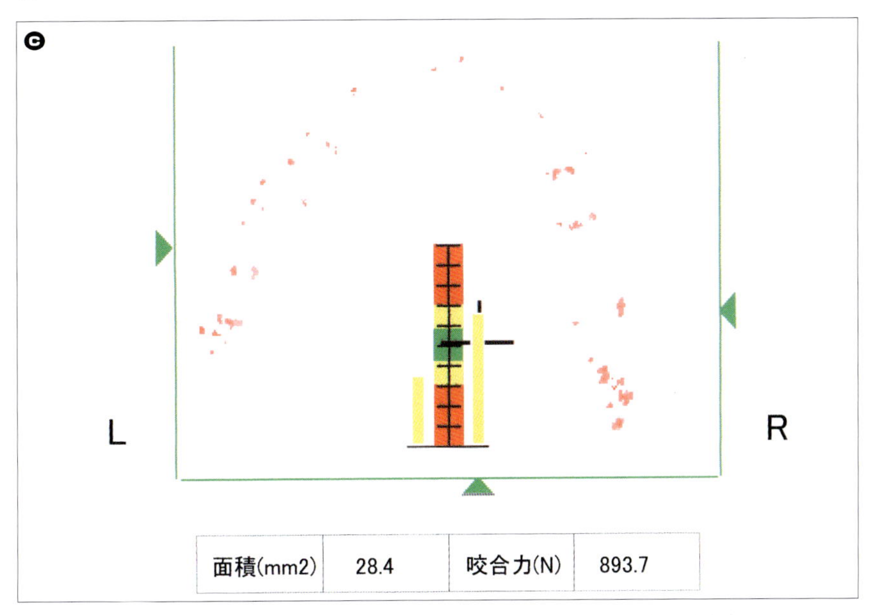

図3-3-4c　オクルーザーでの咬合接触の診査では、全体の咬合力、左右の咬合力のバランス、咬合接触の強い範囲などの観察ができる。

図3-3-5a～c　歯周組織に見られる負荷

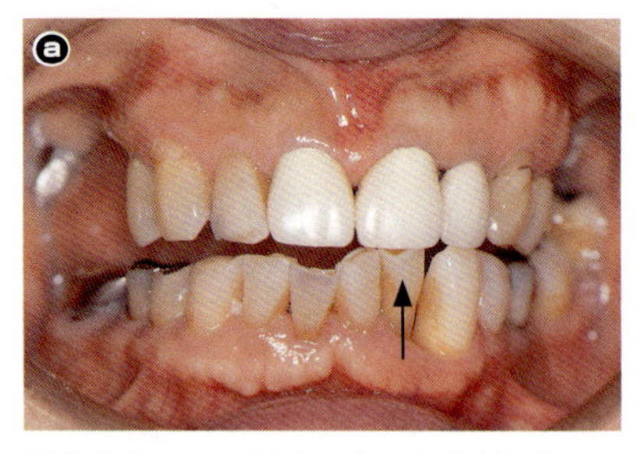

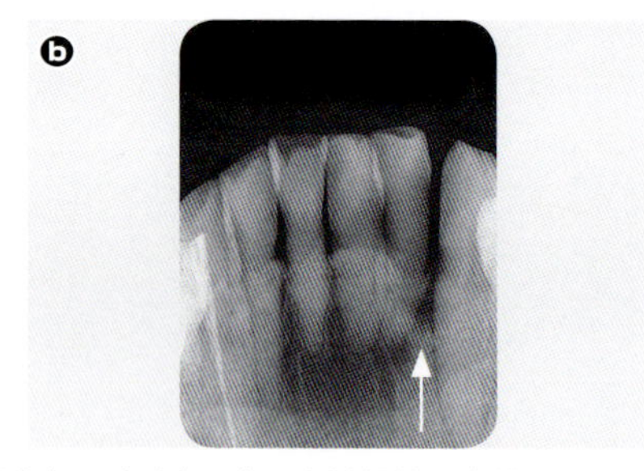

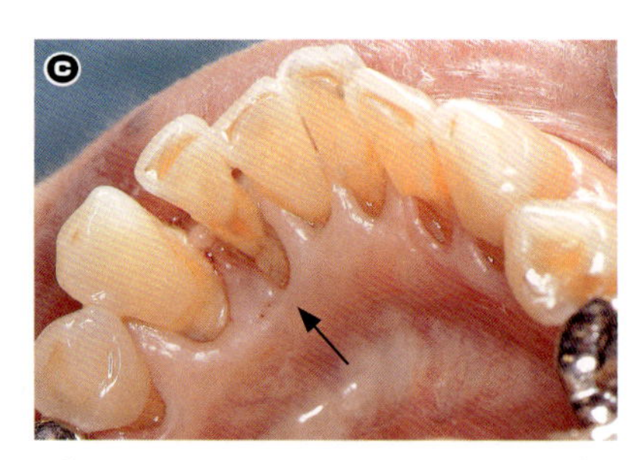

図3-3-5a～c　特定の歯に負荷が加わっている場合（**a の矢印**）、歯の支持組織の歯槽骨（**b の矢印**）やアブフラクション（**c の矢印**）などの影響が見られることがある。

③前方運動でのガイディングトゥースの確認と干渉歯の確認

前方運動時に各々の前歯がどのようにガイドしているか診査する。切歯の特定の歯にガイドの負荷が加わっていないか（**図3-3-5**）、前方運動時に臼歯に干渉はないかなど診査する。

④歯列弓の状態

歯列弓の乱れは、機能を営むうえで干渉が生じる可能性が高いため、咬合診査をする前に観察する。

3-4　歯周病の診査

歯の支持組織が健全でなければ、どのような補綴治療も長期にわたる維持は望めない。

歯周組織の精密検査を以下に挙げる。

1）視診などによる所見

①プラークスコアのチェック（プラークインデックス診査）
②歯周ポケットの状態（プロービングポケットデプスの計測、出血と排膿のチェック）
③アタッチメントレベルの確認（歯肉の退縮、生物学的幅径の侵襲の程度）
④歯の動揺度
⑤食片圧入の有無（proximal contact test）
⑥歯肉の炎症、腫脹の有無
⑦小帯の異常の有無

2）エックス線写真所見

①歯槽骨の吸収状態および不透過像（**図3-3-5b**）
②歯根の形態、長さ、ボリューム
③歯根近接の有無
④根分岐部の罹患状態

図3-3-6a〜c　**顔貌の左右対称性の観察例**

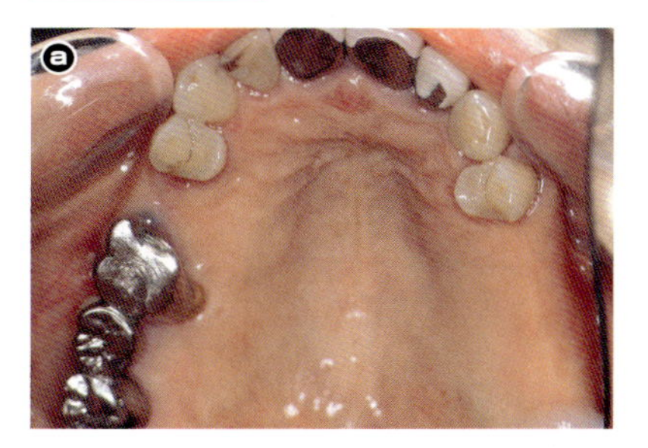

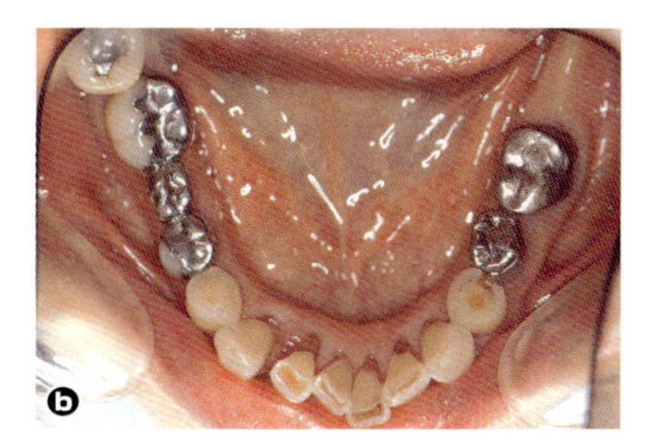

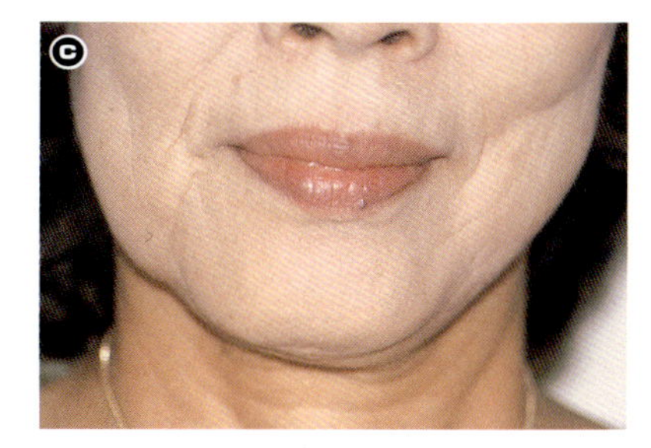

図3-3-6a〜c　左側に多数歯の欠損があり（**a**、**b**）、長期間右側のみの咀嚼を続けていたため、明らかに左右の咬筋のバランスが異なっている（**c**）。

図3-3-7a〜c　**筋の触診**

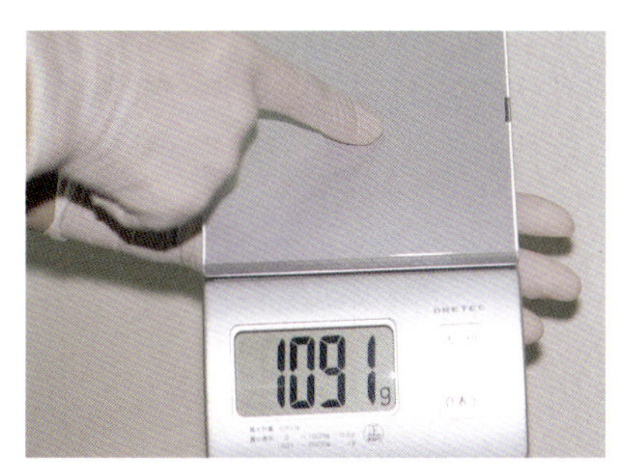

図3-3-7a　筋の触診の適正な手指圧は800〜1,200 g の範囲で行う[2)]。キッチン用計量器で手指圧の練習をする。

－：痛くない
±：違和感あり
＋：痛い
＋＋：かなり痛い
＋＋＋：激しく痛い

図3-3-7b　判断基準表[2)]。5段階評価で判定する。

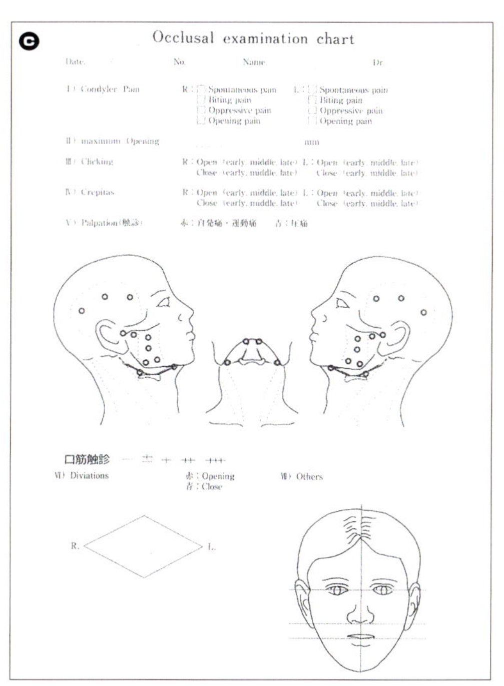

Occlusal examination chart

Date.　No.　Name.　Dr.

I）Condyler Pain　R：□ Spontaneous pain　□ Biting pain　□ Oppressive pain　□ Opening pain　L：□ Spontaneous pain　□ Biting pain　□ Oppressive pain　□ Opening pain

II）maximum Opening　mm

III）Clicking　R：Open (early, middle, late)　Close (early, middle, late)　L：Open (early, middle, late)　Close (early, middle, late)

IV）Crepitas　R：Open (early, middle, late)　Close (early, middle, late)　L：Open (early, middle, late)　Close (early, middle, late)

V）Palpation（触診）　赤：自発痛・運動痛　青：圧痛

口筋触診　－　±　＋　＋＋　＋＋＋

VI）Diviations　赤：Opening　青：Close　VII）Others

R.　L.

図3-3-7c　顎関節・咀嚼筋などの診査表例。

3-5　筋の触診

1）顔貌の左右対称性の観察

ほとんどの人の顔は、正確には左右対称ではない。しかし、後天的な因子で左右のバランスが明らかに変化することがある。咀嚼の習慣（偏咀嚼）や欠損歯部の長期放置などにより、咀嚼筋の左右のバランス、左右の口角のバランスにも影響を及ぼす。口腔内からだけでなく、顔面からもその患者の習慣・習癖や既往の推測が可能であり、診断の助けとなることがある（**図3-3-6**）。

2）筋の触診

顎機能の不調和により、咀嚼筋にその徴候が現れることがある。自発痛や運動痛が認められない場合でも、圧痛として認められる場合もある。

筋の触診を的確に行うためには、解剖の正常像と機能の認識も必要である。診査時の適正手指圧は800〜1,200 g（**図3-3-7a**）の範囲で行い[2)]、**図3-3-7c** に示した診査表に記載する。

図3-3-8a〜c　顎関節の触診・問診

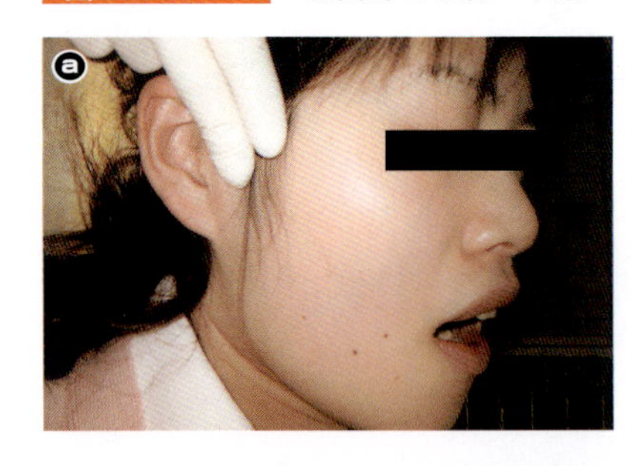

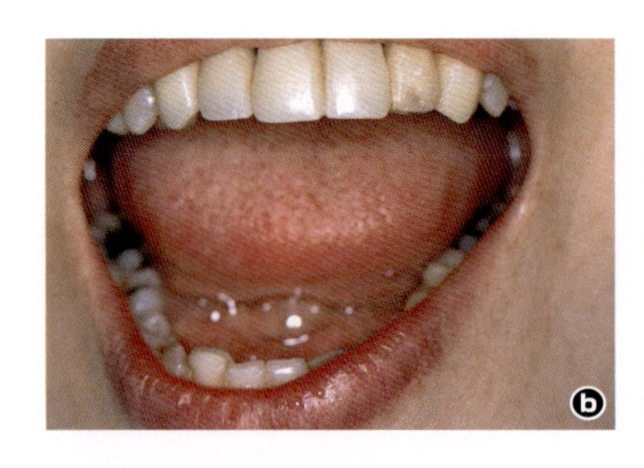

図3-3-8a　顎関節部の触診。顆頭を中指で確認する。わずかに開閉口してもらうと、顆頭の位置が確認できる。人差し指を関節窩上縁に位置させ、人差し指と中指で開閉口時の動きや雑音を読みとる。
図3-3-8b　肉眼的な開閉口の状態を確認し、診査表に記入する。

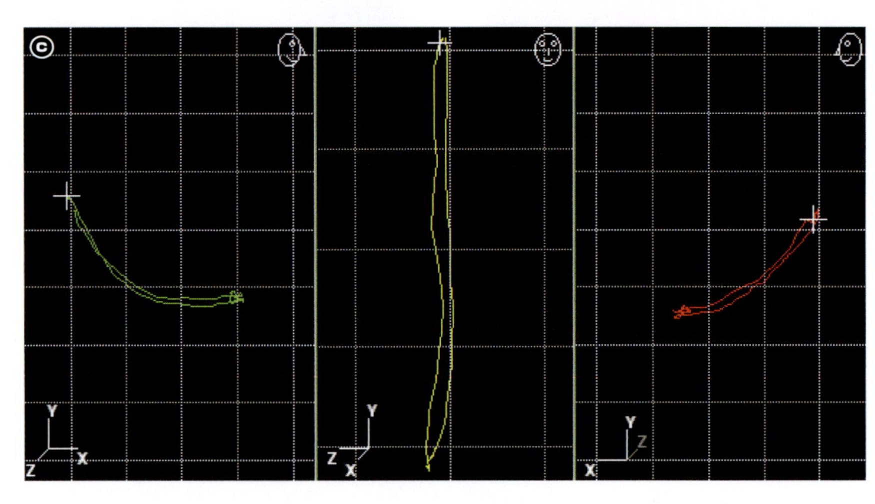

図3-3-8c　顎機能の診査機器を使用すると、肉眼で観察するより精細に確認できる（アルカス・ディグマの使用例）。

3-6　顎関節の触診・問診

顎関節の状態は、問診表と術者による触診などによって判断する。顎関節規格写真も診断の助けとなる。

1）触診のしかた

①患者に軽く開閉口してもらい、左右の顆頭を中指で確認する
②人差し指で関節窩縁を確認する
③閉口位で、人差し指を関節窩上縁、中指を顆頭に位置づける（**図3-3-8a**）
④ゆっくり開閉口してもらい顆頭の動きを読み取る
・開口開始の左右顆頭の滑走運動にズレがあるか
・左右顆頭の滑走運動のタイミングにズレがあるか
・左右顆頭の滑走量は同じか
・クリッキングまたはクレピタスがあるか
・閉口路においても②〜④の診査をする

2）開閉口経路の確認（図3-3-8b）

診査機器を保有していればパントグラフにてより精細に観察できる（**図3-3-8c**）

3）最大開口量の測定

40mm 以上を正常の目安とする

図3-3-9a、b　唾液の診査に用いるキットの一例

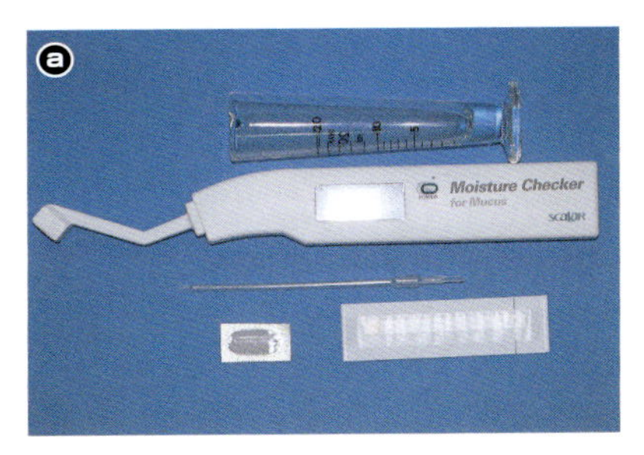

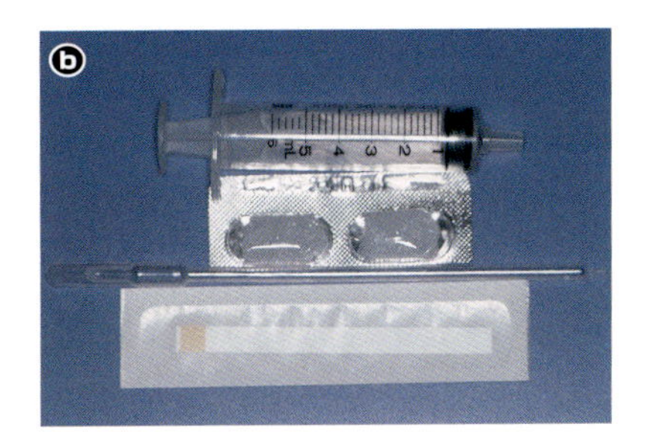

図3-3-9a、b　口腔の乾燥、すなわち唾液量の減少は口腔内の健康維持を困難とする。唾液量や緩衝能など口腔の健康維持に関与するリスクを診査することは有意義である。

図3-3-10a、b　バイラテラルマニピュレーションテクニック変法

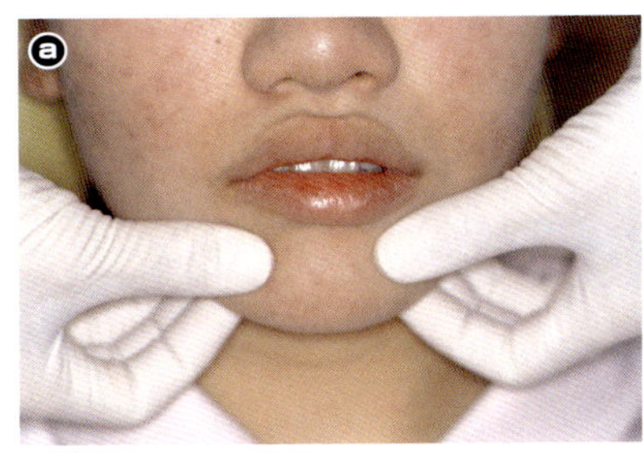

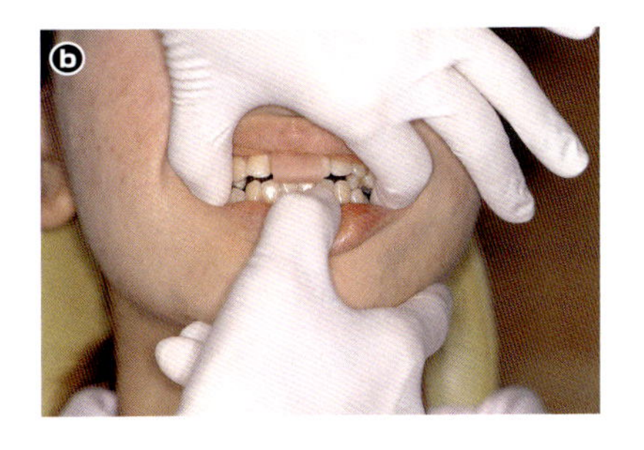

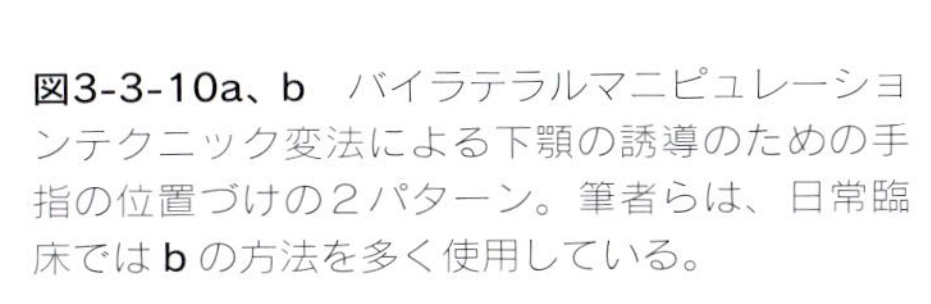

図3-3-10a、b　バイラテラルマニピュレーションテクニック変法による下顎の誘導のための手指の位置づけの2パターン。筆者らは、日常臨床ではbの方法を多く使用している。

3-7　唾液の診査（唾液量・緩衝能）

唾液量の減少は、口腔内の健康維持を困難とする。う蝕・歯周病予防の観点からも重要であるが、これから行う補綴治療やインプラント治療の予後の予測においても参考になる。

治療を行うにあたり、あらかじめ口腔内の健康維持を困難とするリスクを認識することで患者自身に自覚を促し、メインテナンス間隔の決定などの参考とすることができる（**図3-3-9**）。

3-8　早期接触の有無の確認（中心位から最大咬頭嵌合位への偏位の有無）

ここでの診査では、早期接触が認められるか否かの診査である。

下顎の偏位量が比較的大きい場合は、術者の誘導で患者自身が早期接触を認識できることが多い。一方、下顎の偏位量が比較的少ない場合は、患者自身では早期接触を認識できないことがある。バイラテラルマニピュレーションテクニック bilateral manipulation technique（Dawson technique）の変法（**図3-3-10**）により誘導し、はじめに接触する歯が左右どちらか、前方か後方に存在するかを確認する。このとき咬合紙は使用しない。異物を挿入することで生じる生体の逃避反射が生じることより、筋が口角を後方に牽引し顆頭位を480±154 μm後方へ偏位させる[2、3]ためである。

「最初の接触は右か左か？」「前歯か？」「小臼歯か」「大臼歯か？」

患者がその診査に慣れ、そして早期接触部の見当がついてから、次に咬合紙を用いて確認する。

3-9　スタディモデルでの診査

図3-3-11　スタディモデル

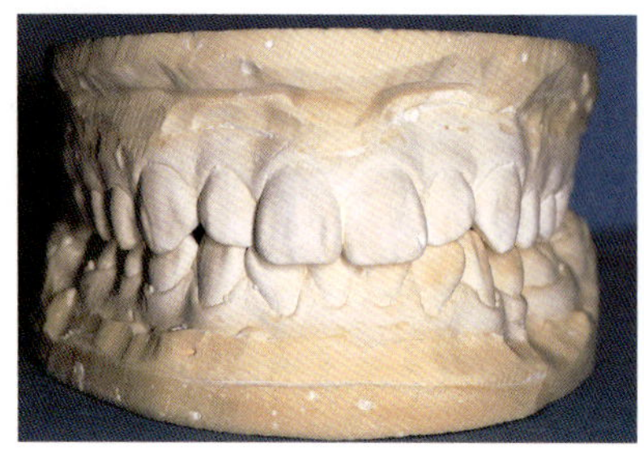

図3-3-11　口腔内で見えにくいところも、模型であれば多方向からも観察できる。

口腔内で観察できることではあるが、実際の口腔内では見えにくいところ・見えないところであっても、模型(スタディモデル)(**図3-3-11**)であれば確実に観察できる。以下に観察項目を示す。

①咬頭嵌合の安定性
②アンテリアガイダンスの推定
③前歯の被蓋状態の確認(オーバーバイト、オーバージェット)
④スピーカーブ、モンソンカーブの状態
⑤歯頸ラインの確認
⑥くさび状欠損の有無
⑧歯の摩耗(ファセット)の状態
⑨外骨症(骨隆起)の有無

☞詳細は下記を参照
・第8章　スタディモデル　診断用模型の重要性

3-10　口腔内および顔貌の写真診査

図3-3-12　顔貌写真診査

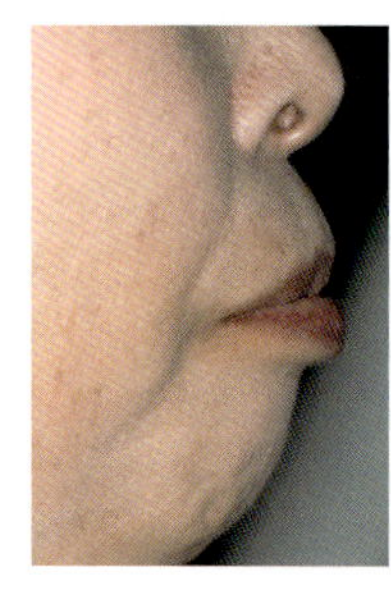

図3-3-12　前歯前突のため口唇も突出している。歯の位置や歯の有無は口唇周囲の顔貌に大きな影響をもたらす。顔貌の写真は、審美所見として参考となる。

術前の状態を写真などで記録しておくことは重要である。スタディモデル同様、口腔内でも観察できることではあるが、口腔内では見えにくいところ、経時的変化後も口腔内写真によって観察できる。また、顔貌の写真は審美所見として参考となる(**図3-3-12**)。

3-11　口腔内細菌検査

唾液量、緩衝能と同様に、リスクを認識することは予防や治療後の予後の評価の参考となる。

3-12　顎機能の精細な診査

咬合の機能的所見を精査する(**図3-3-13a～z**)。

1)フェイスボートランスファー(図3-3-13a、b)

咬合器に上顎の模型を固着するために、頭部顔面の基準に対し、上顎の位置を記録する。またそれによって、下顎の開閉口軸と距離を一致させる。

２）顎間記録（中心位・生理的顆頭安定位の記録（CR バイト）と最大咬頭嵌合位の記録（マッシュバイト））（図3-3-13c〜h）

顎間記録は、診断用模型での診査では中心位・生理的顆頭安定位を出発点・基準位とするため、中心位・生理的顆頭安定位の記録をする（本章では、中心位・生理的顆頭安定位の記録バイトを総称して CR バイトと記す）。

また、現状の最大咬頭嵌合位（ICP）のマッシュバイトも必要である。ICP と CR の偏位状態を CPI にて調べる。

３）偏心運動記録（チェックバイトレコード）（図3-3-13o〜q）

偏心運動の記録は、前方・左右側方機能域での運動量を咬合器に与える顆路角や、イミディエイトマンディブラートランスレーション（イミディエイトサイドシフト）としての数値を得るものである。咬合器上で咬合を調整するにあたっては、患者固有の数値が必要である（**図3-3-13r〜z**）。

中心位または生理的顆頭安定位で咬合器にマウントした診断用模型で

①中心位と現状の最大咬頭嵌合位との偏位の有無、偏位の方向、偏位の度合い（**図3-3-13m、n**）

②犬歯の位置の確認とアンテリアガイダンスの状態

③水平・垂直オーバーラップの量

④中心位でのアングルⅠ〜Ⅲのスケルタルパターンの判定

⑤欠損歯の状況、垂直高径の維持の可否、咬合平面の状態

など、顎機能に影響する因子所見を診査する。

図3-3-13a〜z　顎機能の精細な診査の実際の流れ

図3-3-13a、b　STEP 1　フェイスボートランスファー

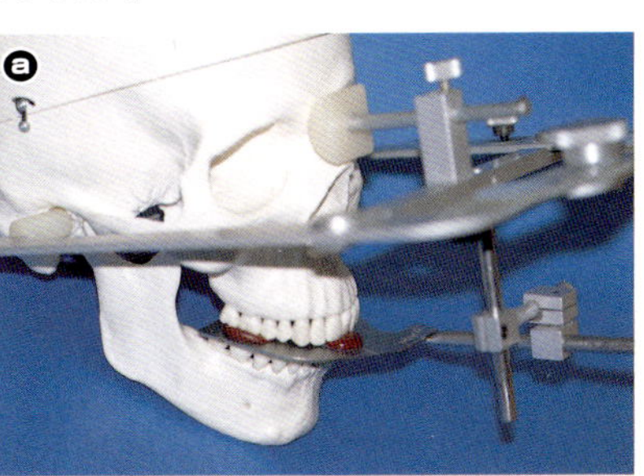

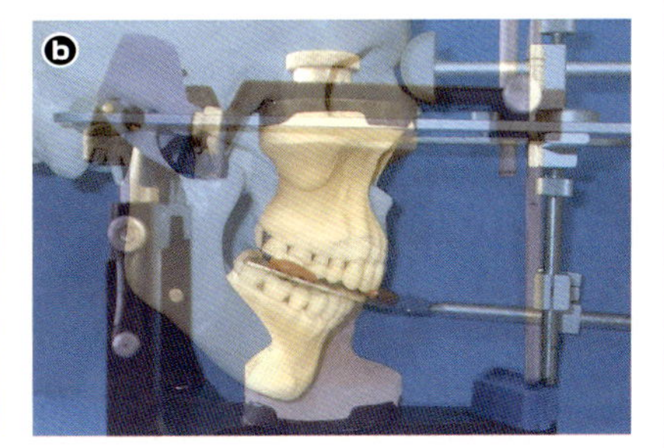

図3-3-13a、b　フェイスボートランスファーは、咬合器上で、顎関節・基準平面に対し生体と同様の位置に上顎歯列模型を固着するために行う。

図3-3-13c、d　STEP 2　中心位・生理的顆頭安定位採得の前準備

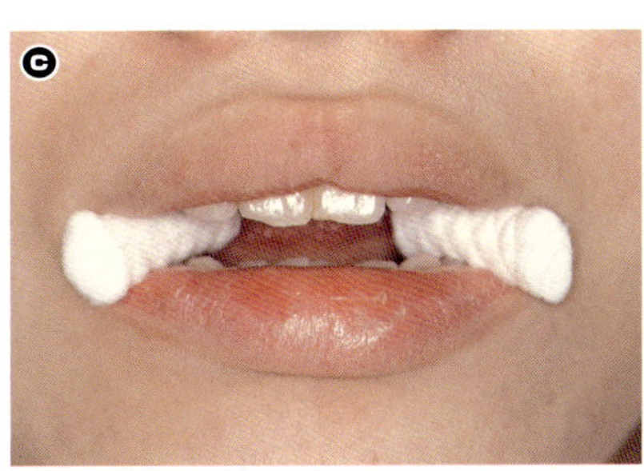

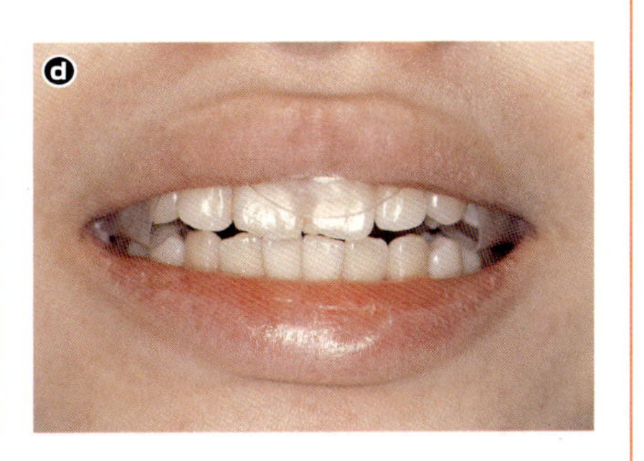

図3-3-13c、d　中心位・生理的顆頭安定位の採得にあたり、前準備として筋の緊張緩和のためロールワッテを5〜10分咬んでもらうか、筋の緊張の強い場合はアクアライザーを使用する。

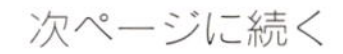
次ページに続く

図3-3-13e、f　STEP 3　バイラテラルマニピュレーションテクニック変法時の手指の位置づけ

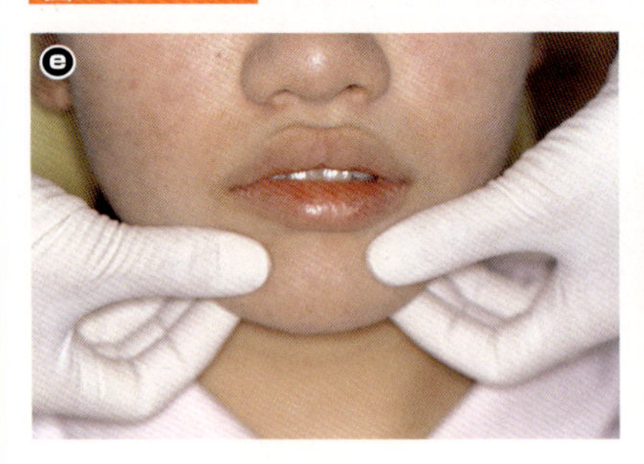

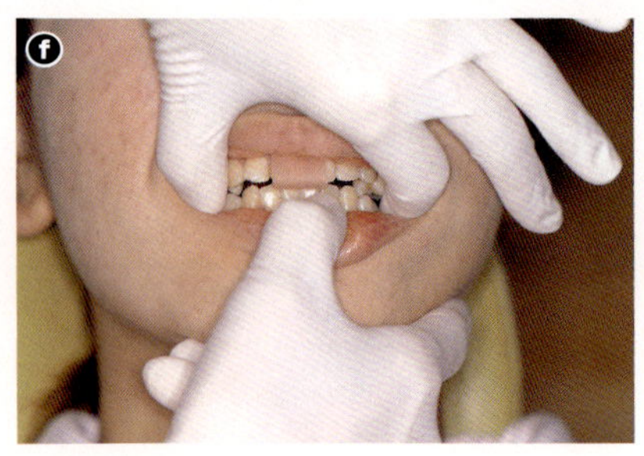

図3-3-13e、f　バイラテラルマニピュレーションテクニック変法による下顎の誘導のための手指の位置づけ。２パターンを示すが、日常臨床では**f**を多く使用している。

図3-3-13g、h　STEP 4　中心位・生理的顆頭安定位のバイト採得

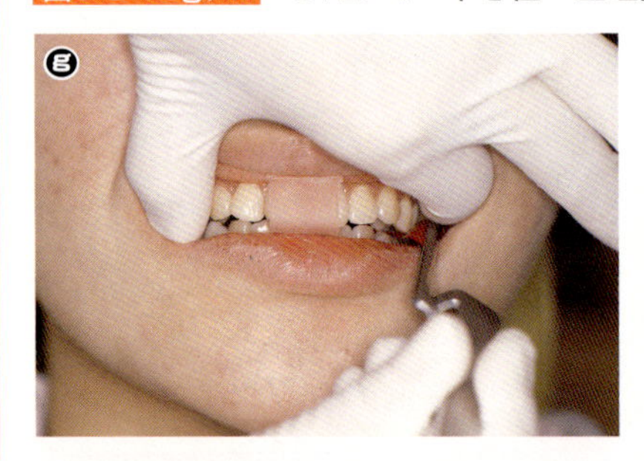

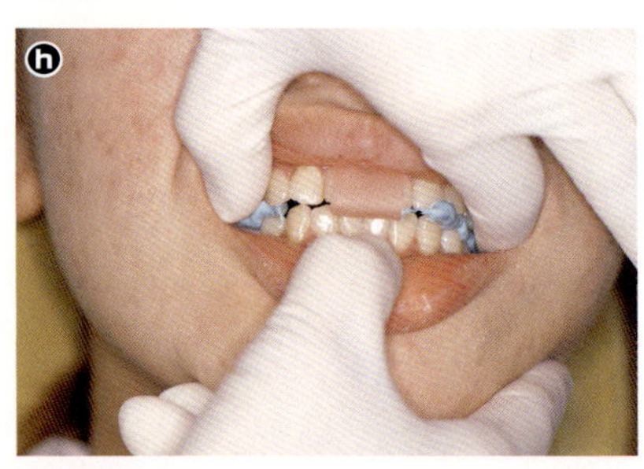

図3-3-13g、h　歯の接触がないかどうか患者に口答で確認するか、咬合紙が抜けるかなどで確認してから(**g**)、中心位・生理的顆頭安定位のバイトを採得する(**h**)。

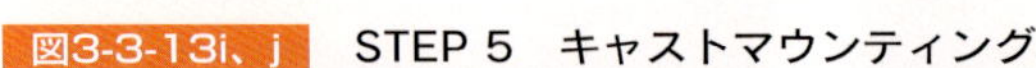

図3-3-13i、j　STEP 5　キャストマウンティング

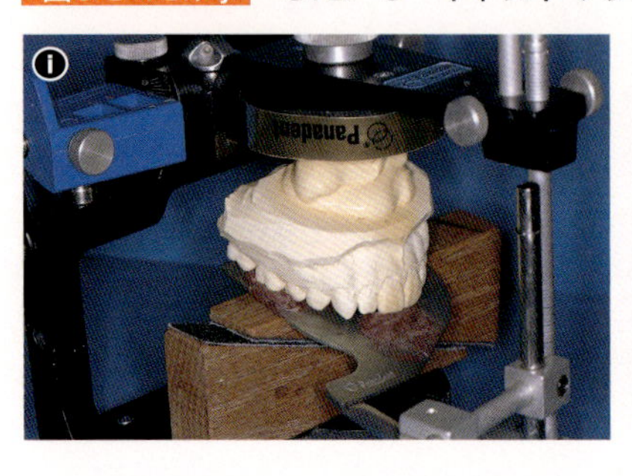

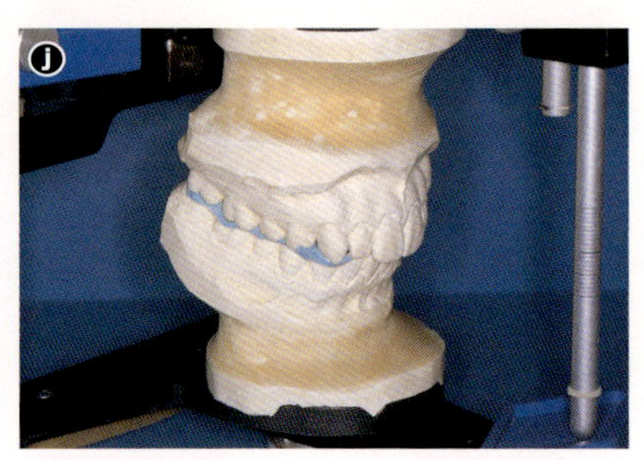

図3-3-13i、j　スタディモデルの上顎を、フェイスボートランスファーした記録をもとに咬合器に装着し、**h**で採得したバイト記録で下顎模型を咬合器に装着する。これらの操作により、基準平面(フランクフルト平面やカンペル平面など咬合器の種類により異なることがある)に対する顎関節部と上下顎が生理的に位置づけされる。

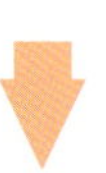

図3-3-13k～n　STEP 6　下顎位の偏位状態の印記

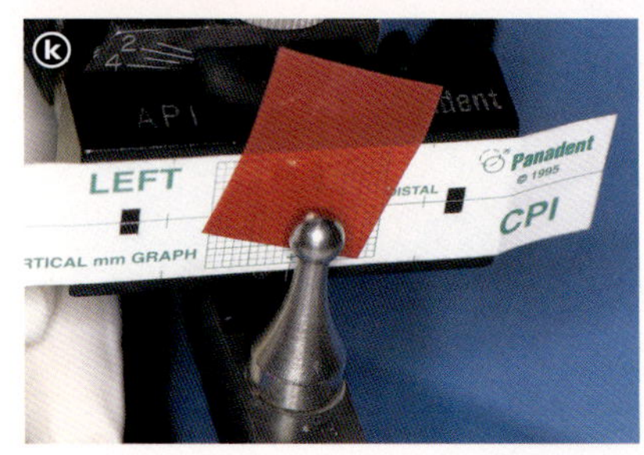

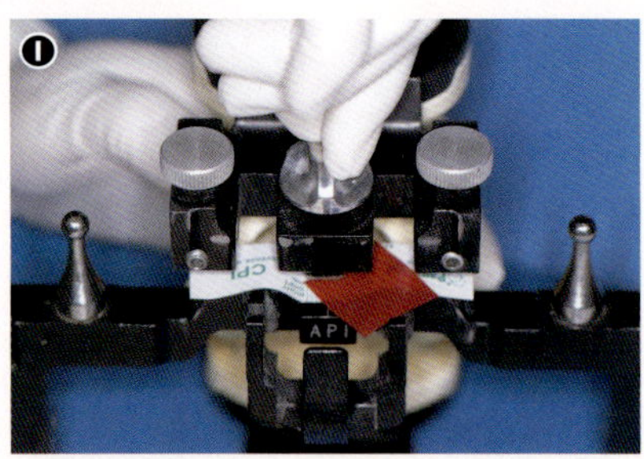

図3-3-13k、l　下顎の偏位状態を確認するため、パナデントの咬合器ではバーティカルグラフサポートにバーティカルグラフペーパーを貼り(**k**)、ホリゾンタルグラフサポートにはホリゾンタルグラフペーパーを貼る(**l**)。上下顎模型にCRバイトを介在させ、コンダイルエレメントの間に赤の咬合紙を入れ印記する。

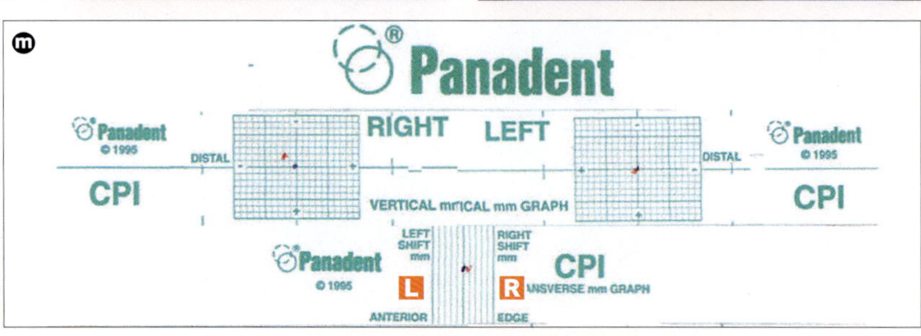

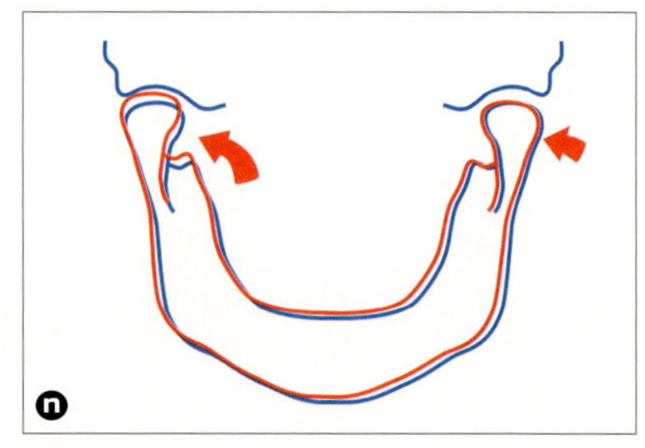

図3-3-13m、n　左右のバーティカルグラフペーパーとホリゾンタルグラフペーパーの記録。CPI(**m**)から、**n**のようにICPでは下顎が偏位していることがわかる。

図3-3-13o〜q　STEP 7　偏心運動記録（チェックバイトレコード）の採得

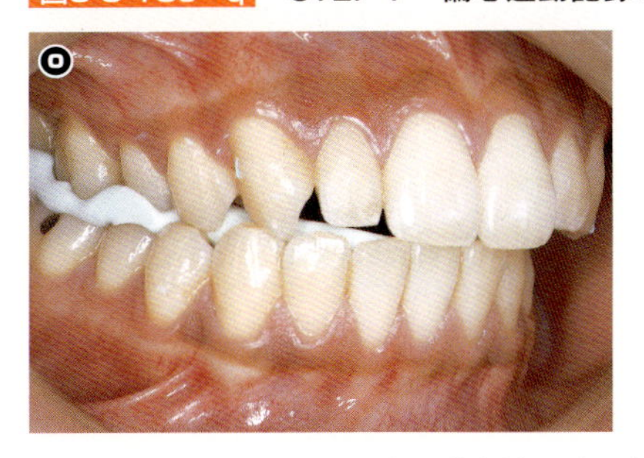
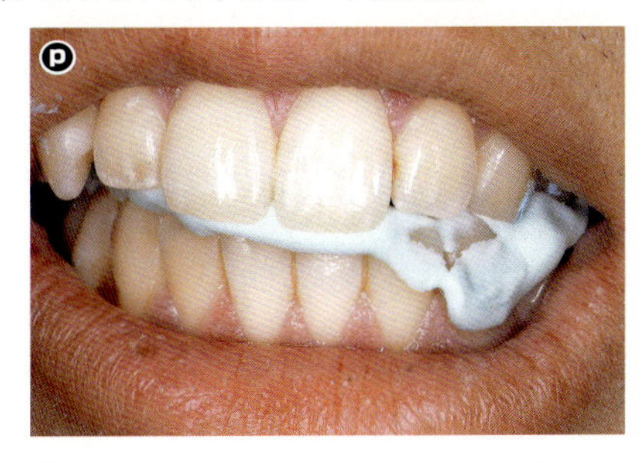
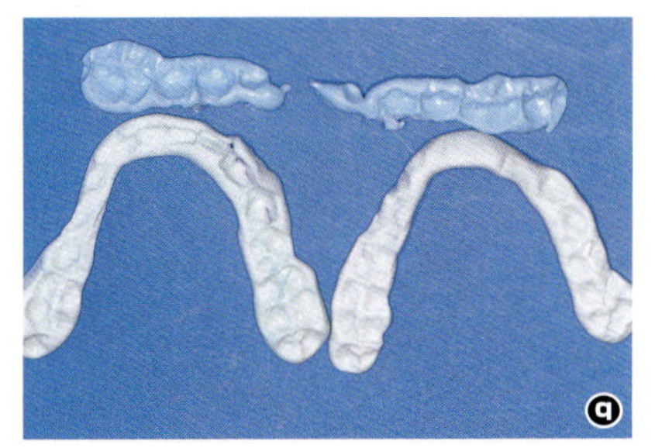

図3-3-13o〜q　パナデントの簡便法であるが、顆路角とイミディエイトマンディブラートランスレーション（イミディエイトサイドシフト）を測定するため、偏心運動記録（チェックバイトレコード）（前方・側方運動）を採得する。

図3-3-13r〜t　STEP 8　顆路角およびイミディエイトマンディブラートランスレーションの測定（簡易法）

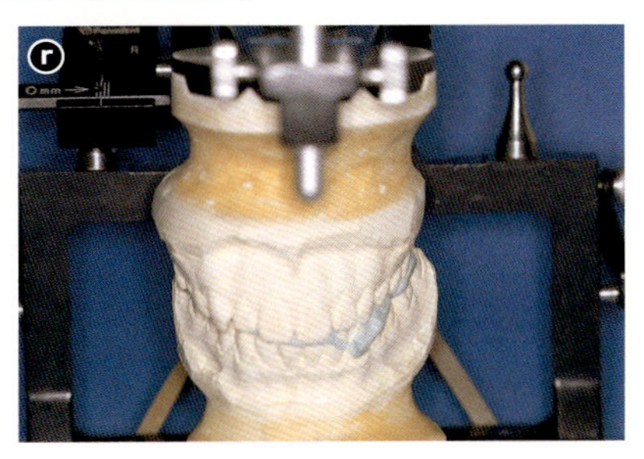
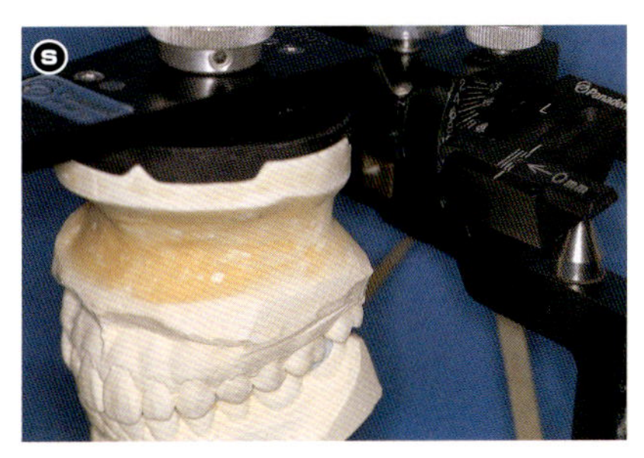
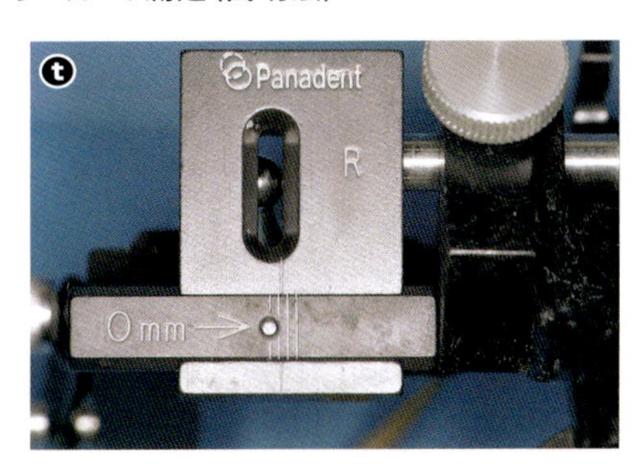

図3-3-13r〜t　パナデントのモーションアナログをはずし（**r**）、アナログセレクターで顆路角（**s**）とイミディエイトマンディブラートランスレーション（イミディエイトサイドシフト）を読み取る操作を行う。

図3-3-13u〜w　STEP 9　アキシスパスレコーダーシステム

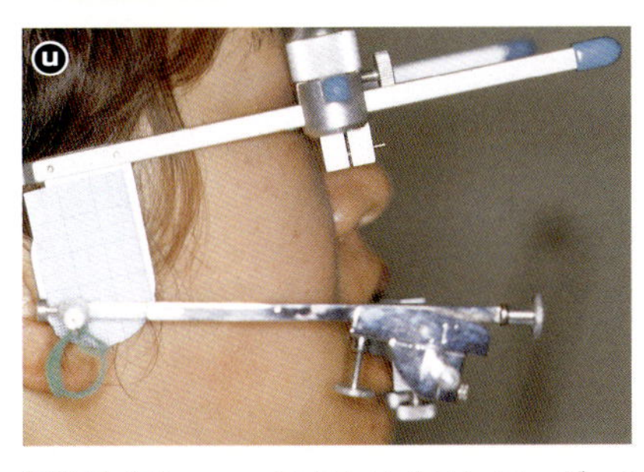
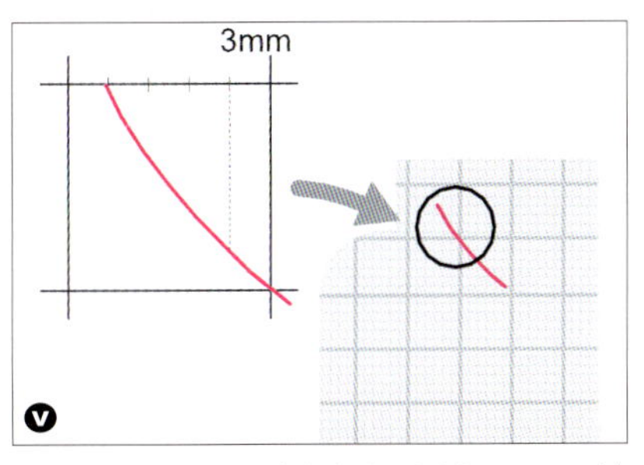

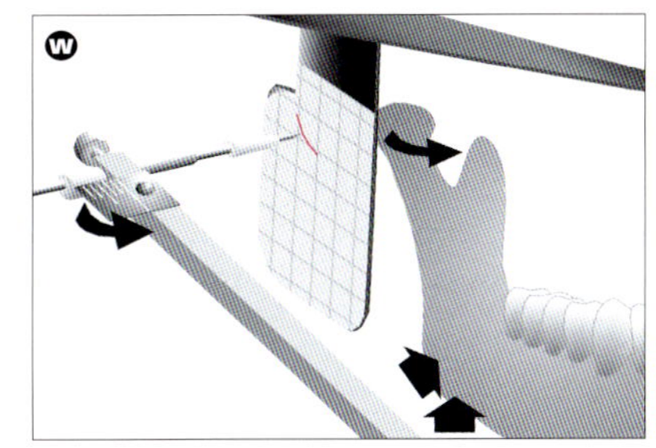

図3-3-13u〜w　アキシスパスレコーダーシステムによって、顆路角およびイミディエイトマンディブラートランスレーション（イミディエイトサイドシフト）を求める。側方軌跡としてのベネットシフトが読み取れる。また、水平的に記録された非作業側ベネットパスの水平3mmの位置から垂線を下したところまでのパスが機能域である。

図3-3-13x〜z　STEP 10　アキシスパスレコードによる顆路角の測定

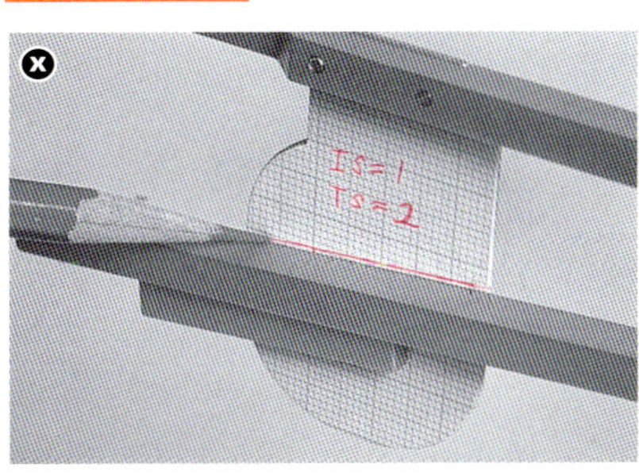
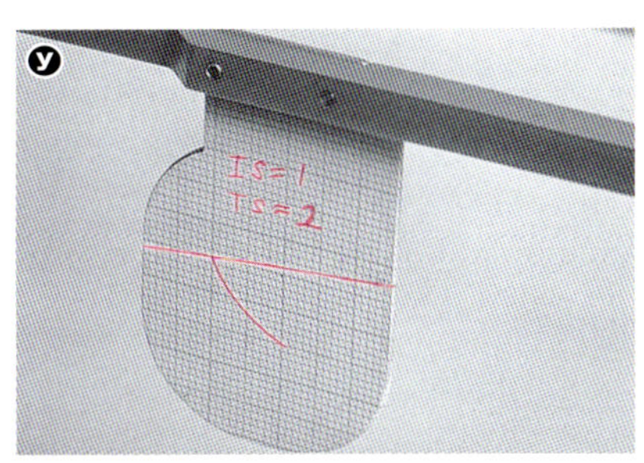
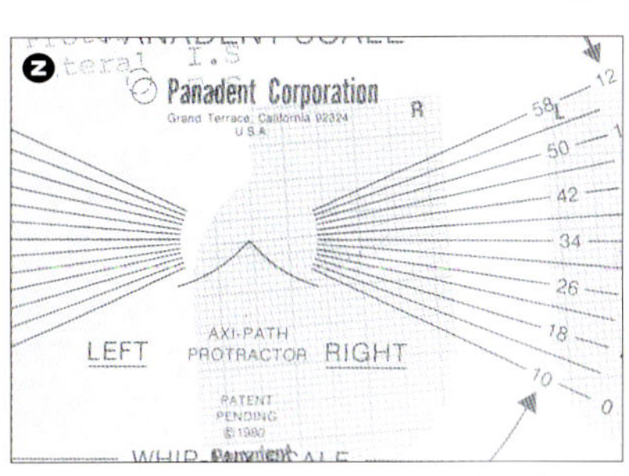

図3-3-13x〜z　パナデント咬合器上で基準線（アキシスオルビタリファレンスプレーン）を引く。レファレンスボウを設置し鉛筆で線を引き（**x**）、それによって得られた基準線をもとに（**y**）、パナデントスケールを用いて顆路角を求める（**z**）。

☞図3-3-13v〜zは、Dr. Gibbsが、Dr. Raymond L.Kim、山﨑長郎先生、本多正明先生に贈られたスライドの一部である。

図3-3-14a〜f　顎関節のエックス線写真撮影

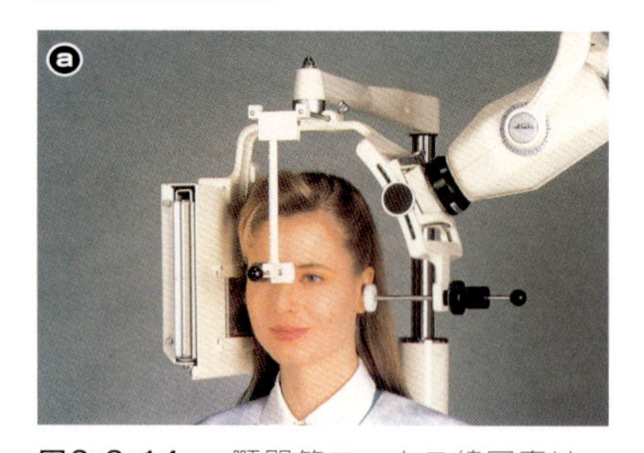

図3-3-14a　顎関節エックス線写真は、イヤーロッドとナジオンパットの基準位置で頭部を固定し、エックス線の照射方向も固定できる規格化されたものが望ましい(朝日レントゲン工業)。

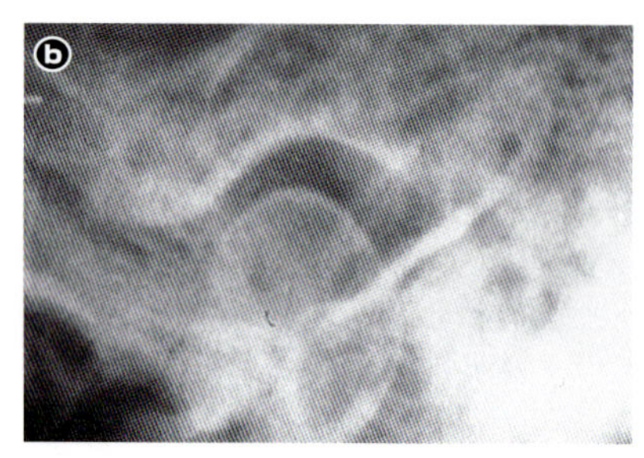

図3-3-14b　正常な顎関節規格写真像で、顆頭が関節窩の中で位置するところを示す。あくまで立体的のものを平面で映し出すのであり、イメージとしてとらえる。

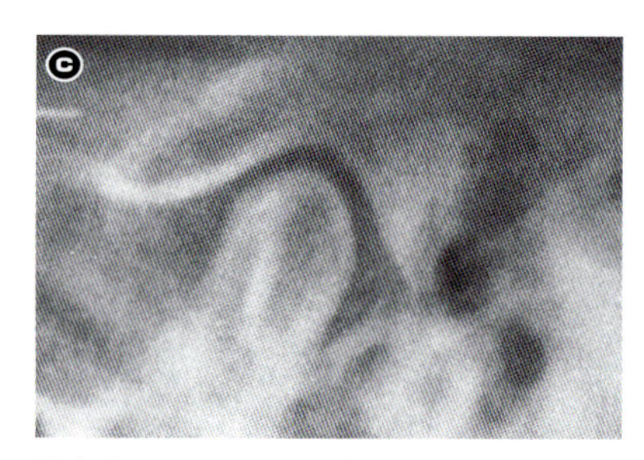

図3-3-14c　この画像の顆頭は、bの正常像と比較するとかなり細い形態であった。しかしこの画像だけでは、患者の生来の顆頭の形態が細いのか、変形した結果細くなったのかの判断はできない。

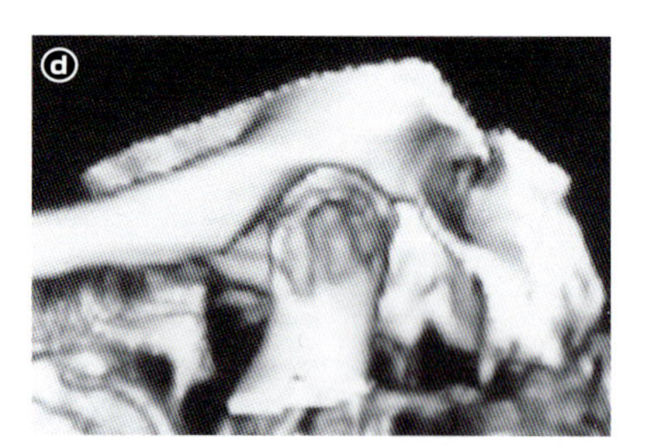

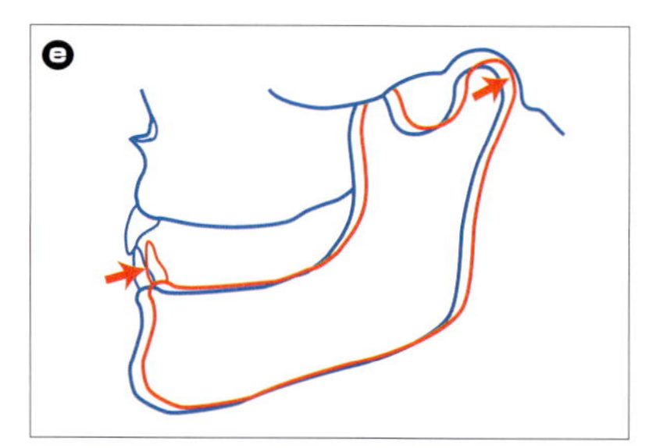

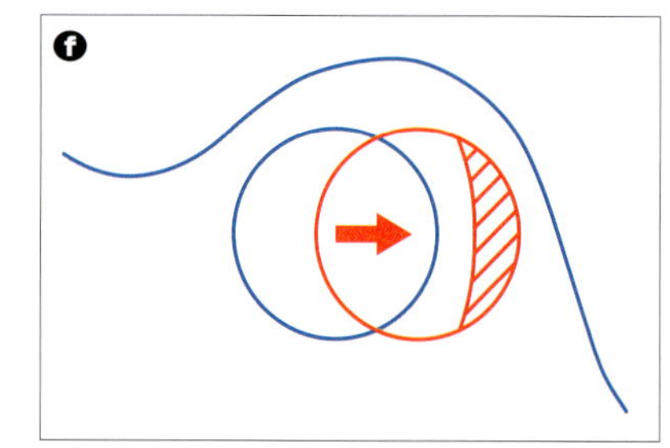

図3-3-14d〜f　cの顆頭をCTの三次元立体画像で見ると、顆頭の後方の皮質骨が断裂しているのがわかった(d)。この症例はeのように下顎が偏位していたため、顆頭部にメカニカルストレスが加わり骨の退行性変化をもたらした可能性が考えられた(f)。これらの診査結果をもとに、cの細い顆頭は、患者固有の形態ではなく変形した結果であることがわかる。

3-13　顎関節規格写真・CT・MRIでの精細な診査

1)顎関節規格写真での診査(図3-3-14a〜f)

シューラー法に代表される側斜位経頭蓋撮影法で診査を行う(**図3-3-14a〜c**)。イヤーロッドとナジオンパットで固定し、フェイスボーの基準のように規格性がある撮影方法により評価する。

左右顎関節窩と顆頭の位置関係を検討し、診断用模型で得られた下顎の偏位診断が正確であるかどうか確認できる。また、顆頭の大きさや変形などの状態も観察できる。しかし、あくまでも立体を平面に映し出す影絵のようなものであることも忘れてはならない。顆頭が正常像と比較して細く見えても(**図3-3-14c**)、それが患者固有のものなのか、変形で細くなったのかの判断は困難であるように、顎関節規格写真だけですべてが診断できるとは限らない。

前記の診査事項を総合的に診査し、問題点と診断した内容が符号するか否かを判断する。CT画像やCTの三次元立体画像(**図3-3-14d**)、MRI画像で診査すると、さらに詳しく観察でき診断の確証を得ることができる。

図3-3-15a〜c　CT および CT の三次元立体画像での診査

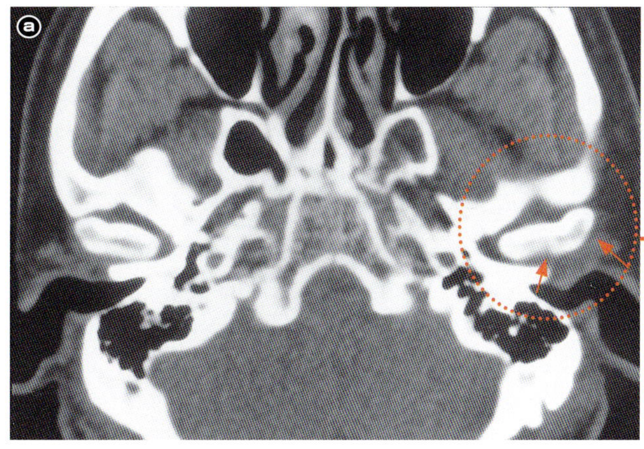

図3-3-15a　従来の CT 画像でも顆頭の変形や皮質骨の断裂の可能性は確認できる（矢印部）。しかしこの画像から実際の顆頭の変化を明確にイメージすることは容易ではない。

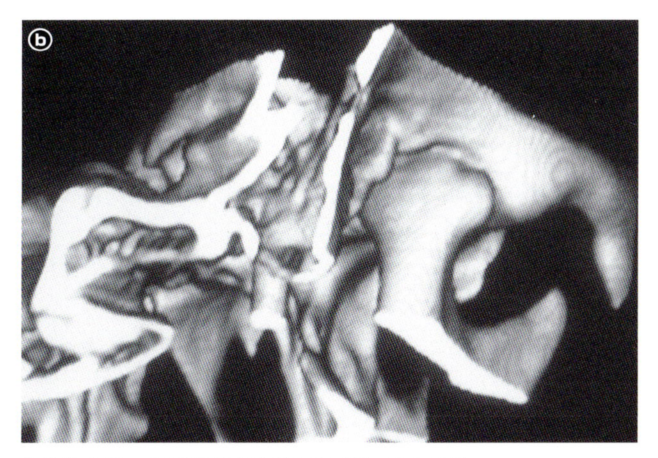

図3-3-15b　正常な顆頭の CT の三次元立体画像。

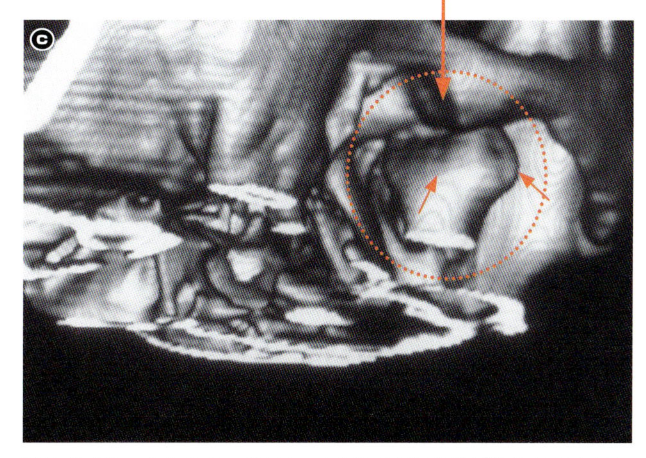

図3-3-15c　CT のデータから、三次元立体画像が得られるようになり、CT での漠然としたイメージは、その実際を明確に確認できるようになった。

２）CT 画像（computed tomography）での診査（図3-3-15a）

CT 画像により、顎骨の形態や量を確実に把握できる。また、たとえば埋伏歯などが顎骨の内部のどこに位置しているかなど、三次元的に把握したいことも見ることが可能である。

３）CT の三次元立体画像での診査（図3-3-15b、c）

コンピュータによる画像解析技術の進歩は医科領域では広範に普及しているが、近年歯科領域でも利用され、診断の向上の助けとなってきている。さらには三次元立体画像が得られるようになり、そのデータから、必要であれば任意の断面の画像をも構成できるようになった。インプラント治療における顎骨の視覚的な観察の有用性は知られているところであろう。顎関節の三次元立体画像から得られた情報は、顎関節に変化や問題が生じている症例の診断の助けとなる。

図3-3-16a、b　MRI画像による診査の実際

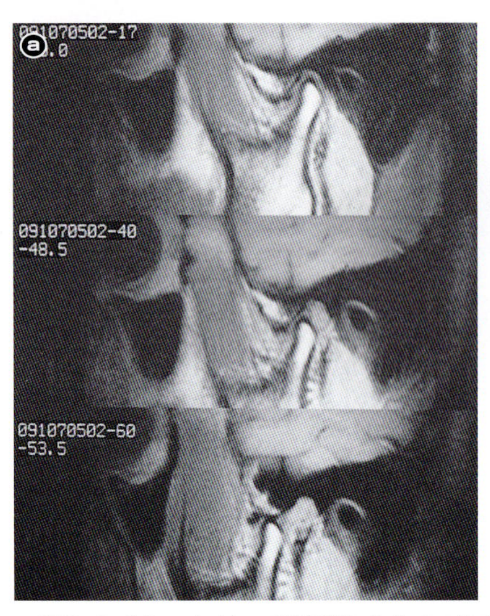

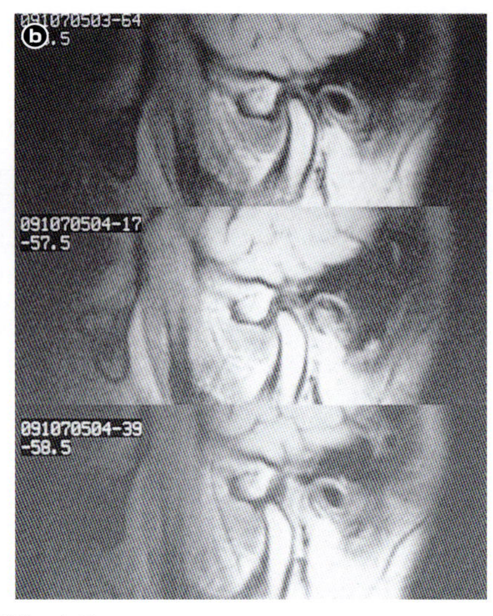

図3-3-16a　円板が前方転位している患者の開口運動時の顆頭と円板のMRI画像（ICP －10mm －20mm）。
図3-3-16b　正常者の開口運動時の顆頭と円板のMRI画像（ICP －10mm －20mm）。

☞**図3-3-16a、b**は、千葉豊和先生のご厚意による。

図3-3-17a、b　インプラント治療のためのCTおよび三次元立体画像分析

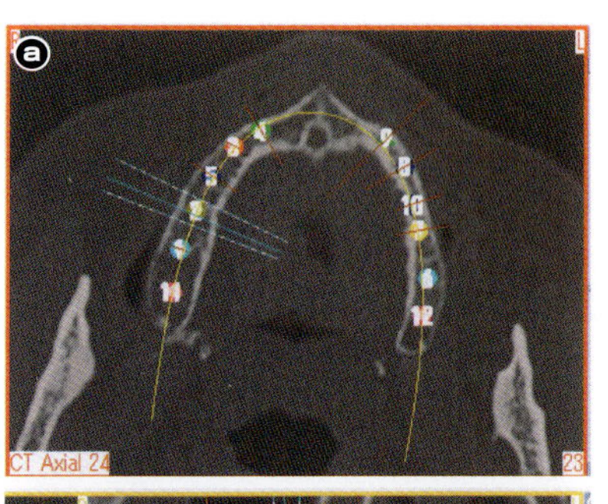

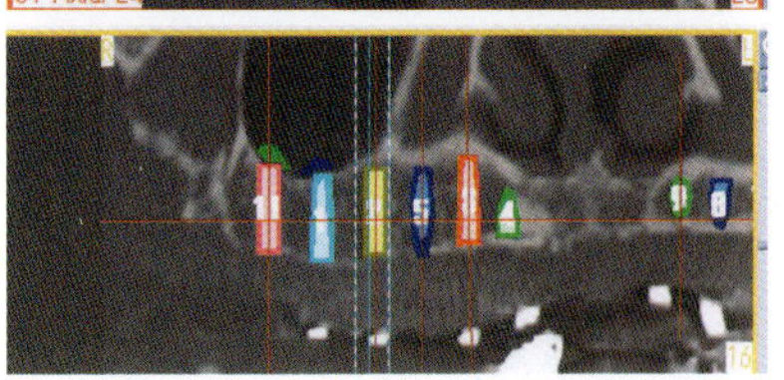

図3-3-17a　CT画像をもとに分析を行う。

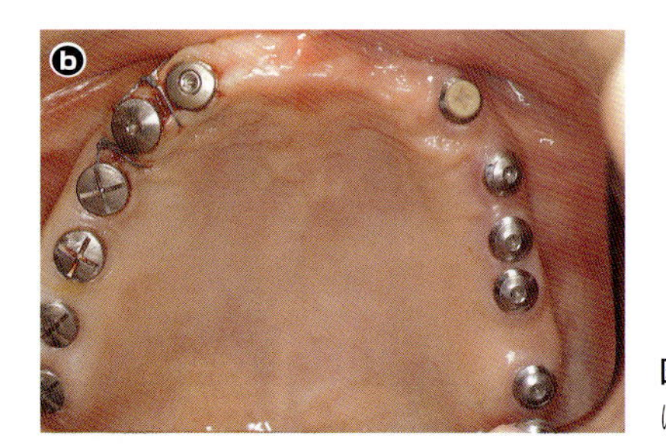

図3-3-17b　分析画像を参考に埋入したインプラント。

4）MRI画像（magnetic resonance imaging：磁気共鳴映像）での診査

MRI画像は磁気による共鳴画像である。MRIでは軟組織も観察できるため、関節円板の位置なども確認できる（**図3-3-16**）[4]。

5）矯正学的診査のセファロ分析

補綴治療で改善できる歯の位置関係には限界があり、矯正治療を治療に組み込むこともある。そのため顎骨の状態や歯の位置を頭蓋レベルで分析することは有用である。矯正治療のためだけでなく、補綴治療の観点からセファロ分析を利用することもある。

6）インプラントのためのCT、三次元立体画像分析

インプラント埋入予定部位の骨の状態を把握することは有効である。施術にあたり、偶発事故の回避のためにも必要である（**図3-3-17**）。

4．診査の流れと評価・診断の実際

実際の症例を通して、診査の流れと評価・診断を提示する。ここで解説する患者（**図3-4-1～31**）の概要は以下のとおりである。

初診：1997年

主訴：咀嚼障害（上顎右側欠損部の放置のため）と前歯の審美性の回復

年齢：32歳

性別：女性

4-1　患者の問題点の抽出

1）歯科的既往の問診

過去何度も修復処置が繰り返され、抜髄歯が多数あった。上顎右側欠損部はしばらく放置・経過していた（**図3-4-1～5**）。

患者と既往歴などの話をしていると、上顎右側のブリッジだけでなく、前歯の審美性の改善とメタルクラウンを審美的な状態に治療希望であることもわかった。患者の希望する補綴の範囲は上顎全歯となる。咬合高径の変更も必要と考えられ、咬合再構成治療となる。

主訴としては顎関節に疼痛を訴えていなかったが、初診時の問診表から顎関節の問題の可能性が考えられた（**図3-4-6**）。

図3-4-1～5　初診時の状態

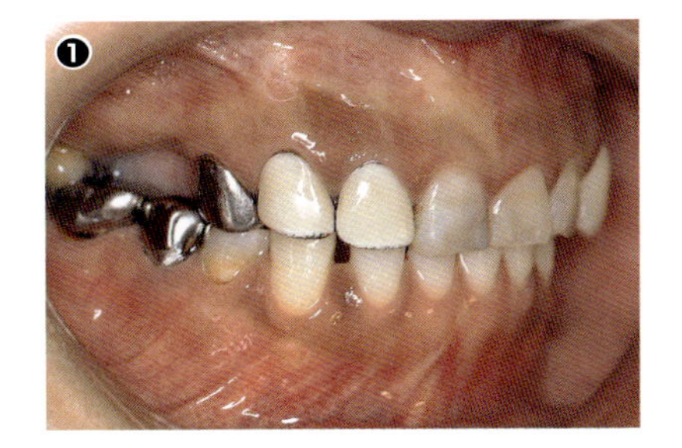

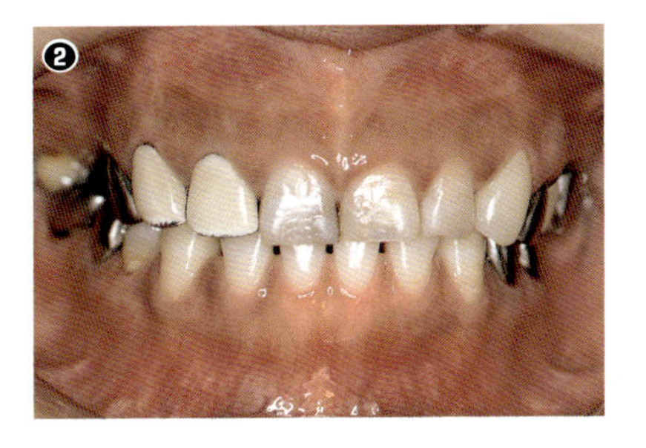

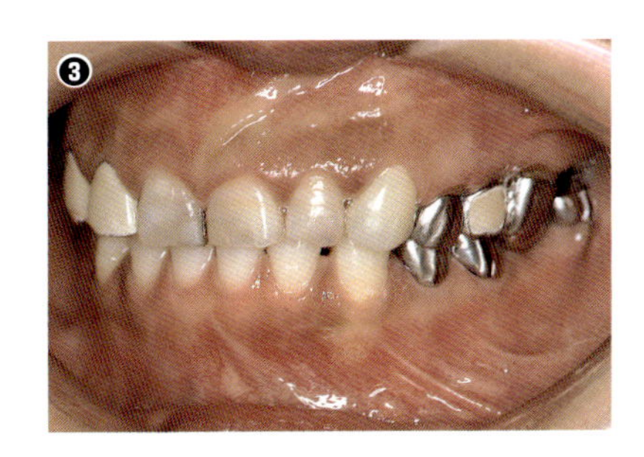

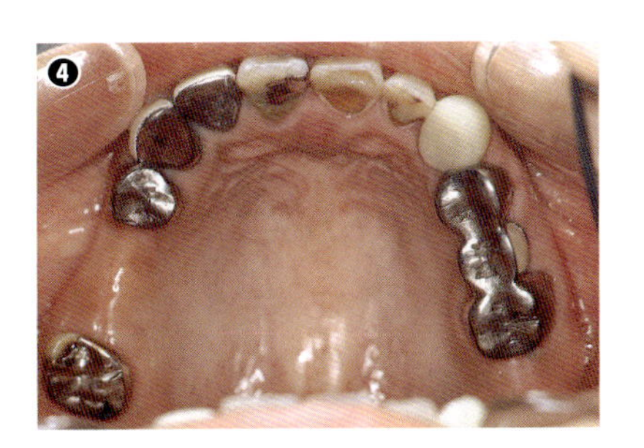

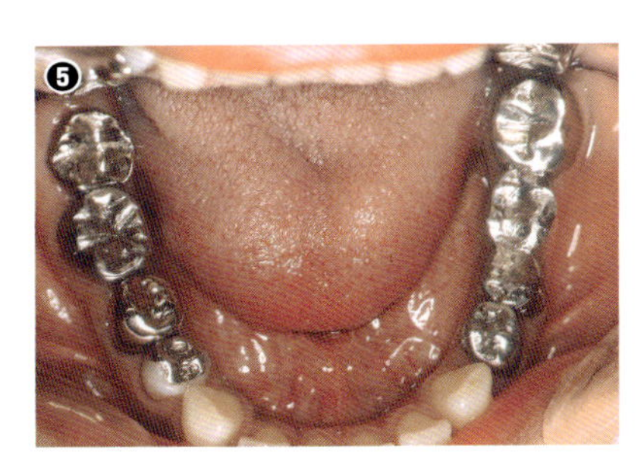

図3-4-1～5　上記の主訴の治療を行うにあたり、補綴治療が2／3顎以上となる。咬合再構成治療になる可能性を念頭に診査する必要がある。

図3-4-6　初診時の問診表

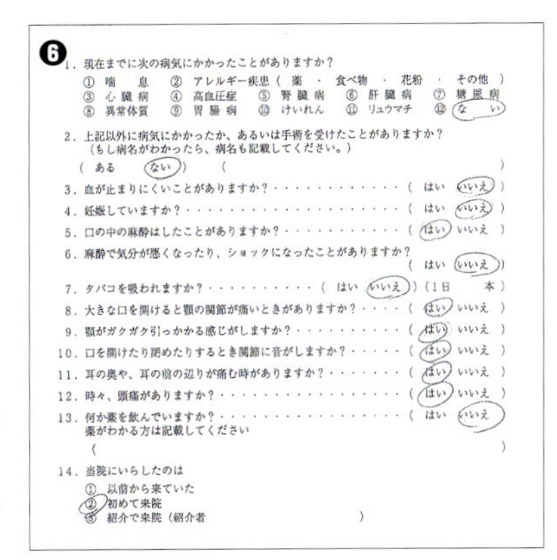

1．現在までに次の病気にかかったことがありますか？
① 喘息　② アレルギー疾患（ 薬 ・ 食べ物 ・ 花粉 ・ その他 ）
③ 心臓病　④ 高血圧症　⑤ 腎臓病　⑥ 肝臓病　⑦ 糖尿病
⑧ 異常体質　⑨ 胃腸病　⑩ けいれん　⑪ リュウマチ　⑫ ない

2．上記以外に病気にかかったか、あるいは手術を受けたことがありますか？
（もし病名がわかったら、病名も記載してください。）
（ ある　ない ）（　　　）

3．血が止まりにくいことがありますか？……（ はい　いいえ ）

4．妊娠していますか？……（ はい　いいえ ）

5．口の中の麻酔はしたことがありますか？……（ はい　いいえ ）

6．麻酔で気分が悪くなったり、ショックになったことがありますか？
（ はい　いいえ ）

7．タバコを吸われますか？……（ はい　いいえ ）（1日　本）

8．大きな口を開けると顎の関節が痛いときがありますか？……（ はい　いいえ ）

9．顎がガクガク引っかかる感じがしますか？……（ はい　いいえ ）

10．口を開けたり閉めたりするとき関節に音がしますか？……（ はい　いいえ ）

11．耳の奥や、耳の前の辺りが痛む時がありますか？……（ はい　いいえ ）

12．時々、頭痛がありますか？……（ はい　いいえ ）

13．何か薬を飲んでいますか？……（ はい　いいえ ）
薬がわかる方は記載してください
（　　　）

14．当院にいらしたのは
① 以前から来ていた
② 初めて来院
③ 紹介で来院（紹介者　　　）

図3-4-6　初診時の問診表。全身的な問題はない。顎機能に問題がある可能性を示唆する項目にチェックがあった。精細な顎機能の検査の必要性が予想される。

図3-4-7　診査の流れと、この症例における診査項目

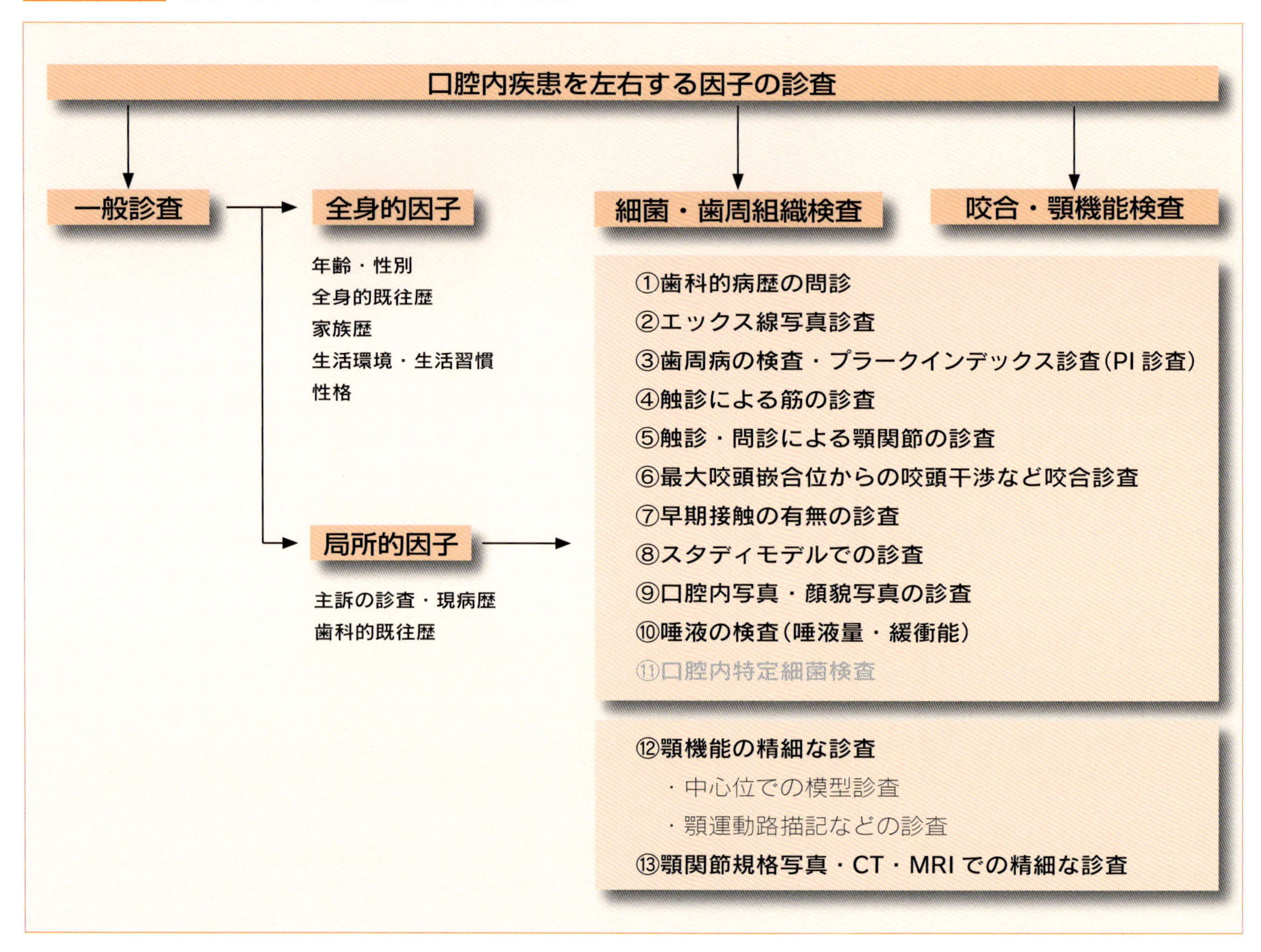

2）本症例に必要な診査とその結果

問診表より class III 症例と予想され、また TMD 症状もあることから、**図3-4-7**中の①～⑬の診査の実施が理想である。本症例では①～⑩、⑫、⑬の診査を行った。

●エックス線写真診査(②)

下顎前歯以外のほとんどの歯が抜髄されていた。臼歯部はほとんど補綴治療されていた。歯槽骨の状態は、わずかな歯周病の傾向はあったものの、ほぼ良好であった(**図3-4-8**)。

●歯周病の診査(③)

歯周病は軽度であった。エックス線写真による評価では、歯槽骨の状態も補綴治療を行ううえでの問題は認められなかった(**図3-4-8**)。

●触診による筋の診査(④)

咀嚼筋に症状を認めた(**図3-4-9**)。

図3-4-8　**エックス線写真による診査**

図3-4-8　補綴治療を希望しているほとんどの歯は失活歯であった。

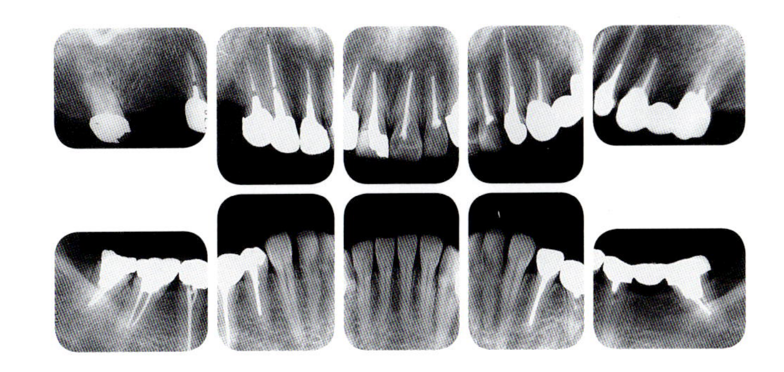

図3-4-9　**触診・視診による診査結果**

図3-4-9　精細な顎機能診査表により、欠損部位の長期放置によると思われる咬合と顎機能の不調和が認められた。

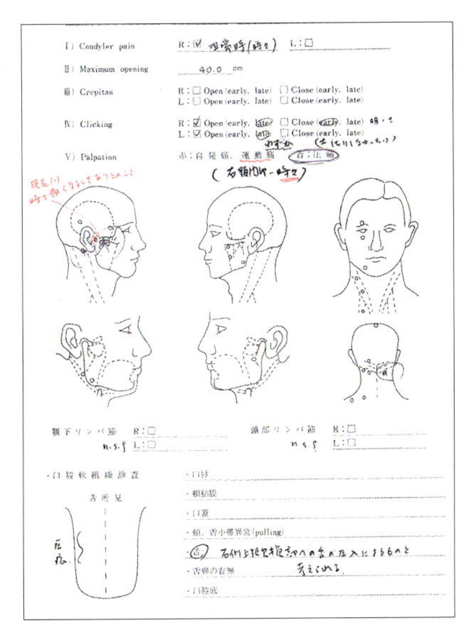

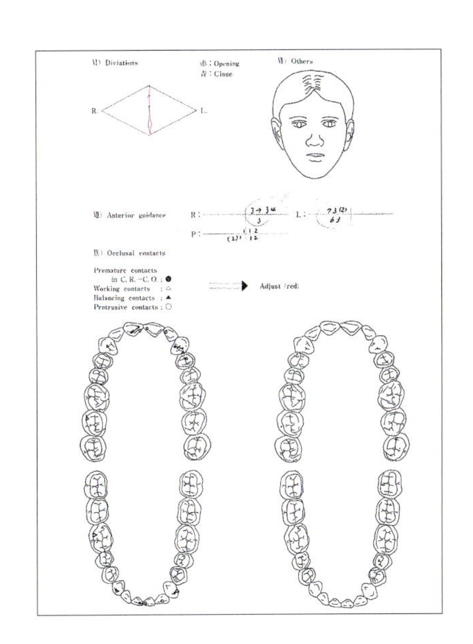

図3-4-10　**術前の顎機能不全問診表（チェックのあった項目のみ抜粋）**

図3-4-10　術前の顎機能不全問診表では、多数の問題が認められた。

大きな口が開けづらいですか	はい	いいえ
顎がガクガクしてひっかかることがありますか	はい	いいえ
口を開けたり閉じたりするときに、音がするときがありますか	はい	いいえ
食後、顎がだるくなったりしますか	はい	いいえ
硬いものを噛んだり、大きく口を開けたときに痛みがありますか	はい	いいえ
顔、顎、喉、こめかみ、頭部になにか症状がありますか	はい	いいえ
それらの痛みは日常生活の支障となっていますか	はい	いいえ

●触診・問診による顎関節の診査（⑤）

クリッキングを認めた（**図3-4-9**）。顎関節の問診表により、主訴としては訴えていなかったが、近年顎関節の疼痛を感じることがあるという既往や顎関節の問題を認めた（**図3-4-10**）。

●最大咬頭嵌合位からの咬頭干渉など咬合診査（⑥）

右側大臼歯に干渉が認められた（**図3-4-1参照**）。

●早期接触の有無の診査（⑦）

中心位・生理的顆頭安定位に誘導を試みた。筋の緊張がやや強く確実な再現性が得られなかったが、早期接触は前歯部のようであった。顎機能の精細な検査が必要であれば、筋の緊張に配慮してから行う必要がある。

図3-4-11　**前歯部の状態**

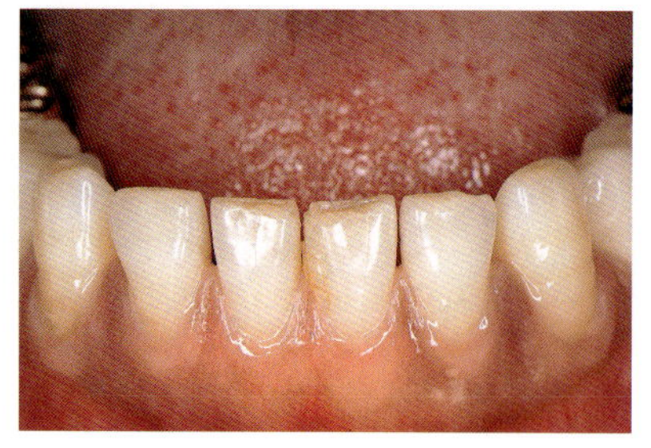

図3-4-11　歯の摩耗はパラファンクションの可能性を示唆する。

図3-4-12a、b　**顔貌写真による評価**

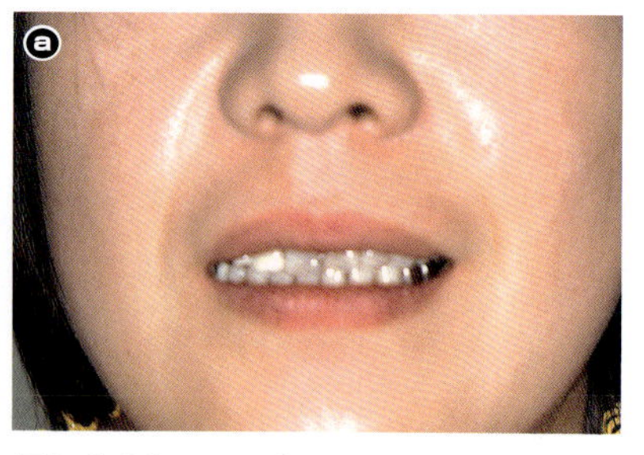

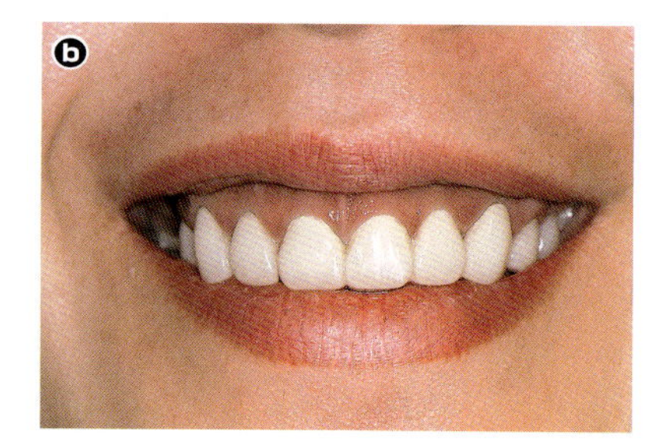

図3-4-12a、b　ガミースマイルの改善も治療計画となった。初診時、前歯の審美やガミースマイルを気にしてか、口角を上げるようなスマイルをしてくれなかった（**b**はプロビジョナルレストレーションの状態）。

図3-4-13　**唾液の診査**

⑦唾液の緩衝能

唾液には、歯の表面をきれいにしたり、食べ物の消化を助けたり、口の中の酸を中和したり、食べ物に含まれる化学物質をうすめたり、人間のからだにとって大切な多くの働きがあります。口の中の酸を中和させる力を緩衝能といい、低いとう蝕になりやすくなります。

〈判定のしかた〉	スコア0	スコア1	スコア2	スコア3
	即青	青	緑	黄
	高い		中	低い

図3-4-13　唾液分泌量は9mL/5分であった。

●スタディモデルでの診査（⑧）

咬合器に装着し、顎機能の精細な診査を行うことにした。

●口腔内写真・顔貌写真の診査（⑨）

口腔内写真（**図3-4-1～5**）、前歯部の摩耗やチップ状態から、ブラキサーの可能性も考えられた（**図3-4-11**）。またガミースマイルの改善も望んでいた（**図3-4-12**）。

●唾液の診査（⑩）

唾液量、緩衝能ともに問題はなかった（**図3-4-13**）。

●顎機能の精細な診査（⑫）

（a）中心位での模型診査

右側中切歯に早期接触があり（**図3-4-14**）、下顎は**図3-4-15**、**図3-4-16**のように偏位していた。

（b）顎運動路描記などの診査

アキシスパスレコーダーによる顆頭の前方軌跡のトレーシングデータには、顎運動障害が現れた位置（クリッキングの位置　**図3-4-18b**）が描記された。これは、後に撮影したMRI画像で、顆頭が外れていた円板に乗った時期と符号することが確認された（**図3-4-18a、c**）。

図3-4-14a、b　**中心位での模型診査**

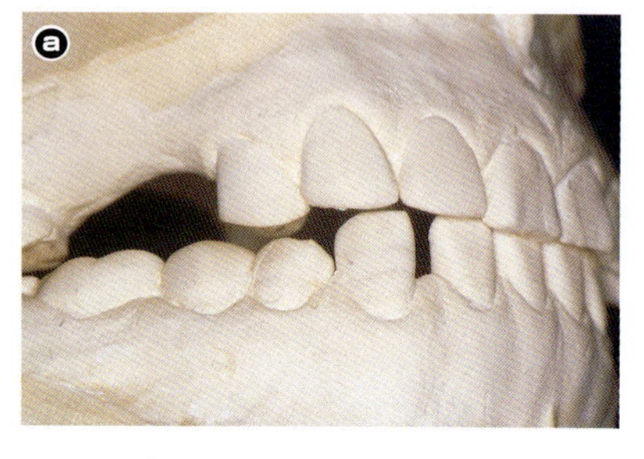

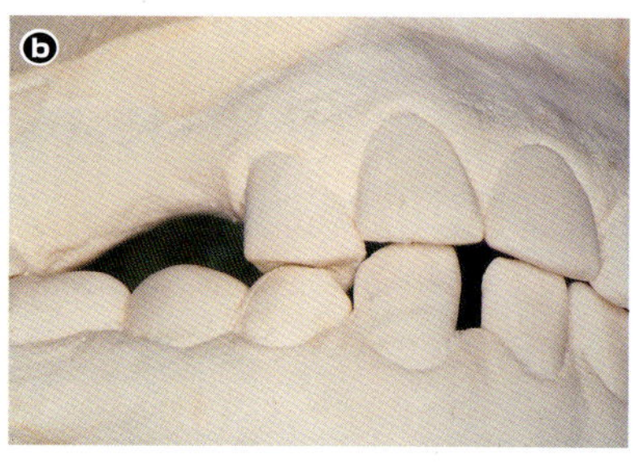

図3-4-14a、b　中心位・生理的顆頭安定位での上下歯の位置関係（**a**）と、ICPでの上下歯の位置関係（**b**）。下顎は生理学的な状態より後方に偏位した状態で咬合していた。

●顎関節規格写真・CT・MRIでの精細な診査（⑬）

（a）顎関節規格写真診査

右側顆頭の後方偏位が確認できた。左側はやや後方という状態を確認した（**図3-4-16a、c**）。

（b）CTの三次元立体画像診査

両側顆頭とも後方部がやや平坦化しているようであった。また、外側極部の骨の破壊が認められた（**図3-4-17**）。

図3-4-15　顆頭の偏位状態

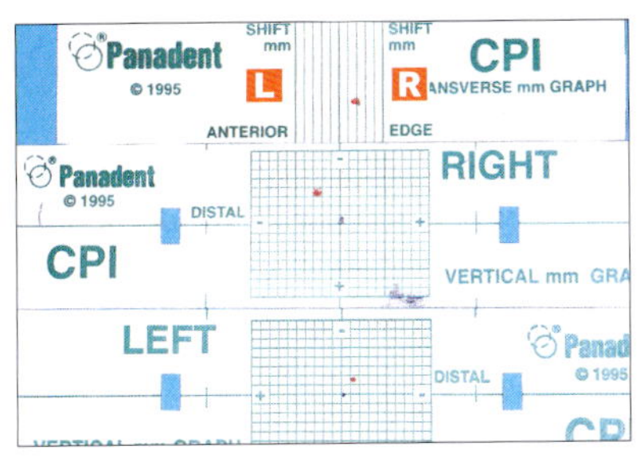

図3-4-15　パナデントの咬合器で診査した顆頭の偏位状態。

図3-4-16a～c　顎関節規格写真に見る下顎の偏位

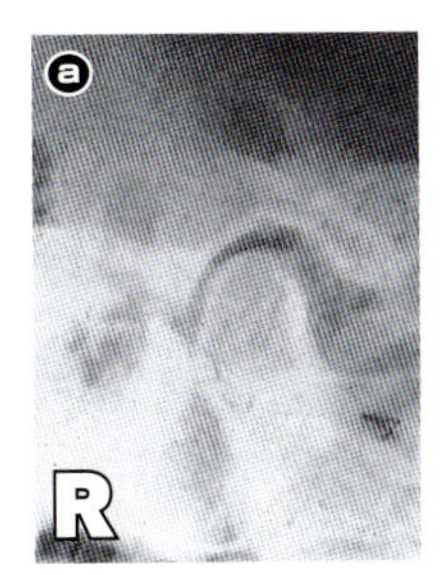

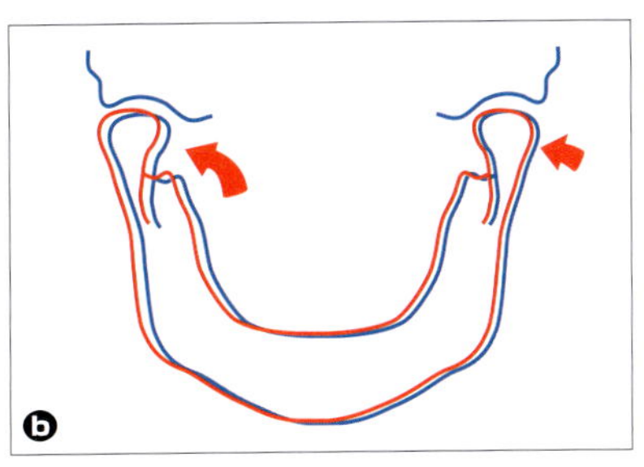

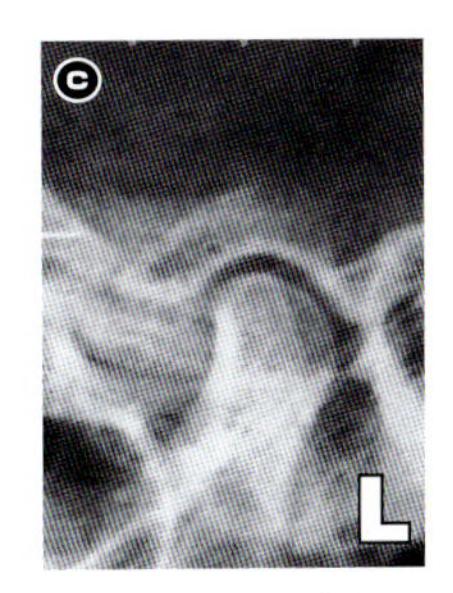

図3-4-16a～c　顎関節規格写真での顆頭の位置は、右側がかなり後方に位置しているように見える。bは偏位状態をシェーマにしたもの。

図3-4-17a、b　CTの三次元立体画像診査

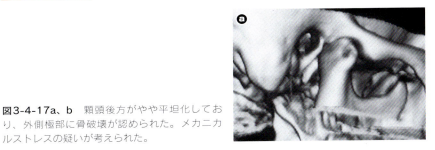

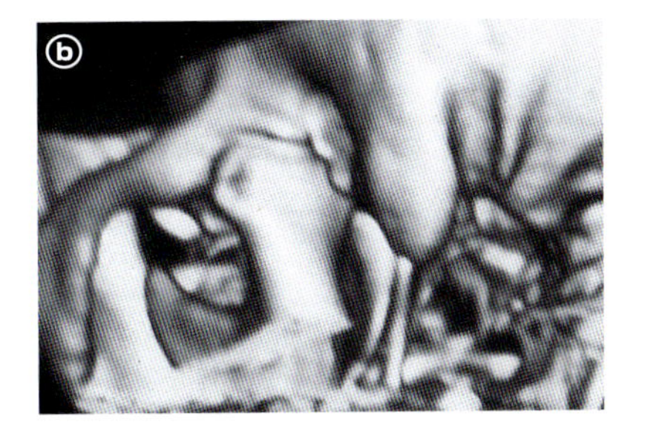

図3-4-17a、b　顆頭後方がやや平坦化しており、外側極部に骨破壊が認められた。メカニカルストレスの疑いが考えられた。

図3-4-18a～e　MRI画像診査

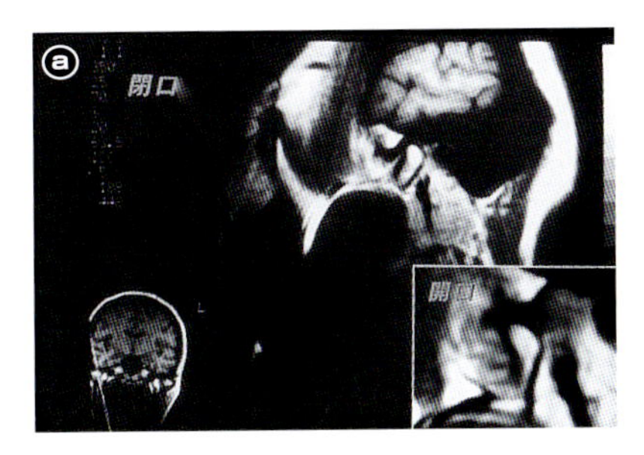

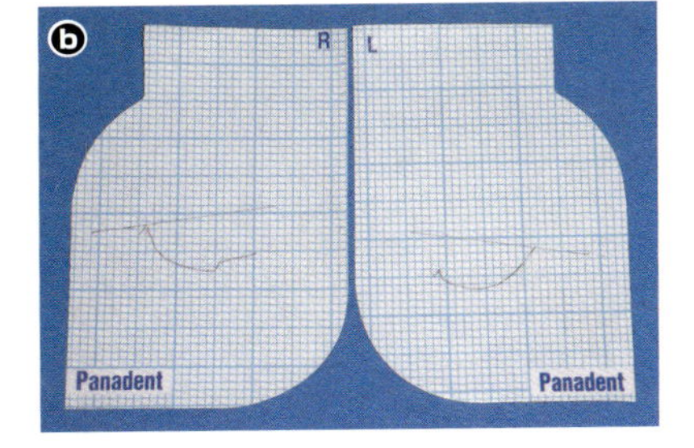

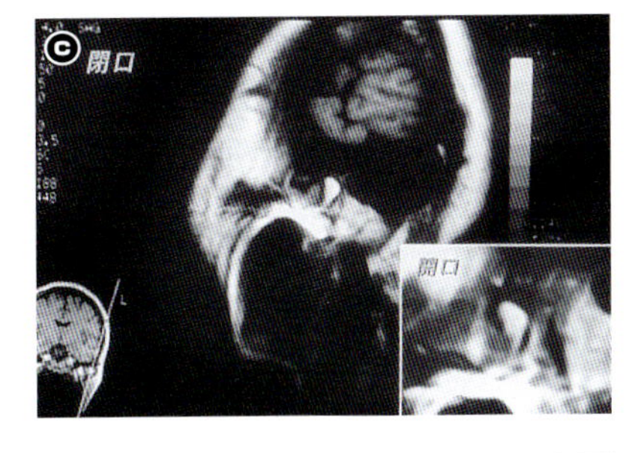

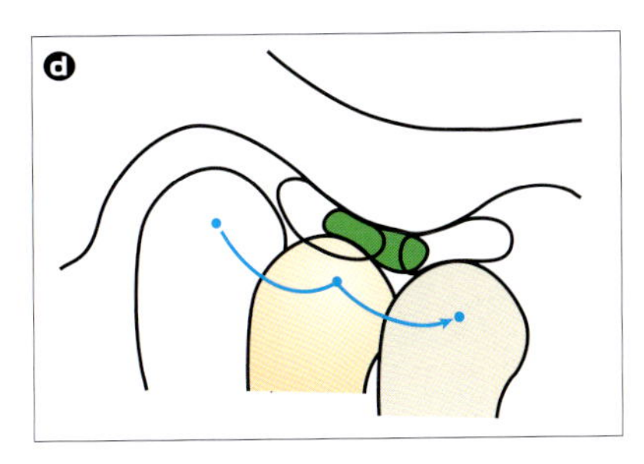

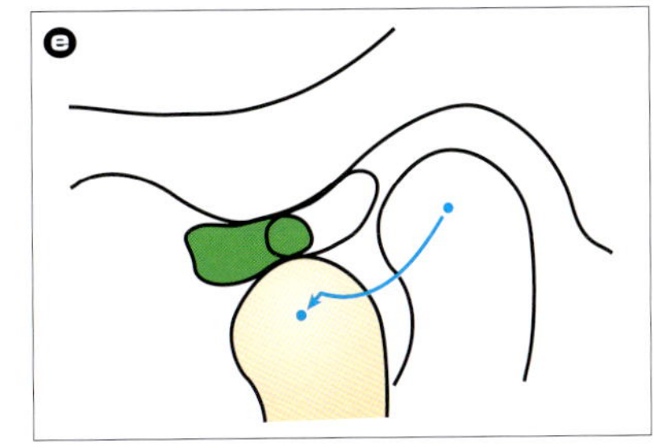

図3-4-18a　MRIから、右側の円板は結節中程まで偏位している。
図3-4-18b　アキシスパスレコーダーでの顆頭の軌跡。右側は運動中程で、左側は運動後期に軌跡の乱れがある。
図3-4-18c　MRIから、左側の円板は落ちきっているのが認められた。
図3-4-18d、e　MRIとアキシスパスレコード(**b**)から推測される下顎運動の際の顆頭の動きと、偏位した円板によるクリッキングの状態図。

(c) MRI画像診査

右側関節円板は関節結節の中ほどまで下方転位していた(**図3-4-18a**)。左側関節円板は関節結節下方まで落下している状態が確認できた(**図3-4-18c**)。顆頭の非生理的な動きと、円板転位によるクリッキング音の発生時期の符号性など、下顎の偏位による顎関節の変化の影響が画像から診断できた(**図3-4-18d、e**)。

4-2　診査結果の評価と診断

診査の結果、多くの問題が浮き彫りとなった。では、これらの問題はなぜ生じてきたのであろうか？　問題を起こした原因もわからずに治療を開始してはならない。

診査の結果を評価しよう。

診断用模型から下顎の偏位状態を評価すると、**図3-4-14**に示すように中心位・生理的顆頭安定位から偏位して最大咬頭嵌合位に至っていた。ブラキシズムの疑いがあった上下顎前歯の切端のチップは早期接触部位であり、セントリックスライド（中心位とICPのあいだの歯の接触）での摩耗の可能性が高いと判断した。しかし、ブラキシズムの出現要因は複雑であり、プロビジョナルレストレーションでの注意深い観察が必要であろうと思われた。

☞詳細は下記を参照。
・第12章　ブラキサーの補綴治療の留意点

咬合の診査表（**図3-4-9**）、TMD問診表（顎機能不全問診表　**図3-4-10**）での問題は、下顎の偏位状態や現在の口腔内の状態を考慮すると、咬合との関連が大きいと判断された。下顎が偏位した非生理的な状態での咀嚼や顎運動による負荷が、CTの三次元立体画像（**図3-4-17**）やMRI画像（**図3-4-18a、c**）に見られた顎関節内の器質的変化をもたらした可能性は大きい。また、舌の右側のみの強い圧痕（**図3-4-5、図3-4-9**）は、上顎の欠損と偏位が長期に及んでいたことを示していると判断できた。

現状の下顎位における咬合は生理的に安定している状態ではない。生理的かつ快適に機能が営める下顎位での咬合の確立が必要な症例である。本症例はclass III症例であり、咬合再構成治療となる。

4-3　治療計画

1）咬合治療の目的

①喪失した構造を復元する。

補綴治療により喪失部位や空隙を回復する（**図3-4-19**）。

②構造的安定を確立するために、力の分配を適切にする。

非生理的状態の下顎位を是正し（**図3-4-20**）、顎関節および周囲組織と神経筋機構の安定が得られる咬合を確立する（**図3-4-21**）。

2）治療計画

①適正な咬合高径で、早期接触のない均一な歯の接触を補綴治療により確保する。

図3-4-19　喪失した構造の復元

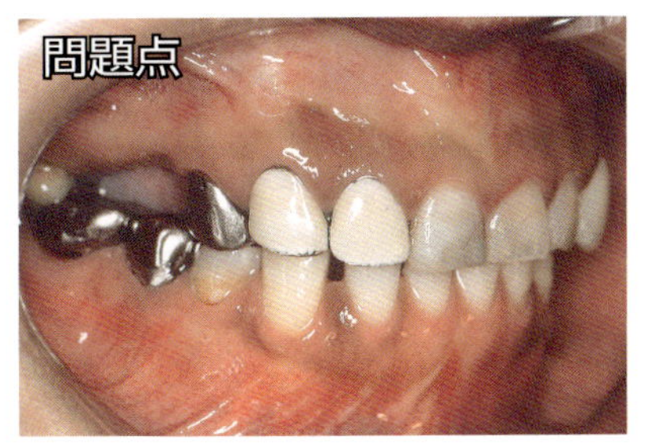

現状のICPでの補綴治療は機能障害を起こしている問題を残したままとなる。

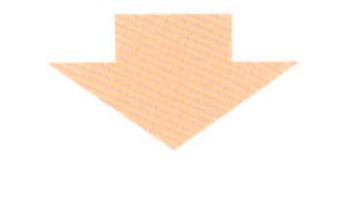

プランニング

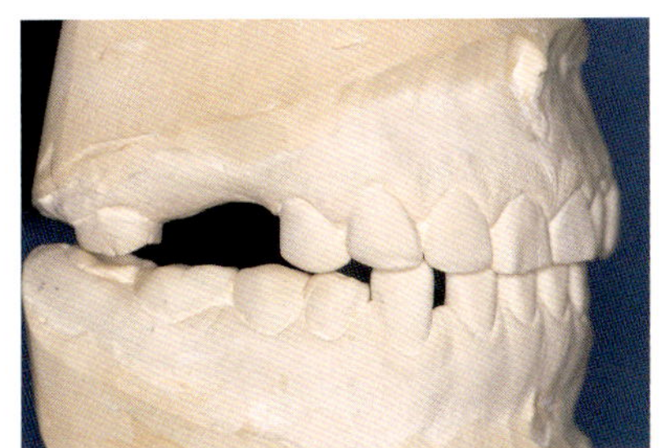

顎関節も筋も生理的な状態のこの位置で、均一に歯が接触することを計画する。

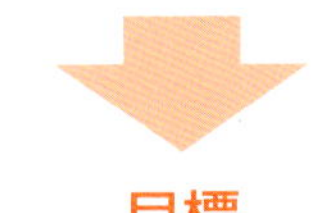

目標

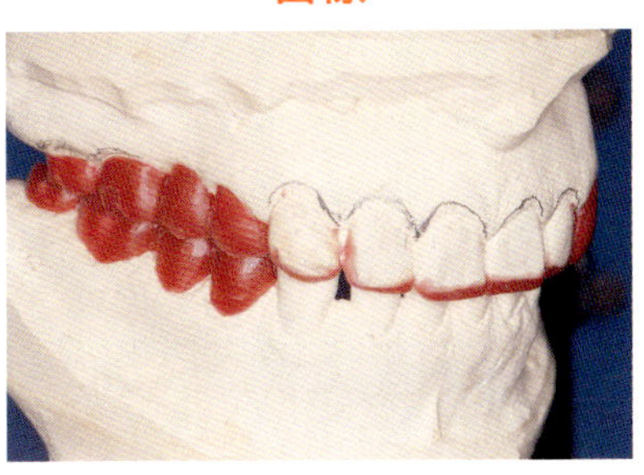

各歯をどのように構築するか、診断用ワックスアップでシミュレーションし治療目標を定める。

図3-4-20　下顎位の是正

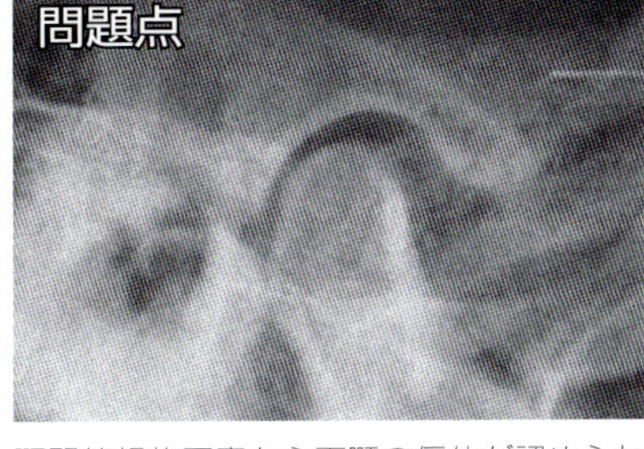

顎関節規格写真から下顎の偏位が認められた。

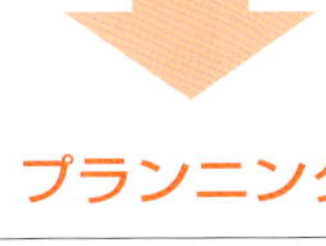

プランニング

ICPで赤色のラインに偏位している下顎位を青ラインの生理的状態に戻すよう計画する。

目標

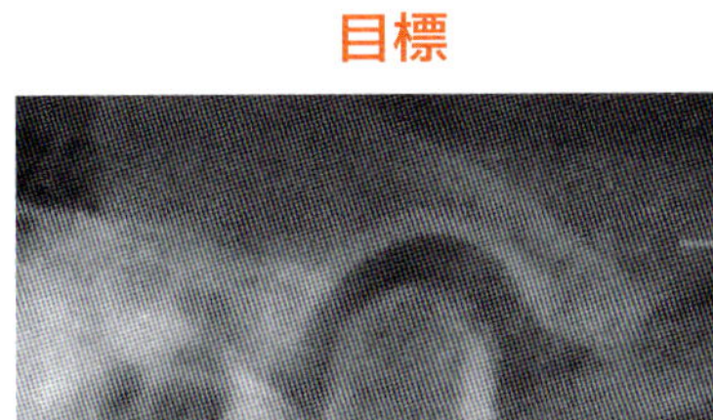

後方偏位した顆頭が生理的な位置（この症例では前方に）になることが目標となる（術後のエックス線写真）。

図3-4-21　顎関節・神経筋機構の安定

既存のICPでのプロビジョナルレストレーション。中心位・生理的顆頭安定位状態のプロビジョナルレストレーションに入れ替える準備をする。

プランニング

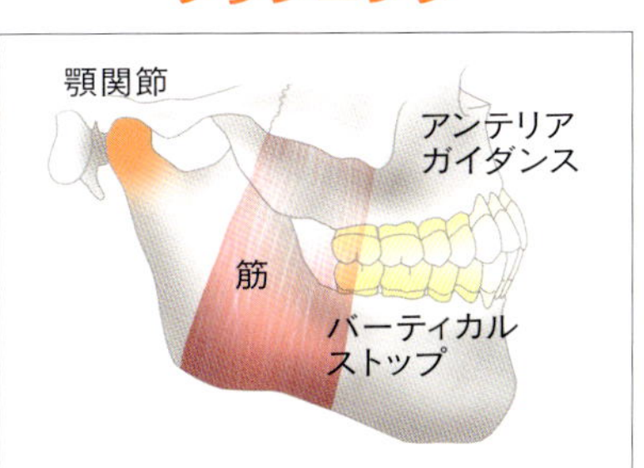

上下歯が適正な咬合高径でバーティカルストップが確立され、顎関節、筋が生理的状態を保てるようにする。

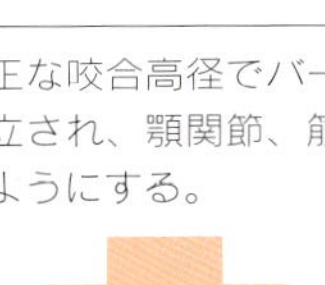

目標

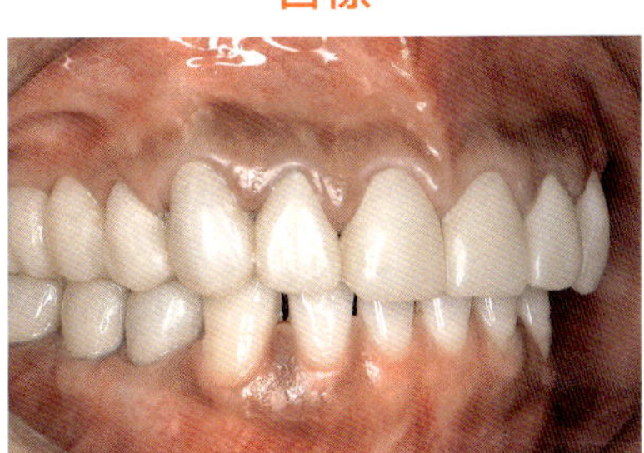

計画した目標に基づきプロビジョナルレストレーションを製作・装着し、咀嚼・嚥下・発音・機能の改善を目指す。

②咬頭干渉がなくスムーズな下顎運動が行える適切なアンテリアガイダンスを補綴治療で確立する。治療を計画した診断用ワックスアップに基づき、プロビジョナルレストレーションでこれらが達成されているか観察する。

③咀嚼・嚥下・発音などの機能調和も観察する。

4-4　治療計画に基づいた治療

図3-4-22a〜c　プロビジョナルレストレーション

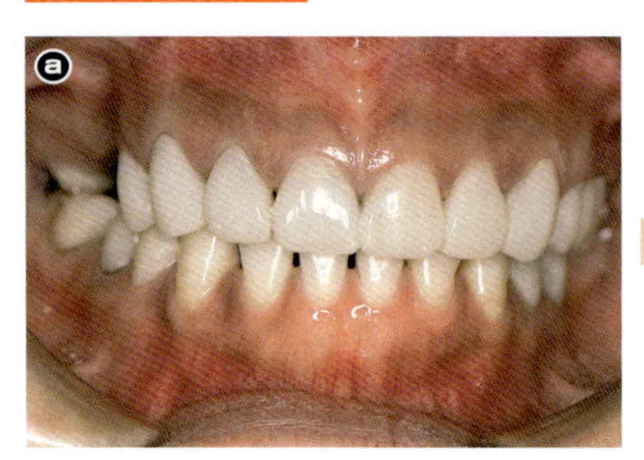

図3-4-22a　患者は仕事が忙しく長時間の治療予約がとれなかったため、現状の咬合位で、補綴予定歯のすべてをプロビジョナルレストレーションに変換していった。

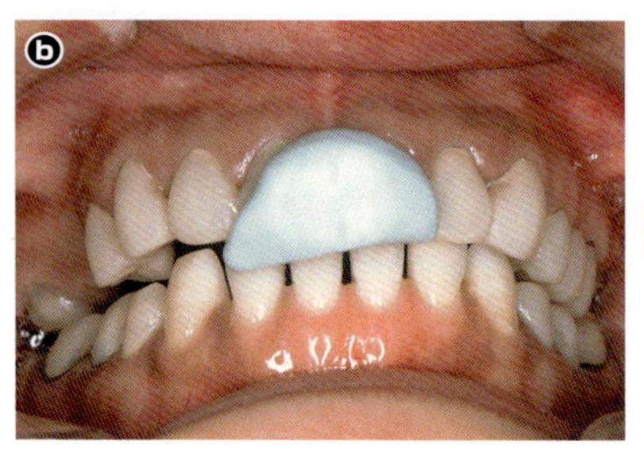

図3-4-22b　そのうえで印象し、中心位・生理的顆頭安定位でプロビジョナルレストレーションを製作。

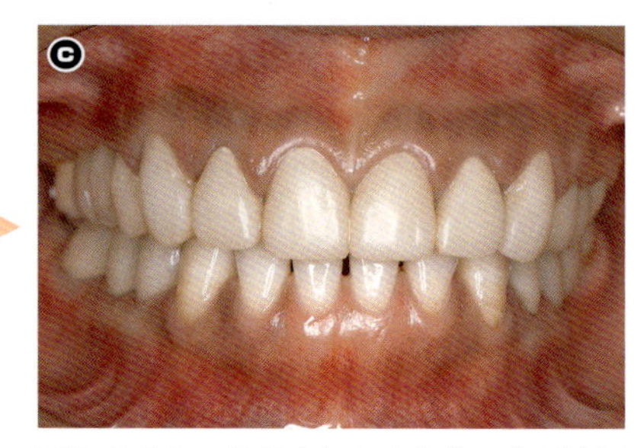

図3-4-22c　装着された中心位・生理的顆頭安定位でのプロビジョナルレストレーション。

next

図3-4-23a〜c　ガミースマイルの改善

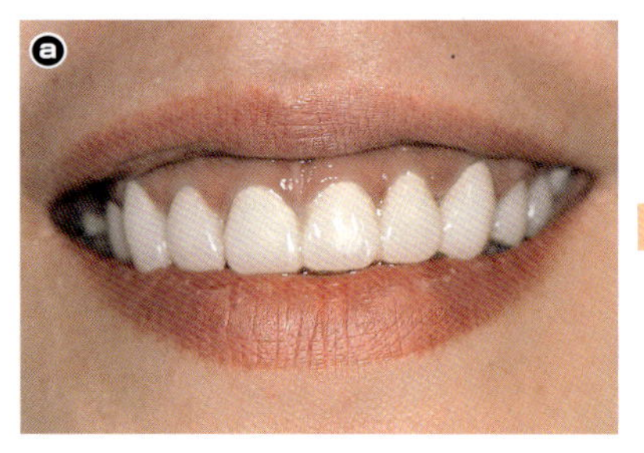

図3-4-23a　患者はガミースマイルの改善も希望していた。

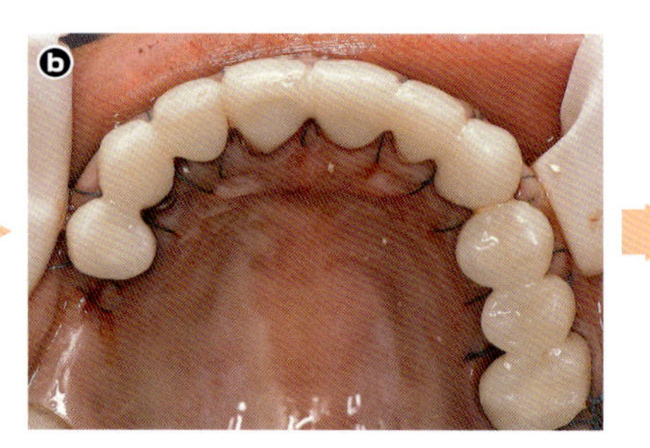

図3-4-23b　歯冠長延長術を兼ねて、歯頸ラインの改善を図る。

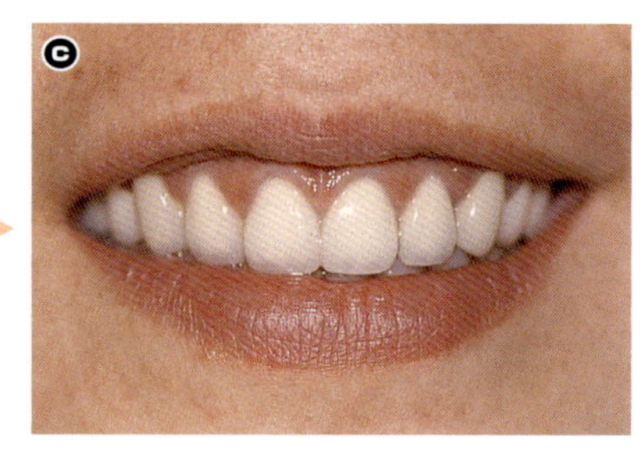

図3-4-23c　術後の状態。

next

図3-4-24a〜c　クロスマウント

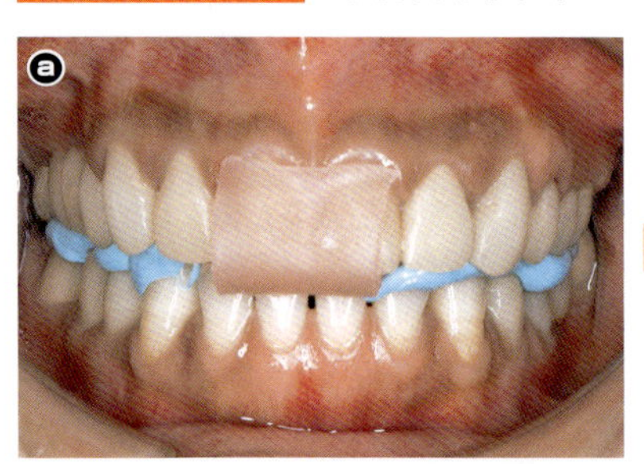

図3-4-24a　下顎位と咬合高径の改善。TMD の問題も有していたため、半年以上プロビジョナルレストレーションで観察した。

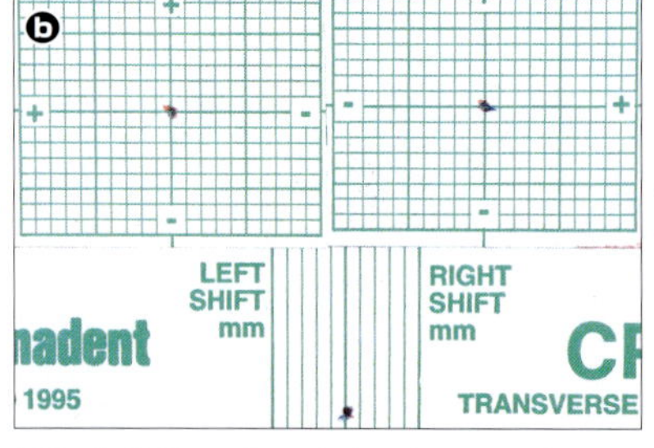

図3-4-24b　プロビジョナルレストレーションでの最大咬頭嵌合位と中心位・生理的顆頭安定位の一致を確認。

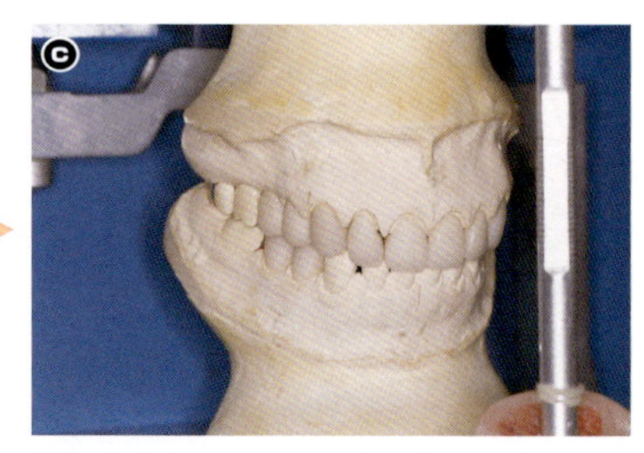

図3-4-24c　クロスマウントの準備。

☞詳細は下記を参照。
・第４章　複雑な咬合補綴治療の実際
・第10章　咬合高径

next

図3-4-25a〜c　**印象採得前の歯周組織の状態**

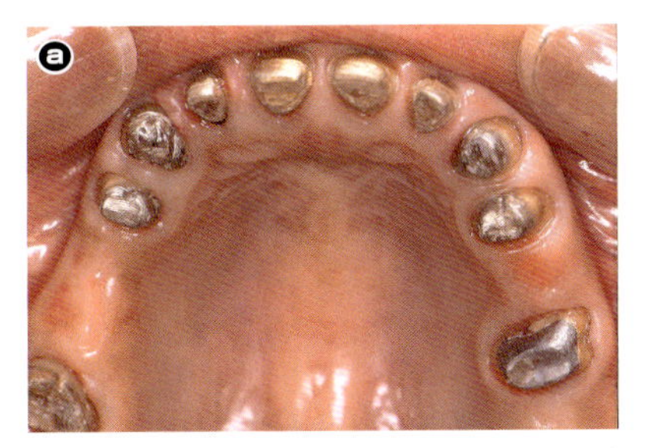

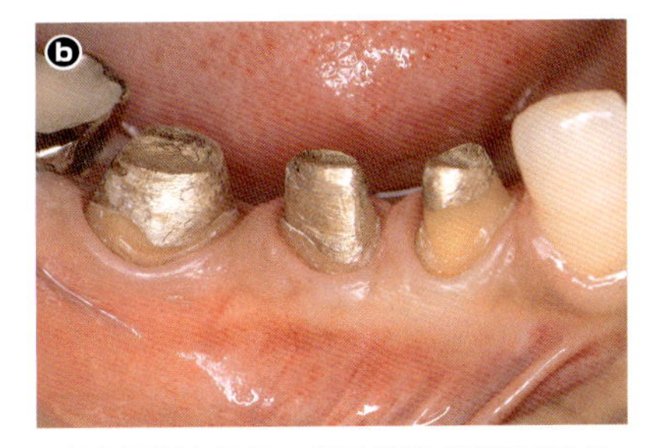

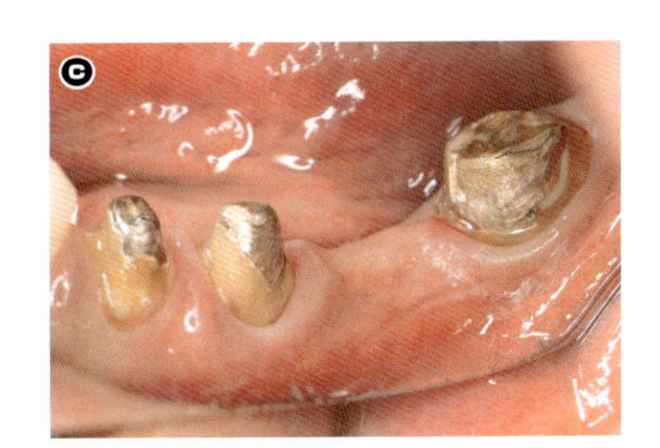

図3-4-25a〜c　歯周組織の状態を確認したうえで、印象採得を行う。歯周組織は良好である。

next

図3-4-26a〜c　**補綴装置製作ステップ①**

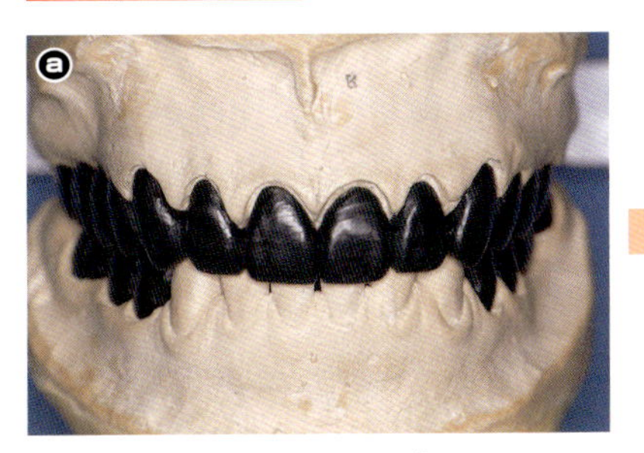

図3-4-26a　ワックスアップ。

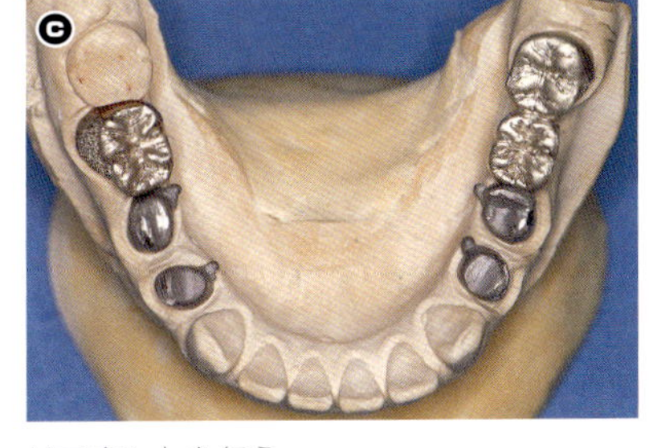

図3-4-26b、c　メタル製作およびメタルトライ、リマウントを行う。

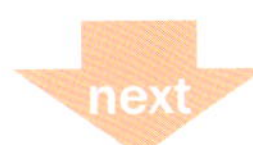

図3-4-27a〜c　**補綴装置製作ステップ②**

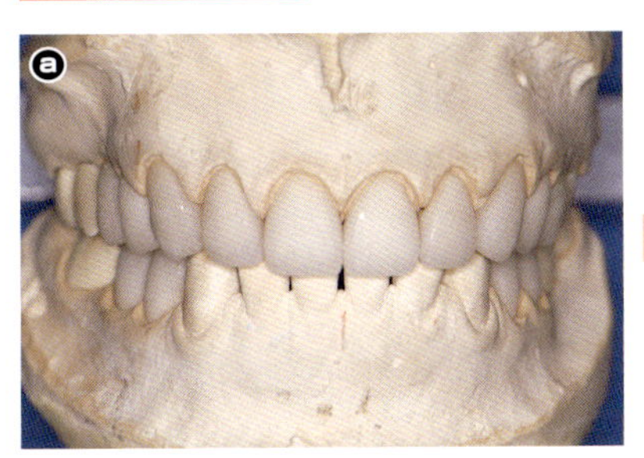

図3-4-27a　ビスケットベイク。

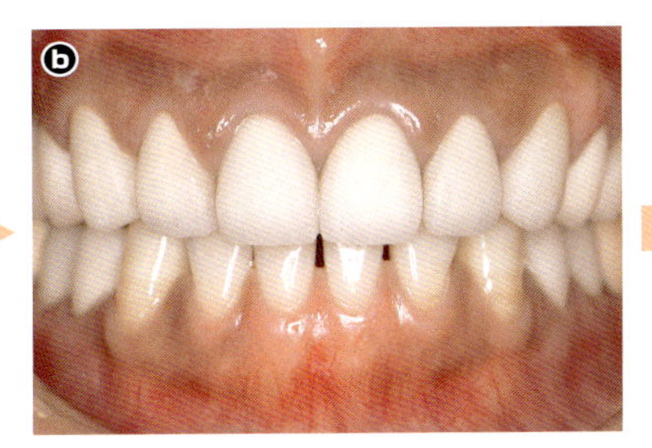

図3-4-27b　ビスケットベイクの試適。

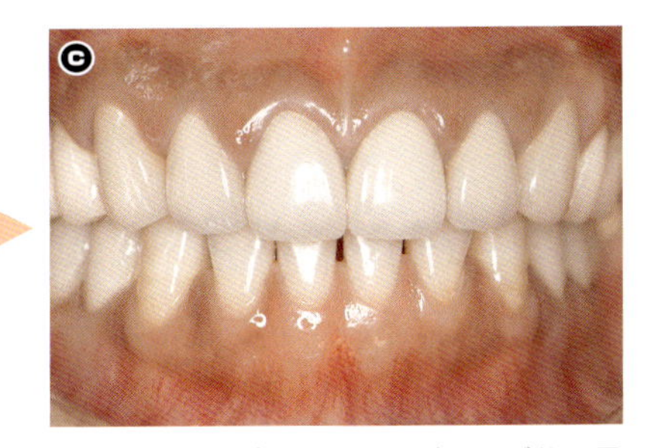

図3-4-27c　ポーセレンのグレーズ後、最終補綴装置試適。

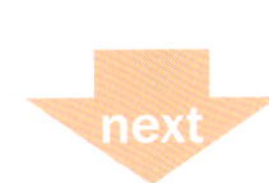

図3-4-28a〜f　術後の口腔内の状態およびエックス線写真

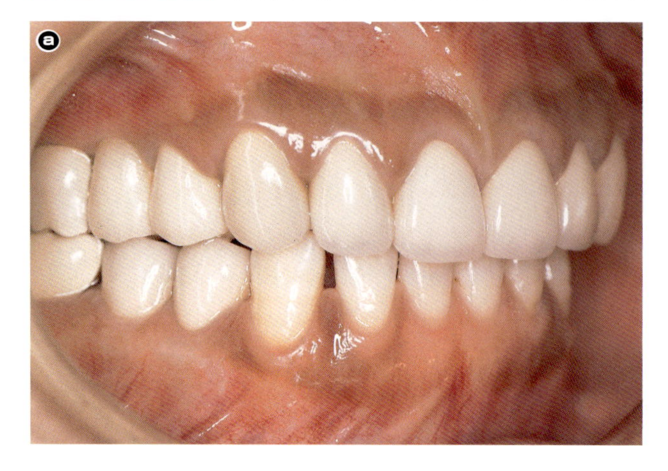

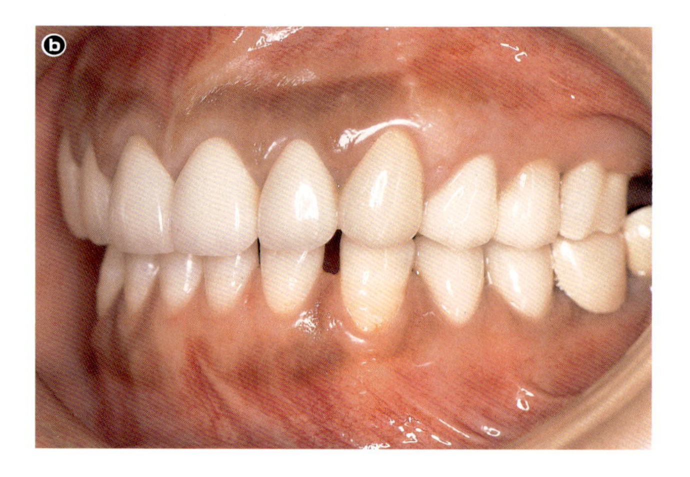

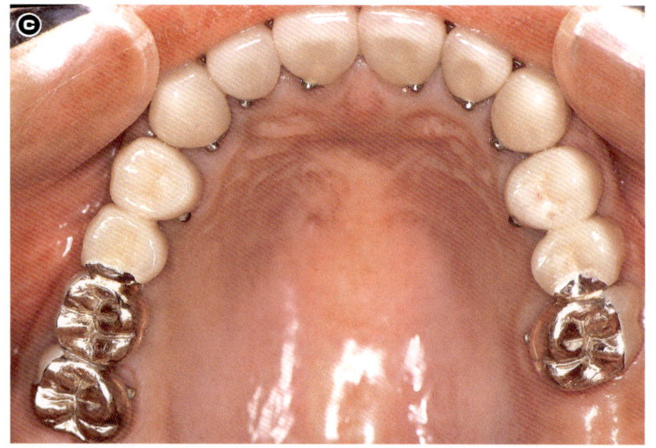

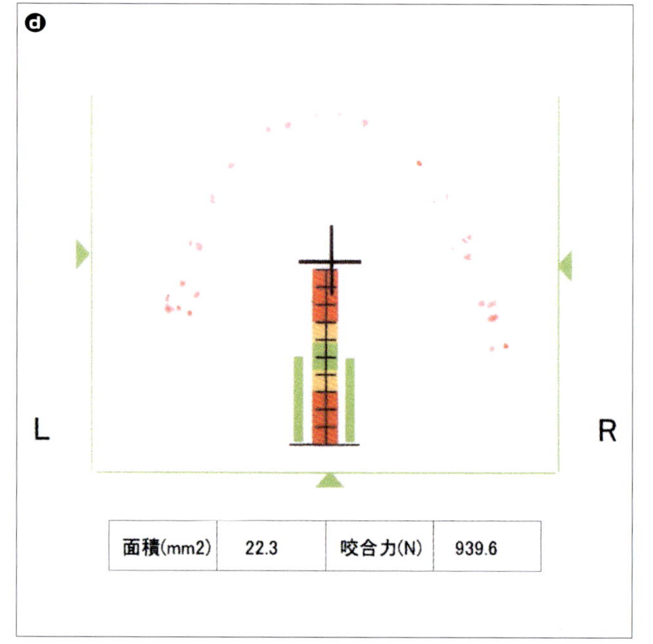

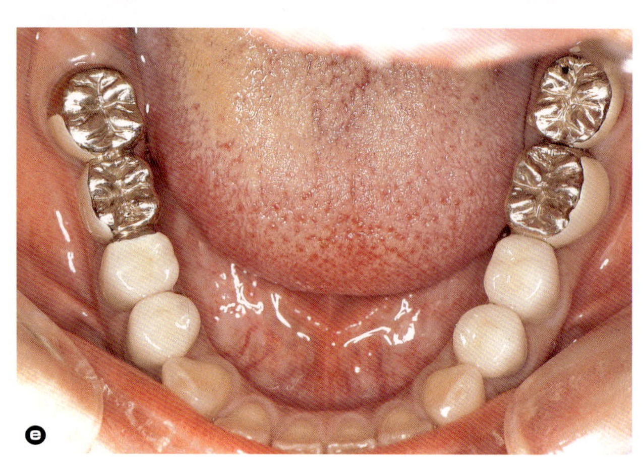

図3-4-28a〜e　術後の状態。診査・診断に基づく咬合再構成治療により、主訴の治療が完了した。

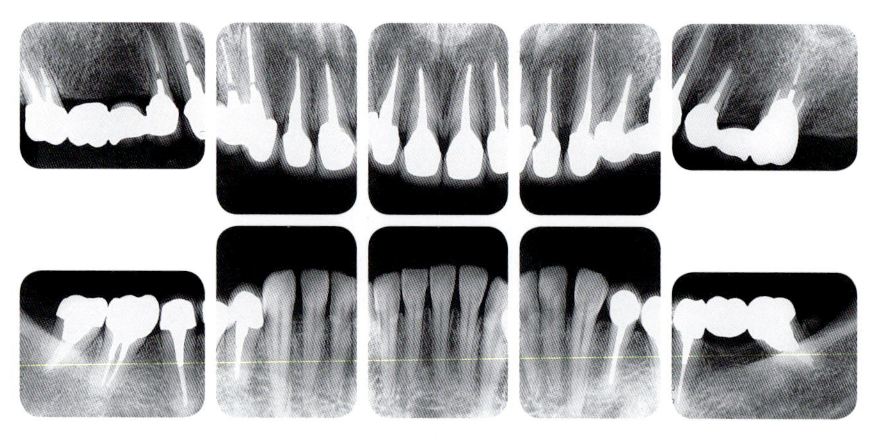

図3-4-28f　術後のエックス線写真。

図3-4-29　術前・術後の顎関節規格写真

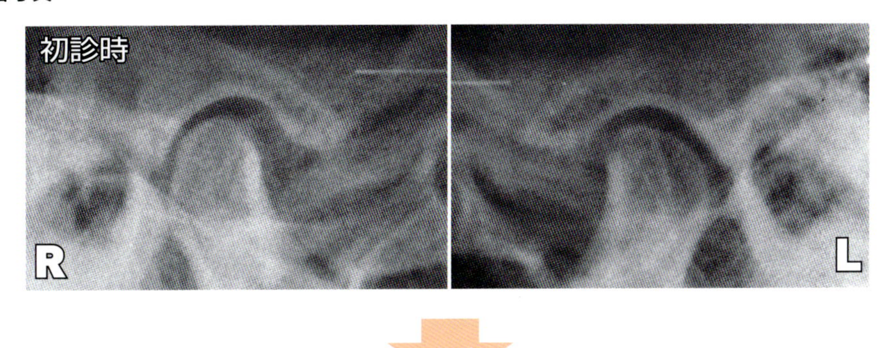

next

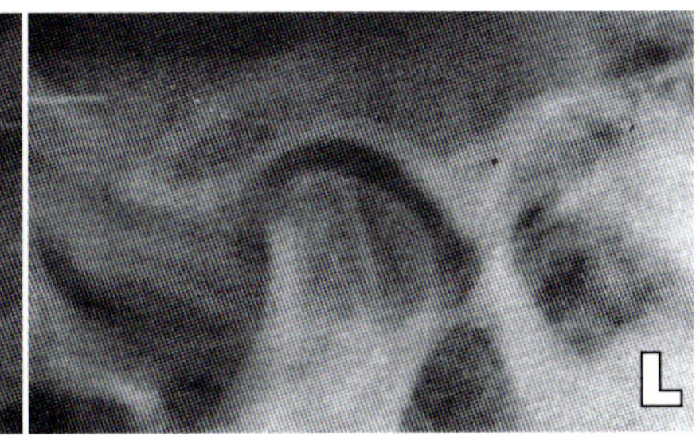

図3-4-29　右側顆頭はかなり後方に位置していたが、術前より良好になっている。

図3-4-30　術後の顎機能問診表

大きな口が開けづらいですか	はい	いいえ
顎がガクガクしてひっかかることがありますか	はい	いいえ
大きな口を開けすぎて、閉じられなくなったことがありますか	はい	いいえ
口を開けたり閉じたりするときに、音がするときがありますか	はい	いいえ
食後、顎がだるくなったりしますか	はい	いいえ
硬いものを噛んだり、大きく口を開けたときに痛みがありますか	はい	いいえ
耳の奥や、耳の前のあたりが傷むときがありますか	はい	いいえ
ときどき頭痛に悩まされますか	はい	いいえ
顔、顎、喉、こめかみ、頭部になにか症状がありますか	はい	いいえ
痛い歯がありますか	はい	いいえ
あなたは以上の痛みで眠れないことがありますか	はい	いいえ
心配事、不安、不満、神経を使う仕事などによって、それらの痛みはひどくなりますか	はい	いいえ
それらの痛みは日常生活の支障となっていますか	はい	いいえ
なにか鎮痛剤を服用していますか	はい	いいえ
なにか神経安定剤を服用していますか	はい	いいえ
誰かに歯軋りをするといわれたことがありますか	はい	いいえ
噛みしめ癖がありますか	はい	いいえ

図3-4-30　術前の不快症状は改善されている。実際はまだクリッキングはあるが、患者本人は気にならなくなったようで「いいえ」と答えている。

next

図3-4-31a～c　術後８年目の状態

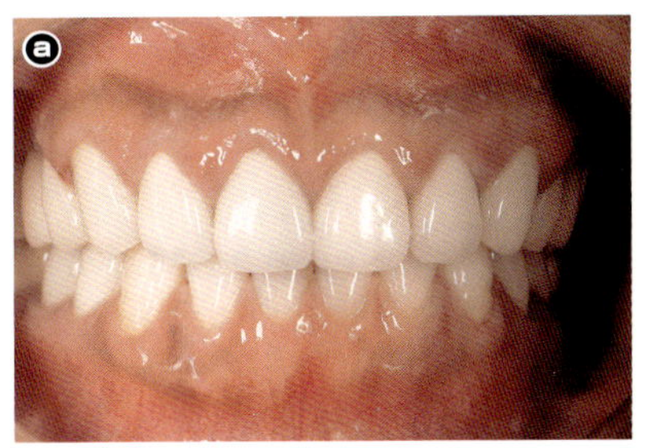

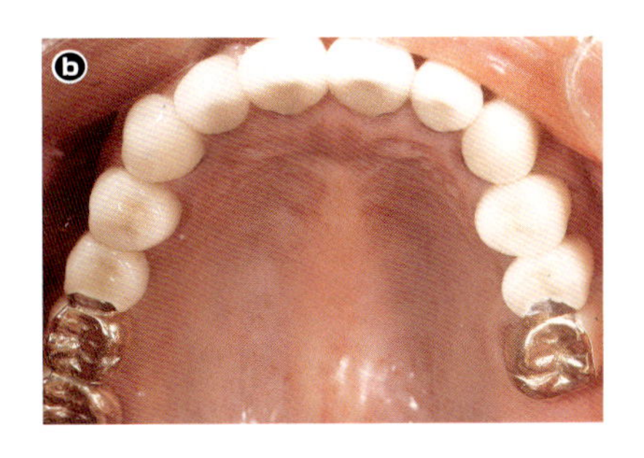

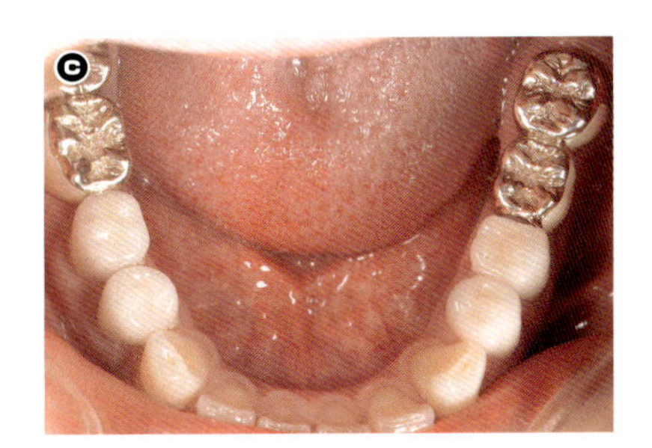

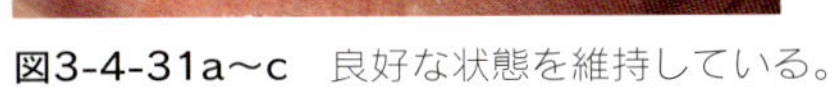
図3-4-31a～c　良好な状態を維持している。

第4章

複雑な咬合補綴治療の実際

ー診査・診断の後、どのように治療を進めるかー

Lytle & Skurow の修復治療の分類の class Ⅰ、class Ⅱ症例は、現状の下顎位で治療を行うため、治療歯以外の歯の咬合接触は変更しない。そのため、ゴールを見失うことはない。

しかし class Ⅲ、class Ⅳ症例では、下顎位、咬合高径の変更など多数歯を組み入れ治療も複雑になるため、咬合再構成治療はゴールを決め、ゴールに到達するための道順（治療の流れ）を把握しておかなければ、寄り道、回り道、あるいはゴールまで到達できないということにもなりかねない。

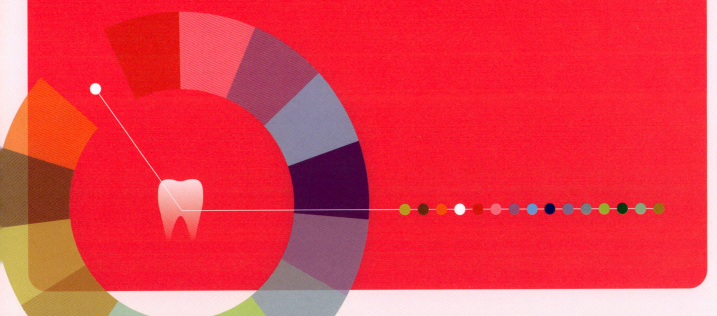

1．咬合補綴治療の流れ

Lytle&Skurowの修復治療の分類のclass Ⅰ・Ⅱ症例への咬合補綴治療では、現状の下顎位で補綴装置の適合に配慮し、咬合接触を確立し(ABCコンタクト、クロージャーストップ、イコライザー)、前方や偏心運動での咬頭干渉が生じないようにする。

一方、class Ⅲ・Ⅳ症例、インプラント治療においては、「現状の咬合から生理的な範囲に治療する場合はどのように治療を進めるか」という設計図が必要となる(**図4-1-1**)。

本章では診断に基づき、治療に必要な以下の項目を提示する。

- ●治療目標と最終ゴールをイメージしたワックスアップ
- ●プロビジョナルレストレーション
- ●クロスマウントプロシージャー
- ●補綴装置のスプリンティング(固定)
- ●咬合平面の角度と咀嚼ストローク
- ●咬合接触の与えかたと調整法

図4-1-1　咬合補綴治療の進めかた

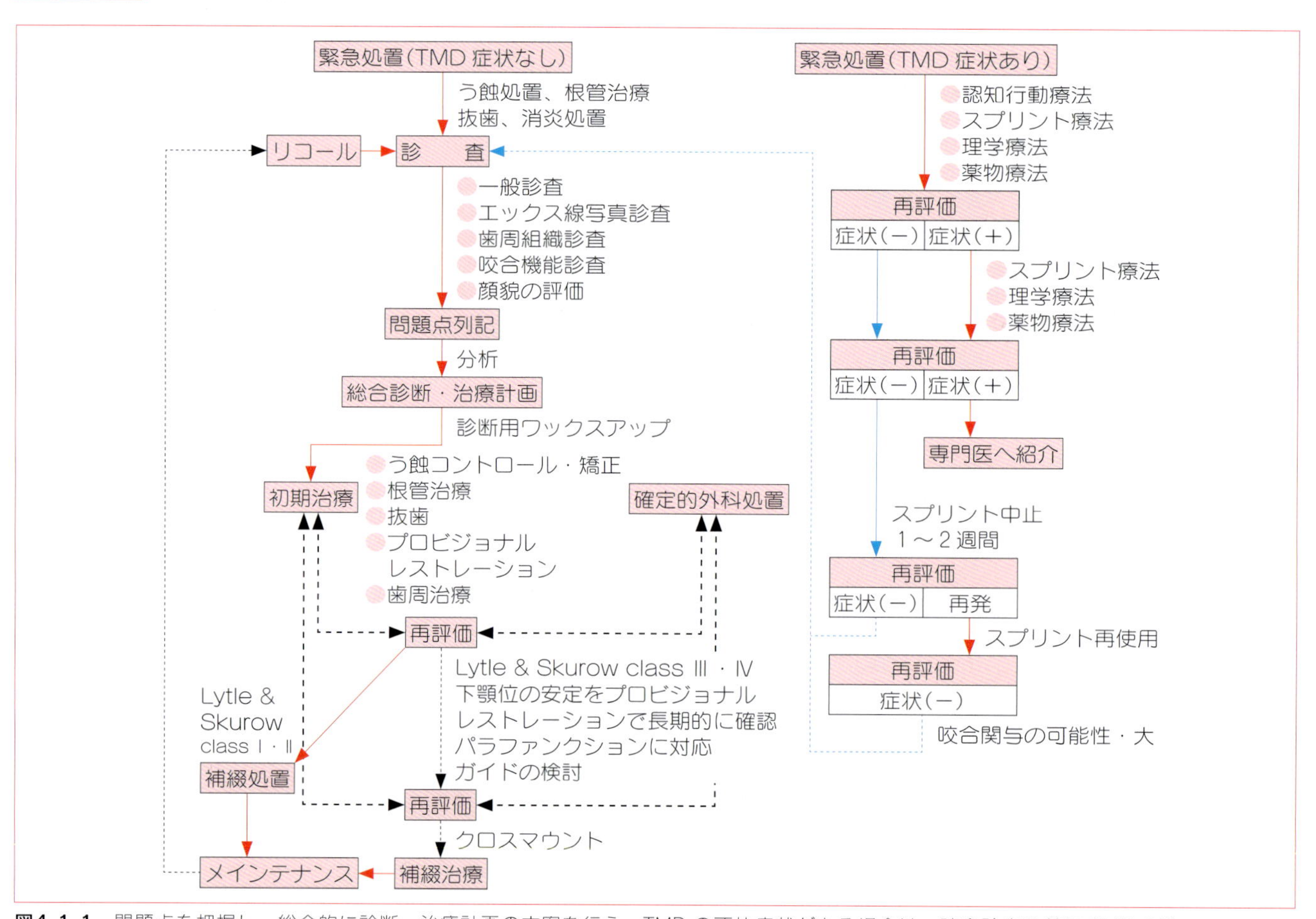

図4-1-1　問題点を把握し、総合的に診断・治療計画の立案を行う。TMDの不快症状がある場合は、咬合診査の前にTMDの改善を行う。

図4-2-1a〜f　**診断用ワックスアップによる治療目標と最終ゴールのイメージの具体化**

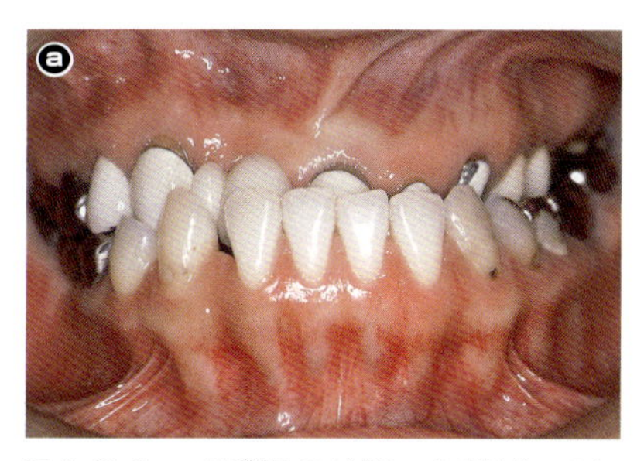

図4-2-1a　初診時の状態。主訴は|3のセラミックの破折。この機会に前歯を治したいとのことであった。

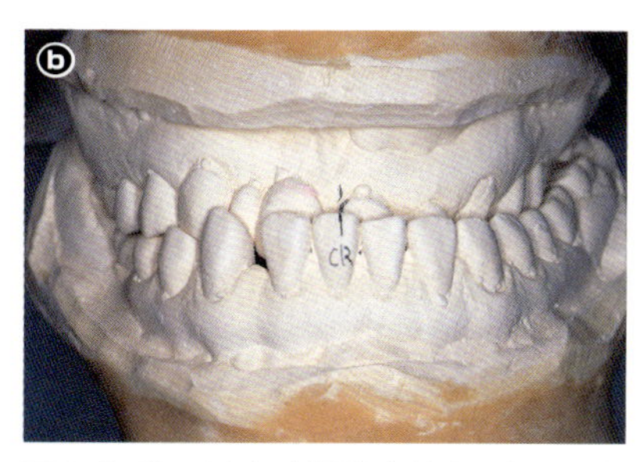

図4-2-1b　最大咬頭嵌合位（ICP）での歯列模型。

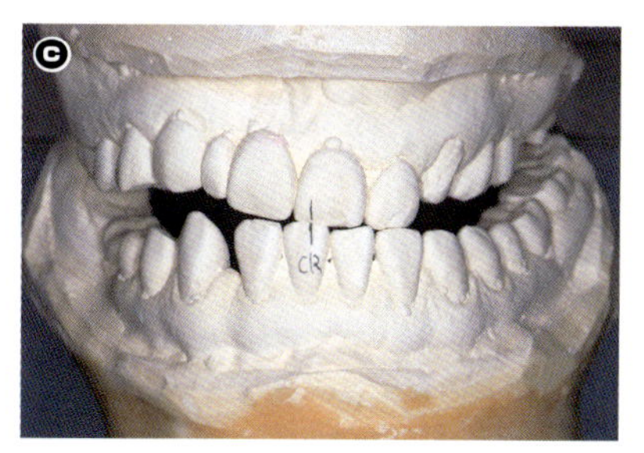

図4-2-1c　中心位・生理的顆頭安定位にて早期接触した状態。

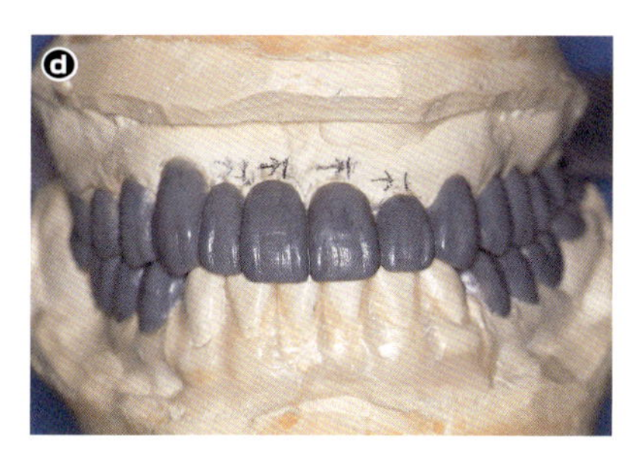

図4-2-1d　治療ゴールを想定し、中心位・生理的顆頭安定位でワックスアップを行う。

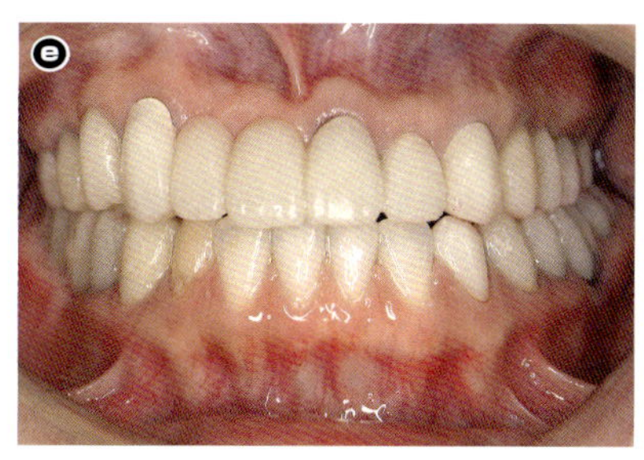

図4-2-1e　治療計画、診断用ワックスアップに従い治療を進め、プロビジョナルレストレーションで経過観察を行う。

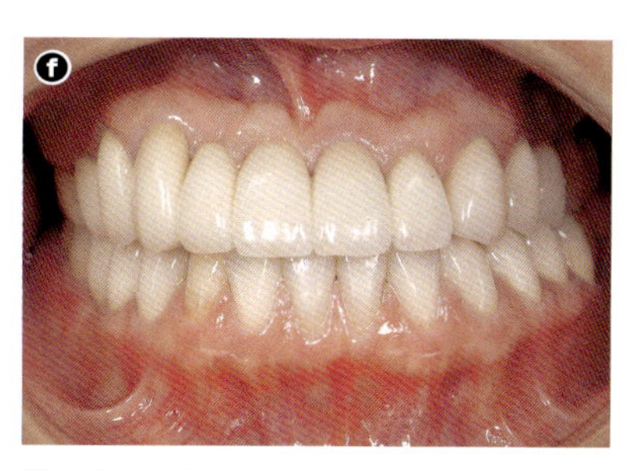

図4-2-1f　術後の状態。

☞図4-2-1の症例の詳細は下記を参照
・第10章　咬合高径

2．治療目標と最終ゴールをイメージしたワックスアップ

診断用ワックスアップは、口腔内診査と模型診査で整合性を確認し、「治療指標として決定された中心位・生理的顆頭安定位に咬合を確立するには、実際にどの歯のどこを盛り足すか、どこを削るか」などを試行錯誤しながらワックスアップすることによって、再構成に必要なすべての情報と構造を具体化するものである（**図4-2-1**）。

この診断用ワックスアップにより、治療目標と最終ゴールのイメージが把握され、前準備が完了する。もちろんこの間にさまざまな初期治療（たとえば確定的な抜歯、咬合調整、スプリント療法など）を並行して行う必要があることもある。しかし咬合再構成治療を行う症例では、治療方針が確定するまでは初期治療も保守的に行っておく。

3．プロビジョナルレストレーション

表4-3-1

class Ⅱ症例におけるプロビジョナルレストレーションの役割

①歯髄、歯質の保護
②歯の移動防止
③支台歯形成時の削除量の参考
④歯周組織の反応の評価

表4-3-2

class Ⅲ・Ⅳ症例におけるプロビジョナルレストレーションの役割

①歯髄、歯質の保護
②歯の移動防止
③支台歯形成時の削除量の参考
④歯周組織の反応と清掃性の評価
⑤咬合の改善と安定・機能回復
⑥顎関節と関連周囲組織の安定
⑦トゥースポジションの検討（歯列弓内、上下顎関係でのトゥースポジション）
⑧発音、審美性の検討
⑨確定治療としての最終補綴治療設計の検討
⑩最終補綴装置の咬合の指標
⑪インプラント補綴の検討

咬合治療のマネージメントにおいて、プロビジョナルレストレーションの役割は大きい。プロビジョナルレストレーションでは、歯周組織の反応、顎口腔系の機能回復の確認、審美性の確認、力のコントロールの確認などを、可変可能な素材でシミュレーションする。

Lytle & Skurowの修復治療の分類class Ⅱ症例におけるプロビジョナルレストレーションの役割を**表4-3-1**に示す。

Lytle & Skurowの修復治療の分類class Ⅲ・Ⅳ症例では、咬合再構成治療が必要となる。すなわち術前の病的咬合を、その患者にとって生理的に許容する生理的咬合に改善するものであり、プロビジョナルレストレーションの役割はさらに重要となる（**表4-3-2**）。

以上の検討を行い、予知性の高い治療を確立していく。治療過程でプロビジョナルレストレーションからの情報を綿密に検討し、再評価したうえで、治療の次のステップへと進めていく。

class Ⅲ・Ⅳ症例のような複雑で困難な治療を成功に導くためには、プロビジョナルレストレーションの目的を確実に理解し、有効活用することが重要となる。

本章では、**図4-3-1～図4-4-1**に示した症例の治療の流れのなかで、オーバーレイ（**図4-3-1f～h**）、直接法によるプロビジョナルレストレーション（**図4-3-2**）、間接法によるプロビジョナルレストレーション（**参考症例**）の活用の実際を提示する。

4．クロスマウントプロシージャー

クロスマウントプロシージャーの目的は、長期間使用したプロビジョナルレストレーションで得られた患者固有の習癖、審美、機能（ガイダンス）の情報を、咬合器にそのまま移行させ最終補綴治療に再現させることである（**図4-4-1**）。

プロビジョナルレストレーションの活用とクロスマウントプロシージャーの実際

図4-3-1a、b　初診時の状態

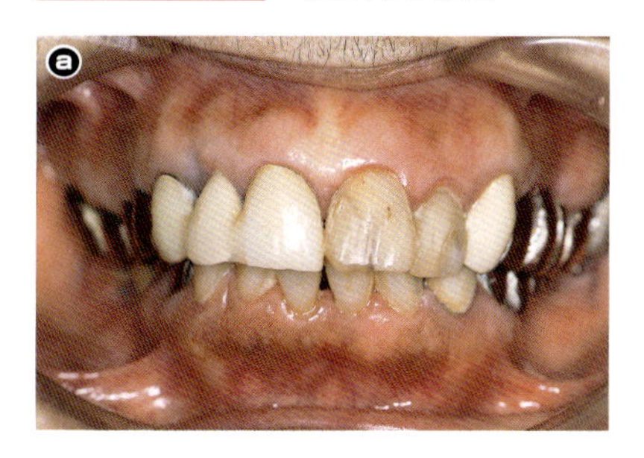

図4-3-1a　初診時68歳、女性。主訴は左右臼歯部の違和感。開口初期に明瞭なクリッキングあり。患者自身、顎が引っかかる感じを意識していた。

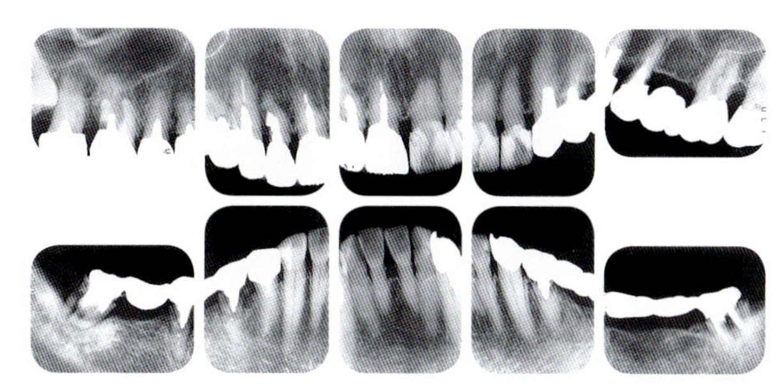

図4-3-1b　初診時のエックス線写真。下顎臼歯のブリッジの支台歯は歯根破折やう蝕のため抜歯の必要があった。インプラントを希望し、上顎前歯の審美性の改善も希望していたため、咬合診査を行うこととした。

next

図4-3-1c～e　咬合診査

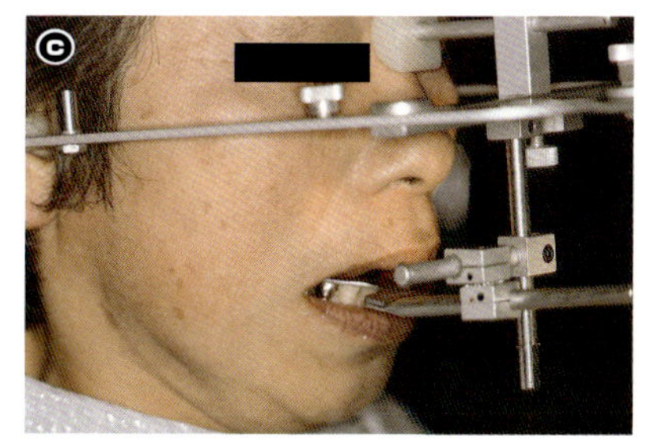

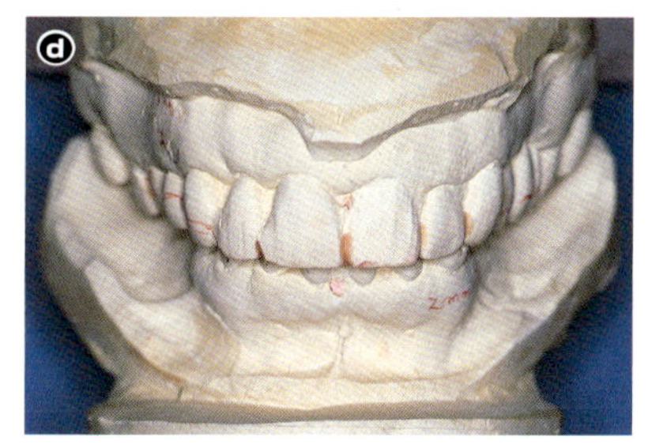

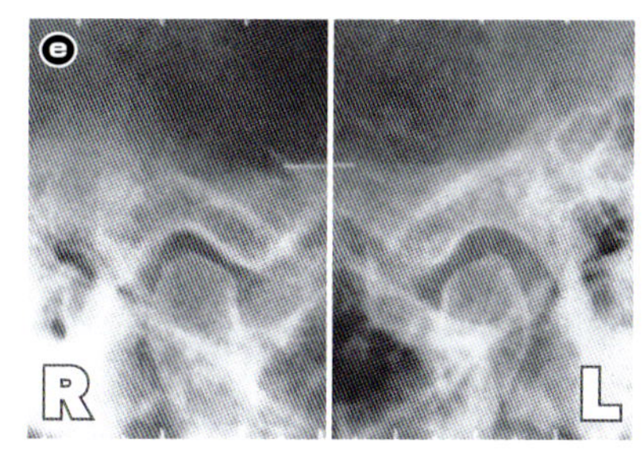

図4-3-1c～e　フェイスボートランスファー(**c**)後、中心位・生理的顆頭安定位で咬合器に装着し、咬合診査を行った結果、前上方に下顎が偏位して ICP に至っていた(**d**)。顎関節規格写真の顆頭の偏位状態から、模型診査と同様の下顎の偏位が認められた(**e**)。

next

図4-3-1f～h　オーバーレイで下顎位の検討

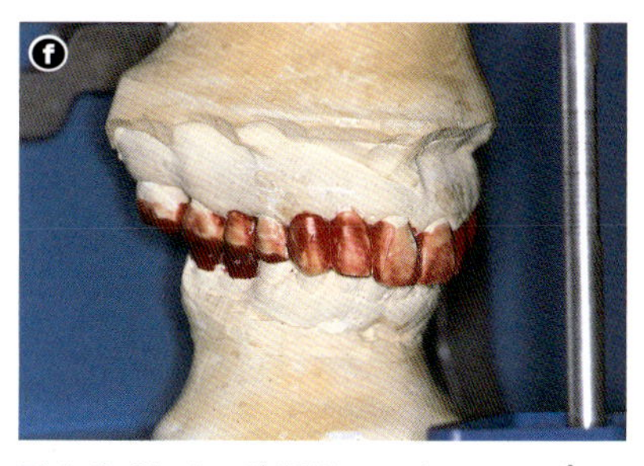

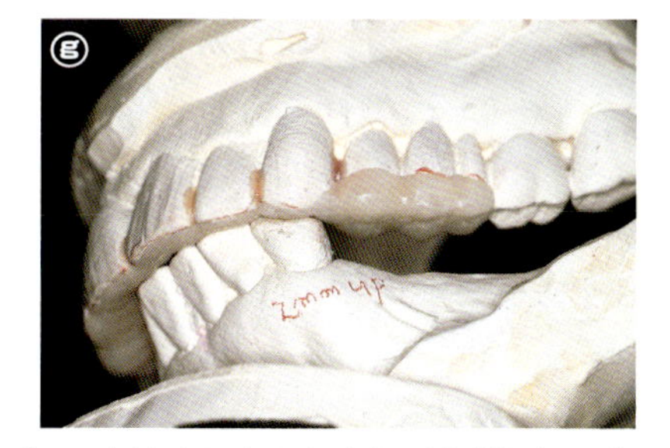

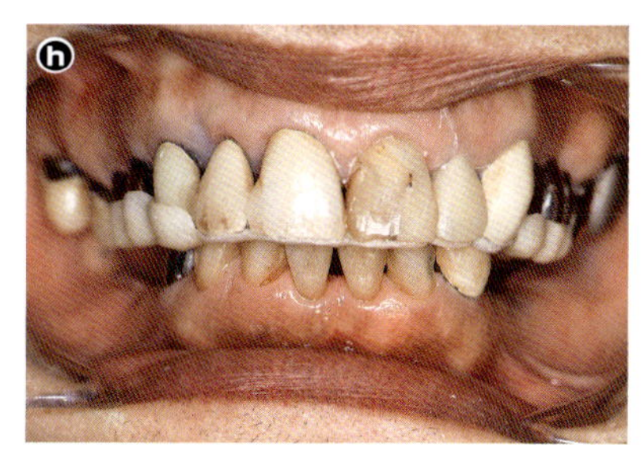

図4-3-1f～h　診断用ワックスアップにてインプラント治療も含めた咬合再構成治療のゴールをシミュレーションする(**f**)。開口初期の明確なクリッキングの原因である円板の転位が、咬合高径の挙上(回復)と下顎位の改善による顆頭の動きでどのように影響を受けるか、テストポジションを決定し、オーバーレイで観察を行うことにした(**g**)。1ヵ月以上観察し、問題なく良好な状態であることを確認した(**h**)。

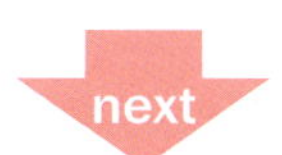

図4-3-2a〜f　**直接法によるプロビジョナルレストレーション製作法**

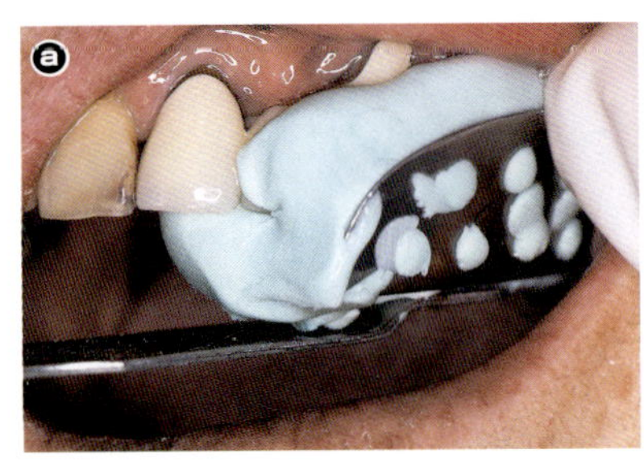
図4-3-2a　直接法による製作の準備のため、コルトフラックス(コルデン社)を使用し、オーバーレイを装着した状態で印象を採得しておく。

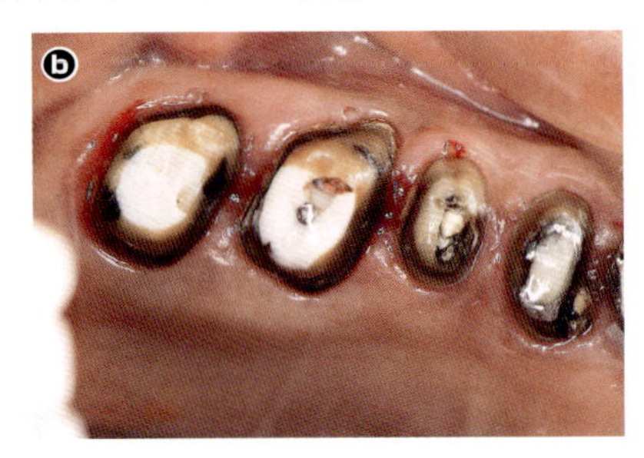
図4-3-2b　不適合補綴装置を除去し、グロスプレパレーションを行う。

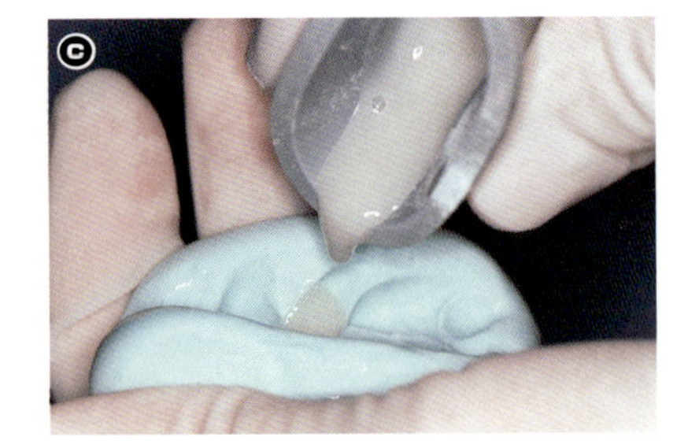
図4-3-2c　即時重合レジンを用意して、トレーに注入する。

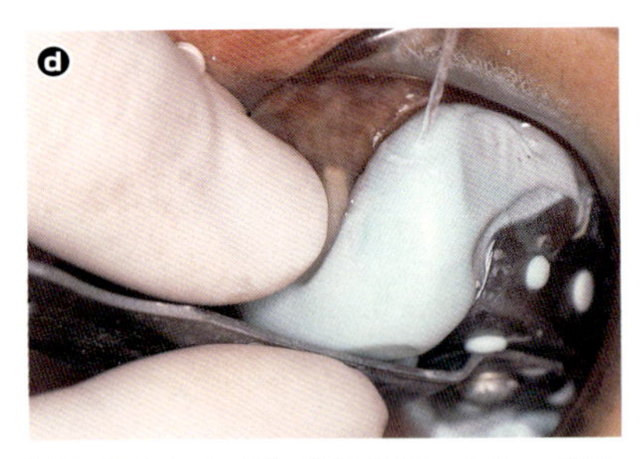
図4-3-2d　レジンを注入後、トレーをすみやかに口腔内に戻す。レジンの硬化時の発熱前より何度かトレーをわずかに浮かせ、注水する。

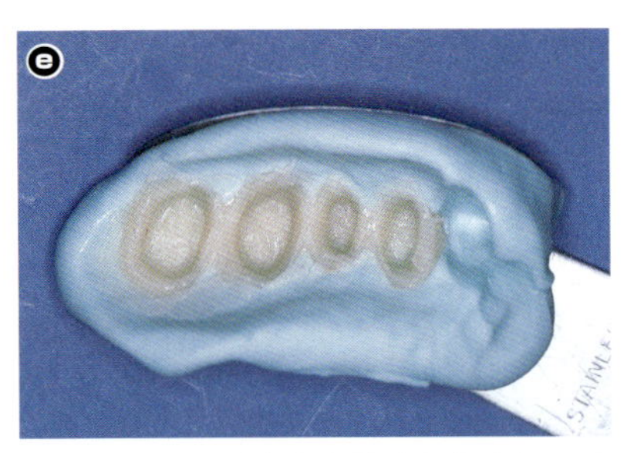
図4-3-2e　口腔内から除去したトレーの状態。

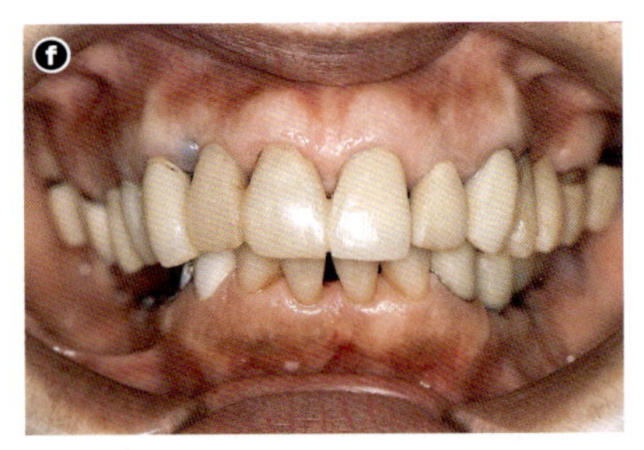
図4-3-2f　このようにして補綴治療が必要な歯をプロビジョナルレストレーションに置き換え、根管治療など必要な治療を行っていく。

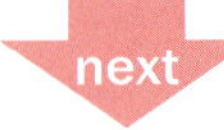

図4-3-3a〜c　**下顎位の改善と最終補綴設計の検討を目的としたプロビジョナルレストレーション**

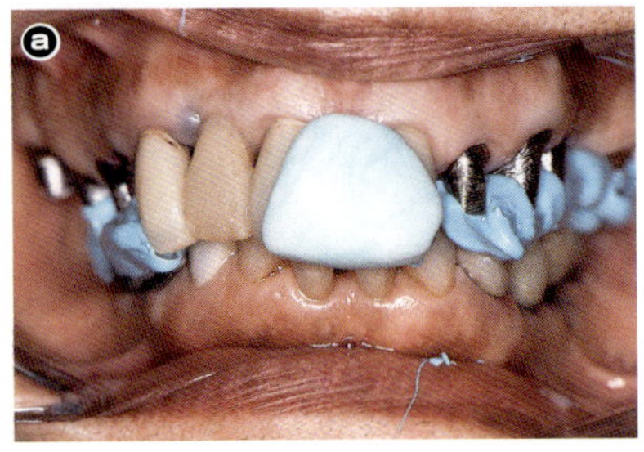

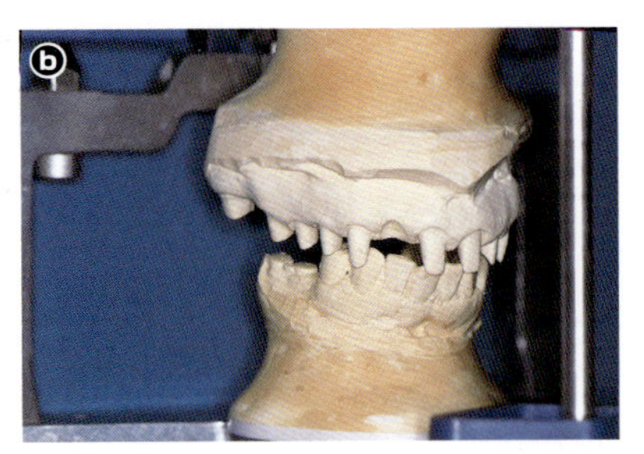

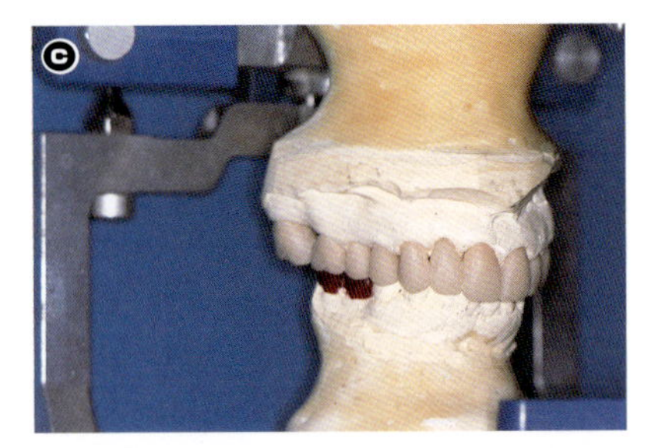

図4-3-3a〜c　ダウエルコアの装着後に、間接法で新たにプロビジョナルレストレーションを製作する。この症例ではTMDの症状が認められたため、治療の初期にオーバーレイで中心位・生理的顆頭安定位に改善したが、再度中心位・生理的顆頭安定位の記録を採得し(**a**)、それに基づき最終補綴治療を想定したプロビジョナルレストレーションを製作する(**b**、**c**)。中心位・生理的顆頭安定位は一度採得しても、必ずしもそこが終着点ではない。状況によっては、より快適な生理的状態に変化しうるからである。また、根管治療など初期治療までは既存のICPによる直接法のプロビジョナルレストレーションを使用し、ダウエルコア装着後にはじめて下顎の偏位を改善するという手順を踏む症例も多い。

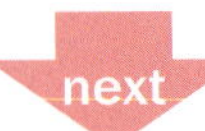

参考症例　**間接法によるプロビジョナルレストレーションの製作法（間接法は別症例にて提示）**

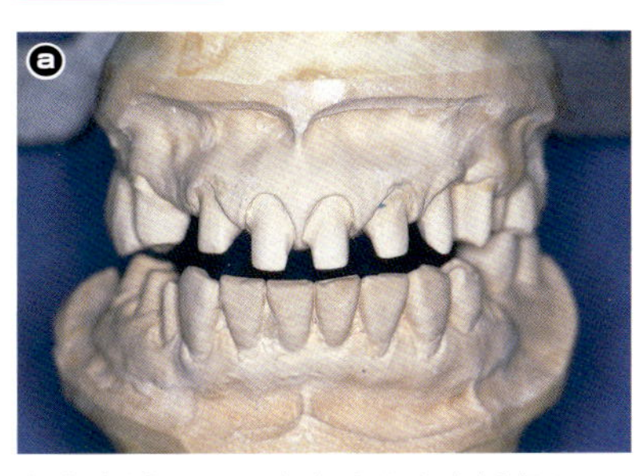

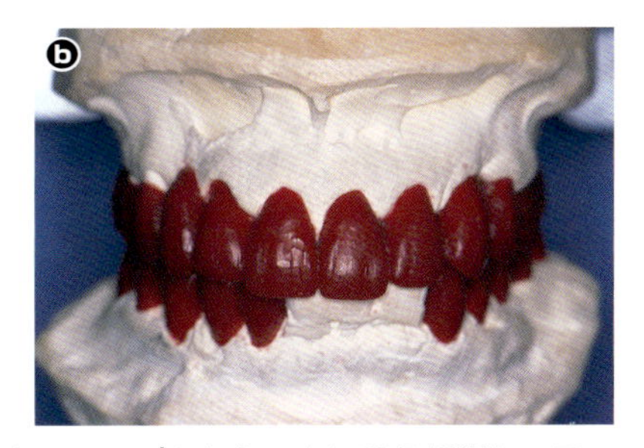

参考症例 a、b　支台歯を印象採得し、ワックスアップを行う。次に印象採得し、ワックスアップを除去しレジンに置き換える。

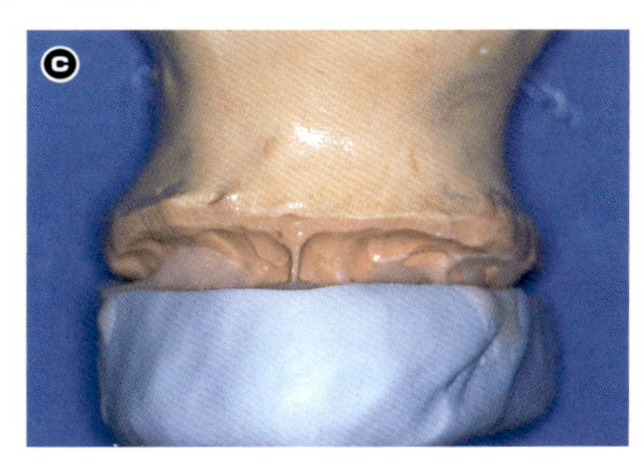

参考症例 c　ワックスアップをコルトフラックスなどで印象採得し、即時重合レジン注入用のトレーとする。

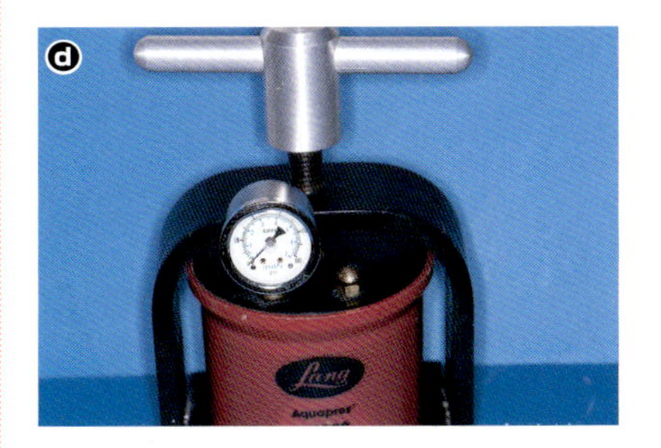

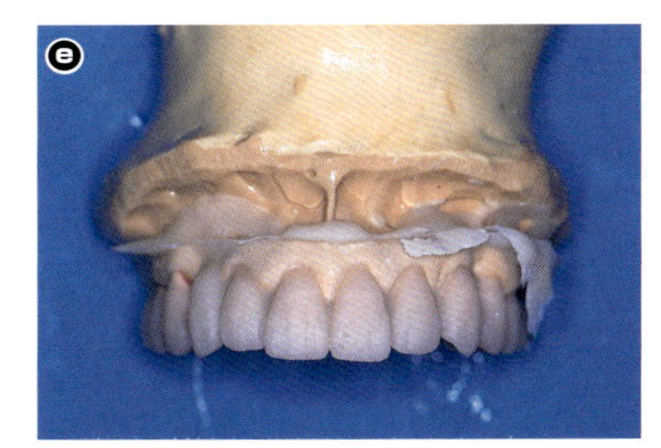

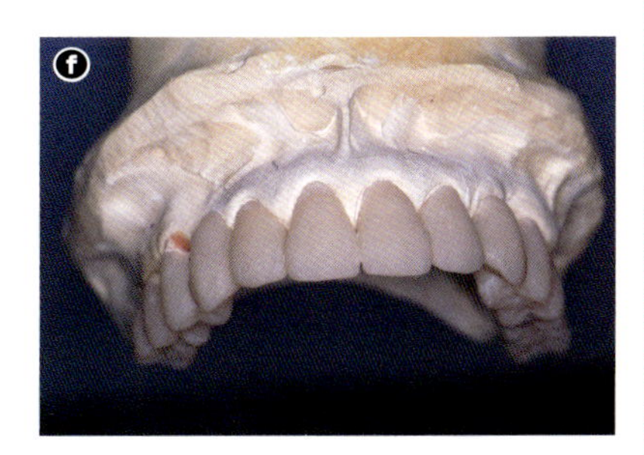

参考症例 d～f　即時重合レジンではあるが、硬化時はできれば加圧下で行う（**d**）。硬化後の状態（**e**）と、バリを取り修正後の状態（**f**）。

図4-3-4a～f　**プロビジョナルレストレーションによるトゥースポジションや審美性の検討**

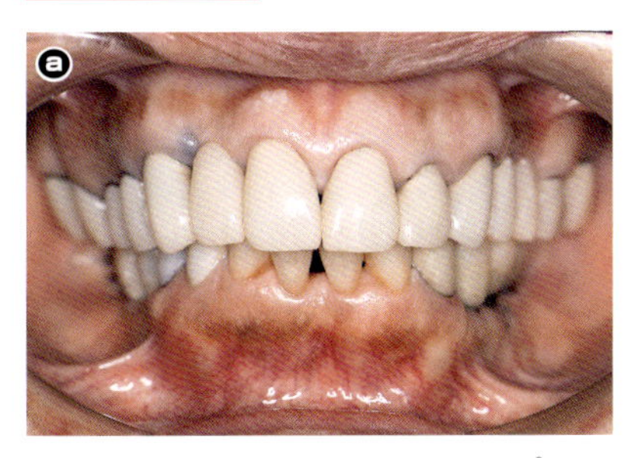

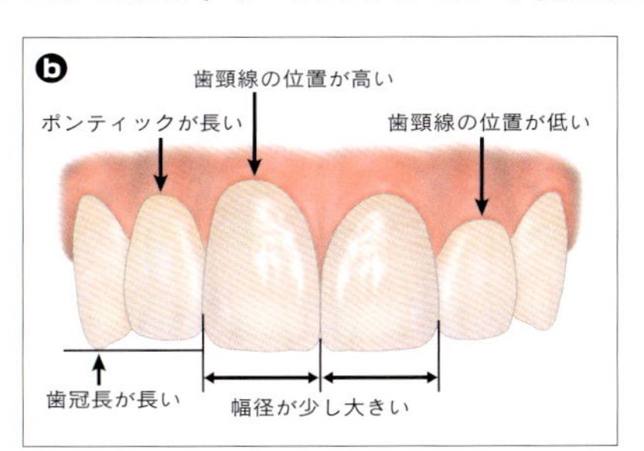

図4-3-4a、b　間接法で製作したプロビジョナルレストレーションを装着し、審美性の検討を行った。

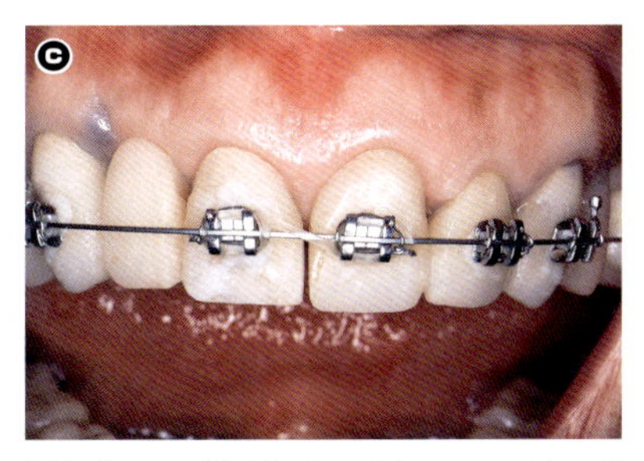

図4-3-4c　矯正治療によりアンテリアガイダンスを確保し、ガムラインの不調和や歯の幅径の不調を改善した。

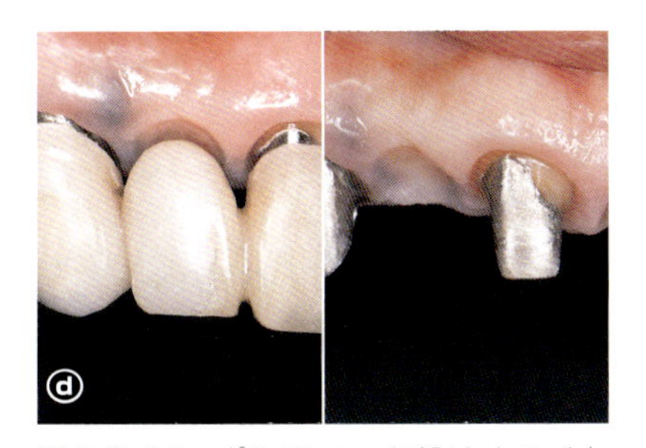

図4-3-4d　ポンティック部はオベイトタイプとした。プロビジョナルレストレーションで形態やポンティック部を検討することにより、最終補綴治療で良好な結果を得ることができる。

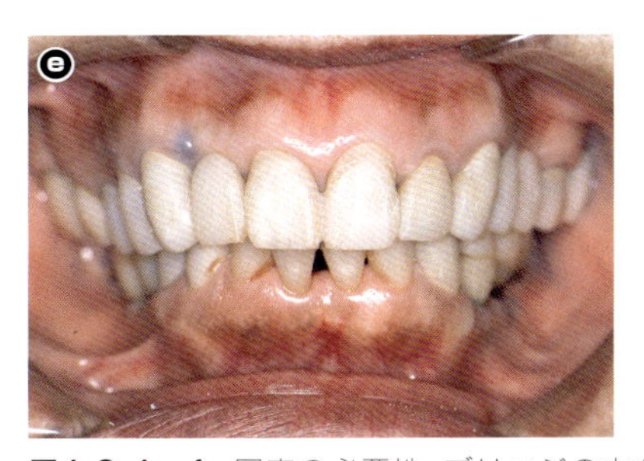

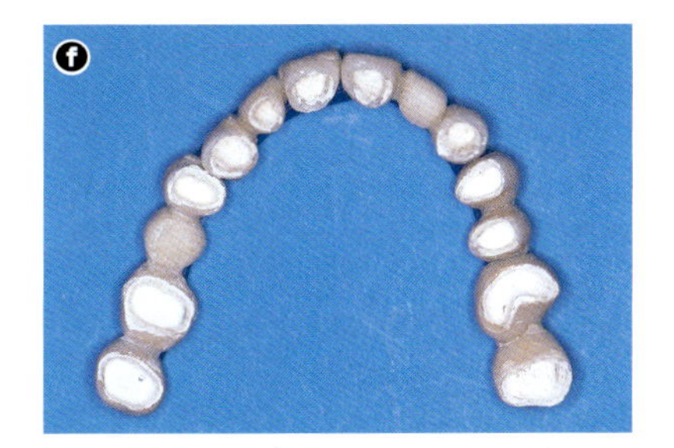

図4-3-4e、f　固定の必要性、ブリッジの支台歯数の良否などを、プロビジョナルレストレーションの仮着材のウォッシュアウトで確認し、補綴設計を決定する。

図4-4-1a〜k　クロスマウントプロシージャー

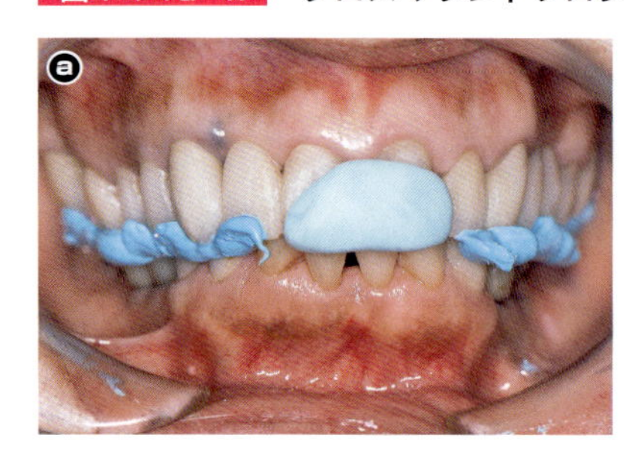

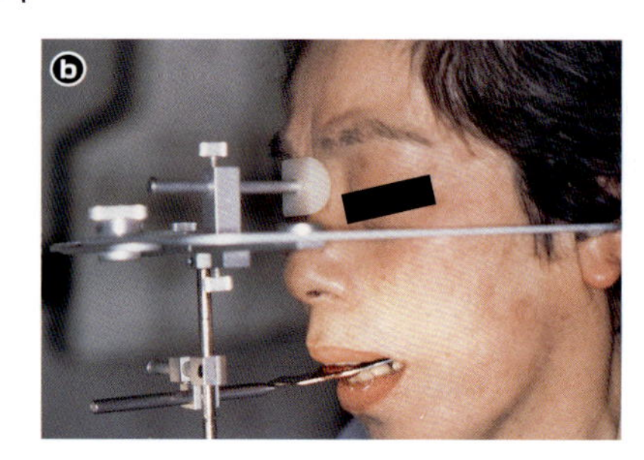

クロスマウントの目的

長期間使用したプロビジョナルレストレーションで得られた患者固有の機能（ガイダンス）、審美、習癖の情報を咬合器にそのままトランスファーし、最終補綴装置に再現させる。

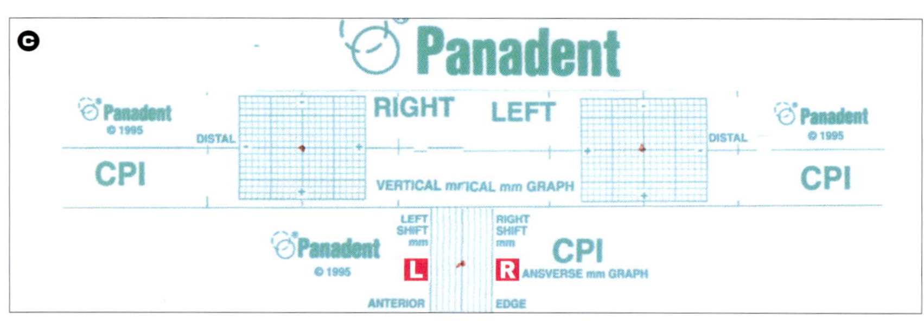

図4-4-1a、b　上下顎プロビジョナルレストレーションの印象採得（片顎のみの補綴の場合は対合歯列の印象採得も行う）。フェイスボートランスファー、プロビジョナルレストレーションでの中心位・生理的顆頭安定位の記録バイト（CR バイト）採得（事前に CR ＝プロビジョナルレストレーションでの ICP の確認がしてある場合はマッシュバイト）を行い（**b**）、模型を咬合器に装着する準備をする。

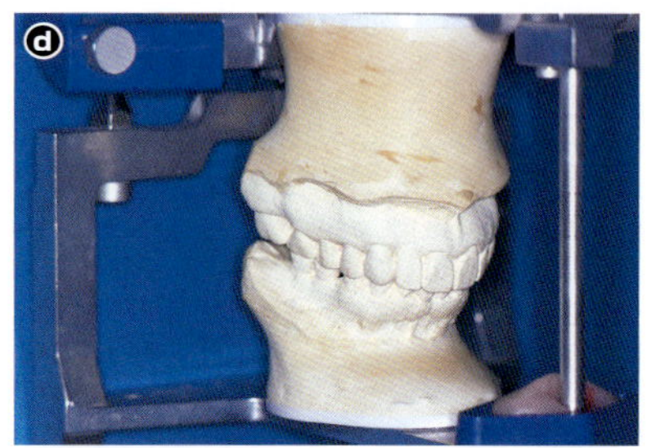

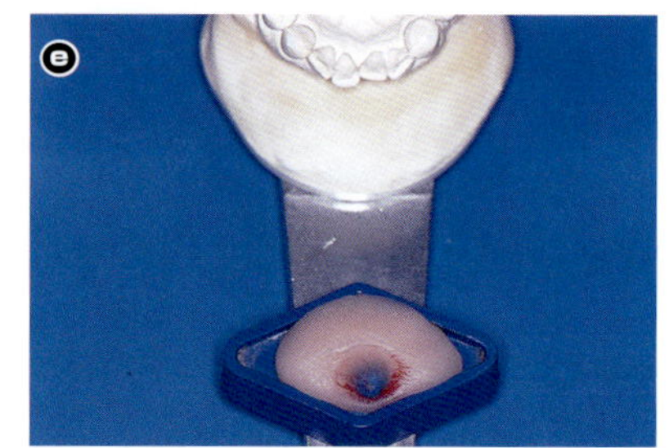

図4-4-1c〜e　咬合器に装着したプロビジョナルレストレーションでの ICP と中心位・生理的顆頭安定位が一致していることを CPI で確認したうえで（**c**）、その模型（プロビジョナルレストレーション）で得られたアンテリアガイダンスを、カスタムインサイザルテーブルに再現する（**d**、**e**）。

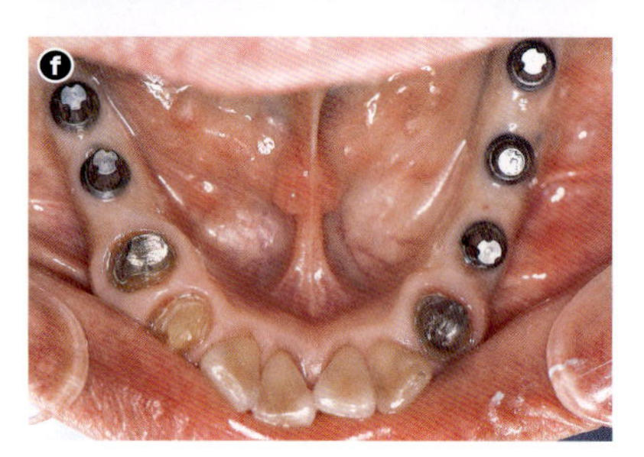

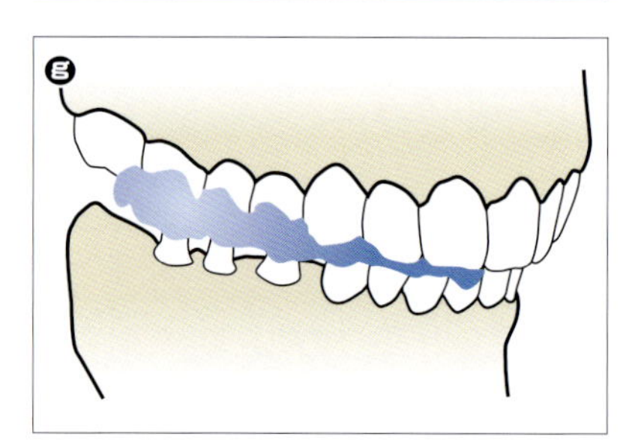

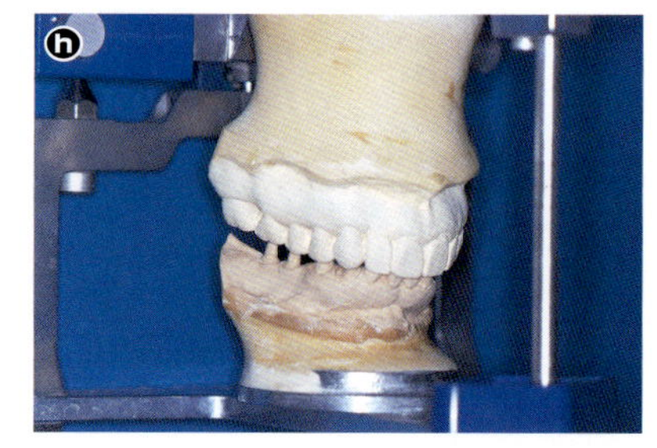

図4-4-1f〜h　支台歯の印象（**f**）→前歯のプロビジョナルレストレーションを装着した状態で咬合採得（**g**）→咬合器の対合模型に印象した支台歯の模型を固着する（**h**）。なお、上下顎両側の補綴の場合もここまでは同じである。

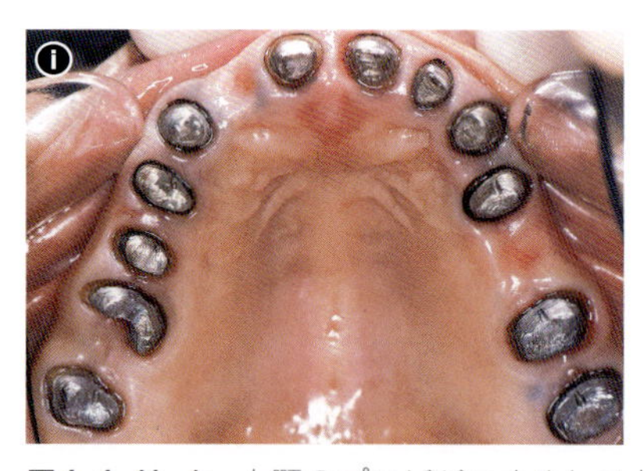

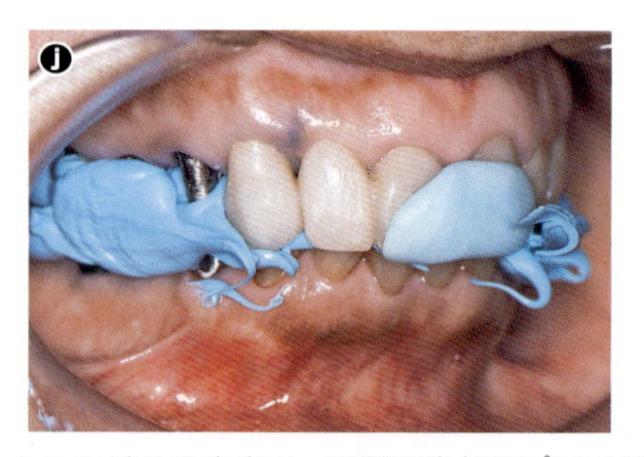

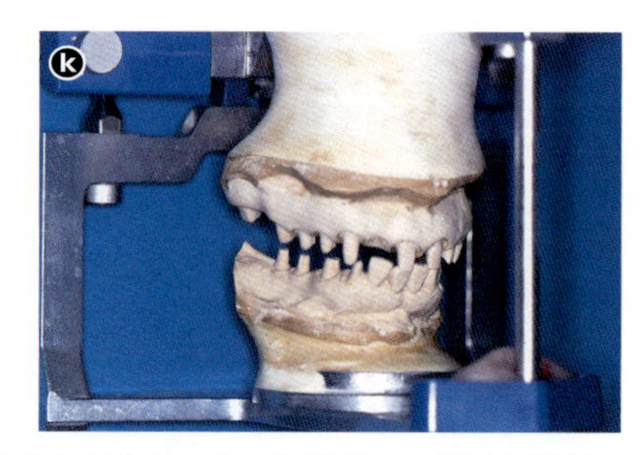

図4-4-1i〜k　上顎のプロビジョナルレストレーションはそのままで、下顎臼歯部のプロビジョナルレストレーションを外し、バイト採得。次に上顎臼歯部のプロビジョナルレストレーションを外し、上下顎臼歯部の支台歯のバイト採得することによって、上下顎プロビジョナルレストレーションと上下顎支台歯間に互換性ができる（**d → h**：下顎の支台歯模型を固着→ **k**：下顎（**h**）に対して上下顎支台歯間バイトで上顎支台歯を固着）。

図4-4-1l～t　最終補綴装置の製作

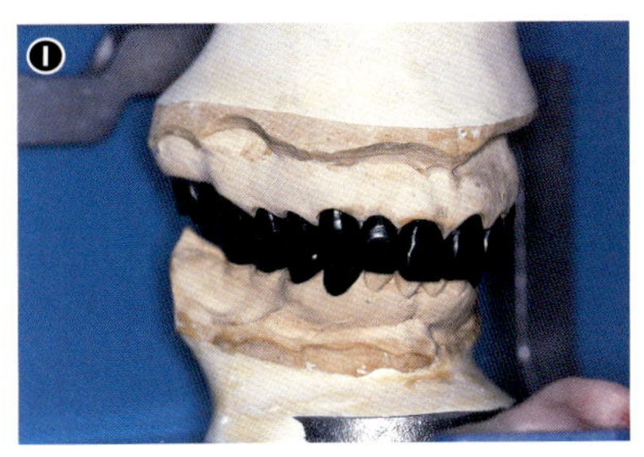

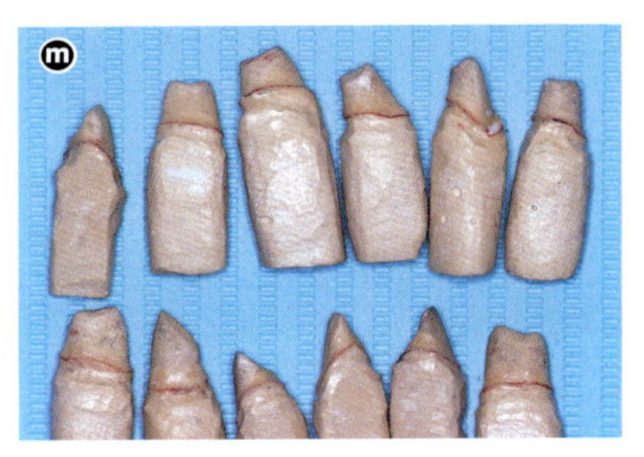

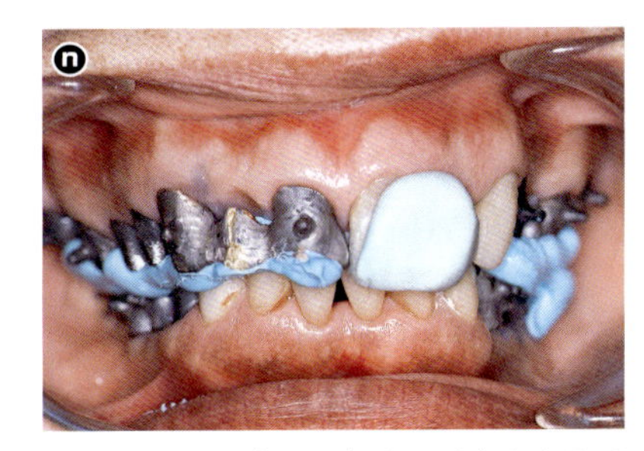

図4-4-1l～n　ワックスアップを行う。マージン部はダイ模型(**m**)で別に調整する。この症例はセラモメタルクラウンのため、メタルトライし、必要な箇所のソルダーリングの後に、リマウントのためメタル上で咬合採得を行う。

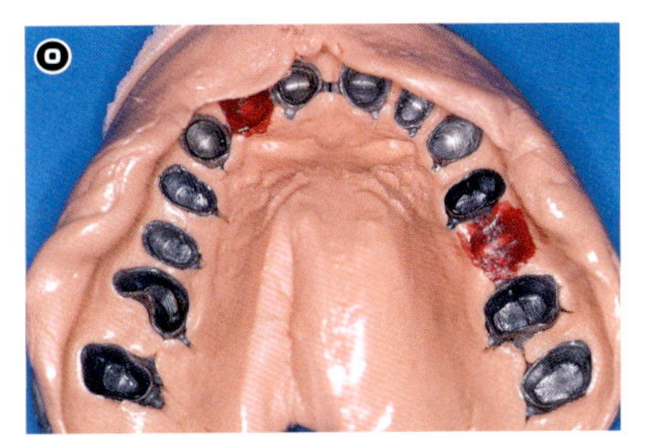

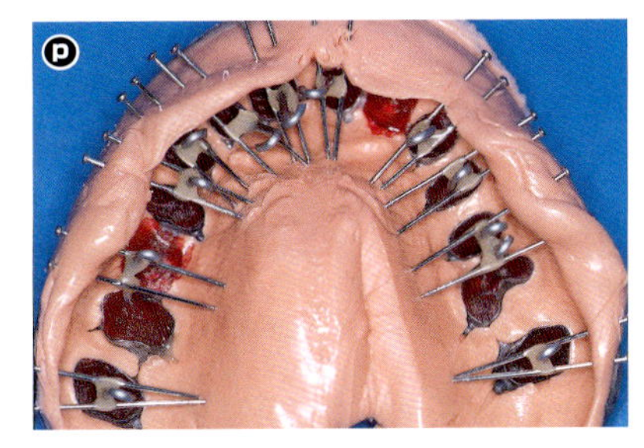

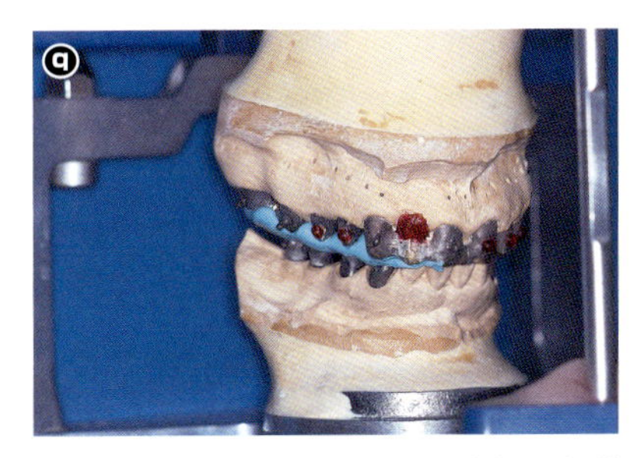

図4-4-1o～q　シリコーン印象材によるオーバーインプレッションの中に、試適しておいたメタルを戻す。あらかじめメタルに合わせたダイ模型を用意しておき、それをメタル内部に入れ動かないようメタルとダイとオーバーインプレッションを固定し、石膏を注入する。**f～k**と同様の手順で咬合器に固着する。

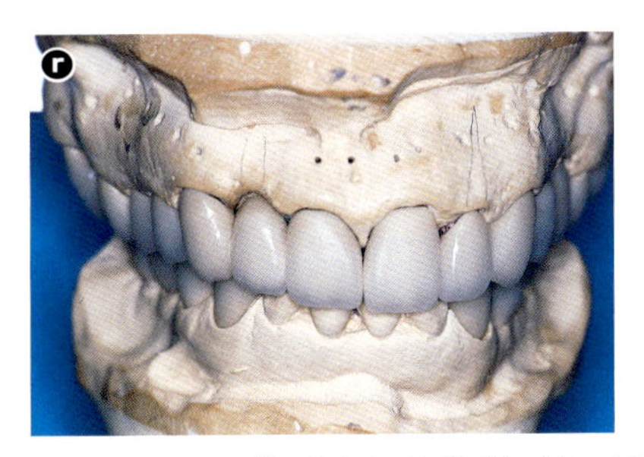

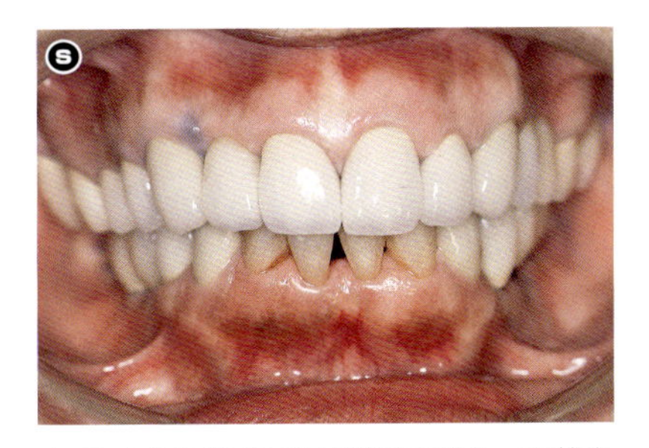

図4-4-1r、s　ポーセレンを築盛し(**r**)、ビスケットベイクの時点で口腔内に試適・調整を行う。グレーズ後、補綴装置を仮着する(**s**)。

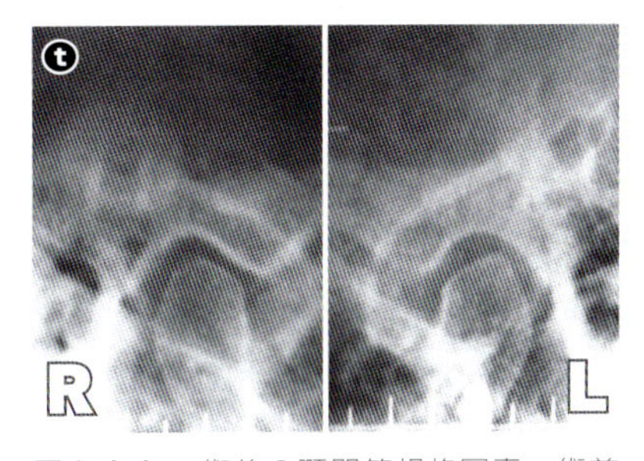

図4-4-1t　術後の顆関節規格写真。術前より顆頭は良好な位置になっている。

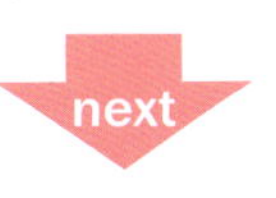

図4-4-1u、v　治療終了時の状態

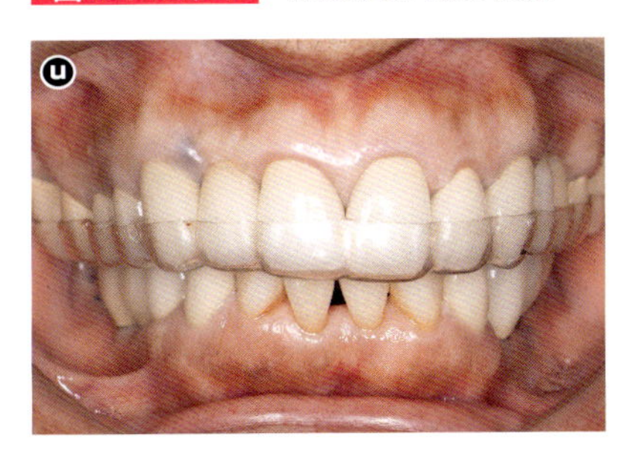

図4-4-1u　必要があればナイトガードを製作、装着してもらう。

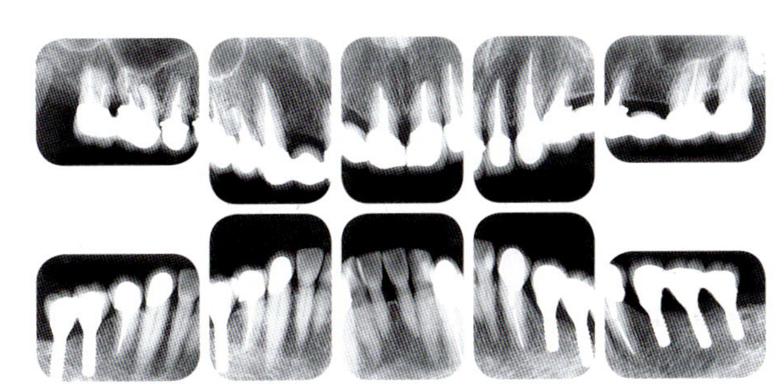

図4-4-1v　術後のエックス線写真。

Chapter 4

図4-5-1　スプリンティング（固定）の原則

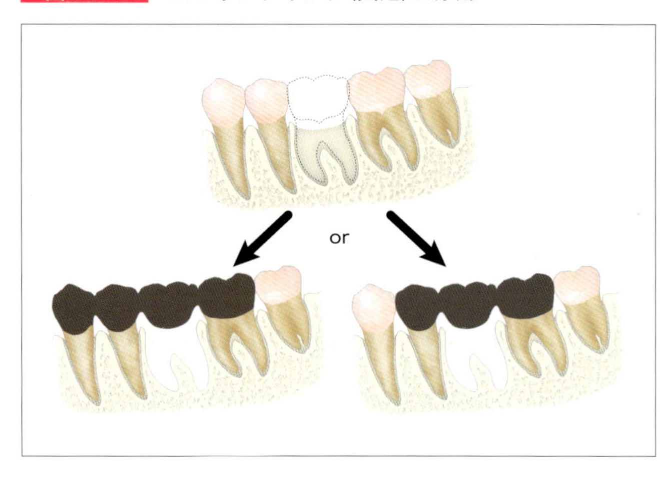

図4-5-1　欠損補綴治療を行う場合、便宜上スプリンティング（固定）が必要となる。欠損歯数によって単純に固定歯数を決定するのではなく、臨床的判断をすべきである（支台歯の歯根のボリューム・動揺度・欠損部の長さ・仮着材のウォッシュアウトなど）。

5．補綴装置のスプリンティング（固定）

近年はインプラント治療の導入によって、旧来の複雑なスプリンティングを必要とする補綴設計が激減した。補綴装置のスプリンティング（固定）は必要があれば行うが、無意味なスプリンティングは避ける。可及的に単独歯として処置できることが本来ならば望ましい。

5-1　適応症

スプリンティングの適応症は、大きく分けて以下の４つである。

①単独歯では動揺が収束せず、安定した咬合および快適な咀嚼が得られない場合。
②固定なしでは歯の移動が生じてしまう場合。たとえば対合関係において対合歯が欠損しているときに、挺出防止のために固定するなど。
③歯冠 - 歯根比が１：１以下で、動揺をともなう場合（予後を考慮して固定を必要とすることがある）。
④欠損補綴の支台歯とするために連結・固定する必要がある場合（**図4-5-1**）。

動揺度を確認する際には、炎症抑制を徹底的に行う。炎症消退後でないと真の動揺度は判定できないからである。同様に外傷性咬合の歯では一時的に動揺が増加するため、咬合調整後に動揺度を再評価する必要がある。

図4-5-2　クロスアーチスプリンティングにおける力のモーメント

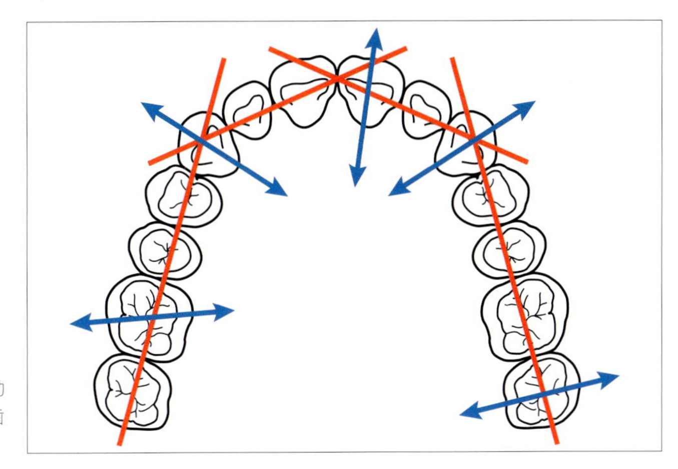

図4-5-2　クロスアーチに固定することにより、前歯の前方への移動に対し、左右臼歯が抵抗する。臼歯の頬舌的な動きに対しては、前歯が抵抗する。（参考文献 1 より引用改変）

5-2　禁忌症

絶対的禁忌ではないが、スプリンティングを控えたほうがよい症例もある。臨床的歯冠長が短い歯は、固定した補綴装置の連結部の高さが取れないため、連結部での破折の可能性が高くなる。また、連結部に衛生的配慮のなされた形態付与がしにくくなるため、メインテナンスが困難になる。口腔衛生の悪い患者では、スプリンティングによりいっそうメインテナンスが困難になる可能性がある。

5-3　スプリンティングデザインの評価

最終補綴治療の設計を確定する際のスプリンティングデザインの評価は、プロビジョナルレストレーションによる観察で行う。計画された固定範囲での効果の有無と安定性を、各支台歯の動揺度の確認（**図4-5-2**）と、仮着材の溶解（ウォッシュアウト）の状態で評価する（**図4-5-3**）。

連結や欠損補綴では、動揺のある歯は揺さぶるほうであり、仮着材のウォッシュアウトは動揺が少ないほうの歯に起こることが多い。仮着材のウォッシュアウトの存在は、最終補綴装着後しばらく経過した後に合着セメントでも同様のウォッシュアウトが生じる可能性を示している。クロスアーチスプリントのみならず固定性欠損補綴においても、プロビジョナルレストレーションによる仮着材のウォッシュアウトの観察から、セメンティング後に起こりうる事象を短期間でシミュレーションすることができる。

必要であれば、固定範囲を拡大するか、キーアンドキーウェイ（Key & Key way）など他の選択枝を考慮する（**図4-5-4**）。

図4-5-3a〜p　スプリンティングの実際

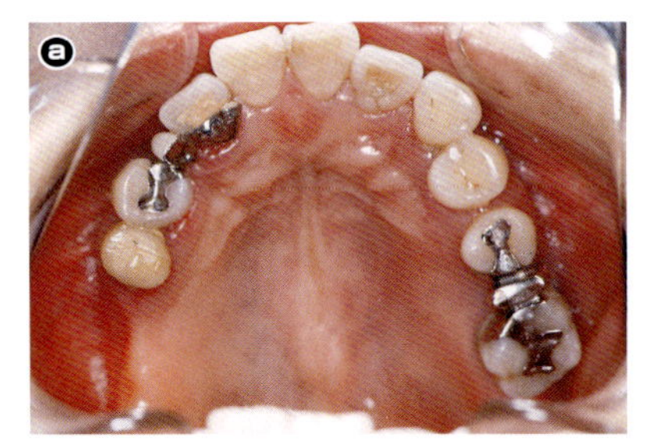

図4-5-3a　初診時の咬合面観。患者はインプラント治療を希望されたが、天然歯もなるべく残したいとのことであった。

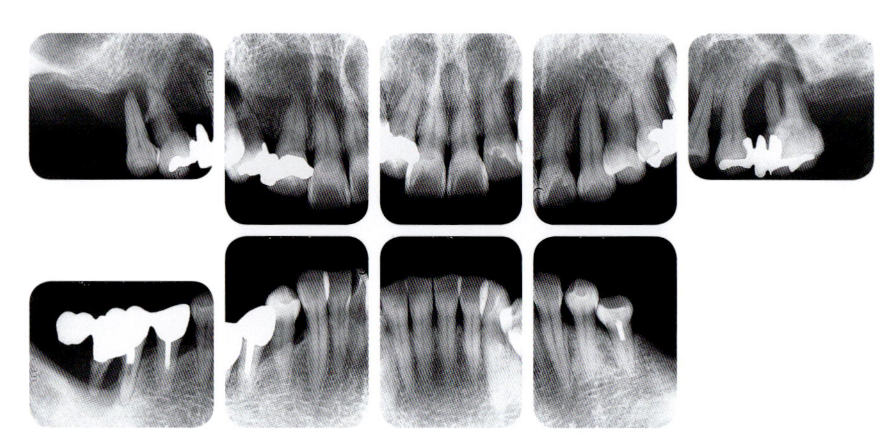

図4-5-3b　初診時のエックス線写真。歯槽骨は部位特異的に吸収しており、咬合との関連も要因として考えられた。

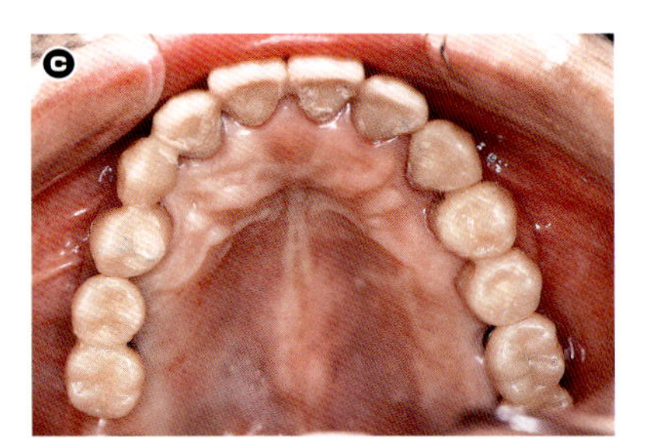

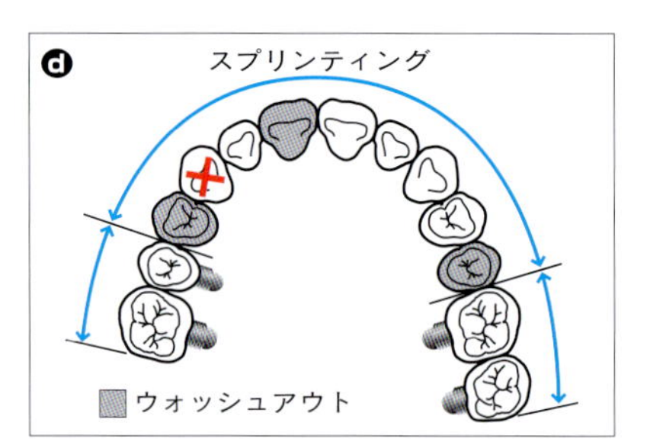

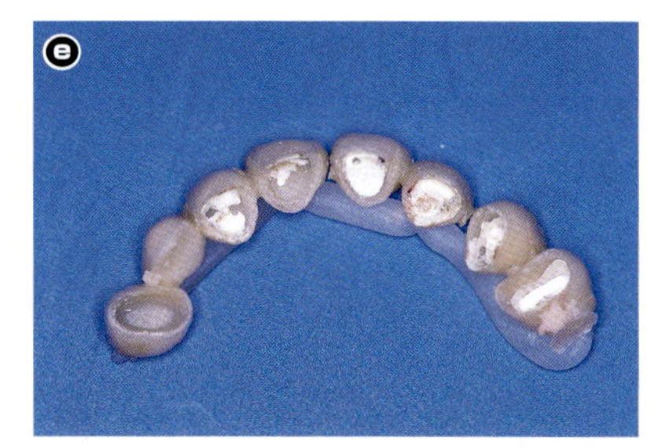

図4-5-3c〜e　プロビジョナルレストレーションで咬合の安定と仮着材の溶解(ウォッシュアウト)を観察し、スプリンティングの補綴設計をする。プロビジョナルレストレーションの仮着中(**c**)。クロスアーチで固定が必要な class Ⅳ歯周補綴症例である。**d** のスプリンティングの設計では、仮着材の溶解が認められた(**e**)。これは、最終セメント合着後にも(仮着材と違い長い経過後ではあるが)同様にセメント溶解の可能性があることを示している。スプリンティングの設計を変更する必要がある。

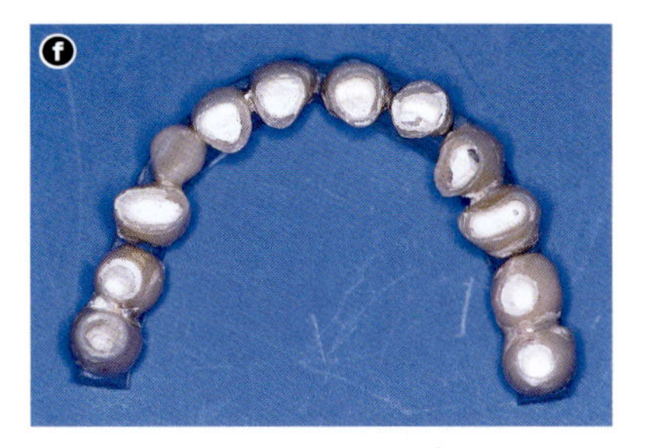

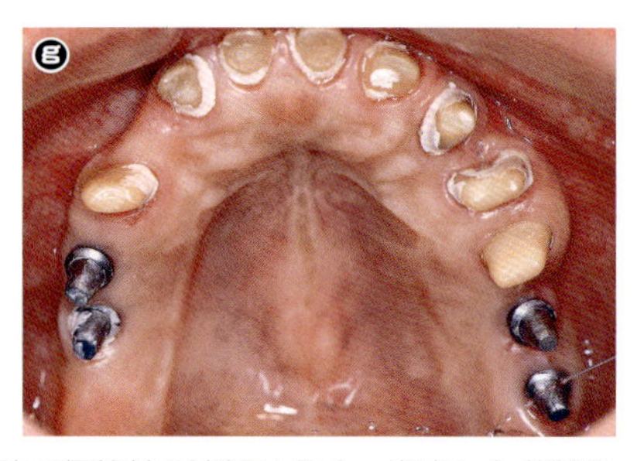

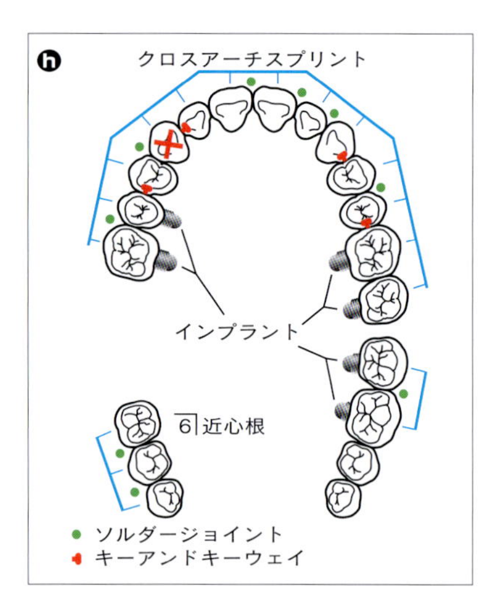

図4-5-3f〜h　変更したスプリンティングの設計で仮着材の溶解はなく、安定した状態を認めた。インプラントも固定に組み込む設計となった。

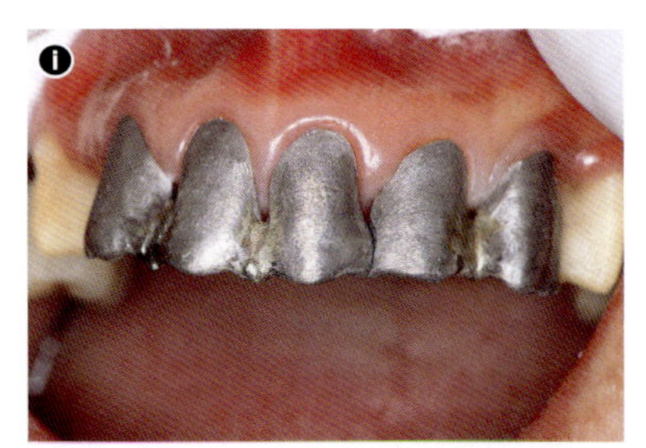

図4-5-3i　キャスティングの適合を確認後、ソルダーリングインデックスの採得を行い、ソルダーリングを個別に行った。

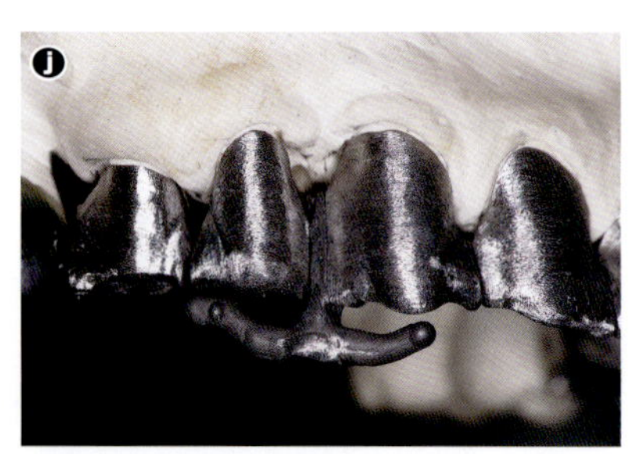

図4-5-3j　再度支台歯との適合を確認後、3 2|間のキーアンドキーウェイの適合を確認する。

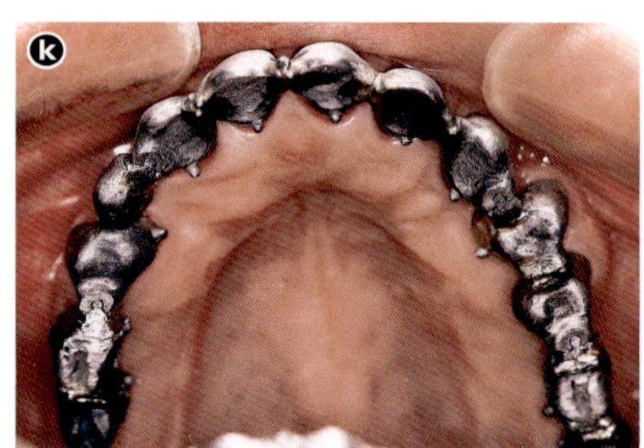

図4-5-3k　すべての部位のソルダーリングが終了したら、再度適合を確認する。

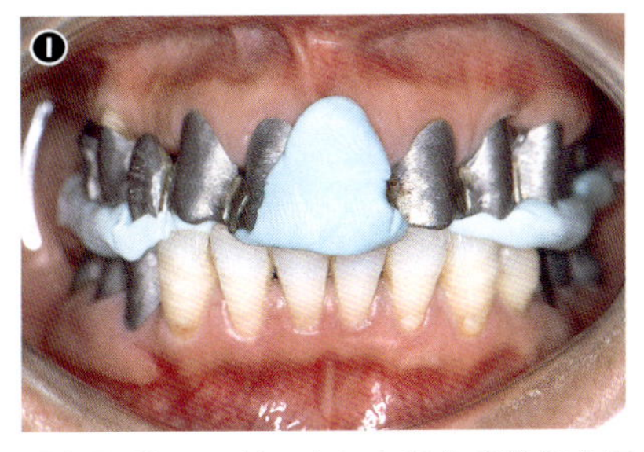

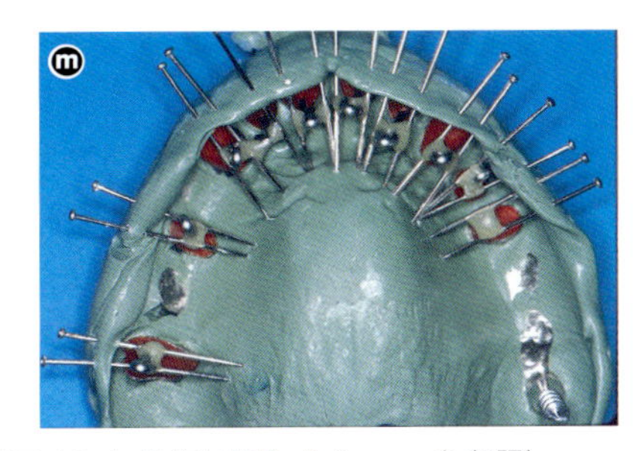

図4-5-3l、m　リマウント操作の準備を行う（リマウント操作は**図4-4-1o〜q** を参照）。

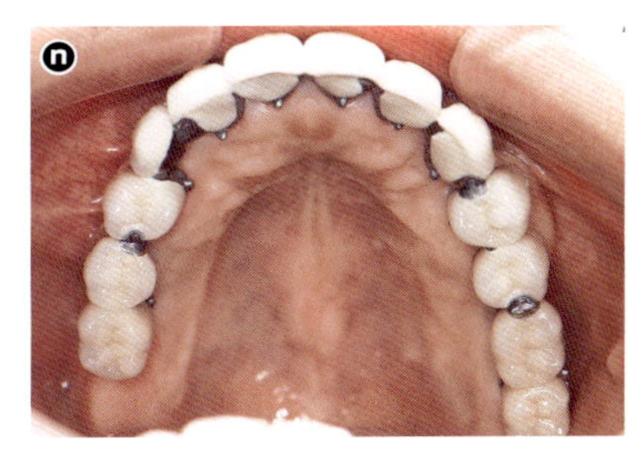

図4-5-3n　最終補綴装置の仮着時。キーアンドキーウェイで連結され、スプリンティングされた状態。

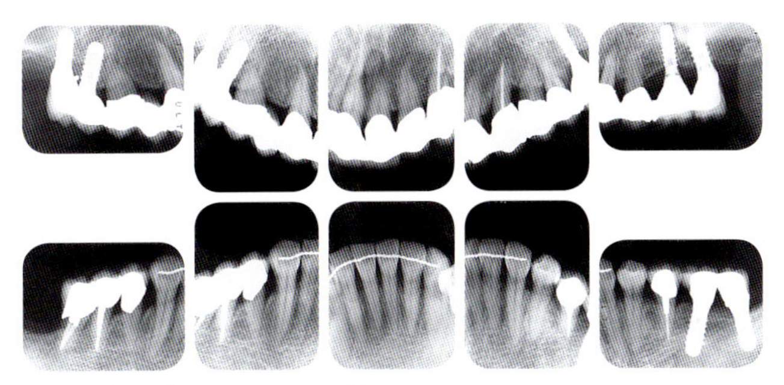

図4-5-3o　術後のエックス線写真。

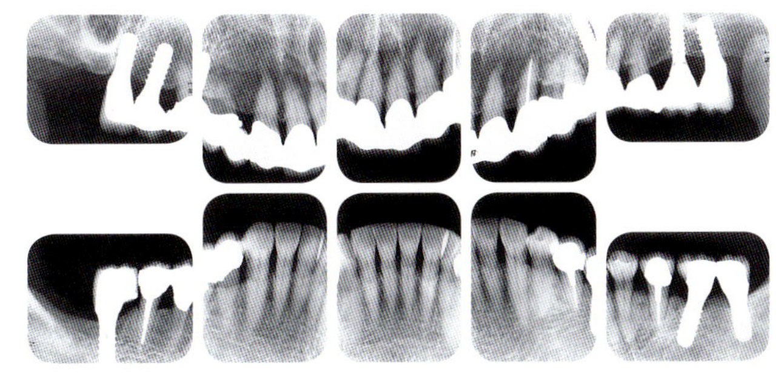

図4-5-3p　術後13年を経過したエックス線写真。11年目に6|近心根に根面う蝕が認められ、インプラントで対処している。

図4-5-4a〜f　キーアンドキーウェイ

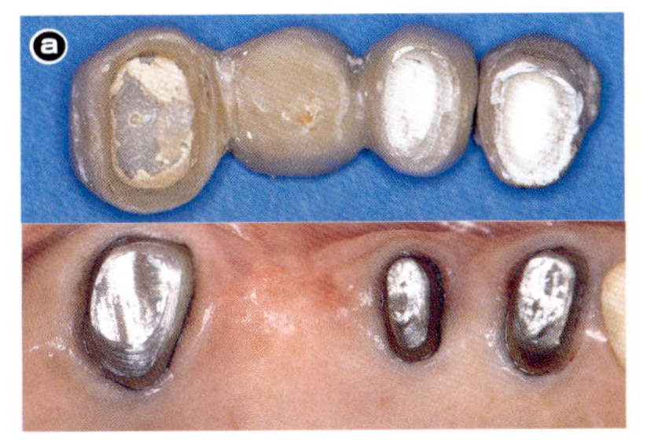

図4-5-4a　⑦6⑤|ブリッジ、7|にウォッシュアウトが認められ、⑦6⑤④|に設計変更となった。診断用模型で設計を熟考しても、このような情報はプロビジョナルレストレーションによって得られるものであることから、プロビジョナルレストレーションでの観察が重要となる。

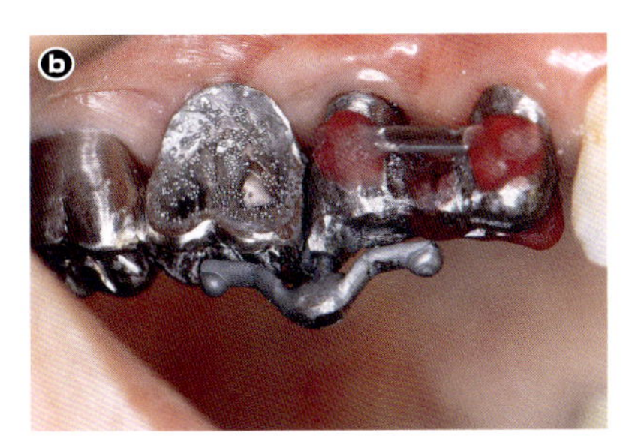

図4-5-4b、c　検討の結果、⑦6⑤④|のブリッジで、6⑤|間にキーアンドキーウェイを用いる設計となった。

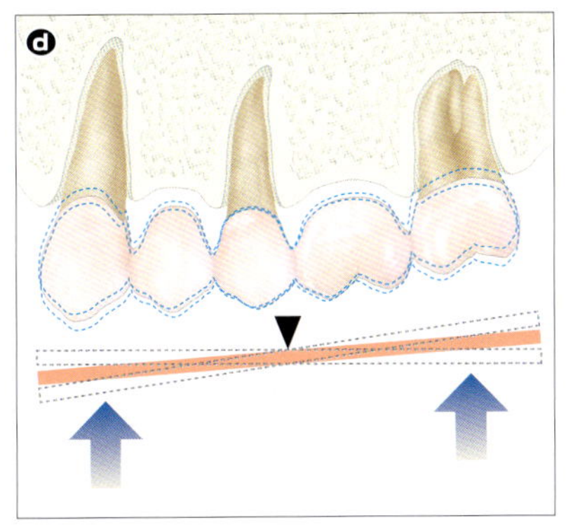

図4-5-4d　中間歯を支点としてシーソー運動が起きると、前後支台歯で脱離させる力が生じる。

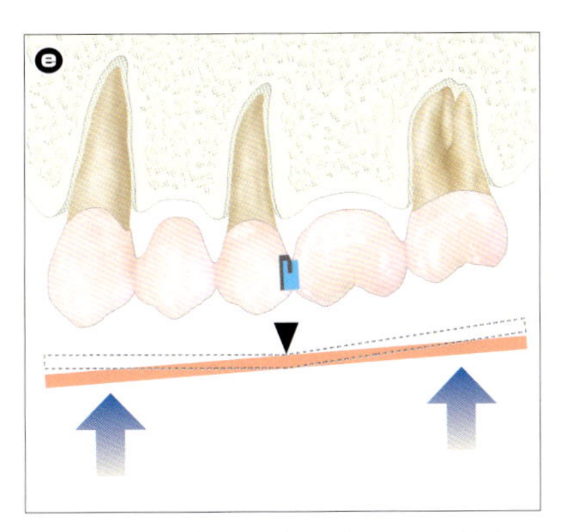

図4-5-4e　中間支台にキーアンドキーウェイを用いると、前後支台歯が安定する。

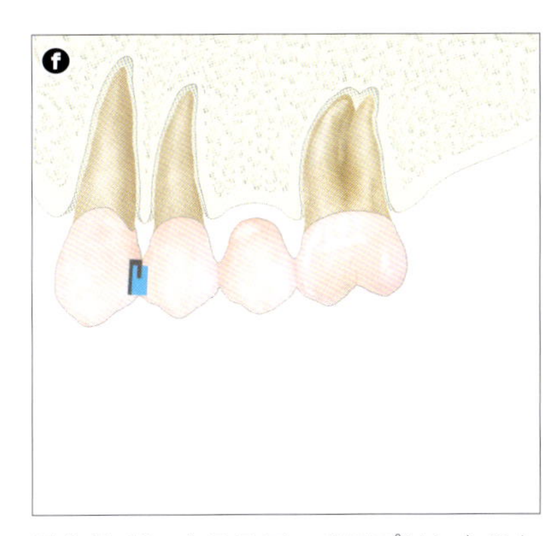

図4-5-4f　クロスアーチスプリントのセグメントに用いる場合、一般に犬歯の遠心にキーアンドキーウェイを設けて前歯ー左右臼歯を安定させる。

図4-6-1a、b　咬合平面と咀嚼ストローク

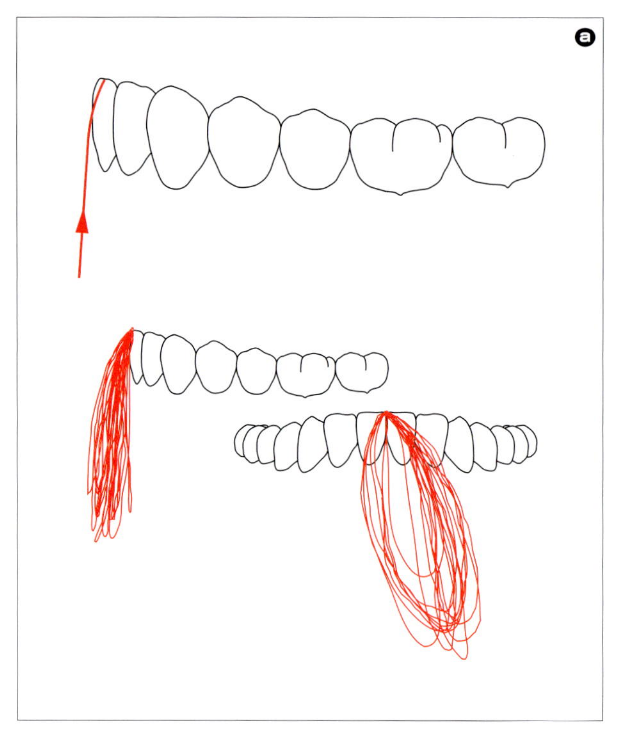

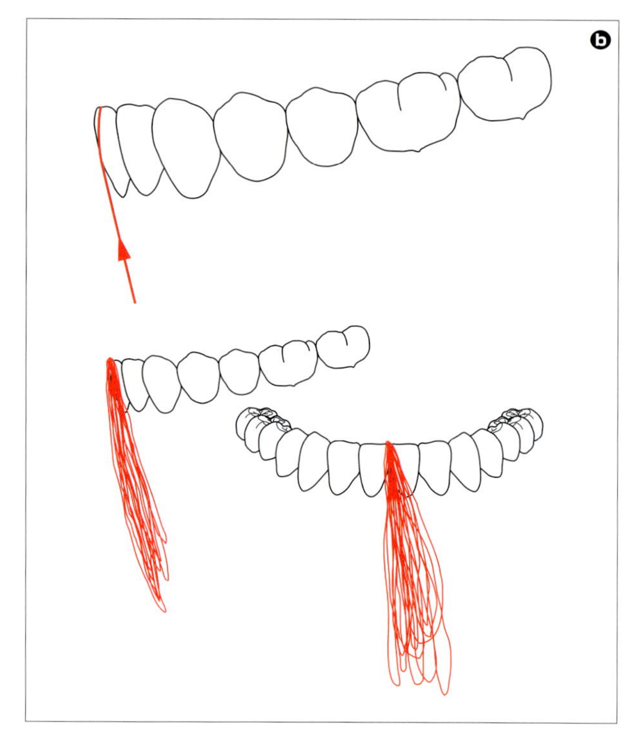

図4-6-1a、b　咬合平面（矢状面）における前上がりの咀嚼経路パターンおよび特徴的ストローク（**a**）と、前下がりの咀嚼経路パターンおよび特徴的ストローク（**b**）。下顎前歯の侵入経路の角度に違いがある。前下がりのほうがストロークが垂直的で、ぶれが少ないようである。（小川隆広，古谷野潔．咬合平面の傾きと咀嚼運動閉口路との関連．補綴臨床　1997；30(6)：753 － 760．より引用改変）

6．咬合平面の角度の設定と咀嚼ストロークの関係

咬合平面に対して、咀嚼運動の閉口路の進入角度は、矢状面上で直行する傾向がある。カンペル平面を基準に咬合平面の傾きを見ると、前上がり、すなわち前歯部が高い場合には咀嚼ストロークは水平になるといい、咬合平面の傾きが前下がりの場合は垂直的なストロークになるという、咬合平面の傾きと咀嚼ストロークの相関が研究された（**図4-6-1**）[2)]。

この関係には明確なコンセンサスが得られてはいないが、プロビジョナルレストレーションでの再評価時に歯周組織の状態と歯の動揺度の収束に疑問が生じた場合では、咬合高径の選択、パラファンクションの可能性などに加え、咬合平面の角度を検討することも必要である。

☞詳細は下記を参照
・第10章　咬合高径
・第12章　ブラキサーの補綴治療の留意点

7．咬合接触の与えかたと調整法

7-1　咬合接触の与えかた

上下顎歯の歯単位の咬合接触は、金属主流の補綴装置であった従来のナソロジー的な複雑な咬合接触の与えかたとセラミック主流の補綴装置でのそれとは、必ずしも合致していない。金属とセラミックでは物理的特性も

図4-7-1　ナソロジーにおける理想的な咬合接触(参考文献１、３より作図)

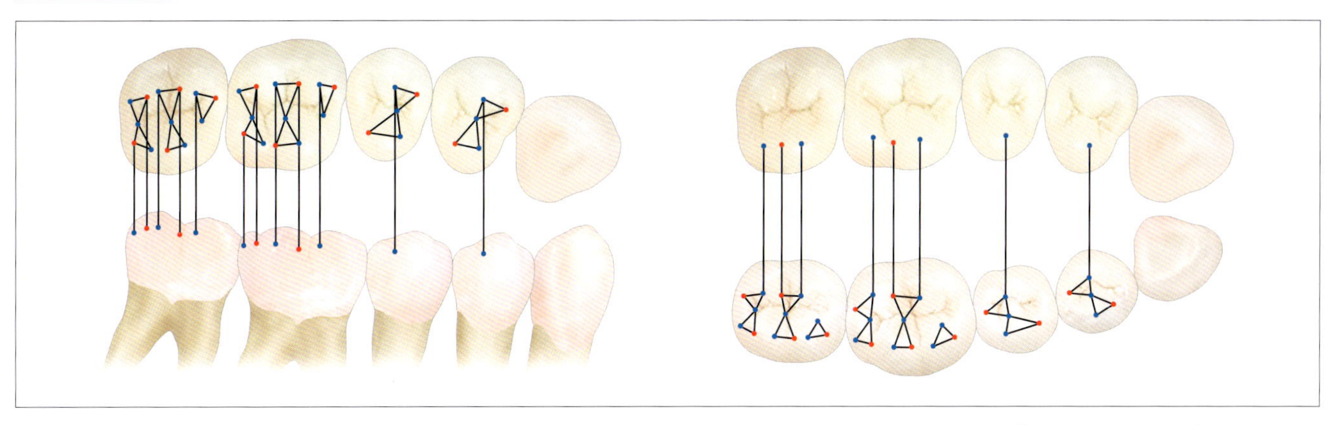

図4-7-1　機能咬頭を可及的に接触させ、各歯を頬舌、近遠心の４方向に安定させる接触点と、拮抗する接触点が必要となる。赤色がクロージャーストッパー、ブルー色がイコライザーで、これらの点がABCコンタクトを兼ねる[1、3]。

図4-7-2a　セラミック修復における咬合接触点

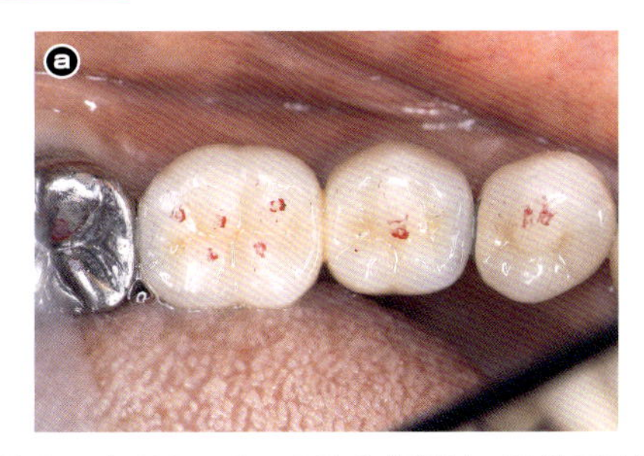

図4-7-2a　セラミックでの咬合接触は、辺縁の破折しやすいところを避け、咬頭斜面もシャープでないなだらかな面に設ける。

図4-7-2b　咬合接触点からの運動方向への配慮

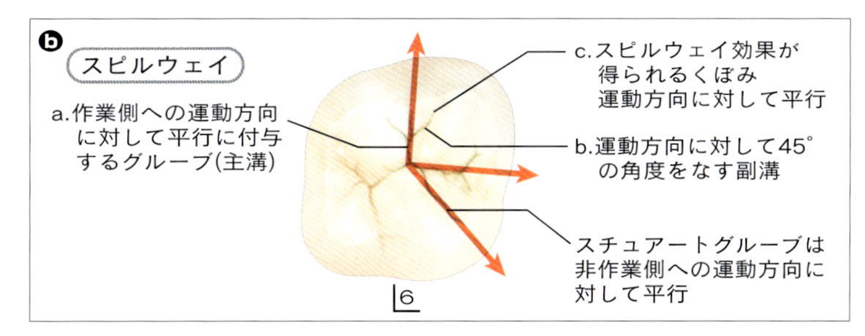

図4-7-2b　主溝は運動方向に平行で、摂食時の側方圧負担荷重を軽減する。咀嚼ストロークの範囲で、運動方向に対して45°の角度をなす副溝(b)、咬頭切縁に向かってはスピルウェイ効果が得られるくぼみ(食物の流路 c)を運動方向に平行に付与する。(桑田正博，茂野啓示(編)．歯界展望別冊．実践咬合調整テクニック．東京：医歯薬出版，2009；41．より引用改変)

違い調整法も異なる。

歯単位の咬合接触は、上下顎の垂直的咬合維持に加え、各歯を水平的な４つの方向(近遠心、頬舌)に安定させることが目的である。歯の長軸方向に力のベクトルがかかるようにし、機能咬頭は可及的に接触させ、前後的に安定させる接触とそれに拮抗する接触を付与する。歯を前後的に安定させるクロージャーストッパーとイコライザー、頬舌的に安定させるABCコンタクト(ABCの3点が確保できないときは、BCの２点の咬合接触を得ることが重要)(**図4-7-1**)などである[1、3]。

たとえば歯を前後的に安定させる閉止点(クロージャーストッパー)は往々にして辺縁隆線に設けるが、セラミックに対しこれらすべてを順守してしまうと、破折の危険性を含むこととなる。

また、ポイントセントリックという概念の重要性は否定しないが、実際には接触点は斜面に与えず、接触点の範囲内に対合歯咬頭頂が抜けられるような微妙な平坦なエリアを設けるエリアセントリックに変わりつつある。これらは従来の金属からセラミックへの使用材料の変化にともなう考えかたの変化であろう(**図4-7-2**)。そして咀嚼運動方向への溝の配慮により負荷を軽減する[4]。

図4-7-3　天然歯での咬合接触

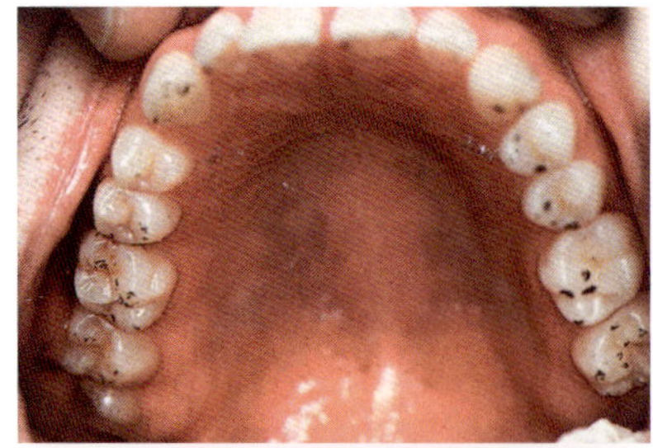

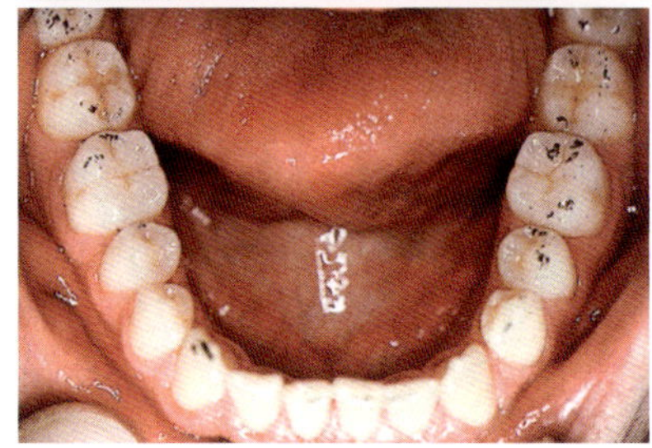

図4-7-3　安定した咬合状態を保っていた症例の天然歯の咬合接触は、ナソロジーで理想とする咬合接触ほどの接触は見られない[4]。下顎位が生理的に安定している場合、歯列の中でこれらの接触点がバランスよく配置されていれば、1歯にすべての役割の咬合接触を備えていなくとも問題は生じていない。（写真は参考文献5より引用転載）

図4-7-4a、b　生理的中心位における咬合接触点とエリアオブセントリック

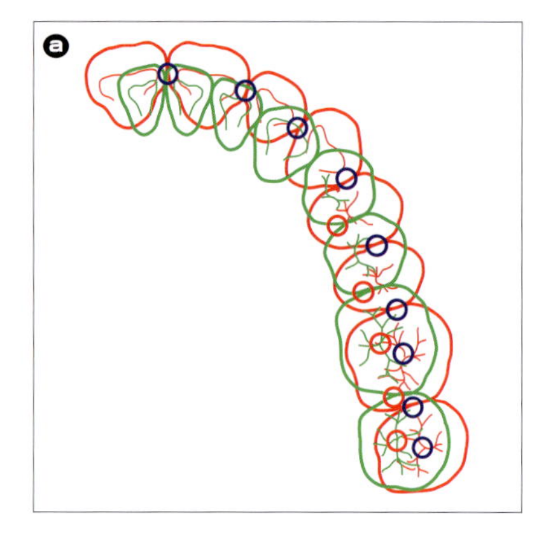

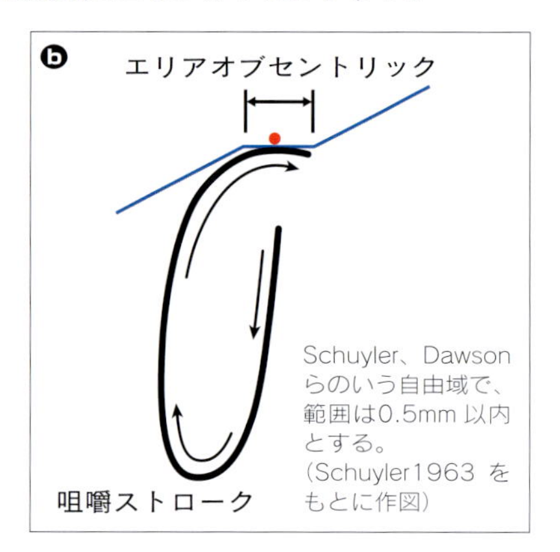

図4-7-4a、b　上顎の機能咬頭が下顎歯と接触する範囲は赤丸、下顎歯の機能咬頭が上顎歯と接触する範囲は青丸の範囲内で、1ヵ所以上の接触が望ましい。そして接触はエリアオブセントリックとする。（bは、桑田正博，茂野啓示(編)．歯界展望別冊．実践咬合調整テクニック．東京：医歯薬出版，2009；40．より引用改変）

図4-7-5a、b　咬合理論別・咬合接触の状態

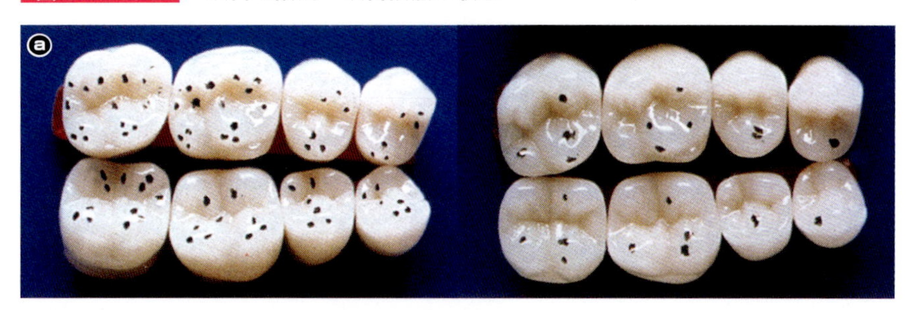

図4-7-5a　咬合理論別での咬合接触の状態。**左**：ナソロジー的3点接触支持。**右**：生理的セントリック。（写真は参考文献5より引用転載）

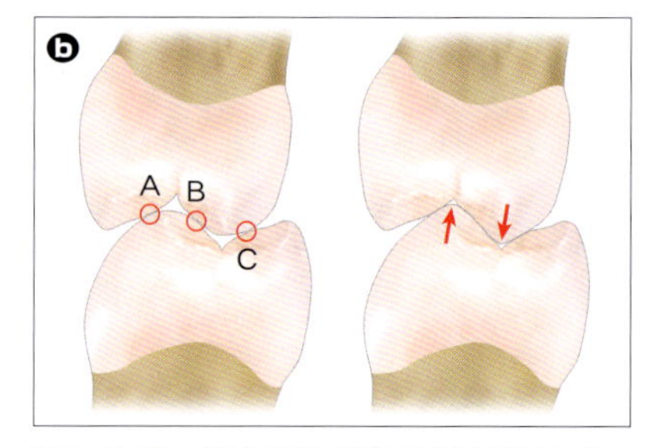

図4-7-5b　咬合接触状態の側方断面。**左**：ナソロジー３点支持、**右**：生理的セントリック。（参考文献5より引用改変）

安定した咬合状態を保っていた天然歯の咬合接触の研究からは、ナソロジーで理想とする咬合接触ほどの接触は見られない（**図4-7-3、図4-7-4**）[4, 5]。下顎位が生理的に安定している場合、歯列の中でこれらの接触点がバランスよく配置されていれば、１歯にすべての役割の咬合接触を備えていなくても問題は生じていない。

ただしこのような患者でも、どこかが抜歯されたり、咬合接触の不備な補綴装置が数多く装着されたり、という変化が生じれば、徐々に咬合は崩壊していく可能性がある。

新たに製作する補綴装置は、可能な限り多い咬合接触点が望ましいが、下顎位が生理的に安定していれば、最低２点、BC コンタクトとその点がクロージャーストッパーとイコライザーを兼ねていれば、４方向の安定は可能と考えられる。

まとめると、可及的に咬合接触は各歯の中心に集め、最低２点、でき

図4-7-6a〜c　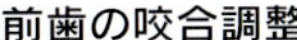前歯の咬合調整

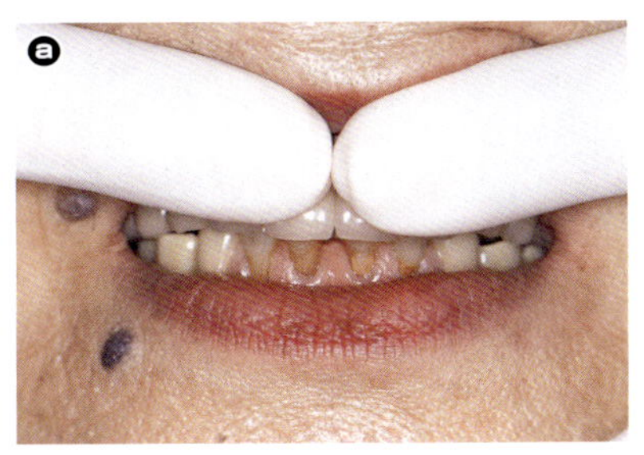
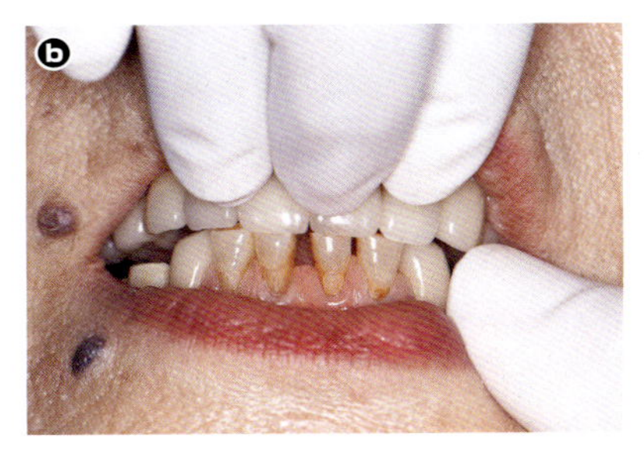
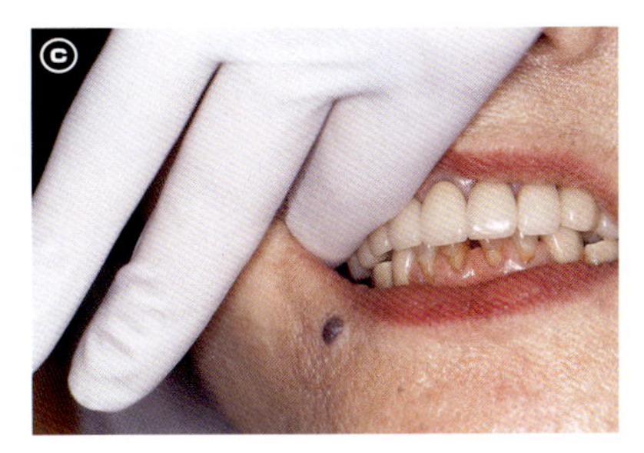

図4-7-6a〜c　前歯は臼歯よりわずかに弱く咬合接触させるため、咬合紙を前歯部で２枚重ねると40 μm のアンテリアライトコンタクトで調整できる。また、各歯が微妙に動揺度が異なるため、補綴装置に添えた手指に、タッピング時（**a**）や前方運動時（**b**）、側方運動時（**c**）で均等な圧を感じるかを調べることも重要である。臼歯部も咬合紙にて調整を終えたあとに、同様に手指で確認を行う。

ればそれ以上で４方向の安定が得られることが望ましい（センターライズド・オブ・オクルージョン　**図4-7-2、図4-7-4、図4-7-5**）。隣接面（プロキシマルコンタクト）は点ではなく、ある程度の面接触でとらえて、近遠心的安定を補償することも可能である。

7-2　咬合接触の調整法

まずはじめにすることは、補綴装置のシーティングと隣接面のコンタクトの状態の確認である。隣接面のコンタクトの調整は、通常デンタルフロスが抵抗にあったあとに“パチン”と入る程度とするが、個人差もあるので、同じ患者の他の歯間のコンタクトのテンションも確認し、患者固有のプロキシマルコンタクトの状態を確認したうえで調整する。

咬合紙は20 μm 程度を利用する。厚い咬合紙では接触していない部位まで印記され好ましくない。最大咬頭嵌合位（ICP）で軽くタッピングしてもらい、最後にクレンチングさせる。このクレンチングにより、一番高いところが咬合紙で印記されハロースポットとして現れたら、そこを中心に調整する。メタルクラウンでハロースポットが明確に確認できない場合は、咬合紙によりマーキングされたところの残したいほうの半分を残して削除する。

前歯の咬合調整は、アンテリアライトコンタクトとなるようにする。調整後に咬合紙を咬んでもらい、抵抗があって引き抜ける程度を目安とする。同時に、手指による確認も有効である。それぞれの歯の動揺度が異なる場合、動揺のある歯は咬合紙で印記されにくいため、実際には他の歯より強く接触していても気づかない場合があるからである。手指での確認は、隣在歯と荷重が同程度であるかを確認することができる（**図4-7-6**）。

最後臼歯の咬合接触は、一方の隣接面が存在しないため、イコライザーに接触があり、かつクロージャーストップとなる接触点がないと、遠心に移動しやすい。たとえば第二大臼歯のように遠心側に歯が存在しない場合では、補綴装置を調整したときには良好なコンタクトを確認したはずなのに、しばらくした後に近心コンタクトの接触が甘くなり、「歯と歯の間に食べ物が詰まる」と患者からクレームが出る可能性がある。咬合接触がイ

図4-7-7a、b　下顎運動の方向と調整部位

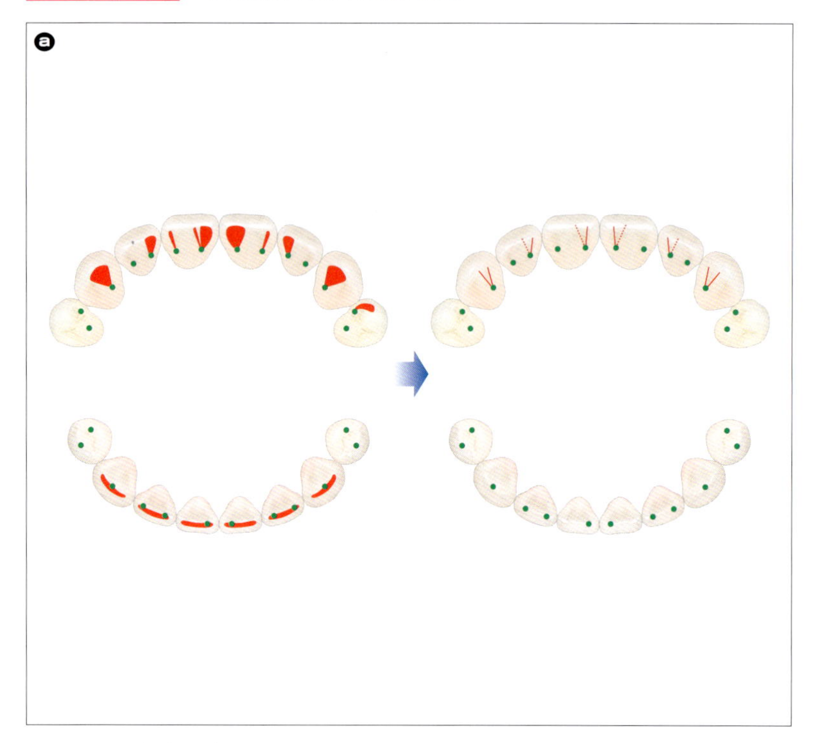

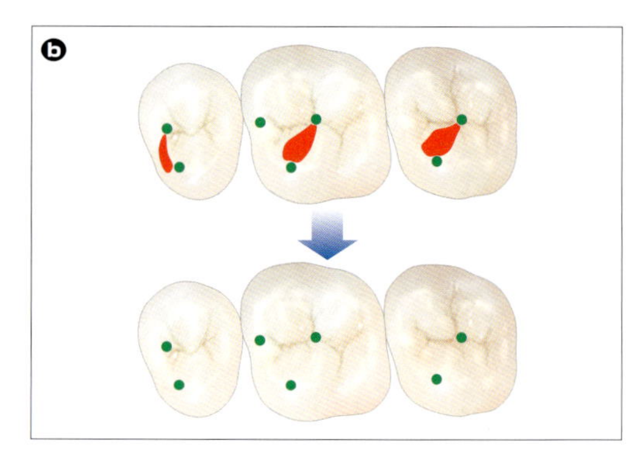

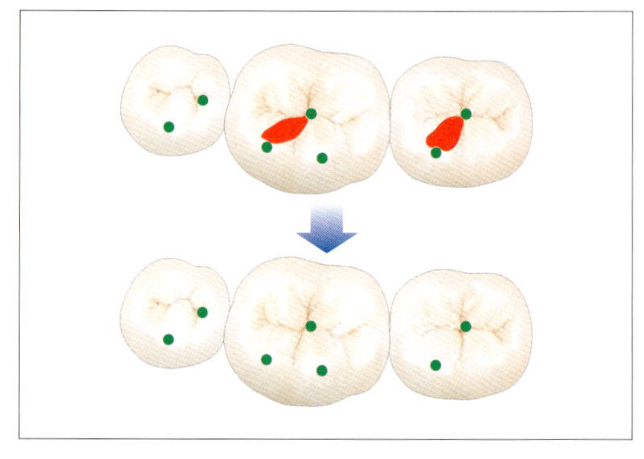

図4-7-7a　前方運動、側方運動など下顎運動は一方向だけではない。調整においては、不均一な接触をできるだけ均一にする。（参考文献７より改変）

図4-7-7b　臼歯部においても、下顎運動は側方、前方など範囲がある。下顎運動時の干渉は除くよう調整する。（参考文献７より改変）

図4-7-8a、b　咬合調整の実際

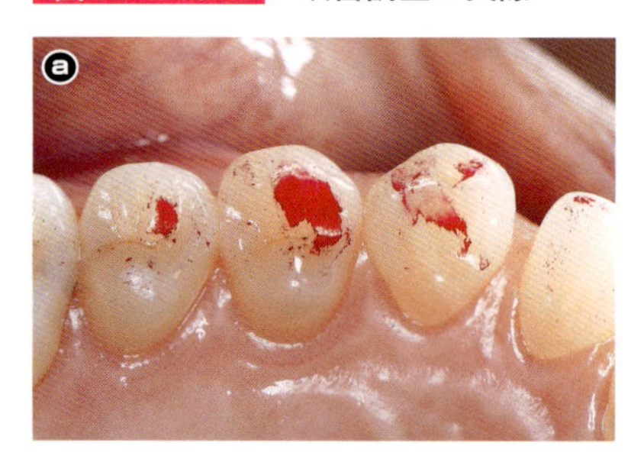

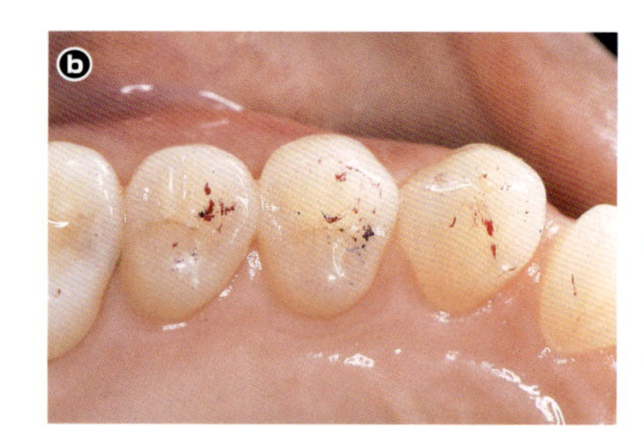

図4-7-8a　**図4-7-7**で示したように、側方運動といっても側方や前側方など範囲で接触することがある。
図4-7-8b　犬歯においては、さまざまな運動によっても面でなく線で接触するように調整する。

コライザーだけになってはいないか確認する必要がある。

さらに、下記の下顎の各運動方向において干渉がないように調整する[6)]。

・側方運動時
・非作業側運動時
・前方運動時
・前側方運動時
・後方運動時

前歯部では前方運動時の調整を咬合紙で行い、さらに手指でも確認する（**図4-7-6**）。臼歯部では前方運動時、側方運動時に干渉がないよう調整する。下顎運動は一方向だけではなく、前方運動や側方運動においても、側方から前側方へと範囲がある。それらの調整が必要となる（**図4-7-7**[7)]、

図4-7-9a、b　顎運動の軌跡（参考文献８より作図）

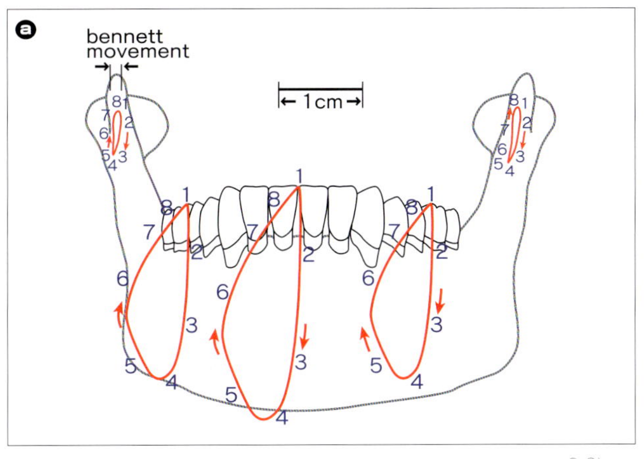

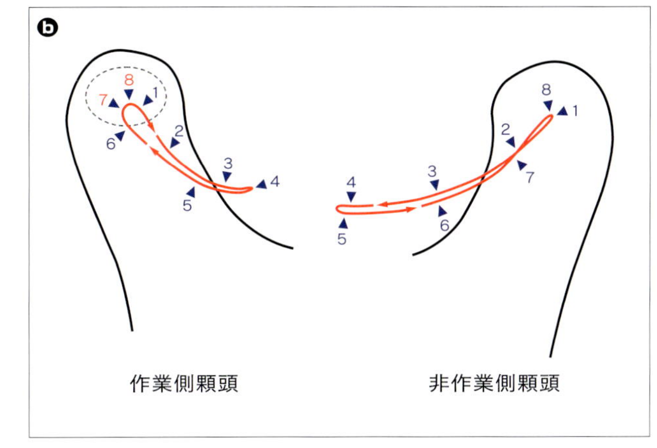

図4-7-9a、b　右を作業側とした典型的な顎機能運動の軌跡[6,8]。作業側の顆頭は最大咬頭嵌合位に至る最終末付近では、７→８→１へといったん後方に向かう。この生理的咀嚼運動の過程で干渉がないよう留意する必要がある。

図4-7-10　下顎位の移動と咬合接触状態

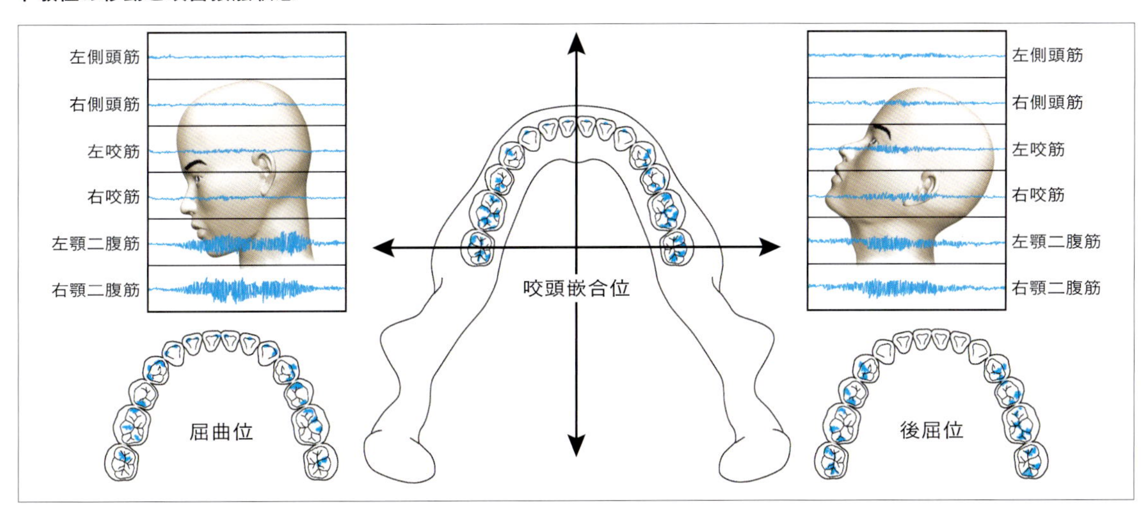

図4-7-10
緊張性頸反射による下顎位の移動と咬合接触状態の変化。頭位変化と同方向に下顎は移動し、接触点も変わる。（渡邉 誠，森本俊文，妹尾輝明（編）．目でみる顎口腔の世界．東京：医歯薬出版，1996；36 - 37．より引用改変）

図4-7-11a～c　咬合調整で削合する干渉部位（参考文献６より引用転載）

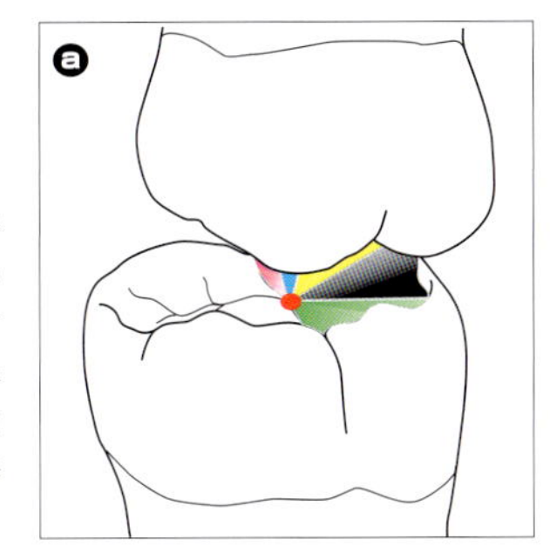

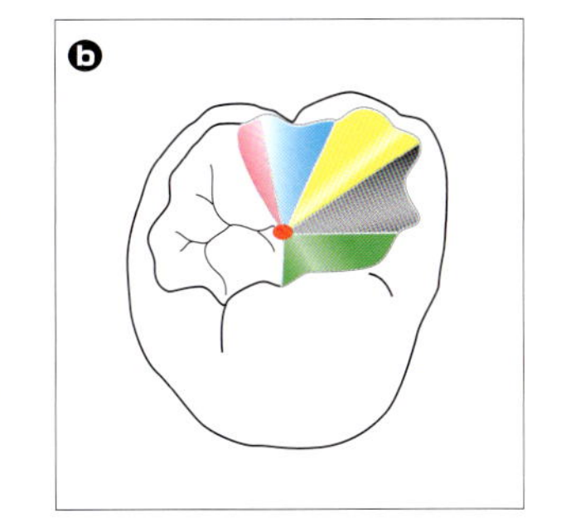

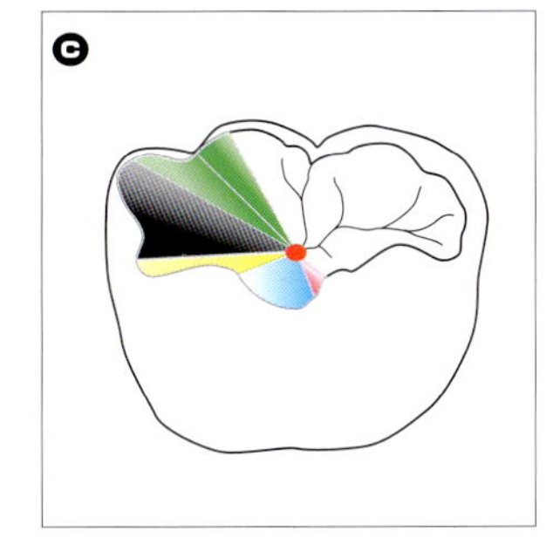

図4-7-11a～c　下顎運動時に干渉が生じやすい斜面。各色が示しているのは以下のとおり。ブルー：側方運動時の作業側干渉　グリーン：非作業側の干渉　ブラック：前方運動時の干渉　イエロー：前側方運動時の干渉　ピンク：後方干渉

図4-7-8）。

咀嚼運動時、作業側顆頭は最終末に後方に向かってからICPに戻る（図4-7-9）。またブラキシズムやクレンチングなどのくいしばった状態で、後方にズレるような動きをすることがある。このような後方運動が見られるときは、頭部を後方に傾斜してもらい（図4-7-10）[9]、図4-7-11aのピンクの干渉部をチェックする。

第5章

咬合補綴治療を行うにあたり知っておきたい基本事項

咬合補綴治療を行うにあたり、生体のメカニズムや補綴装置の特徴など、認識しておくべき4つの基本事項がある。

1．顎口腔系の機能について　Function
2．生物学について　Biology
3．補綴装置の構造について　Structure
4．審美的な概念について　Esthetics

以上の生体のメカニズムやバイオロジー、補綴装置の特徴を理解した上で咬合補綴治療を行うことにより、予知性の高い治療が可能となる。

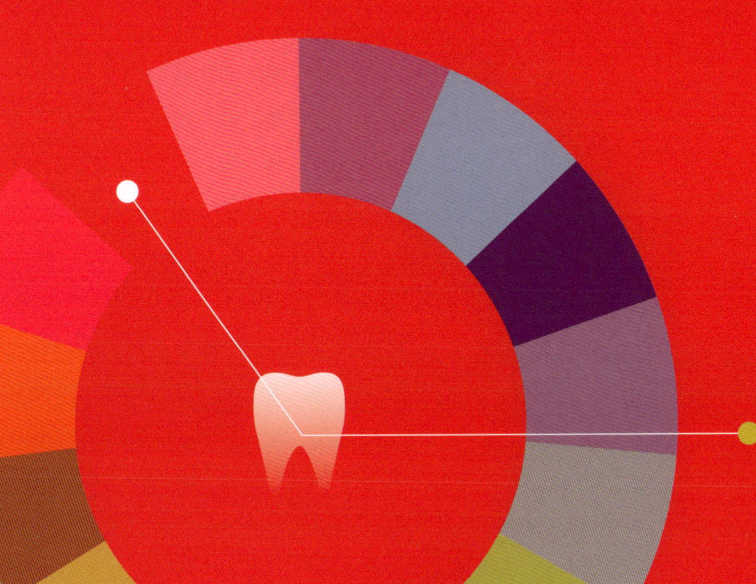

表5-1-1　生理的機能と非生理的機能の対比[1、2]

要素	生理的機能 オルソファンクション	非生理的機能 パラファンクション （ブラキシズム・クレンチング）
咬合力	12kg/cm²	74kg/cm²
歯の接触下顎位	咬頭嵌合位	咬頭嵌合位・偏心位
歯の接触時間	15～20分／日	2～162分／日
筋の状態	生理的	非生理的
保護反射の有無	有	無
情動変化の影響	無	有

1．顎口腔系の機能　Function

顎口腔系の機能には、咀嚼・会話・嚥下などの生理的機能と、ブラキシズムやクレンチングなどの非生理的機能がある（**表5-1-1**）。これらの機能は、下顎運動、周囲軟組織、咀嚼筋と関連している。

1-1　生理的機能（オルソファンクション）

1）咀嚼

咀嚼運動時の下顎運動は、一般的に咬頭嵌合位が基点となる。実際に咀嚼ストロークを観察すると、上顎切歯・犬歯の舌面に対し下顎切歯・犬歯の切縁が接触滑走し、上顎前歯の舌面の角度、長さ、形態に沿った相似形の運動を繰り返す。このことで上下顎前歯部が咀嚼ストロークの指導的役割を担っていることがわかる。また、前歯の位置や被蓋関係が、習慣的なストロークに大きな影響を与えている。適正なアンテリアガイダンスに導かれた臼歯部は、咀嚼効率がよく、摩耗も少なく、運動域の小さい垂直的咀嚼ストローク（vertical chewing）となる。

一方、グループファンクションドオクルージョンやアンテリアガイダンスがとれない場合などは、運動域の広い水平的咀嚼ストローク（horizontal chewing）となる[3、4]。

また、咀嚼時には口唇、頬粘膜、舌が協調して機能し、食物を下顎臼歯の咬合面に運ぶ。そのため補綴装置の唇・頬舌のカントゥアやオーバージェットなどが、軟組織の機能運動と適合していなければならない。

2）会話

上顎前歯の切端までの長さや舌面形態は、会話に大きく影響する。上顎前歯切縁は、F音やV音の発声時に下口唇に接触する（**図5-1-1**）。

またS音は、咬合再構成治療の際に咬合高径の決定の参考になるとされている。

図5-1-1　前歯の切端と発音の関係

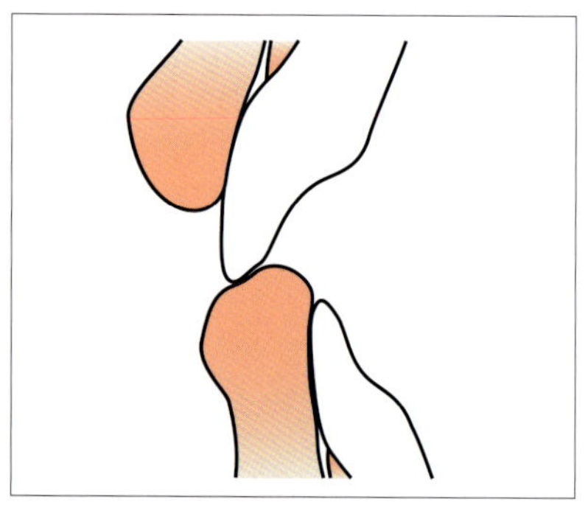

図5-1-1　F音やV音発声時に上顎前歯切縁は下口唇に接触するなど、前歯の切端の長さは発音に影響する。

図5-1-2
嚥下時の舌、口唇、下顎の位置

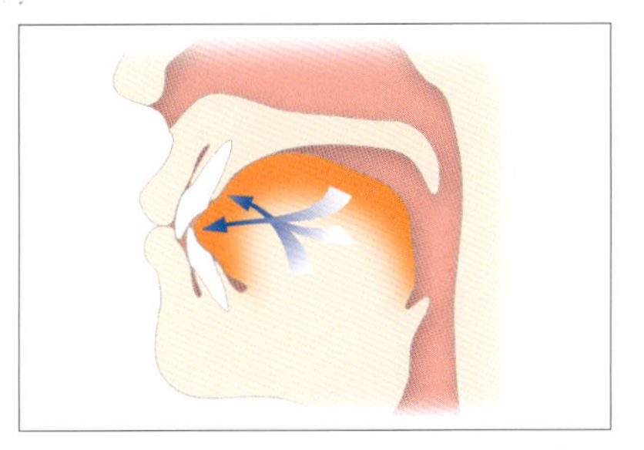

図5-1-2　有歯顎では、舌尖は歯や口蓋に圧せられ、上下歯は接触し、口唇も緊張する。口腔底の筋は舌を前上方に移動させる。（渡邊誠，森本俊文，妹尾輝明（編）．目でみる顎口腔の世界．東京：医歯薬出版，1996；89．より引用改変）

図5-1-3
欠損歯部への舌の肥大

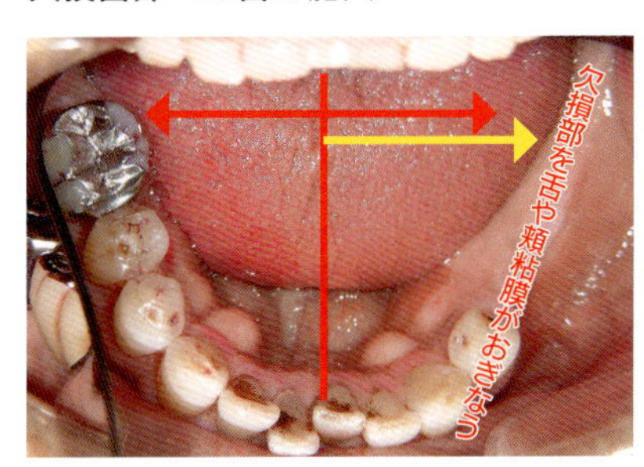

図5-1-4
欠損歯部への頬粘膜の肥厚

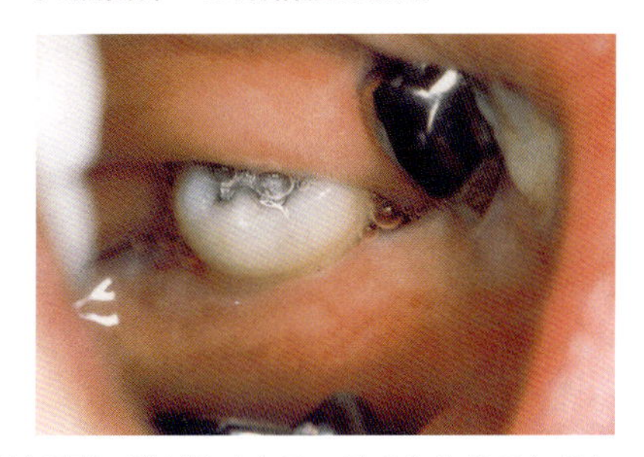

図5-1-3、図5-1-4　口腔内が陰圧になり、食塊は咽頭へ送り込まれる。そのため歯の欠損などで生じた空隙や、義歯を装着していない欠損部側の舌に肥大傾向が見られたり（**図5-1-3**）、欠損部に頬粘膜が入り込む（**図5-1-4**）など、粘膜が代償性に補填する。

図5-1-5　**口腔機能による力は脳をも刺激する**

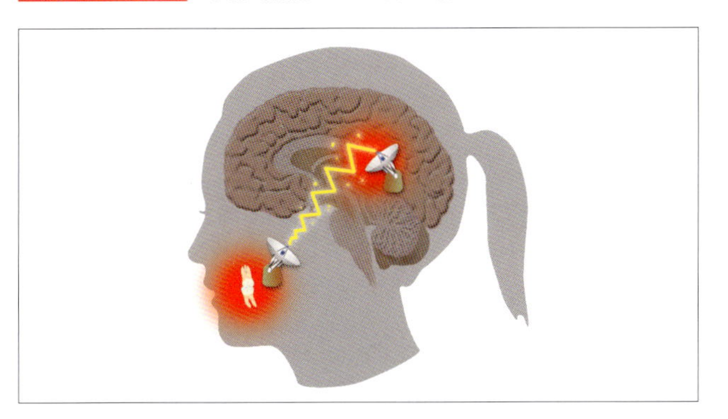

図5-1-5　歯と脳は神経回路でつながっている。噛むという口腔機能による刺激は直接脳へと伝えられ、脳への刺激となっている[5、6]。

図5-1-6　**固有受容器から脳へのモニタリング**

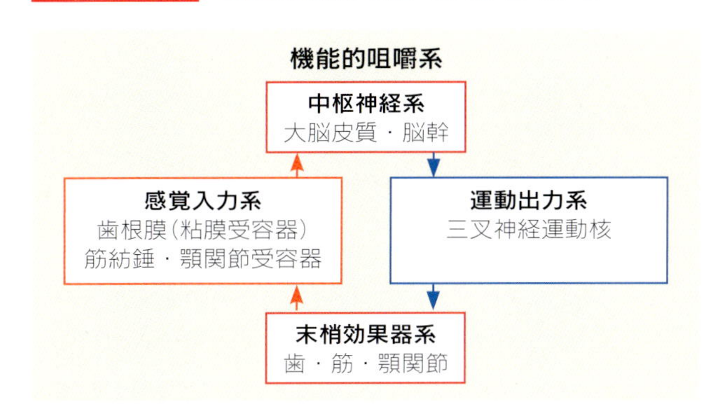

図5-1-6　顎口腔系の機能サイクル。刺激は歯、筋、顎関節部の受容器により中枢に伝達され、中枢からは三叉神経により末梢へと運動出力される[5)]。

3）嚥下

嚥下は、舌、頬粘膜、口唇、咽頭の協調で行われる（**図5-1-2**）[4)]。その際、口腔内は陰圧となり食塊を咽頭へ送り込む。そのため歯の欠損などで生じた空隙は、代償性に補填されることが多く、義歯を装着していない側の舌が肥大傾向を示したり（**図5-1-3**）、欠損歯部に頬粘膜が入り込んでいることもある（**図5-1-4**）。このような症例では、補綴装置装着後に患者から「舌を咬む、頬粘膜を咬む」などの苦情が生じることもあるため、あらかじめ説明を行う必要がある。

これらの症状は、補綴装置の舌側咬頭の形態やオーバージェットなどの不備がなければ、経時的にほとんど適応していく。

4）脳・神経系の活性化

近年、咬むことによる脳神経系の活性化に関する研究論文をよく目にするようになった（**図5-1-5、図5-1-6**）。科学的にこれらの関連は研究されている[5、6)]。

表5-1-2　有歯顎と無歯顎の頭蓋骨の比較（参考文献７より引用改変／写真は寺川國秀先生のご厚意による）

	歯を有する頭蓋	歯を失った頭蓋
重量	重い（650g）	軽い（280g）
骨縫合	著明	癒合
骨髄	緻密	粗
下顎角	鋭角	鈍角化
下顎小頭	鋭角著明	鈍角平坦化
外耳道前壁	著明	破壊

５）頭蓋骨の活性化

有歯顎と無歯顎の頭蓋骨を比較した研究があり、頭蓋骨の活性化への歯の役割が認められる（**表5-1-2**）[7]。

1-2　非生理的機能（パラファンクション）

１）ブラキシズム・クレンチング

かつてはブラキシズムの原因は咬合にあるとされていた。咬合の関与がブラキシズムを増長する可能性も認められるが[8]、現在ではストレスの関与の比重が大きくなってきている（**図5-1-7**）[9]。

パラファンクションには、ブラキシズムタイプ、クレンチングタイプ（くいしばり）がある[10]。

２）脳・神経系の恒常化

1-1の4）に、咬むことの脳・神経系への影響を記載したが、パラファンクションは興奮している交感神経を恒常化するような、ストレス回避に関与するという研究もある[11]。パラファンクションはストレス回避の一環としての必要悪の反応なのかもしれない。

☞詳細は下記を参照
・第14章　オクルーザルアプライアンス（スプリント）の有効活用

図5-1-7a、b　睡眠中の筋活動

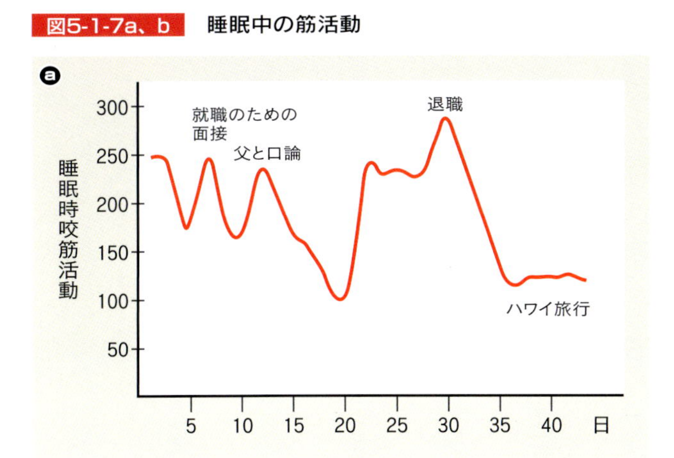

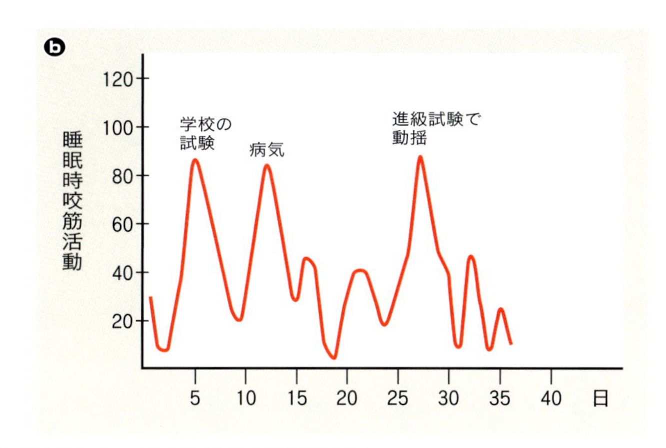

図5-1-7a、b　精神的ストレスの状態により、睡眠中の咬筋の活動に変化が見られる。（参考文献９より引用改変）

２．生物学　Biology

2-1　顎口腔系の生物学

不可逆的な処置という宿命をもった補綴治療を成功に導くためには、生体の持つ生物学的背景とメカニズムを把握する必要がある。

１）歯根膜感覚

咬合により歯根膜に圧が加わると、歯根膜感覚受容器は１μm程度のわずかな動きを感知し、三叉神経知覚枝を通して中枢神経にその信号を送る。歯根膜感覚は、加圧に応答するだけでなく、加圧を予感しあらかじめ運動や力を調整する制御能力が備わっているという（**図5-2-1**）。

図5-2-1　歯根膜の感覚受容

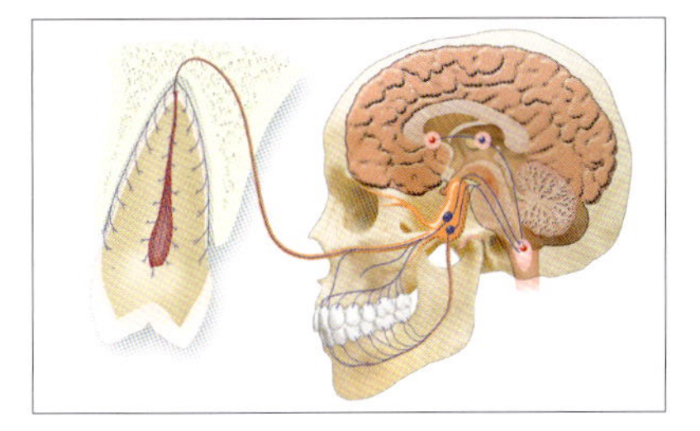

図5-2-1　歯根膜中には、三叉神経の上顎神経と下顎神経の末端が特に広く分布している。三叉神経は感覚受容に重要な働きを行っている。

２）筋感覚

筋肉の中には、筋紡錘といわれる感覚受容器がある。筋感覚は歯根膜感覚同様、食物の硬軟に応じて咀嚼筋活動の高低を調整する。ゆえに歯根膜感覚のない総義歯においても、筋紡錘の感覚により咀嚼筋の調整が可能となる。

３）咀嚼筋の働き

下顎挙上筋と下制筋は開閉口の要であり、また、これらの筋の平衡により下顎の位置づけが決まる。

筋肉が、過度の緊張でも低度の緊張でもない状態を、“安静状態”であるという[12)]。安静状態の筋肉は、穏やかな軽度の収縮状態にある。治療された咬合位において、これらの筋の平衡を阻害してはならない。

図5-2-2　顎関節の解剖学的構造

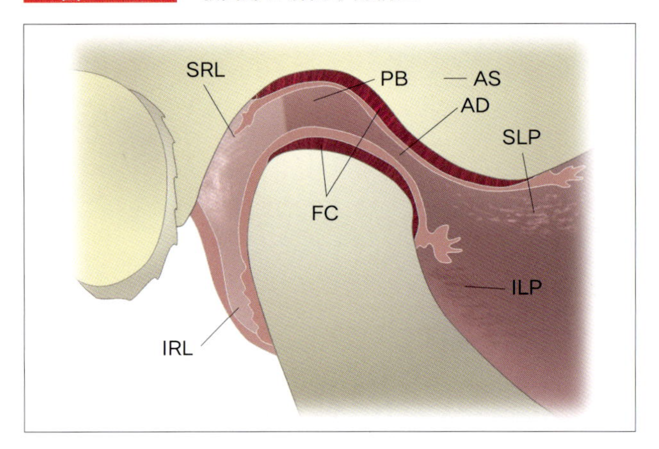

図5-2-2　顎関節矢状面観。AS：関節隆起関節面、AD：関節円板中央狭窄部、PB：関節円板後方肥厚部(帯)、SRL：関節円板後部組織上層、IRL：関節円板後部組織下層、SLP：外側翼突筋上頭、ILP：外側翼突筋下頭、FC：線維軟骨。(参考文献13より引用改変)

図5-2-3　正常な咀嚼運動時の顆頭と関節円板の関係

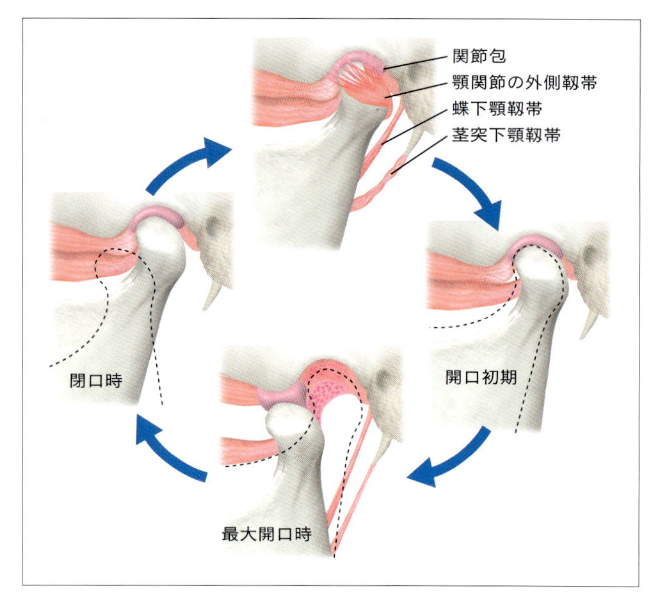

図5-2-3　正常な状態で下顎が回転滑走運動する際、円板は常に顆頭の上でその動きにともなっている。(参考文献14より引用改変)

4）顎関節の生物学

顎関節の解剖学的構造を**図5-2-2**[13]に示す。円滑な咀嚼運動において、顆頭は回転をともなう滑走運動を繰り返している(**図5-2-3**)[14]。顆頭の後方と外側部は神経分布が多い[15、16]。また、円板後部組織は血管に富み、顆頭の滑走時にポンピングにより血流は入れ替えられる(**第６章図6-5-16b 参照**)[12]。顆頭の後方偏位による持続的な圧迫は、血流に障害を与え、組織が変性をきたす可能性が考えられる。

顎関節顆頭は、生体の他の部分の骨とは組織構造が異なっている。顆頭の骨表面は線維性の結合組織で覆われており、軟骨内骨化と骨膜性骨化の両機能を有する特殊な組織構造である。顎関節は、一生涯にわたりさまざまな内部の生理学的因子と外部の環境因子に適応している[17]。簡潔に述べると、外的刺激などで変形などを起こしやすい組織であるが、組織の変化と適応のバランスがとれていると、変形があっても疼痛や不快症状が生じないこともある。その変化の程度や耐久性は、変化に要した時間的な要素、個人の適応能力の差などによって異なってくる。

☞顎関節に関する詳細は下記も参照
・第６章　咬合によるバイオメカニカルストレスの臨床的影響

図5-2-4　**快適で安定した咬合と円滑な下顎運動を支える３要素**

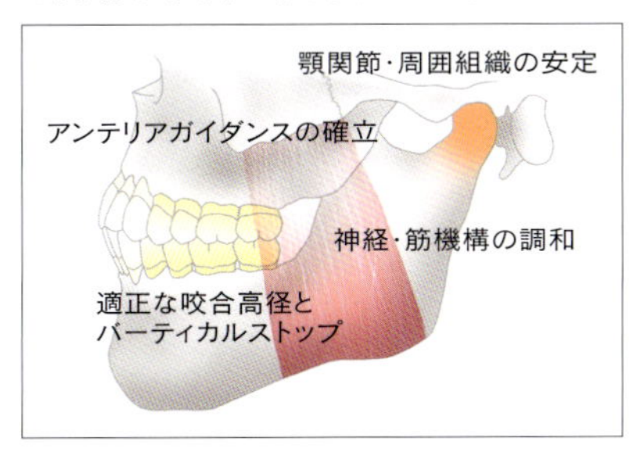

図5-2-4　円滑な下顎運動は、咬合（歯）、筋肉（口腔諸筋）、顎関節の３者の調和による。

図5-2-5a、b　**下顎の偏位は、生理的機能を阻害する咬合要因になる**

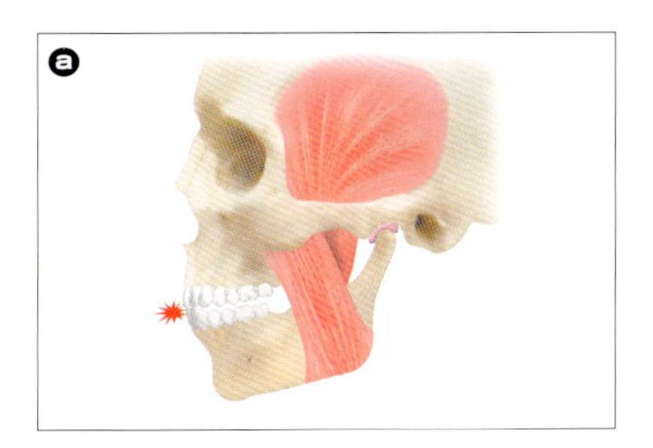

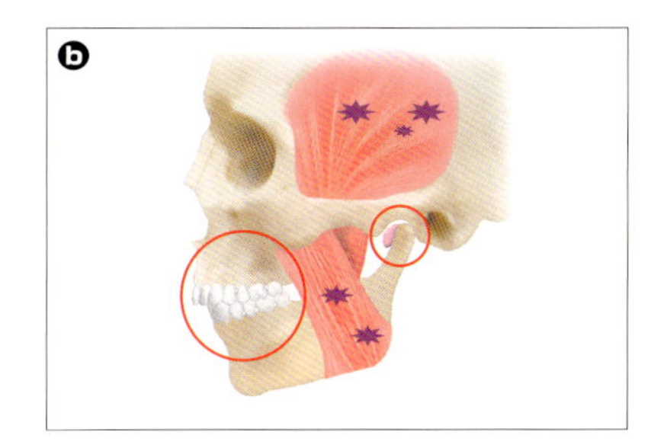

図5-2-5a、b　早期接触がある場合（**a**）、この早期接触点から歯の咬頭の斜面に沿って最大嵌合位に至るまで下顎はスライドし偏位していく。このような状況では、顎関節や咀嚼筋は偏位した状態での運動を強いられる（**b**）。

図5-2-6a〜c　**歯の有害な干渉は、生理的機能を阻害する咬合要因になる**

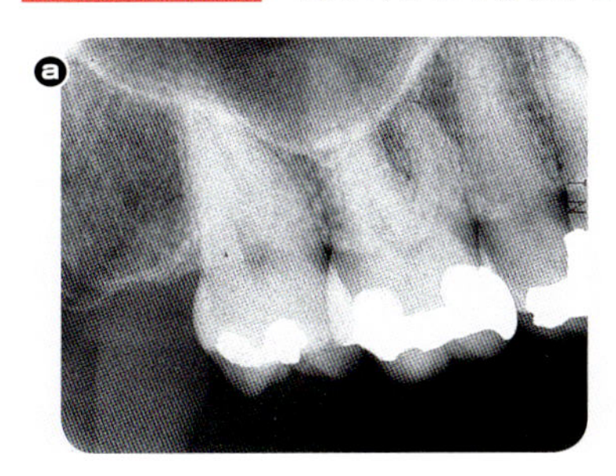

図5-2-6a　7|の咬合痛が主訴。エックス線写真で充填物下に二次う蝕は確認されなかった。

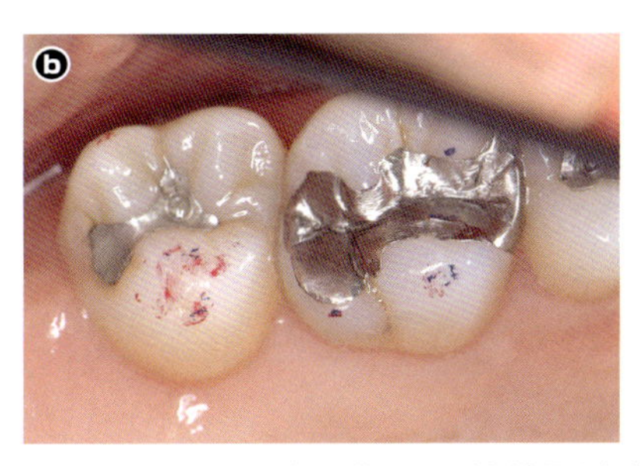

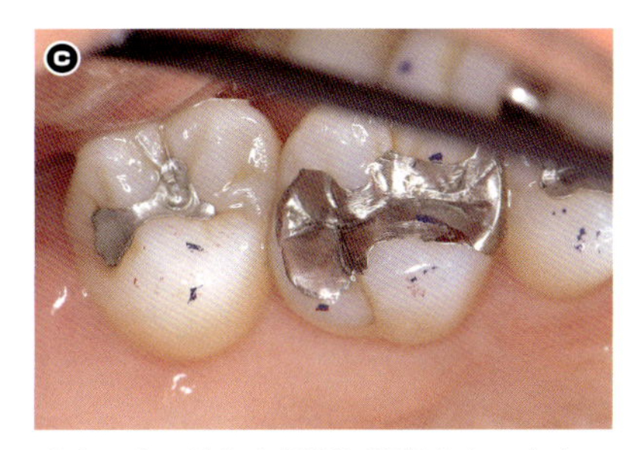

図5-2-6b、c　側方運動での干渉が認められ（**b**）、咬合による外傷と判断し調整を行ったところ（**c**）、次の来院時には症状が改善していた。

５）顎口腔系の生物学

快適で安定した咬合と円滑な下顎運動は、咬合（歯）、筋肉、顎関節の３者が調和し、生理的機能を営む（**図5-2-4**）。顎関節と咀嚼筋が生理的状態で、歯が適正な咬合高径で最大咬頭嵌合し（バーティカルストップの確立）、アンテリアガイダンスが確立された咬合様式であることが望ましい。

顎口腔系の生理的機能を阻害する咬合的要因には、下顎の偏位（**図5-2-5**）、歯の有害な干渉（**図5-2-6**）、パラファンクションがあげられる。これらの要因は咀嚼筋の機能を亢進させ、かつ顎関節にも影響を及ぼす。

筋肉の収縮と弛緩の等張性活動は、筋自体への円滑な血液循環を促している。しかし、パラファンクション、下顎の偏位、有害な歯の干渉は等張性活動を阻害し、筋肉の血流を抑制する。そのため筋肉は疲労し、痛みやスパズムを生じるようになる。

顎関節もこれらの要因の影響を受け、関節内に以下の構造的変化をきたす可能性がある。

・円板の位置異常の可能性
・顆頭の形態変化の可能性

☞詳細は下記を参照
・第６章　咬合によるバイオメカニカルストレスの臨床的影響
・第９章　アンテリアガイダンス
・第12章　ブラキサーの補綴治療の留意点

図5-2-7a、b　メカニカルストレスの歯槽骨への影響

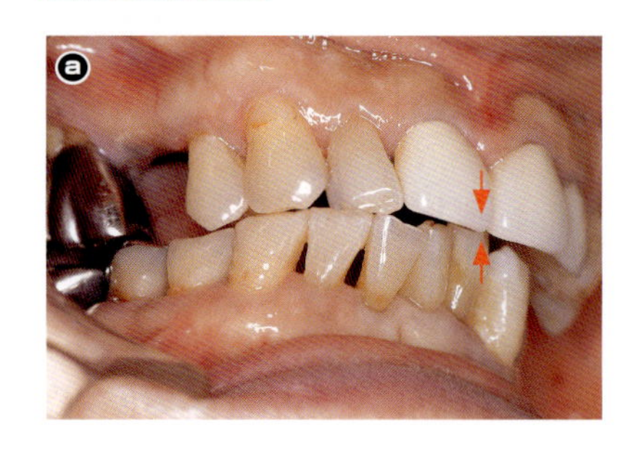

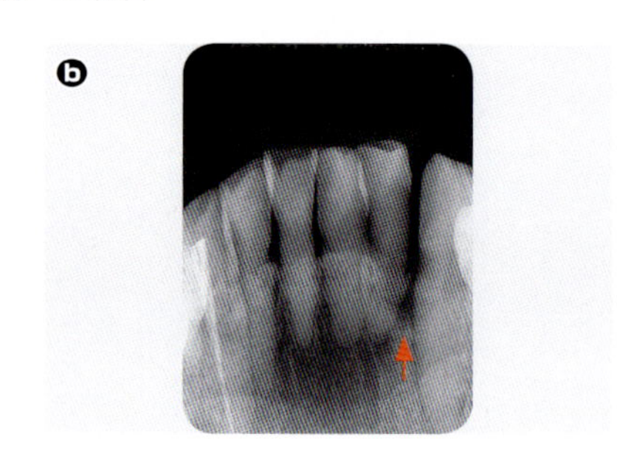

図5-2-7a　前方および前側方運動で|2だけが主なガイディングトゥースとなっていた。
図5-2-7b　そのメカニカルストレスの影響が、歯周病の進行を増長し、歯槽骨に及んでいた。

図5-2-8　生物学的幅径

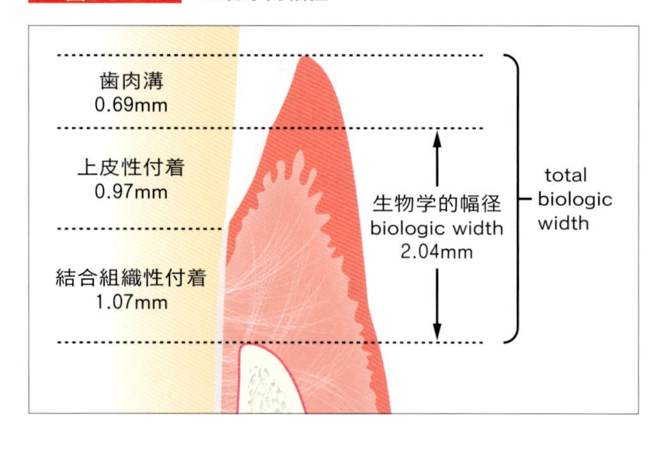

図5-2-8　健康な歯周組織の構成要素は、歯槽骨頂から結合組織付着と上皮性付着で平均2.04mm、歯肉溝を合わせて約３mm である。

2-2　歯周組織の生物学

1）歯周組織を脅かす要因

補綴装置を装着する歯は、健康な歯周組織で支持されていなければならない。健康な歯周組織を脅かす要因としては、

① 細菌
② 過大な力・変則的な力（メカニカルストレス）（**図5-2-7**）[18]
③ 補綴装置など人工物の生物学的幅径の侵害

などがあげられる。歯周組織が健全でない場合は、歯周治療を行った後に補綴治療を計画する必要がある。

2）歯と歯周組織の健康な関係とは

歯と歯周組織の健康な関係は、

① 歯槽骨頂上からの結合組織性付着　（平均1.07mm）
② 上皮性付着　（平均0.97mm）
③ 正常歯肉溝　（平均0.69mm）

から構成され、それぞれの構成要素はほぼ一定であり、結合組織性付着と上皮性付着を合わせて生物学的幅径（biologic width）と呼ばれている。この生物学的幅径は、歯槽骨頂より平均2.04mm の幅を保つとされている（**図5-2-8**）[19]。また、結合組織性付着・上皮性付着・正常歯肉溝のすべてを含めて、total biologic width とも呼ばれている[20、21]。

図5-2-9　Koisの示した３つのバイオタイプ(参考文献22より引用改変)

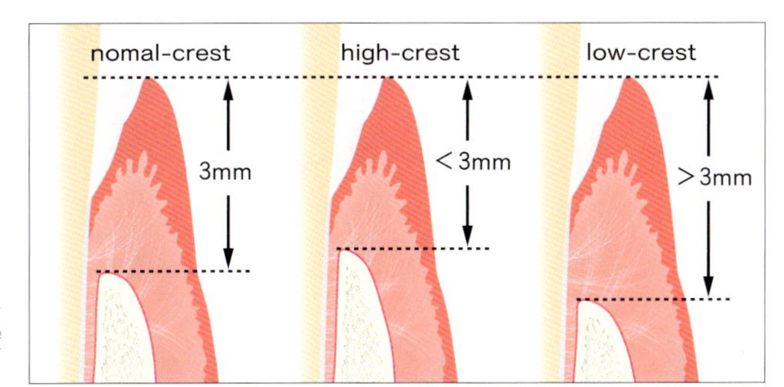

図5-2-9　健康な歯周組織でも歯槽骨から歯肉頂までの距離はすべて同じではなく、３つのバイオタイプがある。low-crest typeは、歯肉縁が不安定で歯肉退縮をきたしやすく、マージン設定など審美的配慮が必要となる。

図5-2-10　Weisgoldによるthin-scalloped typeとthick-flat typeの分類

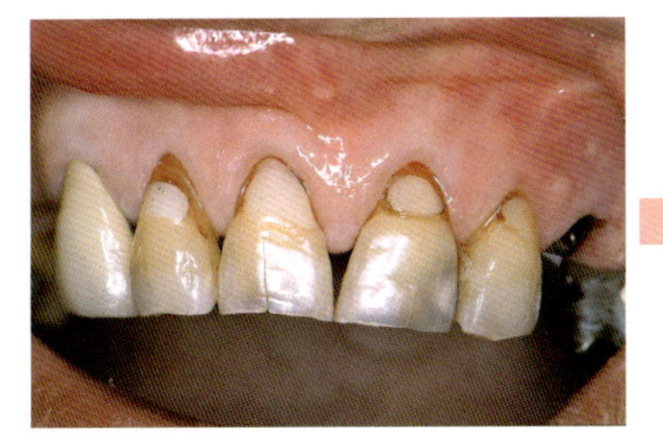
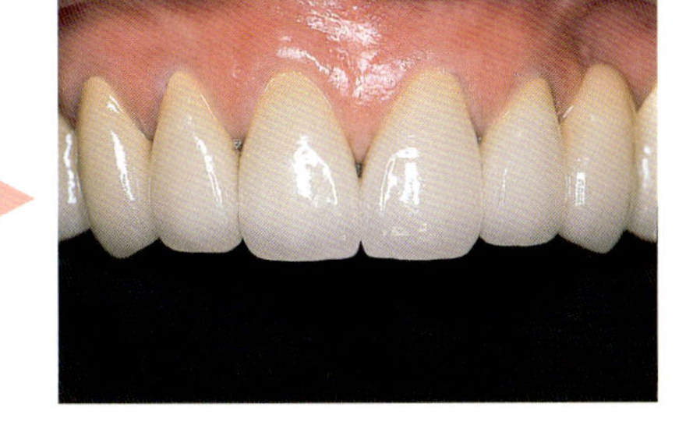
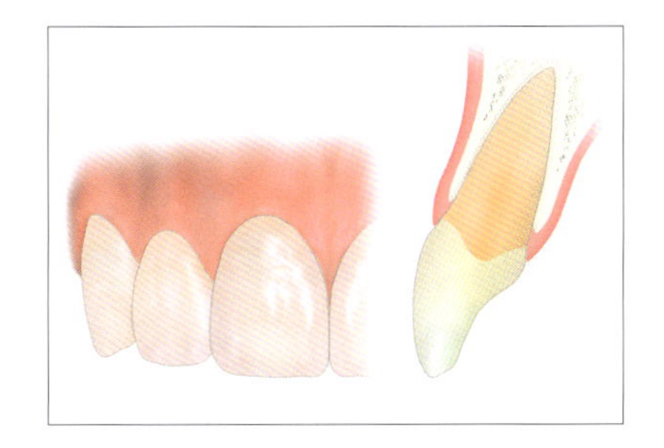

thin-scalloped type

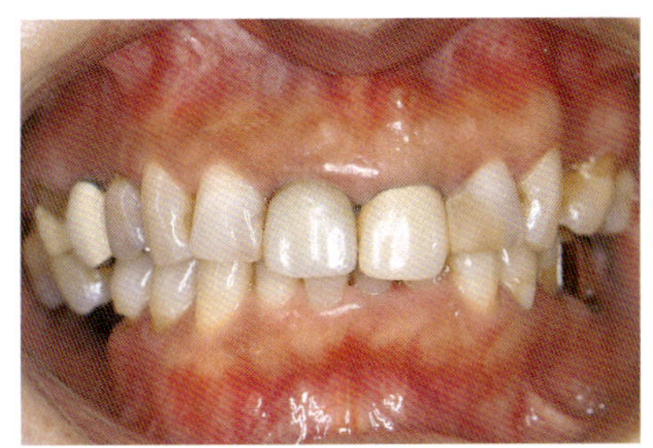
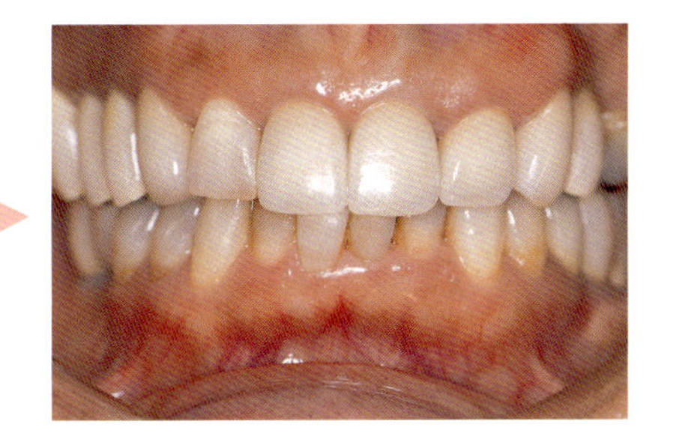
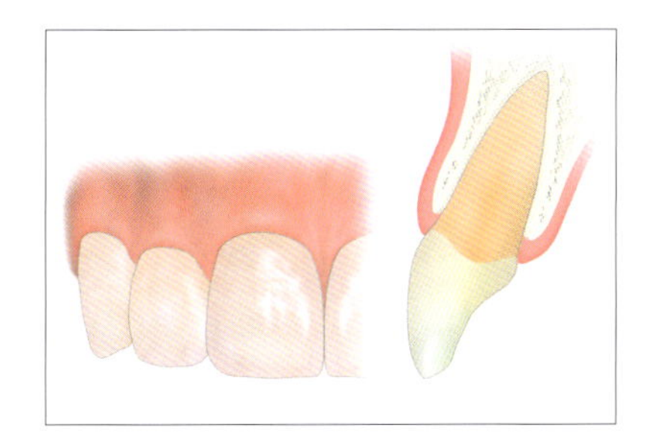

thick-flat type

しかし、近年Koisは、「健康な歯周組織では歯槽骨の形態と歯肉の形態はある程度相似形をなすが、歯槽骨頂から歯肉頂までの距離はすべて同じではなく、３つのバイオタイプがある」と示した(**図5-2-9**)[22]。

これらの分類の歯槽骨と歯肉の関係は、同一口腔内であってもそれぞれの歯によっても異なる可能性があり、さらには同一歯の周囲ですらタイプが異なる形状を示すこともある。そのため歯肉縁下に補綴装置のマージンを設定する際には、歯槽骨頂の位置や形態を診査し、歯周組織の性状を把握する必要がある。しかし、前記したどのタイプにおいても上皮性付着を侵すことのないよう配慮しなければならない。

歯肉の歯間乳頭頂から唇側歯肉最下点のスキャロップ形態は、歯冠形態や歯根形態、歯槽骨の形態と厚み、歯肉の厚みにより異なった外観を呈する。Weisgold[23]によって分類されたthin-scalloped typeとthick-flat type(**図5-2-10**)では、明らかに各前歯の歯肉のスキャロップは異なったカーブとなる。thick-flat typeは、歯肉と歯槽骨の厚みがあるためメカニカルな刺激に抵抗力があり歯肉退縮は起こりにくいが、thin-scalloped typeはメカニカルな刺激の影響を受けやすいといわれている。

図5-2-11a〜d　Tarnowの研究による骨頂からコンタクトまでの距離とブラックトライアングルスペースの関係[24)]

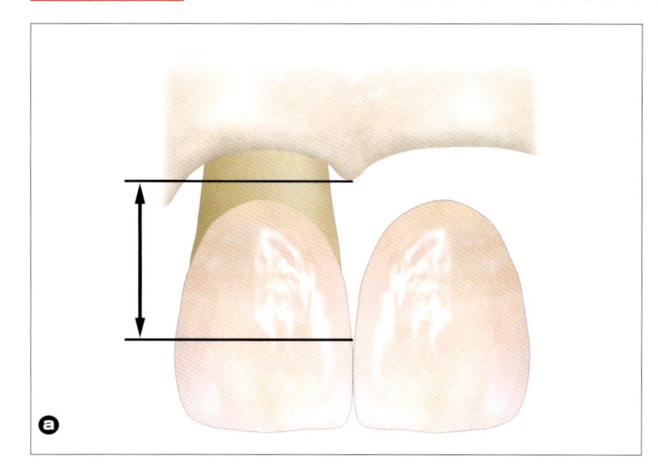

＜5mm	ブラックトライアングルスペース発生しない
＝6mm	44%の症例に ブラックトライアングルスペース発生
＝7mm	63%の症例に ブラックトライアングルスペース発生

図5-2-11a　歯槽骨の吸収した症例の補綴治療においては、補綴装置のコンタクトを点ではなく長い線とし、ブラックトライアングルスペースが発生しないように工夫するなどの参考となる[24〜27)]。

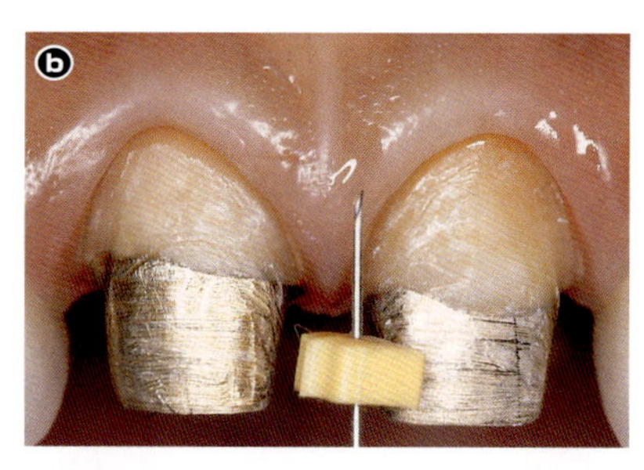

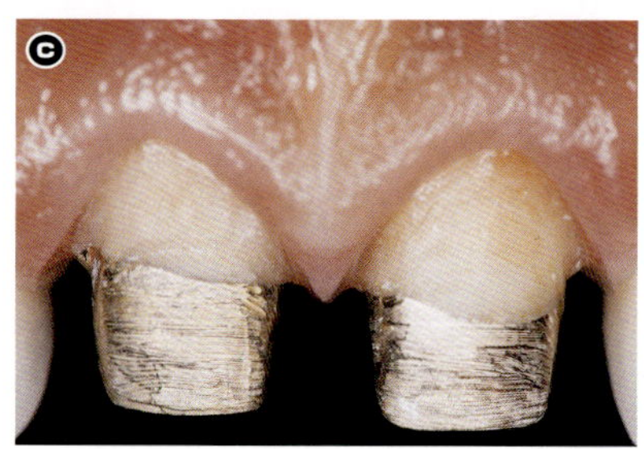

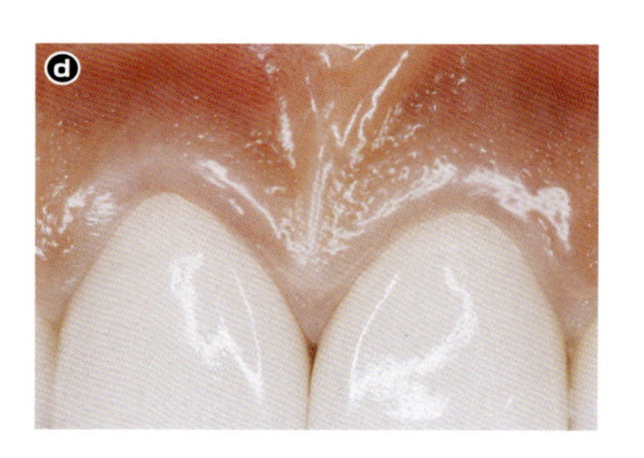

図5-2-11b〜d　歯間乳頭部から歯槽骨頂までの距離を測定し(**b**)、5mm以内のところに補綴装置のコンタクトを設定し、ブラックトライアングルスペースの回避と健康な歯間乳頭を確保している(**c**、**d**)。

また、歯間乳頭部の歯肉レベルは、歯槽骨頂から歯の隣接歯とのコンタクトの距離に左右される(**図5-2-11**)[24)]。これら生体のバイオロジーに関する研究は、「審美領域の補綴治療でブラックトライアングルスペースを発生させずに、いかにナチュラルな形態に見えるように製作するか」という問題解決の鍵となっている。

3．補綴装置の構造　Structure

装着された補綴装置の、咀嚼時の圧力に長期間耐久する強度や脱離力に対するクリアランスなど、構造力学的問題の基本を理解することは重要である。基本的な事項を踏まえたうえで、補綴装置の種類(メタルクラウン、レジン前装冠、セラモメタルクラウン、オールセラミッククラウン、ラミネートベニア)や補綴治療の範囲(単冠、ブリッジ、クロスアーチスプリント)など、状況に応じて支台歯形成に配慮・修正を加える必要がある。

3-1　修復材料の空間(スペース)

補綴装置を製作するためには、補綴材料の強度や目的を達成するための厚みが必要である。そのため支台歯形成では、必要最小限の削除が求めら

図5-3-1　必要最小限の支台歯削除量

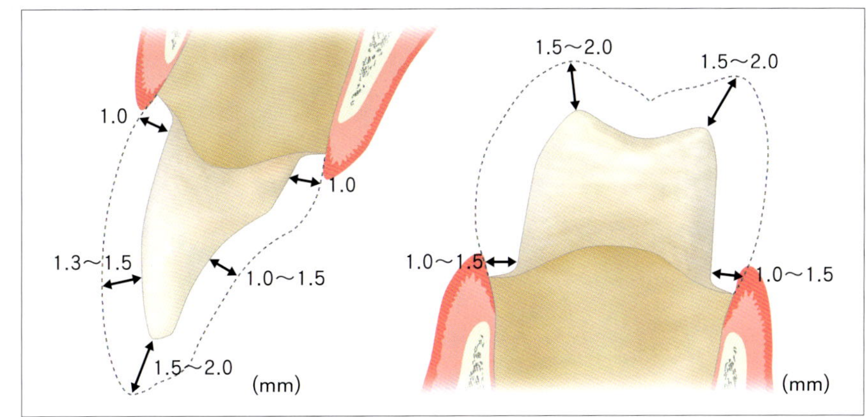

図5-3-1　セラモメタルクラウンの支台歯形成における必要最小限の削除量。臼歯部メタルクラウンの場合は1.0〜1.5mmでも可能である。

図5-3-2　解剖学的見地から必要な支台歯テーパー

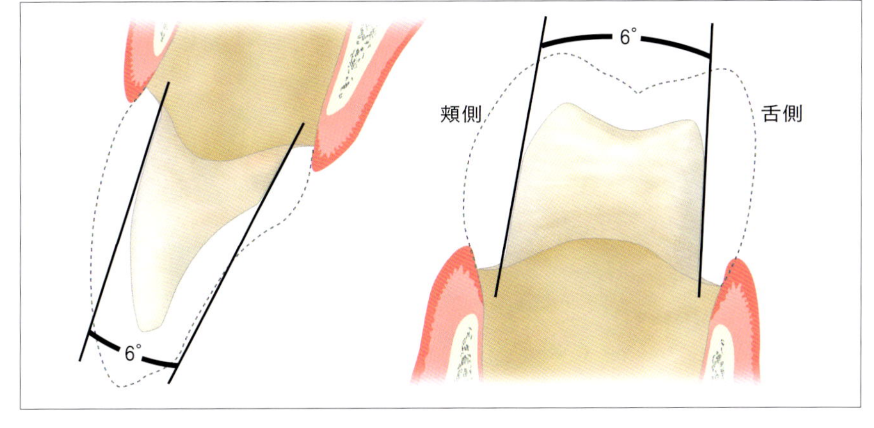

図5-3-2　補綴装置の脱離力への抵抗のため、理想的な支台歯のテーパーは6°とされている。テーパーとは支台歯の相対する面（頬面と舌面・近心面と遠心面）のなす角度である。実際には厳密な角度を付与するのは困難であるため、補綴装置の種類、長さ、部位など、それぞれの状況で対応する必要がある。

れる（**図5-3-1**）[24〜28]。決定された補綴治療の種類と範囲によって多少異なるが、削除量が少ないと修復材料の厚みを得るためオーバーカントゥアになり、歯周組織に悪影響を及ぼしたり、またレジンやセラミックの築盛量が十分得られず、審美的に満足のいく補綴装置を製作することが困難となる。

3-2　支台歯の脱離力への抵抗形態

装着した補綴装置が永く口腔内に維持されるためには、機能時または非機能時の力による脱離力に抵抗できなければならない。支台歯の長さや総表面積、接着方向などが脱離に抵抗する構造となる。

テーパーは、支台歯の相対する面（頬面と舌面・近遠心面）のなす角度（**図5-3-2**）[28]であるが、厳密な角度を付与することは困難である。補綴装置の種類、長さ、部位など、それぞれの状況で対応する必要が生じる。ブリッジ、クロスアーチスプリントの支台歯では、必然的に角度を変えなければならないことがある。特にクロスアーチスプリントのケースではテーパーが大きくならざるをえない[28]ため、症例ごとにプロビジョナルレストレーションの脱離などで観察を行う。

表5-3-1　**根管治療と補綴治療の質での歯根周囲の状態**[30]

根管治療	補綴	歯数	問題あり	問題なし	問題なしの%
good	good	330.5	28.5	302.0	91.4
good	poor	164.5	92.0	72.5	44.1
poor	good	302.5	98.0	204.5	67.6
poor	poor	188.0	154.0	34.0	18.1

表5-3-1　根管治療と補綴治療の質での予後の評価を、1,000本以上の歯でリサーチした結果。根管治療が良好でも補綴治療がpoorなほうが、根管治療がpoorでも補綴治療がよい場合よりも問題発生の確率が高いという結果は興味深い。

図5-3-3a～e　**根管治療 poor、補綴治療 good の1症例**

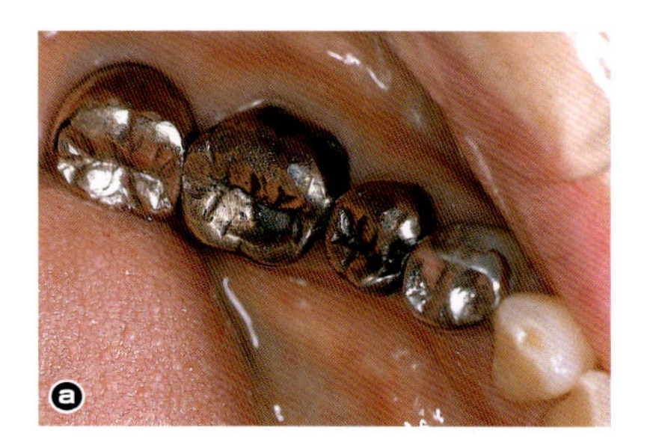

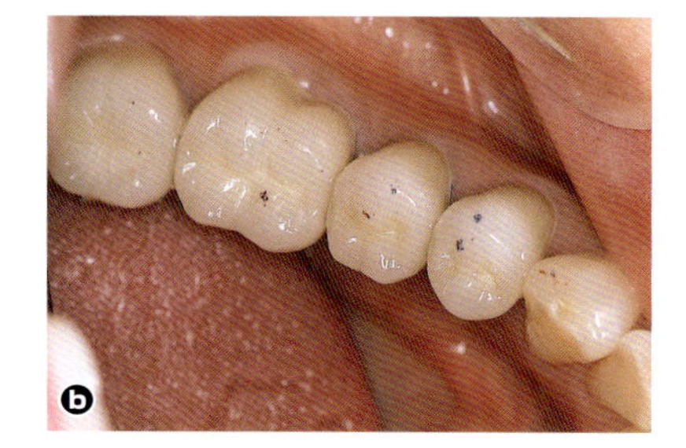

図5-3-3a　初診の状態。6の補綴の咬合面形態は不良で、咬頭干渉があった。根管治療も不良であり、リージョンが認められた。

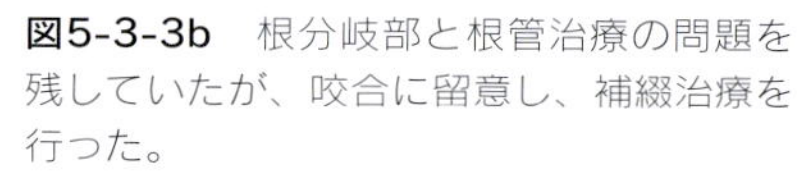

図5-3-3b　根分岐部と根管治療の問題を残していたが、咬合に留意し、補綴治療を行った。

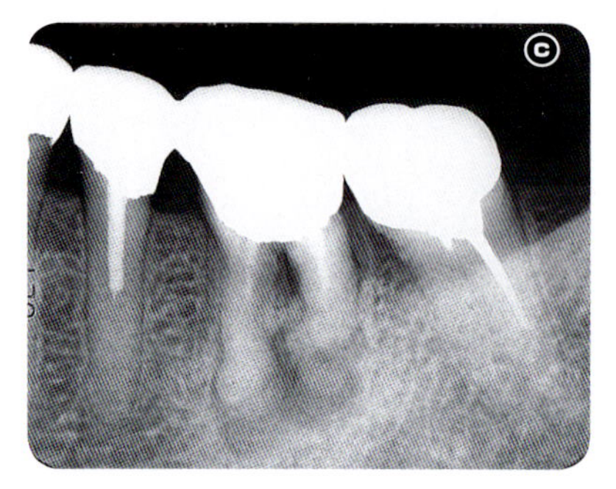

図5-3-3c　術前。根尖にはリージョンとハイパーセメントーシスかと思われる像が見られた。

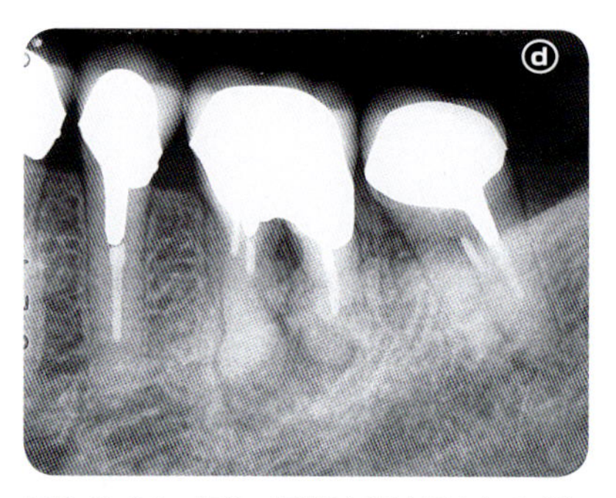

図5-3-3d　術後。根管治療は努力したが、良好な結果は得られなかった（根管治療後1年の状態）。

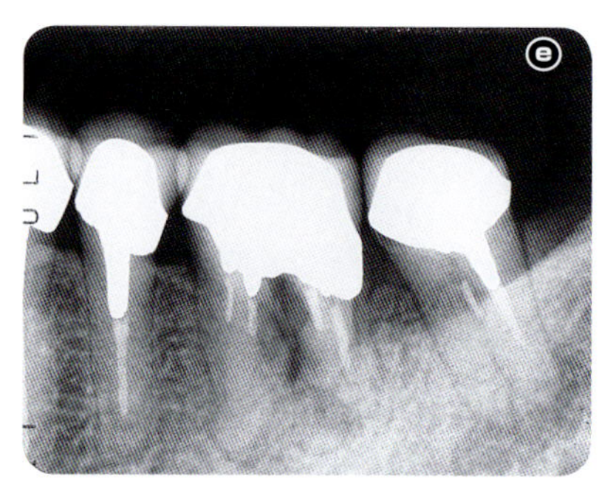

図5-3-3e　術後7年のエックス線写真。根分岐部の問題はあるが、根尖部の状態は明らかに改善傾向が見られていた（注：すべての根管治療に当てはまるとは限らない）。

3-3　ダウエルコア

1）根管治療

失活歯の補綴治療の長期維持には、根管治療の成功が大きくかかわってくる。また、根管治療歯の長期維持は補綴治療に大きくかかわっているともいえる。根管治療された歯の抜歯の原因を調べたVireの研究[29]によると、59.4%が補綴的問題であった。それも歯冠破折と歯根破折が約55%を占めていた。

1995年、1,000歯で検討された根管治療と補綴治療の成功率（**表5-3-1**）[30]を見ると、根管治療がgoodで補綴治療がgoodの成功率がいちばん高いのは当然だが、根管治療がgoodで補綴治療がpoorの44.1%よりも、根管治療がpoorでも補綴治療がgoodな場合のほうが67.6%とはるかに成功率がよかったという結果であった。また、2011年に多くの論文を基に再調査されたが、逆転にはいたらず、わずかに“補綴治療がgood”に軍配が上った[31]。根管治療時に根管拡大をどの程度したかの問題を加味して考える必要はあろうが、上記の結果は補綴治療を行うにあたっての責任を再確認するものである（**図5-3-3**）。

図5-3-4a、b　ダウエルコアの基本的構造と注意事項

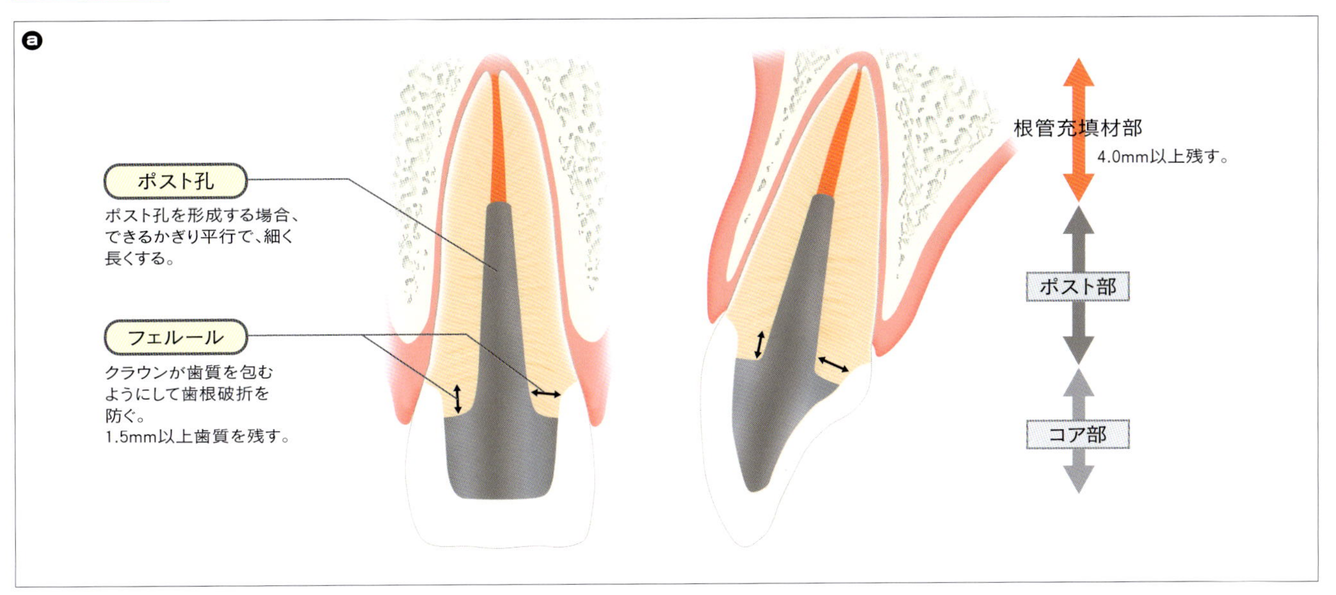

図5-3-4a　前歯の支台築造に必要な基本的な設計原則。（山﨑長郎（監修），鈴木真名，天川由美子（編）．歯科臨床のエキスパートを目指してⅠ．コンベンショナルレストレーション．第３巻．根管形成と支台築造．東京：医歯薬出版，2004；26-27．より引用改変）

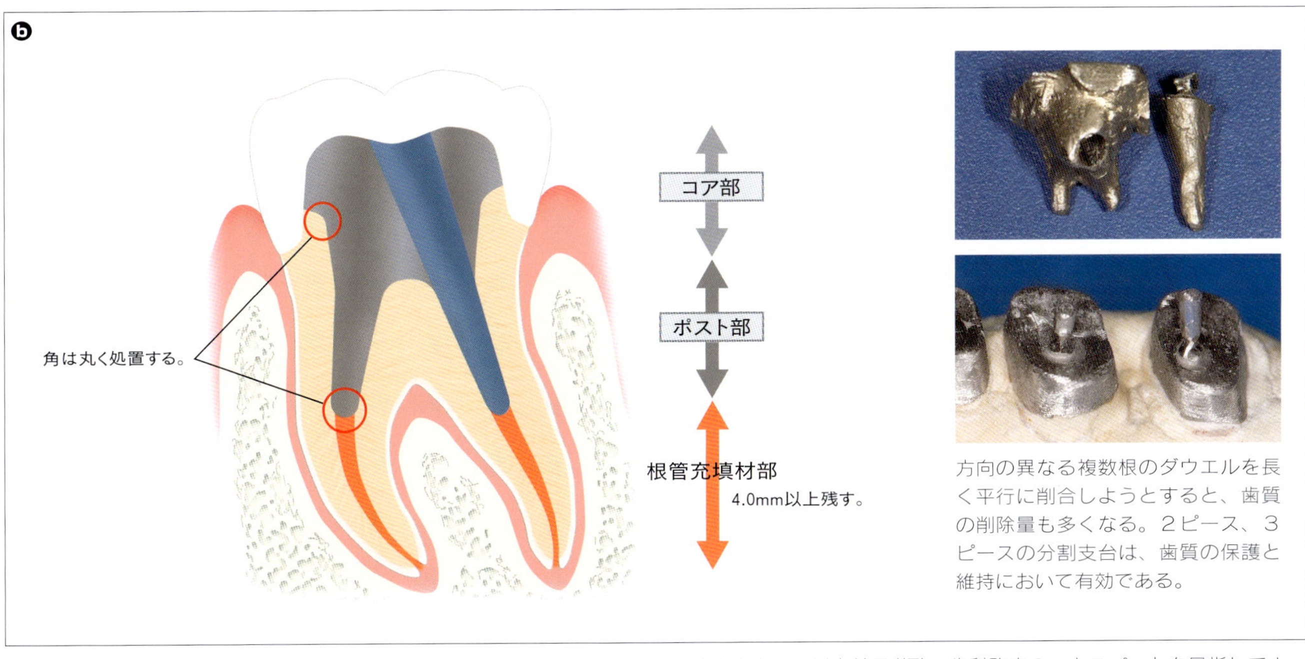

図5-3-4b　臼歯の支台築造に必要な基本的な設計原則。（山﨑長郎（監修），鈴木真名，天川由美子（編）．歯科臨床のエキスパートを目指してⅠ．コンベンショナルレストレーション．第３巻．根管形成と支台築造．東京：医歯薬出版，2004；26-27．より引用改変）

2）支台築造　ダウエルコアの構造とフェルール効果

日本で支台築造という用語が定着したのは1965年以降のことである。以来、鋳造支台築造、1970年に金属既製ポスト、コンポジットレジン、2003年には日本でグラスファイバーポストが認可され、2006年にはジルコニアと、さまざまな材料が開発されてきた[32、33]。しかし、現時点の臨床でいちばん頻度が多いのは、鋳造支台築造（メタルダウエルコア）であろう。

ダウエルコアの基本的構造と注意事項を**図5-3-4**に示す[33]。

図5-3-5a、b　フェルール効果

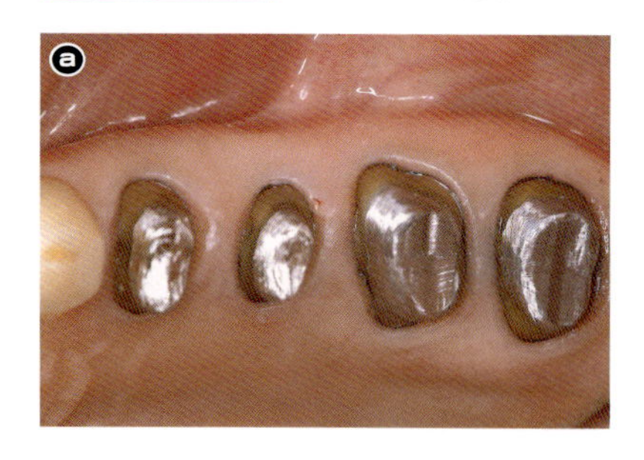

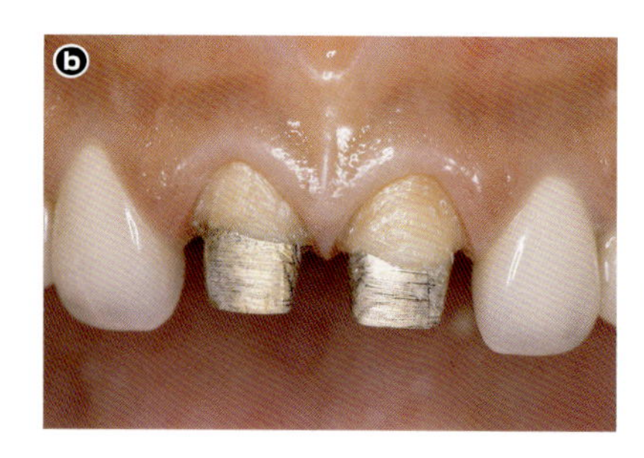

図5-3-5a、b　歯肉縁からの残存歯質の高径（フェルール）は、臼歯部・前歯部ともに、装着されたダウエルコアがクラウンの脱離力に抵抗するために1.5mm以上が望ましい。

図5-3-6a〜d　エクストルージョンによるフェルールの獲得

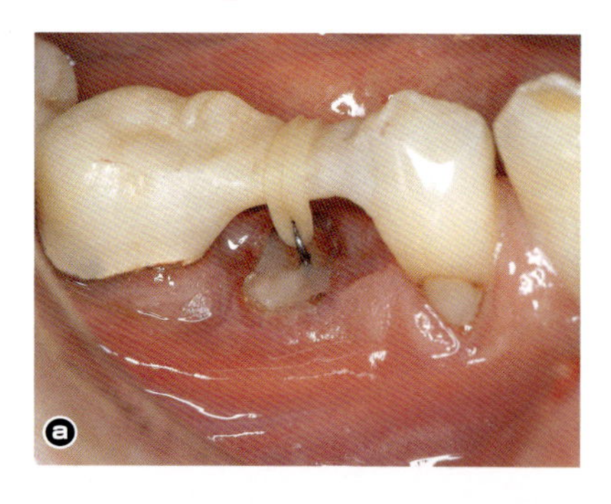

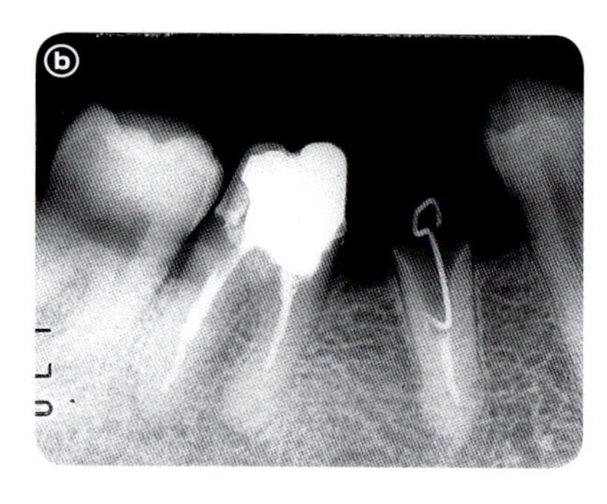

図5-3-6a、b　残存歯質が歯肉縁下の場合、隣在歯との状況によっては、クラウンレングスニング処置や、エクストルージョンによってフェルールの獲得を行うことも有効である。

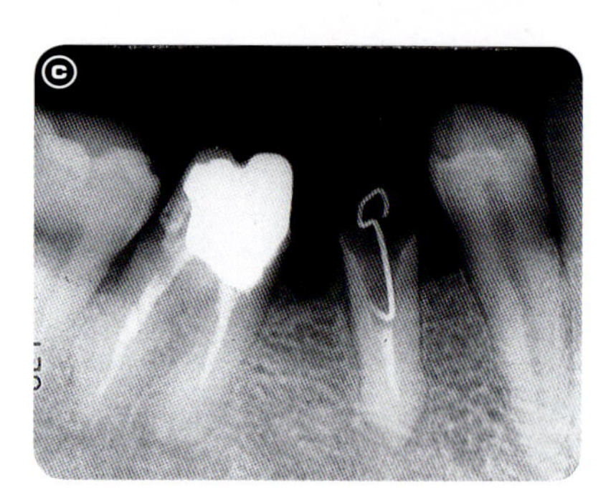

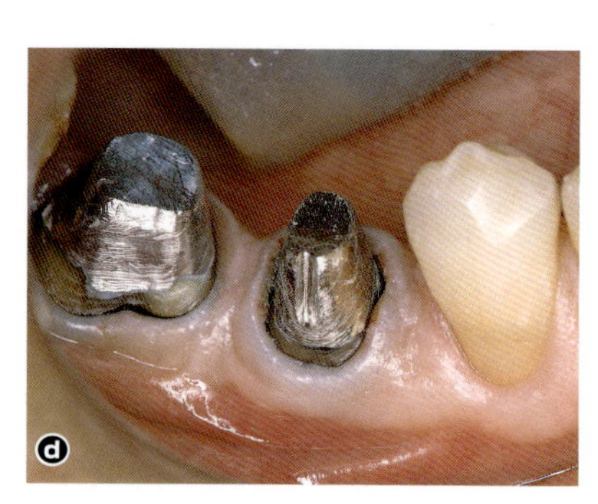

図5-3-6c、d　エクストルージョンにより健全歯質を歯肉縁上に獲得し（**c**）、ダウエルコアを装着（**d**）。

①フェルール効果について

フェルールは、歯肉縁からの残存歯質の高径を示す。フェルールが1.5mm以上であれば、装着されたダウエルコアやクラウンの脱離力に抵抗できることが研究により解明された（**図5-3-5、図5-3-6**）[34、35]。

②ダウエル部について

ダウエル部（またはポスト）は、ダウエルコアとして失活歯では当然のように形成製作されてきた。しかし、ダウエル部はコア部を保持するためもので、歯冠部に十分な歯質が残存していれば必要ではない[36、37]。

図5-3-7　疲労荷重による支台の材料別耐久比較

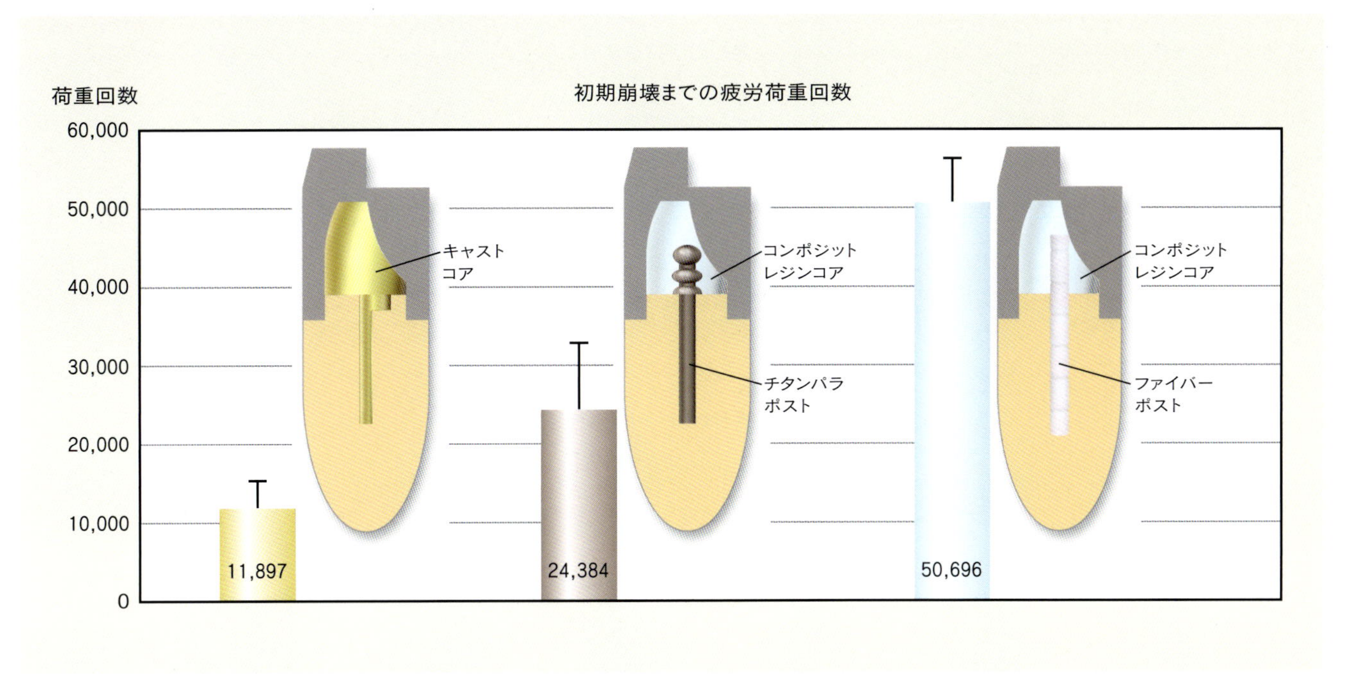

図5-3-7　後藤らの実験では、キャストコアよりもファイバーポスト併用コンポジットレジンのほうが、もっとも高い疲労荷重回数を示している。（参考文献38より作図）

図5-3-8a、b　ファイバーポストを使用した接着性レジン支台築造（直接法）

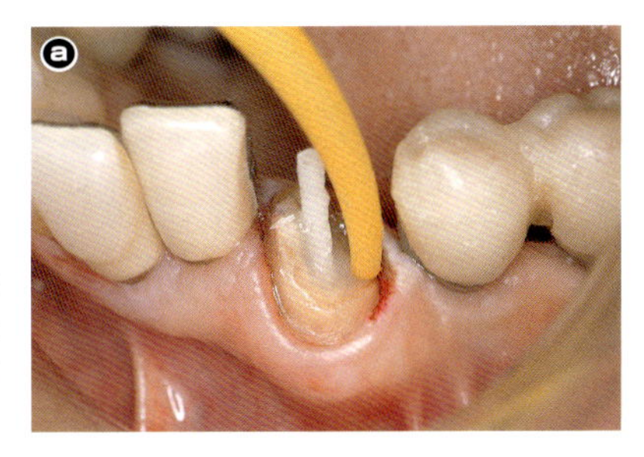

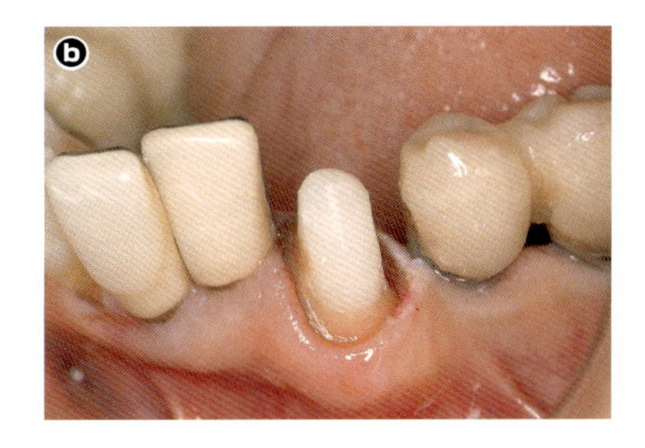

図5-3-8a、b　ファイバーポスト併用コンポジットレジンコアを使用した、接着性レジン支台築造（直接法）。印象採得後に模型上で製作する方法（間接法）もある。

3）接着性レジン支台築造

　象牙質に対する接着システムは近年よく知られるところであり、加えてファイバーポストの利用により、コンポジットレジン支台築造の機械的強度と維持の問題も解決に至った（**図5-3-7**）[33、38]。また、オールセラミッククラウンの普及とともに、審美的な問題解決のため支台歯の色調が求められるようになった。さらに、近年金属アレルギー患者の増加など、メタルフリー修復治療の必要性もまれではなく、このようなさまざまな状況下において、接着性レジン支台築造はおおいに有効となった（**図5-3-8**）。

図5-3-9　臼歯部の残存歯質に応じた修復材料と設計

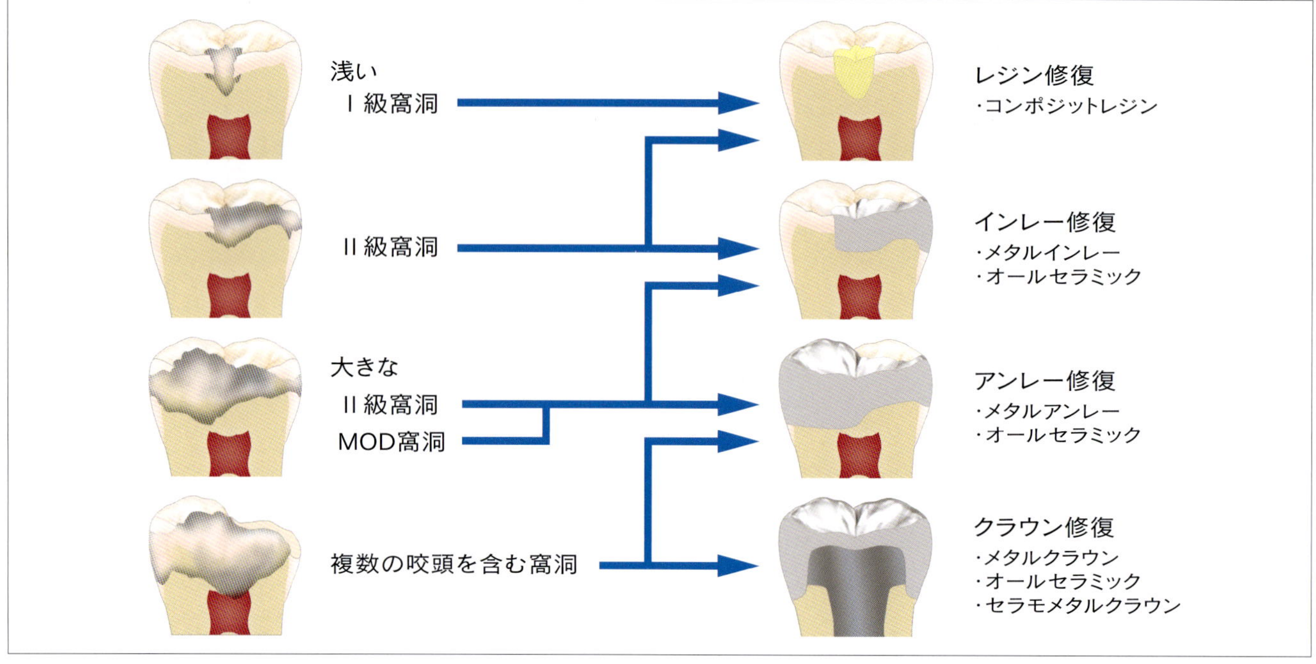

図5-3-9　修復の設計は、残存歯質の状態により適正に行う。修復材料は、患者の希望により対応・選択する。（山﨑長郎（監修），岡口守雄，南昌宏（編）．歯科臨床のエキスパートを目指してⅡ．ボンデッドレストレーション．第8巻．ポーセレンインレー・アンレーレストレーション．東京：医歯薬出版，2006；35．より引用改変）

3-4　修復治療・補綴治療に使用する材料

修復治療ならびに補綴治療に使用する材料の特性を理解し、適正な選択をしなければならない。構造力学的な見地から、修復の範囲によって設計や材料は異なる（**図5-3-9**）[39]。

1）コンポジットレジン修復

近年接着性材料や接着システムの研究発展により、エナメルボンディング、デンチンボンディングの理論も確立してきた。う蝕などの歯質の欠損を修復するにあたり、コンポジットレジンは必要最小限の介入（ミニマルインターベーション）の観点からも有用な材料である。しかし、咬合による摩耗に抵抗する強度にはまだ乏しく、残存歯質の量が十分であること、中心咬合位での接触が残存歯質で確保されていることを確認して修復する必要がある。

2）メタルインレー、アンレー

主な機能圧が加わる部位までの修復が必要な場合は、インレーまたはアンレーの適応となる。金属は金、白金加金、保険診療ではパラジウム合金などが高頻度で使われている。しかし、患者によっては審美的に受け入れられないことがある（**図5-3-10**）。

図5-3-10a、b メタルインレーからポーセレンインレー修復への変更症例

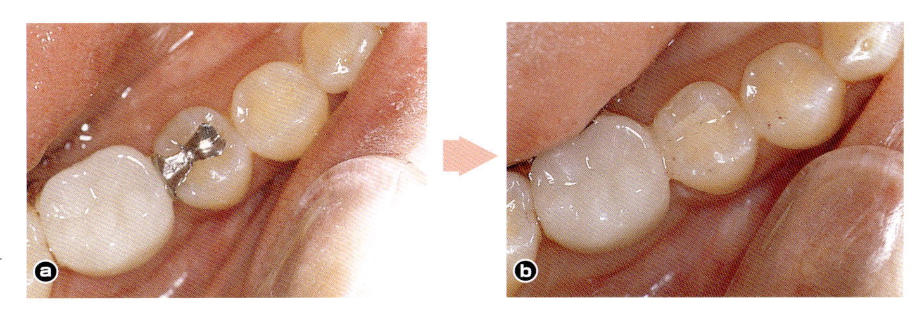

図5-3-10a、b 5|はメタルインレーからポーセレンインレーに修復している。

図5-3-11a、b CAD/CAM システムによるセラミック修復

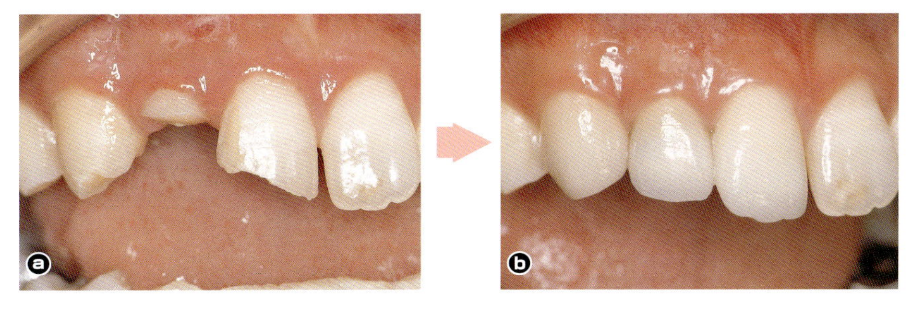

図5-3-11a、b CAD/CAM システムにより3 1|はセラミックベニア修復で、2|はオールセラミッククラウンで外傷歯の修復を行った。

図5-3-12
各種クラウンによる修復

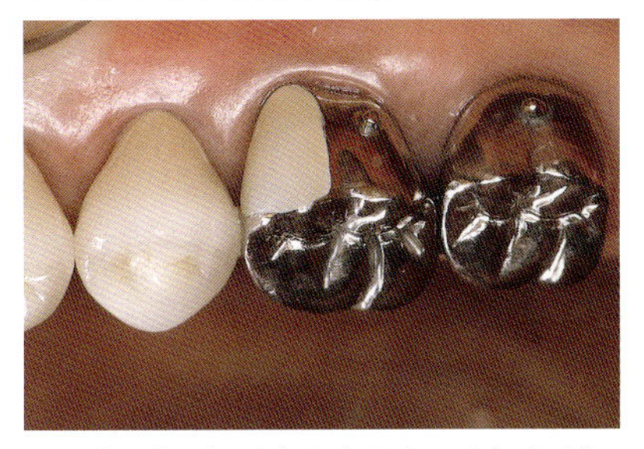

図5-3-12 |7メタルクラウンと|6レジン前装のメタルクラウン、|5セラモメタルクラウン。

3）ポーセレンインレー、アンレー、ベニア

近年、金属アレルギーの患者もまれではなく、審美性の問題だけでなく、機能圧に耐久できる金属にかわる素材が望まれるようになった。

接着システムの発達とレジンセメント、セラミックの改良により、以前では考えられなかった歯質の欠損状況にも対応できるようになった。また製作方法も、耐火模型上で築盛・焼成する方法と、コンピュータで模型や口腔内を三次元的にスキャニングして製作するCAD/CAMシステムがある。CAD/CAMシステムでの製作は、均一素材のセラミックブロックなので破壊のリスクが低く、近年有用な材料とされている（**図5-3-10b、図5-3-11**）。

4）メタルクラウン、ブリッジ

臼歯部の補綴治療では、メタルクラウンやブリッジはまだまだ臨床でいちばん利用されている材料である。マージンの適合性や強度において他の補綴材料に勝ると思われる。補綴装置の厚みも他の材料より薄く設定できるため、支台歯の削除量が少なくても許容できるメリットがある。そのため支台歯の高さが得にくい場合にも適応しやすい（**図5-3-12**）。

しかし、審美的に患者が受け入れないこともあり、また金属アレルギーなどの問題もある。

図5-3-13

カラーレスセラモメタルクラウン

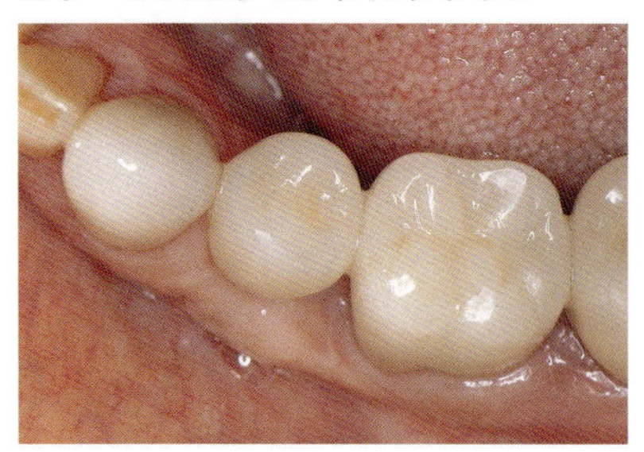

図5-3-13　⌈356にカラーレスセラモメタルクラウンが装着されている。

図5-3-14a、b

セラモメタルクラウンからオールセラミッククラウンへの変更症例

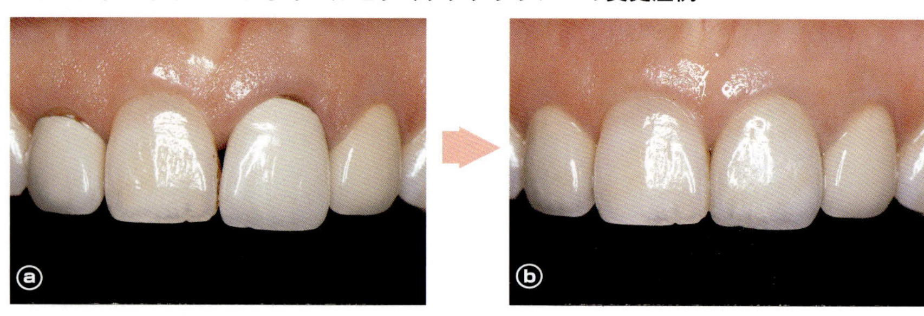

図5-3-14a、b　⌊1セラモメタルクラウンから、⌊1オールセラミッククラウンへ。セラモメタルクラウンより透明感が得やすい。

5）セラモメタルクラウン、ブリッジ

1960年代から審美的な歯冠修復治療の主流は、セラモメタルクラウン（**図5-3-12**）やブリッジであった。生体親和性は金属より優れている。また化学的にも安定しており、着色や変色がない。歯周補綴治療や咬合再構成治療において、フルマウスのスプリンティングに耐久する強度を持ち、かつ審美性にも優れる有用な材料である。しかし、審美性に優れているといっても問題点もある。

・マージン部の露出でメタルカラーの露見が生じる。
・マージン部の露出を避けるため、マージンは可能なかぎり歯肉縁下の深い位置に設定する必要があった。
・審美性を得るため、メタル＋セラミックの築盛スペース確保が必要であり、支台歯の切削量が多い。
・メタルの存在のため、天然歯との光透過性に違いが生じる。

これらの問題解決のため、カラーレスセラモメタルクラウンが登場した。メタルカラーの露見の問題は多少解消したが、光透過性の違いや歯肉縁下マージンの問題解決にはいたっていない。とはいえ、審美修復治療においては現在もっとも普及している材料である（**図5-3-13**）。

6）オールセラミッククラウン、ブリッジ

オールセラミッククラウン（**図5-3-14**）の利点は、光の透過性や反射が天然歯に近いことであり、現存するマテリアルのなかではもっとも審美性に優れている。旧来のオールセラミッククラウンは衝撃力や引張強度が弱いという欠点を有したが、製作システムや製作方法の改良により改善されてきている。審美的要求が第一選択として求められる場合や、金属アレルギーを有する患者には有用である。

さらに現在はジルコニアが認可され、メタルフリーでブリッジができるようになった。

図5-4-1a〜d　咬合の口唇周囲への影響

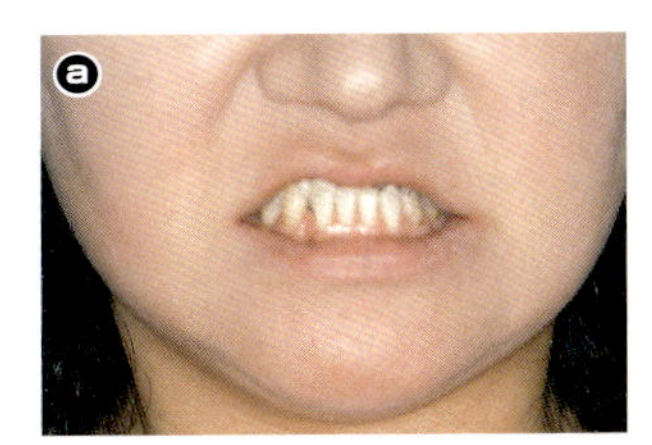
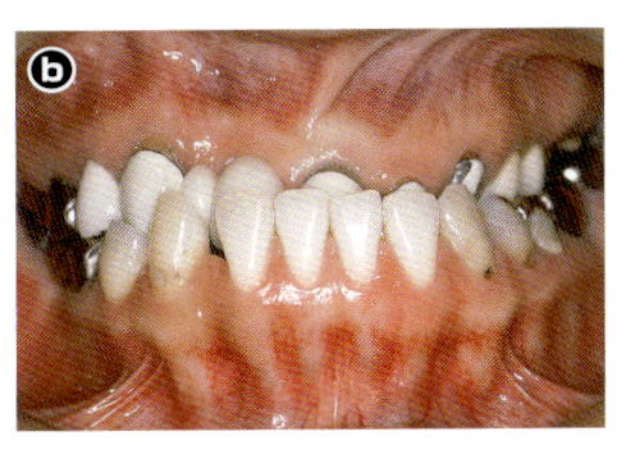

図5-4-1a、b　咬合の問題が口唇周囲の不調和をきたしている。

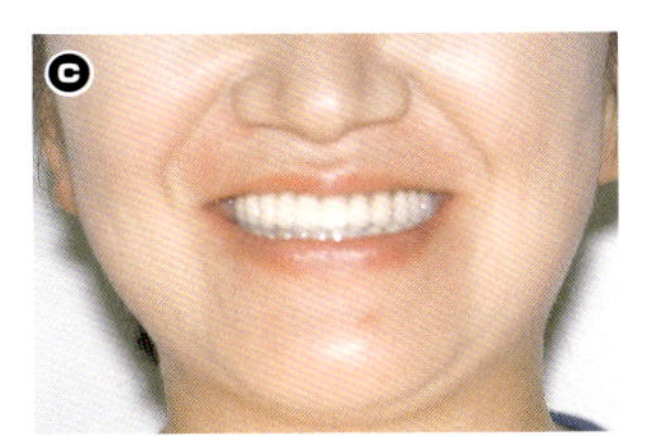
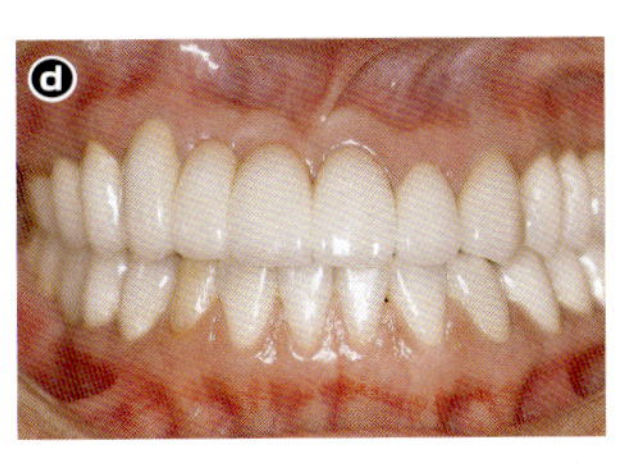

図5-4-1c、d　咬合の問題が解決され、口唇周囲の状態も改善された。

図5-4-2a〜d　歯と口唇周囲の関係

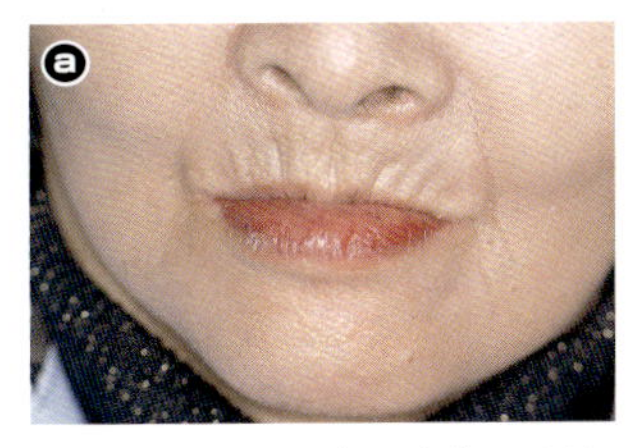
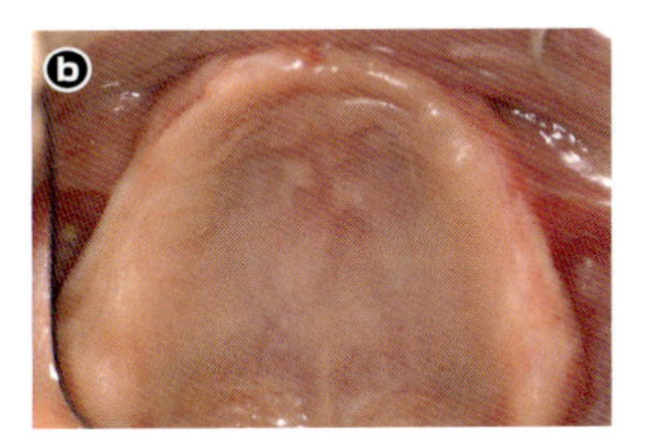

図5-4-2a、b　歯の喪失により、口唇が陥没している。

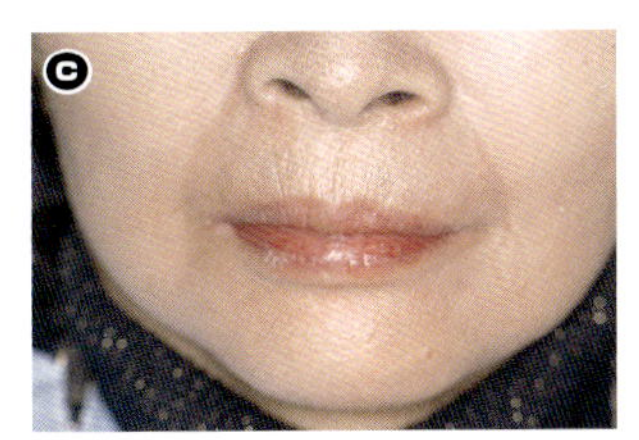
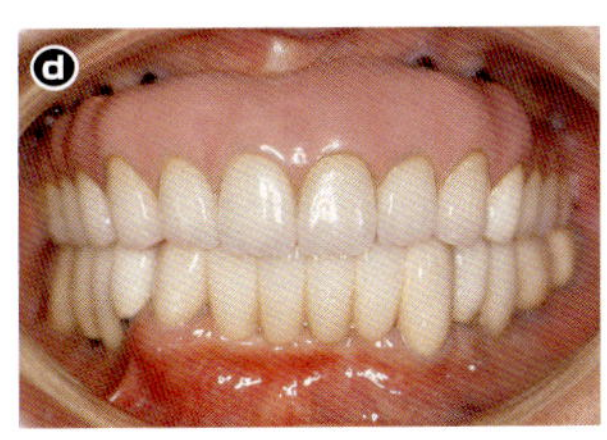

図5-4-2c、d　治療後の口唇の状態。歯は口唇とその周囲組織にとってファンデーションとなる。

4．エステティック　Esthetics

歯と歯列が顔貌と調和しているか否かの評価は重要である。

歯－歯列－歯肉－口唇－顔面のそれぞれの構成要素には守るべき基準があり、かつそれぞれが総合的に調和していることが重要となる。顔貌の観察と、口唇周囲のファンデーションとなる歯の位置の是非を大きく捉える。その上で、歯－歯列－歯肉－歯槽骨－顎骨－口唇一顔面のそれぞれの構成要素の評価を行う。

4-1　顔面の評価・フェイシャルエステティック

1）顔面の正中 midline、対称性 symmetry、均衡 balance

顔貌のバランスは完全な対称性を示すとは限らない。しかし、下顔面の水平・垂直的バランスは、咬合や歯の頬唇舌的位置づけにより後天的に変化することもある。なぜなら、下顔面部の中心である口唇周囲のファンデーションは、口唇の内側に位置する歯と歯槽骨、上下顎歯の咬合状態であるからである（**図5-4-1、図5-4-2**）。

そのため補綴治療を行うにあたり、歯の水平・垂直、歯槽骨の状態、歯のカントゥアが顔貌にも影響することを認識しなければならない。

図5-4-3a～c　歯の位置異常の問題

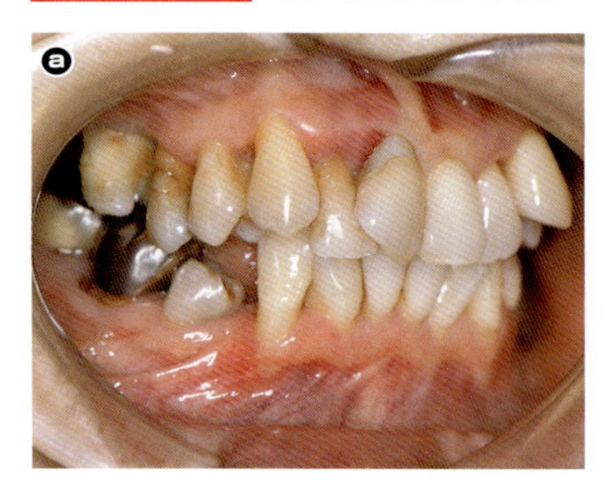

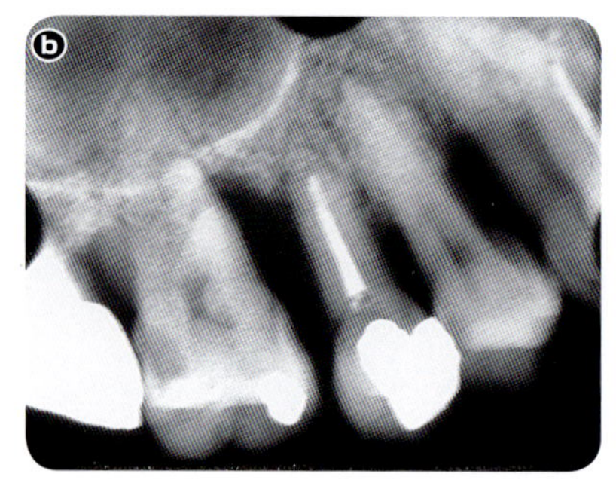

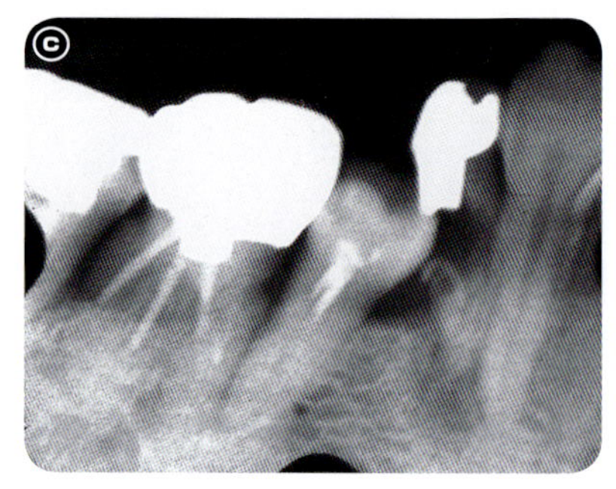

図5-4-3a～c　歯の位置異常は、審美だけでなく咬合、プラークコントロール、う蝕の観点からもリスク因子である。

図5-4-4　歯周組織の正常像

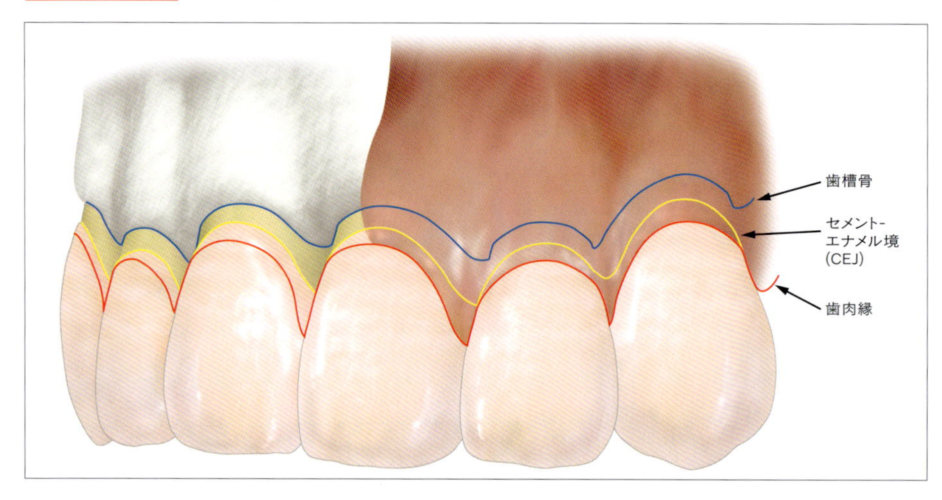

図5-4-4　歯周組織の正常な歯、歯肉、歯槽骨の関係とライン。

4-2　歯－歯列－歯肉－歯槽骨－顎骨－口唇－顔面の評価

1）歯の位置と歯列

審美性の獲得には、歯の位置の影響は大きい。また位置異常は、咬合の観点、プラークコントロールを困難にする点、ルートプロキシミティー（歯根の近接）により骨量が乏しく歯周病的問題の影響を受けやすい点など、審美性だけの問題だけではなく、多くのリスクを有することとなる（**図5-4-3**）。

2）歯肉と歯槽骨

歯肉の審美的基準（**図5-4-4**）は、

a. フェイシャルレベル
b. 水平的対称性
c. 歯間乳頭の形態
d. 歯肉レベルの連続性

である。

これらの歯肉の形状は、歯槽骨の状態と歯の位置（**図5-4-5**）に大きくかかわっている。

図5-4-5a〜c　歯肉の形状は歯槽骨、歯の位置に大きくかかわる

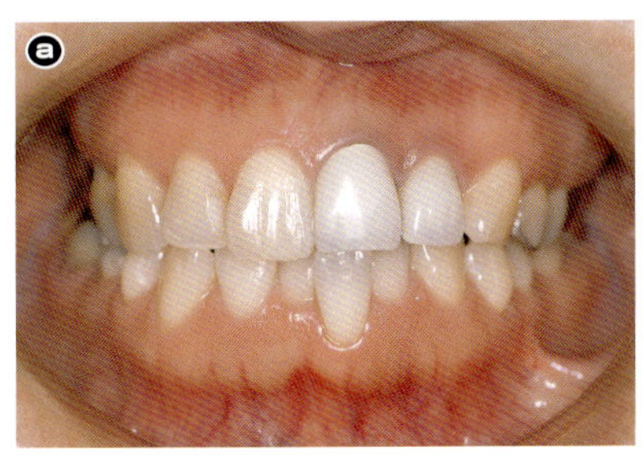

図5-4-5a　「1の歯肉退縮が主訴。ボーンハウジングの中に位置していない歯の周囲の歯肉は退縮しやすい。

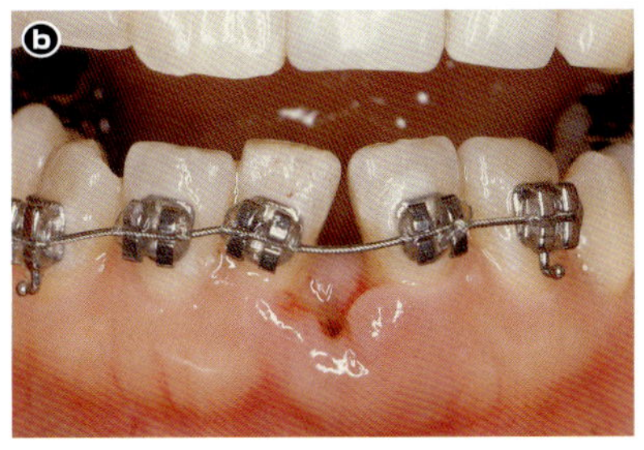

図5-4-5b　「1の抜歯でスリーインサイザルとする計画で矯正治療を行った。

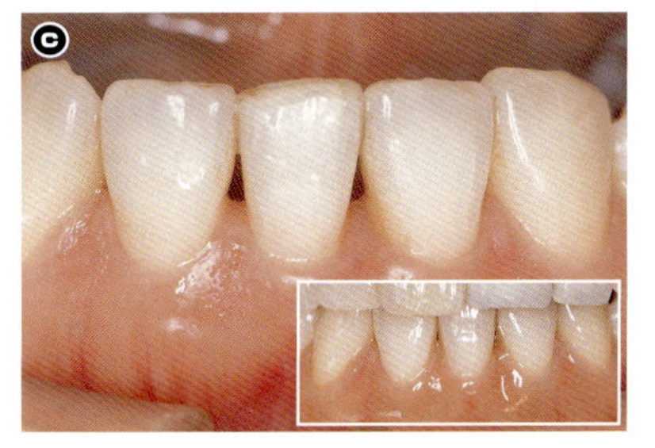

図5-4-5c　術直後は歯間乳頭部にブラックスペースがあったが、7年後の来院時に歯肉はクリーピングしていた（囲み）。Tarnowのリサーチ（**図5-2-11**）[24]からも裏づけされている、適切な歯の隣接関係と歯槽骨の獲得による結果であろう。このように、歯肉の形状は歯槽骨の状態による影響が大きい。

図5-4-6a〜c　歯の位置、スケルタルの問題

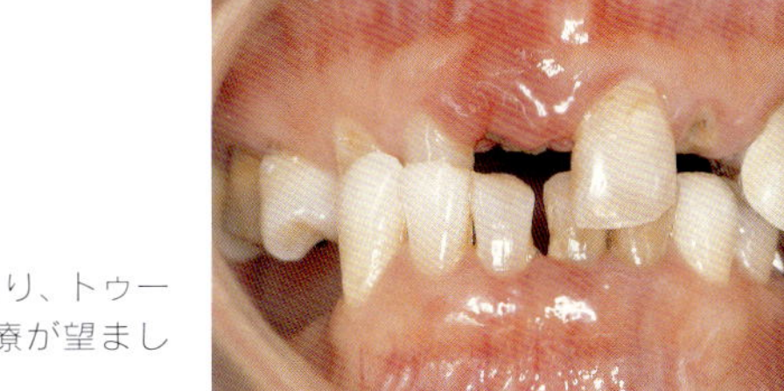

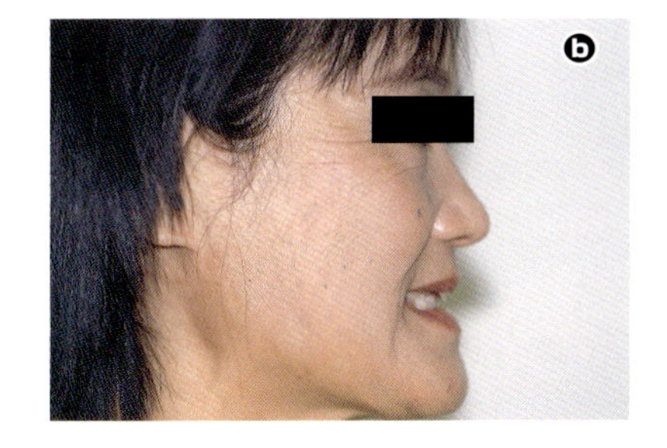

図5-4-6a、b　補綴治療を行うにあたり、トゥースポジションの改善のため、矯正治療が望ましい症例である。

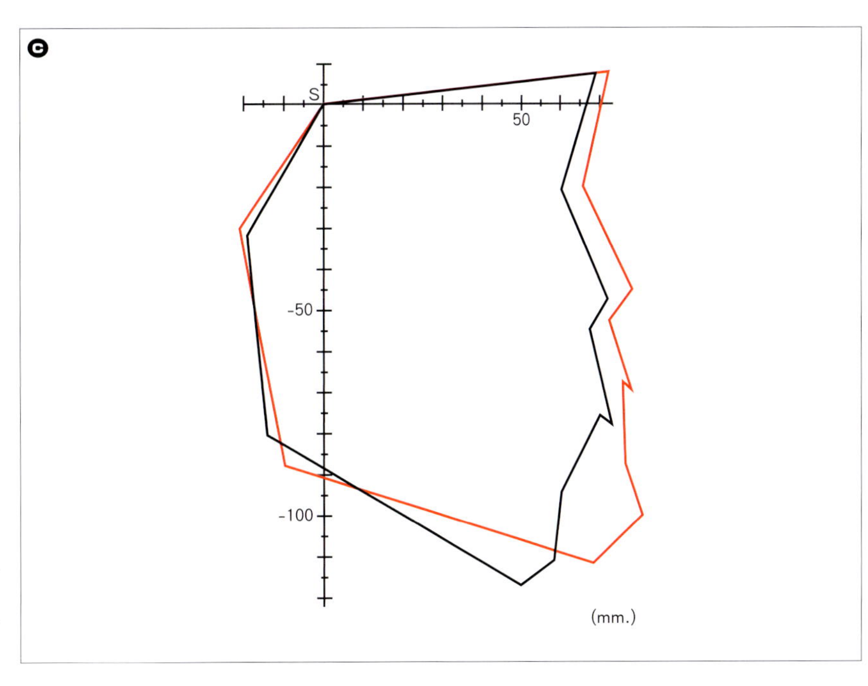

図5-4-6c　セファロ分析をもとに、スケルタルの状態を把握することは有効である。この症例はトゥースポジションの問題だけでなく、スケルタルの問題も大きかった。

3）顎骨－口唇－顔貌

スケルタル（顎骨）の問題は顔貌に大きく影響する。スケルタルの問題を有する症例は、補綴治療のみでの解決は困難である（**図5-4-6**）。

第6章

咬合による バイオメカニカルストレスの 臨床的影響

咬合によるバイオメカニカルストレス(以降メカニカルストレスと略)を回避し、適正な荷重の範囲で機能することで、顎口腔系の安定が保たれる。

咀嚼機能で加わる力は、顎口腔系の諸器官が協調し分担している。この1つに問題が生じると、生体は何らかの形で補い支障なく咀嚼しようとする。しかし、それぞれの許容範囲を超えた分担は組織破壊を起こし、機能異常につながる。許容の範囲を超えたメカニカルな力は、それを受け止めた組織にどのような影響をもたらすかということを、生物構造力学的観点から把握しておく必要がある。

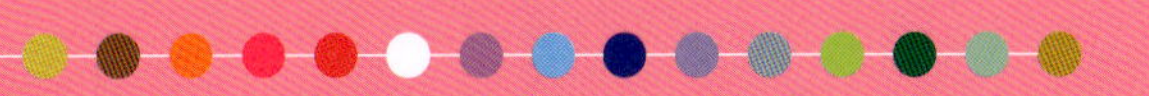

1．顎口腔系に生じるメカニカルストレスの影響

表6-1-1　顎口腔系に生じたメカニカルストレスを受ける組織

- **顎関節**
- **筋肉**
- **歯および修復物**
  歯の動揺、移動、打診痛や咬合痛（上行性歯髄炎・歯髄充血）、咬耗、歯頸部のくさび状欠損、歯根吸収、歯冠や歯根の破折
- **歯周組織**
  骨縁下ポケットや歯肉膿瘍形成、歯周病の増悪、歯根膜腔の拡大、歯槽骨の垂直・水平的吸収、根分岐部病変、歯槽骨の疎密化、セメント質肥大

生体にとって適正な荷重は必要である（**図6-1-1**）。しかし、不正な方向からの力や過剰な力は、メカニカルストレスとなり、有害な作用を及ぼす可能性がある（**表6-1-1、図6-1-2**）。これらの所見は、咬合治療を行うにあたって診断の助けとなる。メカニカルストレスの大きさ、方向、範囲を解明することによって咬合破壊の原因を分析し、有害なメカニカルストレスを回避し再構築するための診断・治療計画の指針を見つけることができる。

図6-1-1a、b　抜歯後の歯槽堤

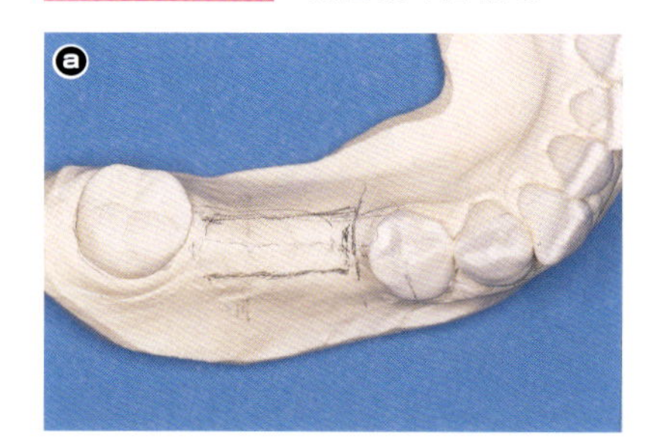

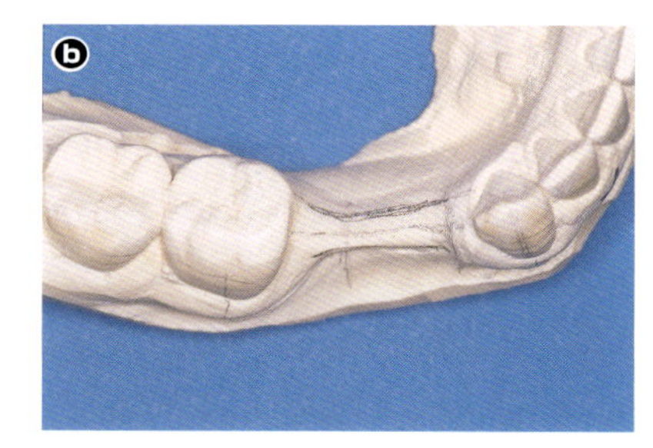

図6-1-1a、b　歯が喪失し、適切な咬合力（物理的な力）が加わらなくなった歯槽堤は、退行性のリモデリングを起こす。抜歯後間もない**a**より抜歯後数年経過していた**b**の歯槽堤は、高さも幅も退縮している。

図6-1-2　メカニカルストレスが顎口腔系諸器官に及ぼす影響

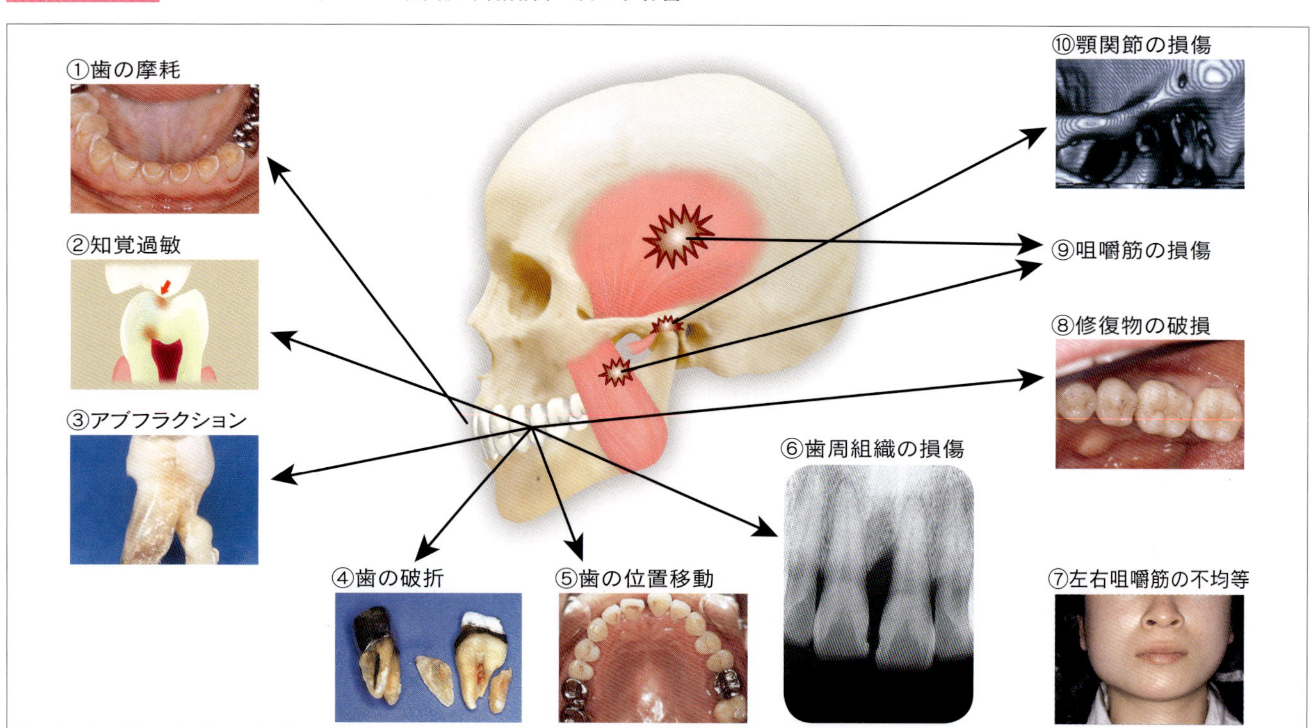

図6-1-2　歯に加わったメカニカルストレスは、歯だけでなく多くの関連諸器官に影響を及ぼす。

2. 歯へのメカニカルストレスの影響

咀嚼系の活動は２つのタイプにわかれる。

①機能活動：咀嚼、会話、嚥下

②パラファンクション（ブラキシズム・クレンチング）や口腔習癖

歯の支持組織にとって、垂直力は都合よく受け入れられる。咀嚼と嚥下の間、下顎は垂直方向に動く。歯に作用する方向も、問題がなければ垂直方向である。しかし力の方向が偏位したり、接触回数や量が増加したとき、歯および支持組織に対して損傷の可能性を増大させる。歯にとってメカニカルストレスとなる歯の接触とその影響を、**図6-2-1、図6-2-2**に示す。

☞パラファンクションの原因などの詳細は下記を参照
・第12章　ブラキサーの補綴治療の留意点

図6-2-1　**歯にとってメカニカルストレスとなる歯の接触とその影響**

1. CR から ICP への偏位（セントリックスライド）する際の歯の干渉
①早期接触による負荷
②早期接触から ICP への偏位を受け止める負荷
2. 機能時の咬頭干渉
①作業側での干渉　②非作業側での干渉
③前方運動での干渉　④前側方運動での干渉
3. 非機能時（パラファンクション時）の干渉

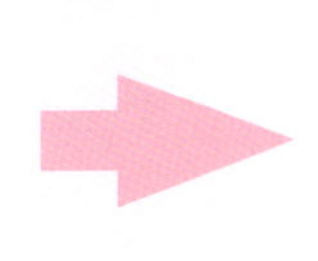

歯の動揺、移動
打診痛・咬合痛・知覚過敏（上行性歯髄炎・歯髄充血）
歯の摩耗、歯頸部のくさび状欠損
歯根吸収
歯冠や歯根の破折

図6-2-2a〜e　**歯にとってメカニカルストレスとなる歯の接触の実際（セントリックスライド）**

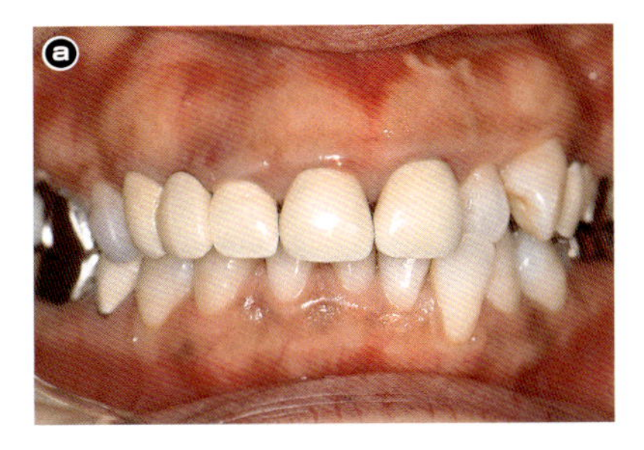

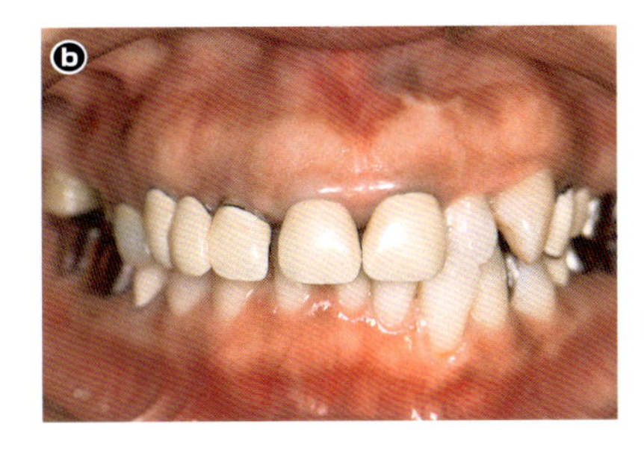

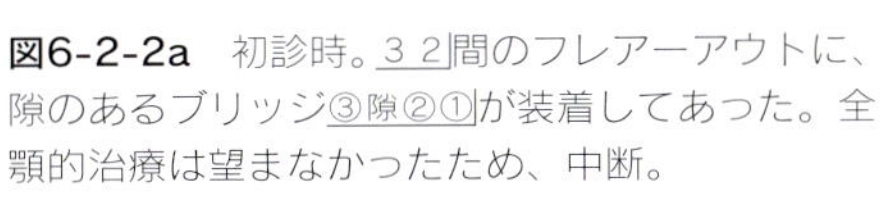

図6-2-2a　初診時。3 2|間のフレアーアウトに、隙のあるブリッジ③隙②①|が装着してあった。全顎的治療は望まなかったため、中断。
図6-2-2b　5年後再来院時。2 1|間が開いていた。前歯のフレアーアウトをきたすような臼歯部欠損はない。何が原因か？

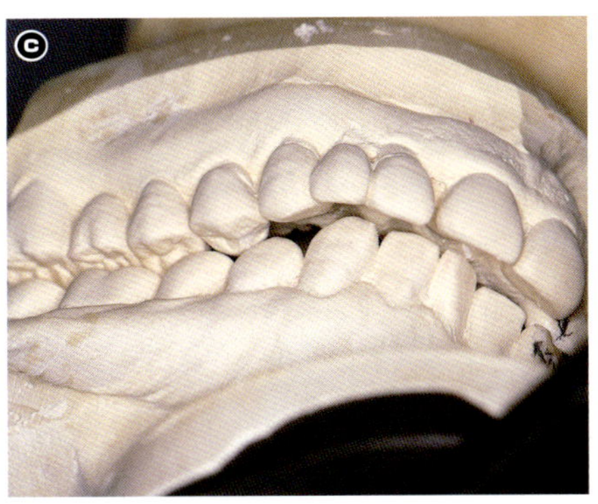

図6-2-2c　中心位・生理的顆頭安定位での右側の上下顎歯の位置関係。ここから下顎は最大咬頭嵌合位（ICP）までスライドしている（**e**）

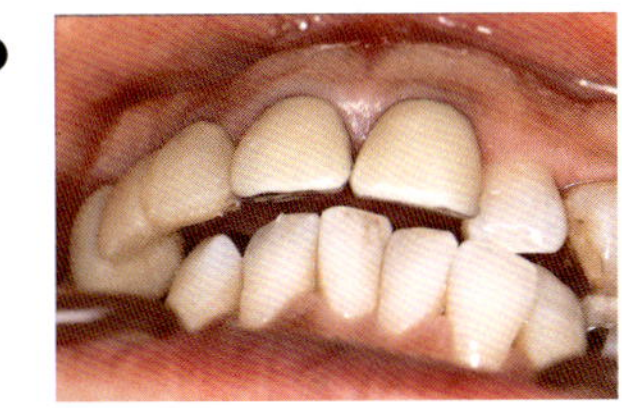

図6-2-2d　左側の側切歯に早期接触があり、そこからICPまで下顎が右へスライドしていく（セントリックスライド）。

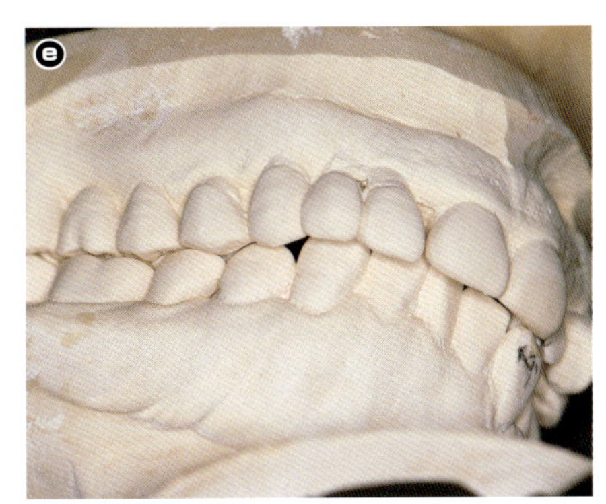

図6-2-2e　ICPの右側上下顎歯の位置関係。セントリックスライドを受け止め、下顎偏位の回転軸となった③隙②|ブリッジに負荷がかかりフレアーアウトした結果、2 1|間が開いたと診断できた。

図6-2-3a、b

長期安定した天然歯列で見る咬合面

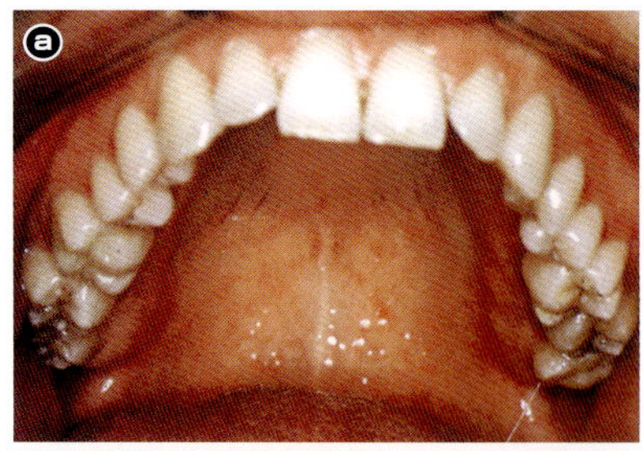

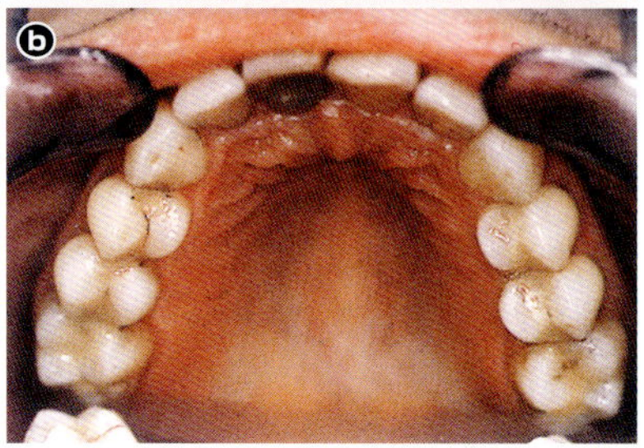

図6-2-3a、b　安定した咬合状態を保っていた天然歯の咬合面（a：37歳、b：70歳）は、水平的で平坦な摩耗面であった。（参考文献2より引用転載）

図6-2-4a〜c

摩耗の少ない咬合面と、その咬合力と咬合力のバランス

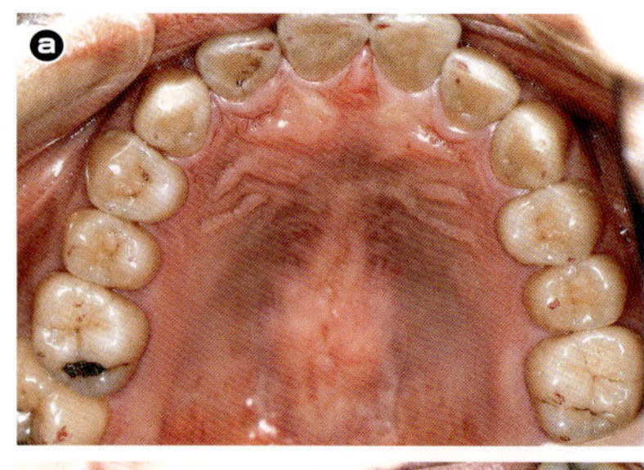

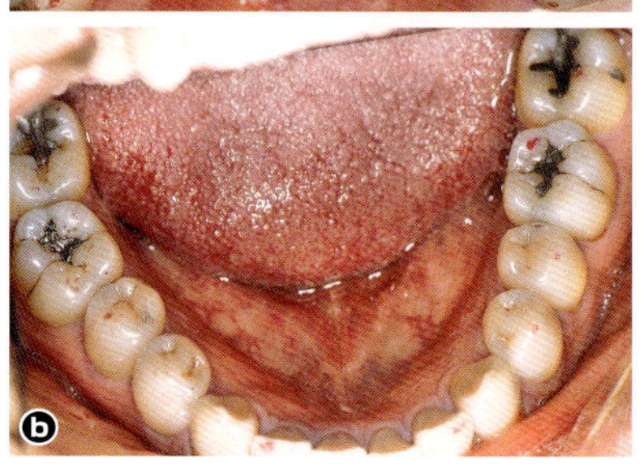

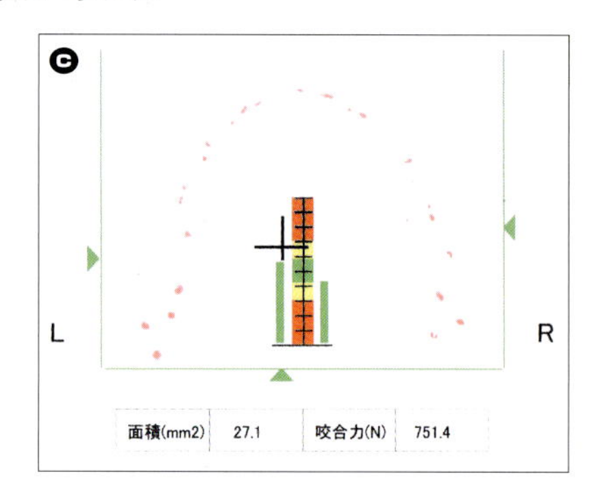

図6-2-4a〜c　生理的に安定した咬合の43歳の患者の咬合面観（**a**、**b**）。咬合力は751Nと比較的強かったが（**c**）、歯は咀嚼だけではあまり摩耗をきたしていない。臼歯部では、咬合接触点は1歯2〜3点であった。

図6-2-5a、b　**特定歯の摩耗**

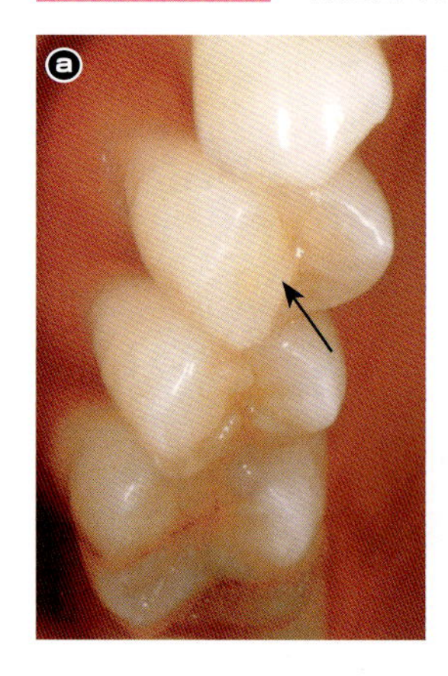

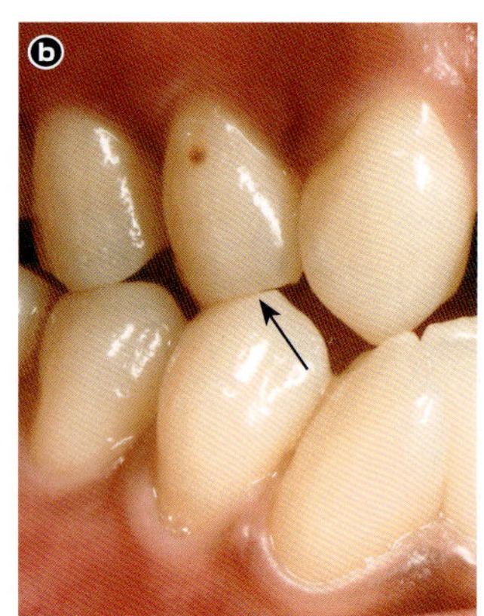

図6-2-5a、b　歯の位置や咬合の問題とブラキシズムで、特定の歯に摩耗が生じている（20代）。

2-1　歯の摩耗

生理的機能活動時の最大咬合力は約12Kg、非生理的機能活動時の最大咬合力は74Kgと、その差は非常に大きい（**第５章表5-1-1参照**）[1]。

Endによると、生理的で正常機能を経過したであろう現代の食生活の人は、37歳、70歳の例でも水平的で平坦な摩耗面はあまり見られない[2]（**図6-2-3**）。また生理的で安定した咬合の患者で、パラファンクションの習癖のあまりない患者（**図6-2-4a、b**）では、751Nと比較的強い咬合力であったが（**図6-2-4c**）、ほとんど摩耗が見られない。このことからも、水平的で平坦な摩耗面を持つ歯は、何らかの異常なメカニカルストレスの影響を受けたと考えることができる（**図6-2-5**）。

図6-2-6a、b　歯に加わる力の伝播

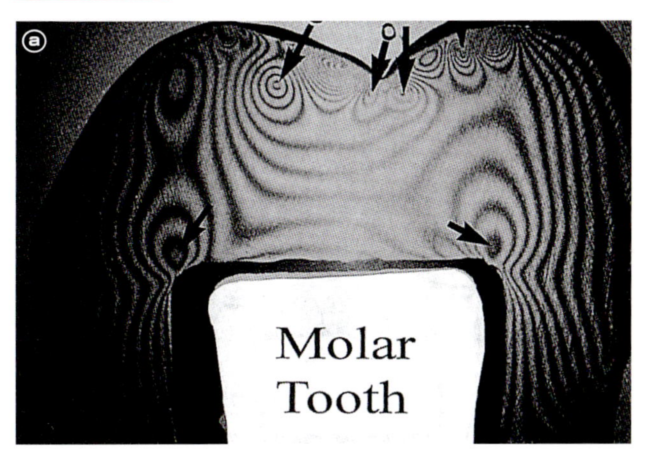

図6-2-6a　咬合面に加わった力の応力がどこに集中するかを示したエラスティックモデルでの画像。（参考文献３より引用転載）

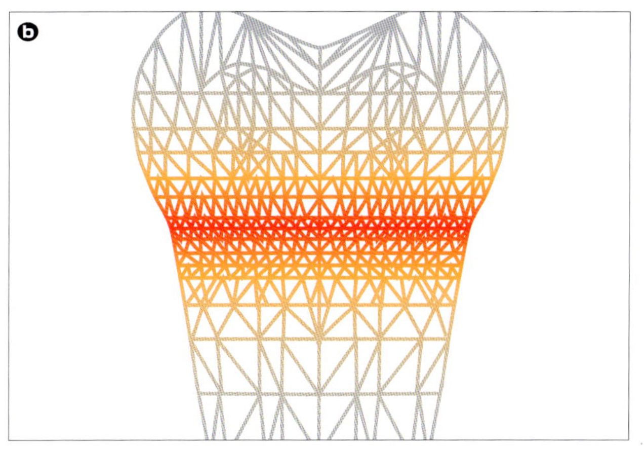

図6-2-6b　歯の形態を物理工学的に分析し、咬合面に加わった力の応力がどこに集中するか示した図。（参考文献４より作図）

図6-2-7a、b　咬合面から伝わった過大な力は、髄角に集中し、歯髄の炎症がおきる

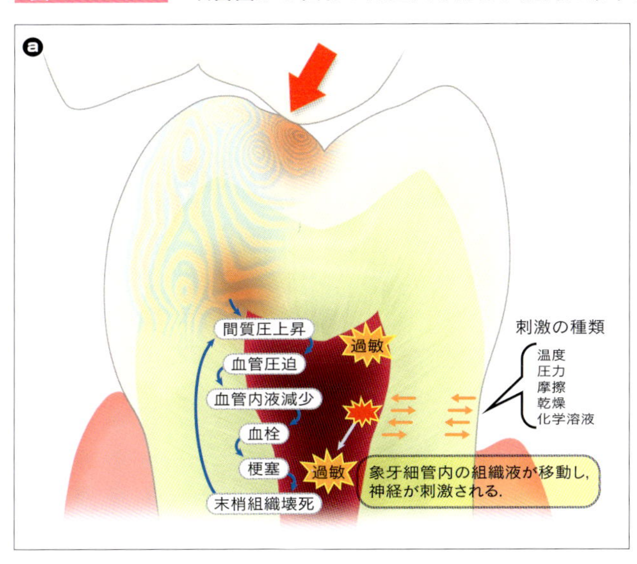

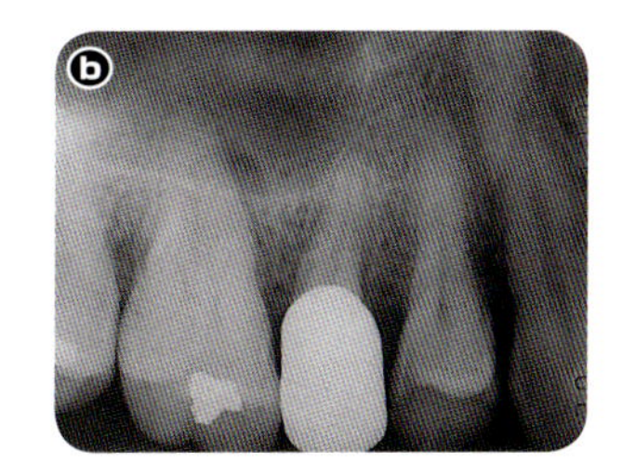

図6-2-7b　上顎右側第一大臼歯は浅いアマルガムの充填程度であったが、失活して根尖病変ができていた。

図6-2-7a　咬合面に加わった力の応力が集中する付近の歯髄は炎症を起こす。たとえば足の捻挫の炎症は外傷であり細菌感染ではないように、力によっても炎症性の反応が起きる。歯髄は硬組織に囲まれているため、滲出により腫脹した組織は、圧迫され間質圧が高まることとなる。高まった間質圧は正常な神経や血管をも圧迫し、ドミノ倒しのごとく図に示すように連続性に歯髄に影響を及ぼすようになる。（宮地建夫，下野正基，鈴木尚，北川原健，讀肇彦．座談会／力を読む（上）．補綴臨床　1998；31（1）：19-74．より引用改変）

2-2　知覚過敏

歯に加わる力がどのように伝わるかの研究[3、4]によると（**図6-2-6**）、力の伝達様式から、生活歯では歯髄の髄角部に力が集中していることが示されている。また、力の伝達による象牙細管内液の移動と痛みに関する様式を示す**図6-2-7a**[5]からは、温度刺激だけでなく圧力、摩擦刺激と痛みの関係がわかる。

エックス線写真所見で歯髄を脅かすようなう蝕がないにもかかわらず知覚過敏や咬合痛を訴える歯がある場合や、う蝕もなく抜髄もされていないのに失活していたり根尖病変がある場合（**図6-2-7b**）では、メカニカルストレスが加わっている可能性を考慮することも必要である。

そのメカニカルストレスが異常機能による過剰な力なのか、咬合に問題があるために起きている局所的な歯の接触によるものなのかを見極めることができれば、補綴治療を行うにあたって回避すべき問題の参考となる。

図6-2-8a、b　隣接部、下顎舌側部のアブフラクション

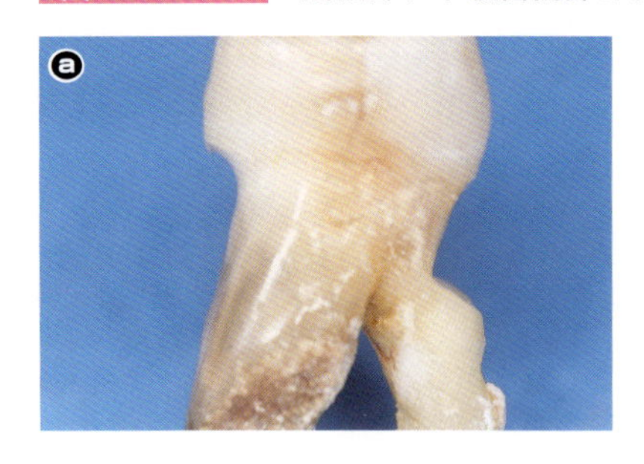

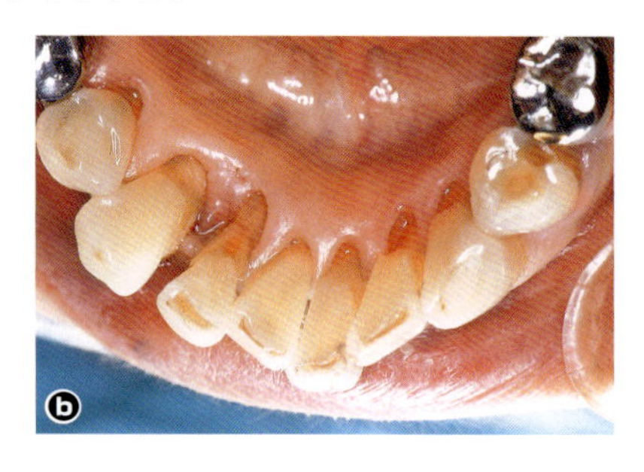

図6-2-8a、b　歯ブラシの横磨きや硬い歯ブラシの使用などで、隣接部に及ぶくさび状欠損(a)や舌側のくさび状欠損(b)などができるとは考えられない。

図6-2-9　大臼歯での咬合の応力分布

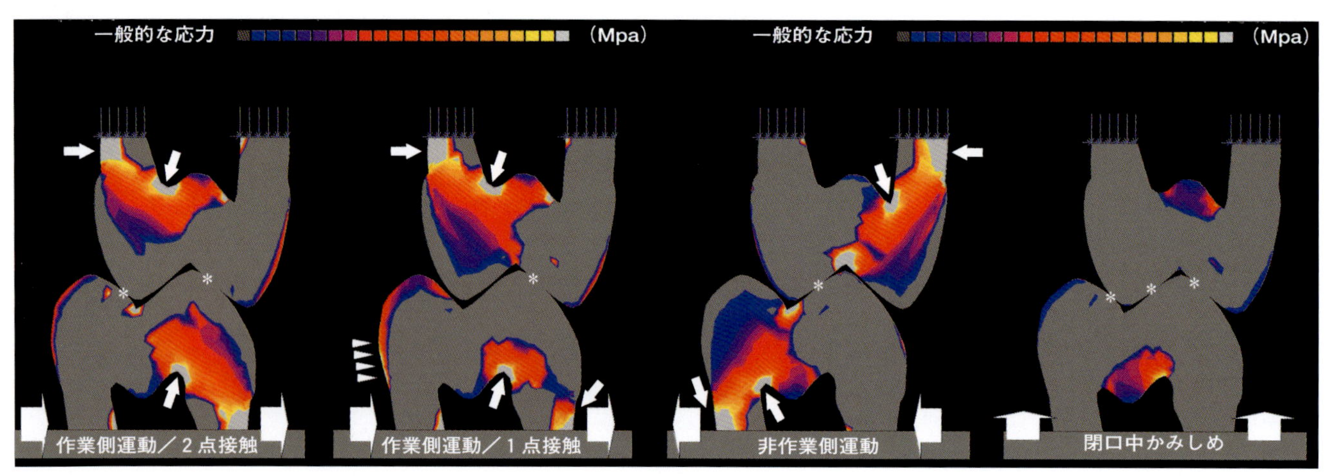

図6-2-9　接触部の違い別に大臼歯で応力の分布状況を検査した結果。有害な応力の発生している部位は灰色で、髄角や歯頸部に見られる。＊は力が加わっている接触点。(参考文献8より引用転載)

2-3　アブフラクション

歯頸部の歯質がくさび状に欠損するアブフラクション(abfraction)は、メカニカルストレスの影響によるといわれる。アブフラクションは、バイオメカニカルな負荷による病的な硬組織の喪失であり、ラテン語の ab-away と fractio-breaking(braking away) を語源とする[6)]。

歯の隣接に及ぶような、また歯の全周に及ぶようなくさび状の欠損は、硬い歯ブラシの横磨きだけでできる状況ではない(**図6-2-8**)。ブラキシズムを有する人たちの口腔内を調査したところ、ブラキシズムの習慣の少ない人たちに比べて歯頸部の欠損が多発していることも報告されている[6, 7)]。

Magne の咬合の応力分布状況の研究結果でも(**図6-2-9**)、歯頸部と髄角に応力の発生が示されている[8)]。この応力による歯質の欠損に至るまでの過程は、現在さまざまな仮説が提唱されており、確定的ではない。諸説で共通して示されているのは、メカニカルストレスによる何らかの関与が、歯頸部歯質の破壊のメカニズムに影響しているということである。

補綴治療を行うにあたり、既往としてそれらの歯に加わっていた有害な力を認知しておくことは有用である。また、その有害な力がブラキシズムなどパラファンクションによる可能性が大きい場合は、補綴設計やアンテリアガイダンスの角度など、注意深い配慮が必要となる。

図6-2-10a、b　**メカニカルストレスによる破折**

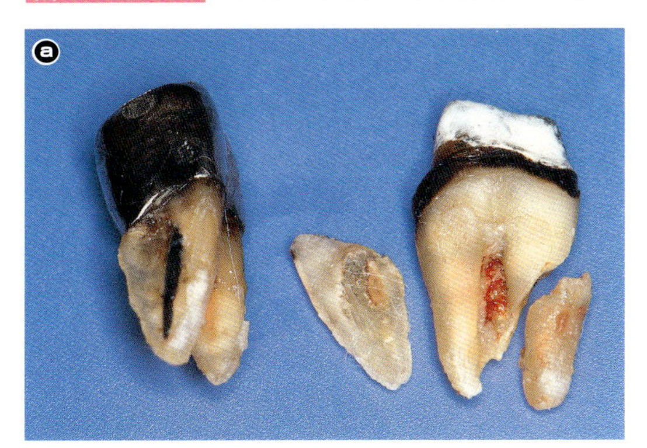

図6-2-10a　歯根の破折。

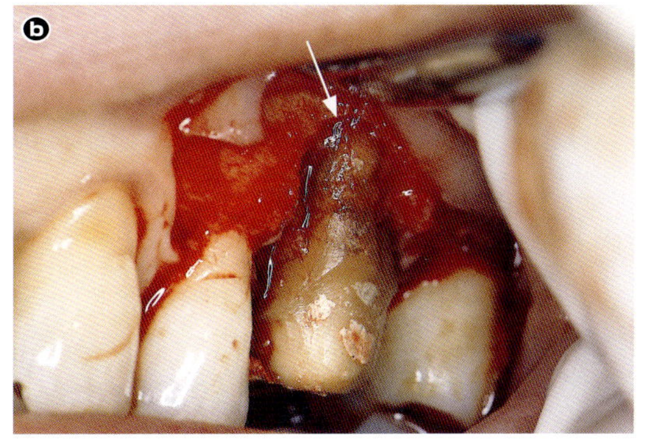

図6-2-10b　近心頬側根に破折線（矢印）があり、それに沿って歯槽骨の破壊が起きている。

図6-2-11　**歯の傾斜移動**

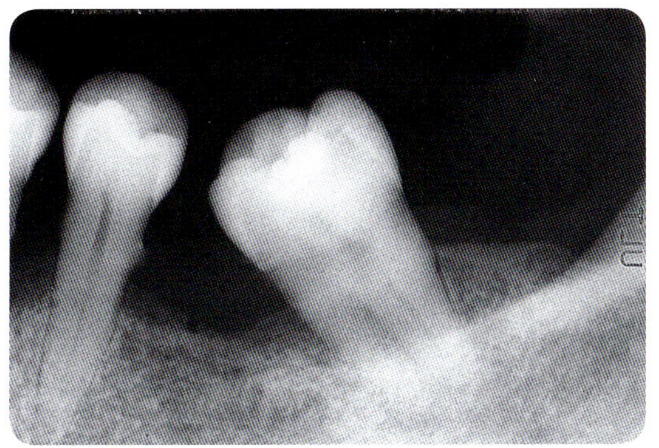

図6-2-11　近心の隣在歯が喪失し、⌈7は近心傾斜している。

図6-2-12　**歯の挺出移動**

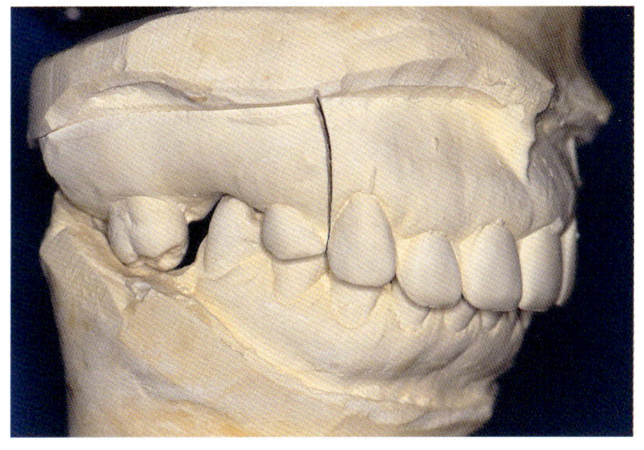

図6-2-12　対合歯の喪失により、5⌉、7⌋は歯槽骨をともなって挺出している。

2-4　歯の破折

歯の破折（**図6-2-10**）の原因は、外因性の力（外傷）によるもの、パラファンクションなどの内因性の力によるもの、抜髄歯の歯質の劣化などが考えられる。破折を起こしている歯に対して、周囲の歯の状況とメカニカルストレスの関与を診査する必要がある。歯の摩耗、歯の破折が多数歯にみられる場合は、特に注意を要する。

2-5　歯の位置移動

歯周病の進行とともに歯の支持骨が破壊されてくると、歯の軸方向と異なる咬合力に耐えられず、歯は力の方向に傾斜する（**図6-2-11**）。歯槽骨の破壊がともなわない場合でも、歯は位置移動を起こすことがある。

隣接歯が喪失して歯の軸方向と異なる力が加わると、矯正力と同じメカニズムで歯は傾斜することがある。さらに対合歯の喪失で歯は挺出してくる。その際に歯周病の問題がない場合は、歯槽骨もともなって挺出することがある（**図6-2-12**）。

以上の所見が認められた場合、その歯に加わったメカニカルストレスや、なぜそうなったかということについての追究が必要である。

図6-3-1a、b　歯周組織へのメカニカルストレスの影響

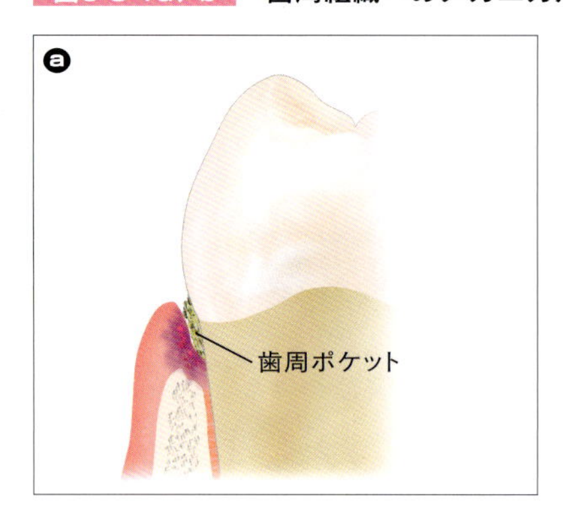

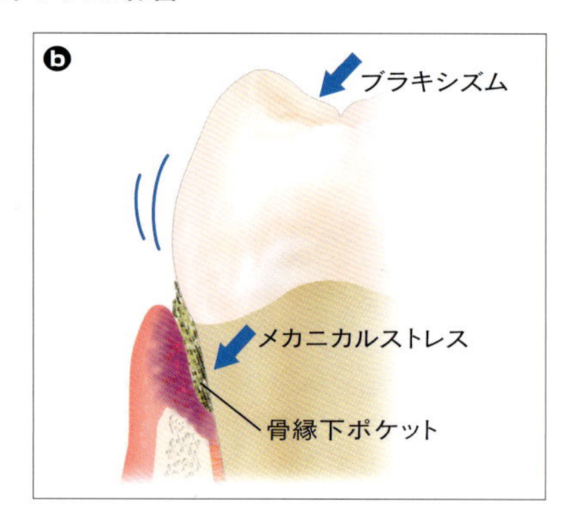

図6-3-1a　歯周病でブラキシズムなどの力が加わっていない場合、炎症は歯槽骨に及び、歯肉線維は消失し、歯槽骨吸収が起きるが、速度は遅く水平に吸収する。
図6-3-1b　中等度以上の歯周病に罹患し、すでに歯間水平線維が破壊され、炎症が歯根膜や歯槽頂に及んでいる歯にブラキシズムの力が加わると、炎症は急速に進行し骨縁下ポケットをともなう垂直性の歯槽骨吸収を引き起こす。

図6-3-2a、b　部位特異的に歯槽骨の破壊が認められた症例の17年の経過

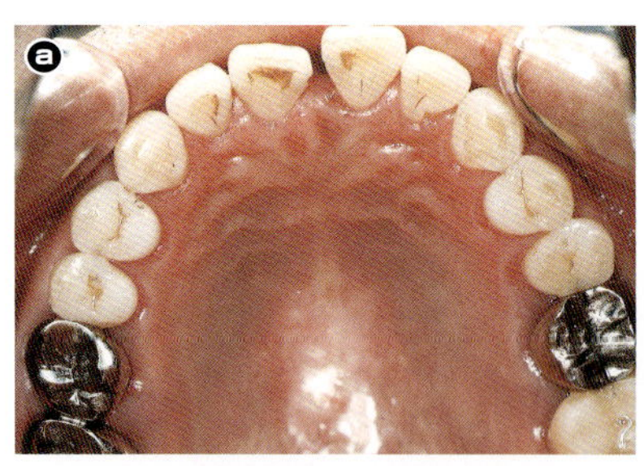
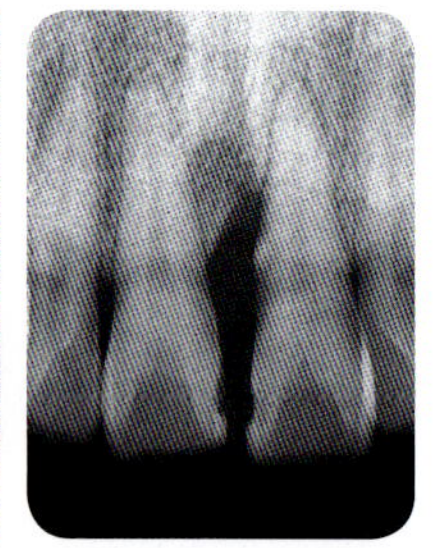

1992年（初診時）

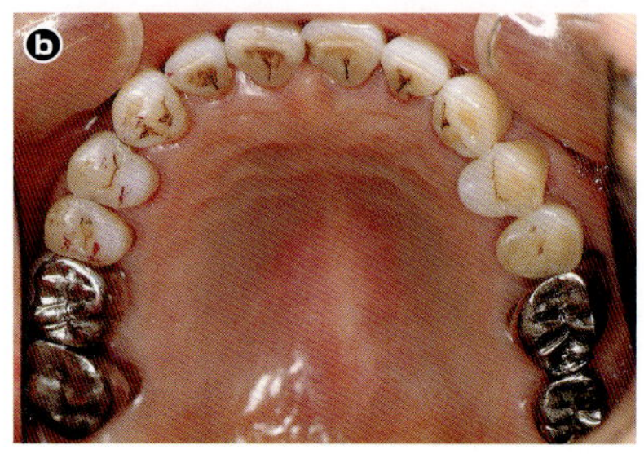
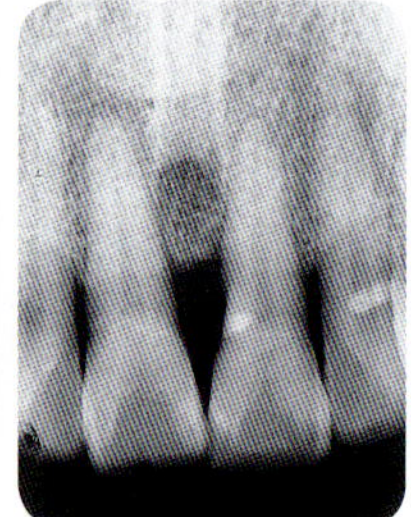

2009年

図6-3-2a、b　ブラキシズムによる干渉の強かった歯の歯槽骨が、歯周病と咬合性外傷の併発で、部位特異的に破壊されていた。炎症のコントロールだけではなく、ブラキシズムに対する対応や咬合のコントロールがなされて長期維持が可能となった症例である。

3．歯周組織へのメカニカルストレスの影響

歯周組織の健康を維持するためには、細菌のコントロールだけでなく咬合力のコントロールも必要である。

歯周組織破壊のメカニズムを状況別に示す（**図6-3-1**）[9]。メカニカルな力による歯槽骨吸収の代表例は、矯正力によるものであろう。歯の矯正移動では、圧迫側の破骨細胞による吸収の亢進が起こる。これは、圧迫によるメカニカルストレスがまず骨細胞を刺激し、骨細胞からオステオポンチン（石灰化抑制物質）の生産を促した結果、骨表面への破骨細胞の誘導と分化・活性化が起こるためと論じられている[10]。歯周組織が過剰な力でどのような組織変化を示すか、そしてそこに細菌のファクターが加わるとさらに破壊が増長されることが理解できる。

部位特異的に支持骨破壊の所見があるときは（**図6-3-2～図6-3-5**）、回避すべき咬合の問題の存在を診査する必要がある。

図6-3-3a、b　メカニカルストレスによる歯槽骨への影響

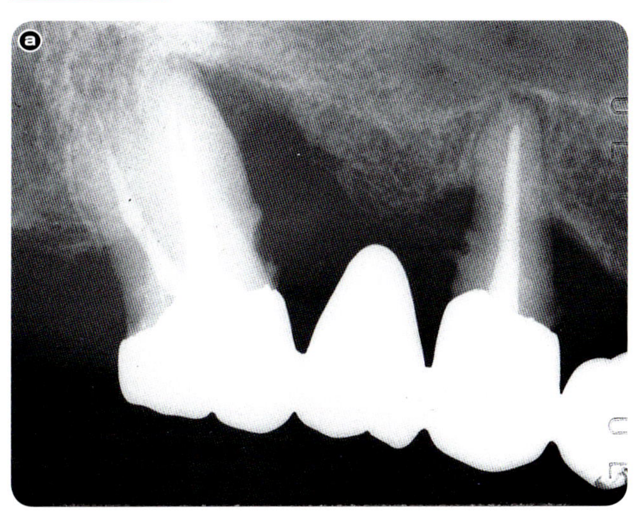
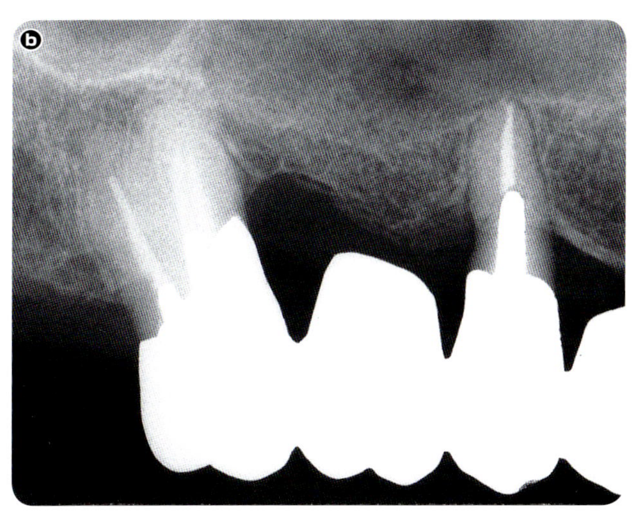

図6-3-3a、b　抜歯の可能性も考えられたほど、7|近心側には根尖近くまでの垂直性骨吸収があった(a)。廓清外科処置、若干のアップライト、咬合の安定(咬合再構成治療)により良好な状態となった(b)。GTR 法は行っていない。術前の歯槽骨吸収は、細菌性炎症波及よりも咬合性外傷による影響が大きく、歯槽骨は吸収されていたもののまだ健全な歯根膜が残存していたため、骨の再生がなされたと考えられる。

図6-3-4a、b　正常咬頭と窩による垂直的ストロークと、平坦な咬頭と窩による水平的ストロークにおける荷重負担の違い

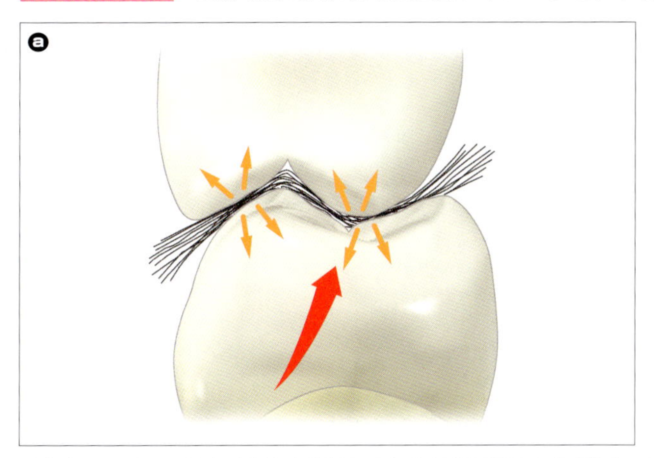
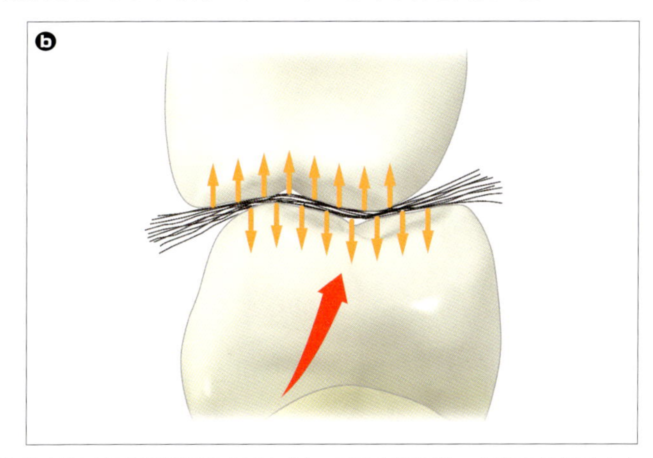

図6-3-4a、b　正常な咬頭と窩が付与された補綴装置のほうが(a)、平坦な咬合面の補綴装置形態よりも(b)、歯や歯周組織への荷重負担は小さくなる。(参考文献11より作図)

図6-3-5a、b　正常な歯と過度に傾斜した歯のポジションに見る荷重負担の違い

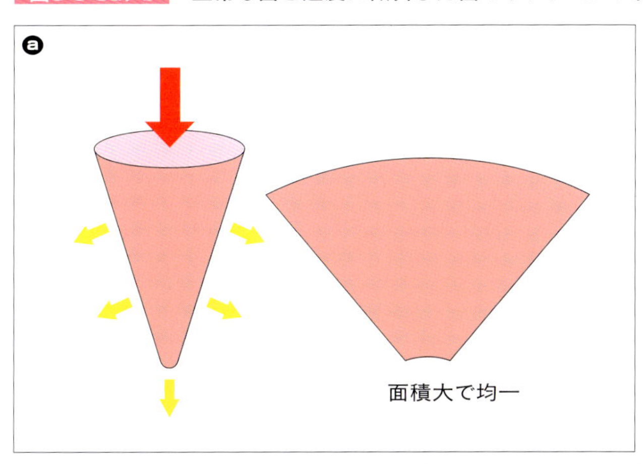

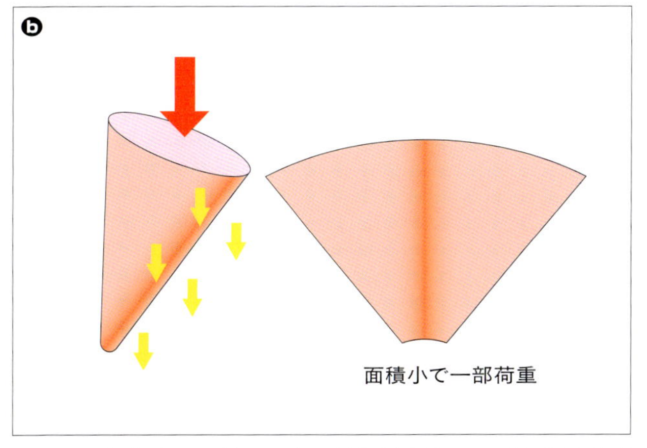

図6-3-5a、b　歯に加わる力の方向と力を受け止める歯の軸の方向が一致しているほうが(a)、一致していない場合(b)と比べて、偏圧的な負荷が加わることもなく、荷重負担は小さくなる。

図6-4-1　犬歯誘導とグループファンクションドオクルージョンの筋活性

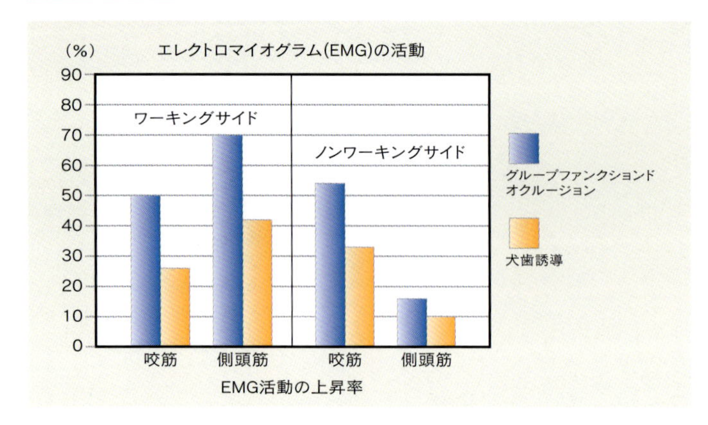

図6-4-1　エレクトロマイオグラムによる研究であるが、筋活性の見地から、グループファンクションドオクルージョンよりも犬歯誘導のほうが筋活性が少なく、合理性が明らかである。(参考文献14より引用)

図6-4-2a、b　下顎の偏位による筋・顎関節への影響

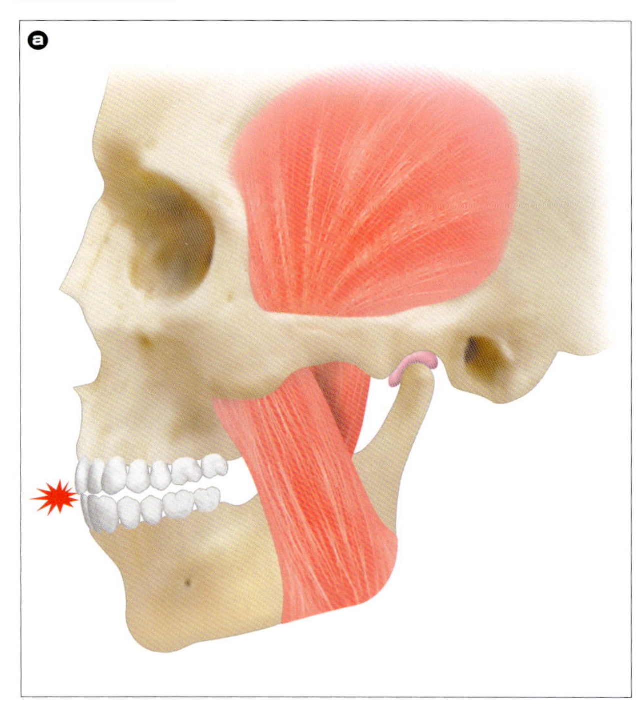

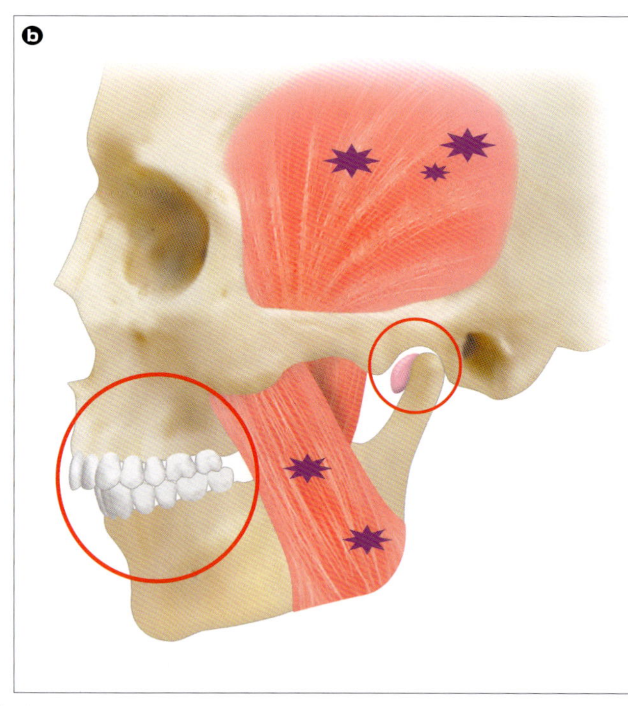

図6-4-2a、b　顎関節と咀嚼筋が生理的状態で閉口したとき、すべての歯が均等に嵌合すればCR＝ICPとなる。しかし早期接触がある場合(**a**)、この早期接触から歯の咬頭などの斜面に沿って最大嵌合位に至るまで下顎はスライドし偏位する(**b**)。**b**の状況では上下顎はしっかり咬合しているが、顎関節や咀嚼筋は偏位した状態での機能活動を強いられる。顎関節や咀嚼筋は左右"対"で作動するため、その偏位は単純ではなく三次元的にとらえなければならないことも多い。

4．筋肉へのメカニカルストレスの影響

筋の収縮と弛緩の等張性活動は、血液循環を恒常に保っている。しかし、異常機能活動により長時間収縮すると、正常な血流が抑制され、その結果筋組織内の二酸化炭素レベルと細胞の代謝不要産物が増加し、疲労、痛み、スパズムの症状が生じることとなる[12、13]。

咀嚼筋の機能亢進のメカニズムについては、多くの要因が明らかにされている。

①パラファンクションの際、その筋活動は６倍近い力を発揮し、かつ筋収縮は持続的になされる（**表5-1-1、p112**）。

②前方歯群でのガイドと臼歯ガイドでは、筋の収縮活動量が異なる（臼歯での咬頭干渉は筋活動を増大させる）（**図6-4-1**）[14]。

③挙上筋の活動は、歯が接触しなくなったその瞬間に顕著に減弱する（挙上筋の活動は、歯が接触した瞬間に顕著に増大する）[15]。

④下顎が大きく偏位している状態での筋活動は、偏側的な収縮を強いられる（**図6-4-2**）。

筋肉には血液循環があり、生体の適応能力や修復能力が発揮される。また、神経筋反射による保護的反射と学習能力、順応能力がある。ゆえに、偏位した下顎で最大咬頭嵌合していても、筋はそこで咬むように学習しているため、通常無意識に動く。

しかしその耐久にも限界がある。**順応が適応能力を超えたとき、筋肉も症状を起こす。筋肉、顎関節、そして前記したように歯や歯周組織に単一、または複合的な症状を起こすこととなる。**

5．顎関節へのメカニカルストレスの影響

これまで、咬合治療や咬合再構成治療における基準点としての顎関節は、比較的変化の少ない部位とされてきた。このため咬合破壊をともなう症例については、変化の少ない信頼すべき基準位として関節位が採用され、広く用いられてきた。

しかし近年、顎関節自体がさまざまな侵襲により、形態的・構造的に変化することが解明されてきた。「関節隆起の形態変化と咬合支持の喪失を引き起こすような後方臼歯の喪失との関連」[16〜18]や、「顆頭の形態変化と臼歯の咬耗・摩耗との関連」[18〜21]など、咬合支持やメカニカルストレスが顎関節の変化に関与しているという論文が多々ある。咬合がTMD（temporomandibular disorder）の原因か否かの論争（顎関節症の原因は咬合だけではないという論争）で誤解されがちであるが、広範囲の修復治療を行うにあたり、顎機能の異常をきたす症候や徴候の臨床的理解を深め、咬合の関与の有無を判断する必要がある。

☞詳細は下記を参照
・第11章　TMDをともなった症例の補綴治療

顎関節は、一生涯にわたりさまざまな内部の生理学的因子と外部の環境因子に適応しなければならない。組織の適応は十分な時間をかけて変化する必要がある。その組織の変化を許容できる時間的余裕と、変化の程度、個人の耐久性によって、人が適応できるか否かが異なってくる。

関節内の構造的変化としては、

①顆頭と関節円板の位置異常

②顆頭の形態の変化

③顆頭と円板後部組織の関連

などを診査しなければならない。これらについて臨床的考察を行ってみる。

図6-5-1a、b　顆頭と円板の正常な関係[22]

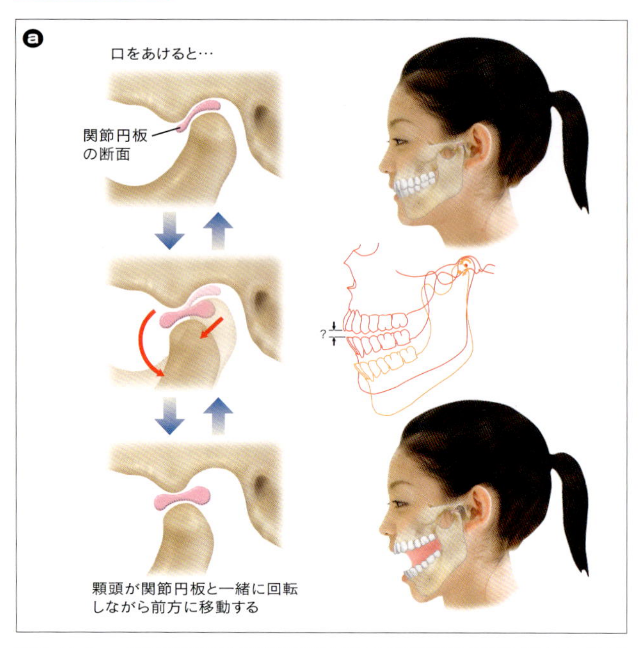

図6-5-1a　顎運動において顆頭は回転と滑走運動を繰り返す。その動きは咀嚼筋と靭帯によりコントロールされている。

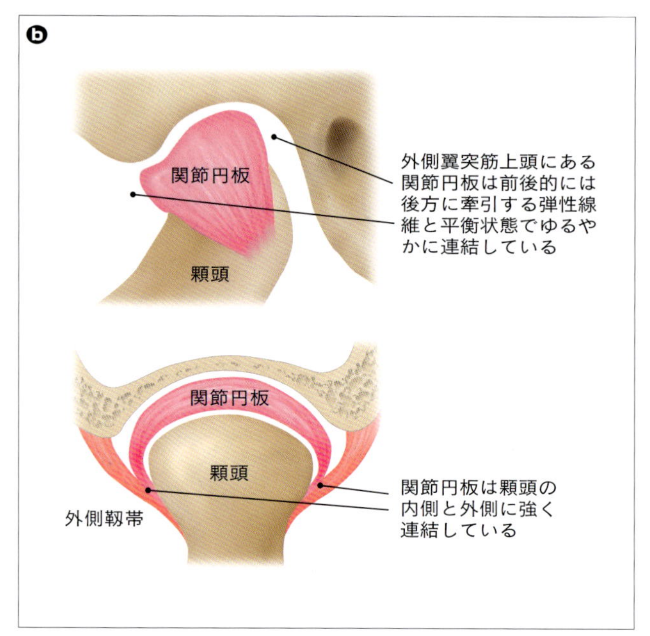

図6-5-1b　顆頭の回転と滑走において、正常に位置している関節円板は顆頭と複合体のようにともに動く。正常な関節円板は顆頭の上に皿のように乗っているのではなく、顆頭を覆うようになっているが、前後的な連結は緩やかで偏位しやすい。関節円板は顆頭の内外側には強く連結しているが、前後的には外側翼突筋の上頭と後方に牽引する弾性線維が平衡でゆるやかに連結しているため、前方に落ちているケースが比較的多い。

図6-5-2a～c　クリッキングを検証

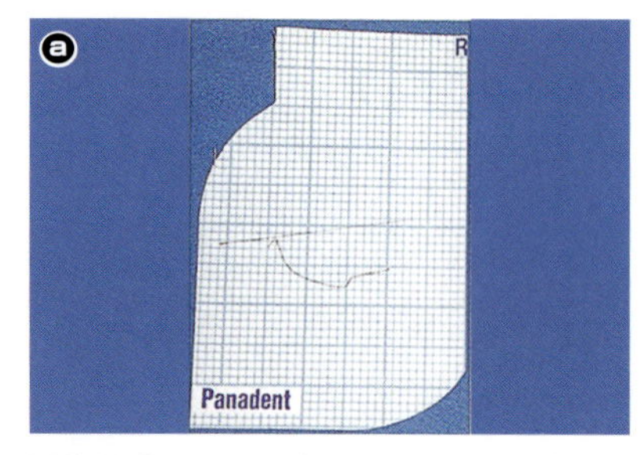

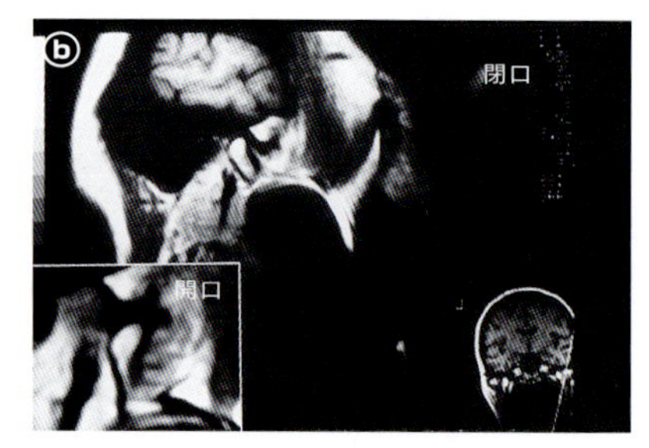

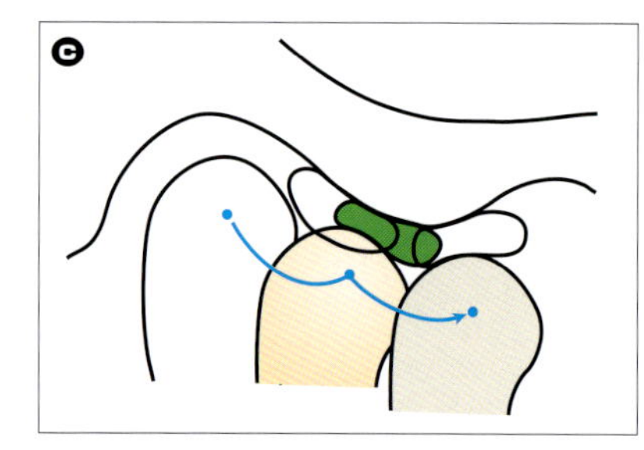

図6-5-2a～c　アキシスパスレコードを見ると、軌跡の中程で軌跡の乱れがある(**a**)。MRIで確認すると、関節結節の中間まで円板は前方に落ちている(**b**)。開口では顆頭に円板が乗っている(**b**の開口画像)ことから、**c**のように軌跡半ばの軌跡の乱れは関節円板が顆頭に乗ったときであり、その時の音がクリッキングであることがわかった。

5-1　顆頭と関節円板の位置異常

通常、円滑な咀嚼運動では、顆頭の回転をともなう滑走運動が繰り返されている(**図6-5-1**)。しかし、咬合の崩壊、悪習癖、外傷などのさまざまな要因のメカニカルストレスがこのメカニズムに影響を与え、支障が生じるようになる。

「臨床的に直視できない関節の中でどのような変化が起こっているか」の推察は、開口時の下顎の軌跡を観察する(**図6-5-2**)こと、関節雑音で関節円板の位置の変化の状態や不快症状の有無を調べることによって行う。

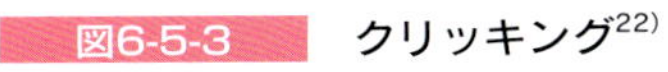

クリッキング[22)]

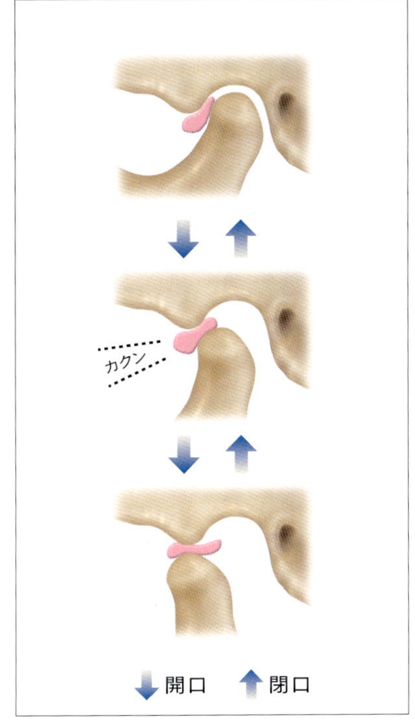

図6-5-3　顆頭が前方に移動し、関節円板に引っかかり、その後に関節円板が顆頭に乗ったときに発生する音がクリッキングである。

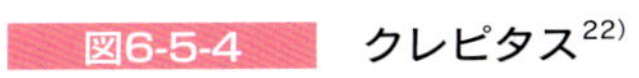

クレピタス[22)]

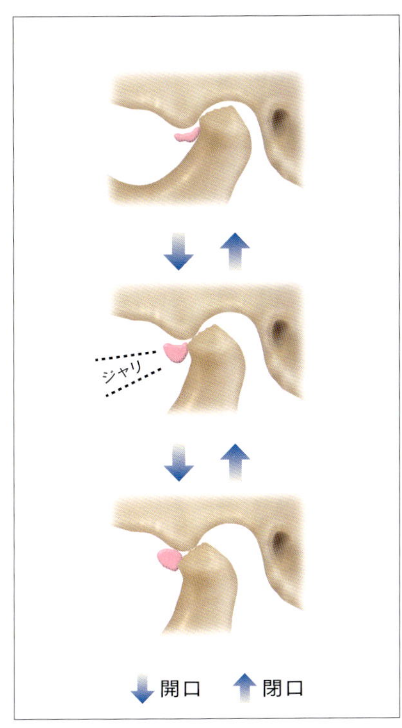

図6-5-4　顆頭の上部に関節円板もなく、関節円板の後部の弾性線維も断裂している、という状況下で顆頭と関節結節が直接こすれたときに発生する音がクレピタスである。

図6-5-5　エミネンスクリック[22)]

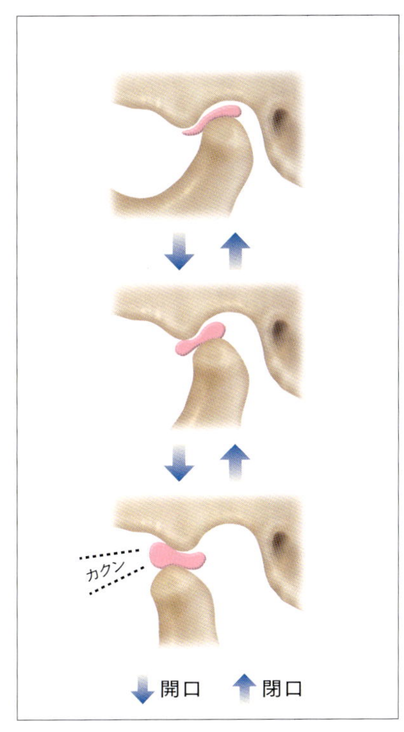

図6-5-5　関節円板 - 顆頭の複合体が正常であっても、関節結節を越えるときに雑音が発生するエミネンス(関節結節)クリックがある。最大開口付近で生じる相反性クリックと間違いやすい。

図6-5-1、**図6-5-3**～**図6-5-5**、**図6-5-6a** は、木野孔司, 他. 顎関節症で困ったら. 専門医がおしえるセルフケア. 東京. 砂書房, 2001. より引用改変。

１)関節雑音について

①顆頭の滑走運動時に、関節円板が引っかかったり乗ったり落ちたりしたときに生じる音がクリッキングである(**図6-5-3**)。関節円板の転位状況によって音の生じる時期(開口の初期、中期、末期)が異なる。

②クリック音とは異なり、ミシミシとかジャリジャリというきしむような音は、クレピタスである。関節円板が転位しきって、顆頭が線維化した円板後部組織とこすれあったり、直接骨と接触するために発する音である(**図6-5-4**)[1)]。

③クリック音がすべて関節円板の転位での雑音とは限らず、関節円板－顆頭複合体と関節結節がこすれて雑音が発生するエミネンス(関節結節)クリックもある(**図6-5-5**)。最大開口付近で発生する相反性クリックと間違いやすいことがある。

図6-5-6a〜c　クローズドロック

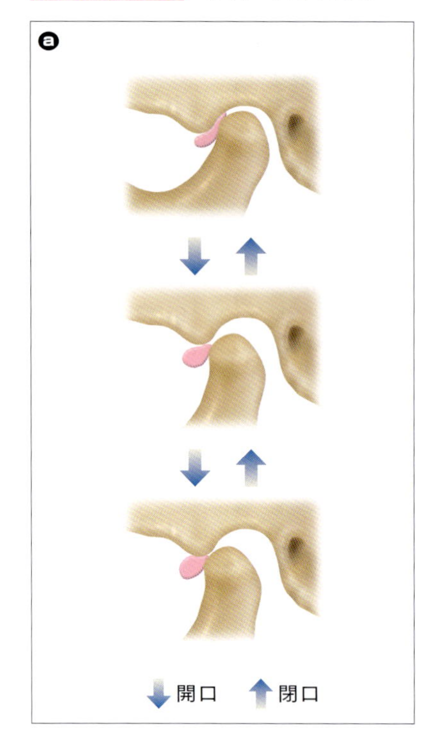

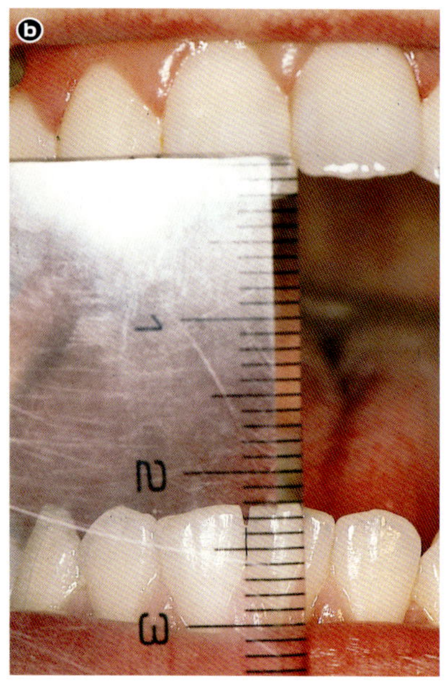

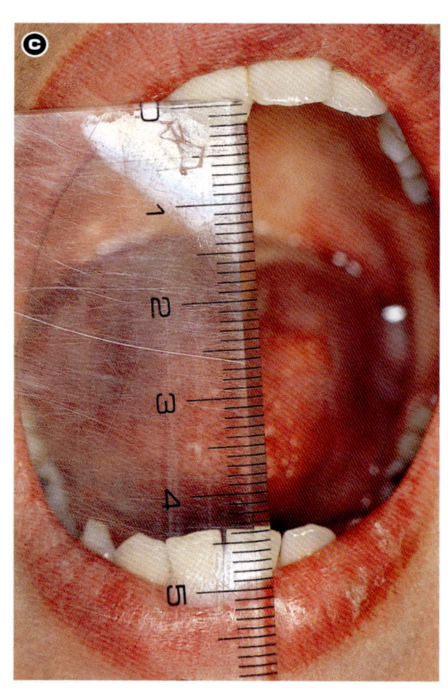

図6-5-6a　前方転位した関節円板に顆頭の滑走が邪魔され、口が大きく開けられない状態。
図6-5-6b　口が開けられないといっても、顆頭の回転の範囲では開口できるので、通常１〜２横指程度の開口は可能である。
図6-5-6c　治療後、ロックが改善し、大開口の状態。

図6-5-7　下顎安静位、嚥下時、後方伸展時、咀嚼時の筋活性

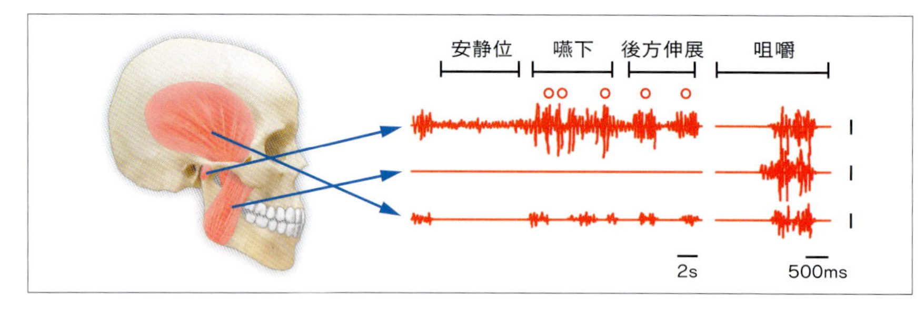

図6-5-7　下顎安静位、嚥下時、後方伸展時、咀嚼時の外側翼突筋上頭（関節円板の前方部に付着している）と咬筋、側頭筋の筋活性。外側翼突筋は他の筋よりも、さまざまな状況下で活動している。それゆえに非生理的状態で機能活動を強いられた場合、外側翼突筋のダメージは大きく、関節円板の転位にかかわっているのではないかと推測される。（平場勝成．外側翼突筋上頭・下頭の関節頭ならびに円板の運動に対する相反的役割．補綴臨床　1998；31(5)：611-623．より引用改変）

2）クローズドロックとオープンロックについて

下顎の滑走運動が関節円板によって阻害されると、クローズドロック（**図6-5-6**）といわれる開口障害を起こすこととなる。またまれに関節円板が後方に転位している場合、開口時後方に外れた関節円板に閉口運動が阻害されるオープンロック（閉口障害）を起こすこともある。なお、閉口障害は関節結節の形態で起こす例もあり、閉口障害すべてが関節円板の後方転位とは限らない

＊　＊　＊　＊

顆頭と関節円板の正常機能と病的機能についての見知では、顆頭 - 関節円板の協調不全は、筋肉が関与しなければ発生しないことが明らかになってきた[18)]。関節円板は、外側翼突筋の上頭と、後方に牽引する弾性線維と平衡で位置している。関節円板の位置異常は、外側翼突筋とかかわって

図6-5-8　加齢にともなう下顎頭内部構造の変化

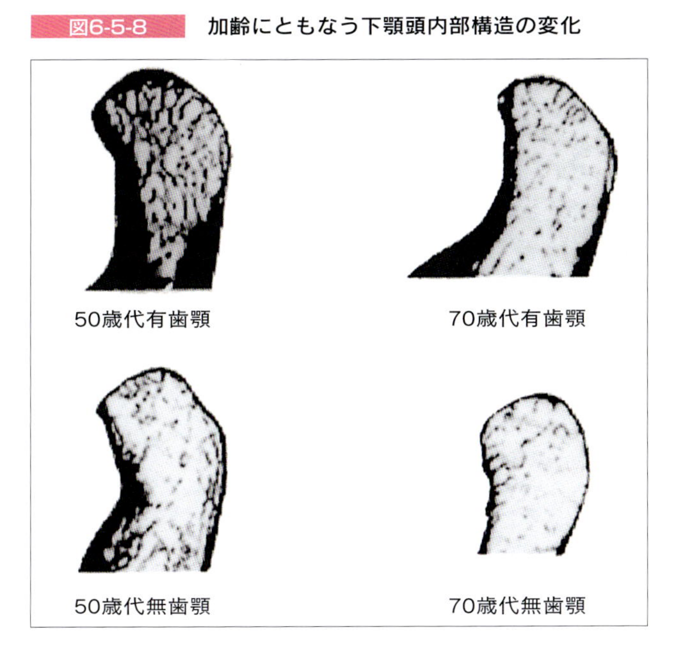

図6-5-8　骨への物理的刺激は、骨の新陳代謝を活性化させ、骨改造にかかわる。50歳代、70歳代の有歯顎と無歯顎の顆頭からも、歯からの物理的荷重刺激の有無の影響がうかがわれる。顆頭の骨改造（退行性または進行性リモデリング）も、咬むことによるメカニカルな力の影響を受けている。（西野瑞穂，他．乳幼児期から高齢期に至る咀嚼機能の生理的変化．咀嚼機能の発達と加齢変化．日歯医学会誌　1997；16：61-70．より引用転載）

図6-5-9　顎関節の組織構造

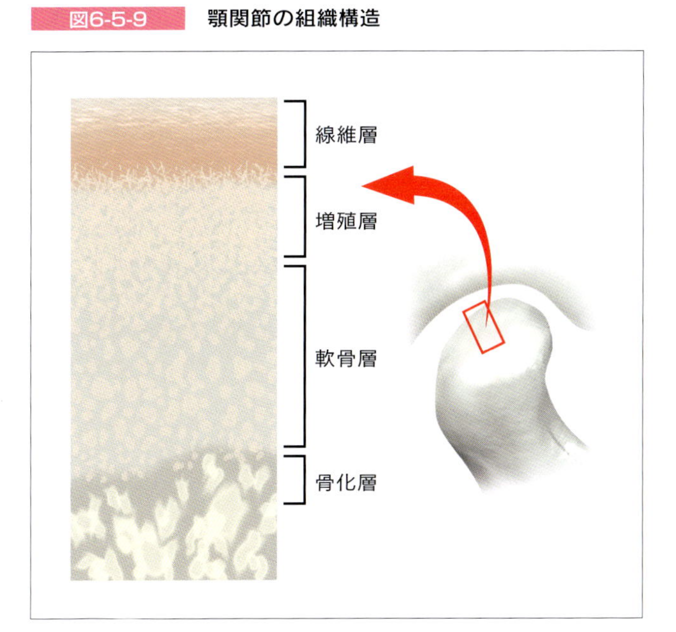

図6-5-9　顆頭の骨表面は線維性の結合組織で覆われており、軟骨性骨化と骨膜性骨化の両機能を有する特殊な組織構造をしている。この構造は他の部位の骨とは明らかに異なり、それゆえ顆頭が外的刺激に対して応答が高いといわれている。（参考文献26より作図）

いる。この外側翼突筋は、咀嚼、嚥下などのほとんどの状況下で活動している（**図6-5-7**）[23]。

関節円板転位に至るメカニズムについてはまだ科学的に証明された明確な検知は出ていないが、関節円板に関与している外側翼突筋の、機能時・非機能時における過剰または偏側的メカニカルストレスのダメージによる可能性は高いようである。

5-2　顆頭の形態の変化

顎関節の線維性結合組織とその下にある間葉層は、継続的な進行性・退行性のリモデリングによって外的刺激に適応することができる[24]。加齢による変化も考慮する必要があるが、同年齢であっても有歯顎と無歯顎では顆頭の構造に著明な変化が認められている（**図6-5-8**）[25]。顆頭の表面は特殊な組織構造をしており（**図6-5-9**）[26]、外的刺激に対し応答性が高く、損傷後の組織修復能力も高いといわれる[27、28]。

図6-5-10a、b　顆頭に加わる咬合による応力

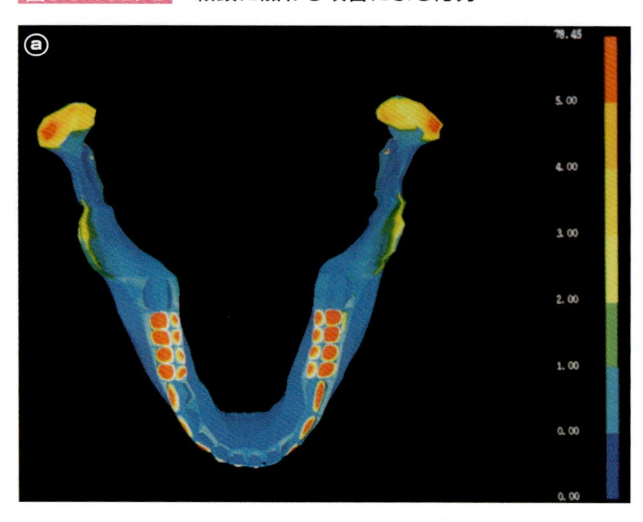

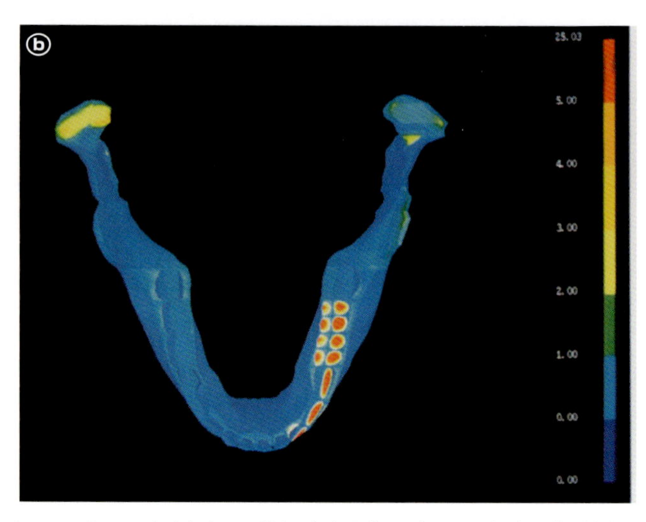

図6-5-10a、b　咬合の垂直圧も側方圧も顆頭に荷重が集中する。フルアーチでコントロールされたスプリントを入れて咬みしめた時の荷重(**a**)、側方運動時の荷重(**b**)。顆頭は常に歯の接触によるメカニカルな力の影響を受けている。(参考文献29より引用転載)

図6-5-11a、b　顆頭の形態　正常像

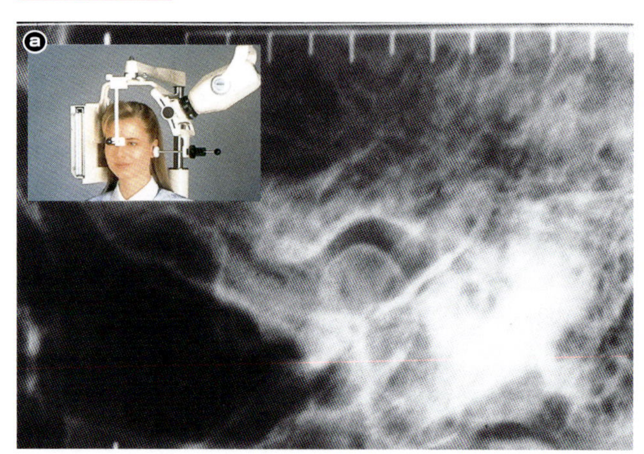

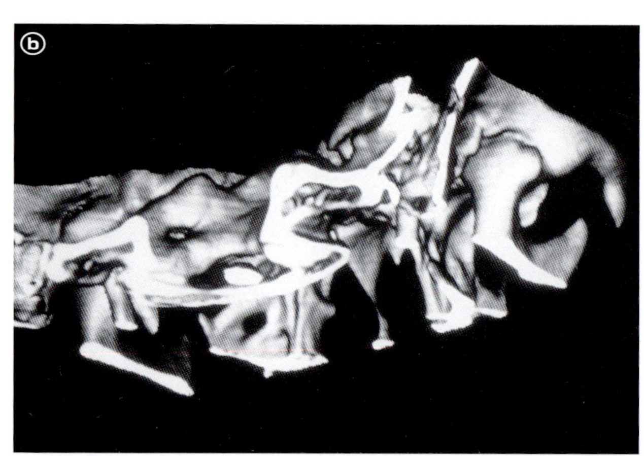

図6-5-11a、b　顎関節規格写真(**a**)とCTによるの３D(三次元立体画像)(**b**)での正常像。

図6-5-10はスプリントによって咬合をフルアーチでコントロールした上での検知であるが、咬合の垂直圧も側方圧も、その圧は顆頭と特に外側極部に集中している[29]。機能時や非機能時の咬合力は確実に顆頭に荷重されている。その荷重が偏圧的であったり過大になったとき、顆頭の骨組織はその状況に適応しようと変化をきたしてくる。

顆頭の形態変化は以下の４つに分類される。なお正常像を**図6-5-11**に示す。

①bone erosion(皮質骨白線の断裂　**図6-5-12**)
②bone flattening(平坦化　**図6-5-13**)
③bone osteophathy(増殖　**図6-5-14**)
④bone deformity(奇形または萎縮　**図6-5-15**)

図6-5-12a、b　顆頭の著明な骨変化：皮質骨の断裂（bone erosion）

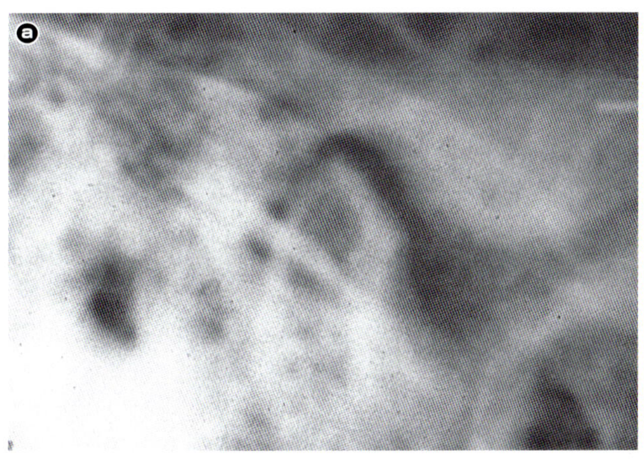

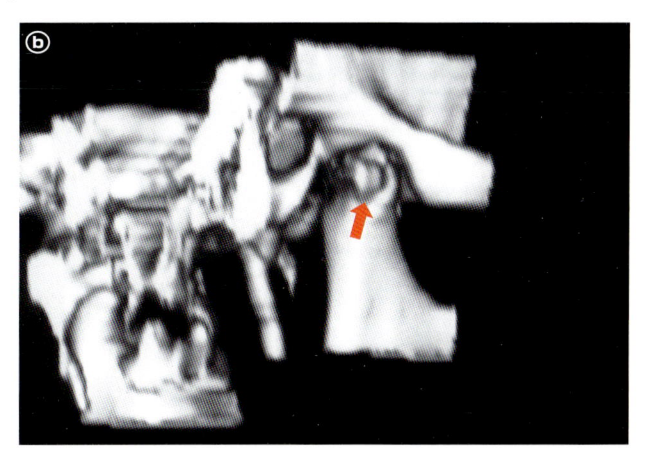

図6-5-12a、b　皮質骨の断裂（bone erosion）が見られる。

図6-5-13a、b　顆頭の形態変化：平坦化（bone flattening）

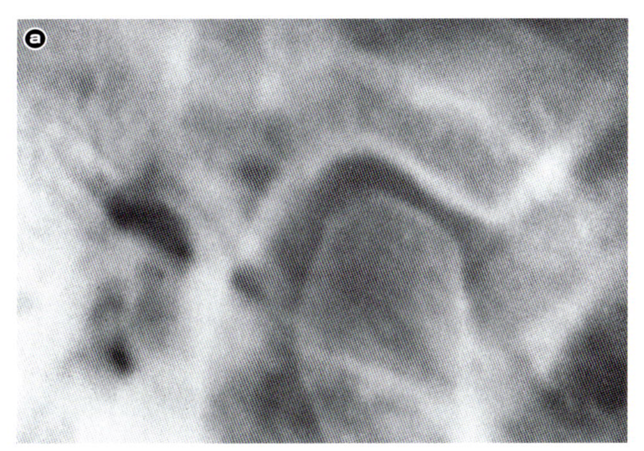

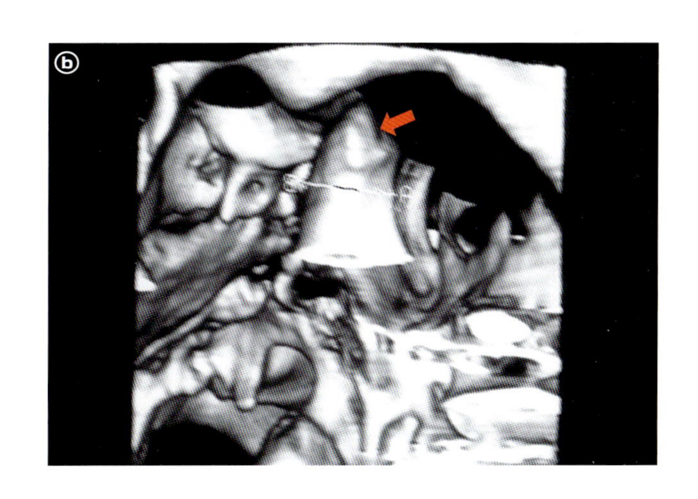

図6-5-13a、b　顆頭の平坦化（bone flattening）が見られる。

図6-5-14a、b　顆頭の形態変化：増殖（bone osteophathy）

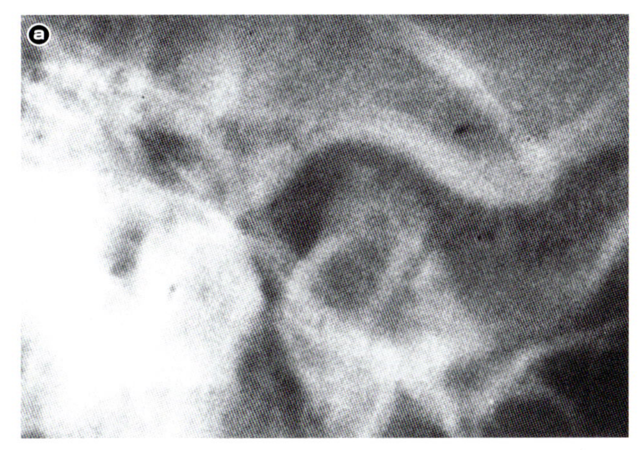

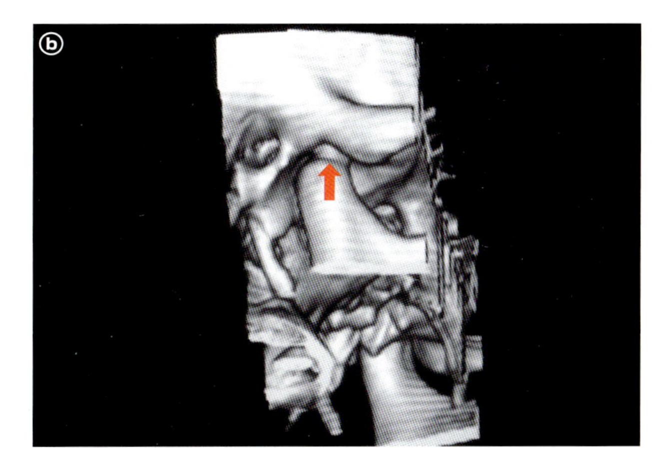

図6-5-14a、b　顆頭の前上方に骨増殖（bone osteophathy）が見られる。

図6-5-15a、b　顆頭の形態変化：奇形・萎縮・変形(bone deformity)

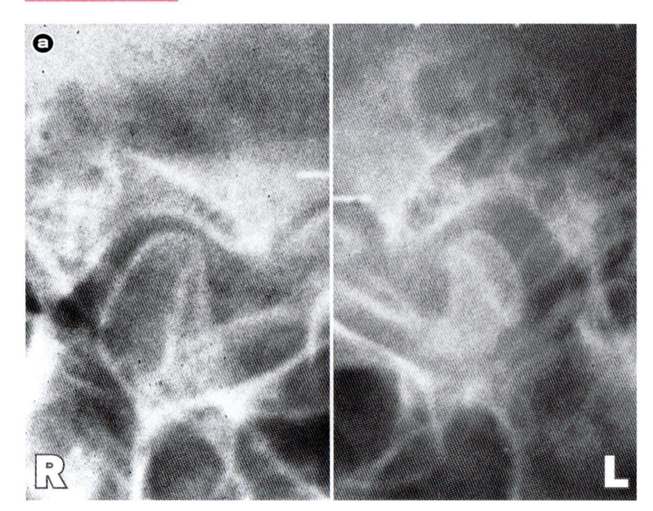

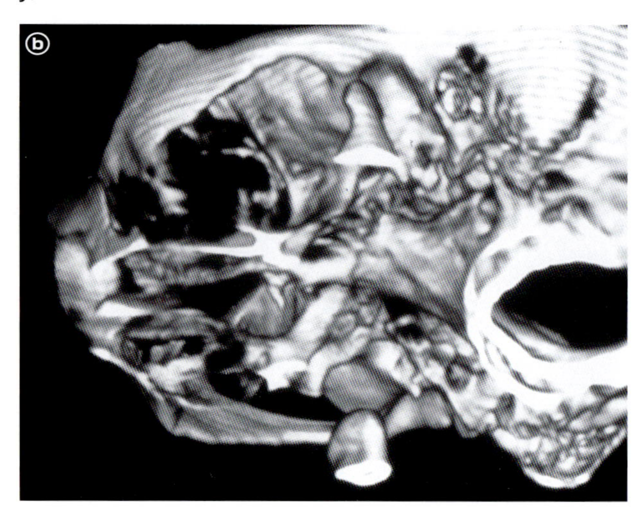

図6-5-15a、b　先天的か後天的かの判断は困難であるが、左右顆頭の明らかな大きさと形態の違いがみられる。

骨は成長が終わっても、生理的代謝機構で常に新しい細胞と置き換わっている。このリモデリングは、骨吸収と骨形成との機能的バランスで維持されている。その均衡が崩れる要因として、骨細胞と破骨細胞の関係や、エストロゲンや副甲状腺ホルモンなどのホルモンやサイトカイン(リンパ球やマクロファージなどで作られる生体機能調整タンパク質)との関係、メカニカルストレス、骨細胞内の情報伝達機構など、多くの研究がなされている。

われわれの臨床で興味深いのは圧力が骨細胞に与える研究で、骨小腔と骨細管中の組織液の流れがメカニカルストレスによって変化し、それが骨細胞の機能調整にとって重要な要因になっているという知見である[10)]。メカニカルストレスと顆頭の器質的変化のメカニズムを明確に証明している文献は少ないが、細胞レベルのこれらの科学的研究からも、無関係ではあり得ないことがわかる。

5-3　顆頭と円板後部組織の関連と影響

円板後部組織は血管に富んでおり、耳介側頭神経が分布している(**図6-5-16a**)[30、31)]。円板後部組織の前方は円板後方肥厚部と、後方は下顎窩後方の骨と下顎突起の頸部に付着して、関節円板の動きに関与している。円板後部組織は神経が分布しているため、顆頭の偏位や関節円板の前方転位にともなう円板後部組織の圧迫により痛みを発生しやすい。

また、顆頭が滑走運動で前方に移動したとき、顆頭後方部は真空状態を続けられず、血液が流れ込む。顆頭が戻ると血液を押し出す。このポンピングにより、この領域の血液を入れ替えている(**図6-5-16b**)[13)]。繰り返す持続的なメカニカルストレスにより血管が圧迫され、血流に障害を与え、組織の変性に至る可能性が報告されている。

顎関節内での構造変化の事実が存在する場合、変化をもたらした要因を

図6-5-16a　顆頭の神経分布[30、31]

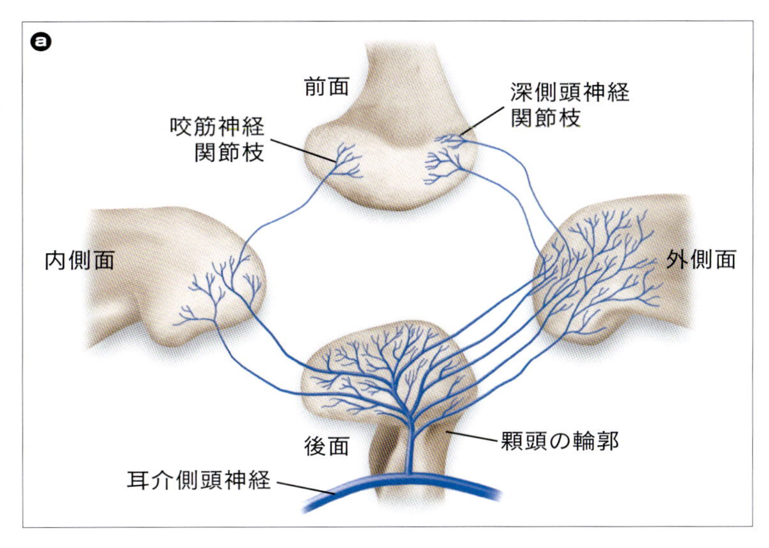

図6-5-16a　顆頭後方、外側は神経分布が多いとされ、後面は耳介側頭神経の支配、前面は咬筋神経、深側頭神経の支配を受けている。神経が分布しているため、顆頭の偏位などによる顆頭後方の円板後部組織の圧迫により痛みを発生しやすい。（渡邉誠，森本俊文，妹尾輝明（編）．目でみる顎口腔の世界．東京：医歯薬出版，1996；14．より引用改変）

図6-5-16b　顎関節内の血液の流れ

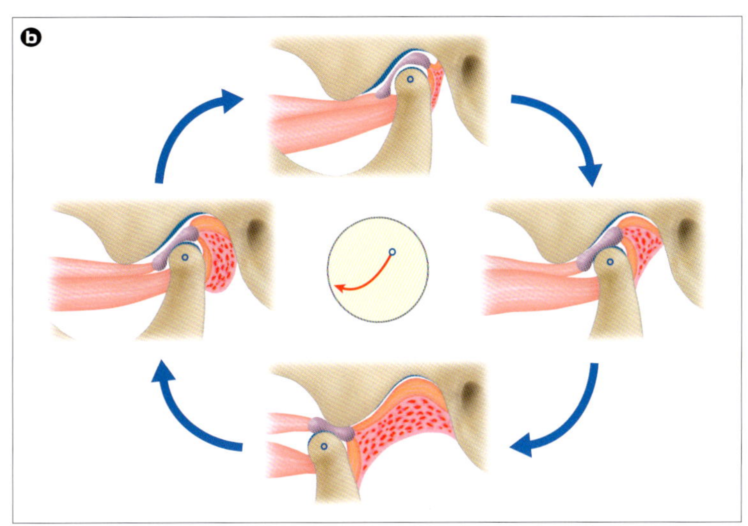

図6-5-16b　円板後部組織は血管に富む。「顆頭が滑走運動で前方に移動したとき、顆頭後方は真空状態を続けられずに血液が流れ込む。顆頭が戻ると血液を押し出す」というポンピングにより血液が入れ替わっている。顆頭の後方偏位などで顆頭後方が圧迫され、血管も圧迫されれば血流に障害が起き、組織変性につながる可能性が考えられる。（参考文献13、32より作図）

明らかにすることは、これから行う咬合治療の助けともなる。その要因に咬合が関与していると考えられた場合、それに関与する関連組織の連鎖的症状も追及し、損傷を受けた部分を許容できる快適状態に患者の機能を回復させなければならない。

咬合治療や補綴治療において、顎関節の構造的変化にメカニカルストレスが加担しているか否かを診査することは、解剖学的調和と機能的調和を達成するために必要である。咬合治療や補綴治療を行うにあたり、われわれが咬合で与えた下顎位で、その顆頭が神経や血管に富んだ円板後部組織を圧迫したり、生理的な機能や状態を阻害するものであってはならない。

TMD の不快症状の有無にかかわらず、既存の顎関節状態や関連諸筋の状態を把握し、顎機能異常の徴候を認識することは診査の１つとして重要と考えられる。

☞詳細は下記を参照
・第３章　咬合補綴治療のための診査事項

われわれは咬合治療・補綴治療で顎口腔系の機能異常を生理的に回復することもできれば、逆に不注意な補綴治療で顎口腔系の生理的状態を阻害する咬合を与えてしまう可能性もあることを認識していただきたい。

第7章

中心位の定義と生理的顆頭安定位の解釈

McCollumは左右の顆頭を貫く回転軸：ターミナルヒンジアキシスの存在を実証し（1921年）、1930年には顆頭はその位置から滑走するという概念に基づき、ターミナルムーブメントが可能な下顎位を「中心位（顆頭は下顎窩内で最後退位にあると定義）」とした。この位置からすべての顎運動が終始するとして、咬頭嵌合位を中心位に設定すべきであると提唱し、長年咬合治療の指標とされた。米国の補綴用語集の1st Editionは1956年であるが、それ以後、中心位の定義も最後退位から後上方、最上方、1987年には前上方へと改変され、1994年以降は中心位の変遷の歴史上の７つの定義が併記されるに至った。そして、2017年 GPT-9で、前上方へと改変された。1994年より中心位の定義が7つあることで混乱ぎみであったが、やっとあるべきところに落ち着いた感がある。

ナソロジー以降、ナソロジーと融合したり、発展させたりしながら、幾多の咬合論が論じられた。解剖学的観点を基準とした解剖学的咬合論や、下顎運動を咬合器に再現するための機械的咬合論、歯・顎関節・咀嚼筋に調和した生理学的咬合論など……。これらは、治療機器や歯科材料、検査機器の発展にともなうところが大きいであろう[1]。

本章では、「中心位」の定義に基づき提示するが、1つの理論や学派にとらわれずに総合的に考えることも必要であるということが示唆できれば、と願っている。われわれ臨床家は、これらの歴史的変遷とともに発展してきた幾多の咬合論の恩恵を受け、有効に活用していかなければならない。

1．中心位の定義の変遷

図7-1-1　顎関節の構造

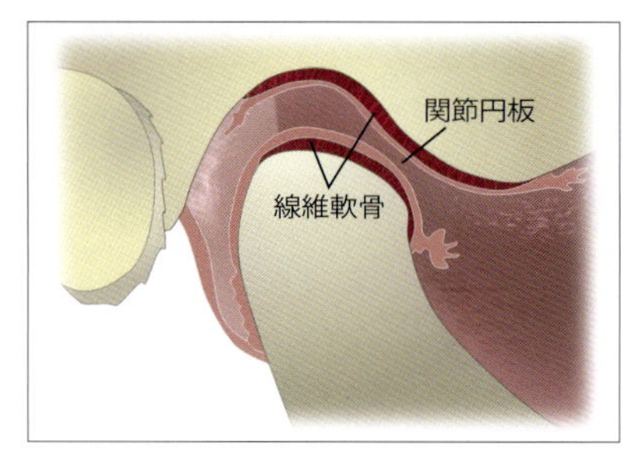

図7-1-1　あたかも顆頭のスムーズな回転滑走を補佐するように、顆頭の前上方と斜面の相対する関節結節の斜面は線維軟骨で被覆されている。円板後部組織は血管や神経に富んでいるため、顆頭が後方に偏位し円板後部組織を圧迫すれば、問題が生じる可能性が考えられる。このような顎関節構造を考慮すると、顆頭が円板後部組織を圧迫することなくスムーズに滑走運動ができる位置は、解剖学的観点からは関節窩のなかで前上方であろうと考えられる。（参考文献3より作図）

☞詳細は下記を参照
・第１章　咬合補綴治療の目的と指標

2017年に改変された米国の「補綴用語集（GPT：Glossary of Prosthodontic Terms）」の9th Edition[2)]で中心位の定義は23年ぶりにGPT-5の位置に近い位置に戻った。

中心位は『歯の接触に依存しない上下顎の位置関係で、顆頭は関節隆起の後方斜面に相対し前上方に位置する。この位置では下顎は純粋に回転運動を行う。この緊張がなく生理的な上下顎の位置関係から、患者は垂直、側方、前後方運動することができる。この位置は臨床的に有用で、再現性のある基準位である』。

そして、GPT-5とは異なり、定義の中から関節円板などの記載が除かれ、理想的な解剖学的正常位だけにとらわれず、**表7-1-2**で示されるように疫学的調査もふまえ生理的な見地や臨床的な見地から、新しい中心位の定義が示されたと考えられる。中心位の歴史的変換を振り返ってみる。

中心位の定義は、米国で経年的に検討され改変されてきたが、それがそのまま咬合論の歴史的変遷であった。1st Edition より顆頭は関節窩のなかでもっとも後上方（最上方）とされていたが、1987年の5th Edition では、

左右の顆頭がそれぞれの関節窩内で関節円板の薄い凹部に密着して介在し、前上方にして関節結節の傾斜部と対向している上下顎の位置関係で、開閉運動の円弧上にある。この位置は歯の接触に依存しない。

と定義された。以前の「後方や上方」から「前上方」へと大きな改変がなされている。

表7-1-1　GPT の出版数とその中心位の顆頭の位置[6)]

出版数	年数	RELATION or POSITION
1 ST EDITION	1956	most retruded relation, most posterior unstrained position
2 ND EDITION	1960	most retruded relation, most posterior unstrained position, most posterior relation, most retruded voluntary relation, most retruded functional relation
3 RD EDITION	1968	most retruded physiologic relation, most posterior relation
4 TH EDITION	1977	most posterior unstrained position, most posterior relation, most posterior position
5 TH EDITION	1987	anterior-superior position, superiorly and anteriorly
6 TH EDITION ≀ 8 TH EDITION	1994 ≀ 2005	①：anterior-superior position, superiorly and anteriorly（GPT－5） ②：most retruded physiologic relation（GPT－3） ③：most retruded relation, most posterior unstrained position（GPT－1） ④：most posterior relation（Boucher） ⑤：midmost, uppermost position, most superior position（Ash） ⑥：uppermost and rearmost position（Lang, Kelsey, et al） ⑦：anterior uppermost position（Ramsfjord）
9 TH EDITION	2017 ≀	anterior-superior position against the posterior slopes of the articular eminences

表7-1-2　疫学的調査の結果から、成人では少なくとも３人に１人という確率でクリッキングを有していることになる[7)]

文献	年齢(歳)	クリック(%)
Bernal, et al, 1986	3～5	5
Nilner, et al, 1981	7～14	8
Nilner, et al, 1981	15～18	14
Solberg, et al, 1979	**18～23**	**28**
de Laat, et al 1985	**22～28**	**30**
Relder, et al, 1983	**40～49**	**50**
Osterberg, et al, 1979	70	37
Morris, et al, 1992	83	20

図7-1-2　治療の指標とする顆頭の位置

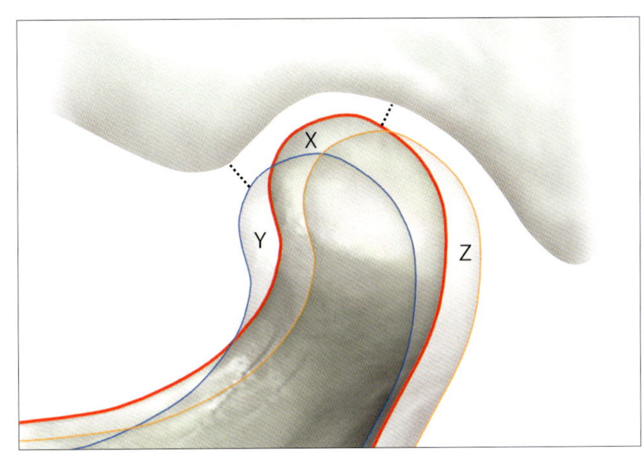

図7-1-2　現在のGPTの中心位の顆頭の位置を参考とすると、ZやYの位置ではなくXであると示されている。（参考文献８より作図）

中心位の定義の経年的な変遷も、解剖学的関節の構造（**図7-1-1**）[3～5)]から考察すると、一応終結したかのように思われた。しかし、1994年の6th Editionにおける中心位の定義では、顆頭の位置は歴史的な見解別に７項目に列記された（**表7-1-1**）[6)]。

5th Editionの定義では、関節構造は解剖学的に正常な状態を前提としている。しかし、18～50歳で28～50%の人に関節円板の転位があり（**表7-1-2**）[7)]、クリッキングなどが認められるという報告がある。つまり、GPT-5の中心位の定義にあてはめて診断できない人は少なくないということである。では、やはり前上方あり後上方ありと、どこでもよいのだろうか。

筆者らは、**表7-1-1**の①～⑦のどこでもよいと解釈するのではなく、**これらのどこでもありうる**と理解すべきではないかと1994年当時は考えていた。顆頭の位置のみにとらわれるのではなく、咀嚼筋の生理的状態も考慮しなければならない。その上で治療を行う必要がある場合、基準がなければ治療指標が設定できない。また治療後によい方向に治療ができたのか確認の判断基準もうやむやとなる。顎関節も顆頭に大きな器質的変化（変形）がなければ、この辺が妥当であろうという基準は必要である。多くの臨床家の文献では、顎関節の解剖学的構造と、円板後部組織の生理機構を阻害しない位置であることから、「前上方」を基準にすべきではないかと改定前の本書にも提示した（**図7-1-2**）[8)]。

本書では、世界的共通語としての中心位の定義を基礎とし、顎関節が解剖学的に理想的な状態でなくても、「顎関節と咀嚼筋などの顎口腔系関連組織が生理的状態を保ち、回転の範囲内で再現性のある顆頭の位置」を生理的顆頭安定位として、**中心位・生理的顆頭安定位**（中心位または生理的な下顎位という意味で）と併記した用語を用いている。

2. 顎関節規格写真による顆頭の位置と症状の比較

☞詳細は下記を参照
・第１章　咬合補綴治療の目的と指標
・第５章　咬合補綴治療を行うにあたり知っておきたい基本事項

「下顎が歯の接触と嵌合により、なぜ偏位するか」のメカニズムや、「顆頭が後方に偏位すると、血管や神経に富んだ円板後部組織を阻害し、不快症状が出やすい」などの構造的な事項は前記した。

ここで５つの顎関節の状態を、顎関節規格写真で供覧しながら、さらに検討を加えていきたい。

GPT の７つの中心位は正しい？

図7-2-1　正常像

正常像

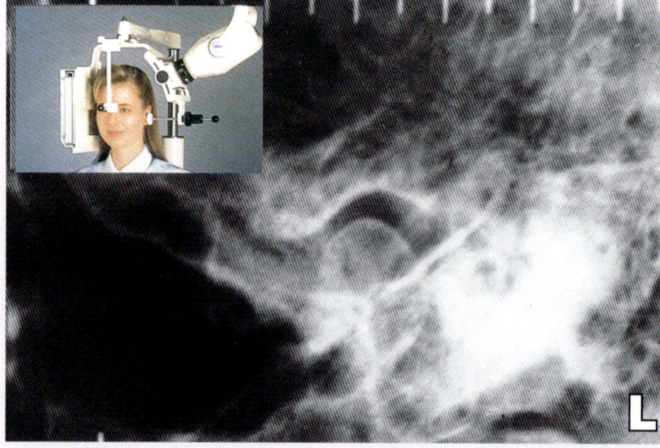

図7-2-1　イアーロッドとナジオンパットで固定して撮影した正常像。前上方に顆頭が位置し、円板後部組織を圧迫することもない。

図7-2-2　症例１

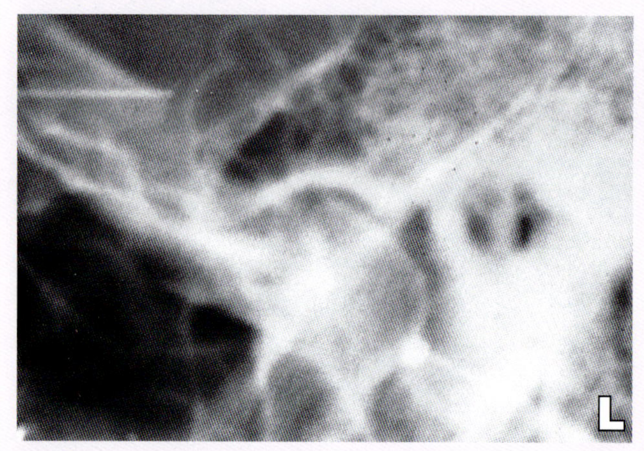

図7-2-2　TMD の不快症状がある。顆頭は関節窩の中でかなり後上方に位置し、円板後部組織を圧迫している。

図7-2-3　症例２

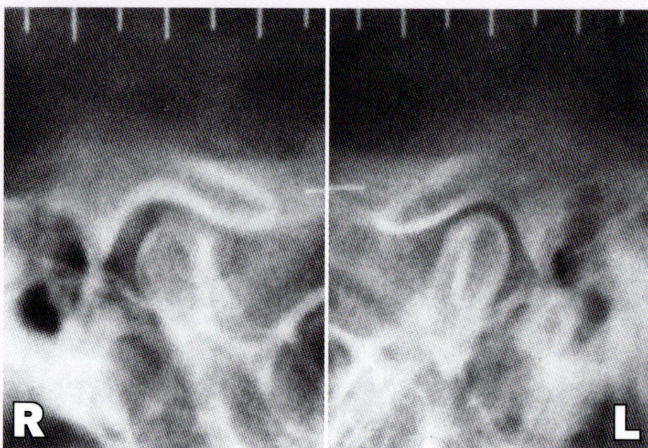

図7-2-3　顆頭の位置は左が若干後方のようである。わずかな偏位に見えるが、TMD の症状は著明である。

この２症例を比較すると、顆頭は後方に位置しないほうがよさそうである。
やはり、5th Edition にいう“前上方”でよいのでは？

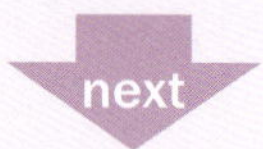

次の２症例では、どうか？

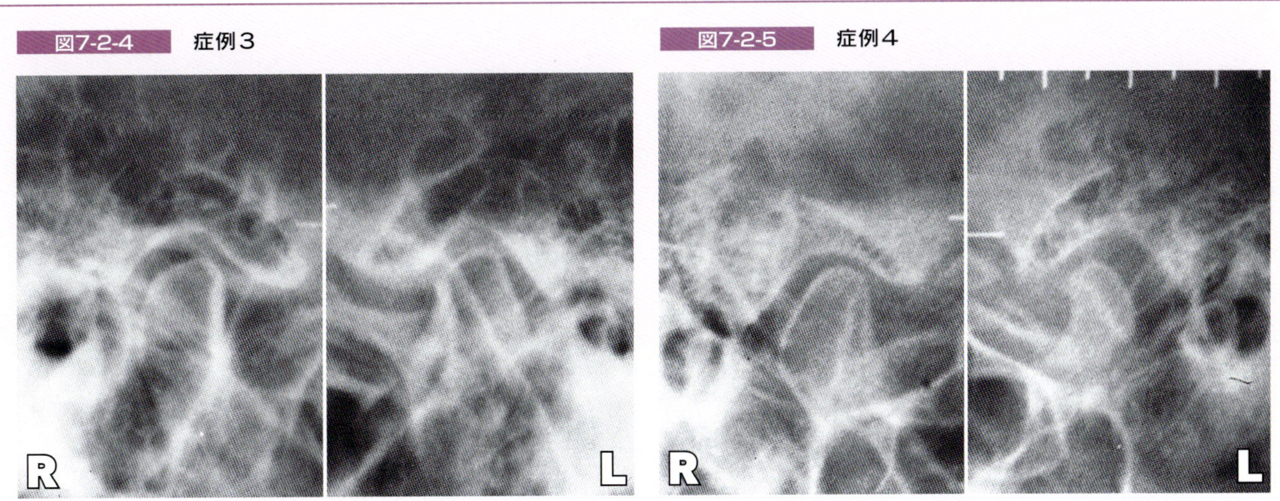

図7-2-4　顆頭の位置はよさそうに見える。しかし、口腔内の状態は不適合補綴装置、補綴装置脱離の放置により、咬合高径の低下や下顎の偏位など、多くの問題がある。

図7-3-5　左右の顆頭は約１：２ほどの大きさの違いが認められた。しかし、TMD の不快症状はない。

顆頭の位置だけでは判断できないのか？
変形については検討しなくてもよいのだろうか？

以上の４症例を見て、顆頭の位置は“どこがよい”のであろうか？　GPT の７つの中心位(**表7-1-1**)に示されるように、どこでもよいのであろうか？　本書なりに分析してみたい。

なお、本章に関連するバイオメカニカルストレスと顎関節の組織的反応については第６章で解説をしているので、そちらも参照してほしい。

３．顆頭の位置と咬合は関係があるのか？

顎関節と咬合の関係に関する論文は、

- **関節隆起の形態変化は咬合支持の喪失を引き起こす後方臼歯の喪失と関連する**[9、10]
- **臼歯の咬耗や摩耗と顆頭の形態変化には関連がある**[11、12]

などのエビデンスを示している。また咬合により下顎が偏位する事実を認めるものもある[13]。それゆえに咬合によるバイオメカニカルストレス(以下、メカニカルストレスと記す)と顆頭の位置や形態が無関係とは考えがたい。

では、前述した４症例(**図7-2-2〜図7-2-5**)を詳細に検討してみよう。

症例 1

☞詳細は下記を参照
・第11章　TMD をともなった症例の補綴治療

症例１の顆関節規格写真（**図7-3-1b**）の顆頭を正常像（**図7-2-1および参考図**）と比較してみると、顆頭の前後的幅に変化はないようであるが、後方が若干平坦化している。

CT の3D（三次元立体画像：以下、3D 画像）（**図7-3-1c**）で正常な3D 画像（**図7-3-1d**）と比較すると、やはり後方が平坦化していた。

顆関節規格写真と顆頭の位置、診断用模型診査での結果（**図7-3-1e**）から、下顎が中心位・生理的顆頭安定位より後方に偏位して最大咬頭嵌合位（ICP）となっていることがわかった。この症例は、下顎が機能時やパラファンクション時に非生理的な位置で咬合していたことによるメカニカルストレスが、TMD の不快症状に関与していると診断した。

この症例だけでなく、顆頭の偏位が TMD の徴候や症状に関与している症例は少なくない[14〜16]。

参考図　**正常像**

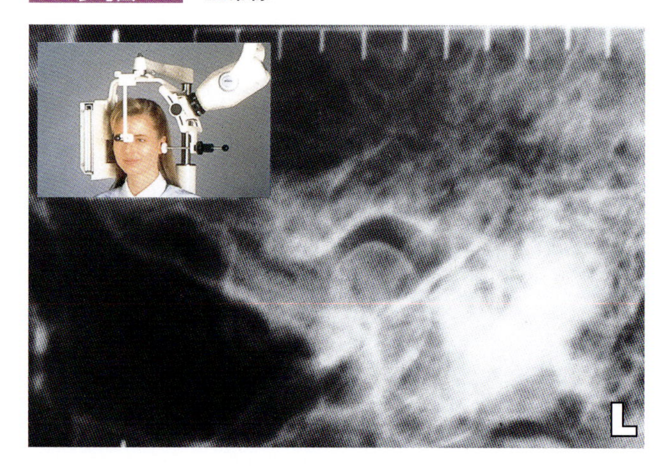

図7-3-1a、b　**初診時の口腔内状態と術前の顎関節規格写真**

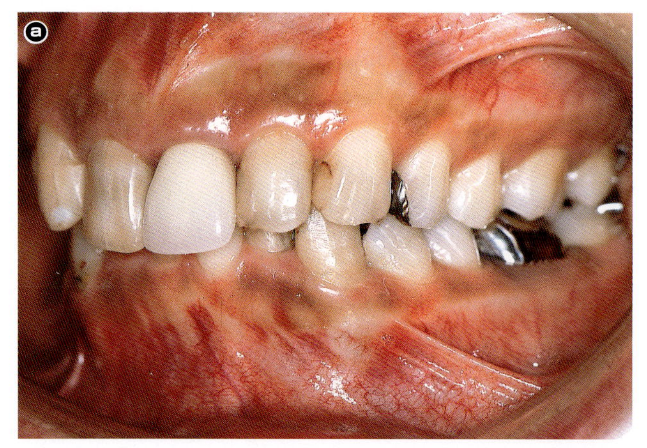

図7-3-1a　初診時（1997年）の左側方面観。TMD の症状が著明であった。

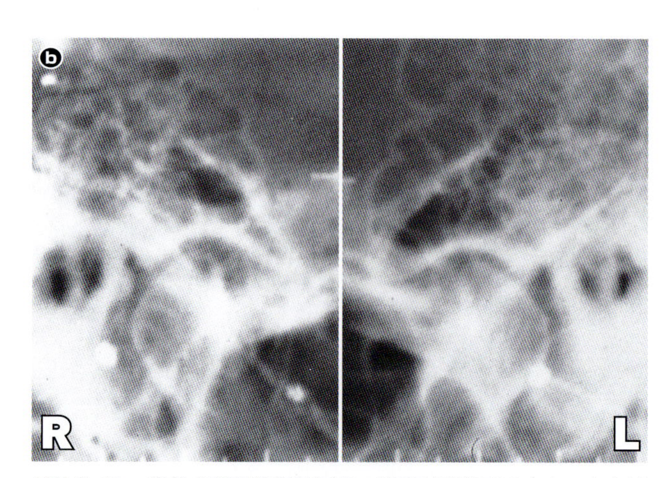

図7-3-1b　術前の顆関節規格写真。顆頭は関節窩のなかでかなり後方に位置している。

図7-3-1c、d　3D画像による正常像との比較

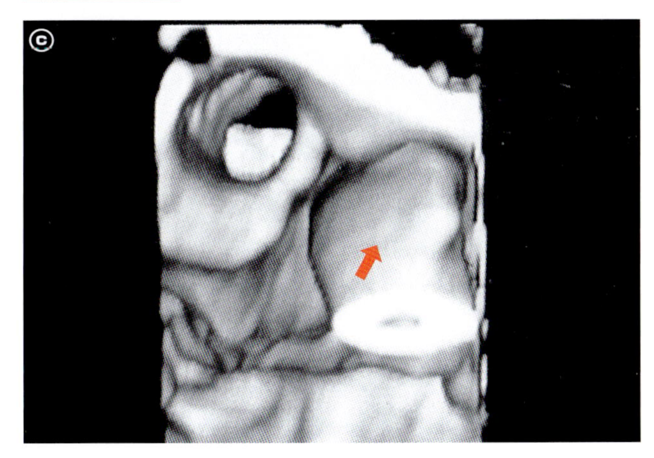

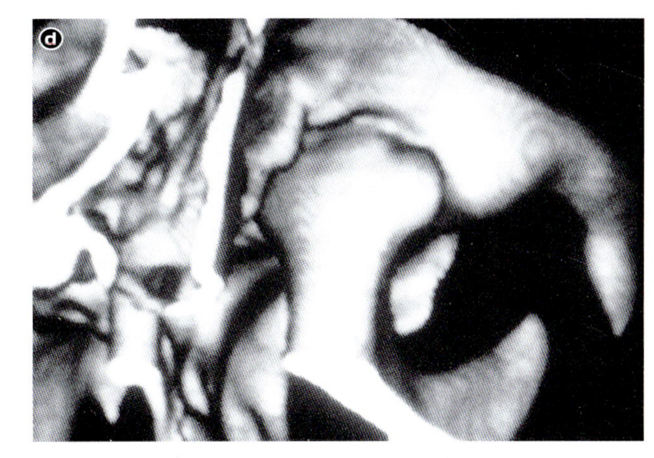

図7-3-1c、d　CTの3D画像の後方部(**c**)を、正常像の画像(**d**)と比較すると、顆頭の後方が平坦化しているように見える(矢印)。

図7-3-1e、f　診断用模型による診査

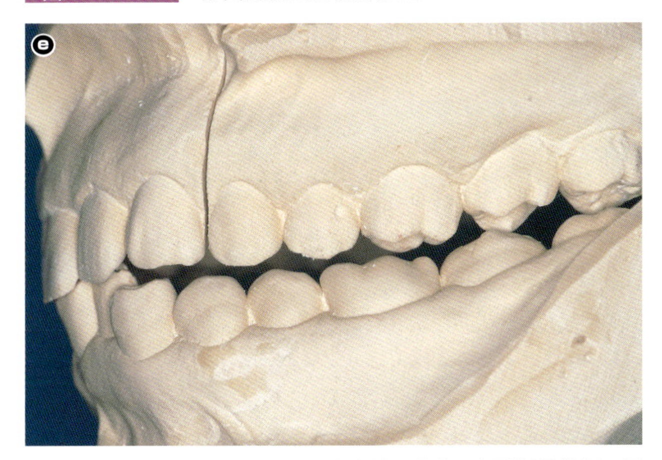

図7-3-1e　中心位・生理的顆頭安定位で装着した診断用模型の早期接触は前歯であった。下顎は後方に偏位してICPに至っていた。

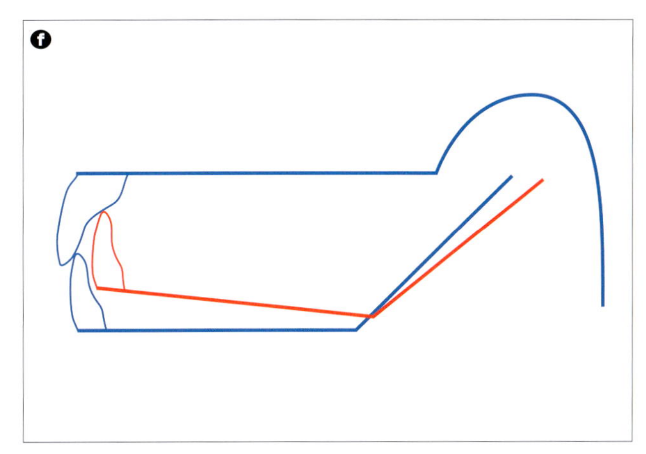

図7-3-1f　青線は中心位・生理的顆頭安定位で、赤線が偏位した状態。

図7-3-1g、h　術後の口腔内状態ならびに顎関節規格写真

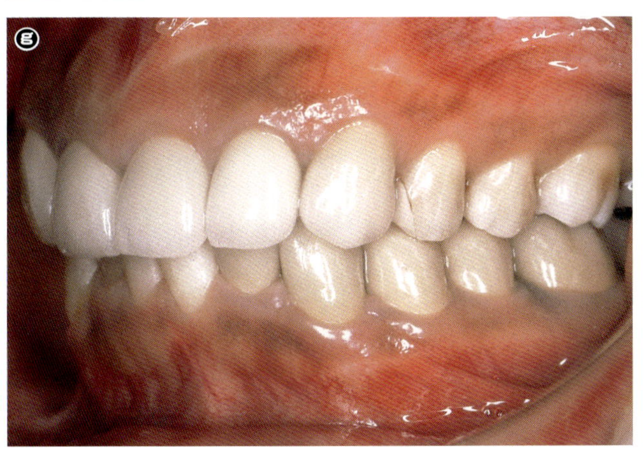

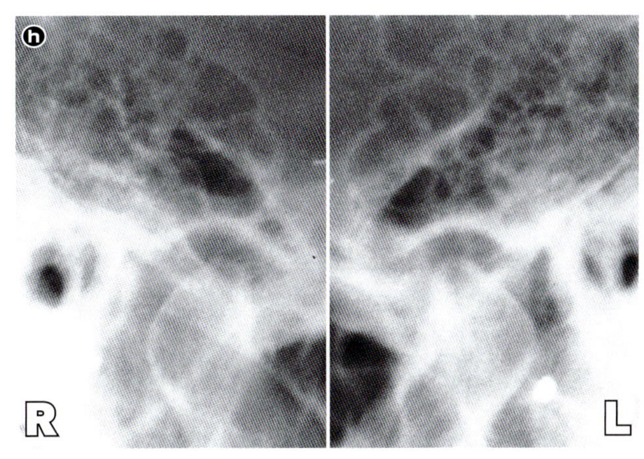

図7-3-1g、h　生理的下顎位で咬合再構成が終了し、顆頭の位置も術前より良好な位置になっていることを確認した。

症例 2

症例2の顎関節規格写真での顆頭は、左側が若干後方であるが、右側は問題なさそうに見える(**図7-3-2b**)。しかし、口腔内診査と診断用模型での診査(**図7-3-2c、d**)では、下顎はかなり後方に偏位しているという結果であった。

「中心位・生理的顆頭安定位の採得が間違っていたのだろうか？」という疑問と、「**図7-3-2b**の顆頭は細長い形態だが、この形態は患者固有のものか、または変形(器質的変化)によるものか」という疑問が生じた。

CTの3D画像(**図7-3-2e、f**)から、顆頭後方部にerosion(皮質骨断裂)が認められた。顎関節規格写真で見られた細長い顆頭の形態は、この患者固有の形態ではなく、変形によるものであると考えられた。正常であったころは、後方部にもう少し厚みがあったと推測できた(**図7-3-2h**)。

以上の所見から、この症例の顆頭は正常像を想定した場合、かなり後方に位置していることがわかった(**図7-3-2g、h**)。これならば模型診査の結果と一致する。すなわち、生理的にあるべき下顎位よりかなり後方のICPで機能していることによるメカニカルストレスが、TMDの不快症状を引き起こし、また顆頭の形態的変化にも影響していたと推測された。

初診時(**図7-3-2b**)に見られた顆頭は、すでに退行性のリモデリングにより細くなり、そのため顎関節規格写真では顆頭後部にスペースが生じてきた。しかし下顎の後方への偏位はそのままであり、筋肉は偏位した状態のまま機能しているため、TMDの不快症状は継続していたのである。

この症例のように、**必ずしも画像で見える顆頭の位置だけで下顎の偏位の判断はできないこともある。**これはエックス線写真の欠点かもしれない(しかし総合的に判断するときには、おおいに評価の助けとなる)。

図7-3-2a、b　**術前の口腔内状態ならびに顎関節規格写真**

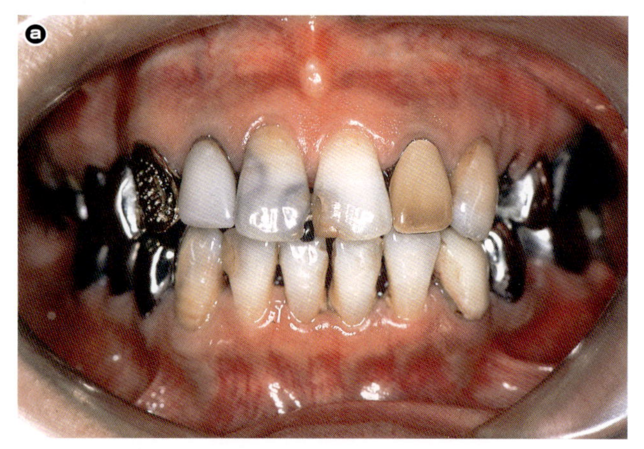

図7-3-2a　術前の正面観。

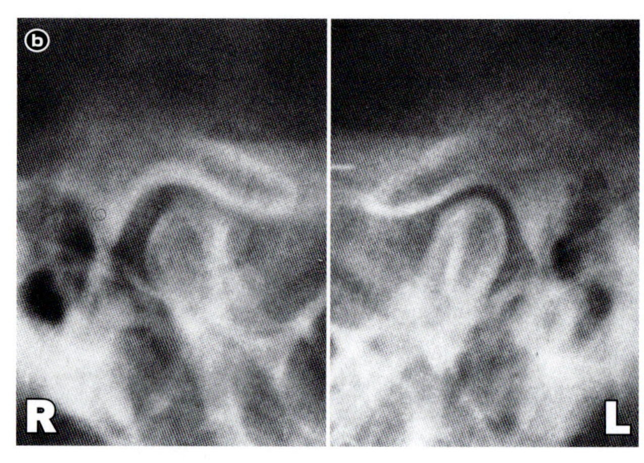

図7-3-2b　術前の顎関節規格写真。他の規格写真の顆頭と比較するとかなり細い形状に見えた。顆頭の位置は関節窩の中でわずかに後方に位置している程度に見えたが、TMDの不快症状が顕著であった。

図7-3-2c、d　診断用模型による診査

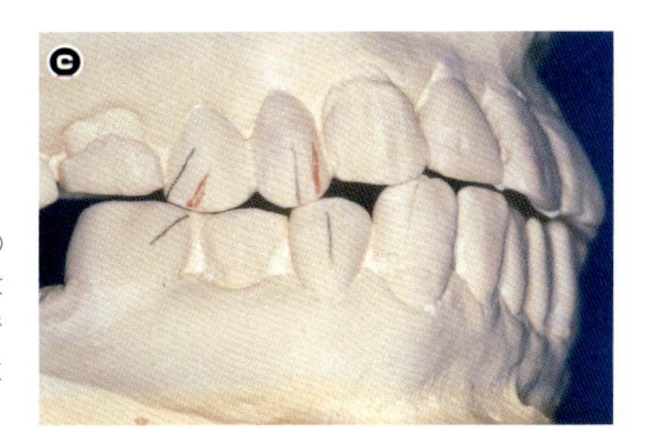

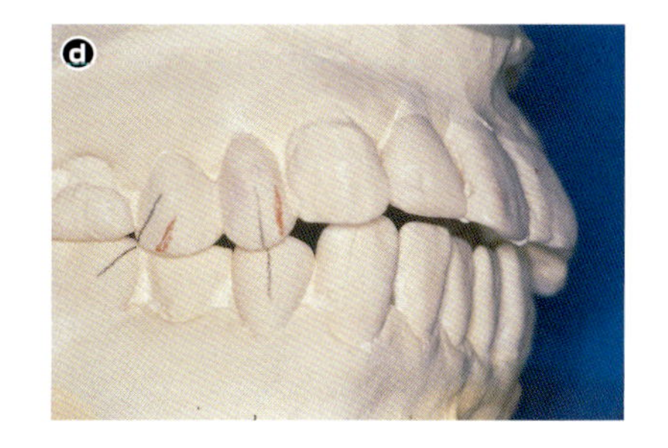

図7-3-2c、d　中心位・生理的顆頭安定位での上下歯の位置関係(c)とICP(d)。模型診査では下顎はかなり後方に偏位しているという結果であり、顎関節規格写真での情報と一致しないように思われた。

図7-3-2e、f　3D 画像による診査

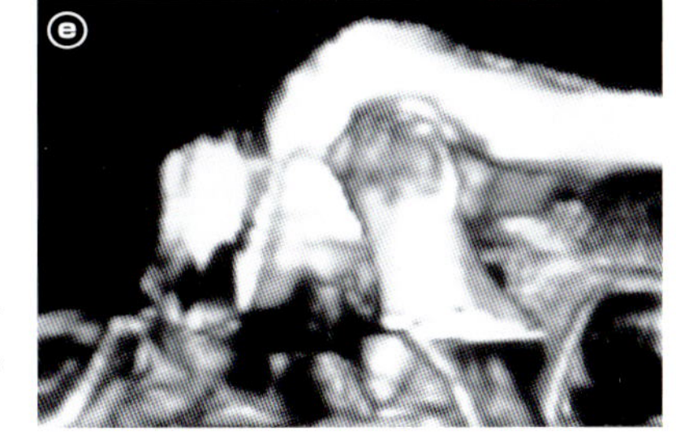

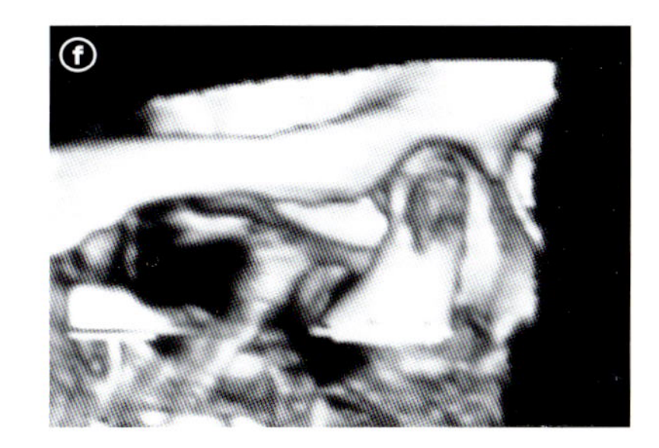

図7-3-2e、f　CTの3D画像から、顆頭の後方にはerosionが認められ、退行性のリモデリングが起こっていることがわかった。

図7-3-2g、h　「erosion 部を復元したら、顆頭の位置はどう判断できるか」の推測

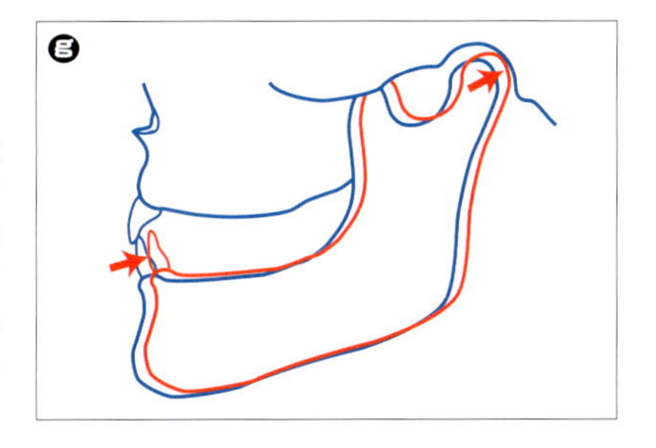

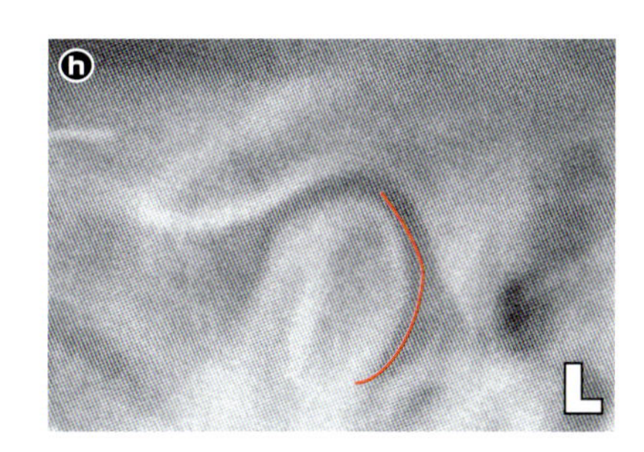

図7-3-2g、h　シェーマのように下顎は後方に偏位していた(g)。しかし顎関節規格写真で後方偏位に見えなかったのは、顆頭後方部が退行性変化により細い形状になっていたからと推測された。hで顆頭が正常な形状(赤線)であったらとイメージすると、かなり後方に位置していることがわかる。

図7-3-2i、j　咬合再構成後の口腔内写真と顎関節規格写真

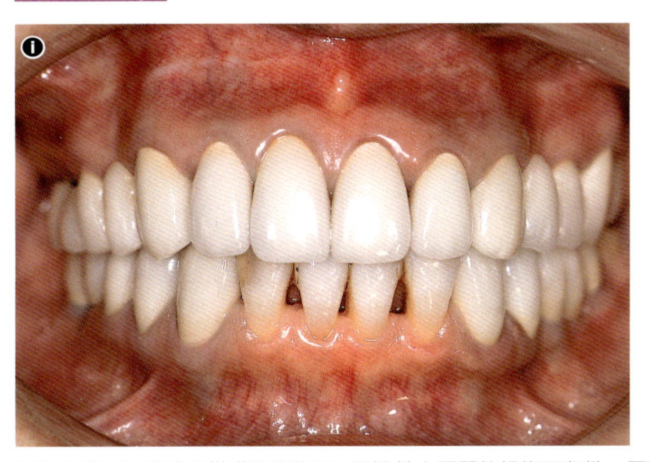

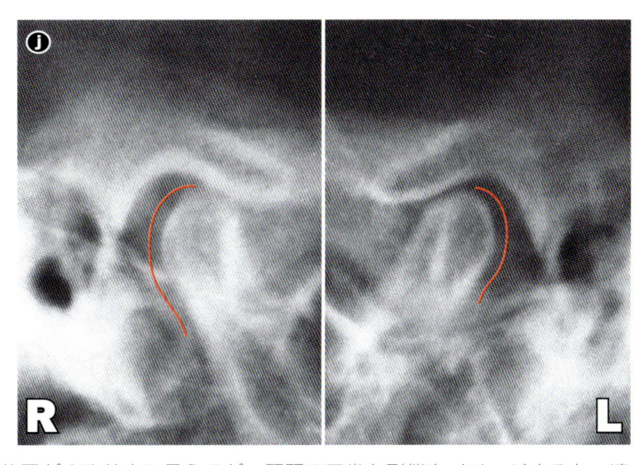

図7-3-2i、j　咬合再構成治療後の正面観(i)と顎関節規格写真(j)。顆頭の位置がやや前方に見えるが、顆頭の正常な形態をイメージすると、適切な位置であると思われる。

症例 3

症例３は、|3 のセラモメタルクラウンの破損が主訴で、また他の前歯も新しくきれいにしたいとのことであった。

顎関節規格写真（**図7-3-3b**）での顆頭の位置は、特に問題がないように見える。患者は「若いころは上の前歯がもっと見えていた」というが、現状の上下顎関係でセラモメタルクラウンを新たに製作しても患者の審美的要求を満たすことは不可能である。顆頭の位置に特に問題は認められず、問診表でもTMDの不快症状を訴えることもなかった。しかし口腔内を見ると（**図7-3-3a**）、患者の主訴の治療をするためには、咬合再構成治療が必要な症例であった。

診断用模型診査の結果は、早期接触から、下顎は上顎の前歯の唇側に沿って左側前方へと回転偏位して、ICPに至っていた（**図7-3-3c、d**）。**図7-3-3e、f**は、偏位状態をシェーマで表したものである。左側顆頭はこの偏位の際の回転軸となっていた。CTの3D画像（**図7-3-3g**）では、左側の顆頭が右側の2/3の大きさであった。偏位時の回転軸になったことによるメカニカルストレスが、左側顆頭に退行性の変化をもたらした可能性が考えられた。下顎の回転偏位は、顆頭の移動量は少ないものの、移動量が少ないからメカニカルストレスも少ないとは限らず、回転のストレスが退行性変化を起こしていたのであろう。顆頭だけを見れば偏位が少ないように見えたが、回転をともなった偏位で、下顎骨体はかなりの量の偏位と咬合高径の低下をきたしていた。そのため、口腔内（歯）に大きな問題を抱えることとなった症例である。

症例３も、**症例２**と同様に、画像の顆頭の位置だけで下顎の偏位の方向や量を断定すべきではないことがわかる。

図7-3-3a、b　**術前の口腔内状態ならびに顎関節規格写真**

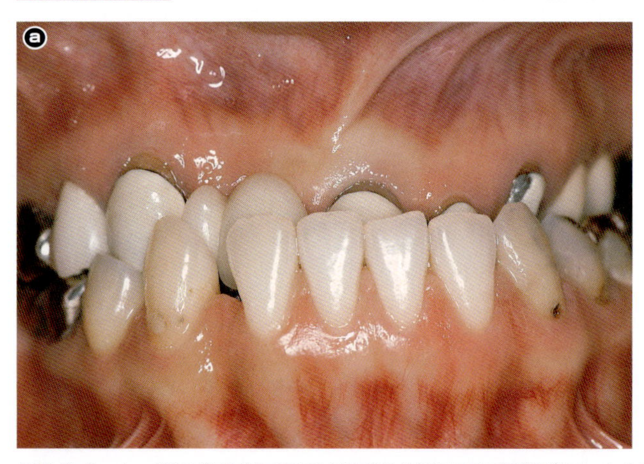

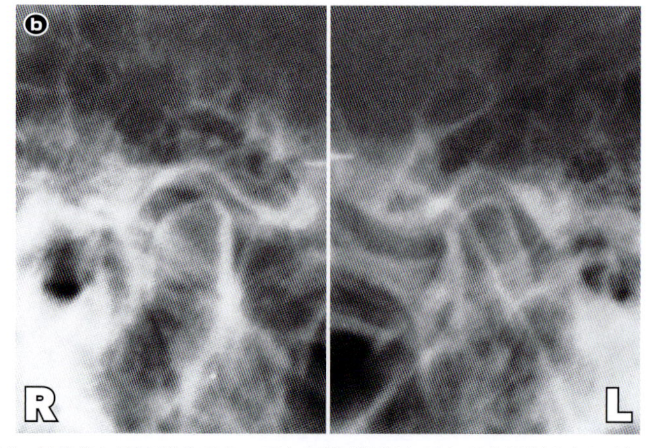

図7-3-3a、b　顎関節規格写真では顆頭の位置は特に問題がないように見えた。骨格的に不正咬合であっても下顎が偏位しているとは限らないが、この症例もそうなのであろうか。

図7-3-3c、d　診断用模型による診査

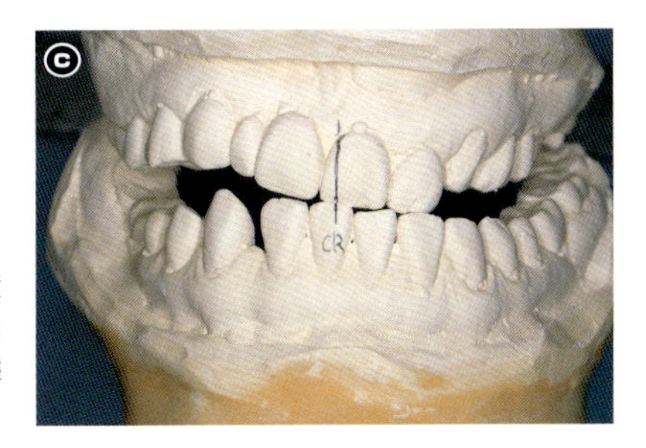

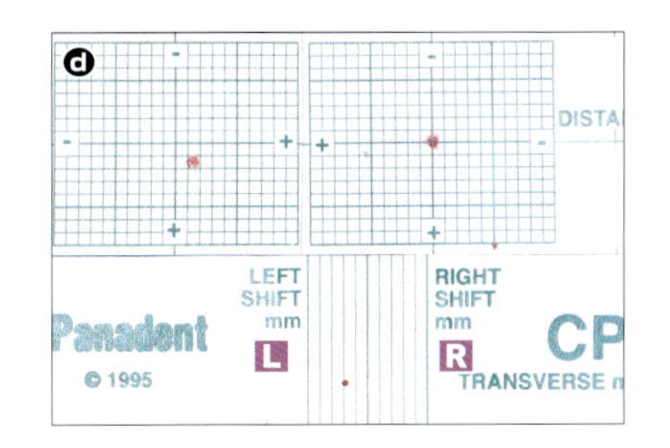

図7-3-3c、d　診断用模型での早期接触の位置(c)。ここから下顎は左顆頭を回転軸とするように偏位しICPに至っていた。CPIで偏位の状態を確認した(d)。

図7-3-3e〜g　下顎の偏位状態

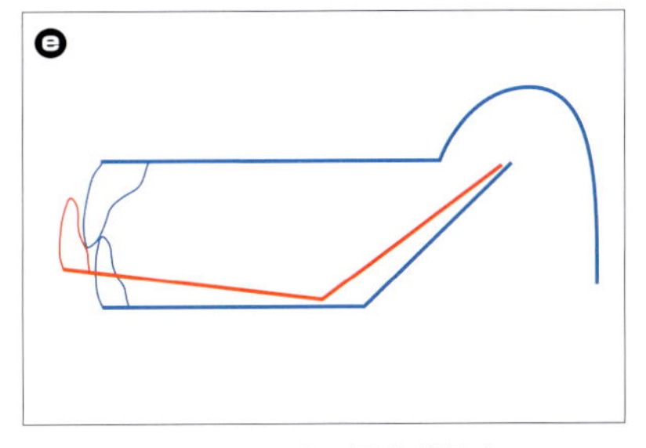

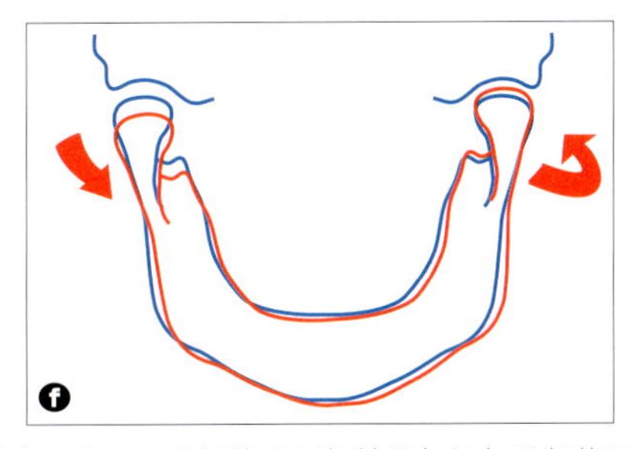

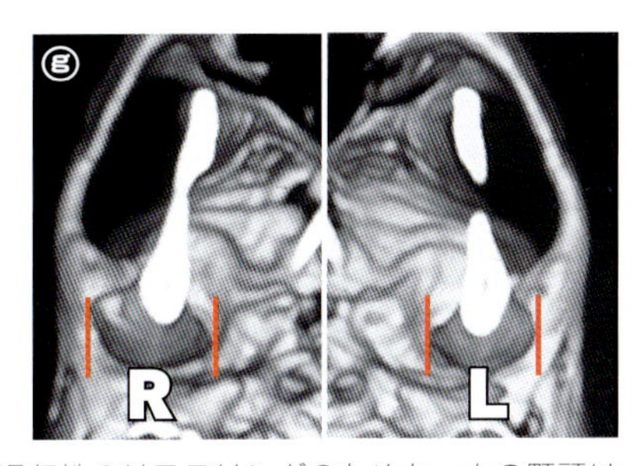

図7-3-3e〜g　下顎の偏位状態をシェーマで示す(e、f)。この偏位の回転軸のねじれの負荷による退行性のリモデリングのためか、左の顆頭は右の顆頭の2/3ほどの大きさになっていた(g)。

図7-3-3h、i　咬合再構成後の口腔内状況と顎関節規格写真

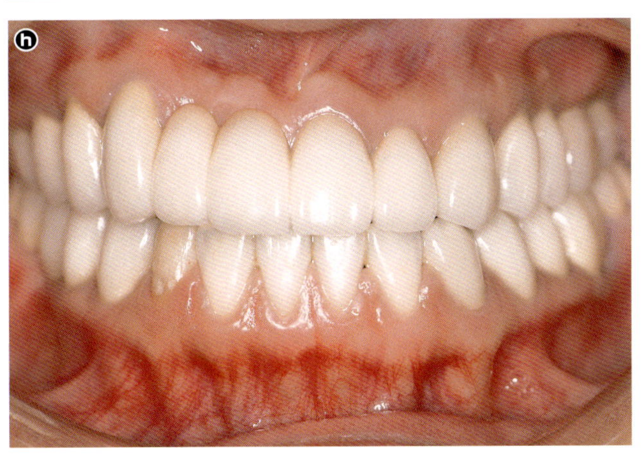

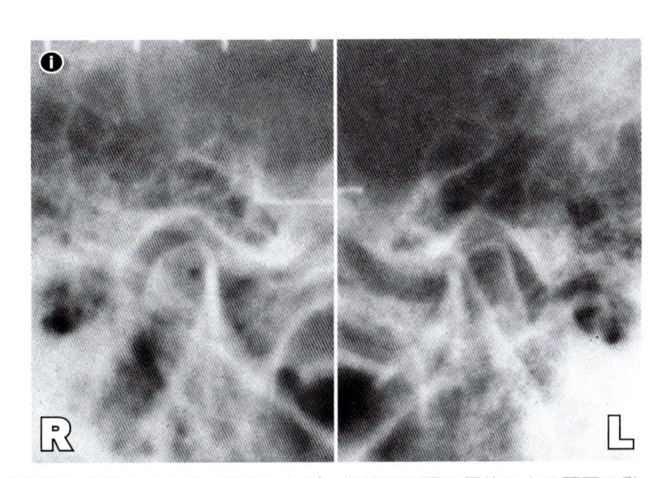

図7-3-3h、i　顎関節規格写真の顆頭の位置を検証してみる。下顎位も咬合高径も術前とはかなり変更したが、術前の下顎の偏位による顆頭の動きは回転状であったため、下顎位を治療により是正してもほとんど変化は見られないことがわかる。

症例 4

症例4は、顎関節規格写真、CTの3D画像で左右顆頭の大きさに著明な差が見られた(**図7-3-4b、c**)。この画像の形態が患者固有の顆頭の形態である可能性もあるが、30歳代で臼歯部をほとんど喪失している状況から、顎口腔系において何らかの大きな問題があったのではないかと推測できる。また、喪失してからの期間が短いのに顎堤の吸収が著しいことから(**図7-3-4d**)、抜歯時にはすでに歯槽骨が吸収していた可能性も考えられ、う蝕だけの問題ではなかったことも推測できる。咬合のメカニカルストレスが歯周組織にも及ぶことから、咬合の問題が関与していた可能性も推測できた。しかし、関節雑音や開閉口の不均衡、「食事中にたまに顎がガクッと引っかかる感じがすることがある」という症状以外は、患者自身にはあえて治療を必要とするようなTMDの不快症状の既往はなかった。

なぜ？　こんなに顆頭が変形しているのに……。　この患者の疼痛閾値の関係だろうか？　それとも、顆頭の大きさの違いは奇形？

ここで、第6章5-2に記した「顆頭が刺激応答性の高い組織である」という特徴を思い出していただきたい(161ページ参照)。この応答変化は生体を守るための回避反応である。

刺激やメカニカルストレス　⇔　回避反応(顆頭の器質的変化)

の平衡関係が、疼痛などの症状を感じることなく器質的変化をもたらした可能性が考えられた。

左右のアンバランスな顎運動(**図7-3-4e、f**)を是正しうる適正な下顎位と咬合高径を模索し(**図7-3-4g**)、インプラントによる治療を行った。現存の骨量が乏しく、短いインプラントしか埋入できなかった。ぎりぎりのインプラント治療でいまだ安定しているのは、術後咬合による荷重が適正な範囲となり、ストレスとなる負荷が回避されているからではないだろうか。

術後の顎関節規格写真の顆頭の位置は(**図7-3-4i**)、術前(**図7-3-4b**)よりも良好になっているように見える。左右の顆頭の大きさの違いもあり、どこを基準とするかの判断は困難である。しかし、顎運動や機能の長期安定が得られていることから(**図7-3-4j**)、この下顎位が正しかったのであろうと考えられる。**症例4**では、顆頭の変形があろうとも、またその顆頭が関節窩のなかで正確に左右対称の位置でなくとも、顎口腔系が適正に機能する位置を保てることがわかる。

1987年に顆頭の位置が後方から前上方に改変され、喜んだものつかの間、1994年には定義が7つ併記されることとなった。1994年当時、診断機器(CTやMRIなど)の進化や顎関節の解剖学的、生理学的知識も深まりTMDの概念も変わってきた時期でもあり、定義を1つに集束することができなかったのか、定義が7つ併記されることとなったのだろう。

本章の症例1～4で提示したように、顆頭の位置を断定できない症例もあることは理解できるが、定義としては混乱を招いたのも事実である。この本の初版において、筆者らは7つの中心位の定義での顆頭の位置は「7つ

☞詳細は下記を参照
・第6章　咬合によるバイオメカニカルストレスの臨床的影響

図7-3-4a、b　術前の口腔内状態ならびに顎関節規格写真

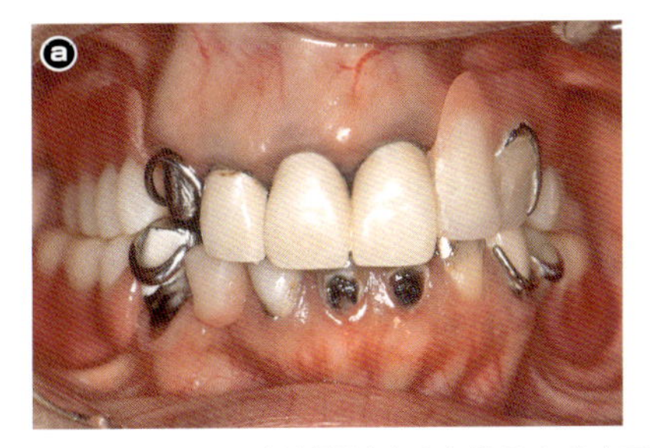

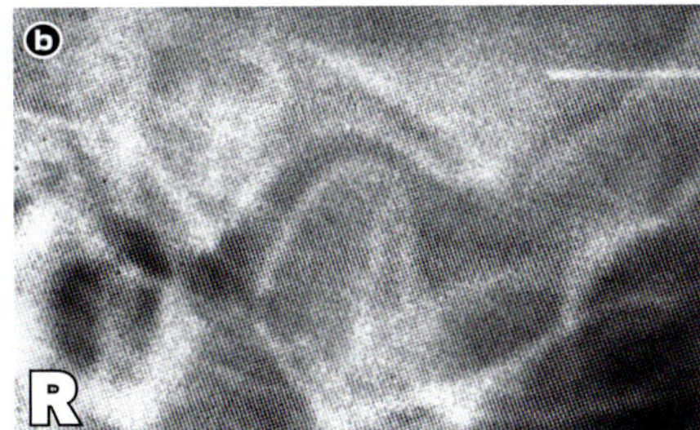

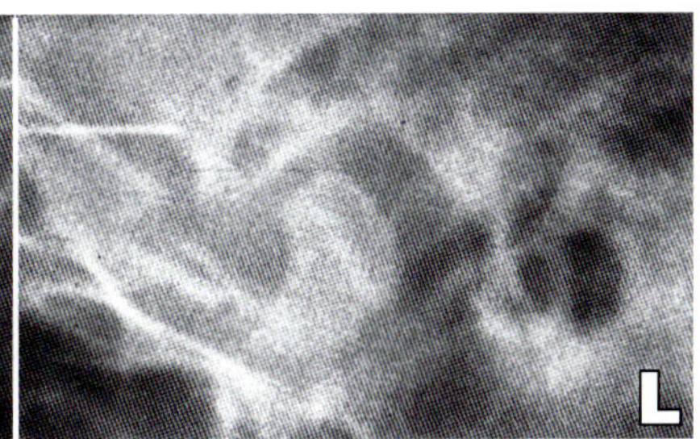

図7-3-4a、b　右顆頭は左の1/2の大きさであった（b）。

図7-3-4c、d　エックス線写真による評価

図7-3-4c、d　CTの3D画像、パノラマエックス線写真からも左右の顆頭の大きさの違いが確認できた。メカニカルストレスによる退行性の変化か先天的なものかの判断は、この時点の画像だけは困難である。30歳前半でこれだけ多数歯を喪失した原因はう蝕だけであろうかという疑問があり、咬合の問題も加担していた可能性を推測すると、メカニカルストレスの可能性も否定できないと思われた。

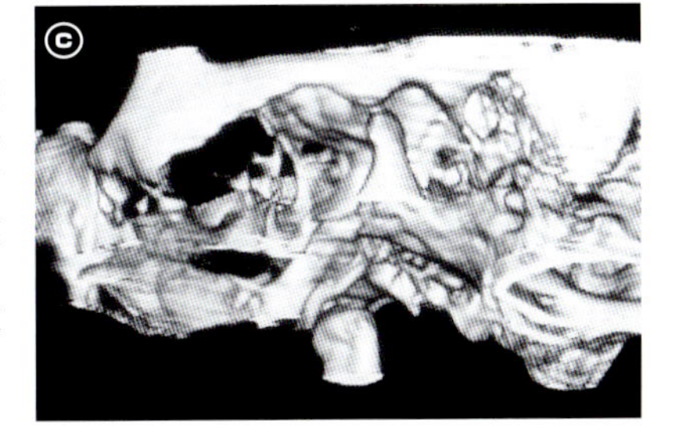

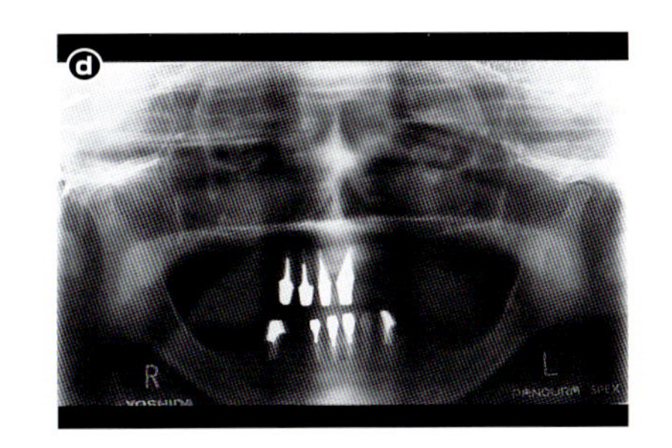

図7-3-4e～g　顎運動の不調和を是正

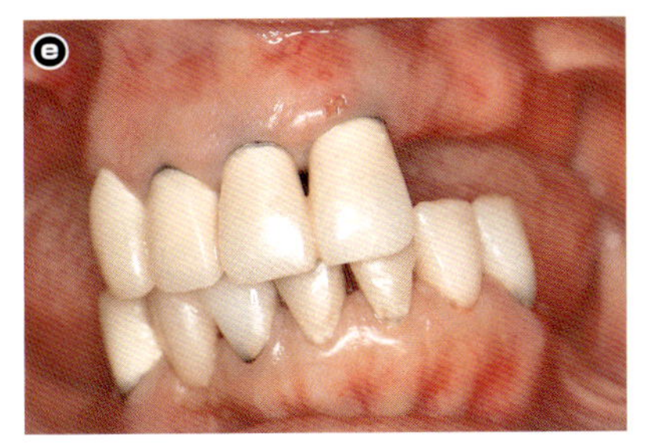

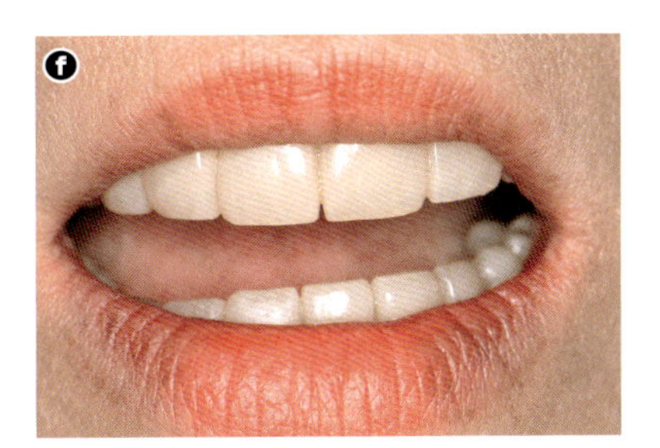

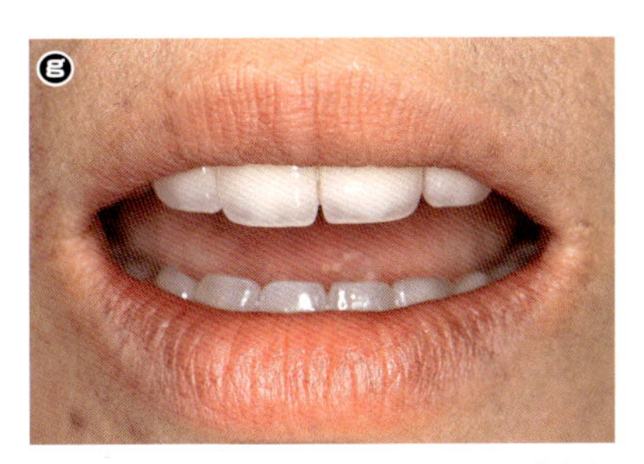

図7-3-4e～g　顆頭の大きさの違いのため、回転運動の範囲で不調和が生じていた。治療用義歯による下顎位や咬合高径の調整により、咬合と下顎運動とのバランスの安定を確認した後に、インプラント治療に踏み切った。

図7-3-4h～j　術後の口腔内状態ならびに顎関節規格写真

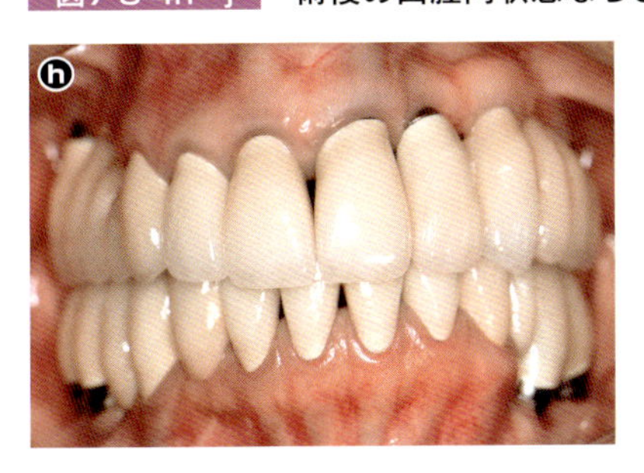

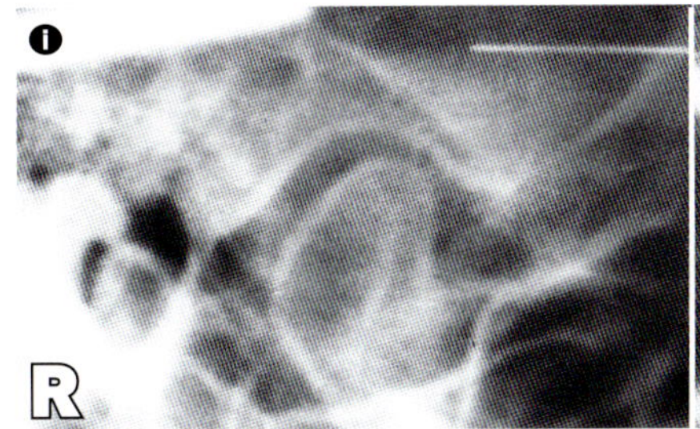

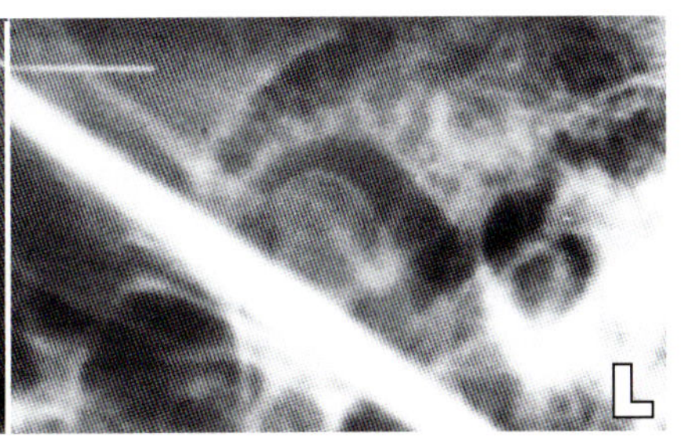

図7-3-4h～j　術後の正面観と顎関節規格写真。顆頭の位置も変形がありながらも術前よりよい位置にあるように見える（i）。ｊは術後10年の写真であるが、顎運動は安定している。

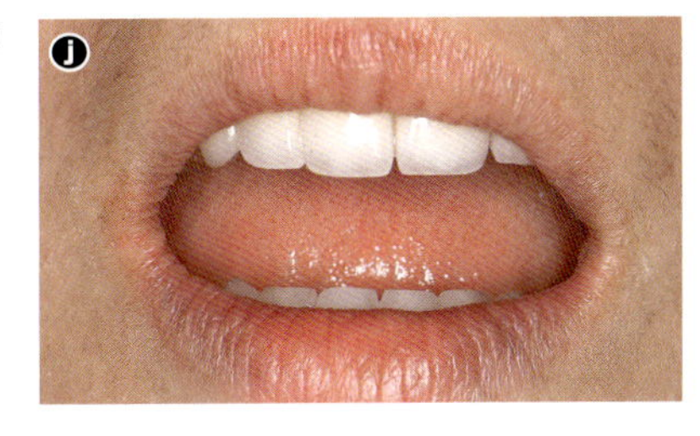

の項目のどこでもよい」ととらえるべきではなく「7つの項目のどこでもありえる」ととらえるべきではないかと書かせていただいた。そのため臨床的には顎関節、関連筋、咬合の総合的な診断が重要であり、やはり例外も含めるのではなく標準的な基準は必要と考え、**図7-1-2**に示されるように解剖学的にも1987年のGPT-5の前上方の位置を参考にしていると提示した。

そして、2017年に発表されたGPT-9により、中心位の定義は23年の混乱を経て、やっと落ち着いたという感がある。

＊　＊　＊

今まで当然のように「顆頭の位置が正常であれば下顎位も正常な位置（下顎位＝顆頭位）」という基準で判断されてきた。しかし何事にも例外がある。まして顆頭は経年的に適応変化し、すべての症例を同じ枠内で判断できるとは限らない。下顎位を支持しているのは筋肉および靭帯、そしてその状態を保持するのは歯（咬合）である。われわれが臨床で指標とする中心位・生理的顆頭安定位での咬合とは、筋肉も顎関節も生理的状態を保てる咬合である。

第8章

スタディモデル 診断用模型の重要性

一般診査用歯列模型(咬合器に装着していない模型)でどのようなことを見るのか？　どのような症例のときにスタディモデルを半調節性咬合器などに装着すべきなのか？　咬合器に装着するときの下顎位はICPなのか、中心位・生理的顆頭安定位なのか？

効率よく、効果的にスタディモデルを臨床で活用する必要がある。

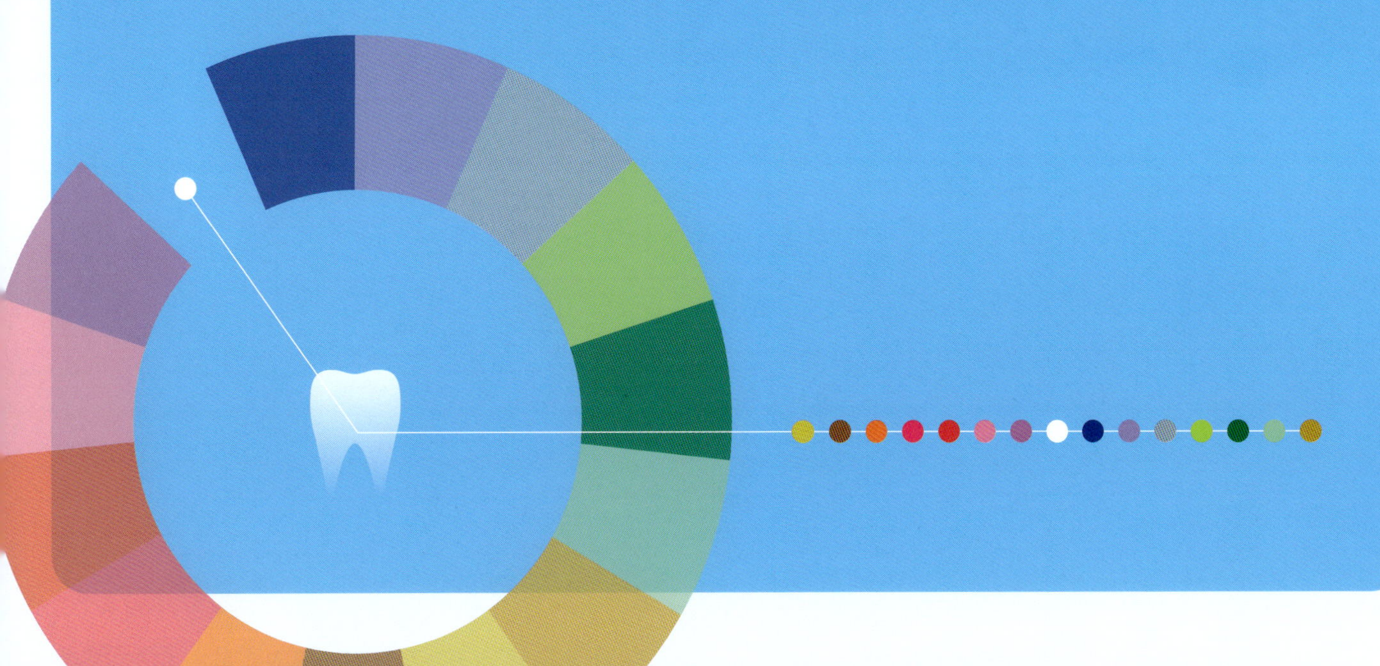

図8-1-1a、b　スタディモデルならではの観察

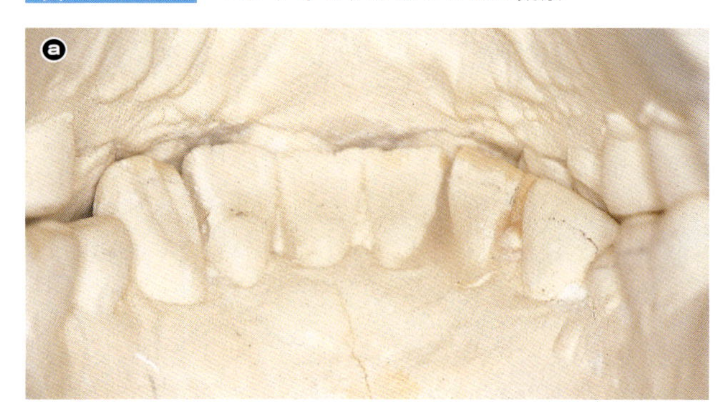
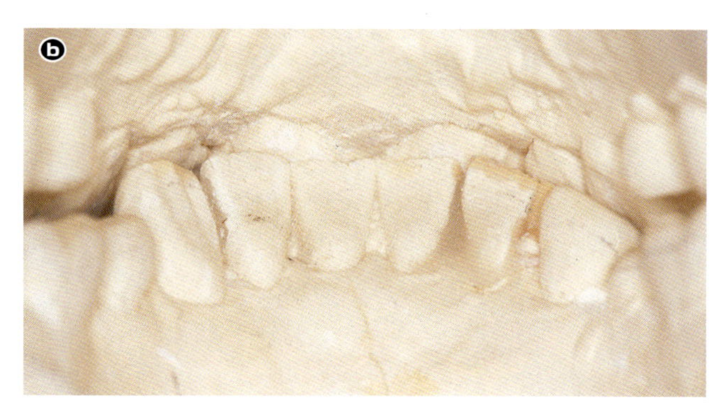

図8-1-1a、b　スタディモデルでは、実際の口腔内では見ることができない角度からも観察が可能である。写真は、ICPでの嵌合状態(**a**)と中心位・生理的顆頭安定位での嵌合状態の違い(**b**)。ICPでは咬合平面から咬合高径の低下が予測され、そのため下顎前歯がほとんど口蓋歯肉に接触しているなどが見てとれる(**a**)。

1. 咬合補綴治療におけるスタディモデルの位置づけ

スタディモデルは、臨床において診査・診断・治療計画の立案など、咬合補綴治療において参考とされてきた。スタディモデルでは患者の口腔内の情報をさまざまな角度から観察でき(**図8-1-1**)、静的(解剖学的形態)な情報だけでなく、動的(機能・パラファンクション)な情報をも観察し、推測できる[1]。

咬合補綴治療において、診査でのスタディモデルの活用は、

①一般診査用歯列模型(咬合器に装着していない模型)

②咬合診断用模型(中心位で咬合器に装着された模型：診断用模型と略)

既存の最大咬頭嵌合位(ICP)と中心位・生理的顆頭安定位との不調を診断する。早期接触や、早期接触からICPまでの滑走(セントリックスライド)の方向や距離が観察でき、水平的、垂直的な偏位の程度を分析評価できる。

に大別される。第2章で前記した**Lytle & Skurow の分類 class Ⅰ～Ⅳ**によって、両者の必要性は異なる。すなわち、ICPで補綴治療をするのか、中心位・生理的顆頭安定位で補綴治療を行う必要があるのか、である。

1)class Ⅰ・Ⅱ症例　(図8-1-2)

基本的に一般診査用歯列模型を使用する。犬歯を含む補綴治療やインプラント治療の際は、咬合器に装着した診断用模型が必要となることがある。

2)class Ⅲ・Ⅳ症例　(図8-1-3)

診断用模型は必須である。治療目標は、中心位または生理的顆頭安定位に咬合再構成することで、顎口腔系の安定を得ることである。既存の咬頭嵌合位が中心位・生理的顆頭安定位とどの程度偏位しているのかを診査し(**図8-1-3a～f**)、最終補綴治療はどこで咬頭嵌合させるのかなどを判断して、治療計画を立案する(**図8-1-3g**)。

図8-1-2a〜c　class Ⅰ、Ⅱ症例でのスタディモデル

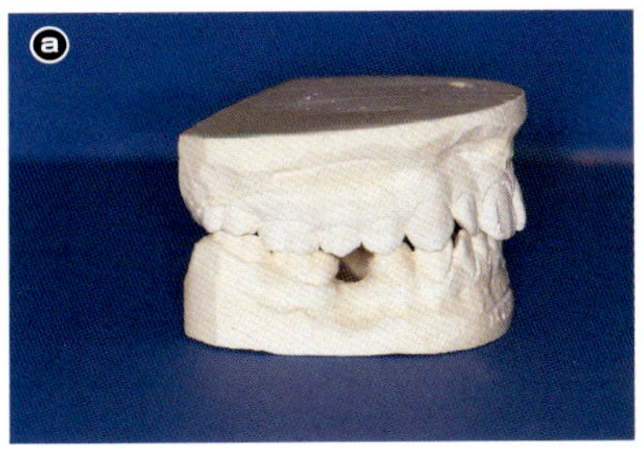

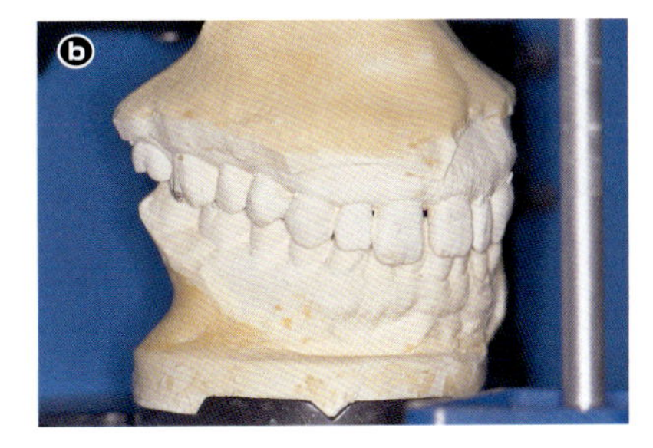

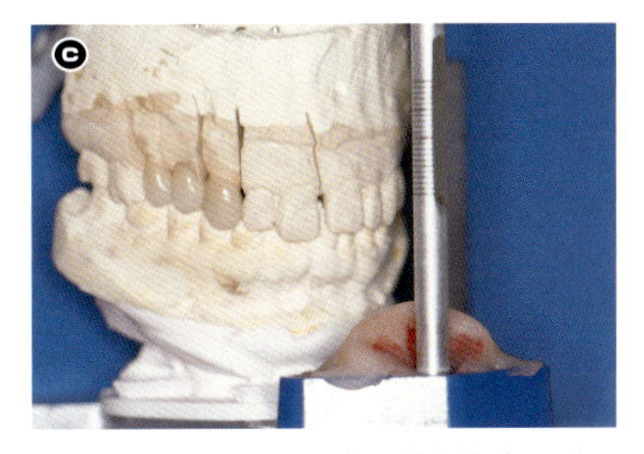

図8-1-2a〜c　Lytle & Skurow の class Ⅰ・Ⅱ症例では、一般診査用歯列模型で十分である。ただし class Ⅱでも犬歯を含む補綴治療やインプラント治療の場合は（**b**、**c**）、咬合器に装着する必要がある症例もある（4|の抜歯後、⑤4③|のブリッジの補綴計画となった症例）。

図8-1-3a〜g　class Ⅲ症例でのスタディモデル

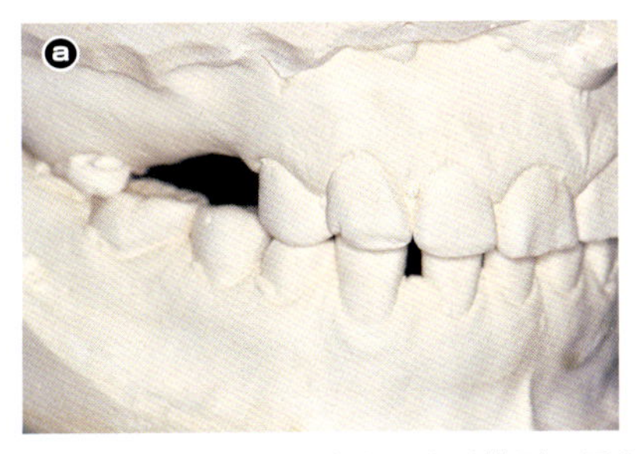

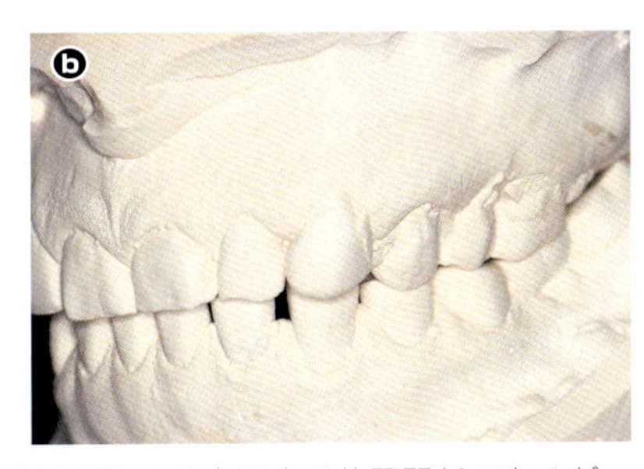

図8-1-3a、b　一般診査用歯列模型で見られるのは ICP での上下歯の位置関係であるが、現状の ICP がこの患者にとって生理的な位置であるかの判断はできない。

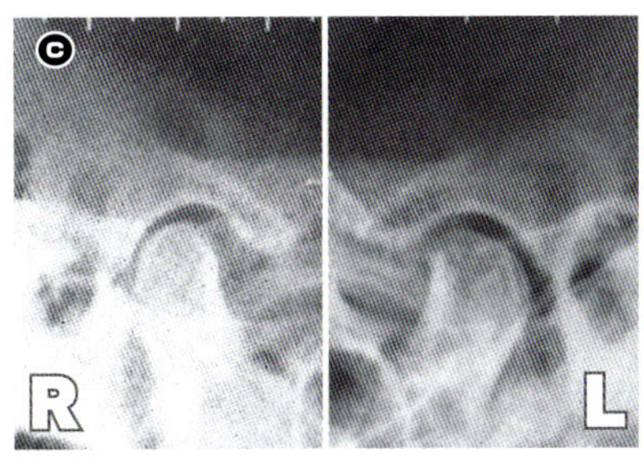

図8-1-3c　術前の顎関節規格写真から下顎の偏位が認められた。右顆頭はかなり関節窩の中で後方に位置している。TMD の症状もあり、この現状の ICP の咬み合わせで補綴治療を行ってよいであろうか？

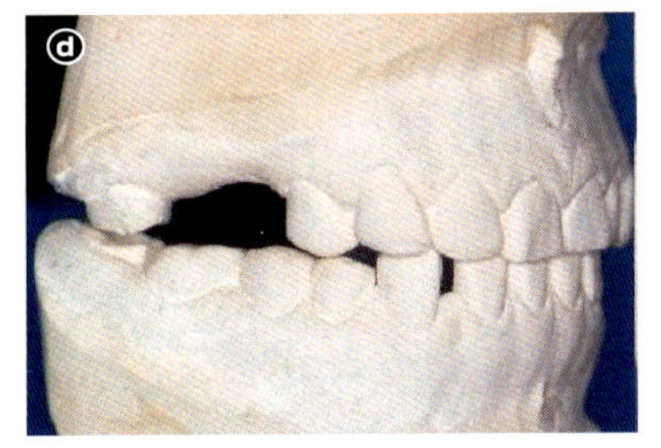

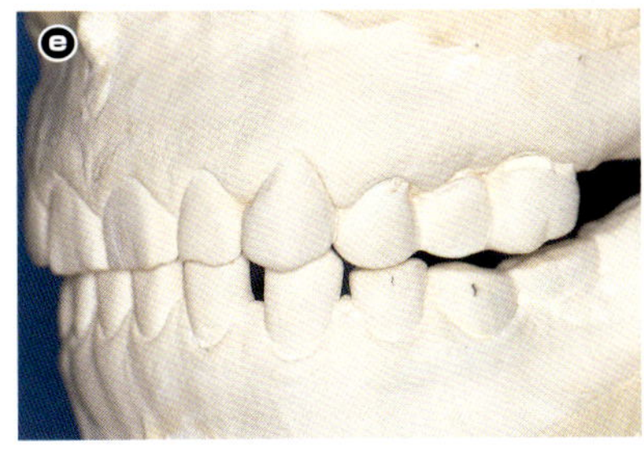

図8-1-3d、e　中心位・生理的顆頭安定位で咬合器に装着した診断用模型での上下歯の位置関係。明らかな ICP との不一致が見られる。

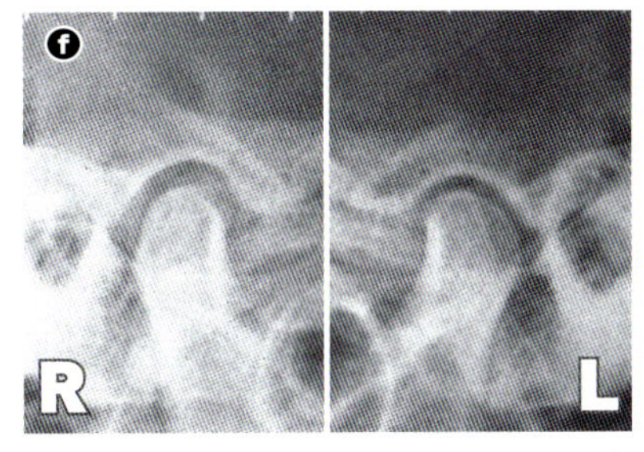

図8-1-3f　この下顎位であれば、顆頭も顎関節の中で偏位のない状態にあることが、中心位・生理的顆頭安定位で撮影した顎関節規格写真からわかる。

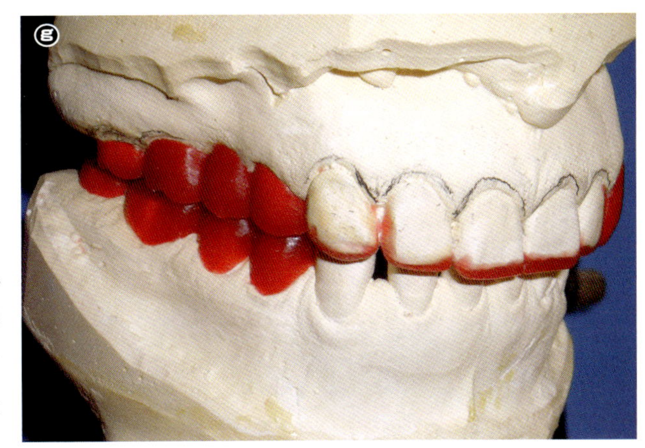

図8-1-3g　診断用模型をすぐに歯科技工士に渡し診断用ワックスアップするのではなく、十分検討したうえで、時には歯科医師が「どこを盛り足せばよいか」などイメージしながらワックスを盛り上げたり調整することが必要である。早期接触の位置では咬合高径が高すぎることが多いため、咬合調整が必要であれば、まず模型上で行い、患者の口腔内で咬合調整を行う歯の順番をシミュレーションしておくことが必要となる。

2．スタディモデルの臨床的活用

臨床的に一般診査用歯列模型でシミュレーションしてみよう（症例１）。

症例 1

図8-2-1a～c　初診時の状態（60歳女性）

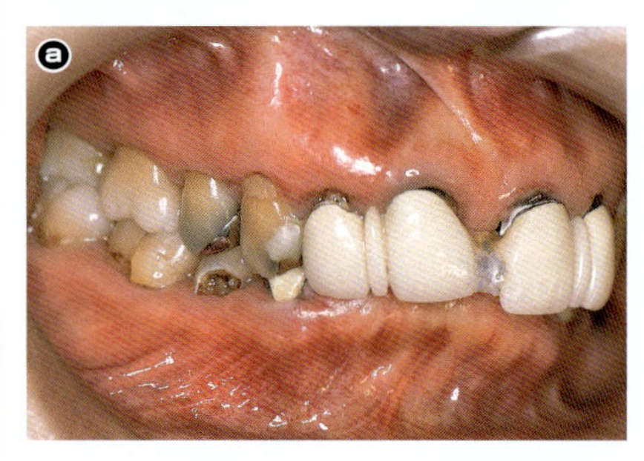

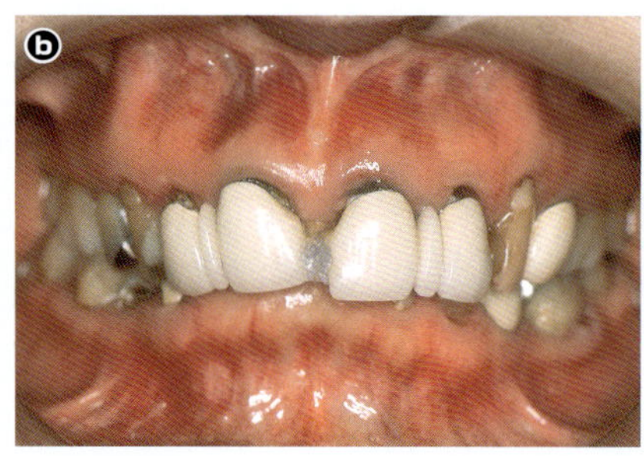

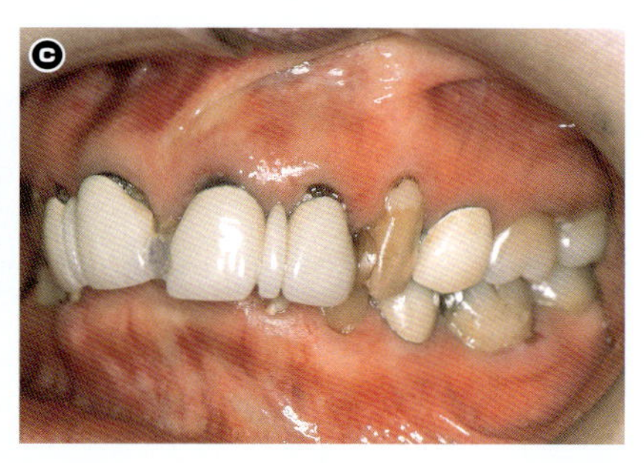

図8-2-1a～c　主訴は前歯の審美性の改善。上顎前歯は何度か修復治療を繰り返していたということであった。左右大臼歯は天然歯でバーティカルストップは確保されているのに、上顎前歯がフレアーアウトしている。現状のICPで咬合の安定が得られていないということである。既存の前歯補綴治療後にクローズドロックが起きた既往があり、その後また前歯がフレアーアウトしてきたという。初診時もTMDの不快症状が著明であった。

図8-2-2a～e　一般診査用歯列模型での診査と疑問点

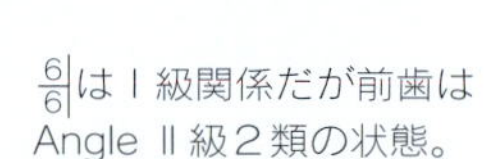

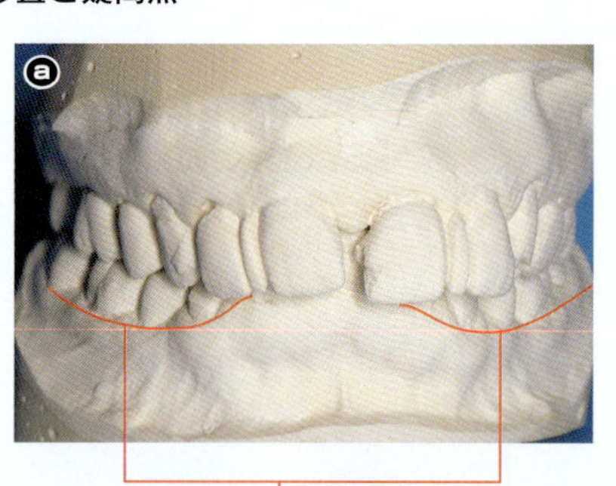

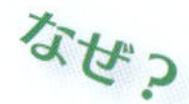

$\frac{6|}{6|}$はⅠ級関係だが前歯はAngle Ⅱ級２類の状態。

図8-2-2a～c　大臼歯は天然歯でバーティカルストップは確保されている。バーティカルストップが確保されているのに、前歯が開いてくる。

なぜこうなったのか？

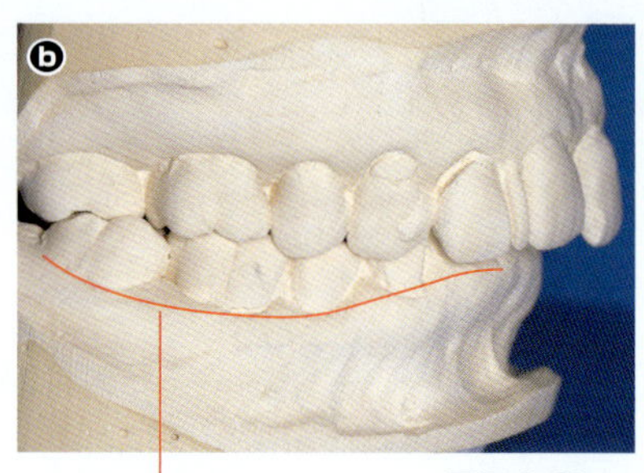

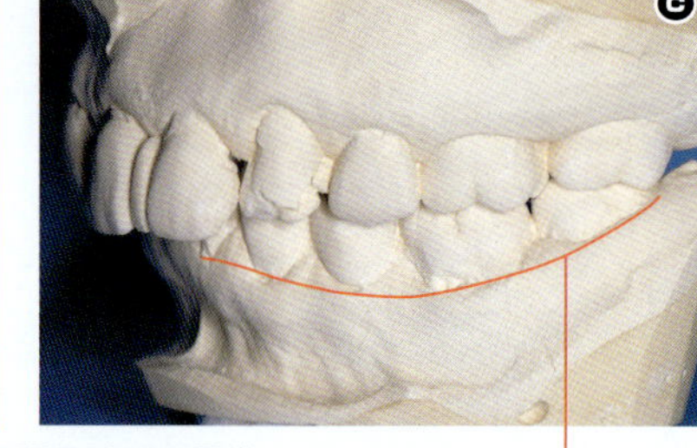

図8-2-2b、c　歯頸ラインの異常。

なぜ？

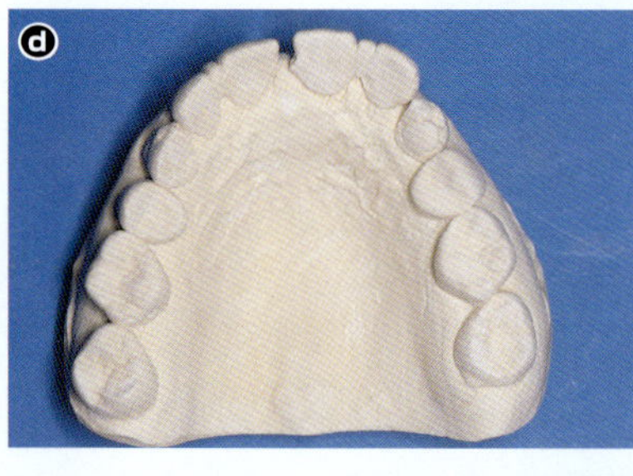

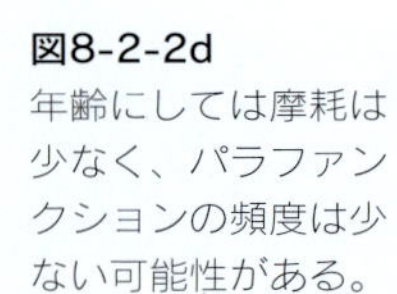

図8-2-2d　年齢にしては摩耗は少なく、パラファンクションの頻度は少ない可能性がある。

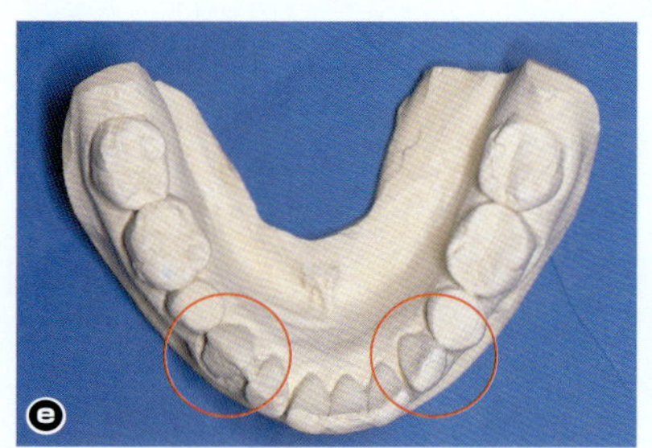

図8-2-2e　$\overline{3|}$の摩耗が著明。$\overline{3|3}$の摩耗量に大差あり。

外骨症はない。

中心位・生理的顆頭安定位で咬合器にマウントしてみよう！
一般診査用歯列模型での疑問事項が解明されるだろうか？

図8-2-3a、b　咬合器に装着した模型

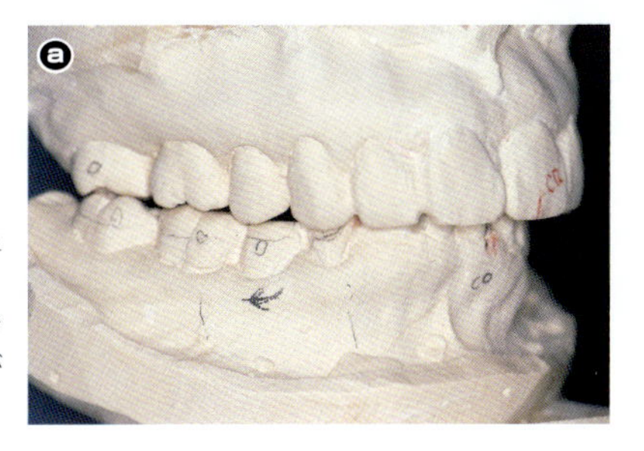

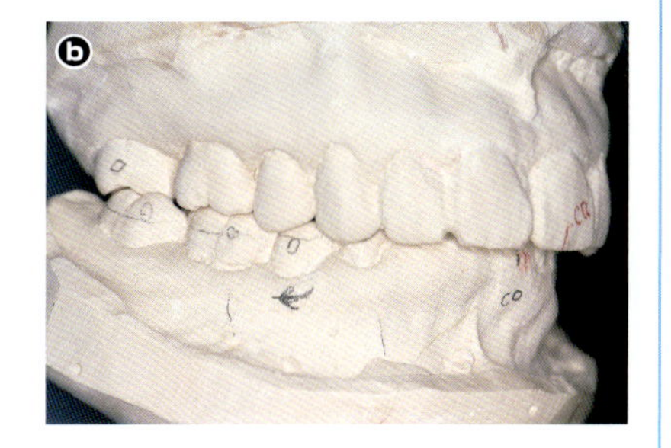

図8-2-3a　中心位・生理的顆頭安定位での上下顎歯の位置関係。
図8-2-3b　下顎は早期接触から摩耗の著明であった3|を軸とし、後方かつ右側へ回転しながら ICP へと偏位していた。

図8-2-4a〜e　スタディモデルならではの観察

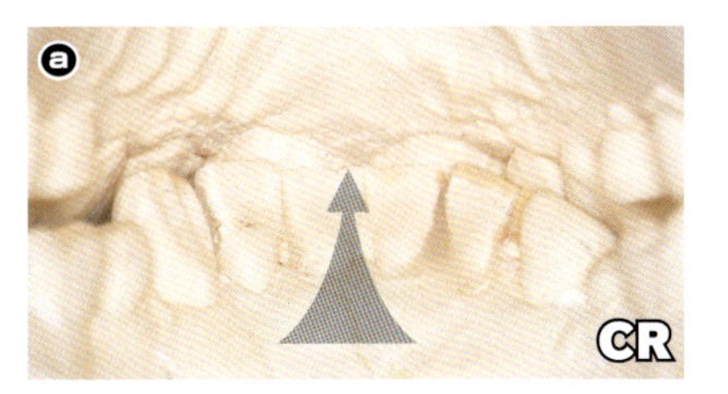

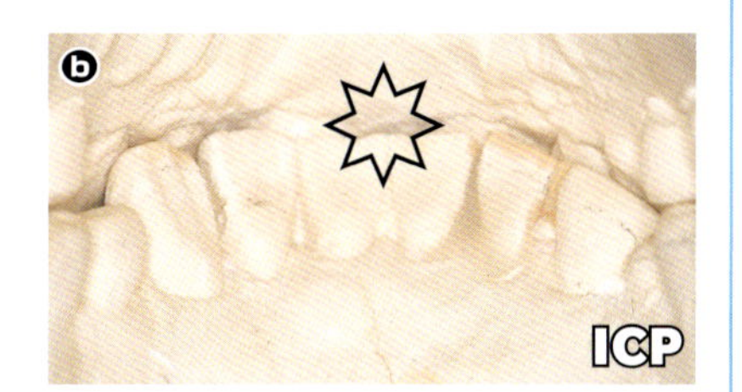

図8-2-4a、b　CR から ICP へのセントリックスライドでのメカニカルストレスが歯間離開を引き起こしていたと判断した。

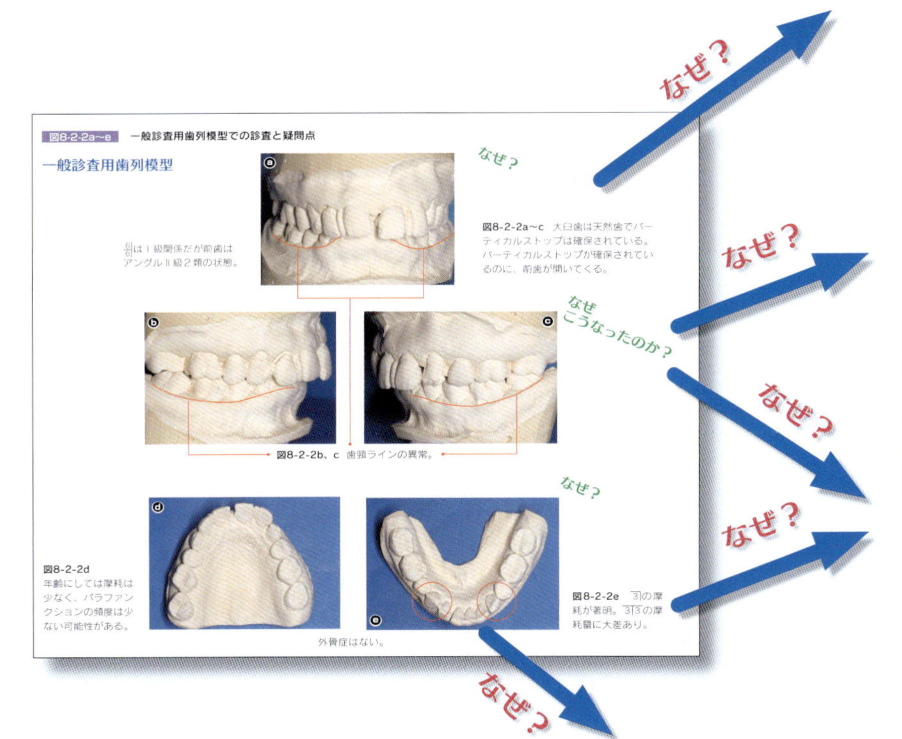

図8-2-2a〜e　一般診査用歯列模型での診査と疑問点

一般診査用歯列模型

6|6は I 級関係だが前歯はアングル II 級 2 類の状態。

図8-2-2a〜c　大臼歯は天然歯でバーティカルストップは確保されている。バーティカルストップが確保されているのに、前歯が開いてくる。

なぜ？

なぜこうなったのか？

図8-2-2b、c　歯頸ラインの異常。

なぜ？

図8-2-2d　年齢にしては摩耗は少なく、パラファンクションの頻度は少ない可能性がある。

図8-2-2e　3|の摩耗が著明。3|3の摩耗量に大差あり。

外骨症はない。

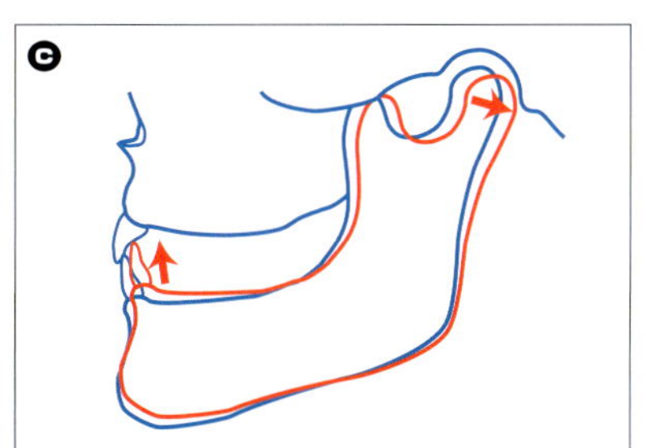

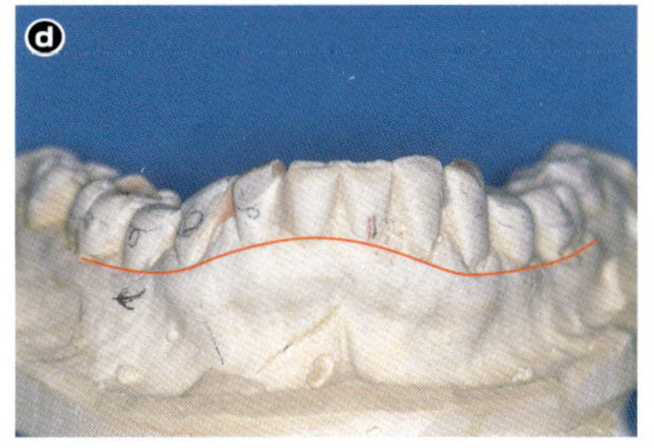

図8-2-4c、d　Angle II 級 2 類の咬合様式とシェーマのような下顎の偏位により、d のように下顎前歯群が挺出していったと考えられる。

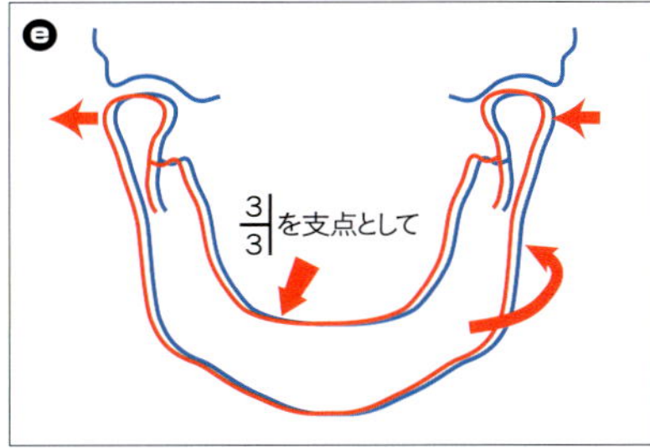

図8-2-4e　下顎の偏位は e のように回転もしており、回転の軸となったため、3|の摩耗が著明に現れたと診断できた。

症例 1 は次ページにつづく

症例1（**図8-2-1～15**）の主訴は、前歯の審美性の改善である。問診によりTMDの問題が認められた（**図8-2-5**）。**図8-2-8a**は既存の補綴装置が来院後まもなく脱離し、急遽現状のICPでプロビジョナルレストレーションを製作した状態である。患者はこの形態（**図8-2-8a**）で満足していた。もし、この症例がTMDの問題もなく、既存の補綴装置も長期に安定していたのであれば、主訴の2 1|1 2のみ補綴治療を計画することも可能であろう。

しかしこの患者は、若いころから上顎前歯の補綴装置の脱離や歯間離開のため再治療を繰り返してきた。臼歯は欠損もなく補綴治療されている歯も少ない。ICPで嵌合させたスタディモデルでは（**図8-2-2**）、咬合支持は保持されているのに、上顎前歯は離開してきた（**図8-2-1b、図8-2-2a**）。

一般診査用のスタディモデルの静的な情報から推測された動的情報には符合性がなく、隠れた咬合の問題の可能性が推測された。さらなる情報を得るため、模型を中心位・生理的顆頭安定位で診査した。中心位・生理的顆頭安定位で咬合器に装着した診断用模型（**図8-2-3、図8-2-4**）から、右側犬歯を軸とするような回転様の下顎の偏位がわかった。**図8-2-4c、e**は下顎の偏位状況である。下顎の偏位状況とスプリント療法による確認から、TMDの問題も、咬合とのかかわりが大きいと判断した。

☞詳細は下記を参照。
・第11章　TMDをともなった症例の補綴治療

この症例は、補綴治療の範囲とTMDの問題から、現状のICPよりも中心位・生理的顆頭安定位で治療を行うほうが、メカニカルストレスがなく長期に維持安定が得られる可能性が高いと考えられた。class III症例であり、補綴治療と矯正治療も含めて咬合再構成治療を行うこととした（**図8-2-6～図8-2-15**）。

症例1　つづき

図8-2-5　**初診時のTMDに関する問診結果**

A. 1.	**大きな口が開けづらいですか**	**はい**	いいえ
2.	**顎がガクガクしてひっかかることがありますか**	**はい**	いいえ
3.	**大きな口を開けすぎて、閉じられなくなったことがありますか**	**はい**	いいえ
4.	**口を開けたり閉じたりするときに、音がするときがありますか**	**はい**	いいえ
5.	食後、顎がだるくなったりしますか	はい	いいえ
6.	**硬いものを噛んだり、大きく口を開けたときに痛みがありますか**	**はい**	いいえ
7.	**耳の奥や、耳の前のあたりが痛むときがありますか**	**はい**	いいえ
8.	ときどき頭痛に悩まされますか	はい	いいえ
9.	顔、顎、喉、こめかみ、頭部になにか症状がありますか	はい	いいえ
10.	痛い歯がありますか	はい	いいえ
B. 1.	あなたは以上の痛みで眠れないことがありますか	はい	いいえ
2.	心配事、不安、不満、神経を使う仕事などによって、それらの痛みはひどくなりますか	はい	いいえ
3.	それらの痛みは日常生活の支障となっていますか	はい	いいえ
4.	なにか鎮痛剤を服用していますか	はい	いいえ
5.	なにか神経安定剤を服用していますか	はい	いいえ
C. 1.	誰かに歯軋りをするといわれたことがありますか	はい	いいえ
2.	**噛みしめ癖がありますか**	**はい**	いいえ

図8-2-5　TMDの問診表では多くの問題が認められたが、患者本人は歯科との関連を考えず主訴としては訴えていなかった。腫瘍など他の疾患の心配をしていた。症例によっては内科や他科の受診を先に進めることもあるが、この症例は問診表から顎機能面の「はい」がほとんどであったため、TMDの治療を始めることにした。

図8-2-6 術前の顎関節規格写真

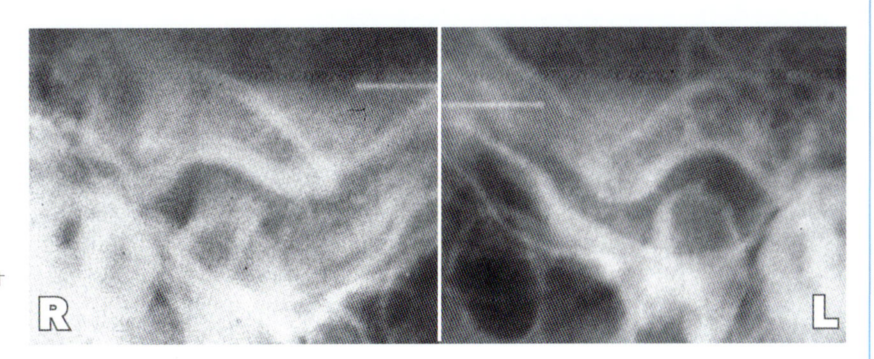

図8-2-6 偏位ならびに顆頭上方にオステオファイト(骨の増殖)が認められた。しかし、エックス線写真のみで確定はできない。

図8-2-7a、b 顆頭のオステオファイトの原因の推測

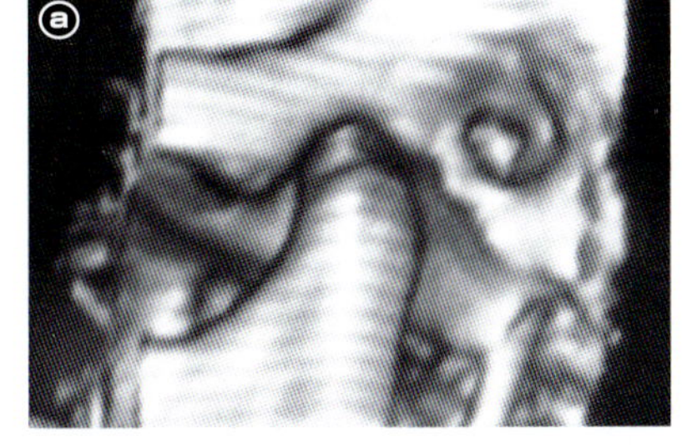

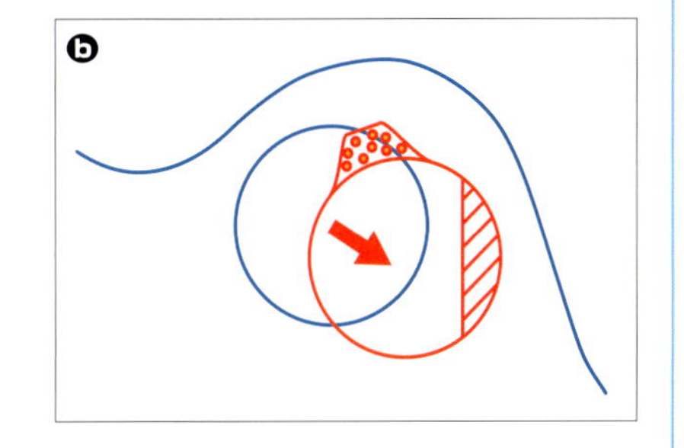

図8-2-7a、b CTの3D画像でオステオファイトを確認した(a)。図8-2-4cと図8-2-7bのシェーマで示すように、生体の適応反応による進行性のリモデリングであると思われる。

図8-2-8a、b TMDのスプリント療法と治療計画

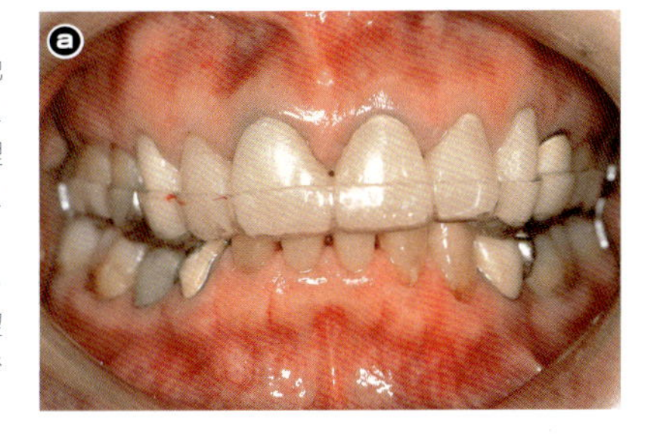

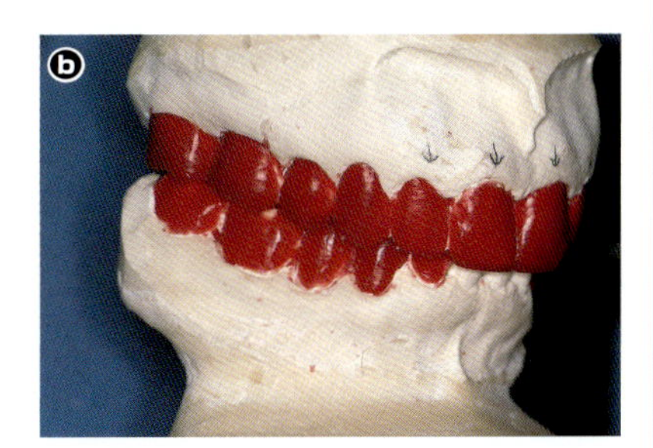

図8-2-8a、b 来院後、既存の補綴装置が脱離し、現状のICPで急遽プロビジョナルレストレーションを装着し、TMD治療のため生理的顆頭安定位でスプリントを製作した(a)。スプリントを装着しているとTMD症状はよくなり、しばらく外しているとぶり返すということで、スプリントの位置で咬みたいと希望された。よって中心位・生理的顆頭安定位での補綴治療を計画した。

図8-2-9a～d オーバーレイでの咬合高径の検討

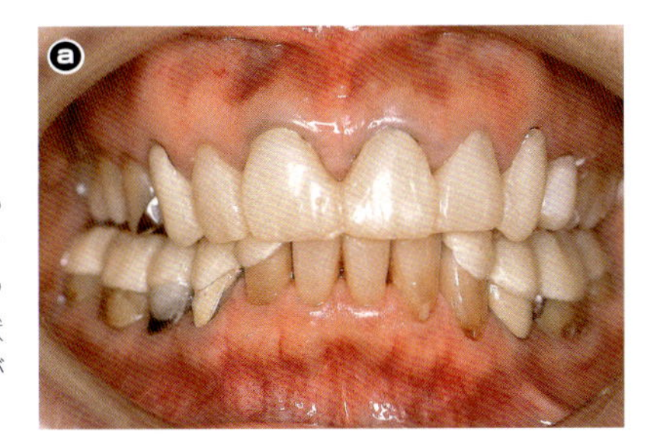

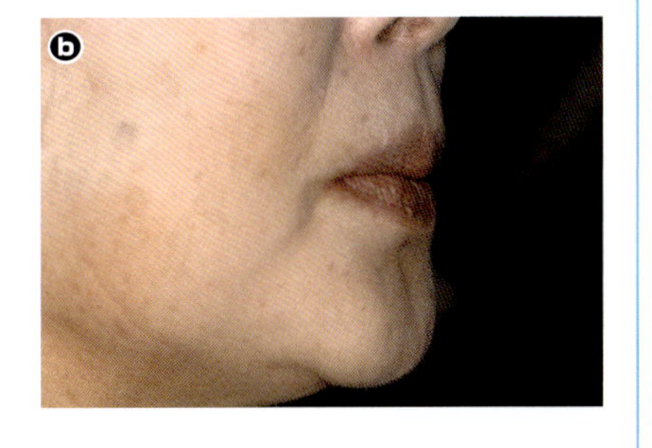

図8-2-9a、b TMDの症状が「咀嚼機能時も快適」と患者が希望する位置は、ワックスアップで計画した咬合高径よりも高い位置であった。咀嚼時の顎関節部が快適な位置はこの状態だが、顔貌から判断すると口唇周囲の筋が緊張しており、非生理的であると判断された。

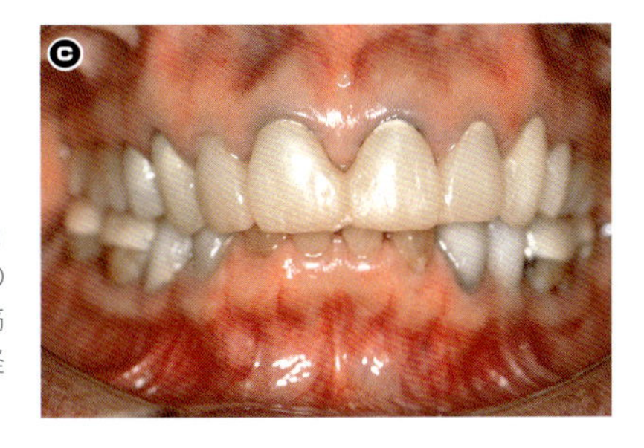

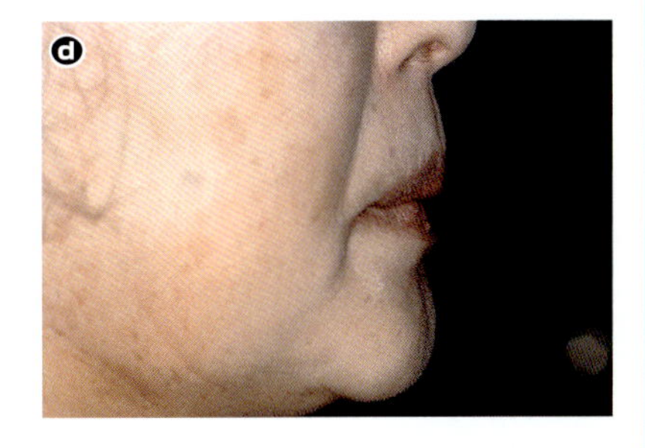

図8-2-9c、d プロビジョナルレストレーションで生理的下顎位を維持しつつ、徐々にTMDの症状を確認しながら低く戻し、顎関節・筋肉・咬合(歯)が生理的と判断できる咬合高径を模索した。

図8-2-10a、b　クラウンレングスニング

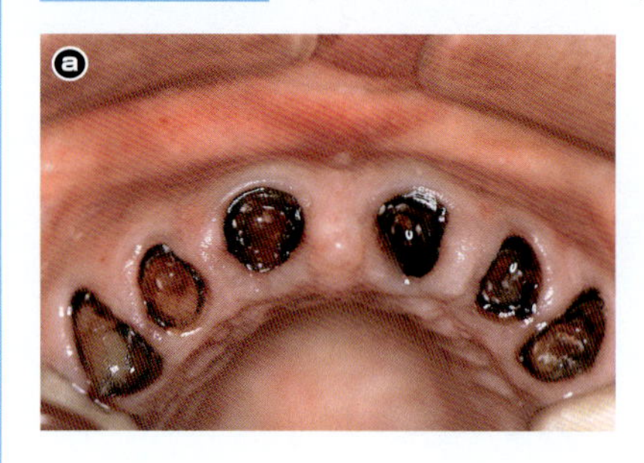

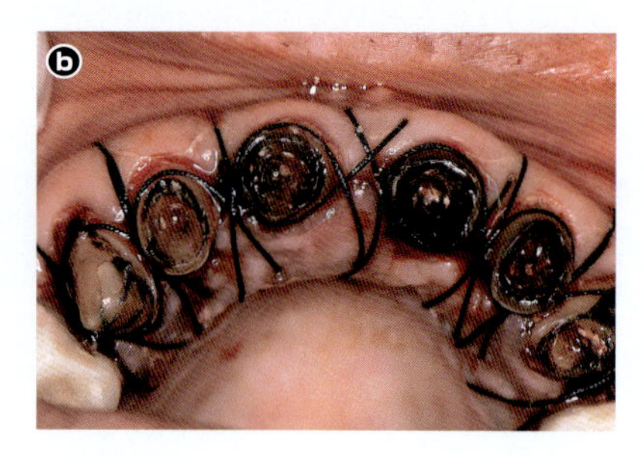

図8-2-10a、b　歯肉縁下う蝕は外科的臨床歯冠長延長術にて対処した。

図8-2-11a、b　トゥースポジションの改善

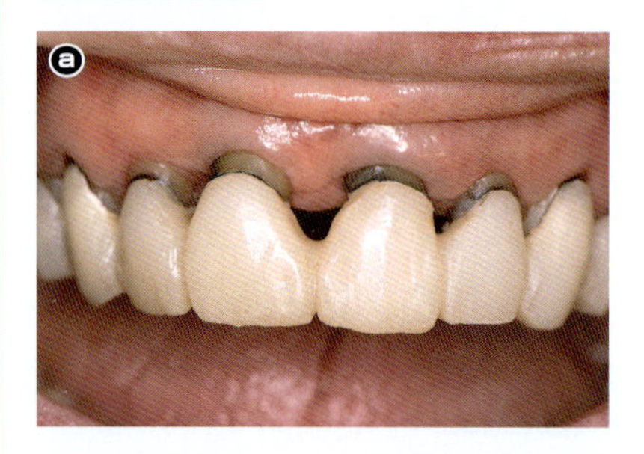

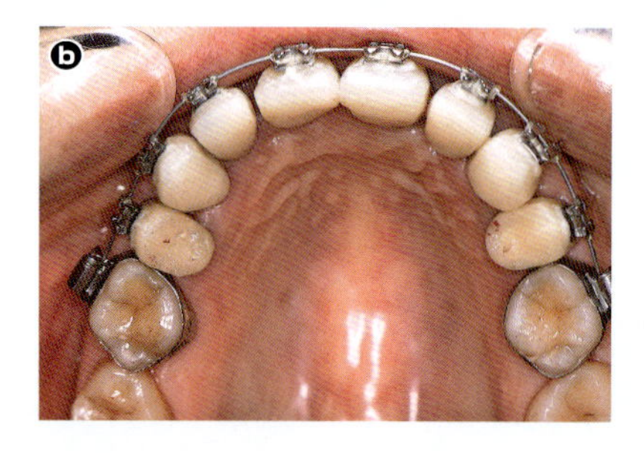

図8-2-11a、b　歯周外科後の歯肉の安定を待ち(**a**)、プロビジョナルレストレーションのマージンを整え、矯正治療を行った(**b**)。

図8-2-12a、b　プロビジョナルレストレーションでの最終検討

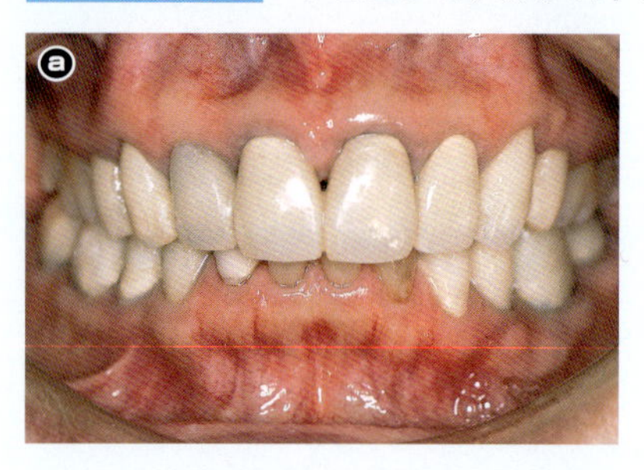

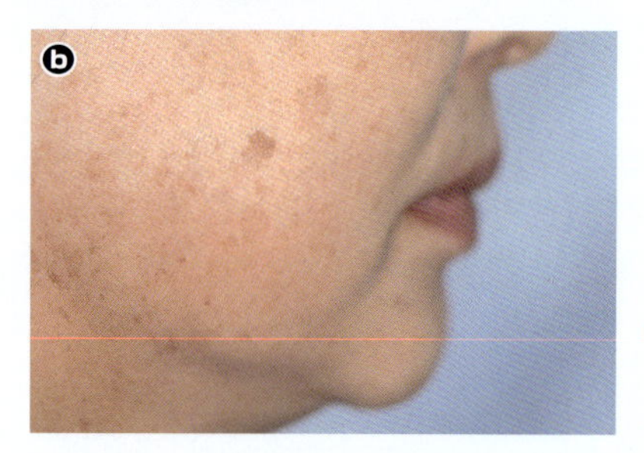

図8-2-12a、b　矯正治療後のプロビジョナルレストレーション装着時の状態(**a**)。口唇周囲の筋の緊張もなく、良好である(**b**)。

図8-2-13a～d　術後

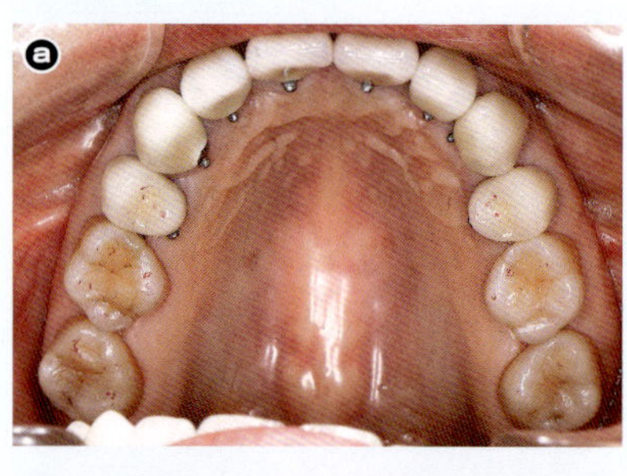

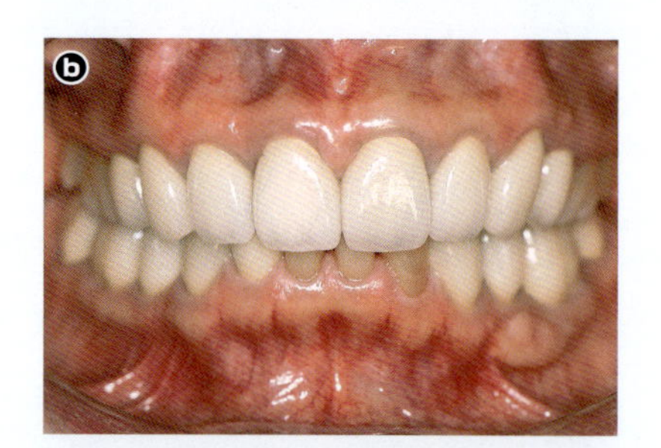

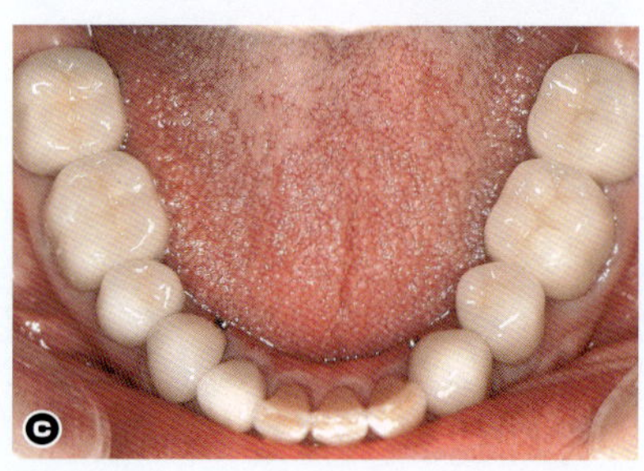

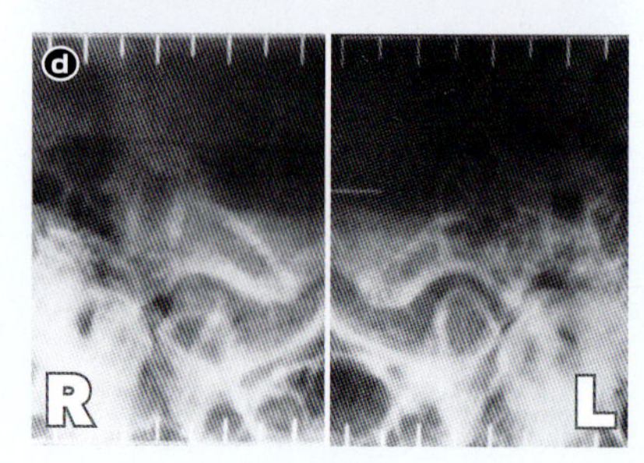

図8-2-13a～d　術後の口腔内状況(**a～c**)と、顎関節規格写真(**d**)。

図8-2-14a、b　術前後のエックス線写真の比較

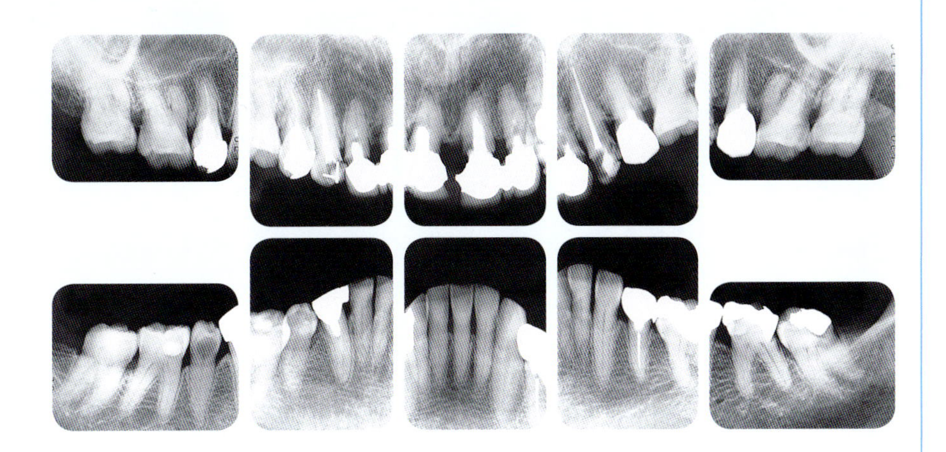

図8-2-14a　初診時のエックス線写真。

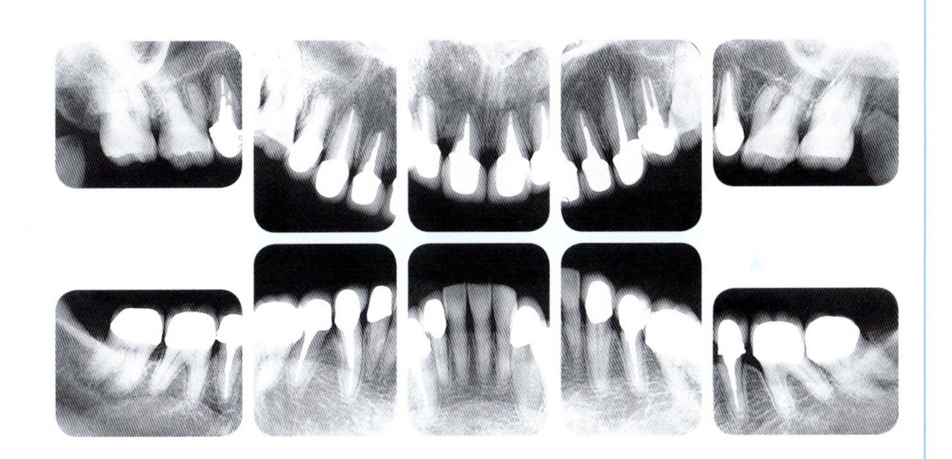

図8-2-14b　治療後のエックス線写真。

図8-2-15　治療後の TMD に関する問診結果

A. 1. 大きな口が開けづらいですか	はい	**いいえ**
2. 顎がガクガクしてひっかかることがありますか	はい	**いいえ**
3. 大きな口を開けすぎて、閉じられなくなったことがありますか	はい	**いいえ**
4. 口を開けたり閉じたりするときに、音がするときがありますか	はい	**いいえ**
5. 食後、顎がだるくなったりしますか	はい	**いいえ**
6. **硬いものを噛んだり、大きく口を開けたときに痛みがありますか**	**はい**	いいえ
7. 耳の奥や、耳の前のあたりが痛むときがありますか	はい	**いいえ**
8. ときどき頭痛に悩まされますか	はい	**いいえ**
9. 顔、顎、喉、こめかみ、頭部になにか症状がありますか	はい	**いいえ**
10. 痛い歯がありますか	はい	**いいえ**
B. 1. あなたは以上の痛みで眠れないことがありますか	はい	**いいえ**
2. 心配事、不安、不満、神経を使う仕事などによって、それらの痛みはひどくなりますか	はい	**いいえ**
3. それらの痛みは日常生活の支障となっていますか	はい	**いいえ**
4. なにか鎮痛剤を服用していますか	はい	**いいえ**
5. なにか神経安定剤を服用していますか	はい	**いいえ**
C. 1. **誰かに歯軋りをするといわれたことがありますか**	**はい**	いいえ
2. 噛みしめ癖がありますか	はい	**いいえ**

図8-2-15　Aの6は、硬いものを長時間咬み続けるようなことをすると気になるときもあるということであったが、患者が希望していた咬合高径には顔貌の不調和もありできなかったことと、顆頭の変形を考慮すると、無理からぬ反応であろうと判断できる。

図8-3-1a、b　咬合器に装着していない模型

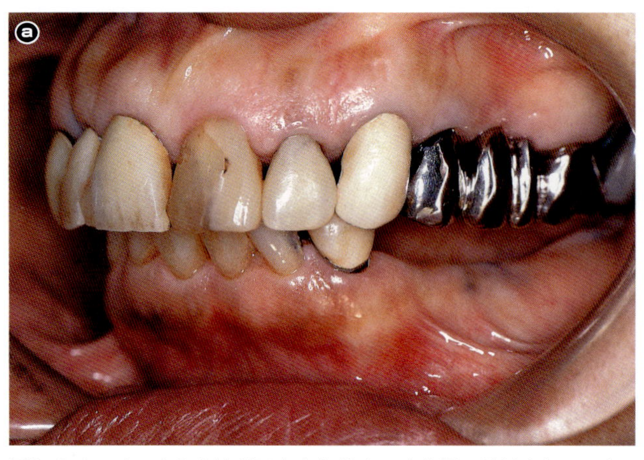

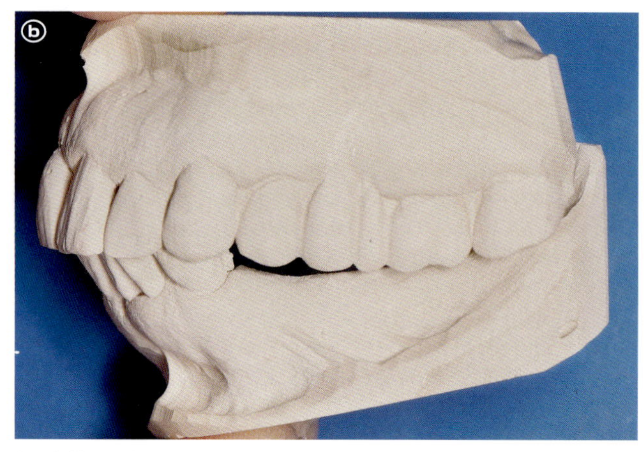

図8-3-1a、b 咬合支持が不安定な場合、咬合器に装着されていない模型では、生体と異なる位置づけとなることもある。この状態で手指で模型を動かしてみても、一対となって動く複雑な顎関節の動きは再現できない。これでは正確な診断はできない。

図8-3-2　フェイスボートランスファーの意義

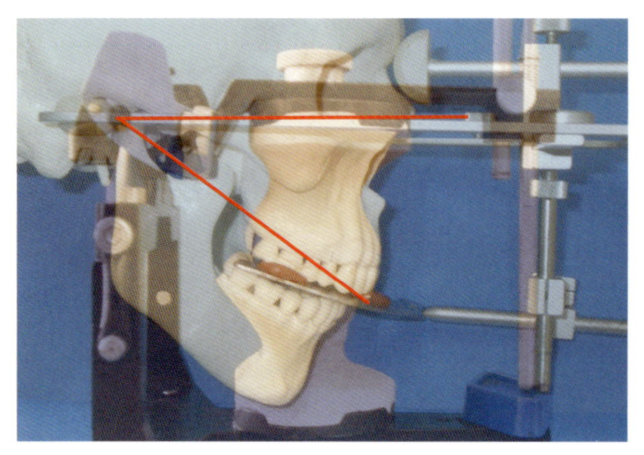

図8-3-2 スタディモデルを生体と同様に位置づけするために、フェイスボートランスファーを行う。

3．咬合器に模型を装着する意義

咀嚼運動は、下顎が動くことで営まれるのはいまさらいうまでもないことだが、『顎関節と下顎骨、歯列、歯の位置関係と、下顎がどのように動くか』が再現できずに、口腔機能を正確に診査することはできない。生体に近い状態に再現することで、診査や補綴装置の製作がより正確にできるのである。歯列模型を咬ませてみても、歯で位置づけされた状態だけである。生体での位置づけと異なることもある（**図8-3-1**）。手に持って動かしても、それは一対となっている顎関節の複雑な動きや規制に従った動きを再現していない。スタディモデルを生体に近い状態に位置づけし（**図8-3-2**）、下顎の動きが再現できる状態ではじめて可能となる診断事項がある。

咬合器は解剖学的咬合器と非解剖学的咬合器に大別されるが、診査に用いるのは解剖学的咬合器で、下顎の限界運動の前方顆路・側方顆路、イミディエイトマンディブラートランスレーション（イミディエイトサイドシフト：下顎の側方運動時の非作業側顆頭の正中方向への移動）などの調節

図8-3-3　**非調節性咬合器の欠点**

図8-3-3　生体との異なる位置づけや閉口路の半径が異なる場合、生体では起こらないところで接触（早期接触）を生じ、誤った診断をする可能性がある。

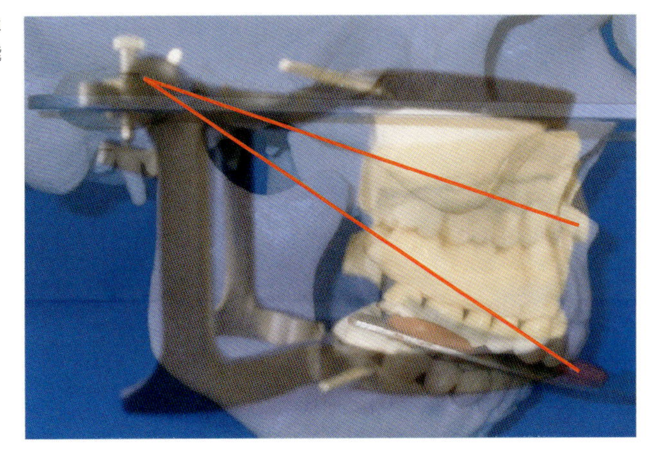

図8-3-4a〜e　**半調節性咬合器での模型診査と臨床症状の符号**

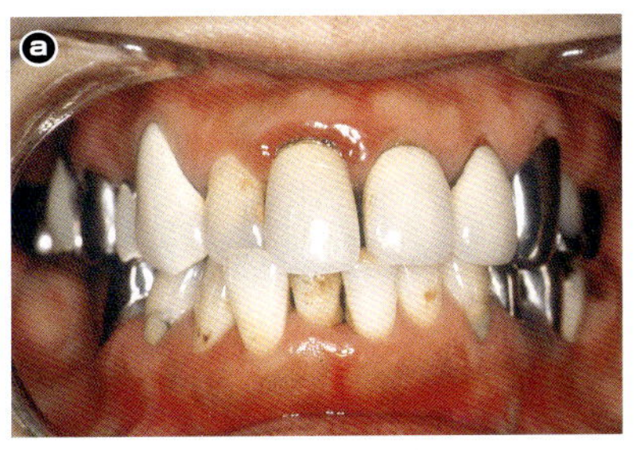

図8-3-4a　ICP の状態。1|はセントリックスライド（**b**）のメカニカルストレスで炎症が増長していた。

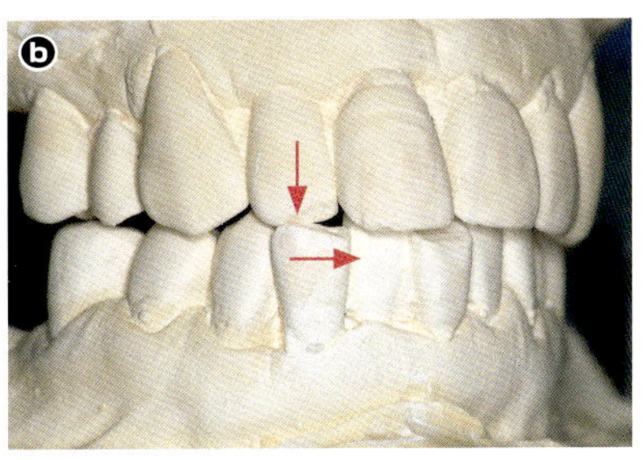

図8-3-4b　早期接触（↓）からファセットに沿うように左側（→）に偏位していた。

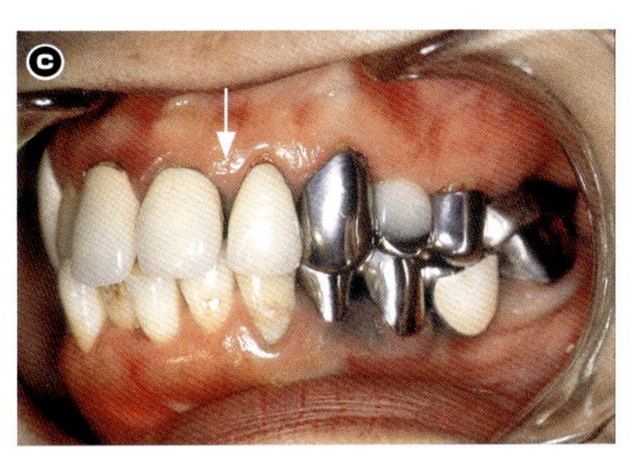

図8-3-4c　セントリックスライドを受け止める側の|1 2間は離開していた（↓）。

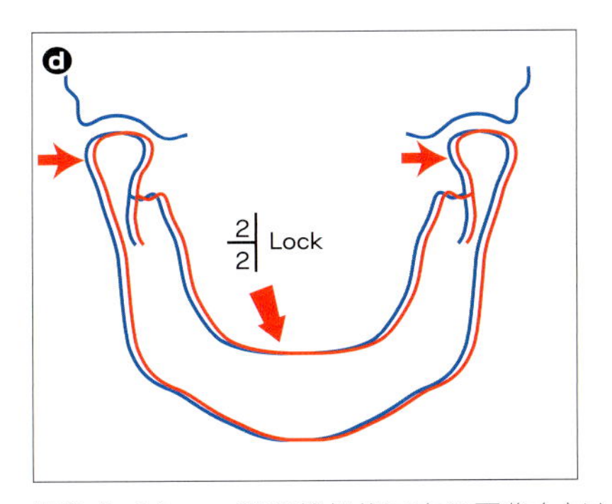

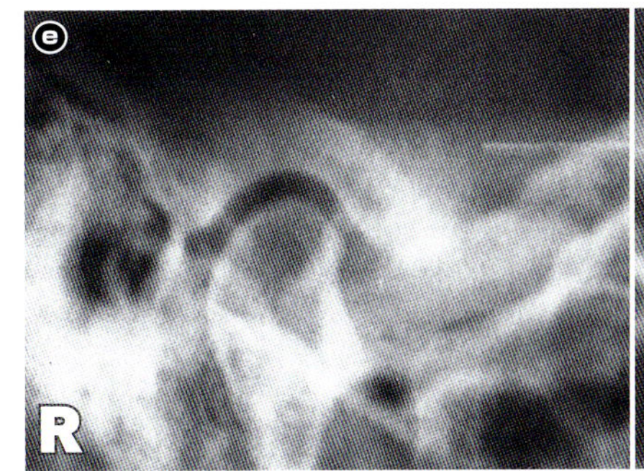

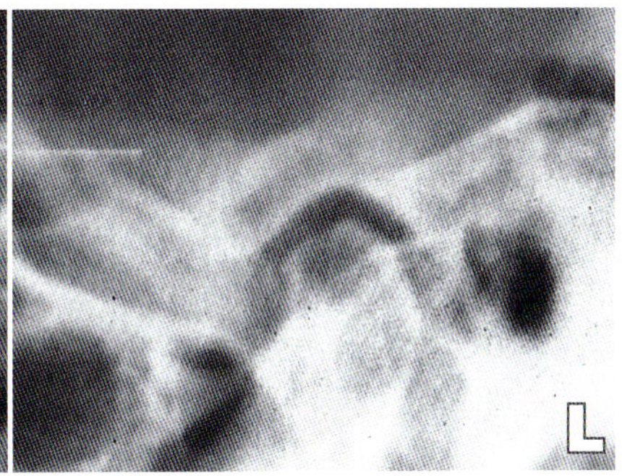

図8-3-4d、e　顎関節規格写真の画像（**e**）は側方からの照射であるため、シェーマ（**d**）で示すような側方への偏位はとらえることはできない。診断用模型でなくては得られない情報である。

機構を有する半調節性咬合器である。下顎位や咬合を診断するには、咬合器上の歯列模型と顎関節の関係、すなわち顆頭と上顎歯列の距離と位置ができるだけ生体と同様に再現されていることが重要である。そのためにフェイスボートランスファーという作業を行う必要がある。顆頭と歯列の距離が正確に再現されていなければ、閉口路の半径が生体と異なり生体では起こらないところに接触（早期接触）が生じ、誤った診断をすることになる（**図8-3-3**）。そして、**マッシュバイト**（ICP・最大咬頭嵌合位でのバイト）ではなく、**CR バイト（セントリックバイト）**（中心位・生理的顆頭安定位でのバイト）を採得し、下顎を咬合器に装着しなければ、生理的状態の咬合の診査をすることは困難であろう。診断用模型と臨床症状の符号性を確認した 1 症例を**図8-3-4**に示す。

☞**詳細は下記を参照**
- **第３章　咬合補綴治療のための診査事項**
- **第７章　中心位の定義と生理的顆頭安定位の解釈**

4．咬合器の選択

咬合器の使用目的は、咬合診断とそれに基づく治療計画の立案、口腔内での調整の少ない補綴装置の製作である。精度の高い咬合器とは、頭蓋骨と両顎関節と歯列の関係を生体と同様な位置づけで再現でき、前方運動や側方運動時の顆頭の動き（顆路）がより生体に近いものである。

4-1　計画している補綴治療の範囲により咬合器を選択する

第２章に記した治療の分類 class Ⅰ・Ⅱの症例の診断に、精密な咬合器を使用する必要性はまれである。顎口腔系に問題もなく１本の歯、または1/3顎以内の小範囲（犬歯を含まない）の補綴治療のために、精密な咬合器を使用する必要があるかといえば、No である。簡単な咬合器上で製作し、口腔内で調整するほうが合理的である。

しかし class Ⅱ症例であっても、インプラント治療や TMD など顎口腔系に問題を有している場合は、診査・診断において咬合器での模型診査をしたいものである。なぜ歯が喪失するに至ったか、また TMD の問題が咬合に起因するものかどうかを確認するためにも、咬合器に装着した診断用模型での診査・診断を行う有用性は臨床を通して実感するものである。class Ⅲ・Ⅳ症例では、咬合器上での診断や補綴装置の製作は必須と考えられる。

4-2　使用する咬合器の再現可能限界を知る

咬合器にはさまざまな種類があるが、その咬合器が備えている調整機構により、下顎運動の再現可能な範囲が決まり、それに応じた適応が決まる（**図8-4-1**）[2]。

１）非調節性咬合器（図8-4-2）

もっとも単純な開閉口運動と咬合高径を保持するだけの機能のみを持つ咬合器の総称である。臼歯部が即時離開型のアンテリアガイダンスを有している患者で、ICP が安定している症例に限られる。

２）半調節性咬合器（図8-4-3）

ブリッジから咬合再構成治療まで、使用範囲は大きい。また種類も豊富で、全調節性に匹敵する下顎運動再現能力を有しているものもある。正しく使用すると口腔内での調整は少ない。

３）全調節性咬合器（図8-4-4）

操作の煩雑さと長時間の操作時間および高価であるなどの問題があるが、患者固有の咬合をもっとも忠実に再現することができる。

図8-4-1　**各種咬合器の再現可能域**

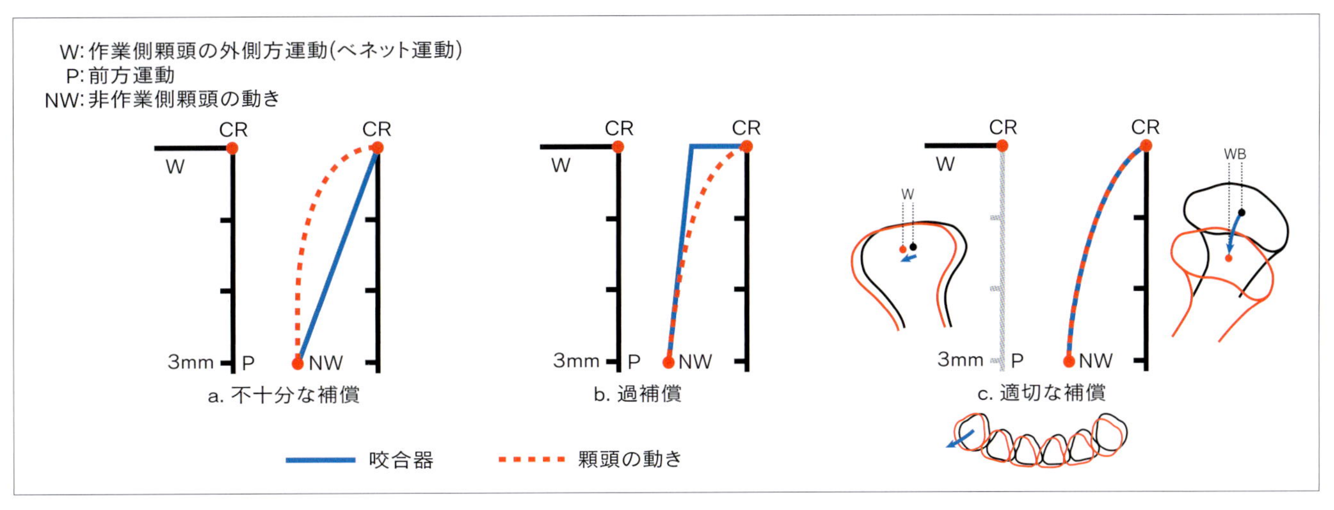

図8-4-1　作業側顆頭の運動は主に外側方向だが(図中W)、平衡側の顆頭の運動は彎曲を描く(図中NW)。cを実際の生体の平衡側の顆路とすると、aの直線的運動路の咬合器では生体の運動を十分に再現できず、口腔内で補綴装置を調整する際に臼歯部に干渉を引き起こす可能性がある。bは干渉を引き起こさないよう過剰に運動させるように設定された過補償タイプの咬合器である。

図8-4-2　**非調節性咬合器**

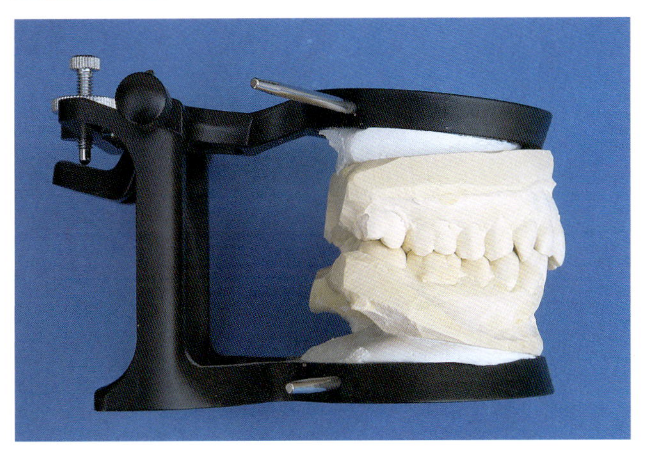

図8-4-2　非調節性咬合器。

図8-4-3　**半調節性咬合器**

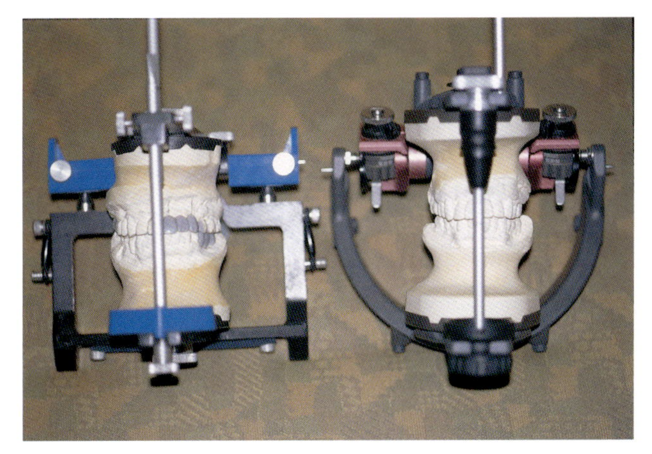

図8-4-3　半調節性咬合器(パナデント社のパナデント咬合器とKaVo社のEWLのプロター7咬合器)。広範囲の補綴装置の製作には、臨床上半調節性咬合器の使用度が高く、口腔内での調整量も少ない。

図8-4-4　**全調節性咬合器**

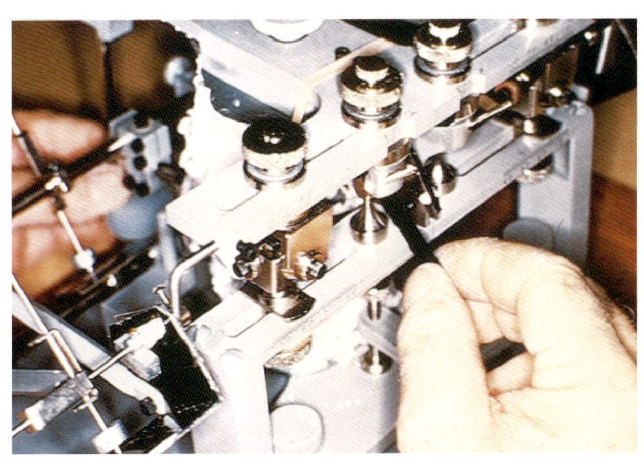

図8-4-4　全調節性咬合器は正確に下顎の可動域を再現するが、チェアータイムが長く、調節も複雑で日常臨床に簡便に使用するという点では非現実的である[2,3]。

現在、日常臨床において全調節性の咬合器の使用はほとんどなく、半調節性咬合器までが一般的である。筆者らが高い頻度で使用しているのはパナデント社のパナデント咬合器と、KaVo 社のプロター７咬合器である(**図8-4-3**)。パナデント咬合器はスターティングポイントであるセントリックの保持機構がしっかりしていることと、信頼できるデータおよび研究をもとに咬合を三次元的に解明し、統計学的に分類されたアナログを有していることが特徴である。そして、このアナログを選択することにより、半調整性咬合器でありながら全調節性咬合器同様の再現範囲を可能にしている。以下にパナデント咬合器について詳しく述べてみる。

5．パナデント咬合器

下顎運動には相似点が多く、形態的には大小の差はあるものの、一定で同形を有することが研究により解明されている。その運動パターンの主な相違点は、イミディエイトマンディブラートランスレーション(イミディエイトサイドシフト)の量と前方および側方限界運動路の傾斜である(**図8-5-1**)。そのためパナデント咬合器では、その運動パターンをイミディエイトマンディブラートランスレーション量の大小に分類している。曲線的ベネット運動、ベネット角、前方・側方限界運動、イミディエイトマンディブラートランスレーションの三次元的運動を再現したアナログを統計学的に分類(**表8-5-1**)することにより、咬合調整を簡便にさせ、患者固有の顎運動それぞれに応じてモーションアナログを選択することができる(**図8-5-2**)。

また、左右のイミディエイトマンディブラートランスレーションに相違があっても、それぞれに応じたアナログが使用可能になっている。モーションアナログのプログレッシブアングルは7.5°に設定してある。このアナログの形態は信頼できる研究に基づいており、これがパナデント咬合器の最大の特徴である。モーションアナログの使用により、半調節性咬合器でありながら全調節性咬合器と同様の再現性が可能になっていることは、他の咬合器に比較して優位性を持つ。

フェイスボートランスファー後、上顎模型を咬合器にマウントする際にバイトフォークアッセンブリーのみを取り外し操作することができる。操作上とても簡便であり、バイトフォークアッセンブリーさえ２～３個保有していれば、フェイスボートランスファーの患者がアポイントメントで重なっても、フェイスボーは１つで十分である(**図8-5-3**)。

図8-5-1　顎運動軌跡の三次元的解明[4~6]

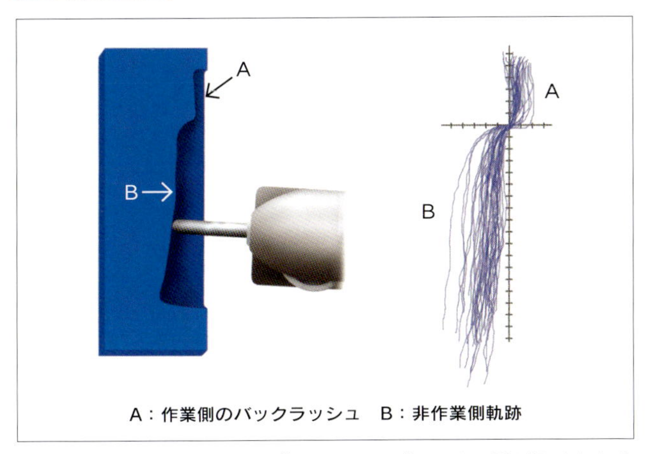

図8-5-1　50名の被験者のプラスチックブロックに彫り込まれた非作業側軌跡の水平面観。モーションアナログのフォッサにデュプリケートされてる。（参考文献6より作図）

表8-5-1　顎運動軌跡の解明と統計

millimeters per side	.25	.5	1	1.5	2	2.5
percent (%) of patients	2	15	52	21	8	2

表8-5-1　６段階に分けたイミディエイトマンディブラートランスレーション（イミディエイトサイドシフト）それぞれが占める患者の割合。これによれば、0.5～1.5mm のあいだに90%が存在していることがわかる[2, 3]。

図8-5-2a、b　パナデント咬合器の特徴

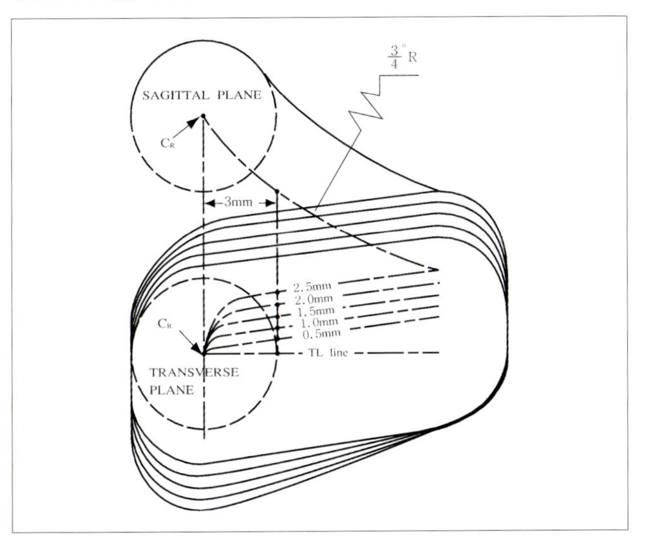

図8-5-2a　パナデント咬合器は、プログレッシブアングルを7.5°とし、イミディエイトサイドシフトの量により各運動路を統計的に三次元的に解析し、全調節性に匹敵する精度のアナログが開発されている。（参考文献2、3より作図）

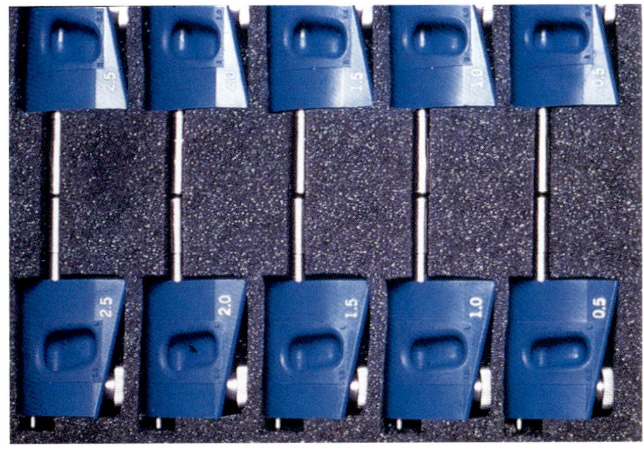

図8-5-2b　パナデント咬合器のモーションアナログは0.5～2.5mm まで、0.5mm 刻みで用意されている。ボックス内にトータルサイドシフトの形態が三次元的に表現されている。これにより全調節性咬合器に近似した意味合いを有している。

図8-5-3a～c　バイトフォークアッセンブリーによる上顎模型のマウント

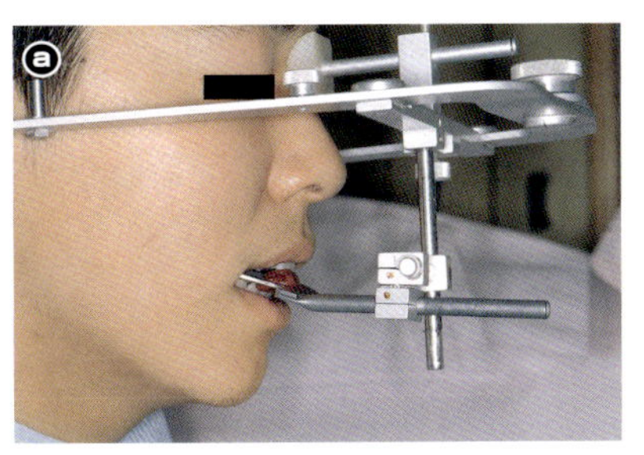

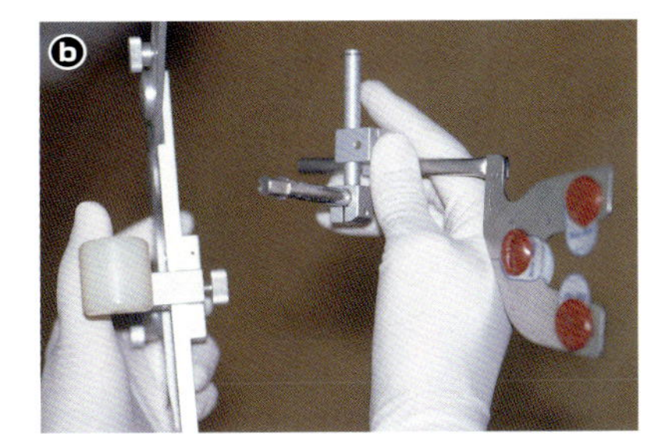

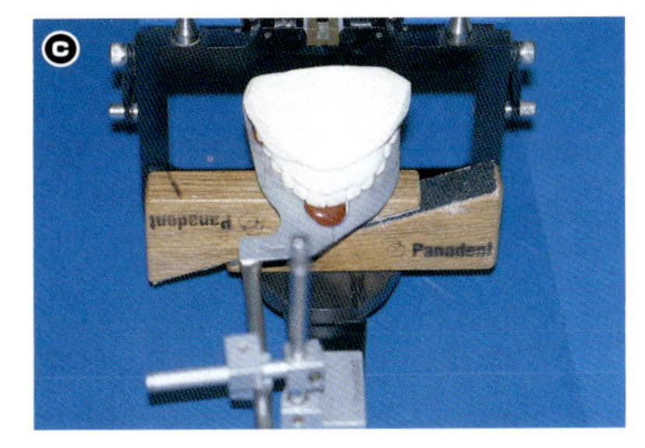

図8-5-3a～c　フェイスボートランスファー終了後、フェイスボーを患者から取り外し（a）、バイトフォークアッセンブリーを取り外す（b）。バイトフォークポストをマウンティングフィクスチャーの穴に入れ、６角レンチでネジを締める。キャストサポートはバイトフォークの下に置く（c）。上顎模型、次に CR バイトを上下顎歯に咬ませて、下顎模型を石膏で固着する。

図8-5-4a〜f　**簡便法による、顆路角とイミディエイトマンディブラートランスレーションの量の確認**

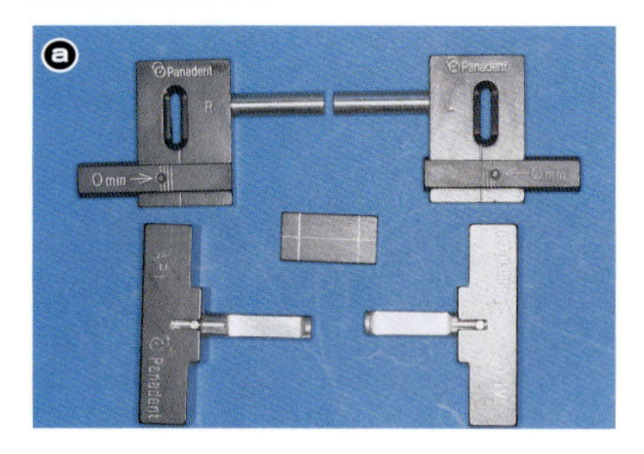

図8-5-4a　顆路角、イミディエイトマンディブラートランスレーションの量を確認するシステムと、後述するCPIシステムの各部品。

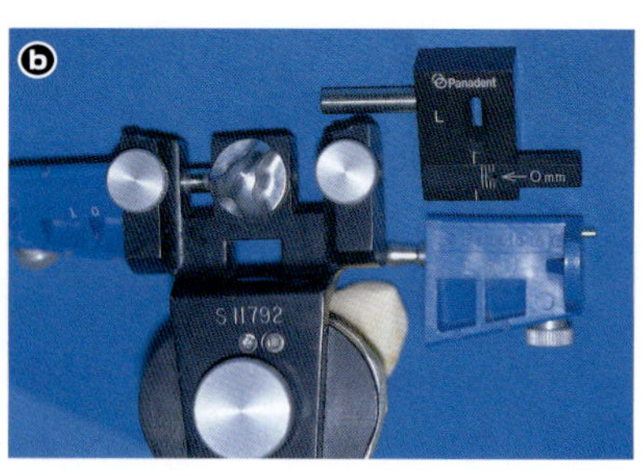

図8-5-4b、c　上顎フレームからモーションアナログを外し、アナログセレクターを上顎フレームにつける（**b**）。右のアナログセレクターでは、左側方運動でのチェックバイトを模型に介在させる（**c**）（左のアナログセレクターでは、右側方運動でのチェックバイトを模型に介在させる）。

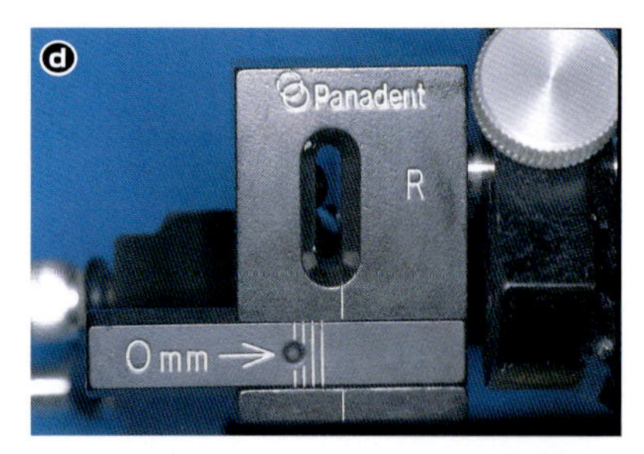

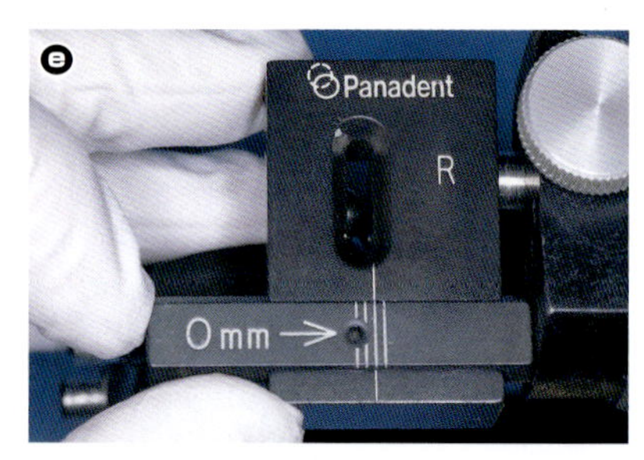

図8-5-4d、e　アナログセレクターがコンダイラーエレメントに接触しているのを確認し（**d**）、アナログセレクターのベネットスクリューを咬合器に押し接触させる。ベネットスクリューの目盛りは1mm単位で、イミディエイトマンディブラートランスレーションの量を示す（**e**）。左右側それぞれ同様の操作で行う。

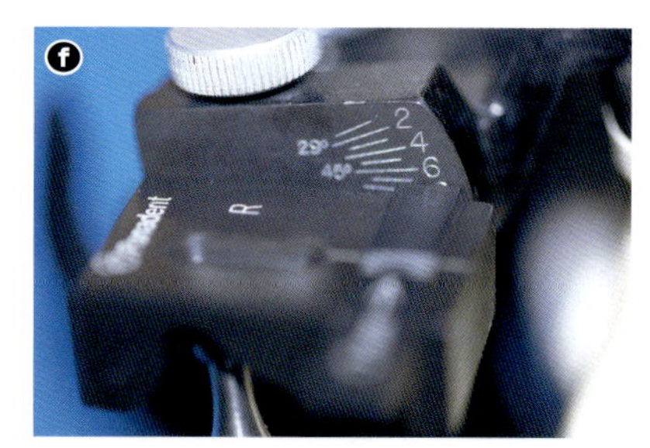

図8-5-4f　アナログセレクターをそっと離し、コンダイラーエレメントに接触し止ったところの目盛りを読み、顆路角を得る。

また、口腔内で記録した側方チェックバイトを利用した顆路角の確認、アナログセレクターでのイミディエイトマンディブラートランスレーション（イミディエイトサイドシフト）の量の確認などを簡便に行うシステムがある（**図8-5-4**）。

さらにアキシスポジションインディケーターシステムにより、左右顆頭の偏位方向や量をグラフペーパーのシートに印記し確認できることは、診断においておおいに有意義である（**図8-5-5**）。

図8-5-5a～i　CPI システムによる下顎の偏位の診断

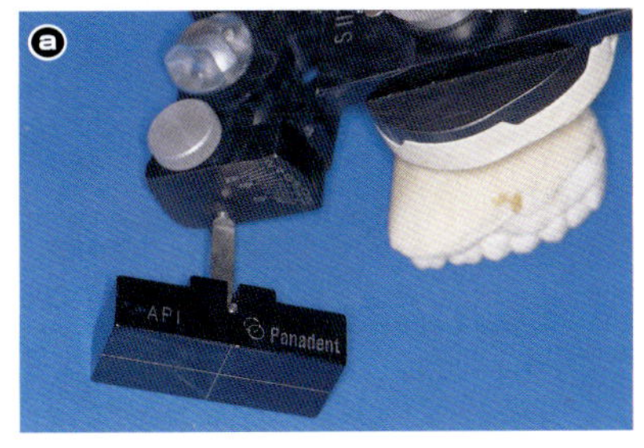

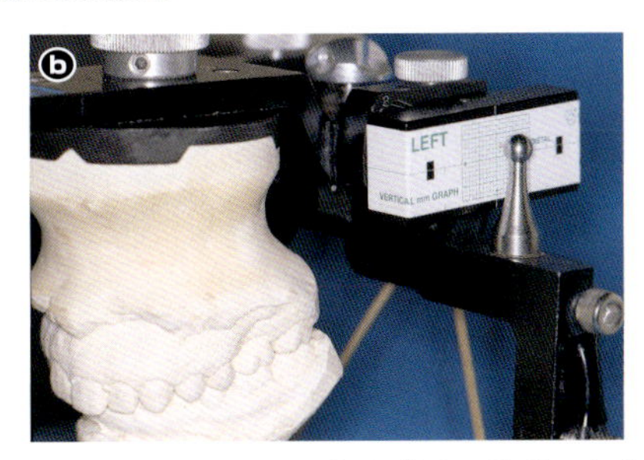

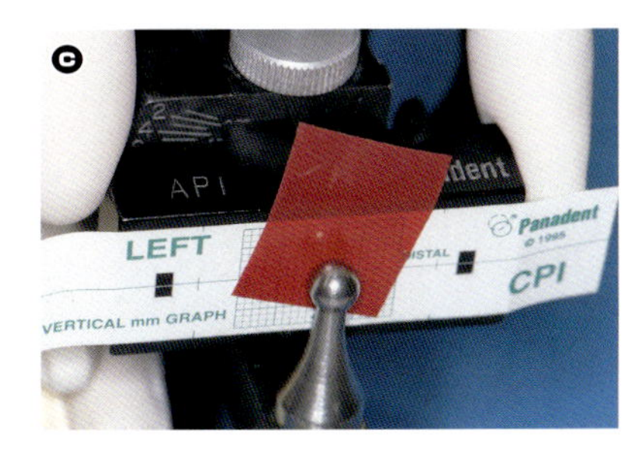

図8-5-5a～c　モーションアナログを外した上顎フレームにバーティカルグラフサポートを入れ替え、下顎の偏位を見る（**a**）。事前にバーティカルグラフペーパーのパッキングシートを貼っておいて（**b**）、上顎フレームに固定する。模型に ICP バイトを介在させ、バーティカルグラフサポートとコンダイルエレメントの間に青の咬合紙を入れ印記する（**c**）。次に CR バイトを介在させ、赤の咬合紙で同様に印記する。

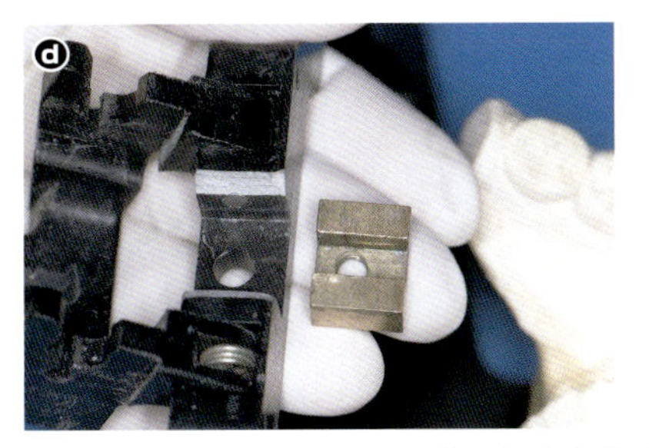

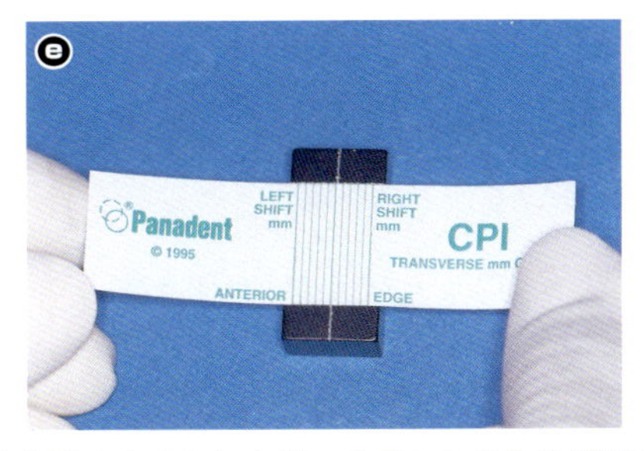

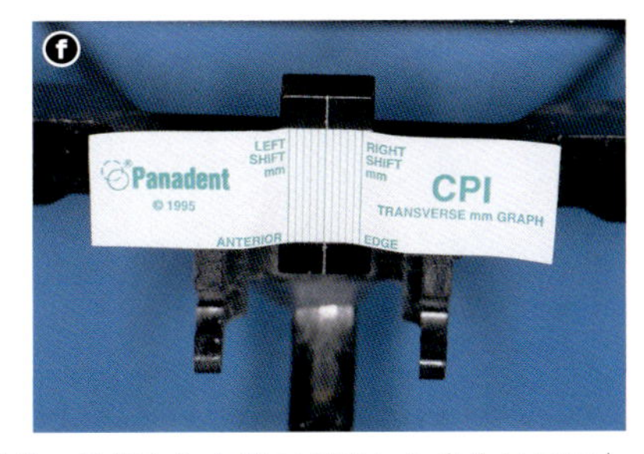

図8-5-5d～f　次に下顎の左右の偏位を見る。咬合器中央のセントリックチャンネルを取り外し（**d**）、そのセントリックチャンネルスロットにホリゾンタルグラフペーパーを貼った（**e**）ホリゾンタルグラフサポートを入れる（**f**）。

図8-5-5g、h　模型にマッシュバイトを介在させ、咬合紙をセントリックロケーターピンとグラフペーパーの間に入れ、セントリックピンキャップを押し印記する（**g**）。CR（中央線）から左右の偏位を見る（**h**）。

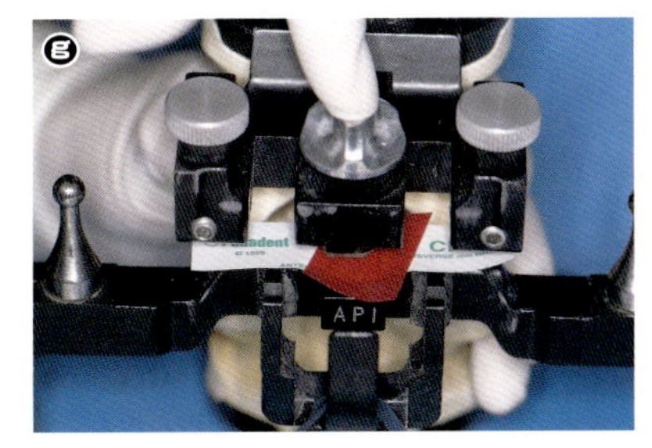

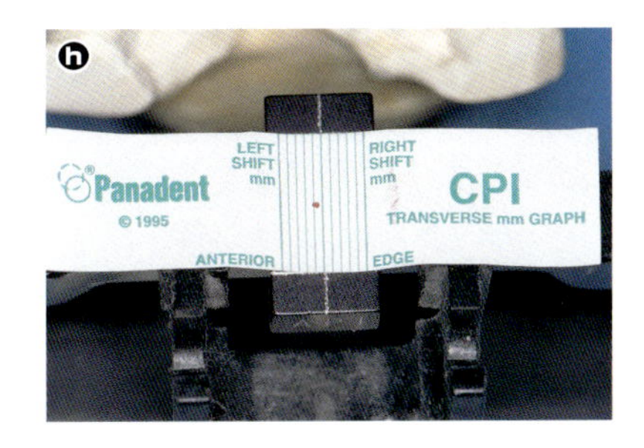

図8-5-5i　印記したグラフペーパーのシートをそれぞれ外し、CR と ICP の上下、前後、左右の偏位を見て診断の参考とする。

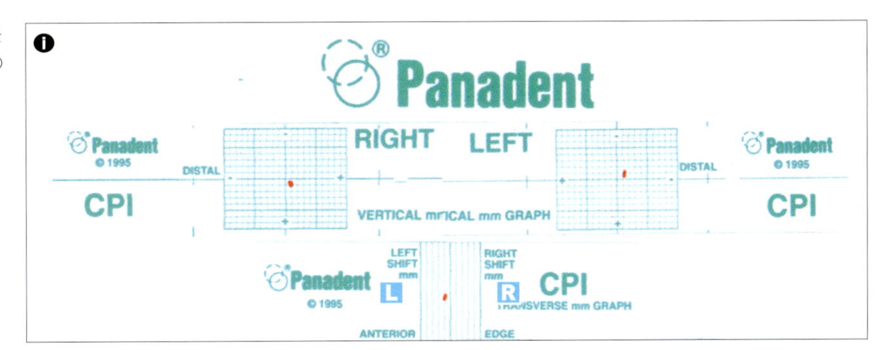

CPI グラフペーパーの見かた

CPI グラフペーパー（CR マウントした模型で印記されたもの）は、咬合器上での中心位におけるコンダイルポジションを示したもの。

【上部グラフ】　中央から ICP でのコンダイルポジションが、どの方向に、どの程度偏位しているかを示している。

【下部グラフ】　正中から左右への偏位状態を示している。グラフの左右（L／R）の位置を読みまちがえないように注意。

【図8-5-5i の CPI の見かた】　上部グラフから、右顆頭が前下方に1mm 弱、左顆頭は後上方に1mm 偏位していることがわかる。下部グラフから、全体的に下顎が左に偏位していることがわかる。

第9章

アンテリアガイダンス

アンテリアガイダンスが咀嚼機能に与える影響は大きい。アンテリアトゥースポジションが理想的、あるいは許容範囲内に位置しており、円滑に下顎の滑走運動（前方、前側方、側方運動）が営まれ、臼歯離開をもたらしているとしたら、咬合に関連した臨床的問題があっても、それは軽微なものとなるであろう。

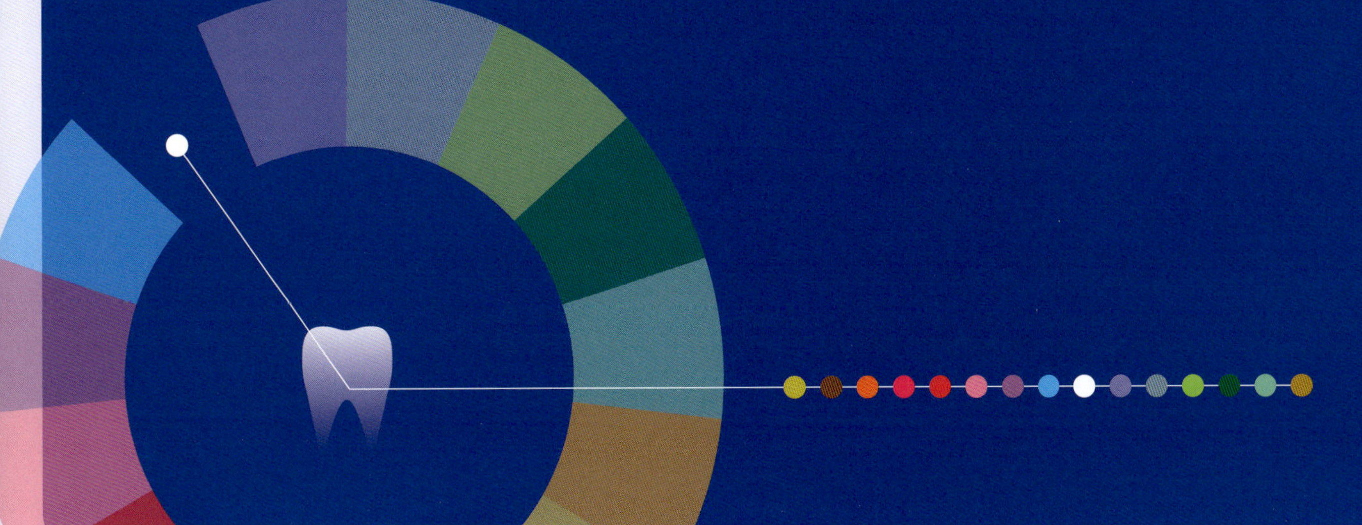

図9-1-1　前歯・臼歯の力の分担率

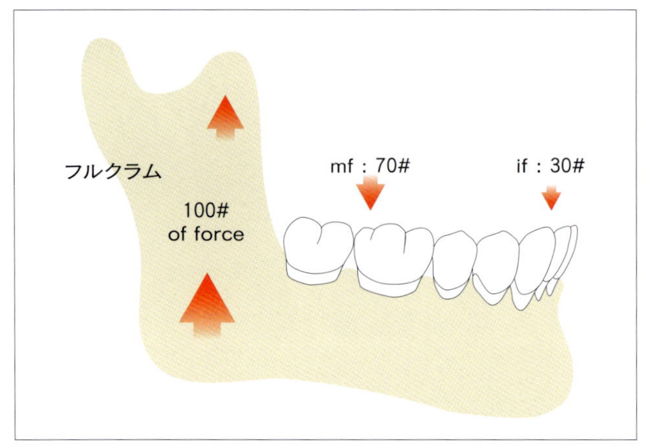

図9-1-1　前歯部と臼歯部の力の分担率の研究によると、前歯部は力の支点（フルクラム）である顎関節から距離的に遠いところにあるため、臼歯部に比べて1/3程度の圧しか加わらない。（参考文献１より作図）

図9-1-2　感覚受容器と大脳皮質でのモニタリング

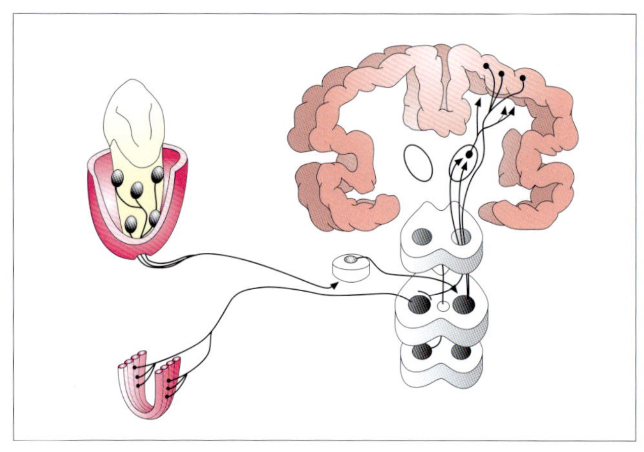

図9-1-2　感覚受容器から繰り返し脳に送られる咬合力や力の情報が蓄積され、大脳皮質で学習機能が形成される。（参考文献２より作図）

図9-2-1a、b　適正なアンテリアガイダンスに導かれている臼歯の例

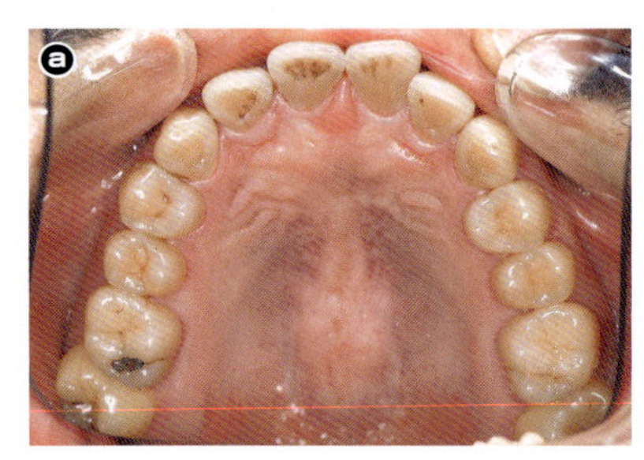

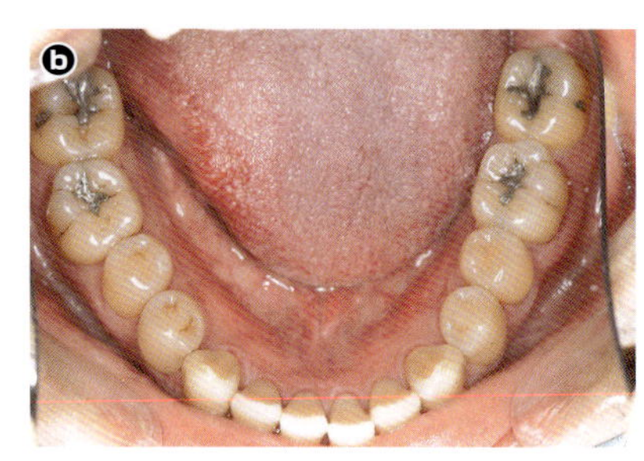

図9-2-1a、b　43歳男性。適正なアンテリアガイダンスに導かれ機能している臼歯は、咀嚼効率もよく摩耗も少ない。

1．アンテリアガイダンスの重要性

解剖学的に、力の支点である顎関節から遠い距離にある前歯は、臼歯の1/3程度の圧しか受けない（**図9-1-1**）[1]。ゆえに食物を直接咀嚼する役割よりも、食塊を挟み触知することにより、その食物の硬さや性状を知り、臼歯部の力をコントロールする働きをする。

咬合のメカニズムのすべては反復された学習機能によりなされるが、その大脳皮質感覚野にモニタを送り続けているのは、感覚神経の末端が入り込んでいる歯根膜や歯肉、頬粘膜、舌、骨、口唇などの感覚受容器である。前歯部はこの感覚受容器が多数集中しているといわれる。生後最初に萌出するのが前歯なのは、生命体を維持する食物を鑑別し、摂取するという重要な役割を担っているからと考えられる（**図9-1-2**）[2]。

図9-2-2a〜c　咀嚼ストローク（参考文献１より作図）

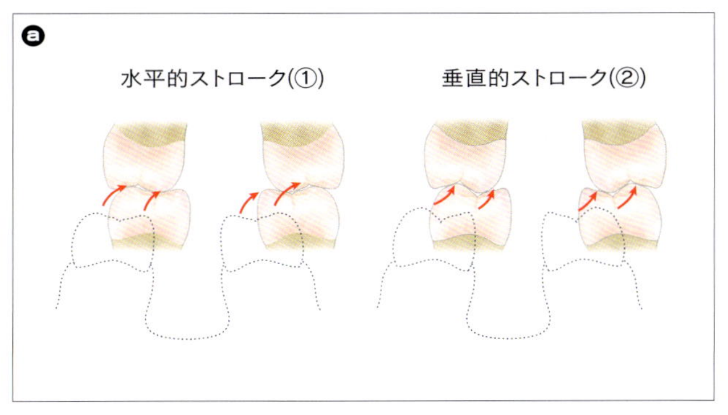

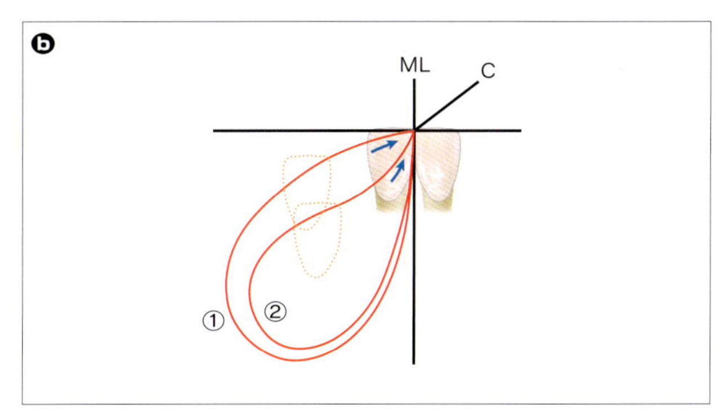

図9-2-2a、b　適正なアンテリアガイダンスを有するストロークは、**図9-2-2b の②**のように最終末にすみやかに咬頭嵌合位になるため、臼歯のストロークも垂直的になる（**図9-2-2a の②**）。

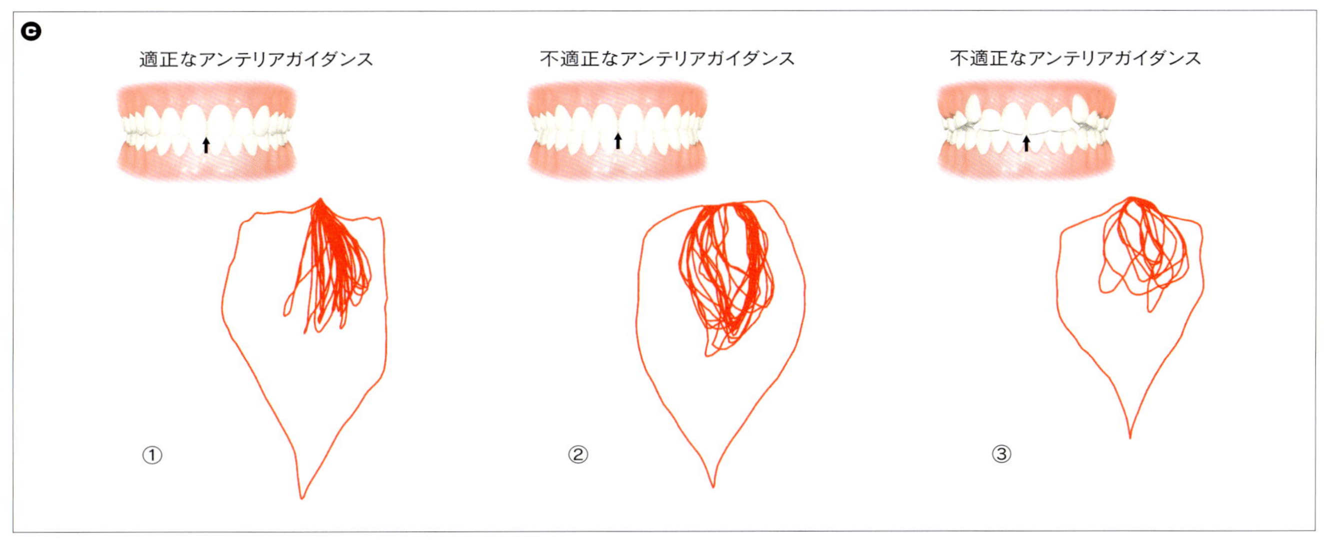

図9-2-2c　適正なアンテリアガイダンスに導かれている咬合では、歯の接触する終末での遊びがなくすみやかに咬頭嵌合されているが（**図9-2-2b の②および図9-2-2c の①**）、アンテリアガイダンスが確立されていない咬合では歯が接触する最終末の運動域が広く水平的なストローク（**図9-2-2a の①**）となるため、咀嚼効率も悪く、さらなる摩耗を引き起こす（**図9-2-2b の①および図9-2-2c の②、③**）。

2．咀嚼ストローク

理想的な咬合に近い人の咀嚼ストロークを実際に観察すると、切歯・犬歯の舌面が接触滑走し、それらの舌面の角度と長さに沿った相似形の運動を繰り返す。このことは、前歯部が咀嚼ストロークの指導的役割を担っていることを証明している。

前歯部の各歯の位置や被蓋が習慣的なストロークに大きく影響しており、適正なアンテリアガイダンスに導かれた臼歯は咀嚼効率がよく摩耗も少ない（**図9-2-1**）。運動域の小さい垂直的な咀嚼ストローク（vertical chewing、mouse chewing）となるからである（**図9-2-2a の②**）[1]。

一方、運動域の広い水平的な咀嚼ストローク（horizontal chewing、cow chewing）は咀嚼効率が悪く、さらなる摩耗を引き起こす（**図9-2-2a の①**）[1]。

図9-3-1　下顎の滑走路　側方運動と前側方運動

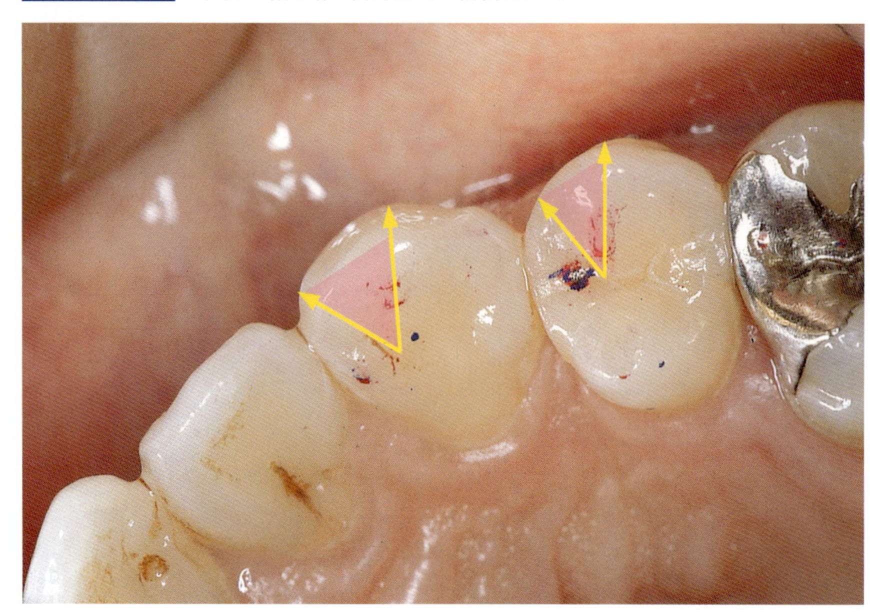

図9-3-1　顎運動は前方や側方（黄矢印）のみの動きではなく、中間の動きである前側方もある（ピンク領域）。咬合調整時にはそのことも理解しておく必要がある。

3．ディスクルージョン（臼歯離開）

垂直的な咀嚼ストロークを与えるためには、前歯は顆路角より急角度でガイドし、臼歯を即時離開させ、咬合面の干渉や摩耗を防止するディスクルージョンのメカニズムが働いていなければならない。前述した力の分配率（**図9-1-1**）から見ても、下顎の滑走運動時に力の支点となっている顎関節と前歯の中間に干渉が存在すると、その干渉がテコの支点として働き、関節や筋肉に大きな力が加わり負担を強いることとなるからである。理想的には叢生がなく、上下顎犬歯のⅠ級関係が保たていることが望ましい。

下顎の滑走運動は大まかに３つに分けられる。

①前方運動

②側方運動

③前側方運動

咀嚼時には前方運動と側方運動だけでなく、前側方にも滑走運動する。さらに、この３つの滑走運動方向だけでなくその中間も通る。咬合調整時にはそのことも理解しておく必要がある（**図9-3-1**）。

図9-3-2、図9-3-3a、b　良好なアンテリアガイダンスを得るためのトゥースポジション

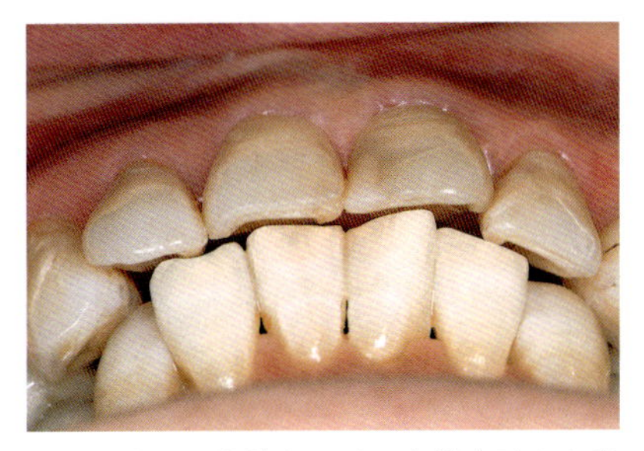

図9-3-2　日常臨床では、完璧な咬合の患者に出会うことはまれであろう。多少のクラウディングがあっても、機能的に安定した接触があれば問題がないこともある。

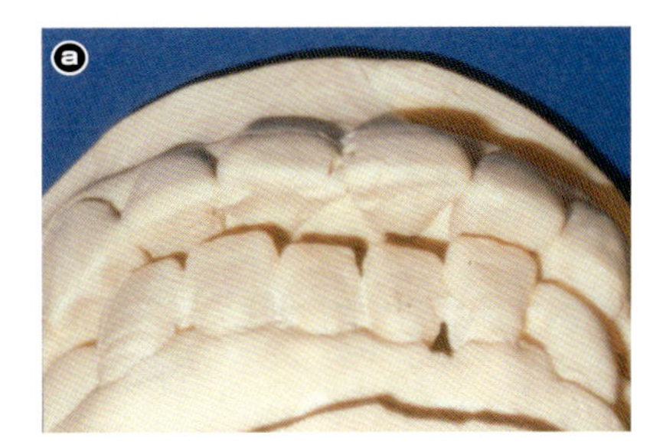

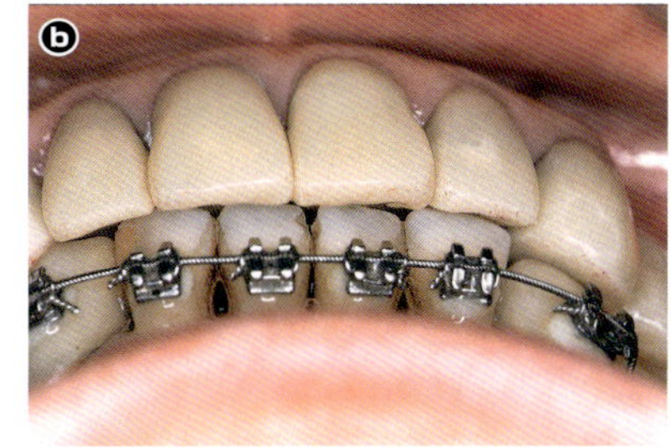

図9-3-3a、b　補綴治療や矯正治療でアンテリアガイダンスを確立する時は、より正しい位置関係に治療することが望ましい（術前 **a**、矯正中 **b**）。

図9-3-4　切歯－顆路角の関係

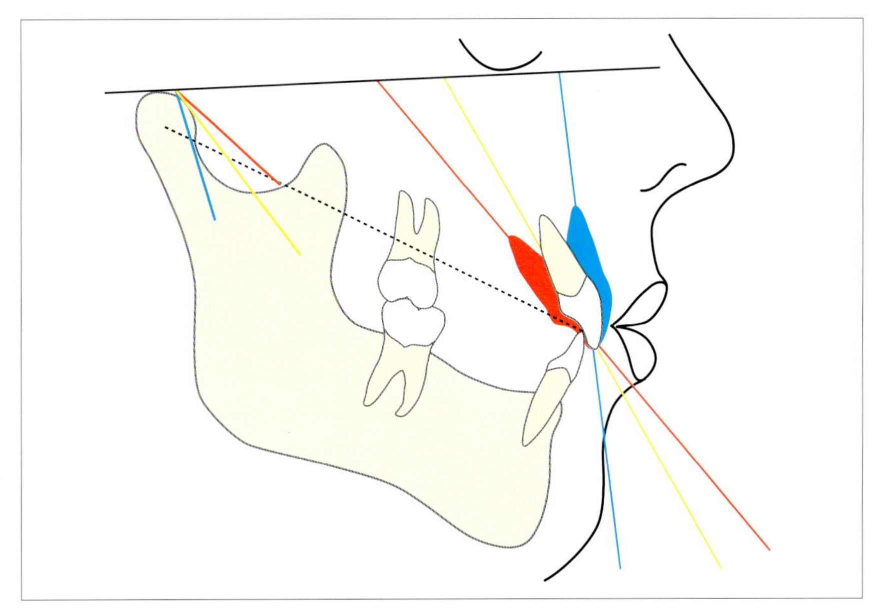

図9-3-4　顆路角を基準に切歯路を決定するナソロジカルな考え方[3)]に対し、天然歯列ではそのような相関関係は証明されていない。顆路角の大小にとらわれず、可及的にディスクルージョンをもたらす切歯の角度を与える。

3-1　前方運動時ディスクルージョン

前方運動においては、上下顎４前歯は叢生がなく正しい位置にあることが望ましい（**図9-3-2、図9-3-3**）。さもなければ前方運動時に前歯に加わる荷重にばらつきが生じ、負荷のかかる歯が咬合性外傷を受ける可能性がある。

４前歯での誘導が困難な場合、最低でも２本の切歯による誘導でもよい。天然歯列において、顆路角と切歯路角の（顆路角が大きければ切歯路角も大きいというような）相関に関する証明の事実はないようであるが、健康被験者では切歯路角が顆路角よりもほとんど急角度であることの事実・優位性は検証されている。そのため、顆路角の大小にかかわらず、切歯路は可及的に顆路角よりも急で、臼歯部にディスクルージョンをもたらす角度にする（**図9-3-4**）。

図9-3-5a、b　グループファンクションドオクルージョンと犬歯誘導

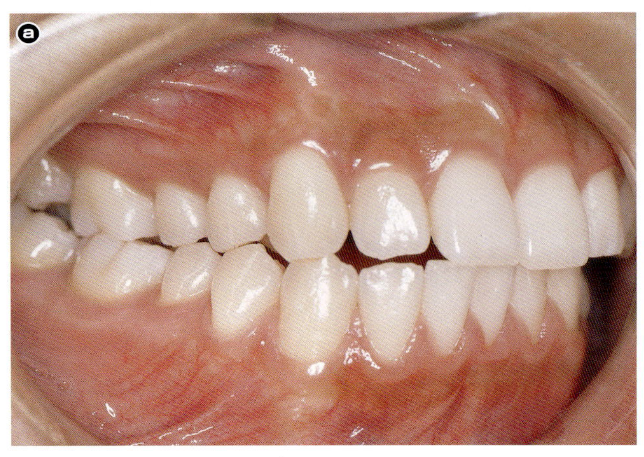

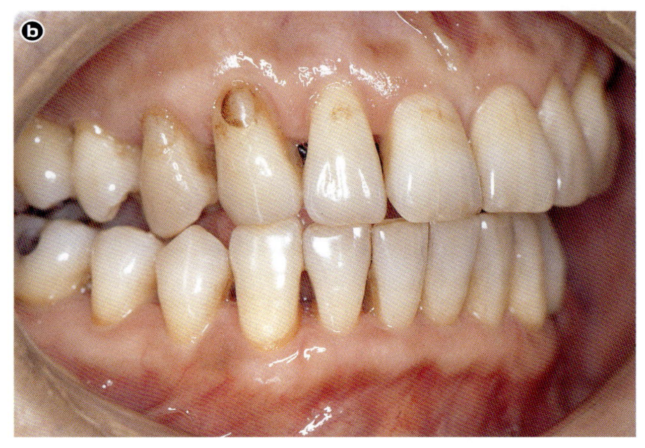

図9-3-5a、b　**a** のグループファンクションドオクルージョンの患者は19歳であるが、**b** の犬歯誘導咬合（cuspid protected occlusion）の患者40歳よりも臼歯部咬頭は摩耗が著しい。犬歯誘導は筋の活性からも合理的であり、**b** の患者の臼歯はこれにより保護されて摩耗が少ないと考えられる。

図9-3-6　グループファンクションドオクルージョンと犬歯誘導の筋活性

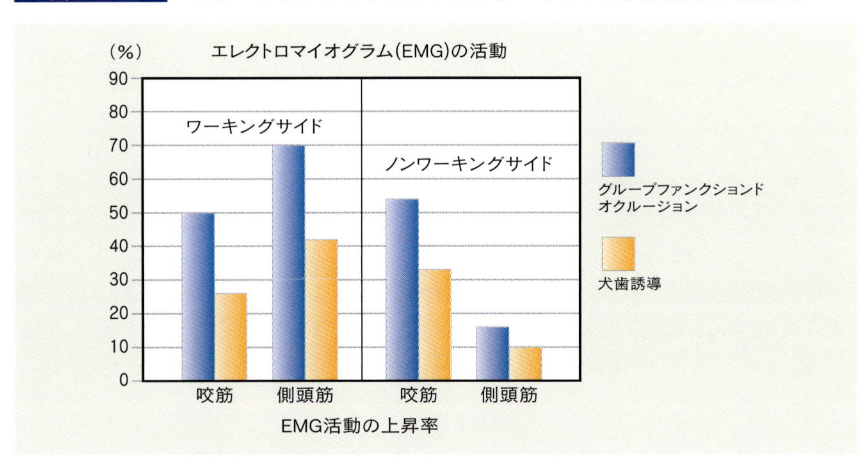

図9-3-6　犬歯誘導の合理性。エレクトロマイオグラムによる Manns らの研究によると、筋活性の見地から犬歯誘導の合理性は明らかである。（参考文献５より引用）

3-2　側方運動時ディスクルージョン

犬歯誘導が支持されるようになったのは1940年代からである。犬歯が与えるディスクルージョンの量は、下顎骨体が咀嚼時に左右１mm 前後たわむことなどがあきらかになったことから、過去には25 μm といわれていた側方運動の終末での離開量も、現在は１mm 以上ないとセラモメタルクラウンの破損が生じる可能性が高いといわれる[4)]。

また、一時グループファンクションドオクルージョンとの優劣を論ずる論争があったが、犬歯の欠損あるいは TMD の問題など特殊な場合をのぞいて、現在は犬歯誘導が支持されている（**図9-3-5**）。 Manns らの研究によると、筋活性の立場からグループファンクションドオクルージョンと犬歯誘導の比較検討したところ、犬歯誘導が圧倒的に優位であったという（**図9-3-6**）[5)]。

また筋活性だけでなく、顆頭とガイド歯の関係を荒井・河野の実験報告から見てみると、側方クレンチング時、犬歯ガイドでは作業側顆頭は関節

図9-3-7a、b　実験的ガイド歯種と作業側顆頭の偏位

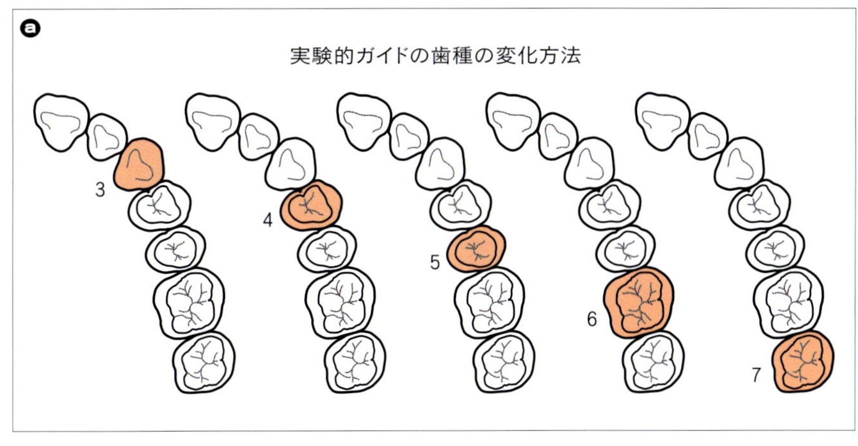

図9-3-7a　荒井らの実験モデル。被験者固有の咬頭嵌合位を変化させないようにして、金属ガイドを犬歯から第二大臼歯へと１本ずつ後方に移動させ、側方位におけるクレンチングが作業側顆頭に及ぼす影響を観察した。（荒井良明，河野正司．咀嚼機能と咬合．6．歯のガイドと顎機能．補綴臨床 1999；32（6）：694－704．より引用）

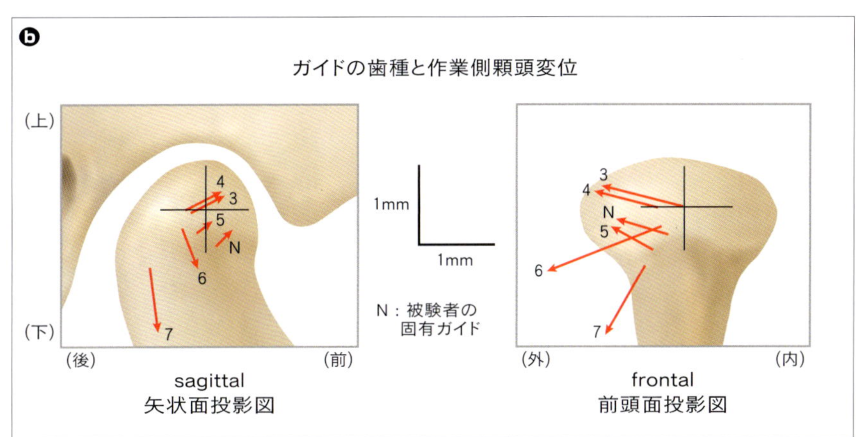

図9-3-7b　下顎を側方位に定位してクレンチングを行わせて、その際の作業側顆頭の偏位を、矢状面投影図（sagittal）と前頭面投影図（frontal）としてベクトル表示した。図中の原点は咬頭嵌合位を示し、ガイドが犬歯（３）、第一小臼歯（４）、第二小臼歯（５）では、被験者のガイド（N）と同様に外側前上方に偏位したのに対し、第一大臼歯（６）、第二大臼歯（７）では、外側下方に偏位している。すなわち、前方歯にガイドがある場合、作業側顆頭に加わる力の方向は上方へとコントロールされ、それによって顆頭、関節窩および関節円板との関係を保っていると考えられるということである。（荒井良明，他．ガイドの歯種の変化が側方位クレンチング時の下顎頭に及ぼす影響．補綴誌 1987；41：468－480．より引用）

図9-3-8　右側方滑走運動時（第二大臼歯の接触による）の、右側顆頭運動の投影図

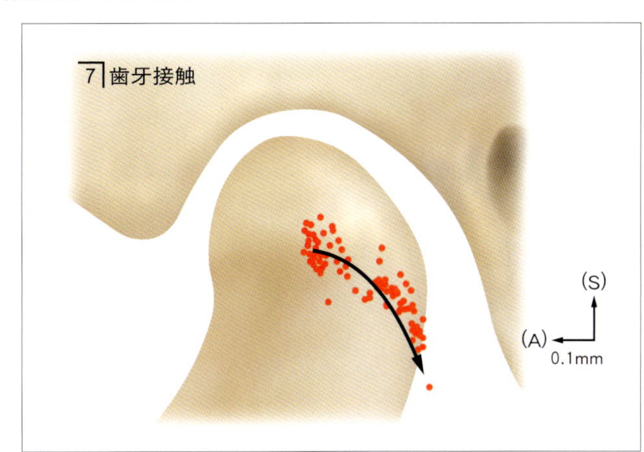

図9-3-8　顎関節習慣性脱臼症例の右側方滑走運動時の右側顆頭運動の矢状面投影図。ICPから２mm側方位の側方運動時に、下顎第二大臼歯の接触により、顆頭は矢印の方向、すなわち後下方に移動しつつ回転している。（荒井良明，河野正司．咀嚼機能と咬合．6．歯のガイドと顎機能．補綴臨床 1999；32（6）：694－704より引用）

窩とさらに密接する方向へ１mm弱移動しているのに対し、第二大臼歯ガイドでは顆頭は外下方へ２mm以上の移動と、犬歯誘導に比較して３倍も大きく偏位している（**図9-3-7**）[6,7]。さらに澤田らの報告では、第二大臼歯の接触により、咬頭嵌合位から２mm側方位まで側方運動する際に、下顎は後下方に移動しつつ回転するとしている（**図9-3-8**）[6,8]。大臼歯ガイドによるこのような顆頭の偏位方向は、関節構造上好ましい状態ではない。

犬歯誘導に関しても、CoffeyらはM型（下顎前方誘導型犬歯ガイド）とD型（下顎後方誘導型犬歯ガイド）に分類し、D型は作業側顆頭を後方へ誘

☞顎関節の構造に関する詳細は下記を参照
・第６章　咬合によるバイオメカニカルストレスの臨床的影響

Chapter 9

図9-3-9a、b　犬歯誘導の誘導斜面（近心型、遠心型）の違い

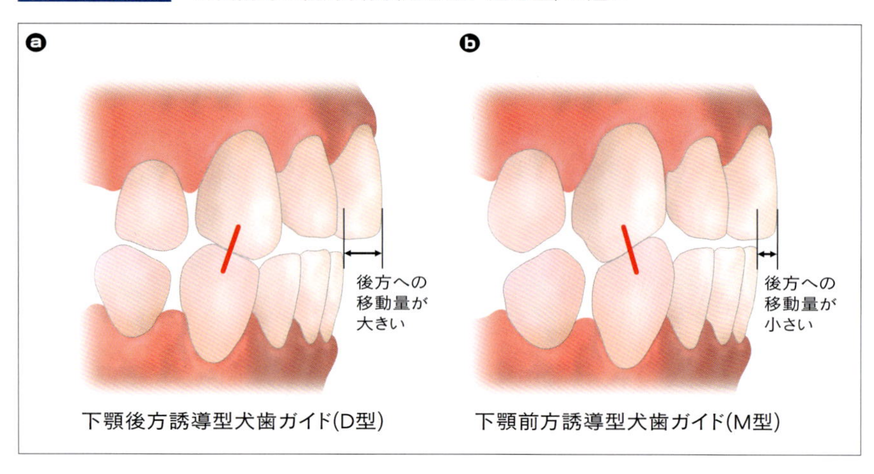

図9-3-9a　上顎犬歯の舌側遠心斜面を下顎の犬歯の近心斜面が滑走する犬歯誘導（D型）は、下顎を後方に誘導しやすく、臼歯部の離開量が得にくい。
図9-3-9b　上顎犬歯の舌側近心斜面を下顎犬歯の遠心斜面が滑走する犬歯誘導（M型）は理想的で、臼歯部離開を得やすく、下顎が後方に誘導されにくい。M型のほうが望ましいとされている。（参考文献8より作図）

図9-3-10a、b　アンテリアグループファンクション

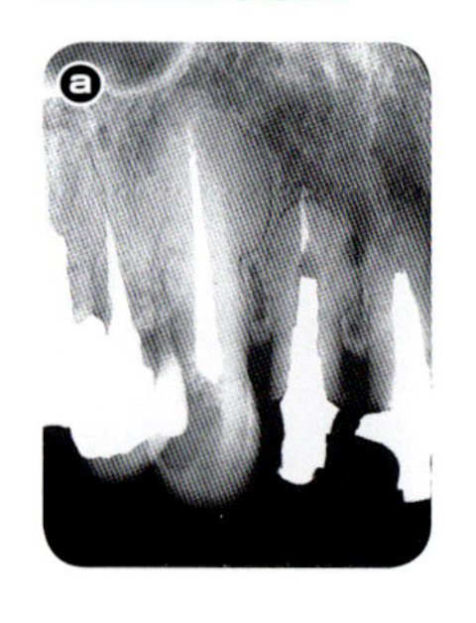
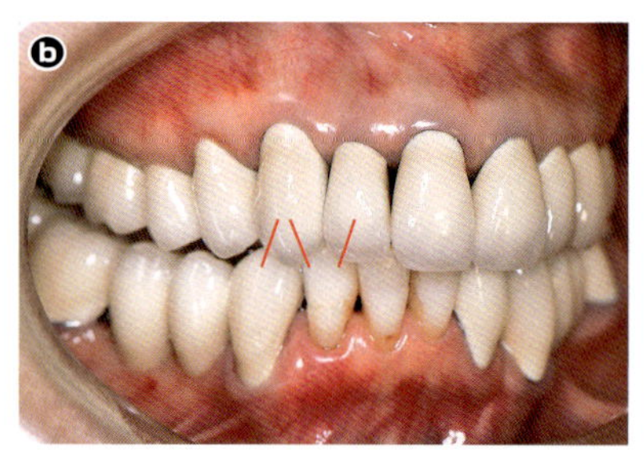

図9-3-10a、b　矯正治療も行ったが、犬歯に関しては歯根がハイパーセメントーシスのため（**a**）歯は移動せず、アンテリアガイダンスは3 2|のアンテリアグループファンクションドオクルージョンとした（**b**）。すべての治療を理想的にフィニッシュできるとは限らない。1つの概念だけにとらわれず、次善策も必要であるが、その策も科学的根拠に基づいて（**図9-3-7、図9-3-8**参照）考察すべきであろう。

図9-3-11、図9-3-12　ガイド歯の違いによる筋活動と顆頭の偏位の検証

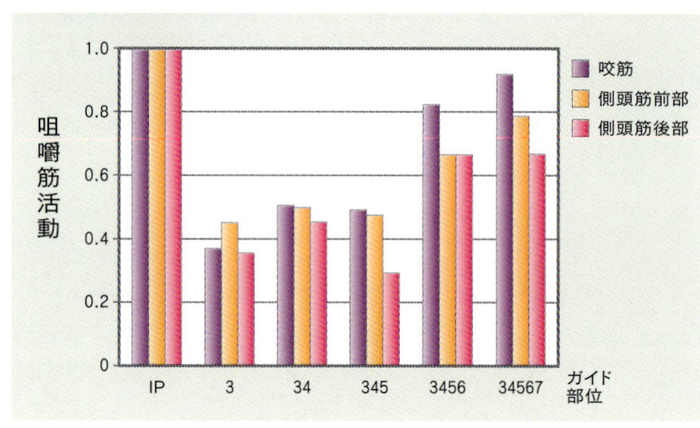

図9-3-11　ガイドの歯と側方クレンチング時の咀嚼筋活動の状態を、咬頭嵌合の筋活動を1と基準化して表している。（参考文献6より引用）

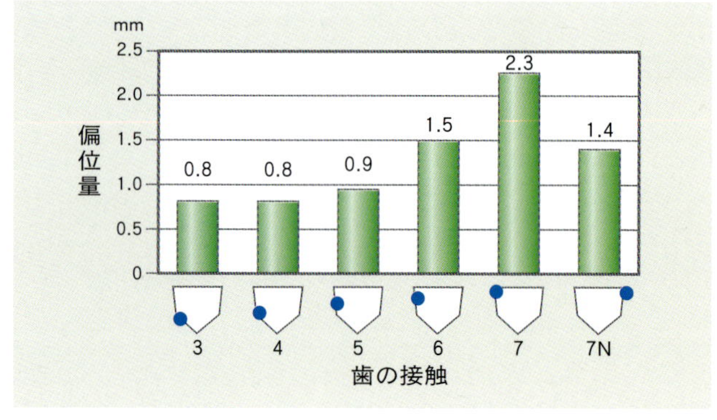

図9-3-12　側方運動時のガイド歯と作業側顆頭の偏位量。（参考文献11より引用）

導しやすく、顆頭にとって大きなストレスとなるため、M型のほうが望ましいと報告している（**図9-3-9**）[8]。

犬歯誘導が何らかの理由で理想的に設定できない場合、臨床上の妥協として側切歯、犬歯、第一小臼歯のアンテリアグループファンクションドオクルージョンに設定することもある（**図9-3-10**）。作業側・非作業側にかかわらず、大臼歯がガイドに参加すると咀嚼筋群の活動が増加し、顎関節部にも顆頭の偏位量が増すなどの河野らの検証は（**図9-3-11**[6]および**図9-3-12**[3、7、10、11]）、このような際、ガイド歯に小臼歯、大臼歯を参加させるか否かの参考となる。

図9-3-13a〜c　プロビジョナルレストレーションにて患者固有のガイドの情報を得る

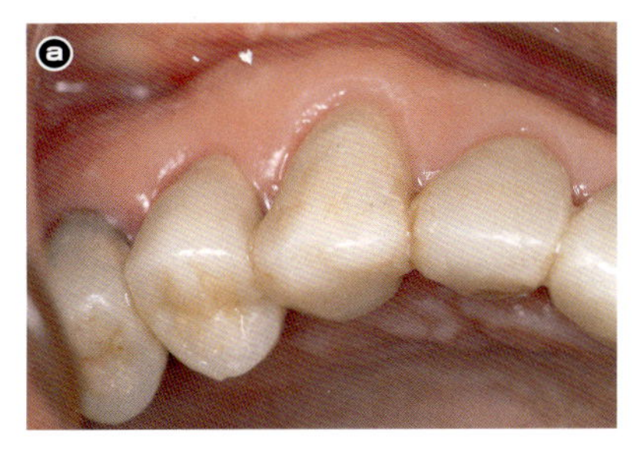

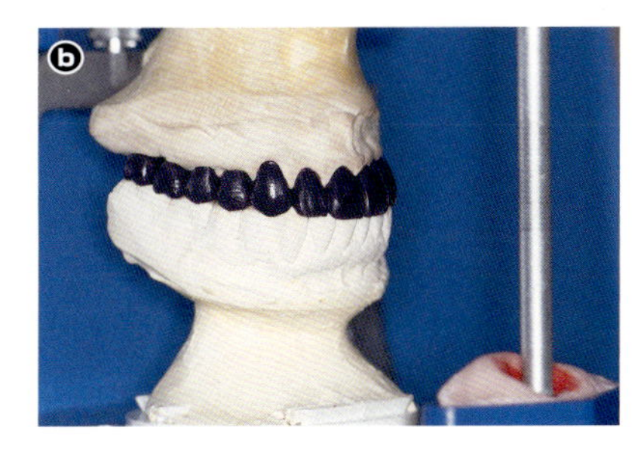

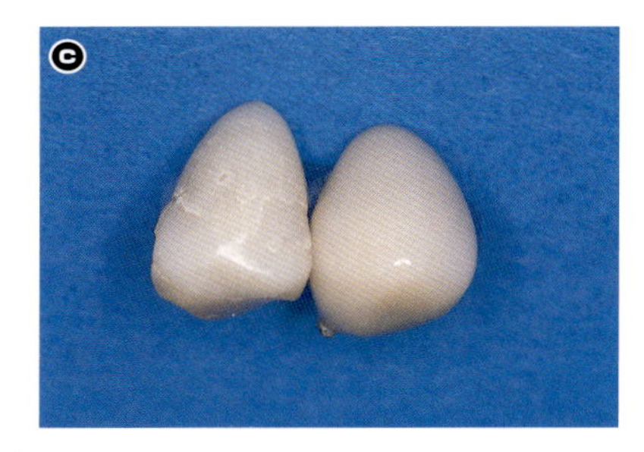

図9-3-13a〜c　長期仮着していたプロビジョナルレストレーションから患者固有のガイドの情報が得られる(**a**)。それを咬合器にクロスマウントすることで(**b**)、補綴装置はその角度で製作できる(**c**：左はプロビジョナルレストレーション、右は最終補綴装置)。

3-3　ディスクルージョンの与えかた

ディスクルージョンの角度決定の際の注意点を以下に挙げる。

①口腔内にある隣接する歯の摩耗の状態や有無は、新たに修復する場合の他の歯とのバランスの目安となる。

②ガイディングトゥースに動揺があり、その１歯でのガイドは負担が大きすぎると考えられる場合は、角度の緩急により筋緊張の度合いが異なるため、可及的平坦な角度とするか、側切歯や第一小臼歯を含めたアンテリアグループファンクションドオクルージョンとする。

③プロビジョナルレストレーションを装着して３ヵ月くらい観察する。患者固有のガイドの情報がプロビジョナルレストレーション上に得られるため、それを咬合器にクロスマウントすることで、プロビジョナルレストレーションでの角度を補綴装置にデュプリケートすることができる(**図9-3-13**)。

④犬歯のトゥースポジションがよく、骨植もしっかりしている場合には、犬歯誘導によりディスクルージョンを与える。補綴治療で人工的に与える場合は、できれば臼歯部が最低１mmは離開することを目安とする。その量は多ければよいというのではない。やはりプロビジョナルレストレーションによる適正な角度の観察が重要である。

補綴治療において上下前歯の位置が正しく設定され、アンテリアガイダンスが付与されなければ、臼歯部咬頭頂の高さ、歯の展開角、咬合平面など、どれも決定することは難しい。また、中心位・生理的顆頭安定位からあまりにも偏位している状態の下顎位では、上下前歯に理想的とされるアンテリアガイダンスが付与されても、力の分配は成功しない(**参考症例１**)。さらに顆頭の位置が同じであっても、垂直的な位置の違い(咬合高径)はアンテリアガイダンスに影響をもたらすことを知っておかなければならない(**参考症例２**)。

バーティカルストップは、適正な咬合高径で確立される必要がある。なぜなら咬合高径が異なれば、上下前歯の被蓋関係は異なってくるからである(**図9-3-14**)[4]。

図9-3-14
咬合高径とトゥースポジションの関係

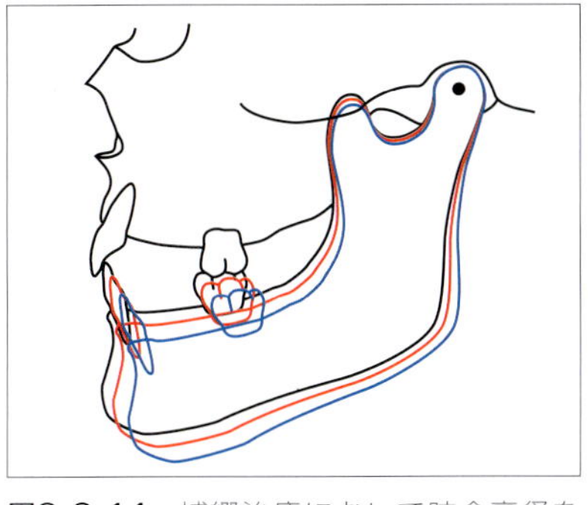

図9-3-14　補綴治療において咬合高径を変更する必要がある場合、顆頭の位置は同じでも、咬合高径が異なれば上下前歯の被蓋関係は異なる。当然アンテリアガイダンスの状況も異なるため、咬合高径は重要な評価事項である。(参考文献４より作図)

☞詳細は下記を参照
・第10章　咬合高径

Chapter 9

参考症例 *1*

以降、参考症例１は左ページに掲載

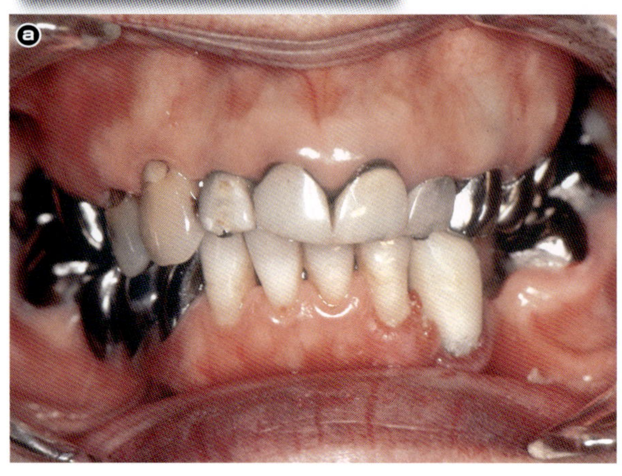

a
初診：1993年
性別・年齢：女性・60歳
主訴：6|の咬合痛ならびに前歯の審美障害。右側で咬んだとき、ときどき顎関節部に疼痛を感じる

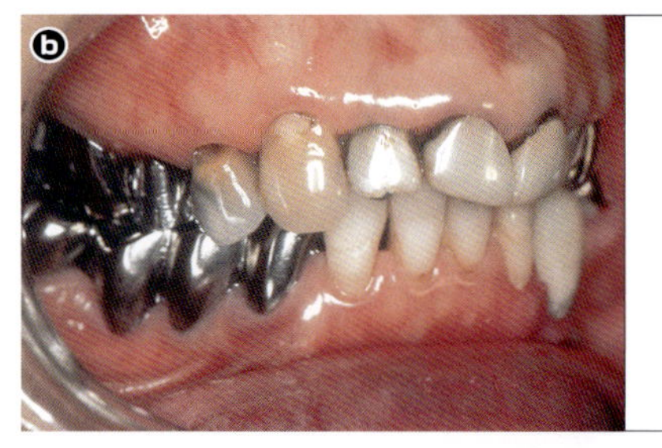
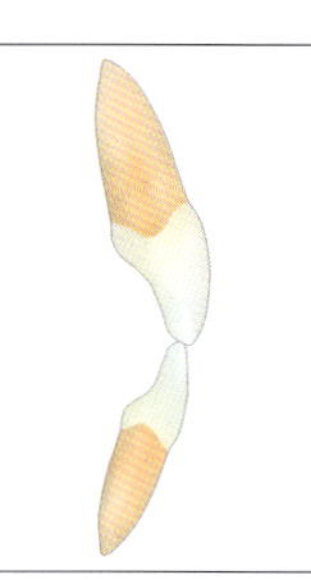

b　初診時の ICP での状態と上下顎前歯の位置関係。レジンジャケット冠が摩耗し、下顎が前方にスライドしているように見える。

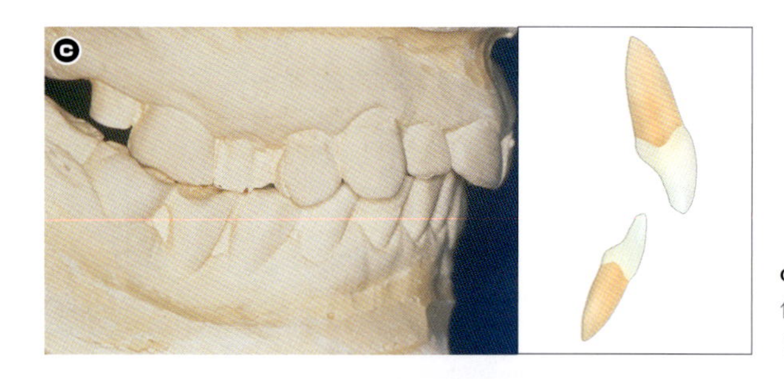

c　中心位・生理的顆頭安定位での診断用模型での状態と、上下顎前歯の位置関係。ICP 時の上下前歯の位置関係とはまったく異なっている。ICP では Angle Ⅲ級に見えたが、この患者の生理的状態は Angle Ⅱ級の傾向を示していた。

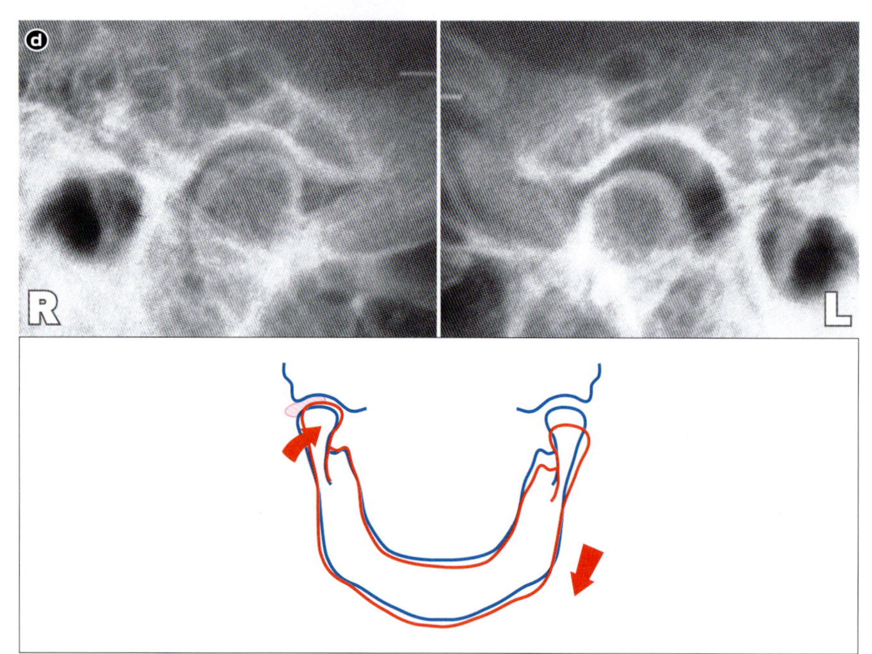

d　下顎の偏位様式は、前方だけでなく時計回りの方向にも回転しており、シェーマで示すような偏位であった。顎関節規格写真でも診断用模型どおりの顆頭の偏位を確認できた。右側顎関節顆頭が後方に圧迫され、かつ回転の負荷が加わっている位置での咀嚼運動であったため、右顎関節部に疼痛が発生していたのも理解できる。

参考症例 2

以降、参考症例2は右ページに掲載

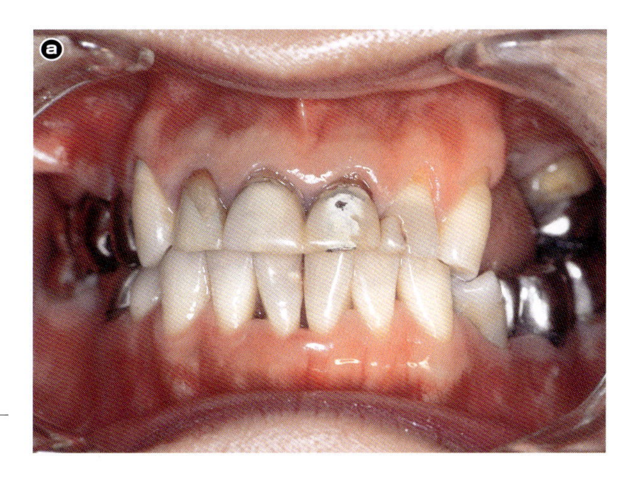

a
初診：1993年
性別・年齢：女性・40歳
主訴：全体的な治療希望。上顎左側は一度に抜歯され、パーシャルデンチャーを作ってもらったが、現在は装着していない。

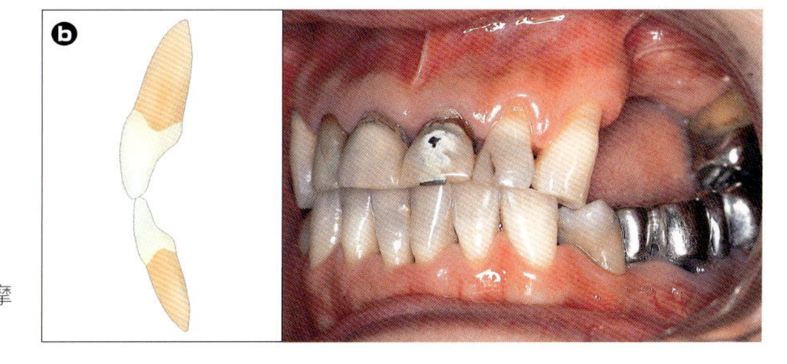

b　初診時のICPでの状態と上下顎前歯の位置関係。レジンジャケット冠が摩耗し、症例1同様、下顎が前方にスライドして見える。

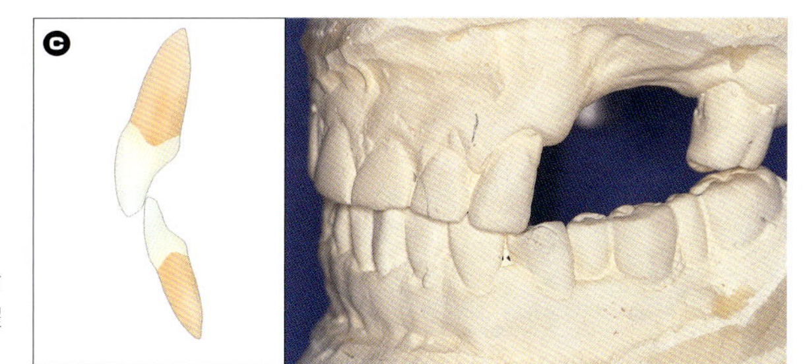

c　中心位・生理的顆頭安定位での診断用模型の状態と上下顎前歯の位置関係。ICP時の上下前歯の位置関係と比較してもあまり偏位は見られない。切端咬合のためにレジンジャケット冠の切端が摩耗し、わずかに前方にスライドした程度であった。

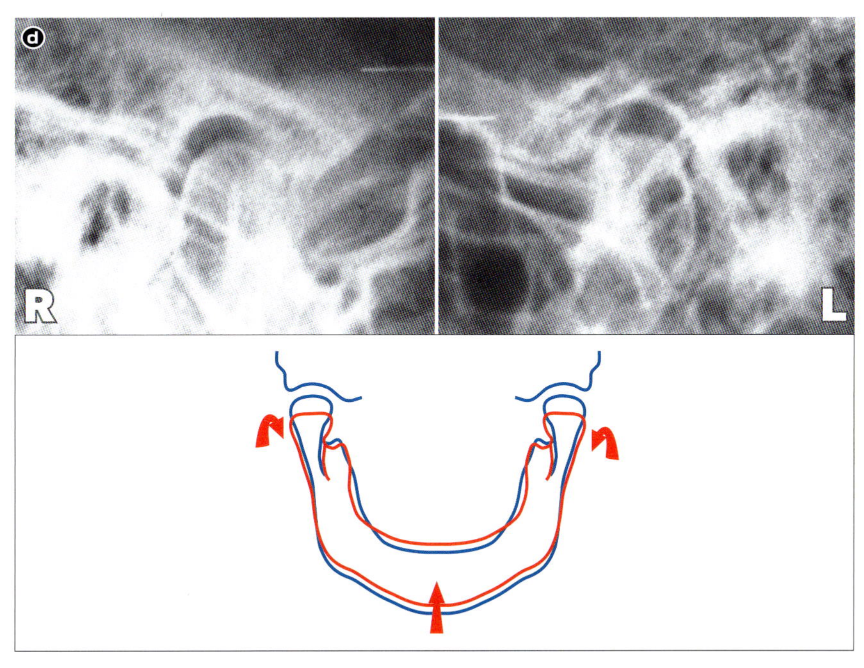

d　下顎の偏位様式をシェーマに示す。偏位量はわずかであるため、顎関節規格写真で「顆頭がわずかに後下方に位置しているかな？」というイメージではあるが、偏位を明確には見ることはできない。

参考症例 1（前ページよりつづく）

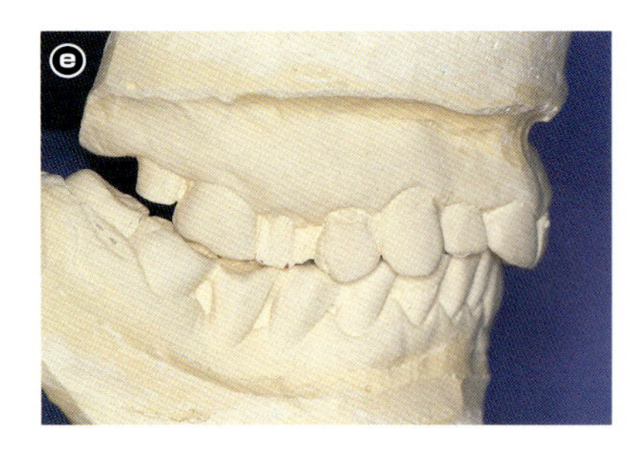

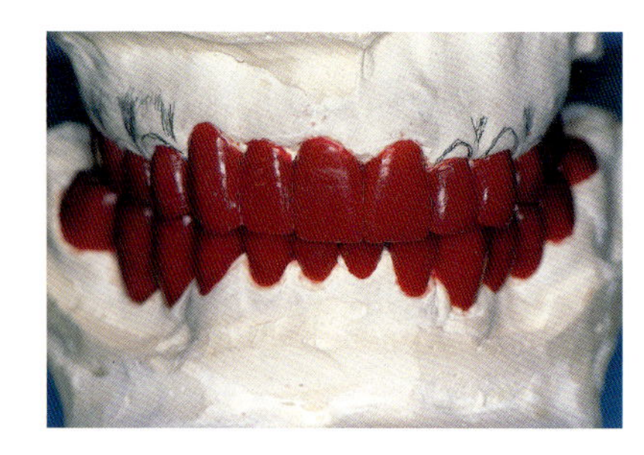

e　b の ICP の上下前歯の位置関係で補綴を設計するのと、c の中心位・生理的顆頭安定位の歯の位置関係で補綴の設計をするのでは、ガイドの様式が異なってくる。この症例はアンテリアガイダンスの確立のため、中心位・生理的顆頭安定位の歯の位置関係で矯正治療も計画した。

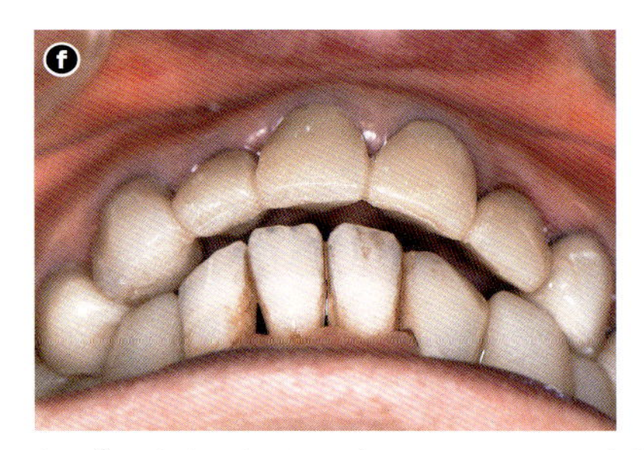

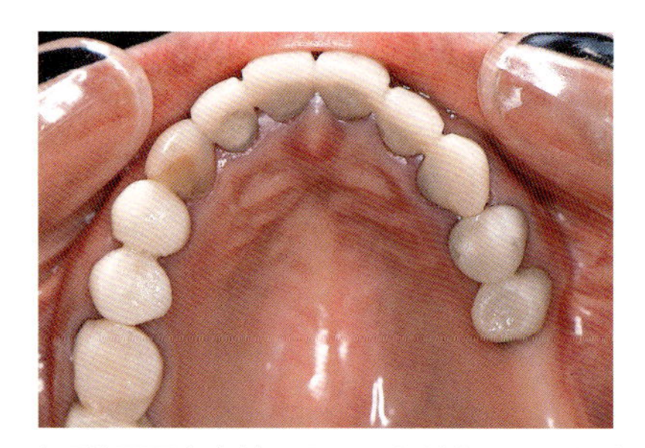

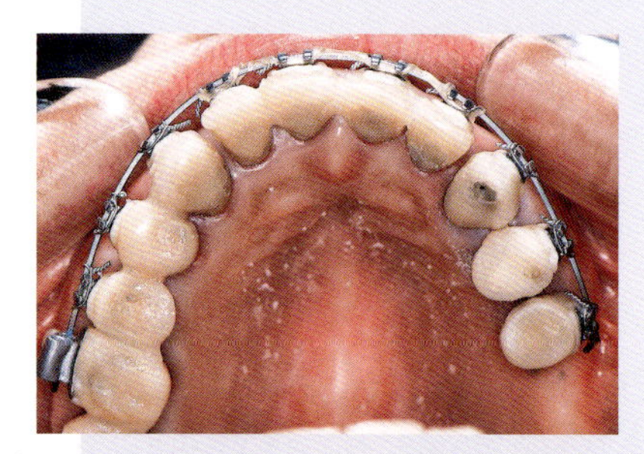

f　プロビジョナルレストレーションにて中心位・生理的顆頭安定位に是正した状態でできた上下前歯間の空隙を、矯正で改善していく。3|の遠心方向への移動は歯根周囲のセメント質肥大のために困難となり、2+2の舌側移動を行った。

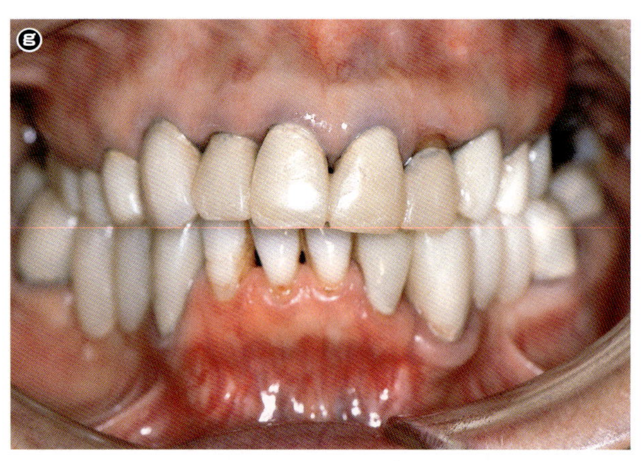

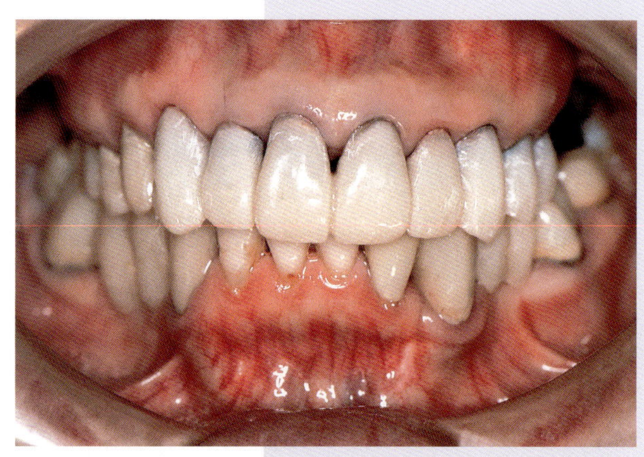

g　矯正治療前（左）と矯正治療後（右）のプロビジョナルレストレーション。歯根肥大のため、理想的な歯の移動が困難であった。矯正後のプロビジョナルレストレーションにより、アンテリアガイダンスの再検討を行う。右側は4 3 2|でのアンテリアグループファンクションとした。

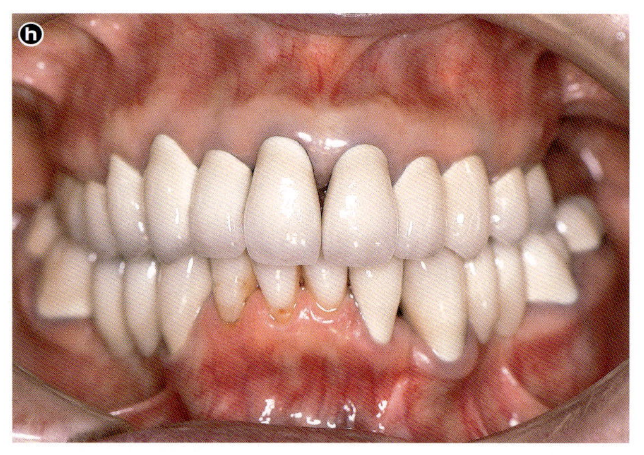

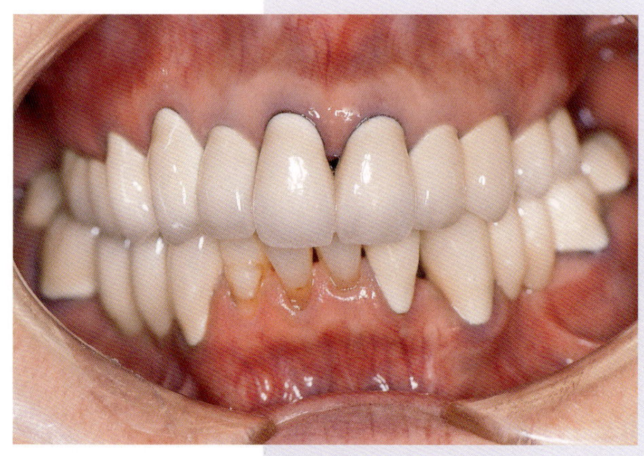

h　術直後（左）と術後13年（右）。安定した状態を保っている。術前にたびたび出ていた TMD 症状は、咬合再構成治療後は術後13年間、良好である。

参考症例２（前ページよりつづく）

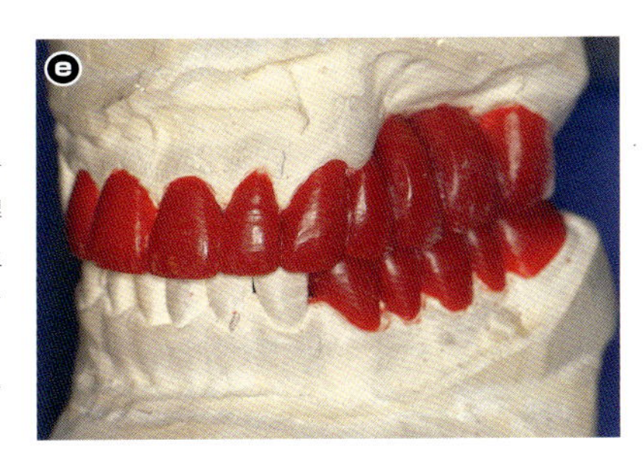

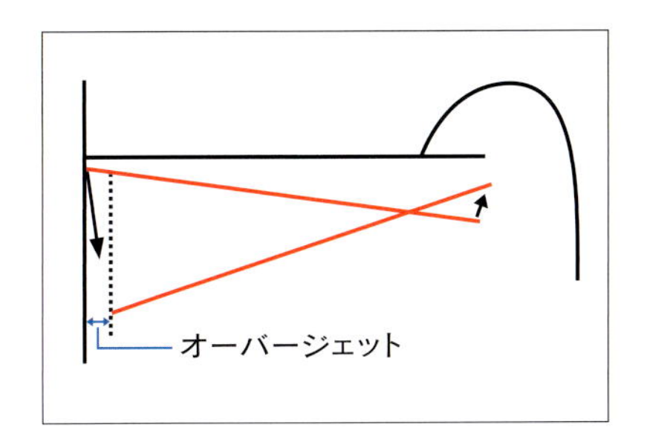

e　低下した咬合高径と下顎の偏位の改善を咬合再構成で行うことで、オーバージェットを獲得している。簡単に言いかえれば、咬合高径を上げると上下前歯間は開き、オーバージェットを回復するスペースが得られるということである。アンテリアガイダンスを補綴のみで確立できるかどうか、診断用ワックスアップを行った。

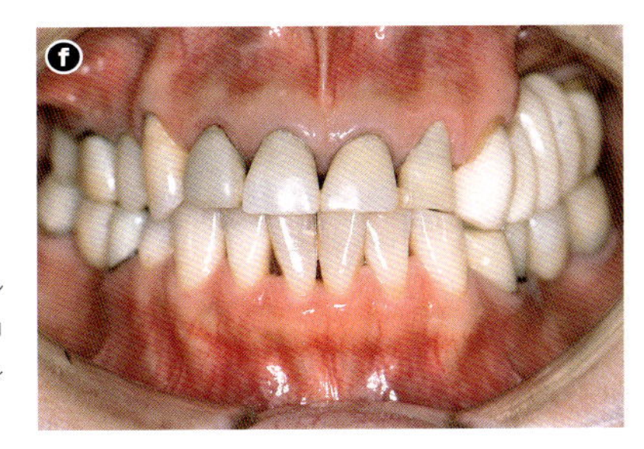

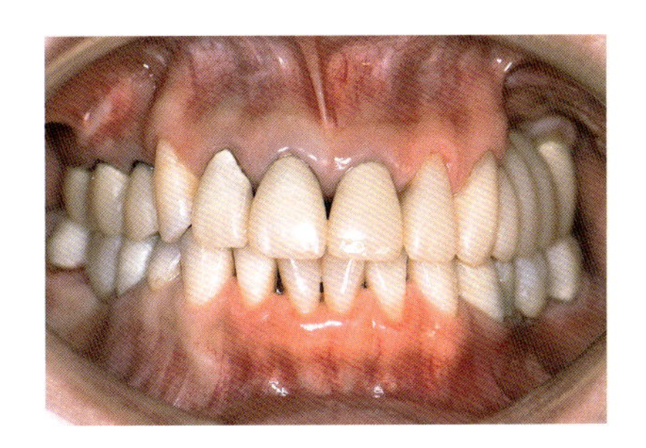

f　ICPのまま不適合補綴装置をプロビジョナルレストレーションに置き換えた状態（左）と、中心位・生理的顆頭安定位でのプロビジョナルレストレーションの状態（右）。

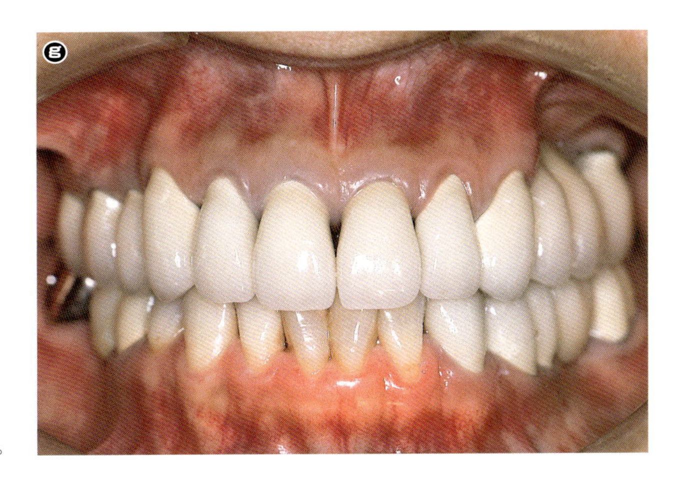

g　最終補綴装置装着時の状態。

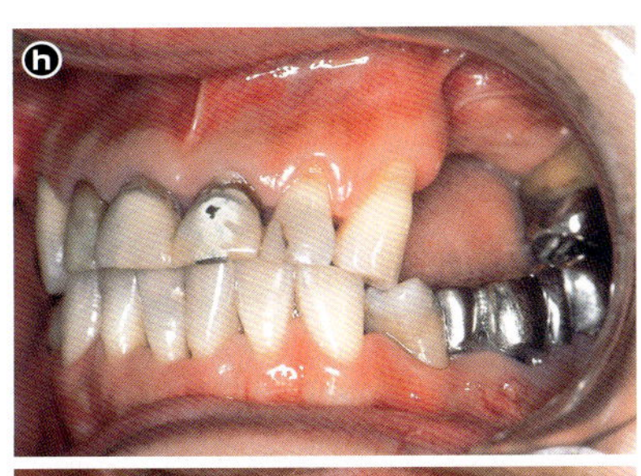

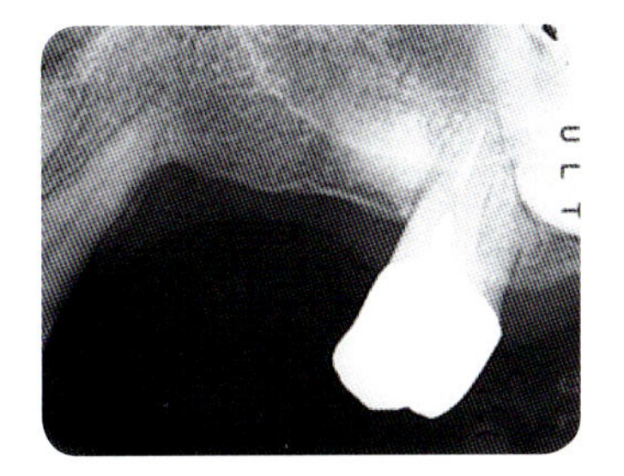

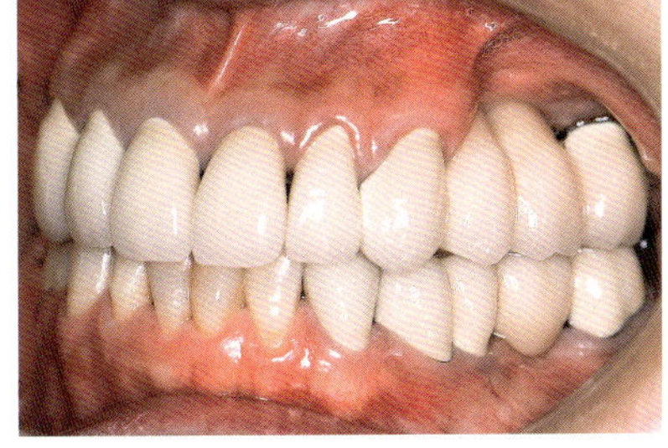

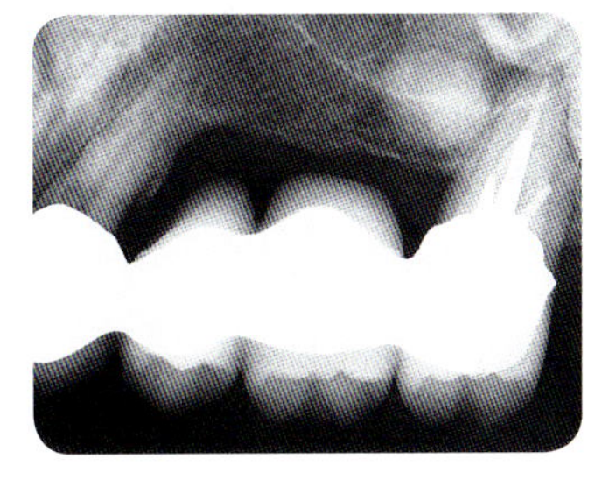

h　初診時の状態と、術後14年の状態。左側のブリッジの支台とした犬歯歯根周囲の支持骨の状態が心配であったが、初診より14年を経過し、ロングスパンブリッジの支台という負荷をかけたにもかかわらず、悪化するどころか改善傾向にある。咬合の安定により、適正な荷重の範囲で機能しているためと思われる。

参考症例 1（前ページよりつづく）

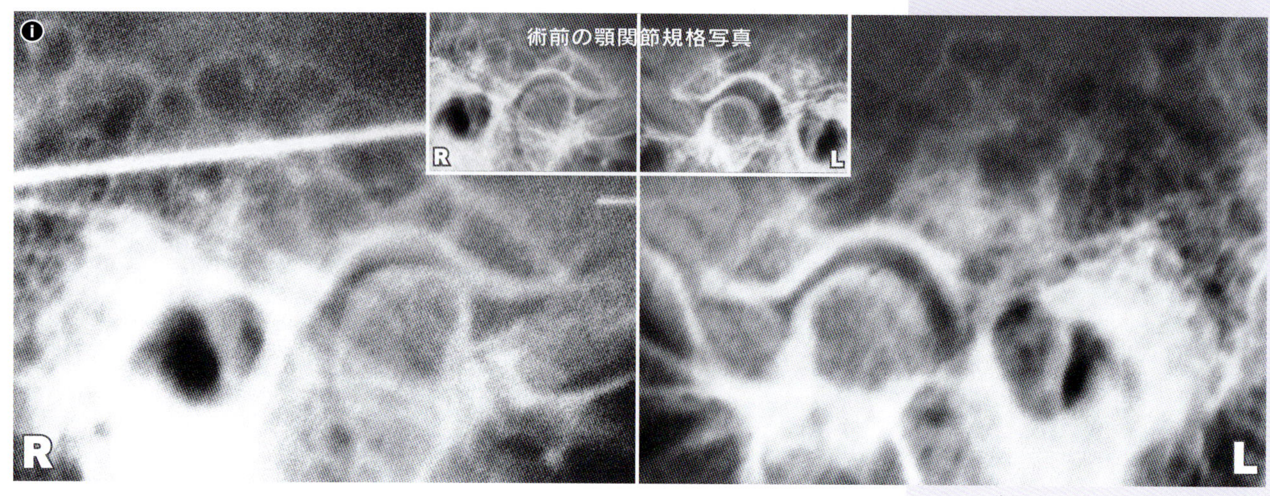

i 術後の顎関節規格写真。術前の偏位していた顆頭が良好な位置に改善されている。

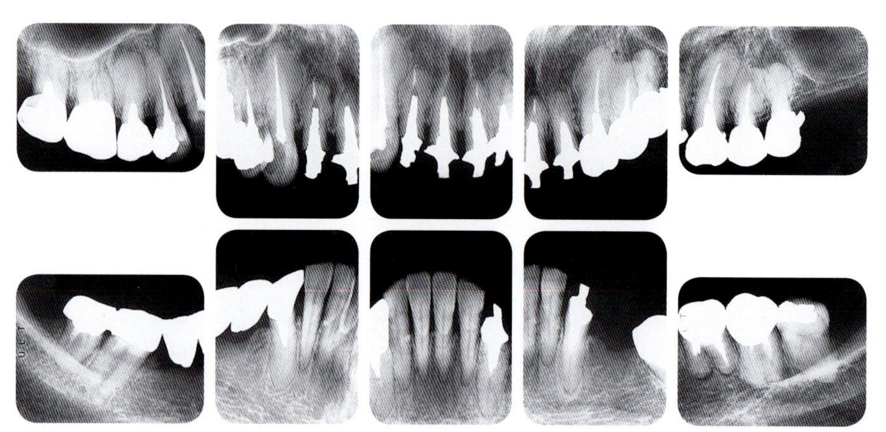

j 術前のデンタルエックス線写真。

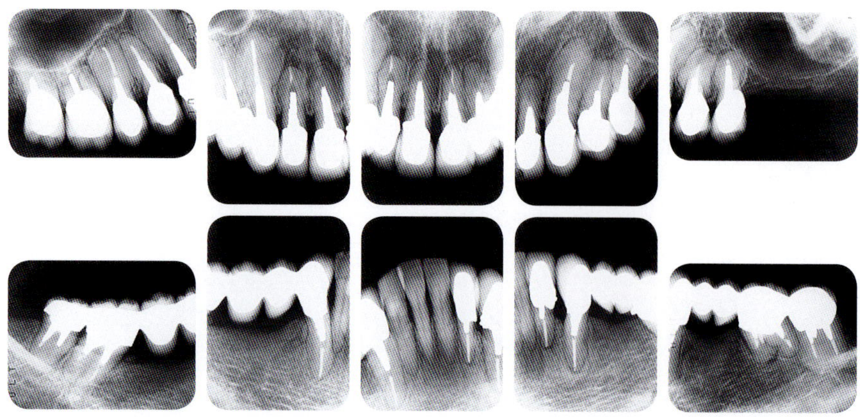

k 術後のデンタルエックス線写真。

参考症例2（前ページよりつづく）

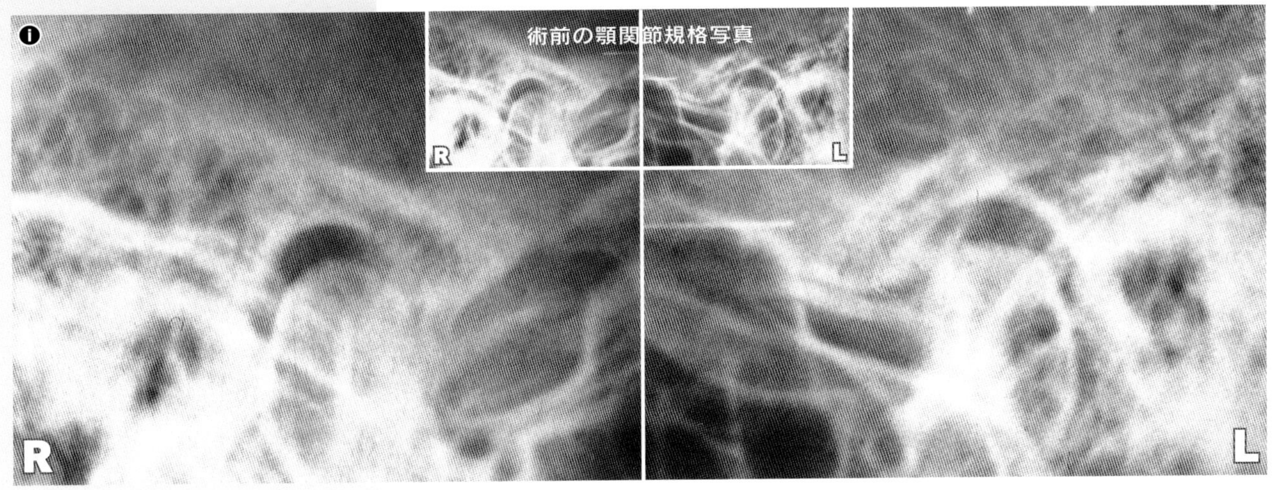

i 術後の顎関節規格写真。術前後を比較すると、わずかに下方偏位していた顆頭が、良好な位置に改善されているように見える。

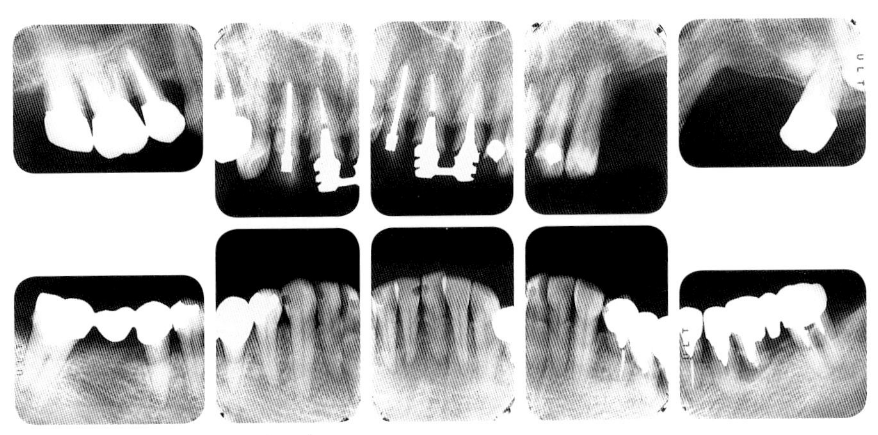

j 術前のデンタルエックス線写真。

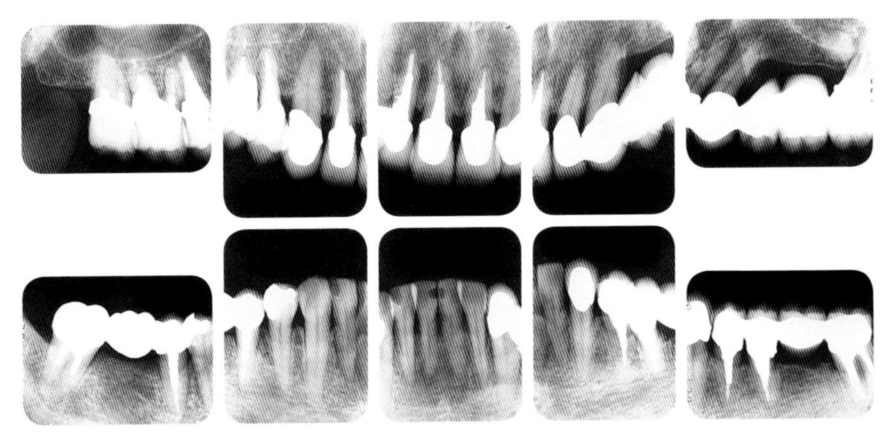

k 術後のデンタルエックス線写真。

第10章

咬合高径

「補綴治療を希望して来院した患者さんの現状の咬合高径は正常なのか？」

これは、一見では判断しがたい。

補綴治療が広範囲にわたる場合や、前述した修復治療の分類（Lytle & Skurow の分類）のclass Ⅲ、class Ⅳ、インプラント治療などでは、咬合高径の評価が重要となる。

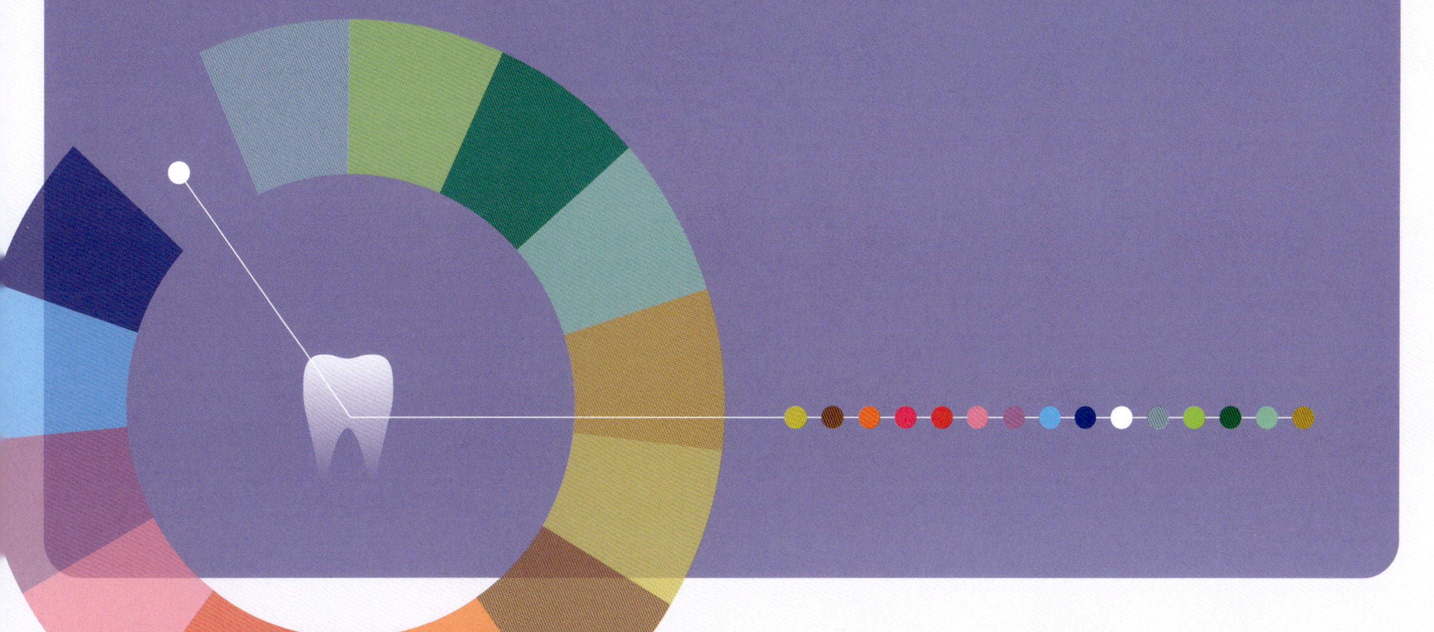

図10-1-1　安定した顎機能のための指標

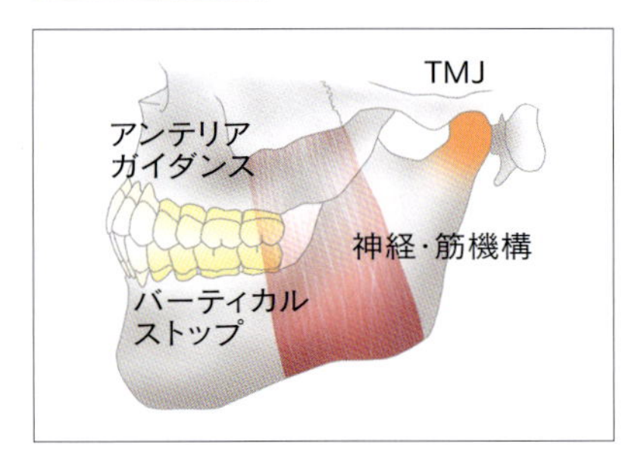

図10-1-1　下顎が中心位・生理的顆頭安定位で顎関節が構造上安定し、バーティカルストップが適正な咬合高径で確立され、アンテリアガイダンスも確立されていれば、おのずと神経筋機構は安定し、適正な顎機能が営まれる。

表10-1-1　咬合高径の平衡理論が成立するか否かの上下対合関係

対合関係			生体の平衡理論が成立
天然歯	対	天然歯	○
天然歯	対	インプラント	△
天然歯	対	義歯	△
義歯	対	義歯	×
インプラント	対	インプラント	×

表10-1-1　補綴治療の必要性から咬合高径を変更した場合、生体は自然に適正な咬合高径に戻ろうとする平衡理論がある。しかし修復方法によってはその生体変化が起こらず、戻ろうとする力がメカニカルストレスとなって、筋、顎関節、歯槽骨、修復物に影響を及ぼす可能性がある。

1．咬合高径の評価の必要性

☞適正な上下顎対合関係の詳細は下記を参照
・第１章　咬合補綴治療の目的と指標

一般的に、咬合高径の変更理由の多くは、装着する補綴装置の審美性、咬合、構造的強度のためのスペースの確保などである。補綴治療により顎口腔系が安定した機能を営むためには、上下顎対合関係が適正な状態であることが望ましい（**図10-1-1**）。本章では、

・治療の際に現状の咬合高径が適正であるか

・治療計画を立案する際に咬合高径をどの位置に設定するか

などの評価について解説する。

咬合高径を評価するにあたり、総義歯、有歯顎、インプラントなどを治療計画に加えると、補綴治療による対合関係の状況は多様になる（**表10-1-1**）。さらに、総義歯、有歯顎での治療、天然歯とインプラントが複合している口腔内の治療など、製作された補綴装置で咬合高径を変更した場合、それぞれの生体反応は異なる。咬合高径を変更する必要がある場合、それにより起こりうる生体の反応を理解することが重要である。

図10-2-1a～e　５頭のサルの臼歯に咬合高径を上げるスプリントを３～36ヵ月装着させた実験

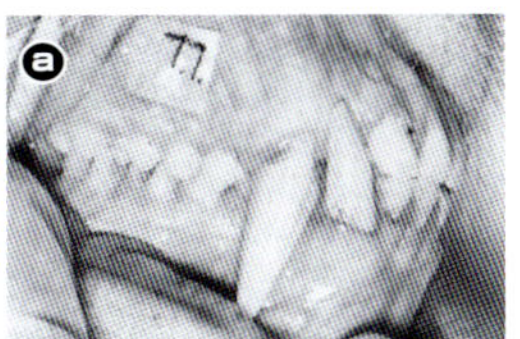
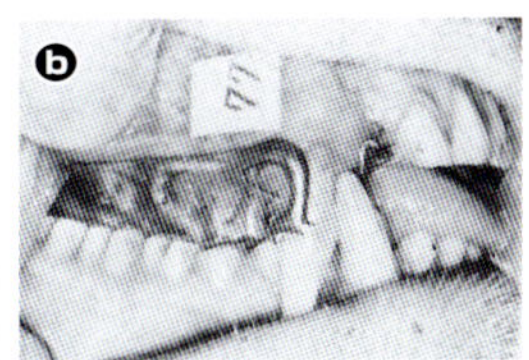
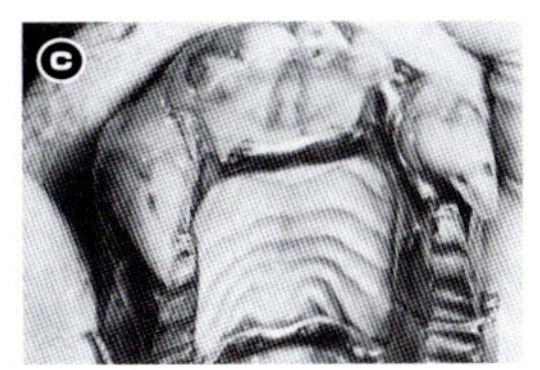
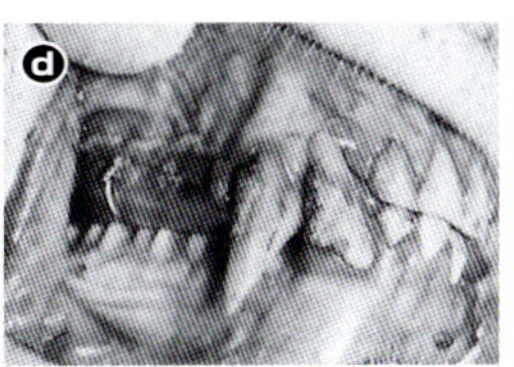
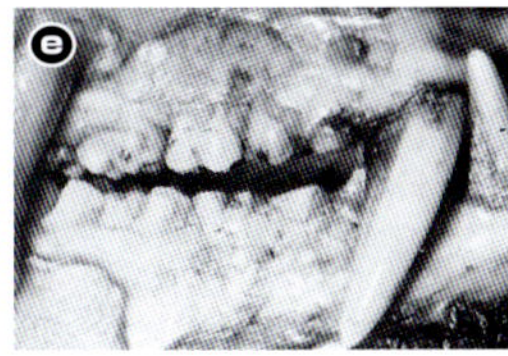

図10-2-1a～e　**a**：実験前の状態。　**b**、**c**：臼歯部に咬合高径を上げさせるスプリントを装着。　**d**：２年経過後（死亡時）。スプリントを装着した直後は、臼歯の咬合高径を挙上しているため前歯は離開していたが、２年経過後では離開していた前歯が接触していた。**e**：スプリントを外した写真。臼歯は歯槽骨の中に押し込められて圧下していた。これは事前に骨中に埋め込まれたマーカー間を測定することで確認され、また咬合高径は徐々に術前の咬合高径に戻ってきていた。（Ramfjord SP, Blankenship JR. Increased occlusal vertical dimension in adult monkeys. J Prosthet Dent 1981；45(1)：74－83. より引用転載.）

2．咬合高径の平衡理論

ヒトや動物での多くの実験から、咬合高径の変更は、後に既存の咬合高径に戻る傾向があることが示されている。咬合高径を挙上した場合では、歯は歯槽骨の中に押し入って closing back down（適正な咬合高径まで低くなり戻る）が起こり、また咬合高径を低下させた場合は挺出が起きて、reopening（適正な咬合高径まで高くなり戻る）が起こる、というものである。この時、歯と歯周組織の関係は保たれているという[1～3]。

咬合高径を変更する理由は、装着する補綴装置の審美性、咬合、強度のためのスペース確保などである。素朴な疑問として、「咬合高径が戻るならば、スペースを得るために咬合高径を変更した恩恵は失われるのではないか」と思われるかもしれない。しかし、その後戻りの変化は歯槽骨の範囲でリモデリングによりなされるのであり、その変化は患者にも術者にも目に見えることなく起こる。上顎と下顎の基底骨にマーカーを埋め込み、その変化を追ったならば、その変化は確認できるであろう。実際にサルを使用した咬合高径変更の実験がある（**図10-2-1**）[3]。

図10-2-1d、e のサルは実験開始２年経過後に死亡したときのものである。スプリント装着直後は臼歯の咬合高径を挙上しているため前歯は離開していたが（**図10-2-1b**）、２年後には同じ咬合高径で接触していた（**図10-2-1d**）。この前歯と歯周組織の関係は正常に保たれており、歯槽骨をともなって挺出したものと考えられる。また、スプリントを外した**図10-2-1e** で見られるように、相対する歯をスプリントで接触させた臼歯は歯槽骨の中に押し込められ、圧下していた。上顎と下顎の骨の中に埋め込んだマーカー間を測定すると、咬合高径はだんだんと術前の咬合高径に戻っていることがわかった。上下顎の基底骨の間隔がスプリント装着直後の測定よりも狭まっているのに、スプリントを外したときに臼歯が接触しなくなっているのは、臼歯が圧下したからにほかならない。なお、この臼歯と歯周組織の関係、CEJ と結合組織付着の状態は正常に保たれていたという。すなわち、咬合高径の後戻りが徐々に歯槽骨のリモデリングにより

図10-2-2a〜f　咬合高径変更に対する認識不足で、術後歯根破折を起こした症例（初診1990年）

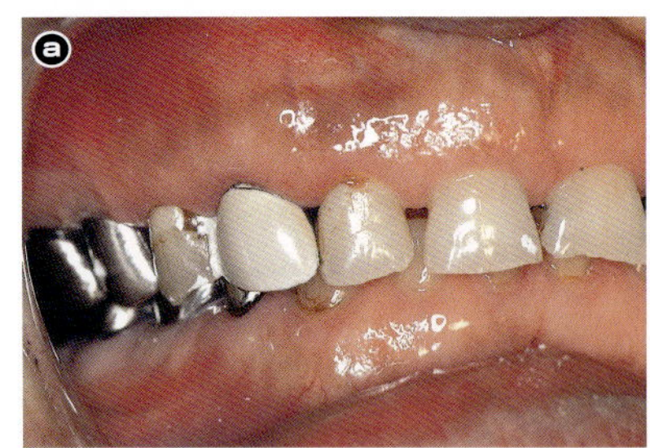
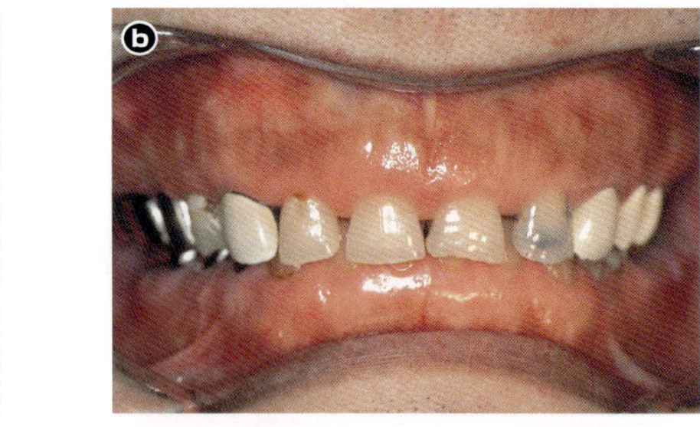
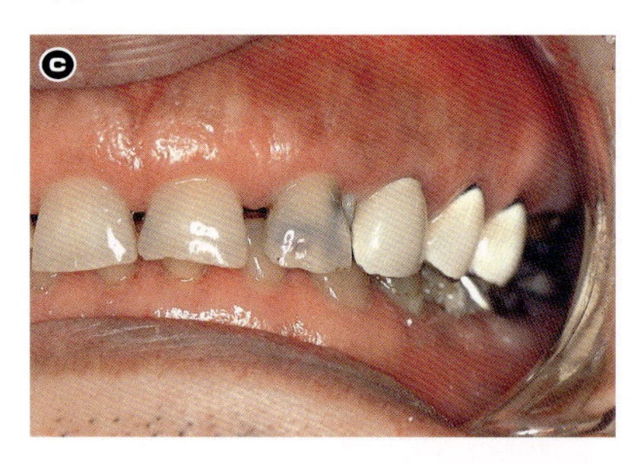
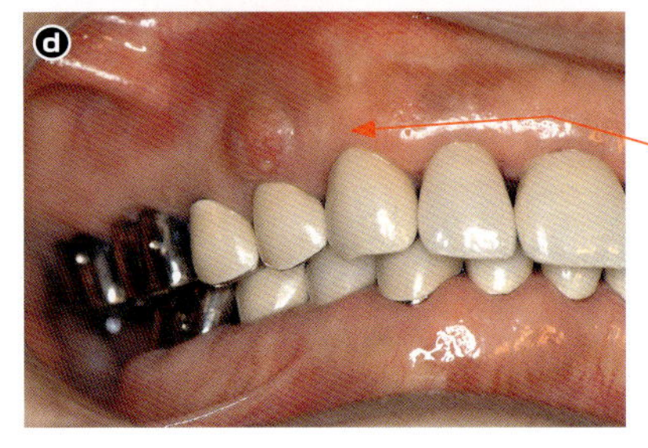
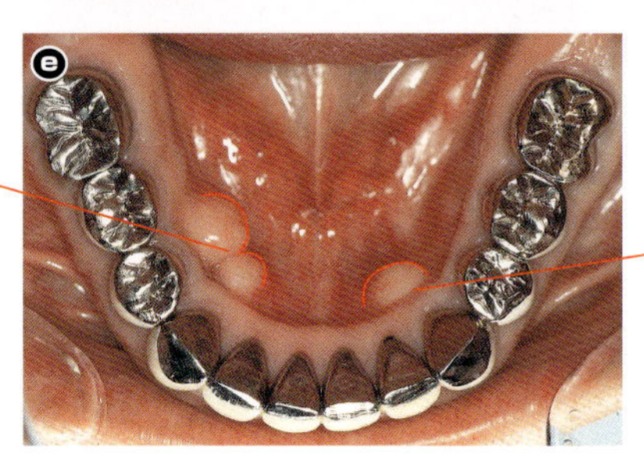
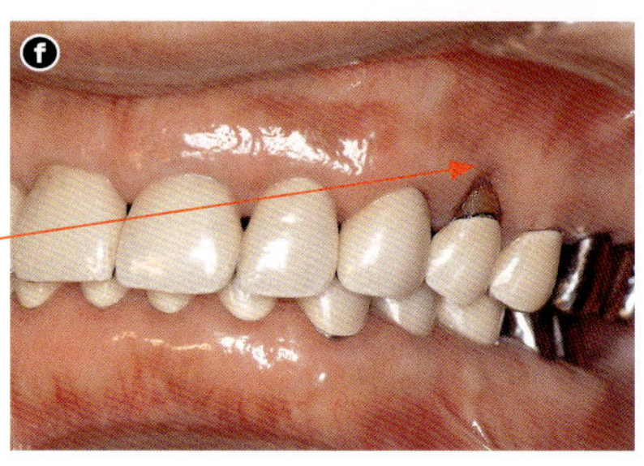

図10-2-2a〜f　咬合高径を変更し咬合再構成治療を行い、4|は術後半年（**d**）、|4は術後３年目の来院時（**f**）に歯根破折となっていた。両歯とも対合歯部に外骨腫があり、Dawson が禁忌症と提示している状態であった。

なされていたという結果であった。この咬合高径の挙上は顎関節に病的な影響をもたらさなかったという結果も報告されている。

Spear は、咬合高径の後戻りは咬合高径変更後の６ヵ月間に大きく起こるため、咬合高径を変更した症例は最終補綴装置製作まで６ヵ月以上はプロビジョナルレストレーションで経過観察する必要があるとしている[1)]。

Dawson も、咬合高径変更の後戻りについて次のように示している。

『正しい中心位において、歯が適切に咬頭嵌合している限り、咬合関係の改善に必要であれば、咬合高径を高くしても差し支えない。しかし、咬合高径を高くしたときは１年程度かけて生理的咬合高径まで戻る可能性があるため、咬合が安定するまで１年程度は繰り返し咬合調整が必要である』

ただし禁忌症例があるとして、Dawson は、

『外骨腫がある厚い硬化した骨は、正常な歯槽骨のリモデリングが起こりにくいため、そのような変化のできない骨の症例においては、咬合高径を挙上することは禁忌である』

とも警告している[2)]（**図10-2-2**）。

以上は、有歯顎での生体反応であり、インプラントや無歯顎では起きないと思われる生体反応である。なぜならこれらの反応は歯根膜のないところには起きないからである。インプラント治療の際に、不用意な咬合高径の変更は問題を生じさせる可能性がある。咬合の後戻りが起きた時、歯根膜を持たないインプラント周囲には、このようなリモデリングが起こりにくい。そして圧下の力はメカニカルストレスとなり、インプラントやインプラント周囲組織に過剰な負荷となるかもしれない。咬合高径の変更は慎重に検討されるべきである。

図10-3-1a〜d 咬合器での咬合高径変更の目安・筆者らの研究

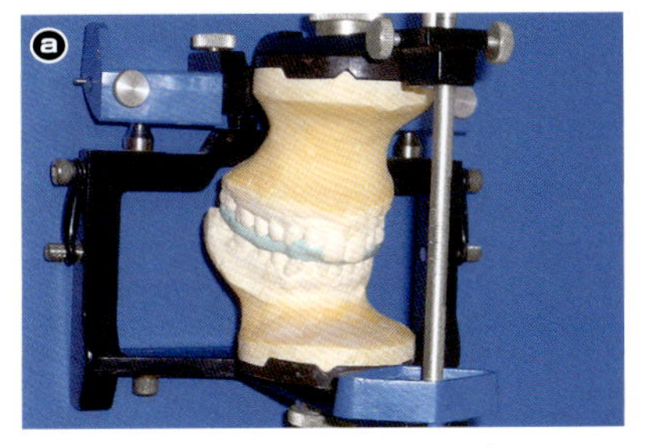
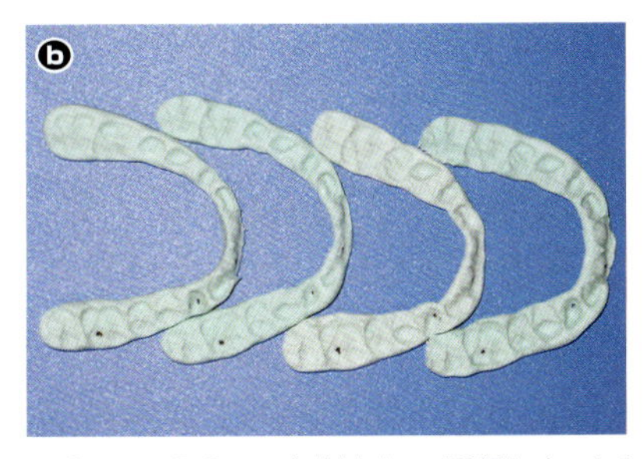

図10-3-1a、b インサイザルピンで2.0mm、4.0mm、6.0mmと挙上して採得したバイトを、前歯と臼歯の同じ部位で実際の挙上量を測定する。
使用した咬合器：パナデント（コンダイルーインサイザルピン間15mm）
被験者：コンダイルー前歯切端間平均11.05mm

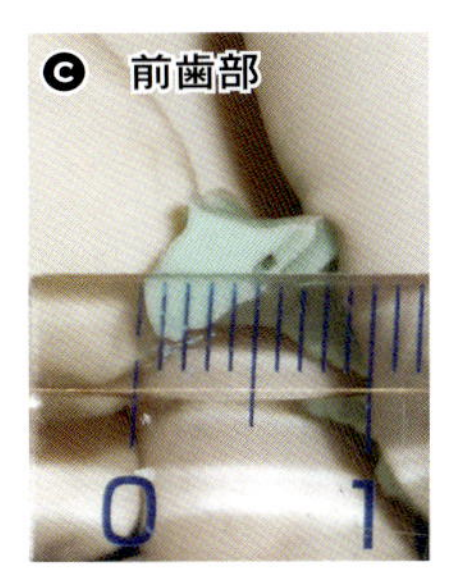

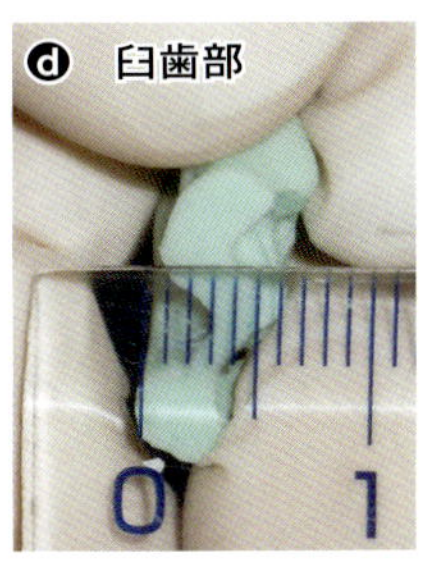

図10-3-1c、d 6mm挙上した場合、前歯での実際の挙上量は5mm、臼歯では3mmであった。

表10-3-1 咬合器での咬合高径変更の目安・筆者らの研究での結果（計測10名での平均）

挙上量	前歯（中切歯）	臼歯（第一大臼歯）
2.0mm	1.88mm	1.50mm
4.0mm	3.36mm	2.21mm
6.0mm	5.25mm	3.25mm

図10-3-2 修復治療における咬合高径選択の可能性

	術前の咬合高径	
	適正	低下
		臨床的症状がなく、あえて多数歯の治療の必要がない → 現状の咬合高径 / 回復挙上 → 適正な咬合高径に戻す
治療時の咬合高径の選択 →	現状の咬合高径	適正な咬合高径に戻す（咬合高径回復）
	挙上 ↓	挙上 ↓
	修復治療のために便宜的挙上（便宜的挙上）	

図10-3-2 補綴治療において、治療の必要上咬合高径の変更をすることがある。治療時の咬合高径の選択は、既存の咬合高径の適否を十分検討したうえで行うべきである。

3. 咬合高径決定の判断基準

咬合高径を診断用模型で挙上する際、インサイザルピンで操作し検討する。では、インサイザルピンでの挙上で、口腔内では実際どのくらい挙上されるのであろうか。筆者らが実験的に行った結果を提示する。

実験では、±0から2.0mm、4.0mm、6.0mmインサイザルピンで挙上し、シリコーンにて採得したバイトの同位置の厚さを測定した（**図10-3-1a、b**）。結果は**表10-3-1**に示すとおりである。

前歯部：インサイザルピン2.0mmの挙上では1.88mmとなり、4.0mmでは3.36mm、6.0mmでは5.25mmの実測値となっていた（**図10-3-1c**）。挙上量が少ないほど、挙上量の差は少ないようである

臼歯部：2.0mmの挙上では1.50mm、4.0mmでは2.21mm、6.0mmでは3.25mmの挙上となっていた（**図10-3-1d**）。

補綴治療における、咬合高径変更の可能性を**図10-3-2**に示す。さらに、補綴治療が必要な2症例を検討してみる（**症例1**：**図10-3-3**、**症例2**：**図10-3-4**）。

症例 1

図10-3-3a〜m　修復治療のために便宜的に挙上を行った症例①

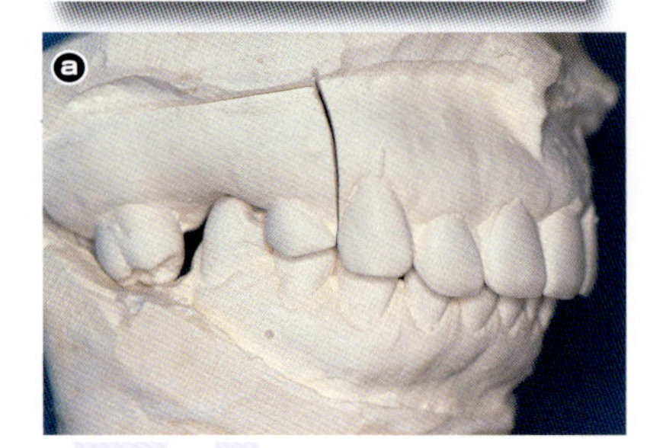

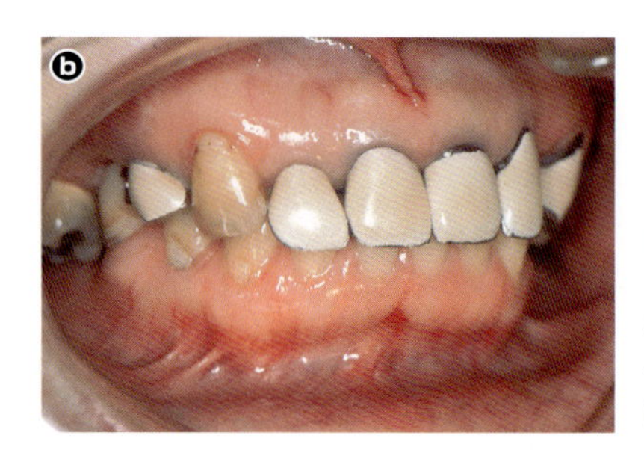

図10-3-3a、b　初診時の右側方面観。5|、6|はそれぞれ対合顎堤に接触するほど挺出しており、補綴装置を装着するスペースがなくなっている。補綴装置のスペース確保のため、便宜上、咬合高径を変更する必要がある。

4mm 挙上

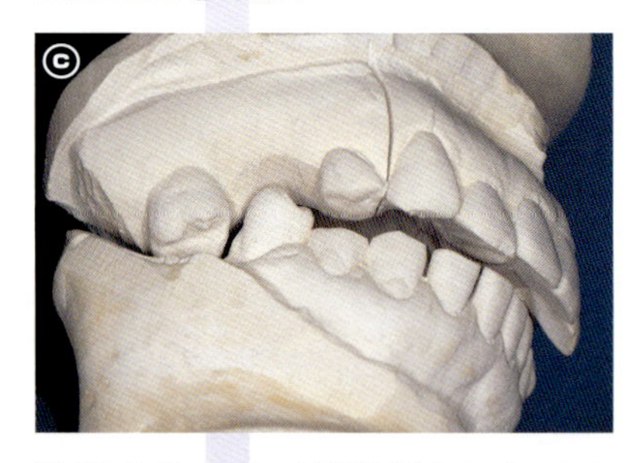

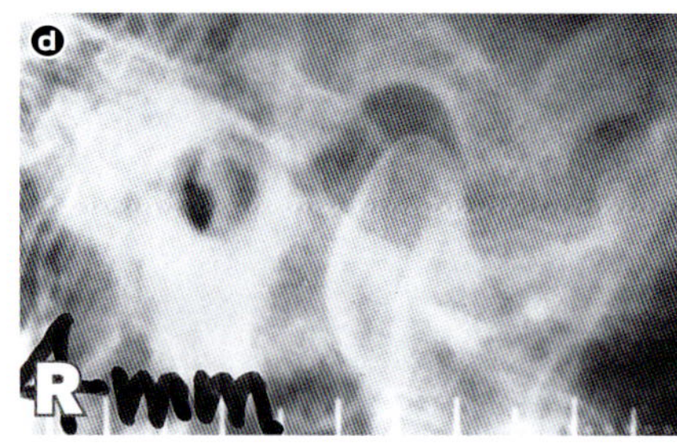

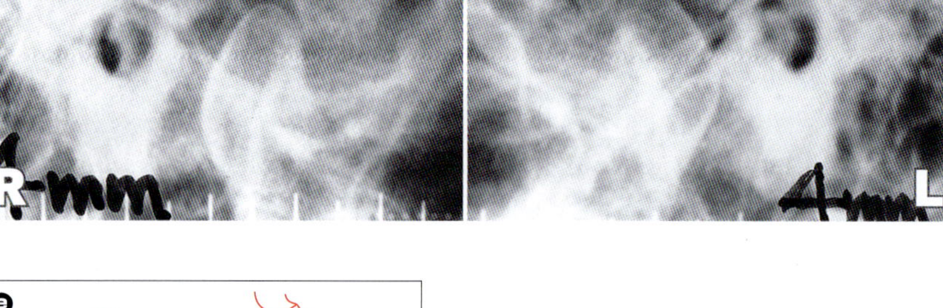

図10-3-3c、d　補綴装置のスペースを確保するため、咬合高径をインサイザルピンで4mm 挙上し、この状態でバイトをとり、口腔内へ入れ、顎関節規格写真を撮影した。顆頭は滑走運動を始めた。また、アンテリアガイダンスの確保も困難な状態である。

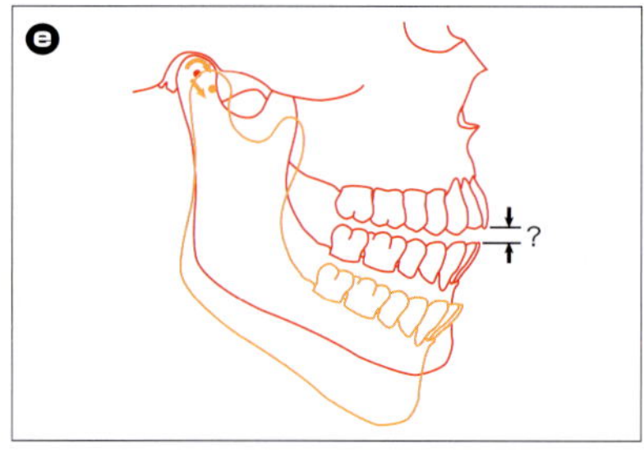

図10-3-3e　顎関節内で顆頭が安定した位置で咬合再構成を行うには、下顎の開口運動の回転範囲で行わなければならない。

2mm 挙上

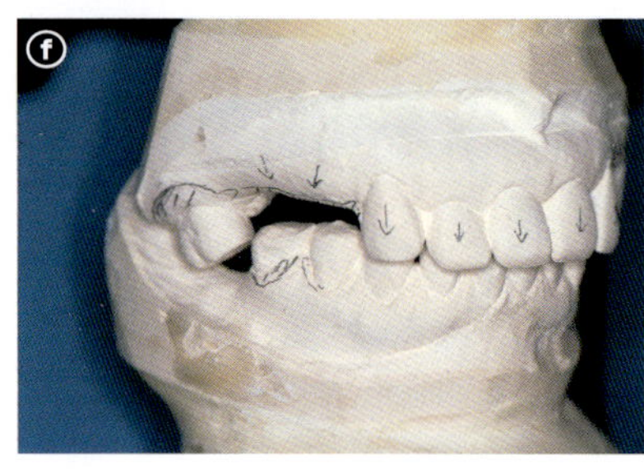

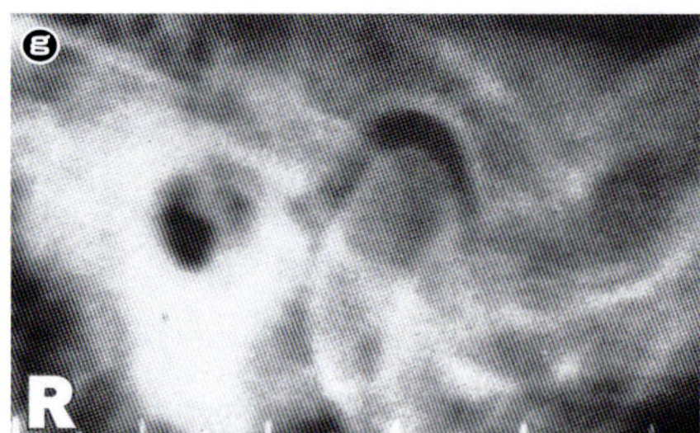

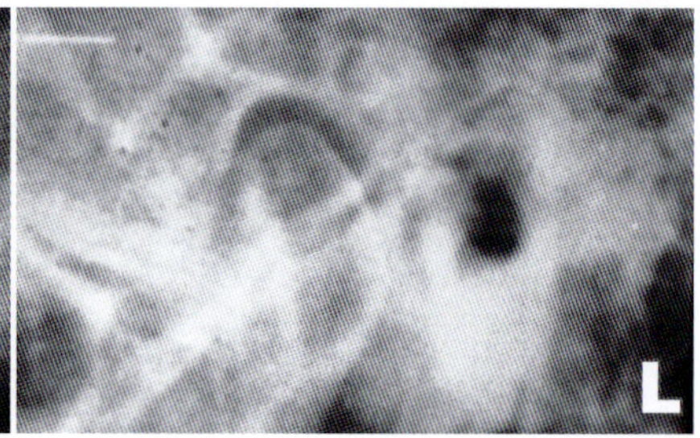

図10-3-3f、g　2mm 挙上した状態。顆頭は回転の範囲で良好な位置に留まっていることが確認できた。この症例は、咬合高径2mm 挙上の範囲で治療計画を立案しなければ、下顎位の安定を得ることは困難と考えられた。

症例1（**図10-3-3c**）では、補綴スペース確保のため、インサイザルピンで4mm 咬合を挙上して検討している。しかし4mm 挙上すると、顎関節規格写真（**図10-3-3d**）から、顆頭は滑走運動が始まっていることがわかった。顎関節内で顆頭が安定した位置で咬合再構成治療を行うには、下

検証　はたして症例１の咬合高径は、本当に低下しているのか？

図10-3-3h〜j　分割診断用模型では、前歯の咬合関係はあまり崩れていなかった。左側犬歯がインターロックしていることも助けになったのかもしれない。TMD 症状もなく、顆頭の偏位もわずかであった。

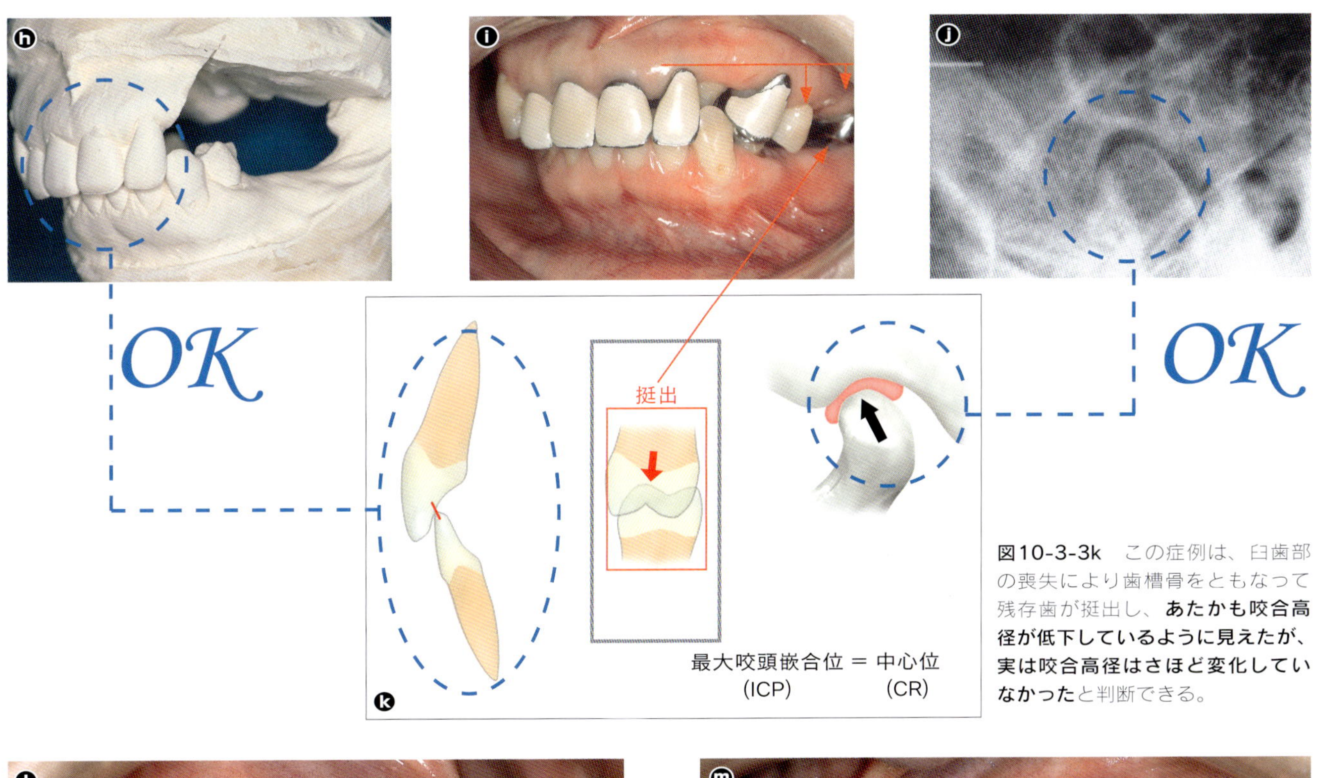

図10-3-3k　この症例は、臼歯部の喪失により歯槽骨をともなって残存歯が挺出し、**あたかも咬合高径が低下しているように見えたが、実は咬合高径はさほど変化していなかった**と判断できる。

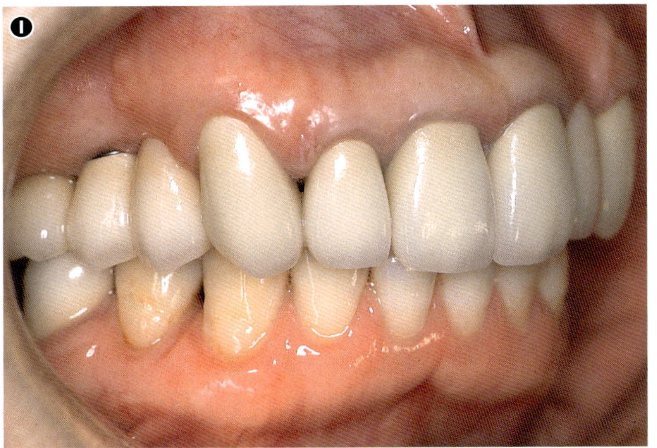

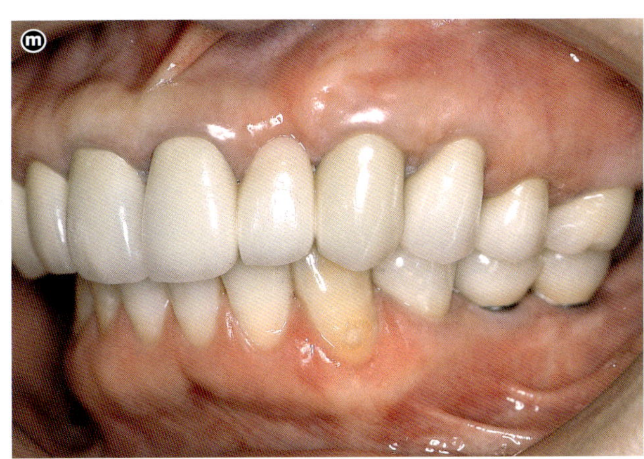

図10-3-3l、m　術後の状態。術前の咬合高径はあまり低下していなかったが、補綴装置のスペースを確保する必要上、前歯で約２mm 咬合高径を挙上して、咬合再構成治療を行った（上顎右側、下顎左側はインプラントの埋入を行った）。

顎の開口運動の回転の範囲で行わなければならない（**図10-3-3e**）。この症例は、分析の結果（**図10-3-3a〜k**）、咬合器上でインサイザルピンを２mm 挙上した咬合高径（**図10-3-3f、g**）をテストポジションとして、プロビジョナルレストレーションを経て治療を進めた。

症例 2

図10-3-4a～d　修復治療のために便宜的に挙上を行った症例②
本症例の詳細は220ページを参照

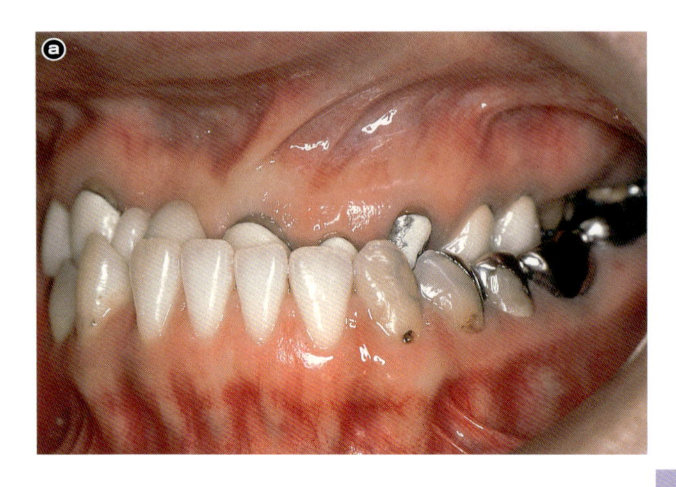
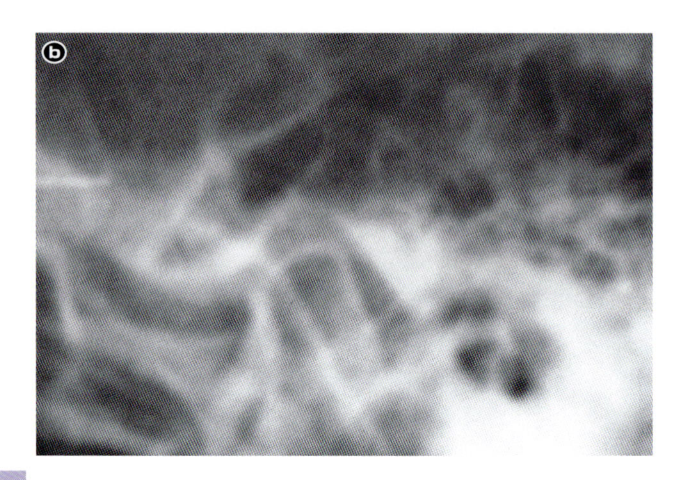

ICPから6mm挙上(生理的咬合高径の範囲で2.0mm)

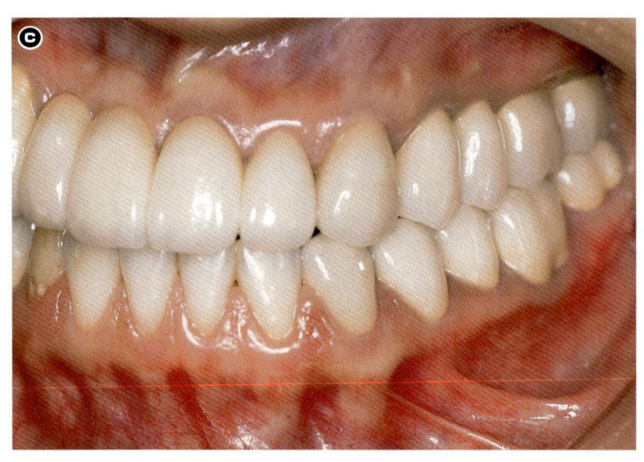
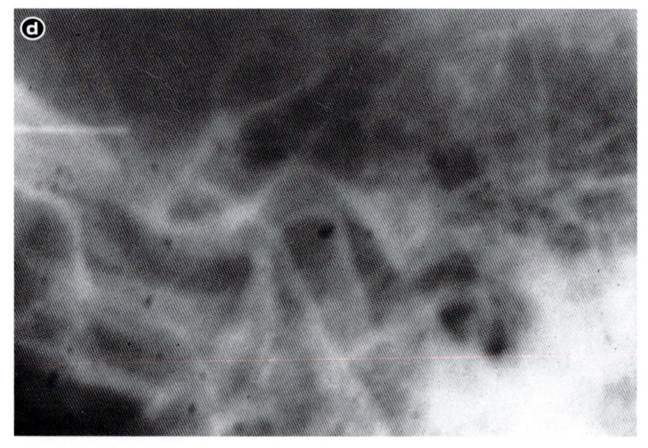

図10-3-4a～d　初診時、臼歯部では上顎の残根に下顎のクラウンが接触していた(a)。咬合高径の低下の可能性が認められたので、検討の結果、インサイザルピンで6mm挙上した咬合高径で補綴治療を行った(c)。6mm挙上しても顆頭は滑走しておらず、良好な位置を保っている(d)。

症例2(**図10-3-4a**)では、上顎の残根臼歯に下顎のメタルクラウンが咬合接触しており、やはり咬合高径の問題を解決する必要があった。この症例の検討結果は**図10-4-12**で詳細を示すが、結果的に既存の咬合高径からインサイザルピンで6mm挙上して補綴治療を行っている(**図10-3-4c**)。6mm咬合高径を挙上しているのに、顆頭はまだ滑走しておらず良好な位置を保っている(**図10-3-4b、d**)。

＊　＊　＊　＊

症例1の咬合高径は2mm程度の変更が限界だったが、**症例2**の症例では6mmの変更が可能だった。この違いは個人差だけの問題だろうか？咬合高径変更は何を基準とすればよいのだろうか？

咬合高径挙上の限界について現時点で明言できるのは、顆頭が顎関節窩内のニュートラルポジションから前方に移動しないこと、そして中心位・生理的顆頭安定位で変更されるべきということである。

4．咬合高径決定要素　種々の検討

これまで発表されたさまざまな咬合高径決定要素の学説は、

1）咬合力（bite force）による検討
2）発音（phonetic）による検討
3）free way space による検討
4）trial splint による検討
5）マイオモニターなどのエレクトロニクスによる検討
6）セメント - エナメル境（Cement-Enamel Junction; 以下 CEJ と略）の平均値との比較による検討
7）facial esthetic による検討
8）下顎位と挙上筋との関係からの検討
9）顎運動の回転の範囲での検討
10）模型上での検討
11）セファロ分析による検討

以上である。これらの学説を検討してみよう。

4-1　咬合力（bite force）による検討

咬合高径の挙上は咬合力を増大させるといわれる。しかし、咬合力と筋活性をエレクトログラフィーで測定した結果、『エレクトログラフィーで最高の咬合力値に咬合高径を挙上した治療の３ヵ月後、測定値は治療前のレベル同様に戻っていた』という。

この結果は、３ヵ月の間に起きている咬合高径の後戻りのためか、神経筋機構のリプログラミングのために起きたのかは定かではないが、咬合高径を変化させることで生じたエレクトログラフィーの活性にもとづく咬合高径の増大は長期間維持されず、**咬合力は咬合高径決定の参考とはしがたい**ということであろう[1)]。

4-2　発音（phonetic）による検討

発音は咬合高径決定に有効であるとされ、参考とされる発音はＳ音である。 Ｓ音だけでは判断がむずかしいため、mississippi や yes などの単語で繰り返し発音してもらう。上顎切歯の間に約１mm のスペースがないと舌は空気（発音）のコントロールができず、舌足らずの発音となる。

このＳ音を発音するとき、切歯を edge to edge で発音する人は70%、最大咬頭嵌合位（以下 ICP と略）で発音する人は30% というデータがある。ただし、Angle のⅡ級、Ⅲ級の咬合の患者では ICP でＳ音を発音することはまれではないという[1)]。

Angle のⅡ級、Ⅲ級が比較的多い傾向の日本人では、欧米の30% より多い可能性がある。

図10-4-1a、b　発音での検討

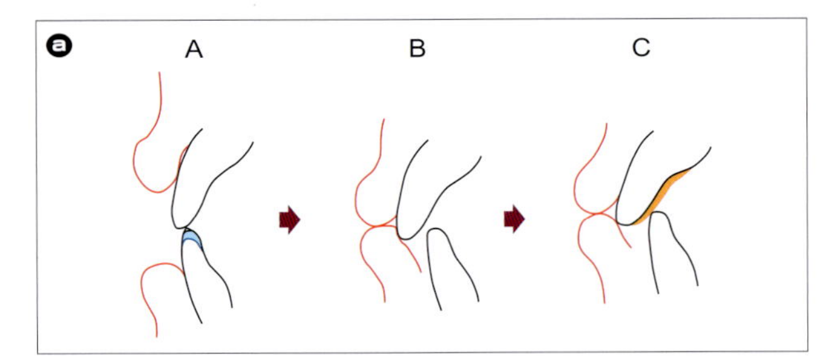

図10-4-1a　S音をedge to edgeで発音するタイプ。咬合高径を挙上したプロビジョナルレストレーションで、S音の発音障害が生じた場合。下顎前歯を短くし、空気の抜け道を作る必要がある。審美的配慮のため、下顎前歯の切端を短くしたとする（**A**）。この患者がICPに下顎を戻したとき、当然上下前歯間にスペースができる（**B**）。このスペースは上顎前歯の舌側を盛り足せば問題は解決する（**C**）。調整は比較的容易である。

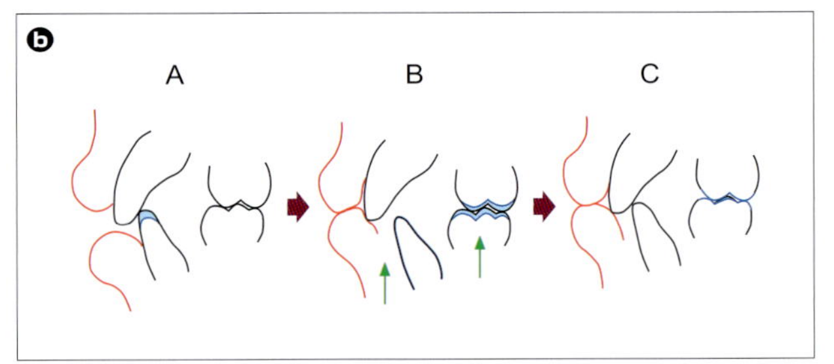

図10-4-1b　S音をICPで発音するタイプ。咬合高径を挙上したプロビジョナルレストレーションで、S音の発音障害が生じた場合。空気の抜け道を作るために上下前歯間にスペースを作らなければならないが（**A**）、当然ICPで上下前歯が接触しない状態の咬合となる（**B**）。このような場合は、上下前歯が接触するまで臼歯部を削合し、せっかく挙上した咬合高径を低下させなければならない。良好な咬合高径を得るための調整は煩雑である。

例えば、プロビジョナルレストレーションで咬合高径を挙上している患者で、S音（日本語では「さしすせそ」）の発音障害が生じた場合を例にしてみる。edge to edgeでS音を発音するタイプの人は調整が比較的容易であるが（**図10-4-1a**）、S音をICPで発音するタイプの人の調整は煩雑であり、困難である（**図10-4-1b**）。挙上した咬合高径を戻すか、挙上量を少なく調整する、または発音障害に適応できるかどうか長期間で観察するなどの必要がある。すなわち、咬合高径の後戻りあるいは神経筋機構のリプログラミングが達成され、その咬合高径で適応が可能かどうかを6ヵ月程度かけて経過を見る[1)]。その期間の観察と咬合調整時には、臼歯のオクルーザルコンタクトのチェックと特定の歯にフレミタスが出ていないかを調べる。上下前歯の接触は、咬合紙に抵抗がありながらも抜ける程度を目安として調整する。

なお、発音体系が英語などと異なる日本語では、このような問題の出現はまれかもしれない。

4-3　free way spaceによる検討

結論から入ると、**総義歯では有効であるが、有歯顎では咬合高径決定の参考には適さない**。有歯顎患者で咬合高径を挙上してfree way spaceがなくなっても2～4週間で適応し、また同程度のfree way spaceが獲得されていた、という結果が得られている[1、2)]。これも咬合高径の後戻りか、神経筋機構のリプログラミングによるものと考えられている[1)]。総義歯は咬合高径の後戻りに関与する歯根膜を有する歯が存在しないため、free way spaceを参考にできる。

図10-4-2a、b　不適正なスプリント例

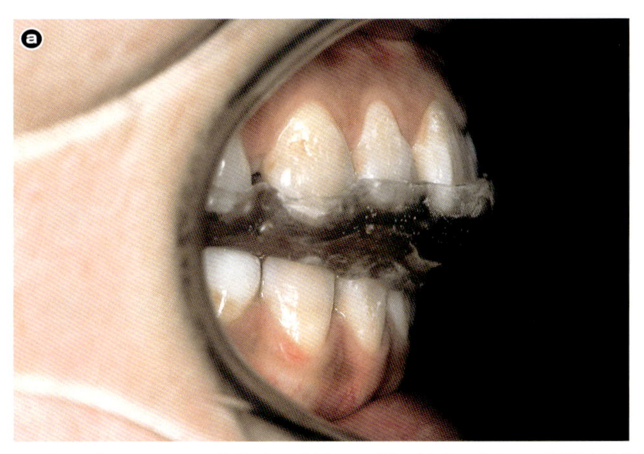

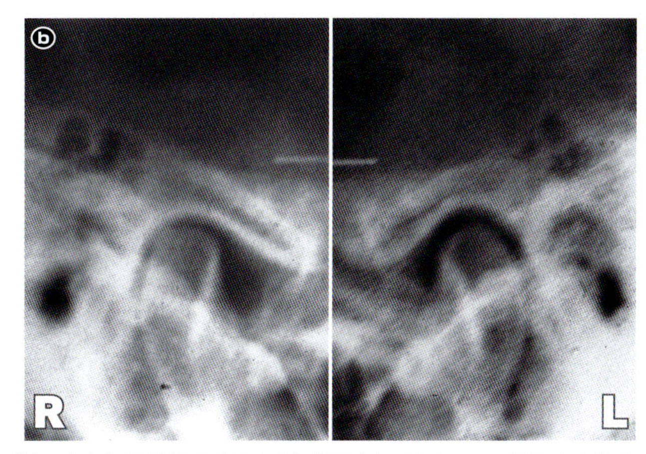

図10-4-2a、b　この患者は、他院にて矯正治療に際し、下顎位確認のスプリントを24時間装着するように指示されていた。スプリントを装着した状態で顎関節規格写真を見ると、下顎位は生理的な状態ではなかった。スプリントも調整を誤ると、間違った方向に下顎を誘導してしまう可能性があることを認識する必要がある(写真は大阪府開業・本多正明先生のご厚意による)。

4-4　trial splintによる検討

ここでのスプリントは、あくまでも補綴治療を前提に用いた場合の検討である。TMD患者に対する不快症状の治療のためや、その後の咬合治療の参考のためにスプリントを利用することは有効である。しかし、補綴治療の参考にするためだけにスプリントの長期使用を強制することは、好ましいとは思えない。また、trial splintを使用しなければよい治療成果が得られないかというと、答えはnoである[1)]。

下顎が自由に動けるようスプリントの咬合面を平坦にしようとすると、スプリントが厚くなる傾向がある。咬合高径の過度の挙上は生理的状態とはいいがたく、誤ったスプリント療法は下顎を非生理的状態に誘導してしまう可能性もある(**図10-4-2**)。適切に使用されれば有効な場合もあるので、否定しているのではないが、**必要か否かの判断が必要**である。

4-5　マイオモニターなどのエレクトロニクスによる検討

挙上筋の筋活動の低い安静位のポイントを見つけ、そこを咬合高径決定の参考とする方法である。既存の咬頭嵌合位より1～3mm挙上したところに、そのポイントが得られることが多いということである。しかし、この方法で新しい咬合高径を設定した1,200人を、3ヵ月後に同様に安静位の再評価をしたところ、70%の患者で安静位のポイントは再び1～3mm挙上したところに示されたという実験結果があり、これも咬合高径の後戻りのためか神経筋機構のリプログラミングのためと考えられる[1)]。すなわち、このアプローチも**咬合高径決定に適切であるとはいいがたい**。

図10-4-3　下顎前歯の挺出症例

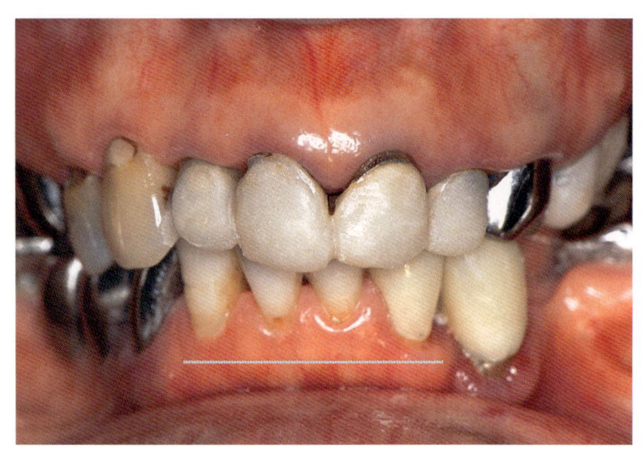

図10-4-4　上顎前歯の挺出症例

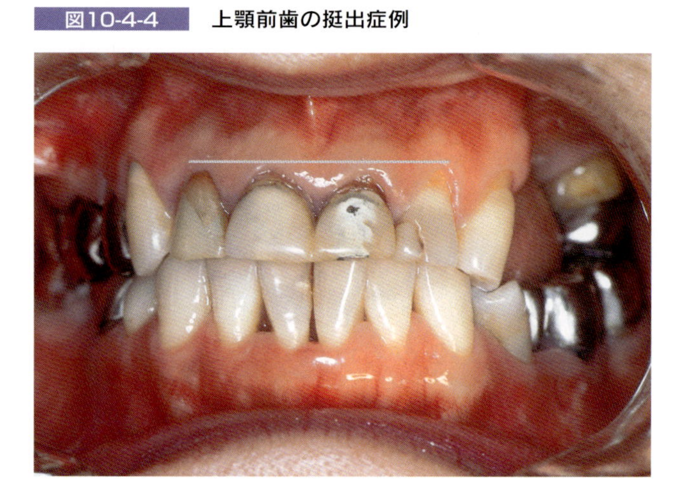

図10-4-3、図10-4-4　**図10-4-3**の下顎前歯の歯頸部や、**図10-4-4**の上顎前歯の歯頸部を観察すると、上顎歯のレジンジャケットクラウンの摩耗にともない、前歯は歯槽骨とともに挺出した可能性が考えられる。

4-6　CEJの平均値との比較による検討

上顎前歯のCEJから下顎前歯のCEJまでを測定し、正常歯の平均値（18～20mm）と比較する方法である。測定値が14mmなら、平均値と比較して４mm前歯で咬合高径を増大できるというものである。これは**前歯が歯肉から出ている状態の単純な評価であり、咬合高径の評価ではない**[1]。

前歯の形態を標準化するために、この単純な発想での誤った評価で不用意に咬合高径を操作、変更すべきではない。**図10-4-3、図10-4-4**のように前歯が徐々に摩耗し、歯槽骨レベルでの挺出が起こり、測定値や外見上から判断されるほど咬合高径が低下していないということもある。しかしCEJの検討は、**患者の歯科的既往歴や咬合状態などを総合的に判断するときに参考にはなる**。

4-7　facial estheticによる検討

図10-4-5　フェイシャルプロポーション

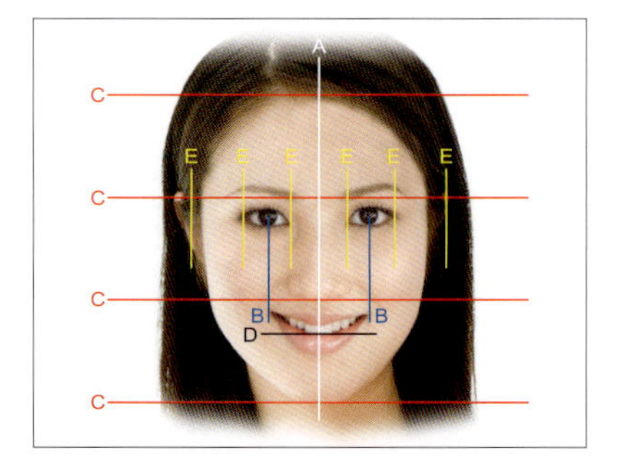

図10-4-5　フェイシャルプロポーションの理想では、垂直的には眉間から鼻の基準点までと、鼻の基準点から顎までが同じとされている。（参考文献４より作図）

フェイシャルプロポーションを利用して咬合高径を検討する方法である。眉間から鼻の基準点と顎から鼻の基準点までイコールであるべきという、理想的顔貌を利用した単純計測で（**図10-4-5**）[4]、midfaceに下顔面をマッチするように咬合高径を変えるというものである。しかし補綴治療で、下顔面midfaceより５mm長いからとその患者の咬合高径を５mm低くすることが可能かどうか、また現実的かどうかである。厚さ２、４、６、８mmのスプリントを患者に装着してもらい、歯科医師に顔の外観で違いが評価できるか研究した論文では、歯科医師たちは既存の咬合高径での顔貌と、２、３、６mm増加したスプリントでの顔貌をほとんど見分けられなかったという[1]。**このアプローチは咬合高径決定要素としては現実的ではない。ただし、コンプリートデンチャーでは利用可能である。**

図10-4-6a〜e　Spearの１：２説適用の症例

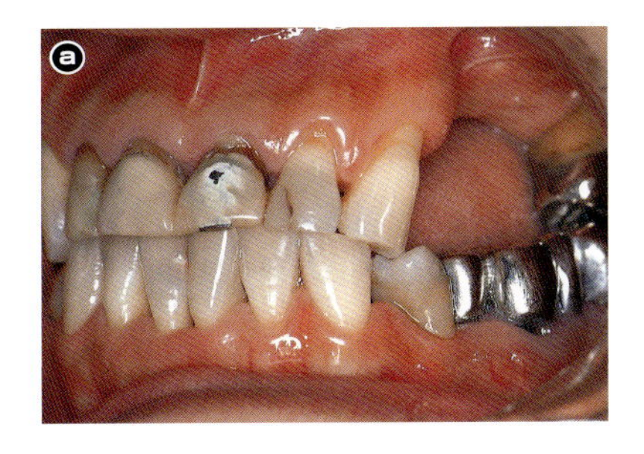
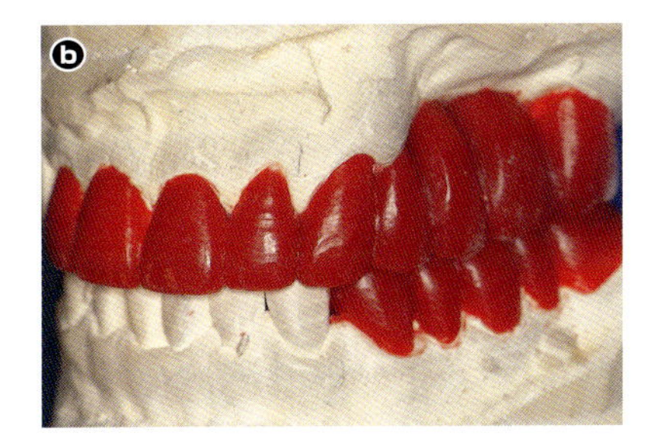
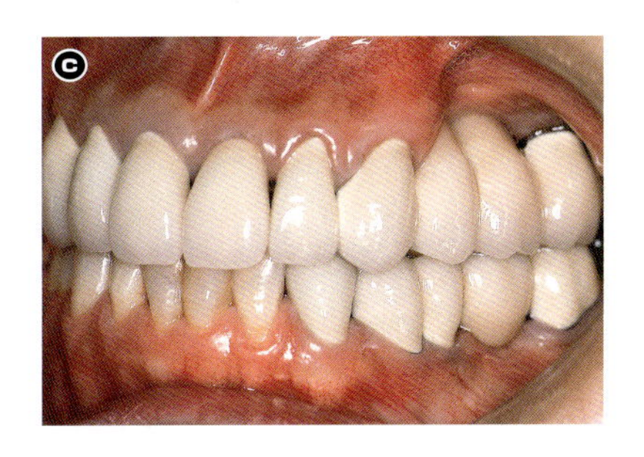
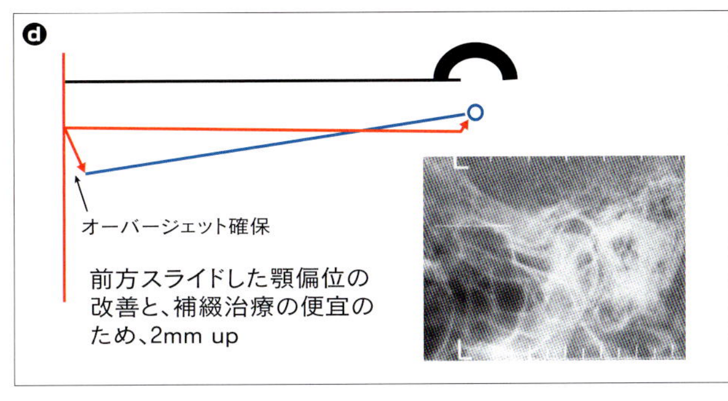

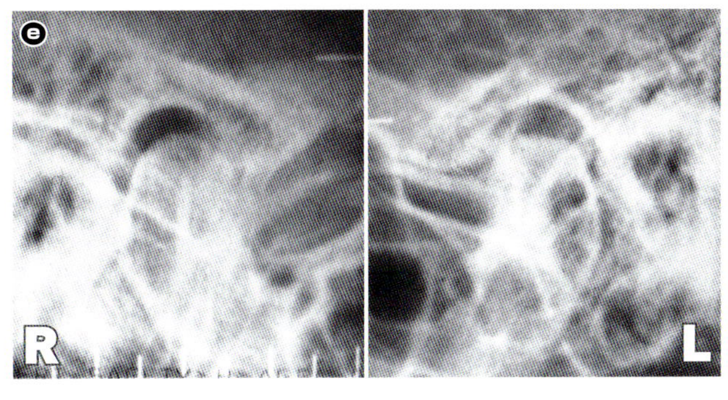

図10-4-6a〜e　既存の咬合高径では、前歯に被蓋関係を得るのは困難であるが(a)、インサイザルピンで２mm咬合高径を挙上し、偏位した下顎位を約１mmシフトさせることにより、オーバージェットの確保が可能となる(b、c)。術後の顎関節規格写真(e)。

図10-4-6f　顆頭の偏位状態を診査

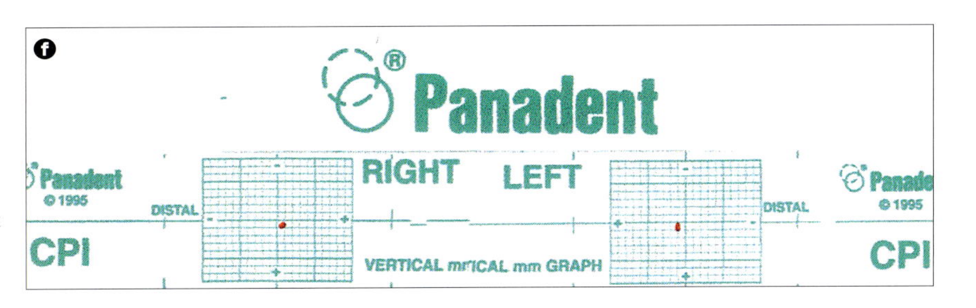

図10-4-6f　パナデントの咬合器によるCPI。中心位・生理的顆頭安定位で咬合器に装着した診断用模型で、ICPとの顆頭の偏位を測定する。前方への１mmのシフトが確認された。

4-8　下顎位と挙上筋との関係からの検討

咬合高径の変更により、咬筋と内側翼突筋の長さがどのくらい変化するかという評価と、顆頭の位置をも包括した評価に基づく検討である。

Spearの論文では、顆頭と筋の１：２説がよく提示されている。この意味するところは、

・前歯で２〜３mm咬合を挙上すると、これらの筋長は１mm伸びる
・前方に１mm偏位していたそれぞれの顆頭を後方に１mmシフトさせると、咬筋の筋長は１mm短縮する[1、5)]

である。既存の咬合高径から、新しい補綴装置で偏位していた顆頭を１mm後方にシフトさせると(筋長は－１mm)、前歯で２〜３mm咬合を挙上しても(筋長＋１mm)、事実上咬筋と内側翼突筋の筋長は変わらない(±０)。すなわち筋長の変更なしに咬合高径を挙上できる(**図10-4-6a〜e**)。顆頭の偏位はCPI(パナデント)、MPI(SAM)，Verichick(Denar)などの咬合器の装置を利用して計測し、参考とする(**図10-4-6f**)。

図10-4-7a、b　下顎偏位のパターンと咀嚼筋群

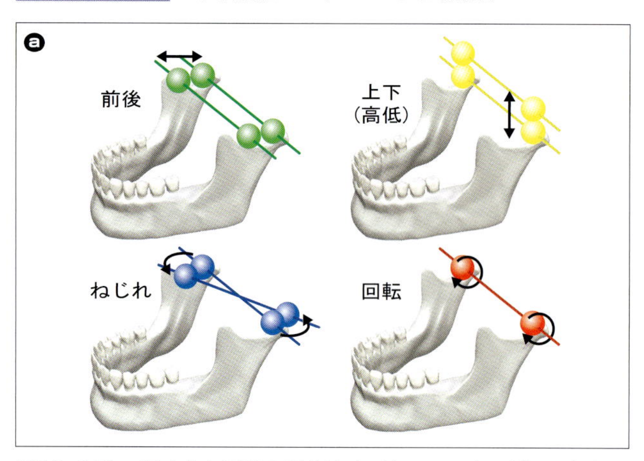

図10-4-7a　基本的な下顎の偏位は4パターンであるが、これらの複合パターンも多い。下顎位は上下顎の歯の接触により誘導されるため、左右均等に偏位するとは限らない。歯の喪失、多数歯の補綴装置脱離の放置などにより、一対になっている下顎は変則的にさまざまな偏位様式となる。

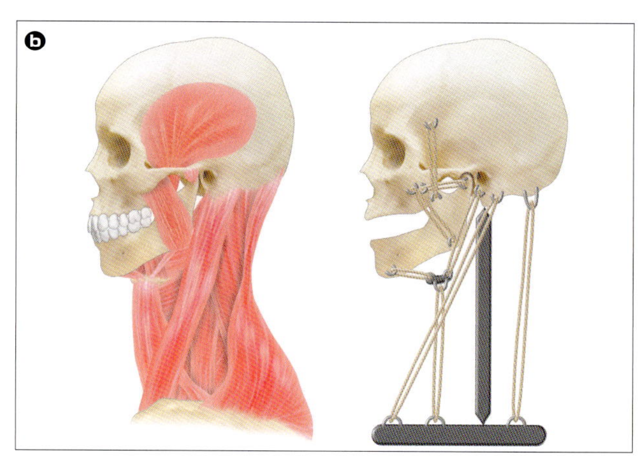

図10-4-7b　主要な咀嚼筋はゴムバンドのように働き、その緊張は正確に配分されバランスを保っている。（参考文献6より作図）

しかし、すべてのアプローチがそうであるように、このアプローチも**咬合高径決定の評価として有効である場合と、必ずしも理論どおりに当てはまらない場合がある。**

Spear がよく提示しているようなブラキシズムによる前歯の摩耗の修復症例では、力の方向は前方に向かっており、下顎が前方に偏位していることが多い。さらに、ブラキシズムにより徐々に摩耗して偏位するため、歯は歯周組織をともなって挺出し、咬合高径が変わっていないことが多く、また両側顆頭が同様に偏位を示していることも多いと思われる。このような症例では顆頭と筋長の1：2説は有効で、前歯の修復のために顆頭をシフトさせ、咬筋の筋長を変えることなく2～3mm スペースを作ることで補綴治療が可能となる。咬合だけでは解決しない中枢レベルのブラキシズムが多い現在、筋長を変化させることで咬合力が増大した場合、装着した補綴装置の破壊を招く可能性があるため、このようなアプローチを重要視しているのであろう。

しかし多数歯に補綴処置がなされている症例では、ブラキシズムで徐々に下顎が偏位した場合と異なり、抜歯部位の放置、その後の補綴、補綴装置の脱離の放置などにより、一対となっている顆頭が左右異なった偏位をしていることもまれではない。前後・上下・回転・ねじれ、そしてこれらの偏位が複合していることもある（**図10-4-7**）。下顎の偏位様式は個々の患者によってさまざまであり、定型的にはあてはめることはできない。咬合高径の変更に際し、下顎の偏位がある場合は、それを是正した状態で検討しなければならない。

さまざまな下顎偏位症例での咬合高径変更量と顆頭のシフト量を比較してみると、咬合高径変更量（診断用ワックスアップ製作時のインサイザルピンの挙上量）と顆頭のシフト量に相関は認められないのがわかる（**図10-4-8、表10-4-1**）。術者が診査により得られた情報を評価し、総合的に判断することが必要となる[7]。

図10-4-8　下顎のねじれと回転

初診時の状態

下顎のねじれと
回転偏位症例

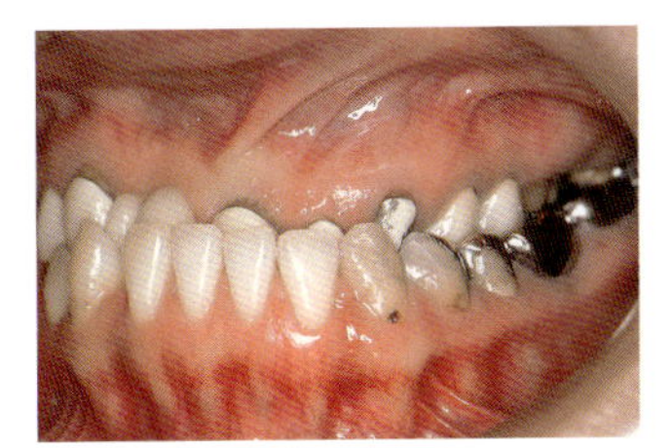

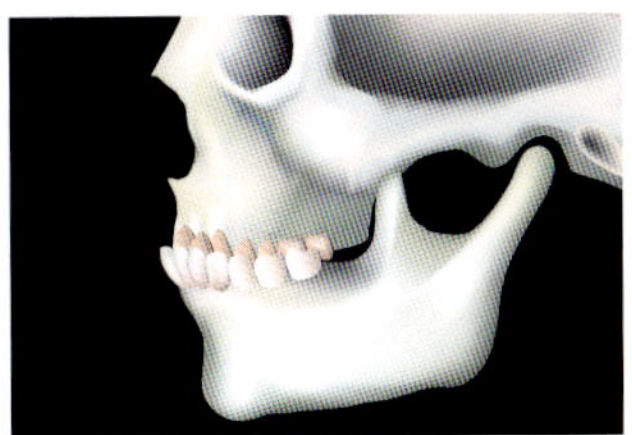

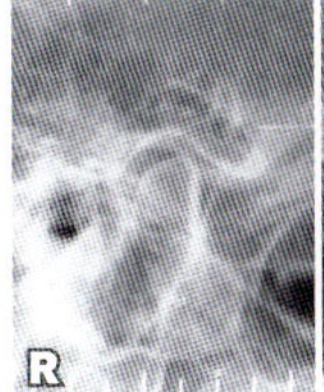

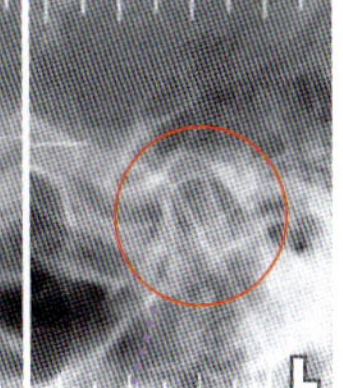

咬合高径設定

インサイザルピンで
＋6mm 挙上

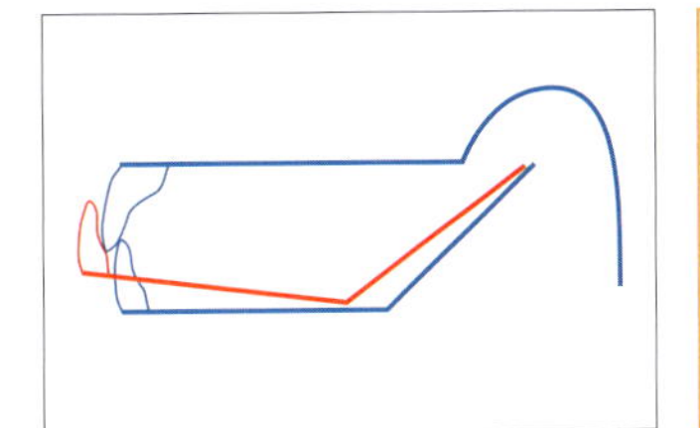

回転様の
下顎の偏位を是正
咬合高径＋6mm に設定

赤ライン：術前
青ライン：中心位・生理的顆頭安定位

顆頭のシフト量

右－1　後方へ戻る
左　0　位置移動なし

右側シフト
－1mm

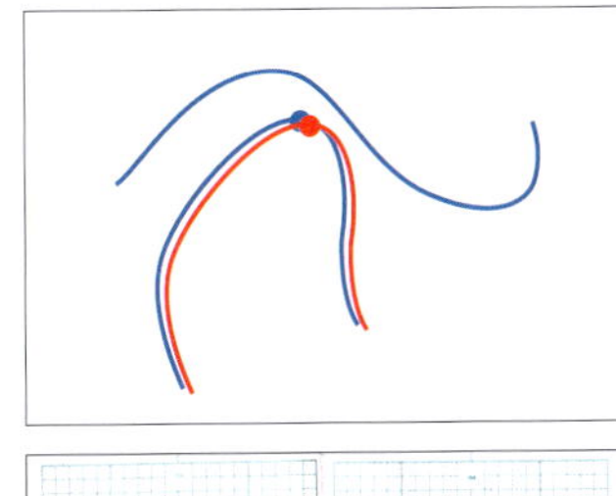

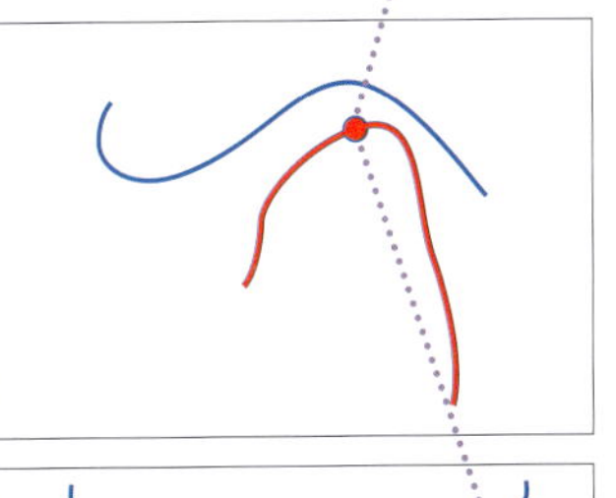

左側シフト
±0mm

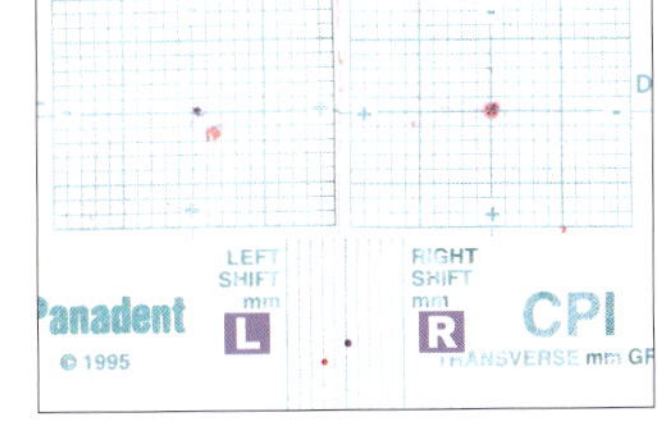

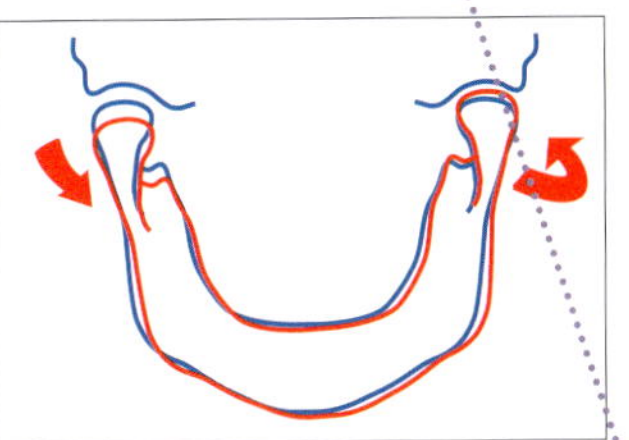

赤ライン：術前
青ライン：中心位・生理的顆頭安定位

治療終了時の状態

顆頭のシフト：前歯での挙上量

右　　1：6
左　　0：6

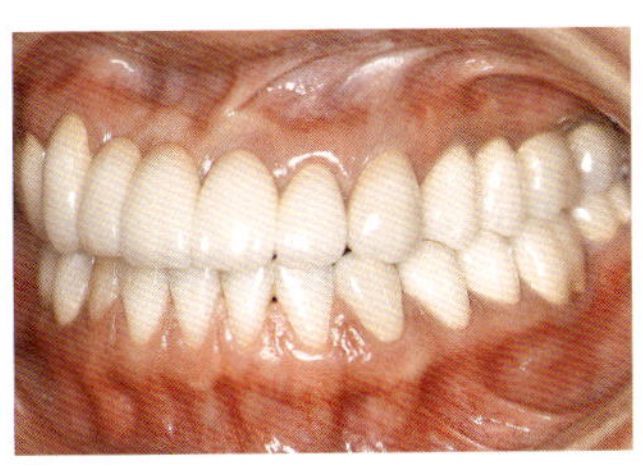

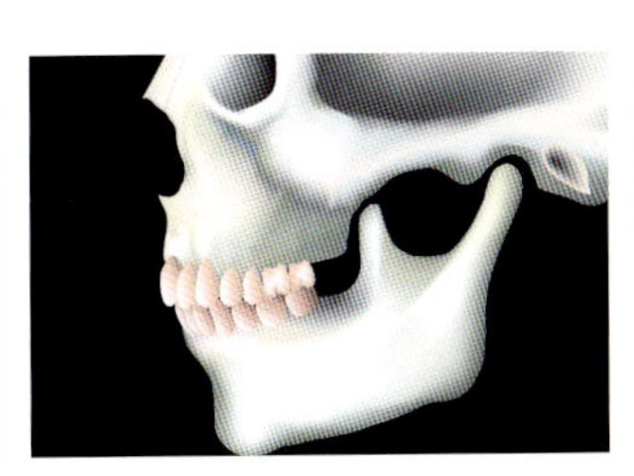

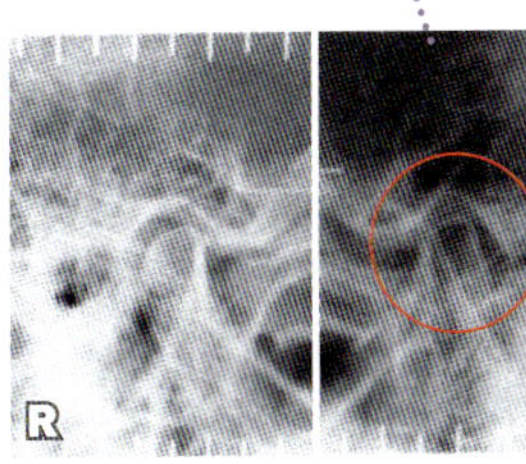

図10-4-8　初診の状態からインサイザルピンで6mm 咬合高径を挙上して補綴治療を行った例。術前後の顎関節規格写真を比較してみると、左右の顆頭はほとんど動いていない。Spear の1：2説である顆頭1：咬合高径2に対し、右1：6、左0：6と当てはまらない（詳細は220ページ～223ページ参照）。

表10-4-1　筆者の症例における顆頭の偏位量と咬合高径挙上量の比

症例	比率	ICP→生理的・顆頭安定位への下顎の偏位量		咬合高径挙上量（インサイザルピン）	偏位の方向
①	2：1	R	- 5.0mm	+ 2.0mm	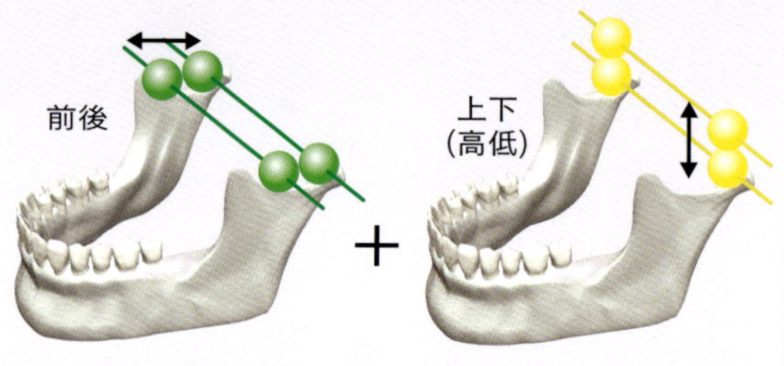 前後 + 上下（高低）
		L	- 4.5mm		
② 234ページ参照	1：1	R	+ 3.0mm	+ 4.0mm	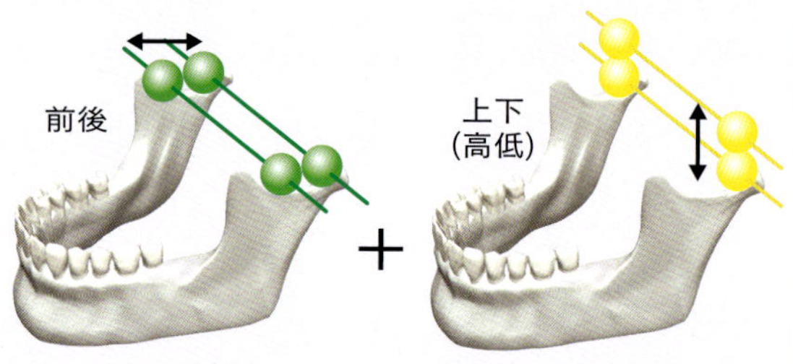 前後 + 上下（高低）
		L	+ 4.0mm		
③ 220ページ参照	0：6	R	- 0.5mm	+ 6.0mm	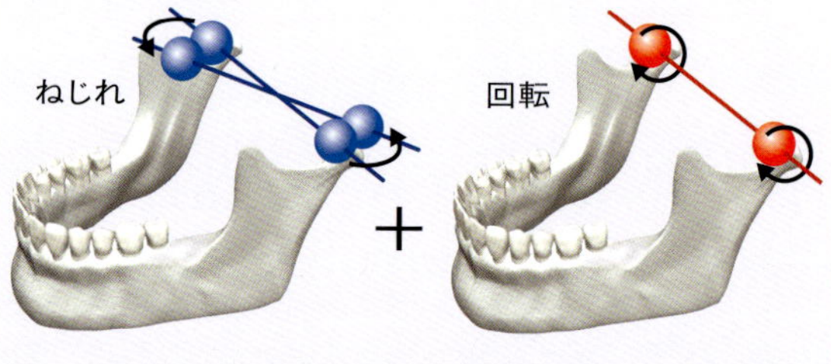 ねじれ + 回転
		L	± 0mm		
④ 218ページ参照	0：1.5	R	+ 0.2mm	+ 1.5mm	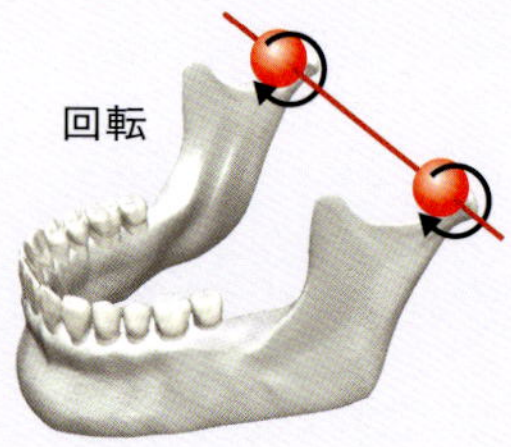 回転
		L	± 0mm		
⑤	9：1	R	- 4.0mm	+ 0.5mm	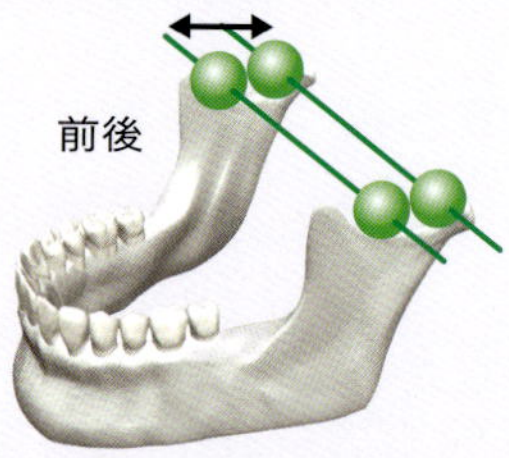 前後
		L	- 4.5mm		
⑥ 195ページ参照	1：2	R	- 1mm	+ 2.0mm	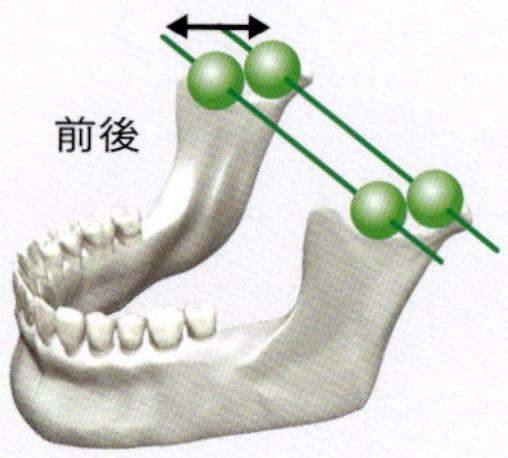 前後
		L	- 1mm		

表10-4-1　図10-4-8同様に、顆頭の偏位量と咬合高径挙上量の比を調べた結果。Spear の１：２説が当てはまらない症例が多い。インサイザルピンで挙上したときの中切歯と第一大臼歯部の挙上量については205ページを参照のこと。

図10-4-9　**開口時の顆頭の回転と滑走**

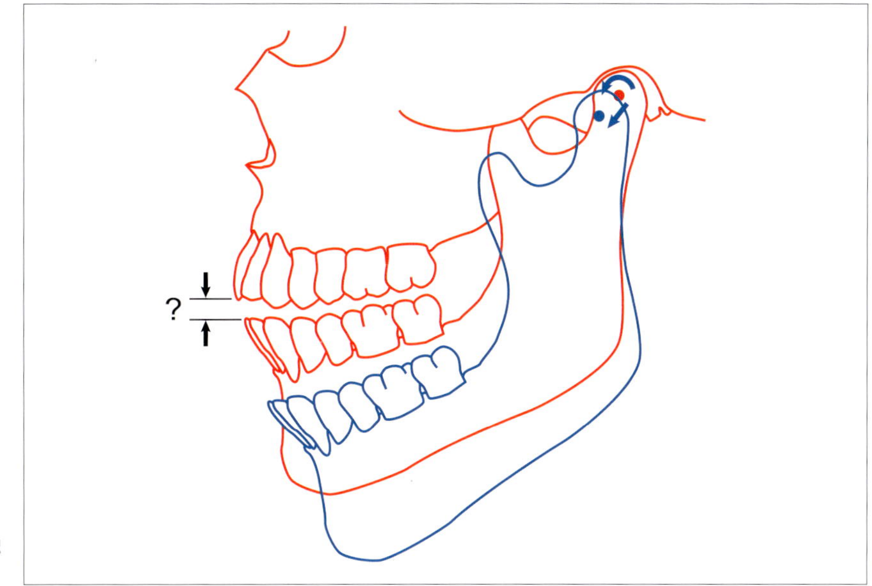

図10-4-9　下顎は回転・滑走運動により開閉口する。図のような回転の範囲であれば下顎位を変えることなく、咬合高径の変更が可能である。しかし、回転の範囲には個体差があることも認識しなければならない。

4-9　顎運動の回転の範囲での検討

顎運動は、開閉にともない回転と滑走する（**図10-4-9**）。**回転の範囲であれば咬合高径の変更は可能である。**

症例3（**図10-4-10**）は、下顎の偏位もなく（**図10-4-10c**、**e**）、TMD症状もない。しかし、インプラントを希望されており、補綴治療を行うにあたってはもう少し上下顎間にスペースが必要で、咬合高径を挙上したい。このような場合、顆頭の回転の範囲（**図10-4-9**）で咬合高径の挙上を検討する。この時の咬合高径決定の基準は、単に補綴装置のスペースが確保できる咬合高径の量である。ただし、それが生体の許容範囲であるかどうかの根拠と判断、そして長期間の観察が必要である。

症例 3

図10-4-10a～c　初診時

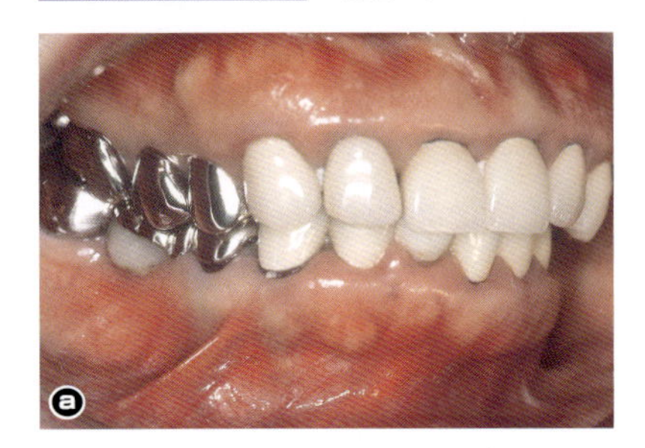

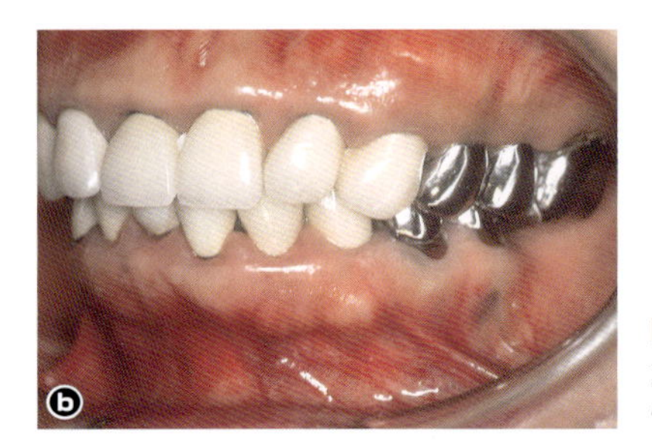

図10-4-10a、b　広範囲の補綴治療や欠損部の放置などを繰り返し、咬合高径が低下した可能性がある。

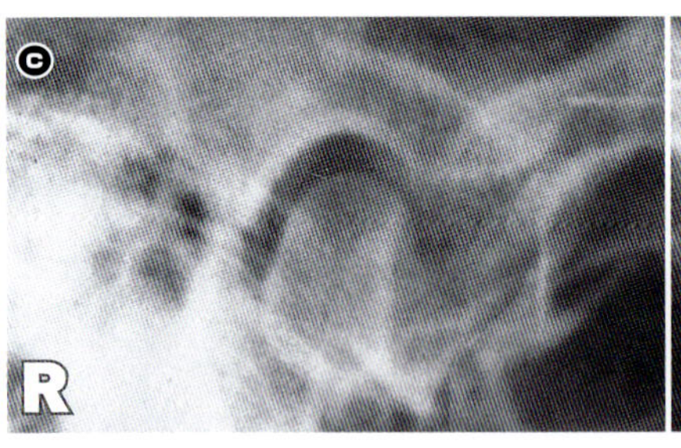

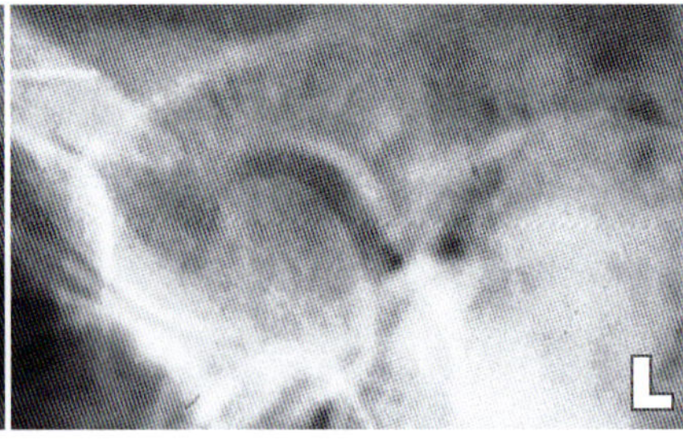

図10-4-10c　しかしそれらは垂直的な変化だけで、顎関節規格写真からは顆頭の偏位は認められなかった。

図10-4-10d～f　咬合高径の検討

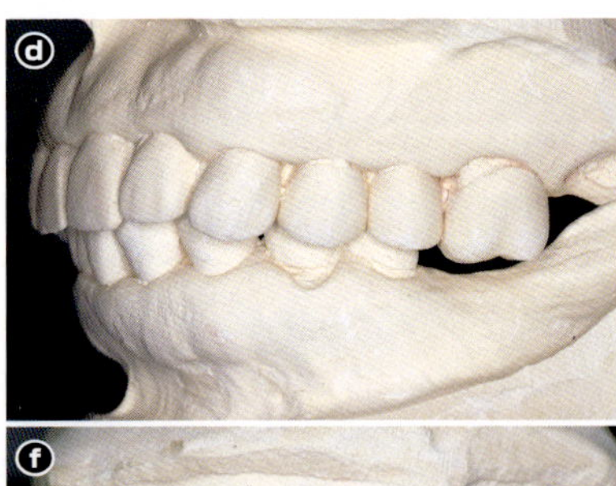

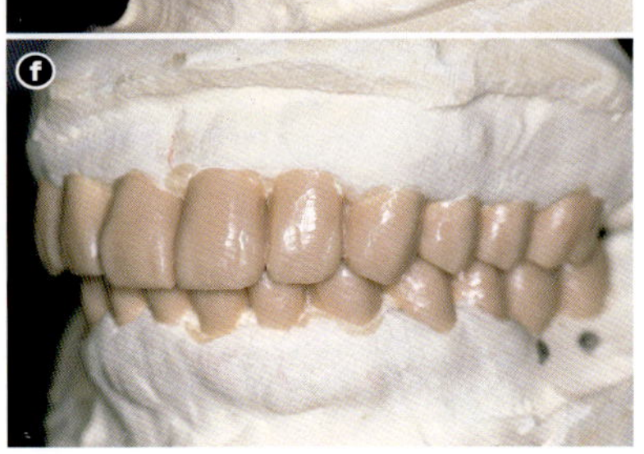

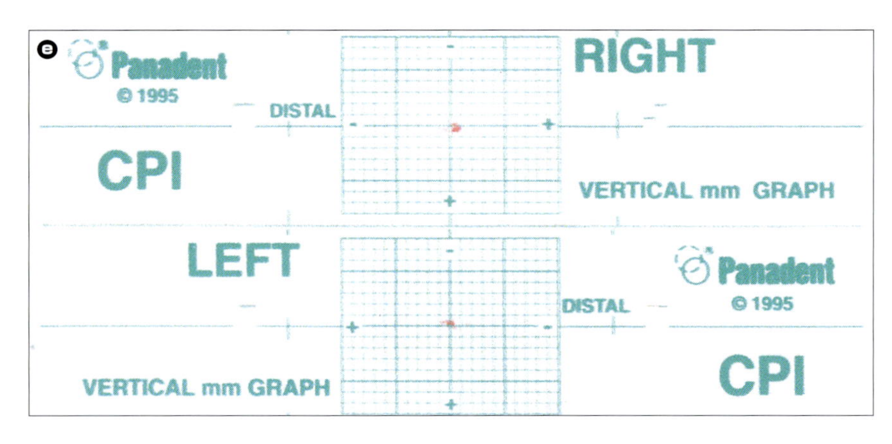

図10-4-10d～f　診断用模型とCPIのデータから、下顎の偏位は認められず、顆頭の回転の変化で咬合高径が低下していたと考えられた。咬合高径を挙上（戻し）し、ワックスアップを行った。

図10-4-10g～i　治療終了時

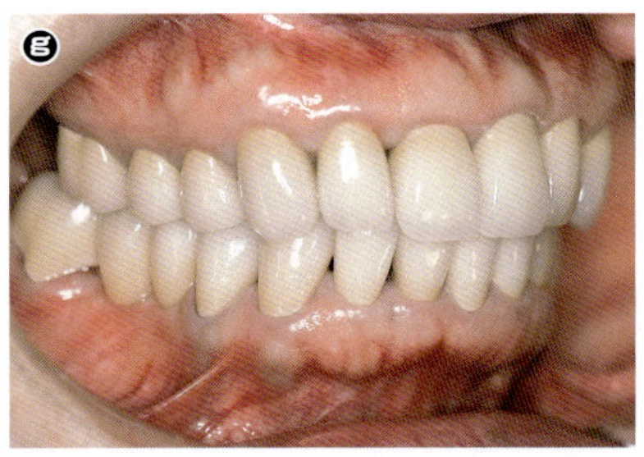

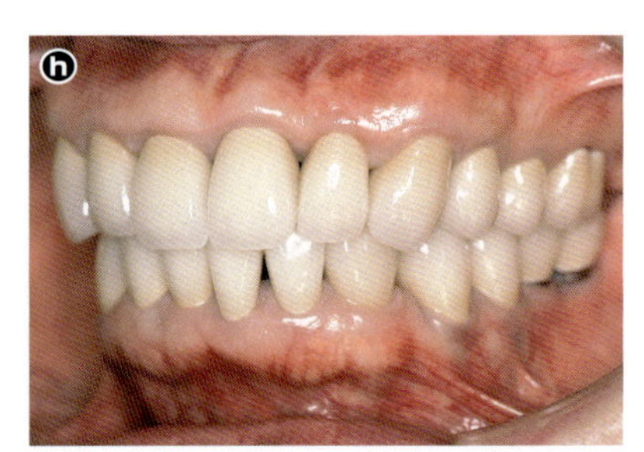

図10-4-10g～i　術後の側方面観と術後の顎関節規格写真。顆頭の位置は術前と変化はない。

図10-4-11　下顎の開閉口時における顆頭の回転と滑走運動パターンの分類

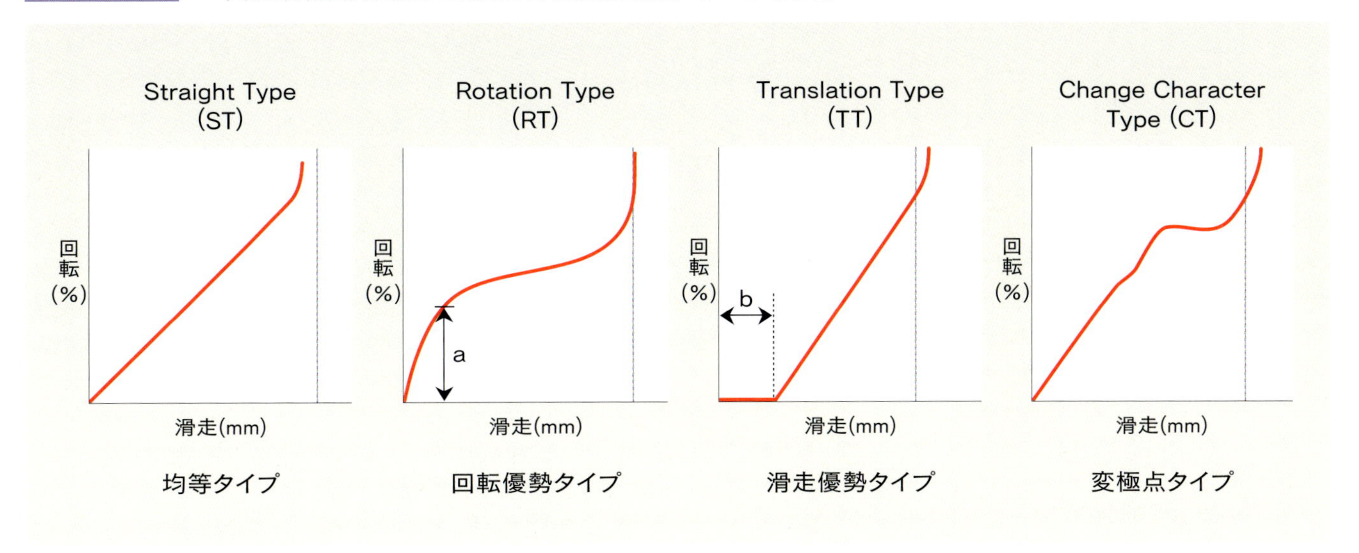

図10-4-11　下顎の開閉口時における顆頭の回転と滑走の運動パターンの分類。正常な顎機能を有する人では、顆頭の開閉口運動時における回転と滑走は同時に起こるという報告がある[8、9]。しかし咬合治療が必要な症例は、顎関節や筋に不調和が生じていることが多く、顆頭の動きに緩み（a、b）があるようなRTやＴＴになっている可能性が高い。（松本淳．咬合支持と顎関節．歯科臨床　2003；冬号：63－75より引用改変）

下顎の回転と滑走運動パターンにおいて、正常な顎関節機能を有する人では、顆頭の開閉口運動時における回転運動と滑走運動が同時に、しかも均等に発現する（Straight Type：以下STと略）ことが近年確認されている（**図10-4-11**）[8、9]。

一方、顎関節内障害を有する人では、左右顎関節における回転と滑走運動の同調性に乱れが生じていることが知られており、開閉口の初期あるいは終期に回転あるいは滑走が優位に発現する（**図10-4-11**：Rotation Type：以下RTと略）という報告がある[8、9]。われわれが対処すべき補綴治療で咬合再構成治療が必要な症例の多くは、顎関節や筋肉に不調和が生じていることが多く、RTやTranslation Type（以下TTと略）となっている可能性が大きい。**図10-4-11**のRT、TTのa部やb部の緩みが下顎位や咬合高径の水平・垂直的要素の是正を要し、かつ変更を可能にしているのかもしれない。

では、回転の範囲で挙上できる量の限界はどの程度なのであろうか。Dr. Raymond L. Kimは、インディアナ大学で研究した結果により「4～5mmまでが限界で、下顎は滑走してしまうことが多いことがわかった。確実な安全圏は3mmである」ということを、筆者らの質問に口頭で解答された。また、「咬合高径を挙げて」という言葉に対し、「補綴装置の形態や設計のため便宜上挙上することもあるが、多くの場合は咬合高径を挙げるのではなく戻す（回復）ことのほうが多い」とよくアドバイスされていた。症例ごとに咬合高径の検討をしてみると、この言葉の意味がよく理解できるようになった。

4-10　模型上での検討

咬合高径の決定にあたり、模型上での検討はおおいに参考となる。

咬合の診査のためには口腔内の診査も大切であるが、模型診査も重要である。中心位・生理的顆頭安定位で咬合器に装着する。その診断用模型で、

- 早期接触部位
- 早期接触位置での咬合高径と最大咬頭嵌合位での咬合高径の差
- 上下の歯および歯列弓のバランスと形態
- 歯頸部の位置（挺出歯で歯周組織をともなって挺出している場合もある）

などを観察する。これらの分析をもとに、咬合治療を行うにあたっての咬合高径を模索する（**症例４：図10-4-12**）。

症例 4

図10-4-12a〜e　**初診時の状況**

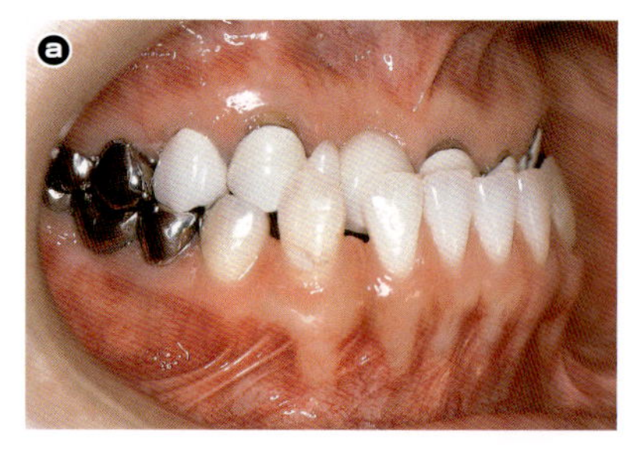

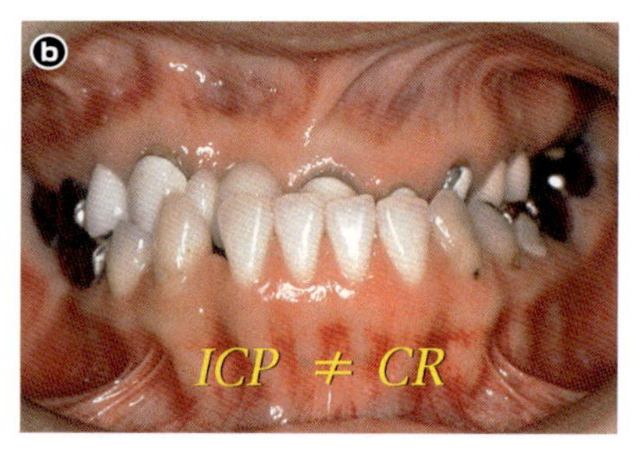

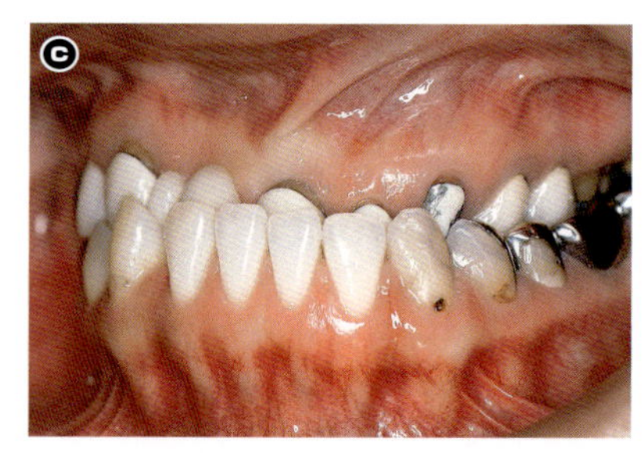

図10-4-12a〜c　3のポーセレンの破折が主訴で、これを期に前歯をきれいにしたいという希望であった。左側臼歯はクラウンの脱離した残根の状態で対合のクラウンが咬合していた。また「若いころは上顎前歯がもっと見えていた」などから、咬合高径の低下が推測できた。度重なる補綴治療、また補綴装置脱離後の放置などが原因と考えられた。

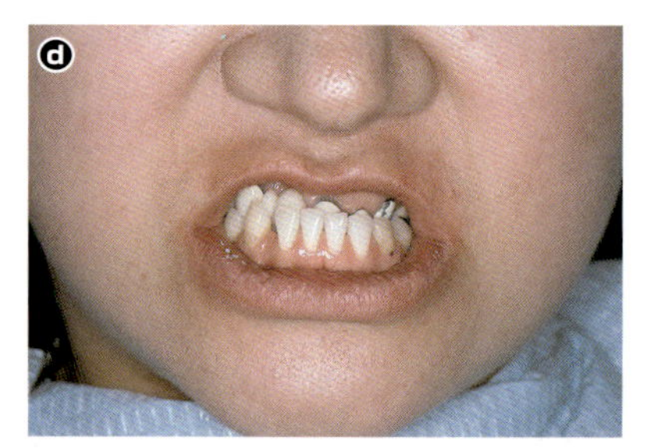

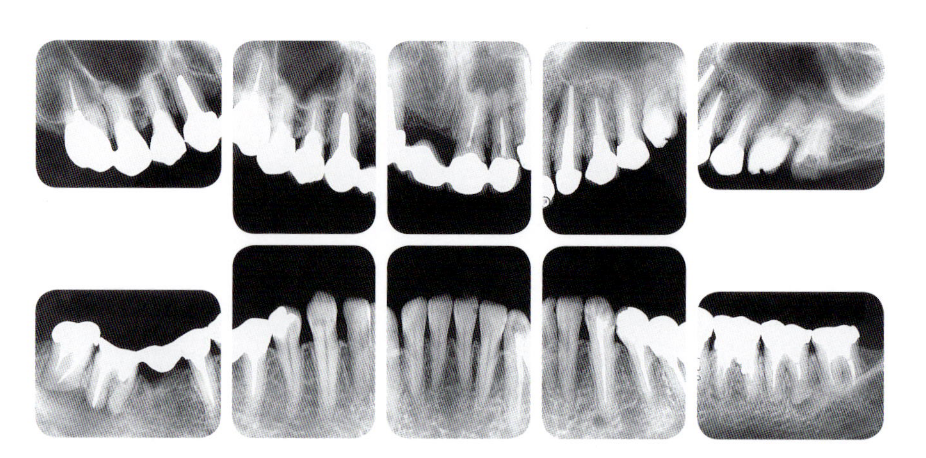

図10-4-12d　初診時は、筋の緊張と口唇周囲との不調和が見られる。
図10-4-12e　初診時のエックス線写真。

図10-4-12f～k　初診時の顆頭の偏位状態の確認

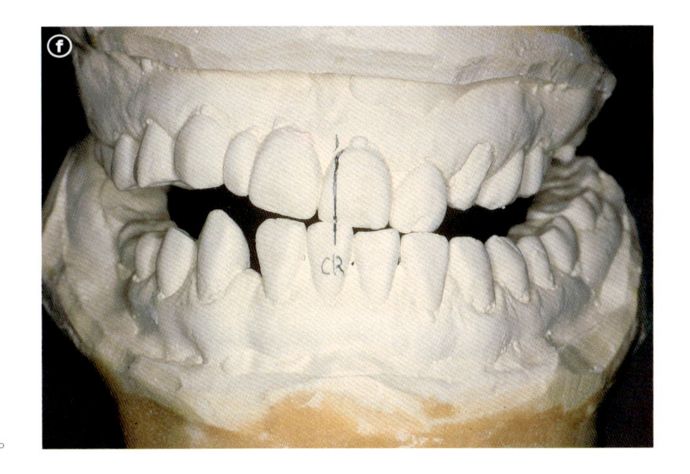

図10-4-12f　早期接触の状態。

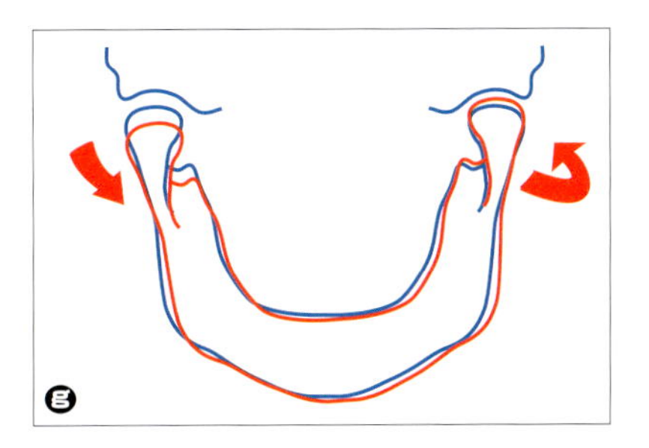

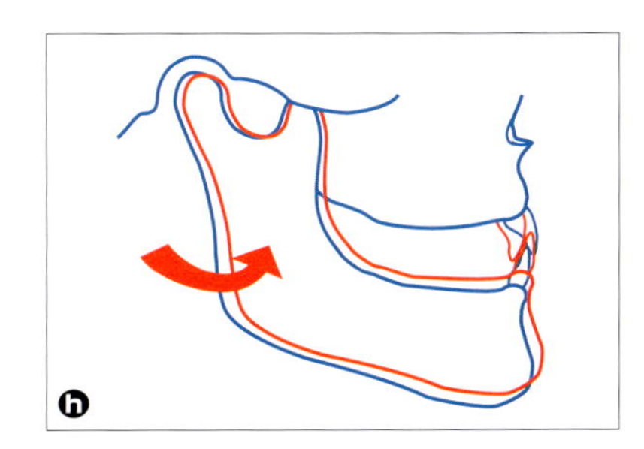

図10-4-12g、h　下顎は図10-4-12fの早期接触の状態から上顎左側前歯の唇面を滑走し、左回りに回転するように偏位していた。

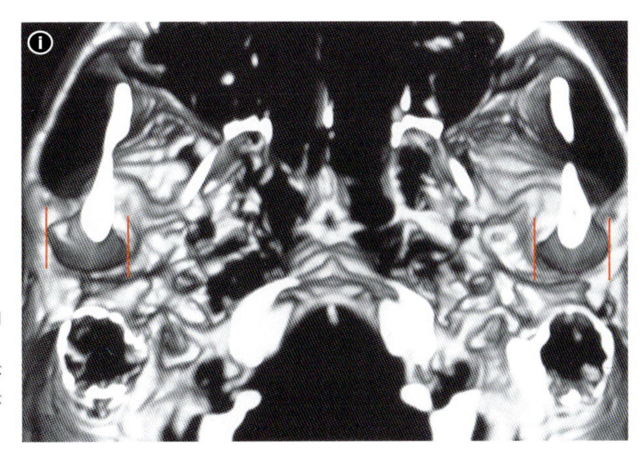

図10-4-12i　左側顆頭は下顎の回転の軸となっており、その回転のメカニカルストレスからか、CTの3D画像で左側顆頭が右側の2/3の大きさに変形していることが確認できた。

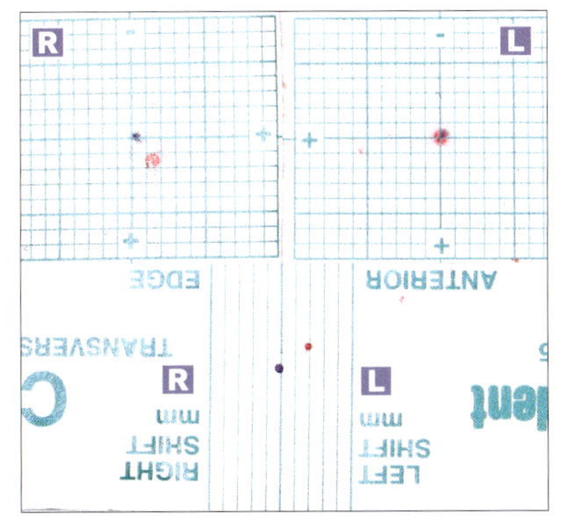

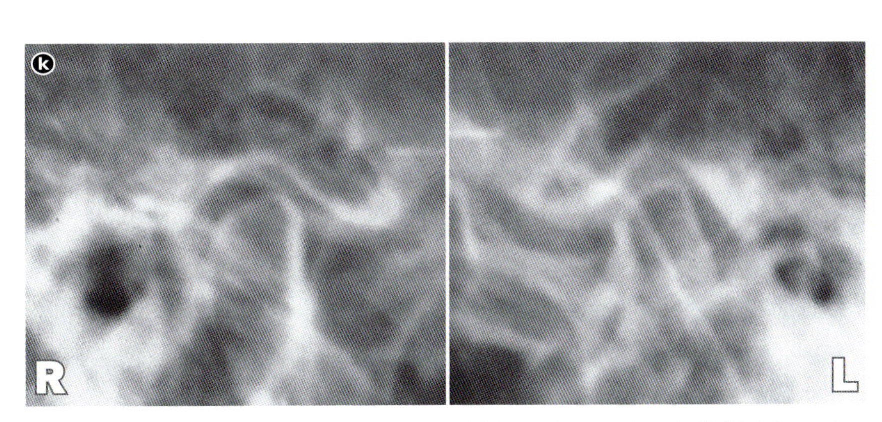

図10-4-12j、k　口腔内診査と模型診査で得られた下顎の偏位は、CPIのデータ(j)と顎関節規格写真(k)でも確認できた。左側顆頭はグラフ上では偏位していないように見えるが、回転の軸となっている。

図10-4-12l〜s　診断用模型上での咬合高径の検討

【現在の咬合高径】

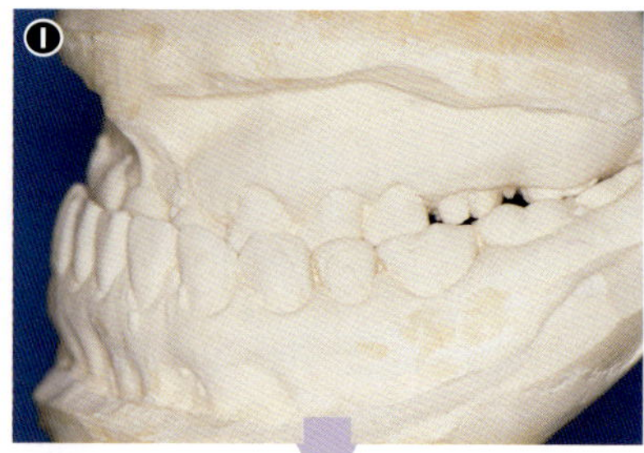

図10-4-12l 既存の咬合高径は低下していると推測された。患者本人も、「若いころはもう少し上の歯が見えていた」と言っていた。

【中心位・生理的顆頭安定位】

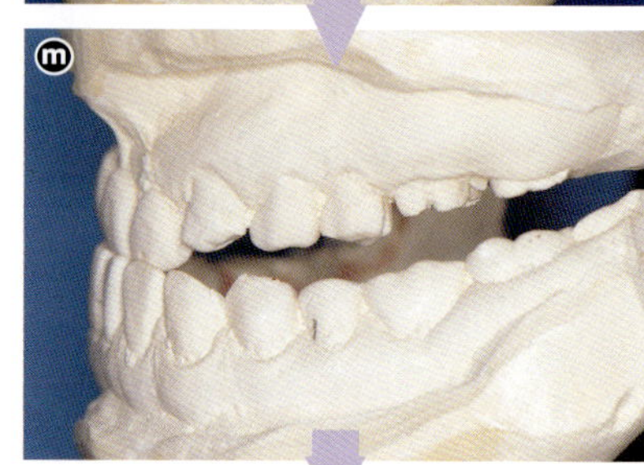

図10-4-12m　早期接触したところを、新たな咬合高径と安易に決定してよいであろうか？

【⌊4 接触まで調整】

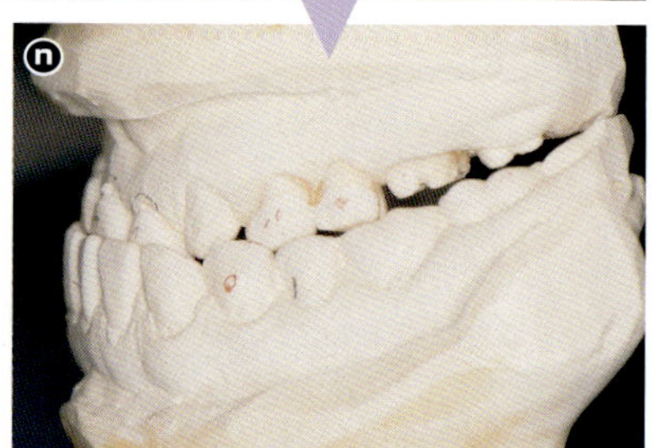

図10-4-12n、o　患者元来の歯冠長を保っていると思われる⌈4に、⌊4が接触するまで調整したが、⌊4のクラウン形態が低く不自然であることと、大臼歯部の状況から、ここでは低すぎると判断した。

【既存の咬合高径から4mm 挙上】

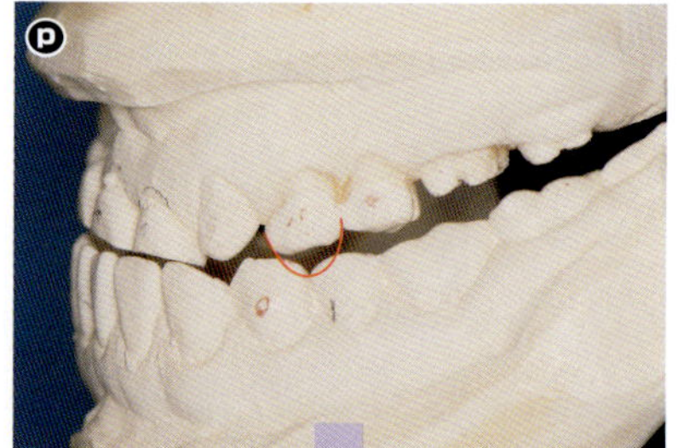

図10-4-12p　既存の咬合高径から、インサイザルピンで4mm 挙上した状態。⌊4のバランスと患者の「若いころはもう少し上の歯が見えていた」という情報から、このあたりが本来の咬合高径ではなかったかと推測される。

【補綴装置形態を考慮し＋2mm 挙上】

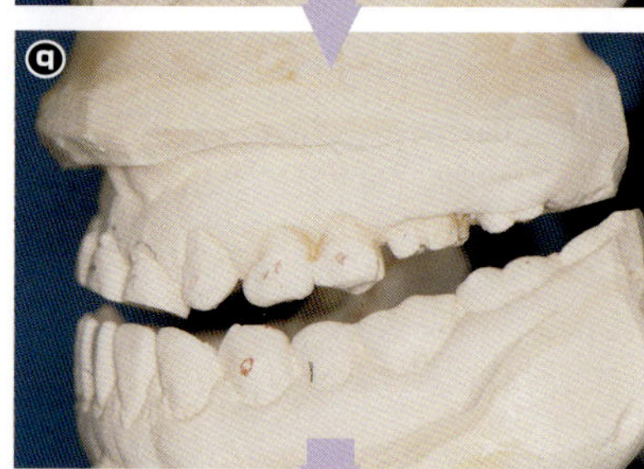

図10-4-12q　前歯補綴装置の形態を考慮して、さらに2mm 挙上し、これをテストポジションとした。初診時の ICP からは、合計6mm の挙上であるが、低下していた -4mm を考慮すると、6-4=2mm が便宜的挙上である。

【テストポジションでの確認】

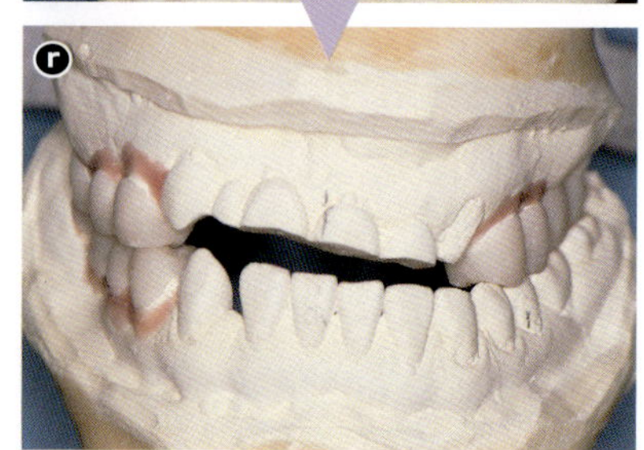

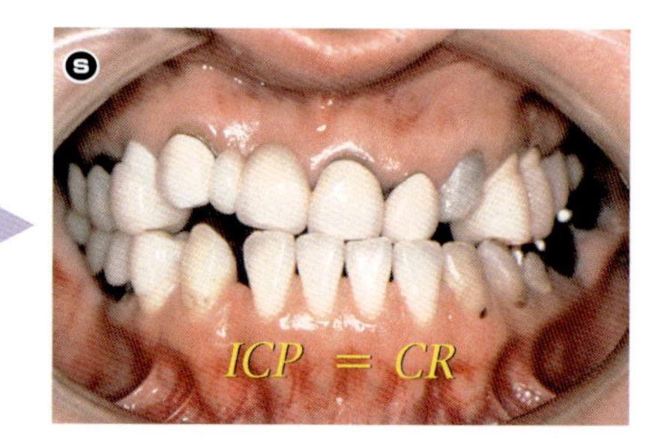

図10-4-12r、s　咬合高径のテストポジションでオーバーレイを製作し、装着して経過観察を行う。不快症状、違和感、発音障害などの問題が生じていなければ良好とし、このテストポジションでの顆位の確認を再度行う。

図10-4-12t～y　**テストポジションでの経過観察**

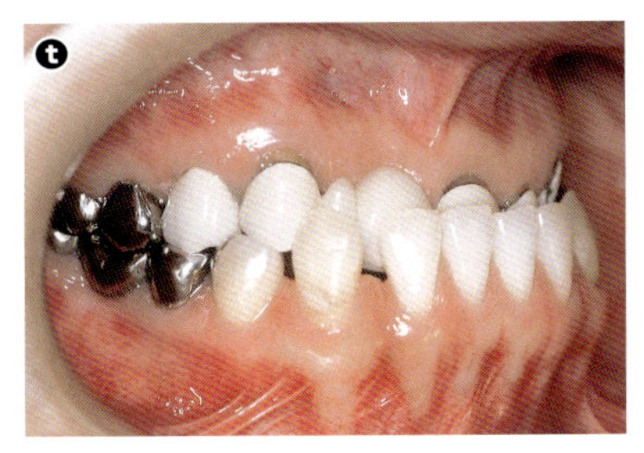

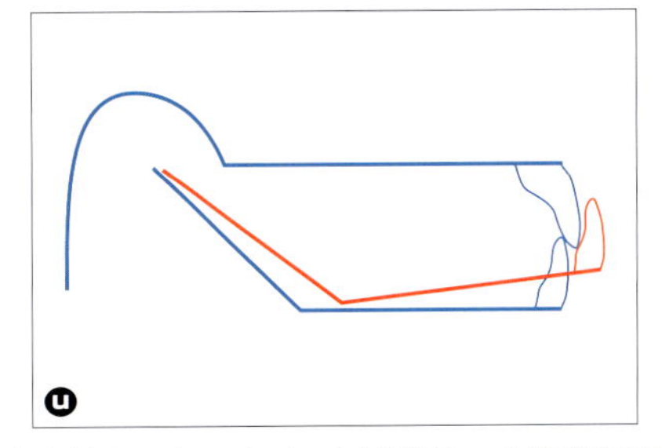

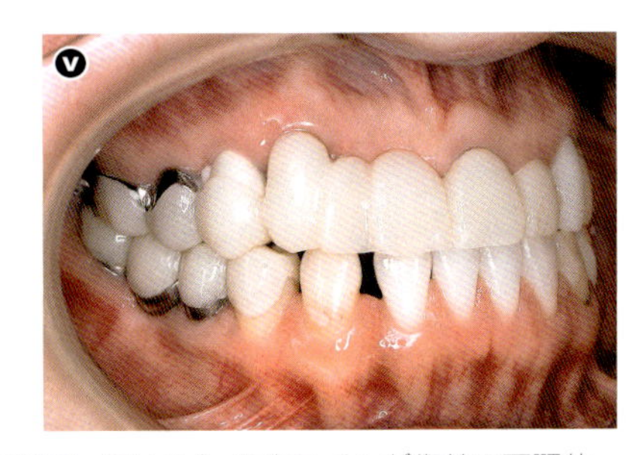

図10-4-12t～v　術前に低下して偏位していた咬合高径を、オーバーレイを装着し、生理的な下顎位に戻している（**u** の赤ラインが術前の下顎位。青ラインが生理的な下顎位のライン）。

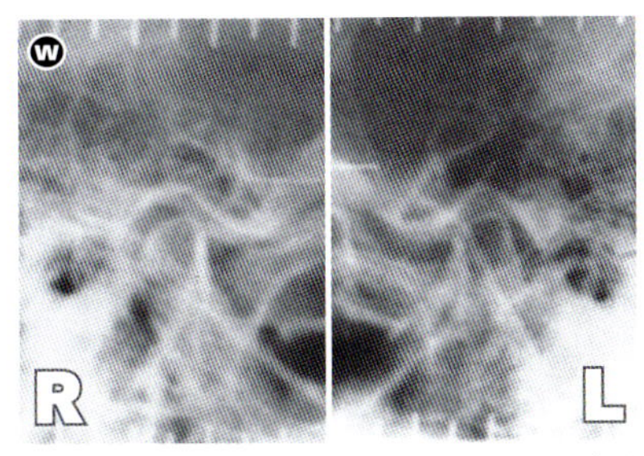

図10-4-12w　咬合高径のテストポジションでの顎関節規格写真。低下していた咬合高径を戻し、さらに2mm挙上しているが、顆頭の位置は生理的範囲と判断した。

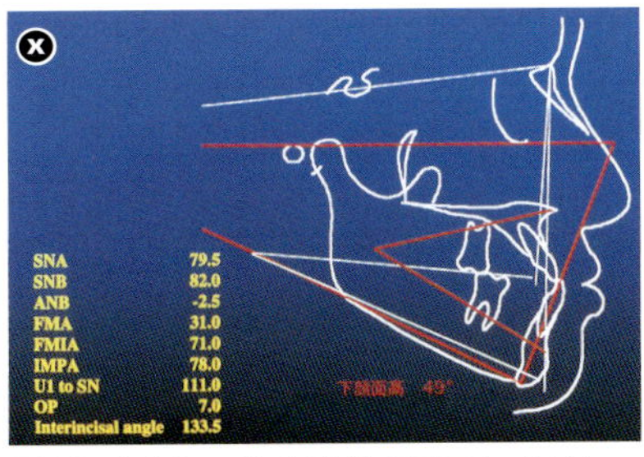

図10-4-12x　咬合高径のテストポジションでセファロ分析した。下顔面高の日本人平均49°±4°から、この咬合高径は良好と判断した。患者が外科矯正を望まず、現状の規定骨格で可能な矯正と補綴治療を計画することとした。49°であった。

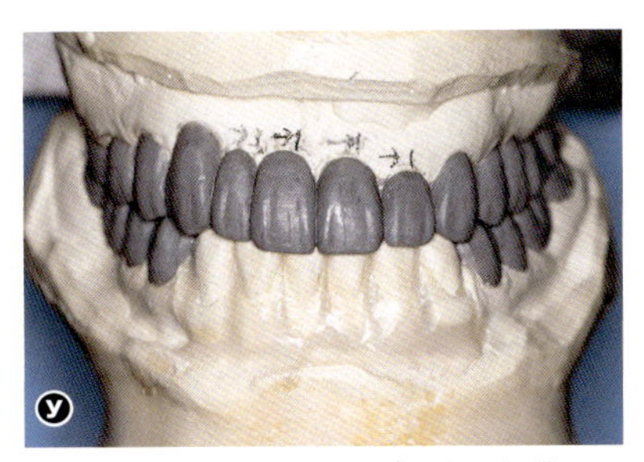

図10-4-12y　咬合高径が決定した後に、診断用ワックスアップを行う。

図10-4-12z～dd　**プロビジョナルレストレーションならびに最終補綴装置の装着**

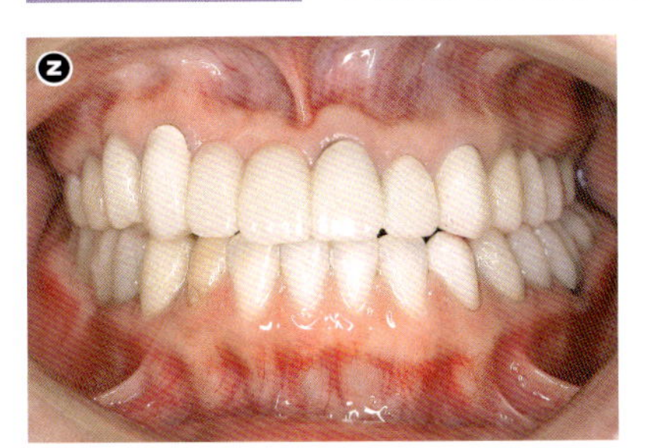

図10-4-12z　プロビジョナルレストレーションで十分に経過観察を行う。

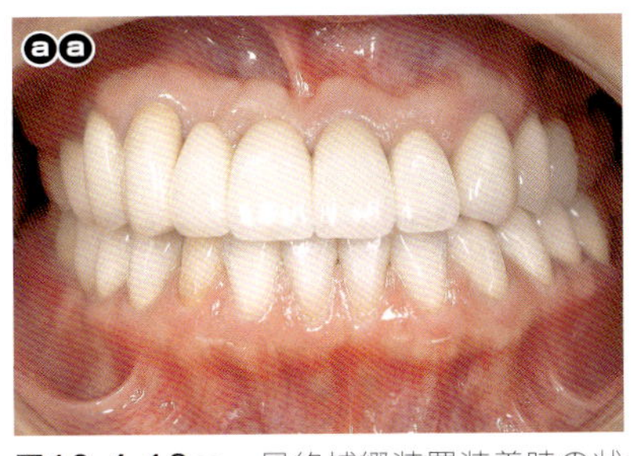

図10-4-12aa　最終補綴装置装着時の状態。

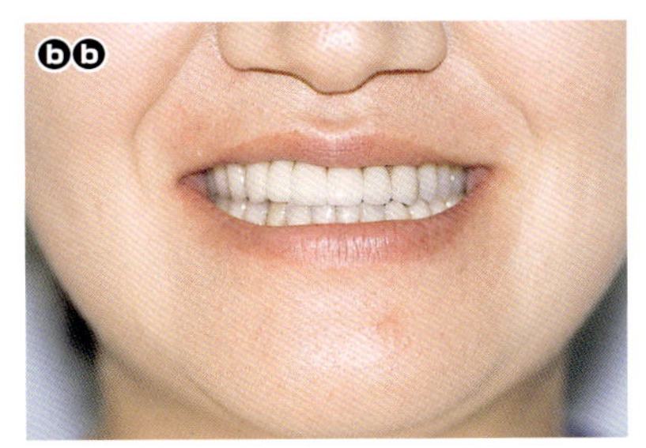

図10-4-12bb　補綴治療終了時。初診時の笑顔は口唇周囲と不調和な状態であったが、術後は自然な笑顔が見られるようになった。

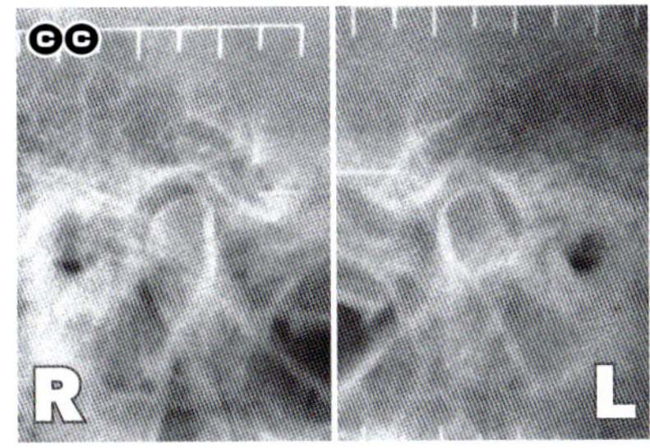

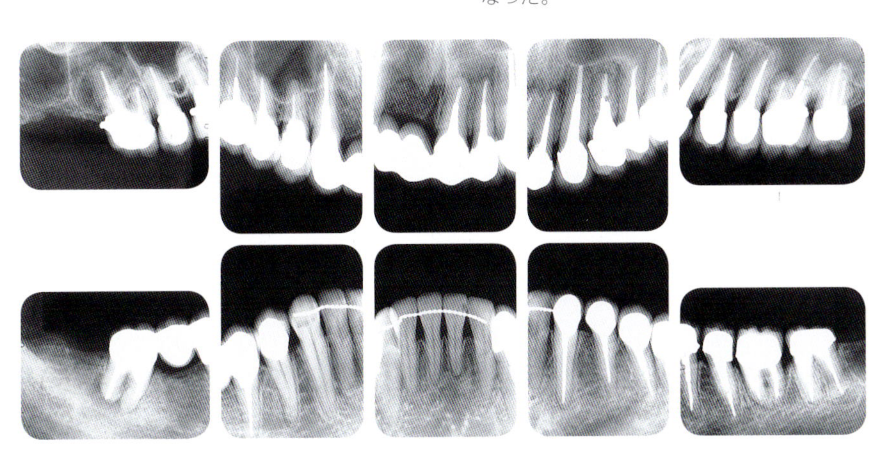

図10-4-12cc　術後の顎関節規格写真。
図10-4-12dd　術後のデンタルエックス線写真。6|は、8|からの移植歯。

表10-4-2　下顔面高（lower facial hight）

measurements	dolichofacial	mesofacial	brachyofacial
skeletal pattern			
① facial axis（degress）	84	90	96
② lower facial height（degress）	50	44	38
③ mandibular arc（degress）	22	30	38

表10-4-2　dolichofacial、mesofacial、brachyofacial での下顔面高の clinical norm。（参考文献11より引用）

図10-4-13a、b　セファログラムの違い（a、b ともに参考文献12より引用改変）

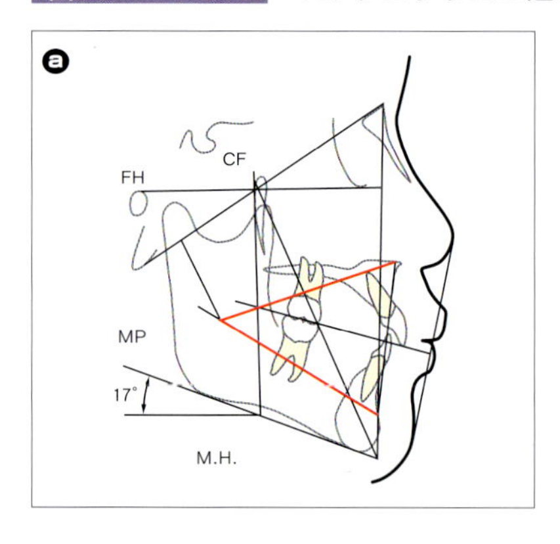

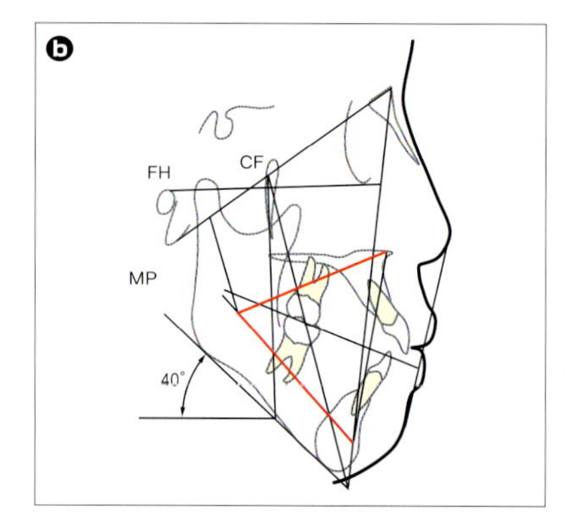

図10-4-13a　短顔型　brachyofacial pattern のセファログラム。
図10-4-13b　長顔型　dolichofacial pattern のセファログラム。

4-11　セファロ分析による検討

矯正治療では、セファロ分析は一般的であり、セファロの基準値に治療することは論理的である。矯正治療は、歯、歯肉、歯槽骨のレベルまでリポジションできる。矯正治療こそが代表的な咬合再構成治療であろう。また、外科矯正では基底骨レベルまで変更可能であり、フェイシャルプロポーションの変更やセファロの基準値に治療が可能となる。補綴治療のみではセファロの基準値に治療することは不可能なこともある。そのため補綴治療での咬合再構成治療に矯正治療を組み入れる有効性は多大である。

セファロ分析のなかで、咬合高径の評価として下顔面高を参考とする評価がある。下顔面高はANS（前鼻棘）－XI（下顎枝の中心）－PM（頤隆起）の角度であり、Ricketts は「この角度は加齢による変化がない」と報告している[10]。

また dolichofacial、mesofacial、brachyofacial での clinical norm は異なることも示されている（**表10-4-2**[11]、**図10-4-13**[12]）。日本人の clinical norm は、49°±4°であるといわれている[12]。

補綴治療での咬合再構成治療で、咬合高径を試行錯誤し、さらなる確信が欲しいとき、患者の顔貌の facial pattern を観察した上で下顔面高の分析を行って、そのデータを咬合高径決定の評価の参考にすることは有効であると思われる（**図10-4-12t〜dd**）。**症例4**では、初診の ICP から6mm 咬合高径を挙上している。診断の結果、初診時の ICP の咬合高径は生理的な状態から4mm 低下していたと考えられたため、便宜的挙上は＋2mm であった。この症例のプロビジョナルレストレーション時のセファロでの下顎面高は49°であった。

5．生理的範囲での咬合高径変更の可能性

生理的範囲での咬合高径変更の可能性について以下にまとめる。

①天然歯の摩耗症例や、下顎の偏位が少ない症例では、Spear の１：２説は有効活用できる。ブラキシズム症例のように筋活動、咬合力に配慮が必要な症例では、特に筋長を変更せずに咬合高径を変更できることは好ましいと思われる。しかし著しい下顎偏位をともなう症例の場合、水平・垂直の偏位状況により１：２説のような正比例的な数値では表せないこともある。

②咬合再構成治療において、咬合高径の回復あるいは変更は、下顎位が生理的状態（中心位・生理的顆頭安定位）であることが必要である。下顎位を是正してから挙げる、下げるを検討する。すでに不適合な補綴装置が広範囲に装着されていたり、補綴装置脱離の放置、抜歯部位の放置などの症例の咬合再構成治療の場合、咬合が崩壊して低位になっていることが多く、その根拠を探り判断すべきである。（Dr . Raymond L. Kim）

③咬合高径は挙上しても、中心位の状態で歯が均等に接触していれば、歯槽骨のリモデリングにより正常な（生理的な）咬合高径に戻ってくる。１年間は慎重に咬合調整を繰り返すべきである。（Dr. Peter E. Dawson）

④咬合高径の後戻りの変化は、変更後６ヵ月間に大きく変わるため、６ヵ月はプロビジョナルレストレーションで調整したほうがよい。（Dr. Frank Spear）

⑤便宜的咬合高径の挙上は、歯槽骨の状態により、禁忌を見極める必要がある。（Dr. Peter E. Dawson）

⑥下顎の偏位が少ない場合（中心位・生理的顆頭安定位）、４～５mm まで咬合高径を挙上しても顆頭の回転の範囲で許容する可能性がある。下顎の回転の範囲を超えなければ、補綴の便宜のために咬合高径を挙上することは可能であり、生体はその変化を許容する能力を持つ。しかし、既存の咬合高径が±０であるとして、確実な安全圏は３mm である。（Dr Raymond L. Kim）

⑦咬合高径変更の生体反応は、有歯顎と無歯顎では異なる。インプラント周囲では歯槽骨のリモデリングは起こりにくいため、不用意に変更された咬合高径による後戻りの圧下の力は、インプラント、インプラント周囲組織、顎関節、咀嚼筋などの関連組織へのメカニカルストレスとなる可能性がある。

以上のように、**咬合高径の変更は、中心位・生理的顆頭安定位で最大嵌合していれば、生体が歯槽骨レベルのリモデリングで維持するため、ある程度柔軟に捉えてよいのではないかと考えられる。しかし、現在の状態に至った経過、顎関節の状態、筋の状態などを踏まえたうえで、エビデンスに基づき、できるだけ保守的な範囲で行われるべきである。**また、インプラントと天然歯が混在する口腔内もまれではなく、それぞれの咬合高径変更後の生体反応は先述のごとく異なることをも理解しておく必要がある。

第11章

TMDをともなった症例の補綴治療

歯科臨床においては、顎関節症をともなった患者の補綴治療を行わなければならないことがある。かつては顎関節症の唯一の原因は咬合と考えられていたが、現在は多因子疾患であることが周知となってきている。その多因子とは何かを知り、咬合の関与はどの程度なのかを判断することが必要とされる。

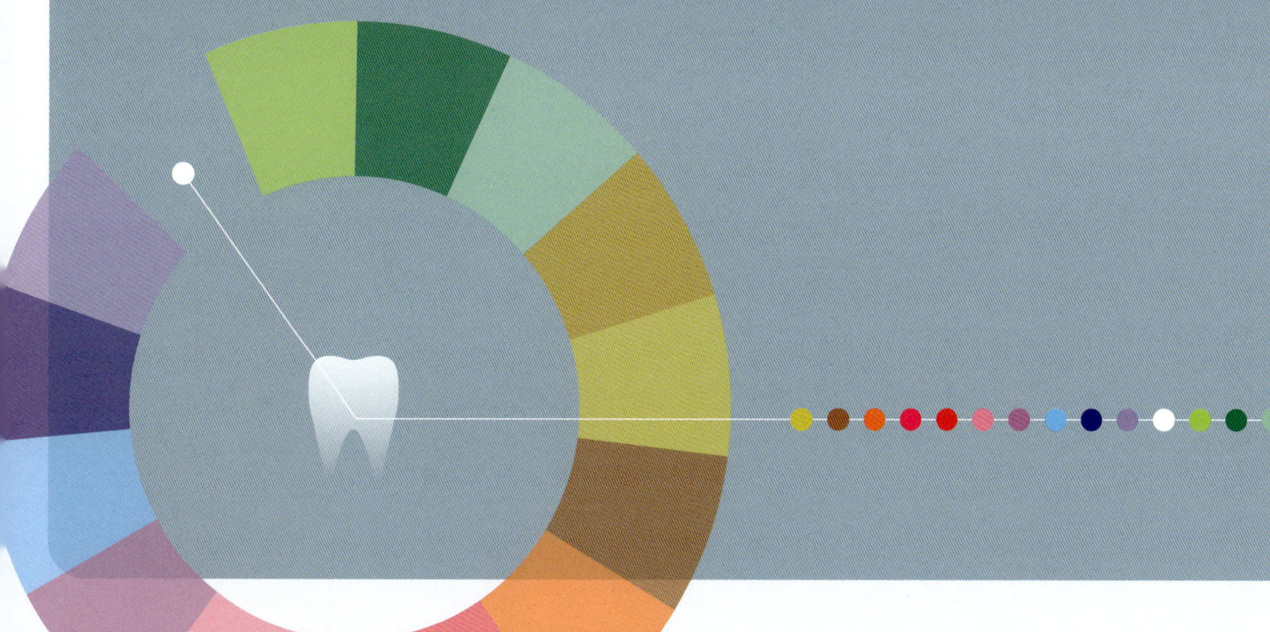

図11-1-1　咬合調整群と偽咬合調整群における TMD 発症

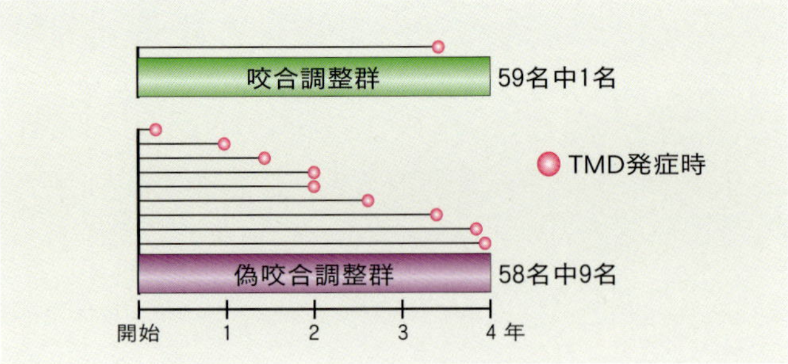

咬合調整群　59名中1名

TMD発症時

偽咬合調整群　58名中9名

開始　1　2　3　4 年

図11-1-1　顎関節にクリックや痛み、筋痛のなかった人で、咬合調整（中心位での早期接触と側・前方運動時の干渉）群では、TMD の発症は４年間に１人、咬合調整を行っていない群では４年間に９名と、統計的に明らかに有意差があった[1]。

図11-1-2　顎関節症の症型分類の結果例

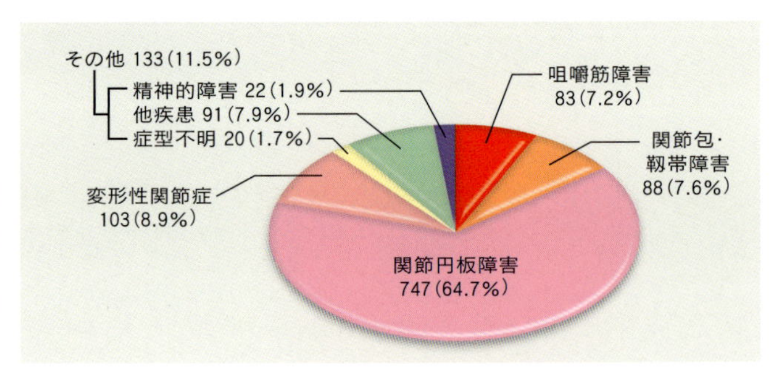

図11-1-2　1995年１月～12月に東京医科歯科大学歯学部第一口腔外科に来院した初診時臨床診断にて、顎関節症と診断された症例（1,331症中1,154例：86.7%）の最終症型内訳（東京医科歯科大学歯学部附属病院顎関節治療部）[4]。

1．TMD と咬合の関係

かつては「咬合が TMD（temporomandibular disorder：いわゆる顎関節症）の唯一の原因である」と考えられていたのに対し、1996年に NIT（米国立衛生研究所）から出された TMD の見解は、簡約すると、「咬合の関与に対し科学的証拠に乏しい、また従来の治療で緩解しない場合は精神・心理学的治療を含む治療法を行うべき」というものであった。やがて AAOP（American Academy of Orofacial Pain）を中心に、咬合と TMD の関係は否定的な傾向に変化してきた。このような傾向は、振り子が揺れるように「TMD の原因は咬合だけではない」から、「TMD と咬合は関係ない」へと、さらに極論では、「だから咬合はどうでもよい」とエスカレートして誤解をも生む結果となった時期がある。

現実には装着された補綴装置が引き金となり TMD が発症したと考えられる症例に出会うこともある。近年、統計学的に咬合と TMD の関係を示す論文も提示され（**図11-1-1**）[1]、振れすぎた振り子はまた少し戻りつつあり、軌道修正されてきた。TMD の原因として咬合との関係を示した文献では、

①２ｍｍ以上の中心位（CR）から最大咬頭嵌合位（ICP）へのスライド（ズレ）

②片側性のクロスバイト

③両側性のクロスバイト

④骨格性 Angle Ⅱ級

⑤前歯オープンバイト

⑥ディープバイト

などさまざまな原因が挙げられている[2、3]。

日本の顎関節治療専門の大学病院治療部の受診者の中で問題点の割合を調査したデータでは、精神面や他の疾患からは11.5%であった。約90%の問題は、顎口腔系の器質的問題だったという（**図11-1-2**）[4]。

TMD の原因は「咬合だけではない」ということは認めるところではある。例えば、「朝起きたら口が開かなくなっていた」という主訴で患者が来院

図11-1-3　生体の適応能力と問題点の比喩

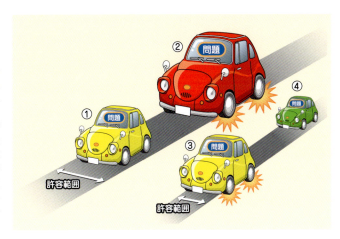

図11-1-3　理想的咬合を有している人のほうが少なく、何らかの咬合の問題を有している人のほうが多い(第１章参照)。しかし、人には適応能力があり、車に例えると①の車のように、ある程度の道幅があれば(適応能力の許容範囲のなかで)脱輪せずに走れ、TMD の症状が出ることなく生活できる。しかし、高いクラウンが装着されたり、智歯が萌出し干渉が生じたり、精神的ストレスでパラファンクションが頻発したりなど(第12章参照)、問題が少し大きくなり(車②)適応能力の範囲を越えると、脱輪しやすくなるように TMD の問題が生じる可能性がある。また、咬合や問題は同じ(車③)であっても、身体の不調など適応能力が低下する(道幅が狭くなる)と脱輪する可能性がある。われわれが補綴装置を装着したり、咬合をコントロールする必要がある場合は、車④のように問題はなるべく小さい状態にしておきたいものである。

図11-1-4a、b　TMD の原因の多因子と発症例

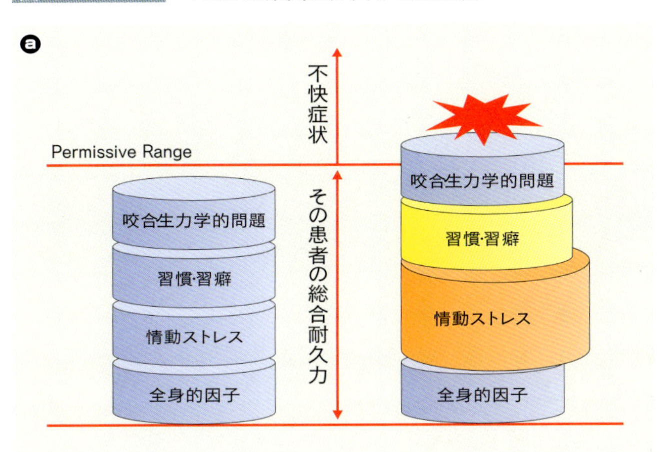

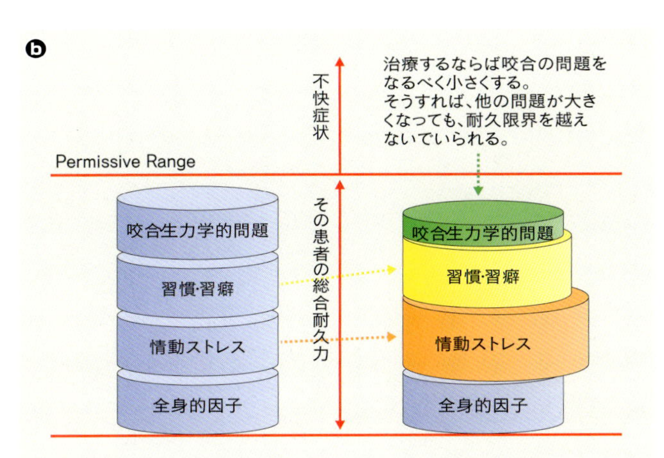

図11-1-4a、b　咬合の問題が新たに起きていないとも、TMD の不快症状が出現したり(**a**)、咬合治療をしなくとも理学療法、行動療法で不快症状が回復したりということから、一時咬合は TMD の原因ではないと主張された。咬合だけが原因ではないことは認めるところである。TMD の不快症状のみが主訴である場合、不快症状が消失し、それでその患者が満足し、それ以上の治療をあえて望まなければ、説明した上で終了してもよいであろう。しかし、広範囲の補綴治療を行う必要があり、TMD の不快症状も認められた場合は、TMD と咬合との関係を見極める必要がある。咬合の要素が大きくかかわっている場合、われわれが行う補綴治療の治療顎位は、なるべく有害なメカニカルストレスが顎口腔系に及ばない状態にするべきであろう(**b**)[4]。

した。「何ヵ月も歯科治療は受けていない。脱離した補綴装置もない」という状況で口が開かなくなったとしたら、昨日から今日の朝までの間に咬合以外で開口障害を引き起こす何かがあったのだろう、と考えるのが妥当である。しかし筆者は、顎口腔系の組織にダメージを与えるメカニカルストレスの要因として、咬合の問題は無視すべきではないとも考えている。多少の咬合の問題を有する人でも、不快症状が出現せずにいることも多い。それはそのままでよいのであろうか。

補綴治療を行う必要がある場合、1/3顎以内の範囲で TMD の症状がなければ、現状の ICP で治療を行ってよいであろう。しかし、1/3顎を超える広範囲の補綴治療や TMD の症状の発症がある症例では、咬合とのかかわりを正しく鑑別する。筆者は、TMD の問題と咬合とのかかわりが認められた場合は、咬合の問題をなるべく小さくしておく必要がある、と考えている(**図11-1-3、図11-1-4**)。下顎位が生理的な状態であるかの診査

図11-2-1　TMD 増悪因子の連鎖

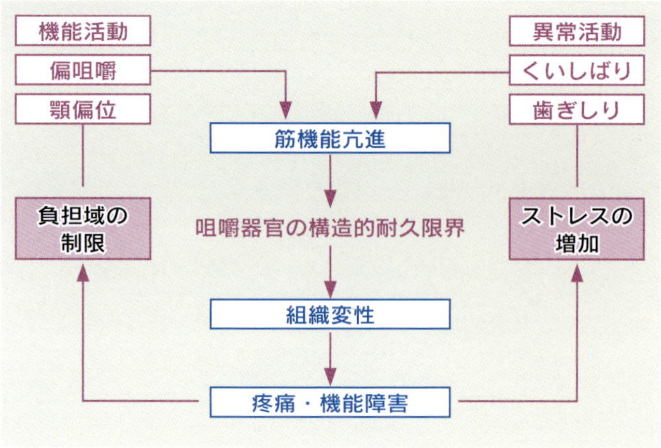

図11-2-1　TMD は荷重負荷が生体の許容範囲を越えた時に発症し、連鎖するように影響しあう。このサイクルが繰り返されれば増悪をきたす可能性がある。（参考文献5より作図）

が必要であろう。

歯科治療は、われわれ歯科医師が人為的に行う行為である。治療を行った時点から、それ以降のその患者の顎口腔の健康は術者であるわれわれに責任があり、また術者は責任を問われる可能性がある。**咬合治療を行うか否は、術者が問題の有無を確認し、情報を患者に伝えたうえで、患者の選択の意思を尊重すべきである（インフォームドチョイス）。**

インプラント治療を含め後戻りが困難な高額治療が増加している現在、事後の責任も把握しつつ現在の治療を行うべきではないだろうか。

2．TMD 症状を有する患者の補綴治療

補綴治療の必要がある症例で TMD の不快症状が認められた場合、補綴治療を行う前に TMD の不快症状を改善する。不快症状のある筋や顎関節からは、補綴治療や咬合治療のために必要な生理的に適正な状態の資料採取は困難である。何らかのきっかけで生じた TMD の症状は、**図11-2-1**のような連鎖[5]を繰り返し増悪する可能性がある。

☞詳細は下記を参照
・第14章　オクルーザルアプライアンス（スプリント）の有効活用

TMD の治療は、認知行動療法（**図11-2-2**、**図11-2-3**）、スプリント療法、薬物療法、理学療法を必要に応じて併用して行う。**図11-2-1**の連鎖を断ち切ることで治癒を促すのである。筆者らの臨床では、**図11-2-4**に示したTMD の治療の進めかたに従っている[6]。TMD の不快症状の改善の後、補綴治療の必要がある場合は、**図11-2-5**に示した状況に従い治療を進める。TMD をともなう症例の補綴治療の流れは、**図11-2-4**、**図11-2-5**を参考に治療を進める。

☞TMD 症状の診査項目の詳細は下記を参照
・第２章　咬合補綴治療の分類と治療の流れ

図11-2-2　認知行動療法

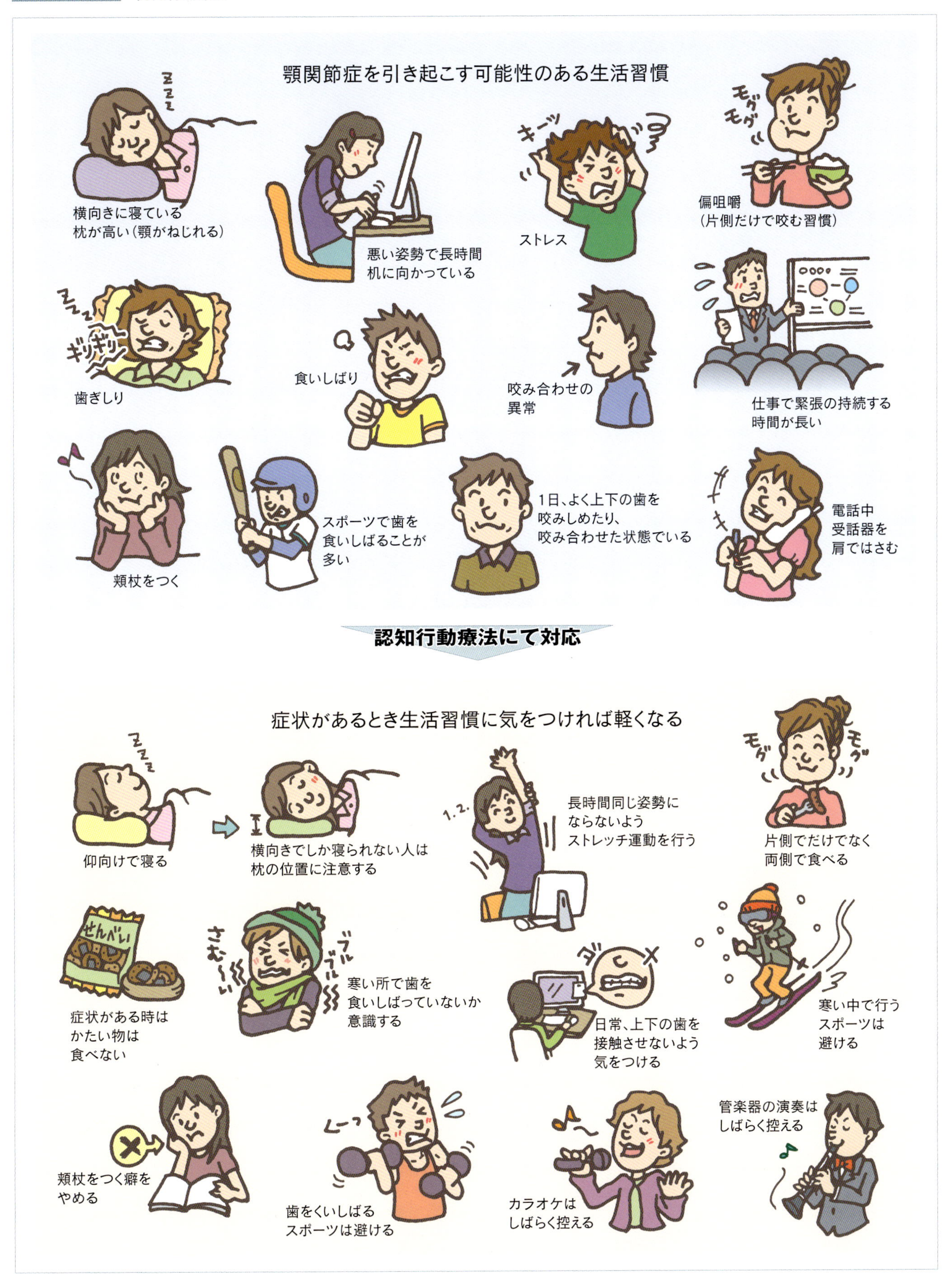

顎関節症を引き起こす可能性のある生活習慣
横向きに寝ている
枕が高い（顎がねじれる）
悪い姿勢で長時間
机に向かっている
キーッ
ストレス
モグモグ
偏咀嚼
（片側だけで咬む習慣）
ギリギリ
歯ぎしり
食いしばり
咬み合わせの
異常
仕事で緊張の持続する
時間が長い
頬杖をつく
スポーツで歯を
食いしばることが
多い
1日、よく上下の歯を
咬みしめたり、
咬み合わせた状態でいる
電話中
受話器を
肩ではさむ
認知行動療法にて対応
症状があるとき生活習慣に気をつければ軽くなる
仰向けで寝る
横向きでしか寝られない人は
枕の位置に注意する
1.2.
長時間同じ姿勢に
ならないよう
ストレッチ運動を行う
モグモグ
片側でだけでなく
両側で食べる
せんべい
症状がある時は
かたい物は
食べない
さむ〜い
ブルブル
寒い所で歯を
食いしばっていないか
意識する
日常、上下の歯を
接触させないよう
気をつける
寒い中で行う
スポーツは
避ける
頬杖をつく癖を
やめる
歯をくいしばる
スポーツは避ける
カラオケは
しばらく控える
管楽器の演奏は
しばらく控える

図11-2-2　TMD の症状は、日々の生活習慣によって引き起こされる可能性がある。これらの行動を認知してもらい、生活習慣（認知行動療法）に注意すれば、TMD 症状を軽くすることもできる。

図11-2-3　くいしばり・歯の接触癖の認知行動療法のリーフレット

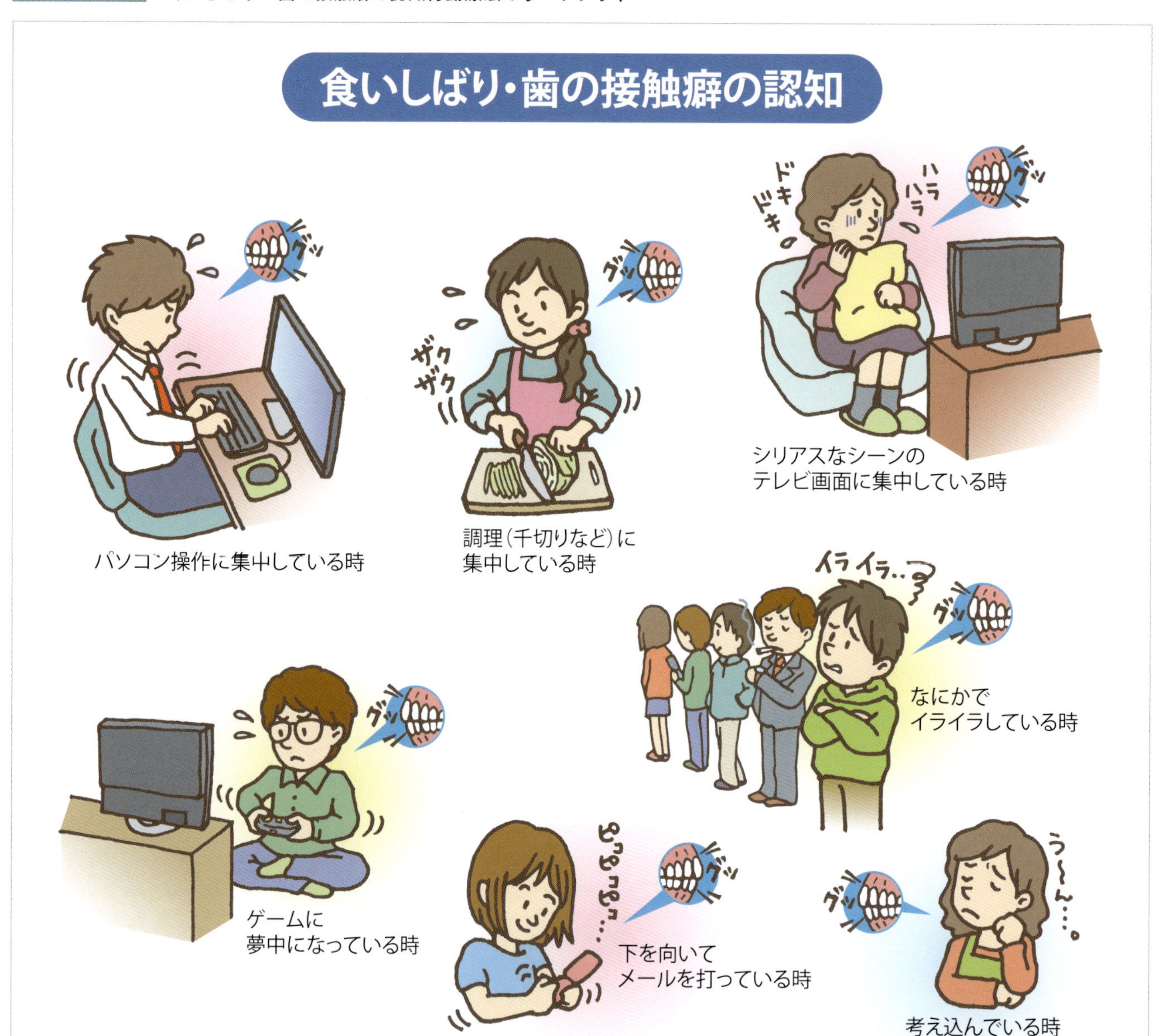
食いしばり・歯の接触癖の認知
グッ
パソコン操作に集中している時
ザクザク
調理（千切りなど）に
集中している時
ドキドキ
ハラハラ
シリアスなシーンの
テレビ画面に集中している時
イライラ…
なにかで
イライラしている時
ゲームに
夢中になっている時
ピコピコピコ…
下を向いて
メールを打っている時
う〜ん…
考え込んでいる時

普段から唇は閉じても奥歯は強く食いしばらず、
歯と歯を接触させないでアゴをリラックスしてください。

日常の動作で、気がつかずに食いしばっていることがあります。歯を接触させるだけでも歯・筋肉・舌など組織は疲労します。例えば、パソコンモニターや携帯電話に集中している時。仕事に集中している時。何気ない時でも食いしばっていたりします。また、精神的ストレスは食いしばりを増長させるといわれています。日中の食いしばり対策は、まず自分で気づくこと（認知すること）です。時々意識して食いしばっていないか確認してみてください。もし気づいたら顎の力を抜いて、上下の歯と歯を離してください。ついでに肩の力も抜いてストレッチしてください。睡眠中の食いしばりや歯ぎしりは起きている時（意識下）の最大約６倍の力で食いしばるという研究結果があります。それも、精神的ストレスにより増長することが確認されています。寝る前には深刻な考え事はやめ、顎の筋肉をリラックスさせ、熟睡した質の良い睡眠となるよう心がけてみてください。常日頃から「食べる・飲み込む・話す」以外は歯を合わせない！
顎をリラックスさせて過ごしましょう。

図11-2-4　TMD 治療の流れ

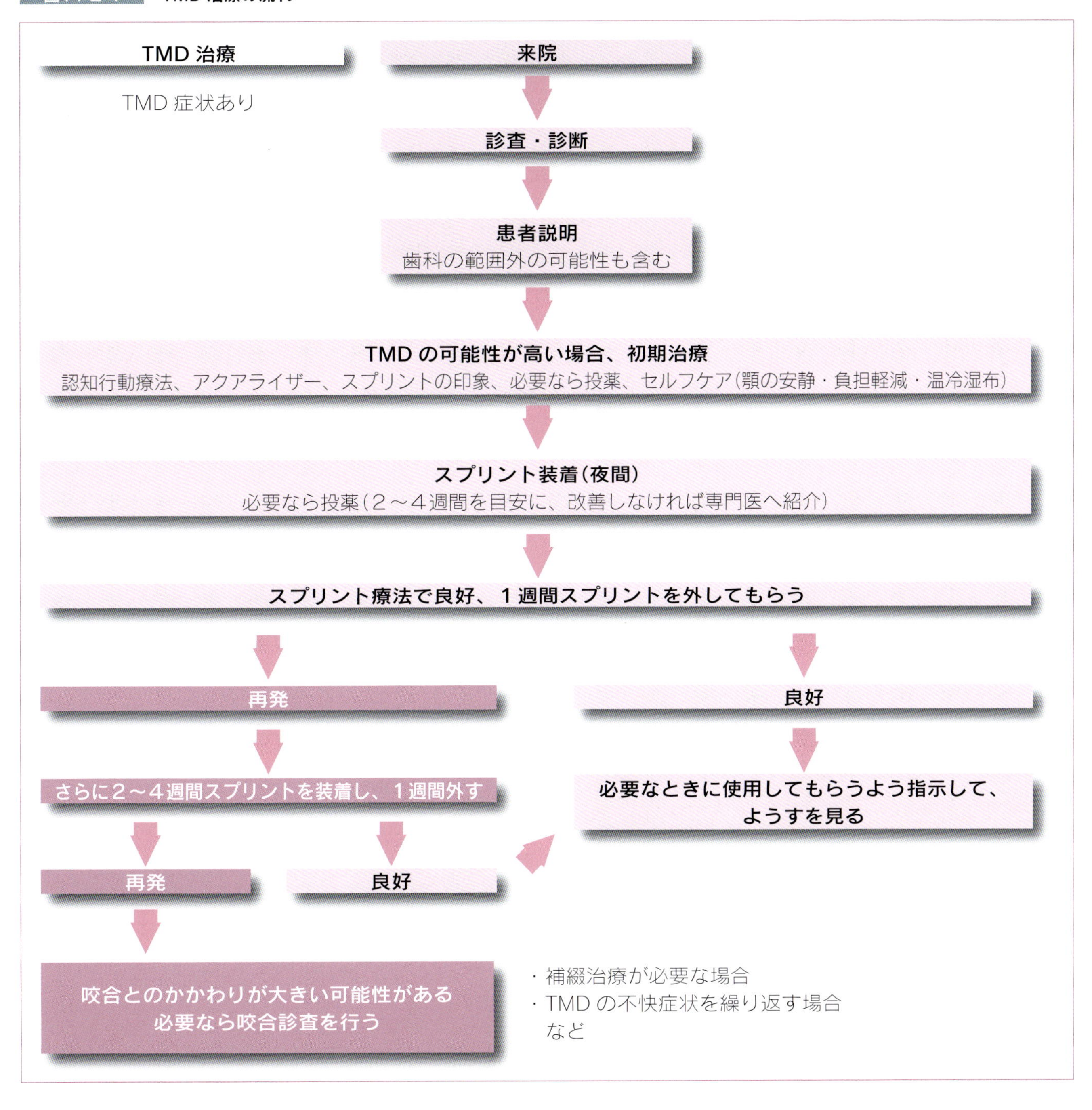

図11-2-5　TMD 不快症状改善後の補綴治療の進めかた

●1/3顎以内の補綴治療で、スプリント療法で良好の治療効果が得られ、スプリントを使用しなくなっても再発がない場合
→現状の ICP で咬頭干渉に配慮した補綴治療を行う。

●補綴治療が1/3顎以上に及ぶ場合
→通常の class Ⅲ症例として咬合診査を行う。

●スプリント療法の中止により TMD 不快症状がたびたび再発する場合
→ TMD の要因に咬合が大きくかかわっている可能性がある。1/3顎の補綴治療であっても、class Ⅲ症例として咬合診査を行うことが肝要である。

●スプリント療法での効果が著明に認められない場合
→咬合とのかかわりが少ないと診断された場合は、専門医への受診を勧めることも必要な鑑別診断の1つである。

参考症例 1

図11-2-6a〜d　**術前の状態**

患者　29歳　女性
初診　1997年
主訴　前歯の審美性の改善（TMD 症状あり）
現症　１年前に⌊1のポーセレンを装着したとき高いと感じ、それ以来顎関節の不快症状、顎関節の雑音を気にするようになった。来院時 ICP で⌊1のポーセレンは下顎歯に押し出されフレアーアウトし、他の前歯と同様の接触状態になっていたが、現在もなお不快症状がある。顎関節の治療はどこへ行けばよいのかわからなかったということであった。

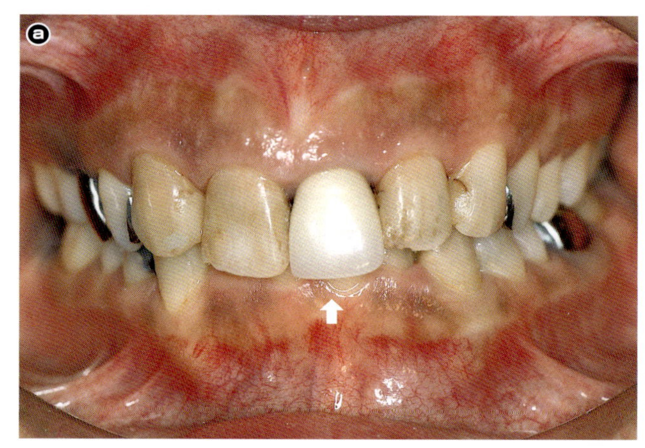

図11-2-6a　１年前装着時に咬合接触の調整が適切にされなかった⌊1は、TMD の誘発因子であったと思われる。

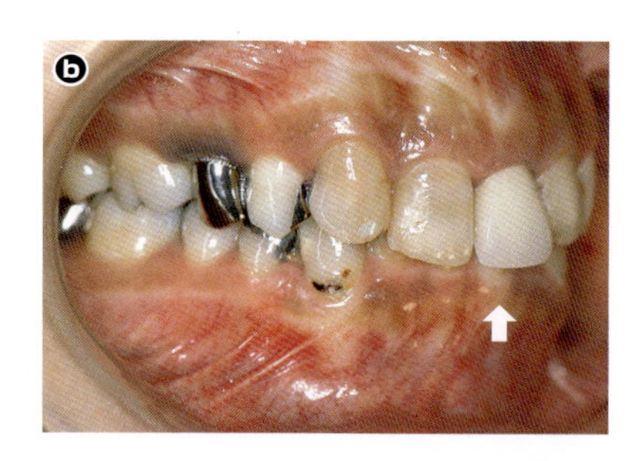

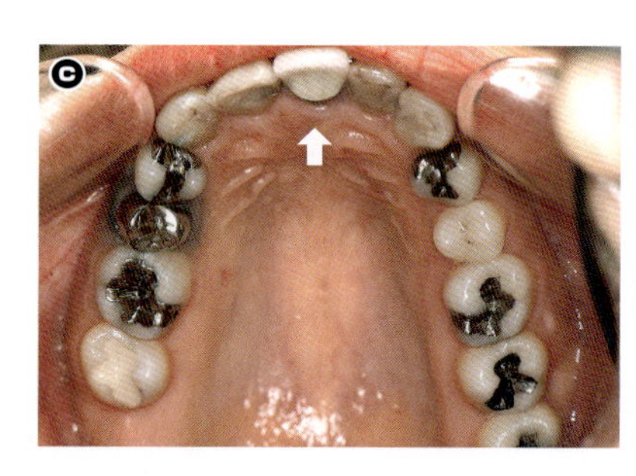

図11-2-6b〜d　来院時、⌊1は他の歯と咬合接触は同じになっていたにもかかわらず、１年前に発症した TMD の症状は残ったままである。

ⓓ

大きな口が開けづらいですか	**はい**	いいえ
顎がガクガクしてひっかかることがありますか	**はい**	いいえ
大きな口を開けすぎて、閉じられなくなったことがありますか	**はい**	いいえ
口を開けたり閉じたりするときに、音がするときがありますか	**はい**	いいえ
食後、顎がだるくなったりしますか	はい	いいえ
硬いものを噛んだり、大きく口を開けたときに痛みがありますか	**はい**	いいえ
耳の奥や、耳の前のあたりが痛むときがありますか	はい	いいえ
ときどき頭痛に悩まされますか	はい	いいえ
顔、顎、喉、こめかみ、頭部になにか症状がありますか	**はい**	いいえ
痛い歯がありますか	**はい**	いいえ
あなたは以上の痛みで眠れないことがありますか	はい	いいえ
心配事、不安、不満、神経を使う仕事などによって、それらの痛みはひどくなりますか	**はい**	いいえ
それらの痛みは日常生活の支障となっていますか	**はい**	いいえ
なにか鎮痛剤を服用していますか	はい	いいえ
なにか神経安定剤を服用していますか	はい	いいえ
誰かに歯軋りをするといわれたことがありますか	**はい**	いいえ
噛みしめ癖がありますか	**はい**	いいえ

図11-2-6e　**術前のデンタルエックス線写真**

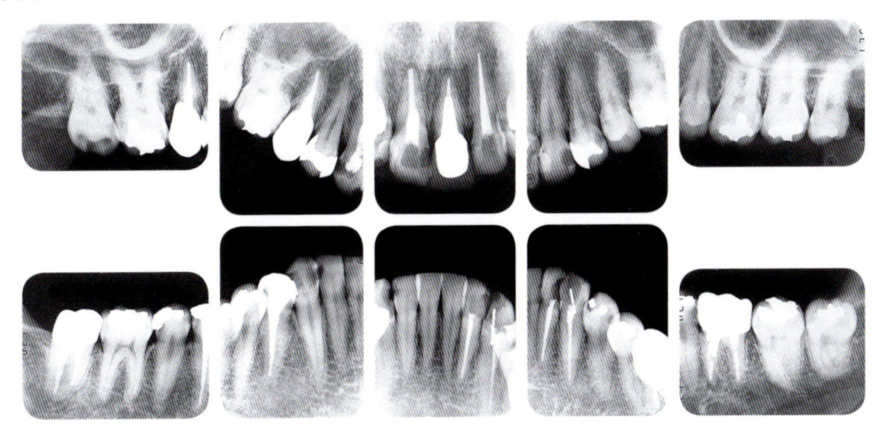

図11-2-6e　術前のデンタルエックス線写真。失活歯、う蝕歯が認められる。

図11-2-6f〜i　**術前の顎関節規格写真と下顎の偏位状況の比較**

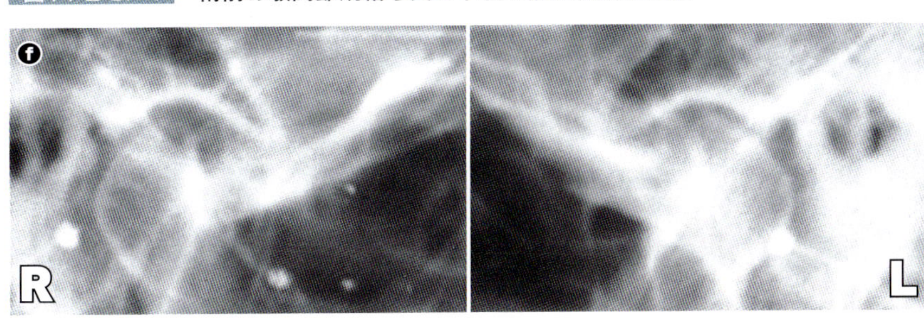

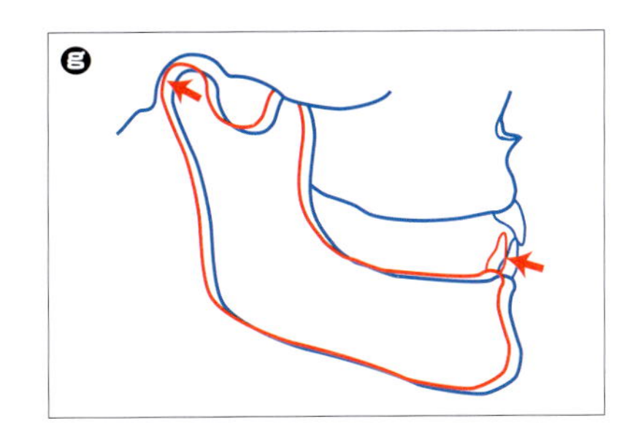

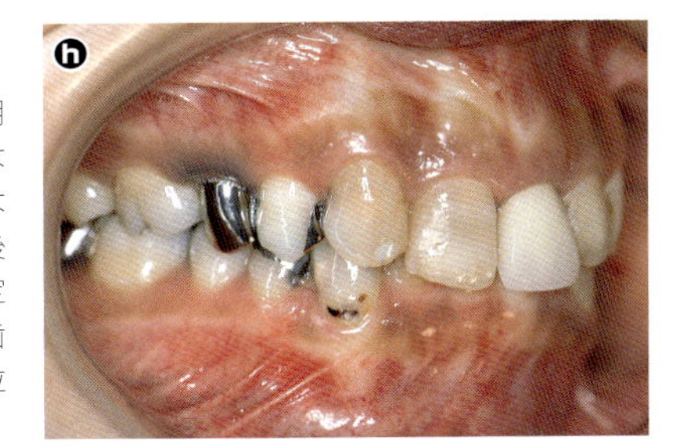

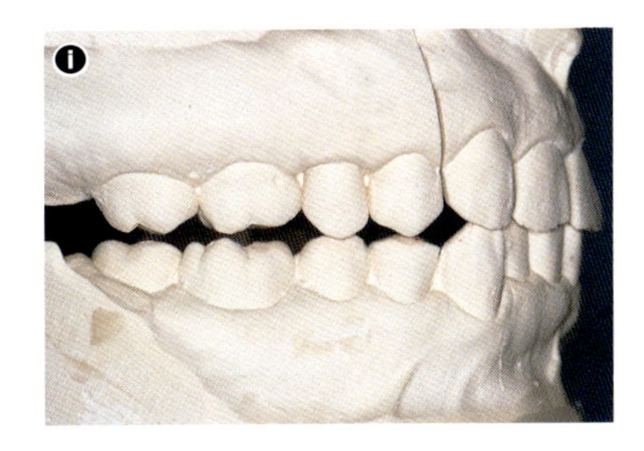

図11-2-6f〜i　術前の顎関節規格写真と診断用模型での下顎の偏位状態は一致している。**g**は偏位状態のシェーマ。顎関節規格写真で顆頭はICPでかなり後方に位置しており(**f**)、下顎の後方偏位が推測された。中心位・生理的顆頭安定位で咬合器に装着した診断用模型(**i**)から、前歯に早期接触があり、下顎はそこから後方に偏位しICPに至っている(**h**)。

図11-2-6j　**刺激に対する神経の反応**[7)]

図11-2-6j　発症因子であった⌊1の咬合接触の状態が解決していたのに症状が残っていたのは、元来**図11-2-6f、g**で示す素因があったのに加えて、高かった状態から徐々にフレアーアウトして咬合接触が他の歯と同じになるまでの何ヵ月かの長い間に、神経が塑性変化を起こしたためと考えられる。

神経の弾性変化(neuro-elastic change)
神経系は刺激が加わると信号が発せられ感知し、刺激が去った後は、前の状態に戻る。

神経の(可塑)塑性変化(neuro-plastic change)
疼痛などの刺激が長く持続すると、中枢神経系での知覚のしかたが徐々に変化する。刺激が取り除かれた後でも、中枢でのプロセスが変わったため、そのまま疼痛が続いたり、わずかな刺激でも同様の疼痛が起こる。

図11-2-6k　スプリント療法による臨床的評価

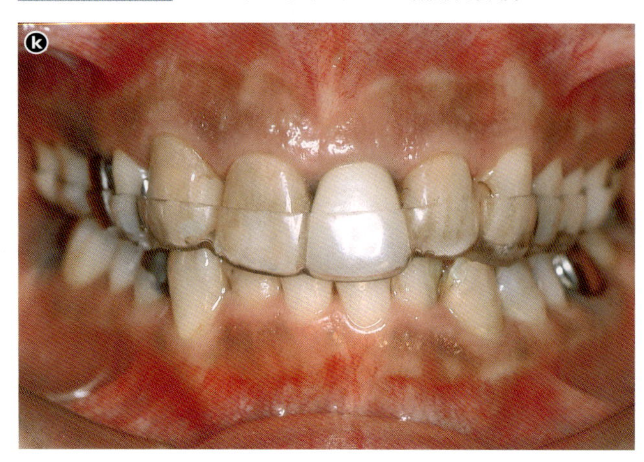

図11-2-6k　スプリント療法で TMD の不快症状が改善しても、スプリントの装着をやめると再発する。主訴でもある前歯の審美的治療と、**図11-2-6e** のデンタルエックス線写真で確認できるように多数のう蝕治療を行う必要があった。本人も、スプリントの下顎位が生理的に快適と認識し、そこで咬みたいと希望していた。咬合再構成を行うことが治療後の顎口腔系の健康維持には重要と考えた。

図11-2-6l　TMD の治療の流れに準じた評価

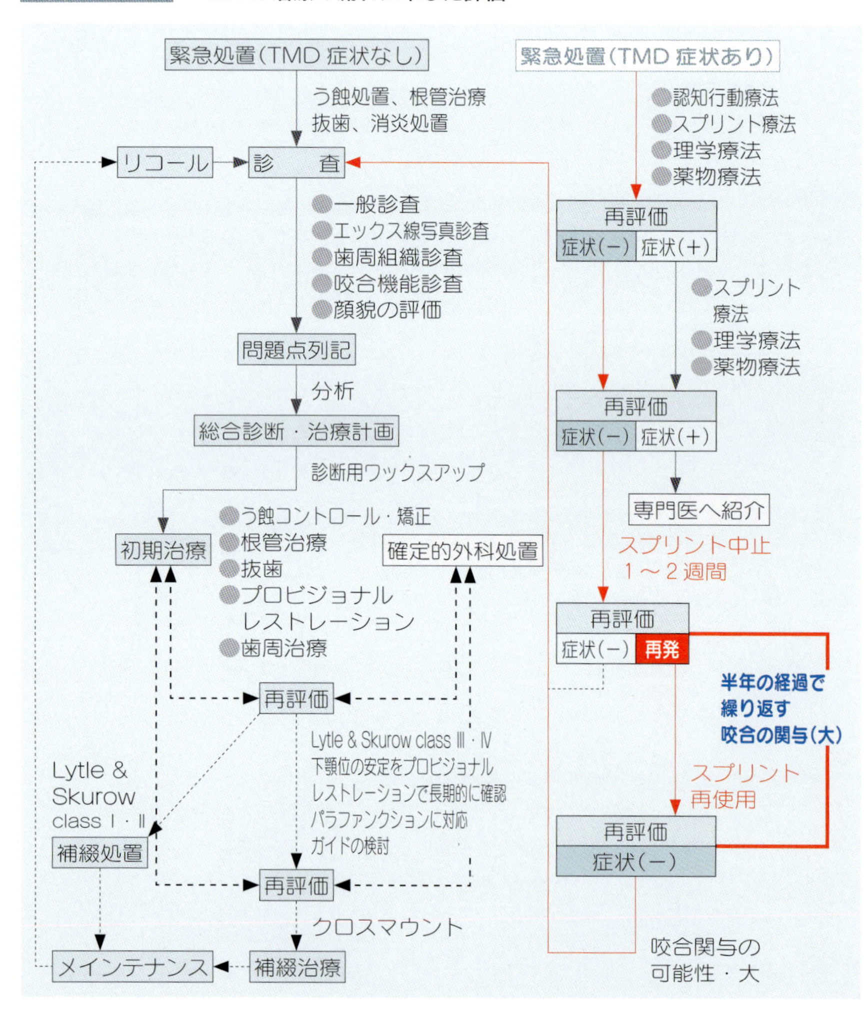

図11-2-6l　TMD をともなった症例の治療の流れに従い、TMD の症状から咬合の関与の可能性が大きいことを確認した。（参考文献８より引用改変）

図11-2-6m　TMDの経過の考察

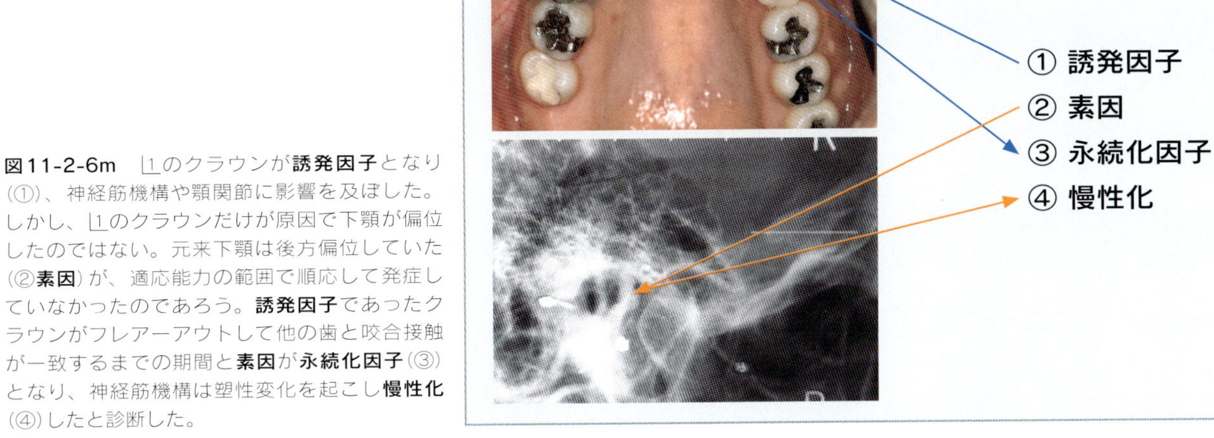

図11-2-6m　⌊1のクラウンが**誘発因子**となり(①)、神経筋機構や顎関節に影響を及ぼした。しかし、⌊1のクラウンだけが原因で下顎が偏位したのではない。元来下顎は後方偏位していた(②**素因**)が、適応能力の範囲で順応して発症していなかったのであろう。**誘発因子**であったクラウンがフレアーアウトして他の歯と咬合接触が一致するまでの期間と**素因**が**永続化因子**(③)となり、神経筋機構は塑性変化を起こし**慢性化**(④)したと診断した。

図11-2-6n～p　スプリント療法により得られた情報を治療の参考とし、ワックスアップにより模索

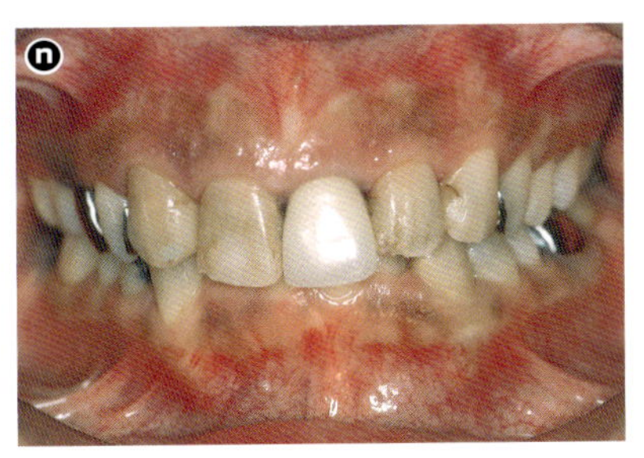

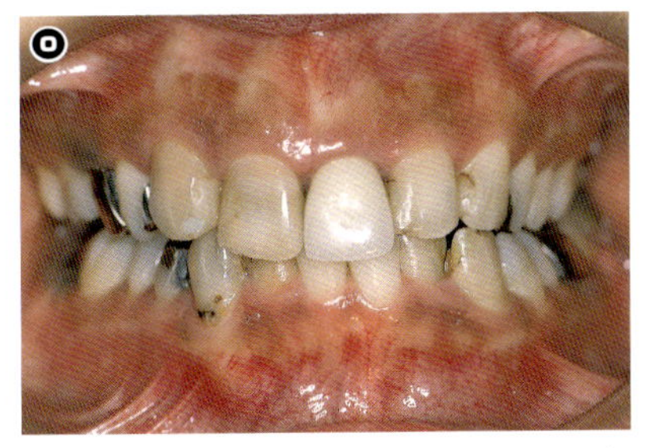

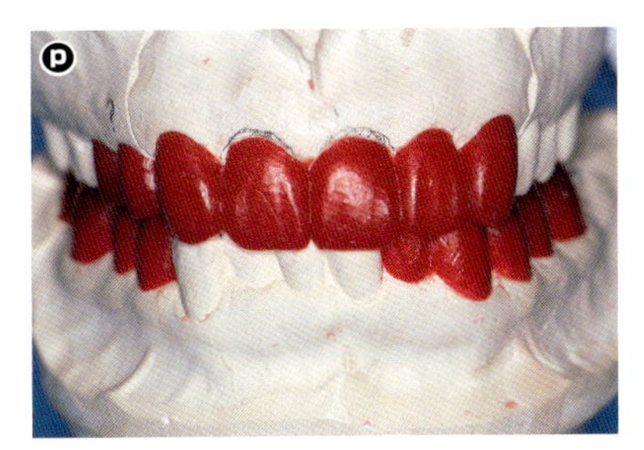

図11-2-6n～p　ICPはこの患者にとって下顎が偏位した非生理的咬合であった(**n**)。スプリントでの生理的下顎位で症状が安定することから(**o**)、その位置での咬合再構成治療を計画した(**p**)。

図11-2-6q、r　ワックスアップによる模索

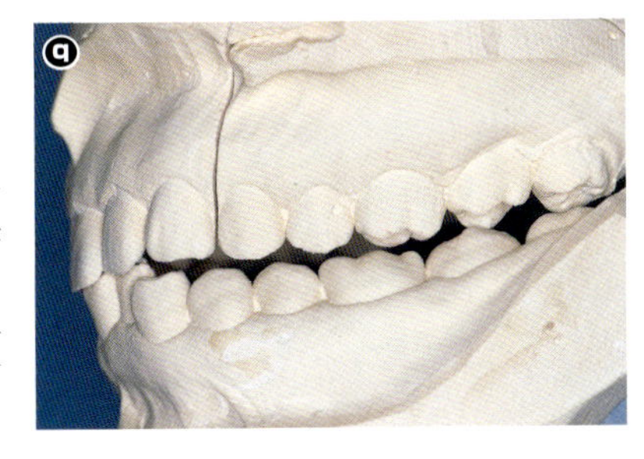

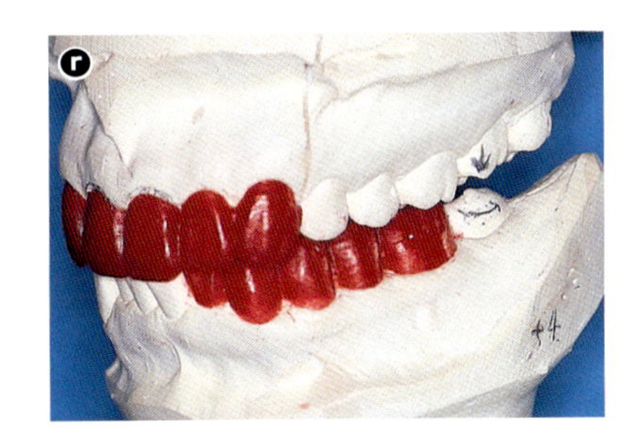

図11-2-6q、r　矯正治療は拒否されたため、補綴治療で生理的状態を維持する咬合に再構成が可能か否か、診断用模型にてワックスアップしてみる。なるべく失活歯やう蝕歯を補綴に組み入れるよう計画した。⌊7、⌈7は矯正的挺出で対処を計画した。

図11-2-6s〜u　**オーバーレイおよびプロビジョナルレストレーションの装着**

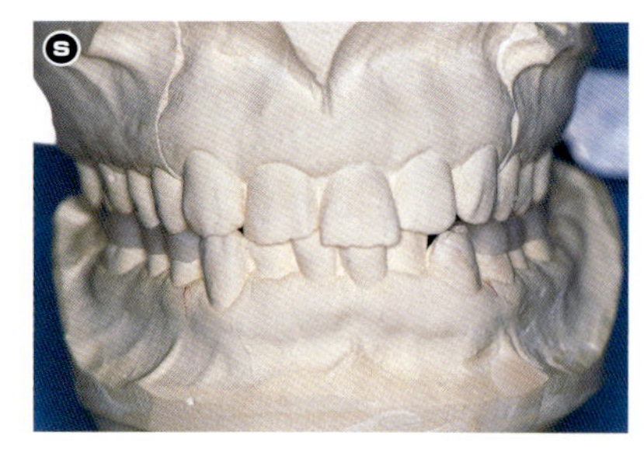
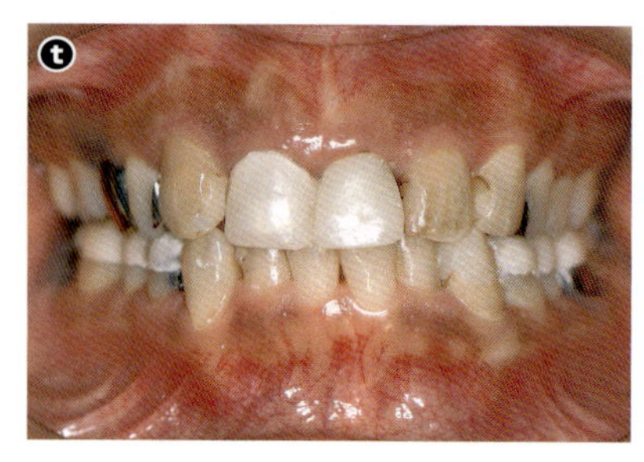
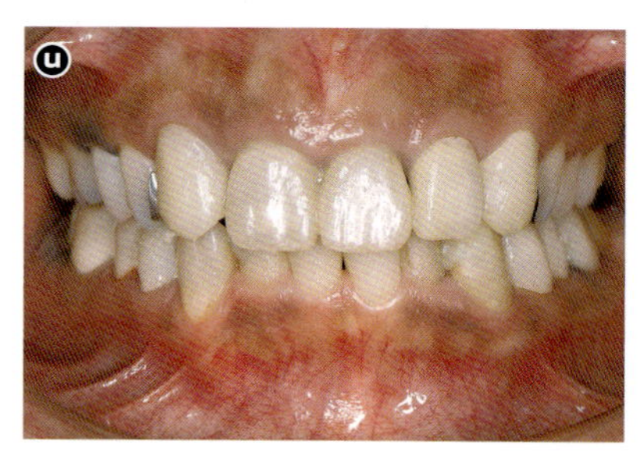

図11-2-6s〜u　中心位・生理的顆頭安定位と判断された下顎位でオーバーレイを製作し(**s**)、口腔内に装着する(**t**)。TMDをともなう症例では神経筋機構が敏感になっている可能性があるため、非可逆的な処置を行う前に除去すれば既存の状態に戻ることが可能な可逆的処置で状況判断を行う。良好を確認し、その顎位でプロビジョナルレストレーションに置き換えていった(**u**)。

図11-2-6v〜x　**左側第二大臼歯の部分矯正**

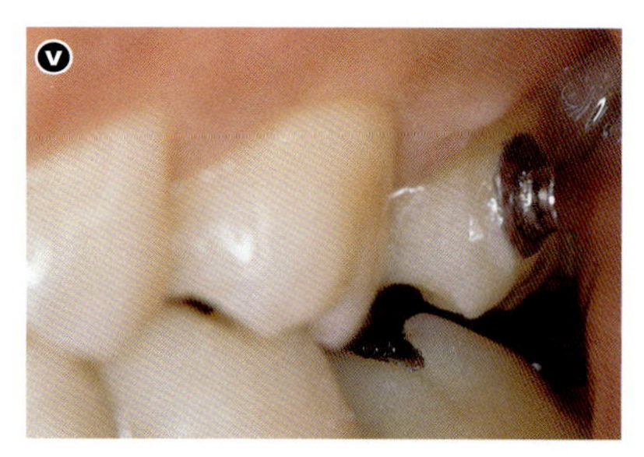
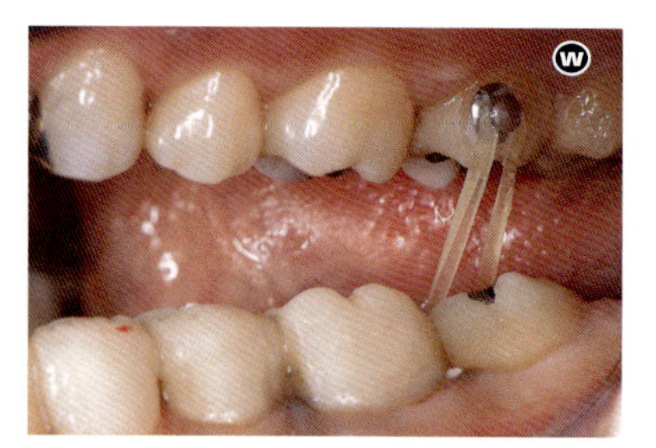
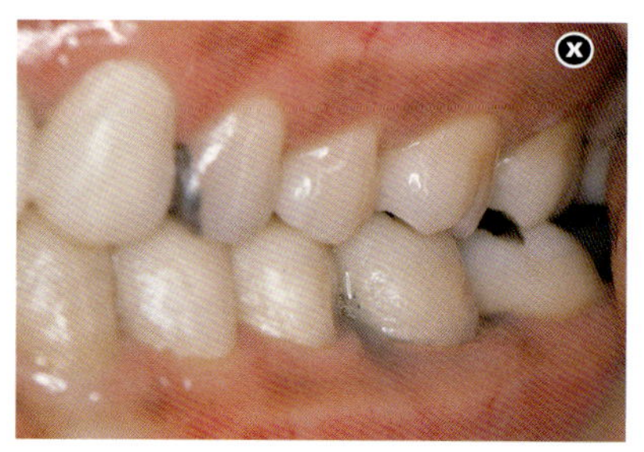

図11-2-6v〜x　左側第二大臼歯は(**v**)、苦肉の策であるが、リンガルボタンを利用し、矯正的挺出をさせ(**w**)、補綴治療をしないで咬合させることができた(**x**)。

図11-2-6y　**アンテリアガイダンスの確保**

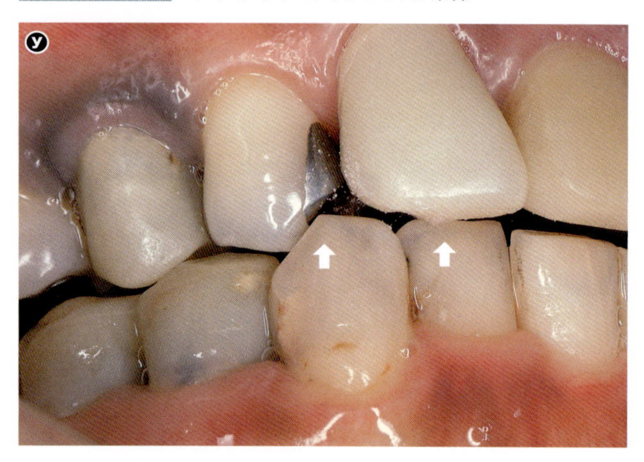

図11-2-6y　2|は先欠のため 3|唇側を 2|の形態とし、口蓋側を犬歯の形態でアンテリアガイダンスを確保した。43|および 32|のアンテリアグループファンクションドオクルージョンである。

図11-2-6z、aa　術後の正面観と顎関節規格写真

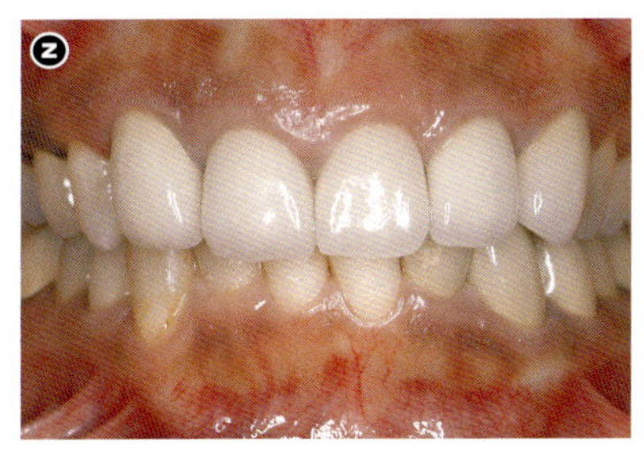

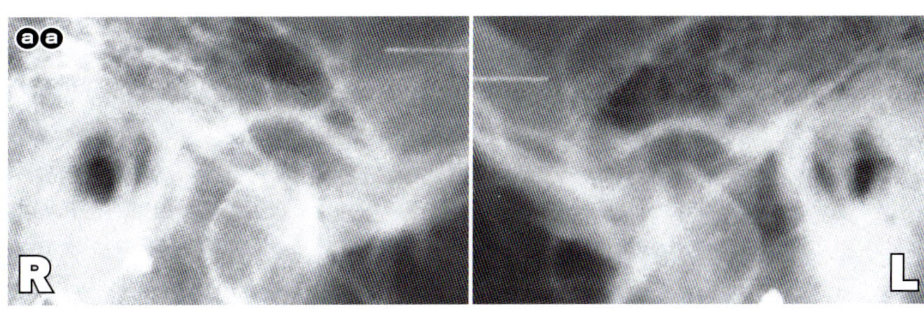

図11-2-6z、aa　術後の正面観（z）と術後の顎関節規格写真（aa）。後方偏位していた顆頭は関節窩内で術前より良好に位置していると思われる。

図11-2-6bb　術後の顎機能問診表

大きな口が開けづらいですか	はい	いいえ
顎がガクガクしてひっかかることがありますか	**はい**	いいえ
大きな口を開けすぎて、閉じられなくなったことがありますか	はい	いいえ
口を開けたり閉じたりするときに、音がするときがありますか	**はい**	いいえ
食後、顎がだるくなったりしますか	はい	いいえ
硬いものを噛んだり、大きく口を開けたときに痛みがありますか	はい	いいえ
耳の奥や、耳の前のあたりが痛むときがありますか	はい	いいえ
ときどき頭痛に悩まされますか	はい	いいえ
顔、顎、喉、こめかみ、頭部になにか症状がありますか	はい	いいえ
痛い歯がありますか	はい	いいえ
あなたは以上の痛みで眠れないことがありますか	はい	いいえ
心配事、不安、不満、神経を使う仕事などによって、それらの痛みはひどくなりますか	はい	いいえ
それらの痛みは日常生活の支障となっていますか	はい	いいえ
なにか鎮痛剤を服用していますか	はい	いいえ
なにか神経安定剤を服用していますか	はい	いいえ
誰かに歯軋りをするといわれたことがありますか	はい	いいえ
噛みしめ癖がありますか	はい	いいえ

図11-2-6bb　円板の復位はなされなかったためクリッキングの項目は残っているが、多くの自覚症状が改善している。

図11-2-6cc　術後のデンタルエックス線写真

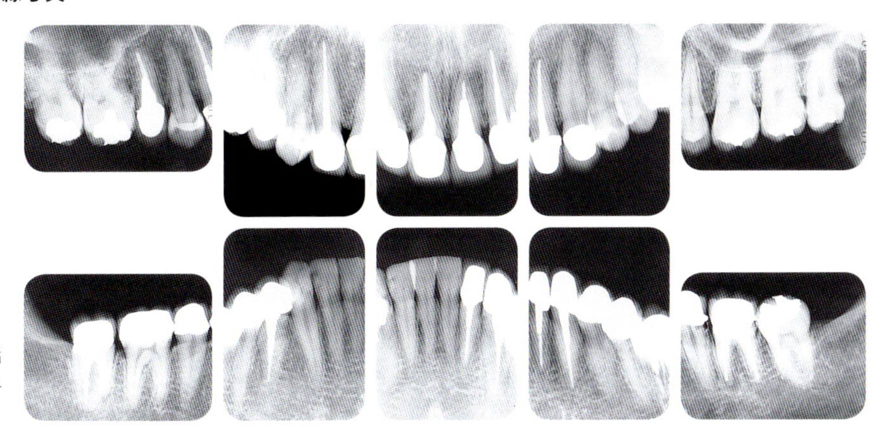

図11-2-6cc　咬合再構成を行うにあたり、失活歯やう蝕を有する歯をなるべく補綴設計に組み入れた。

図11-2-6dd、ee　術前後の側方面観と顎関節規格写真の比較

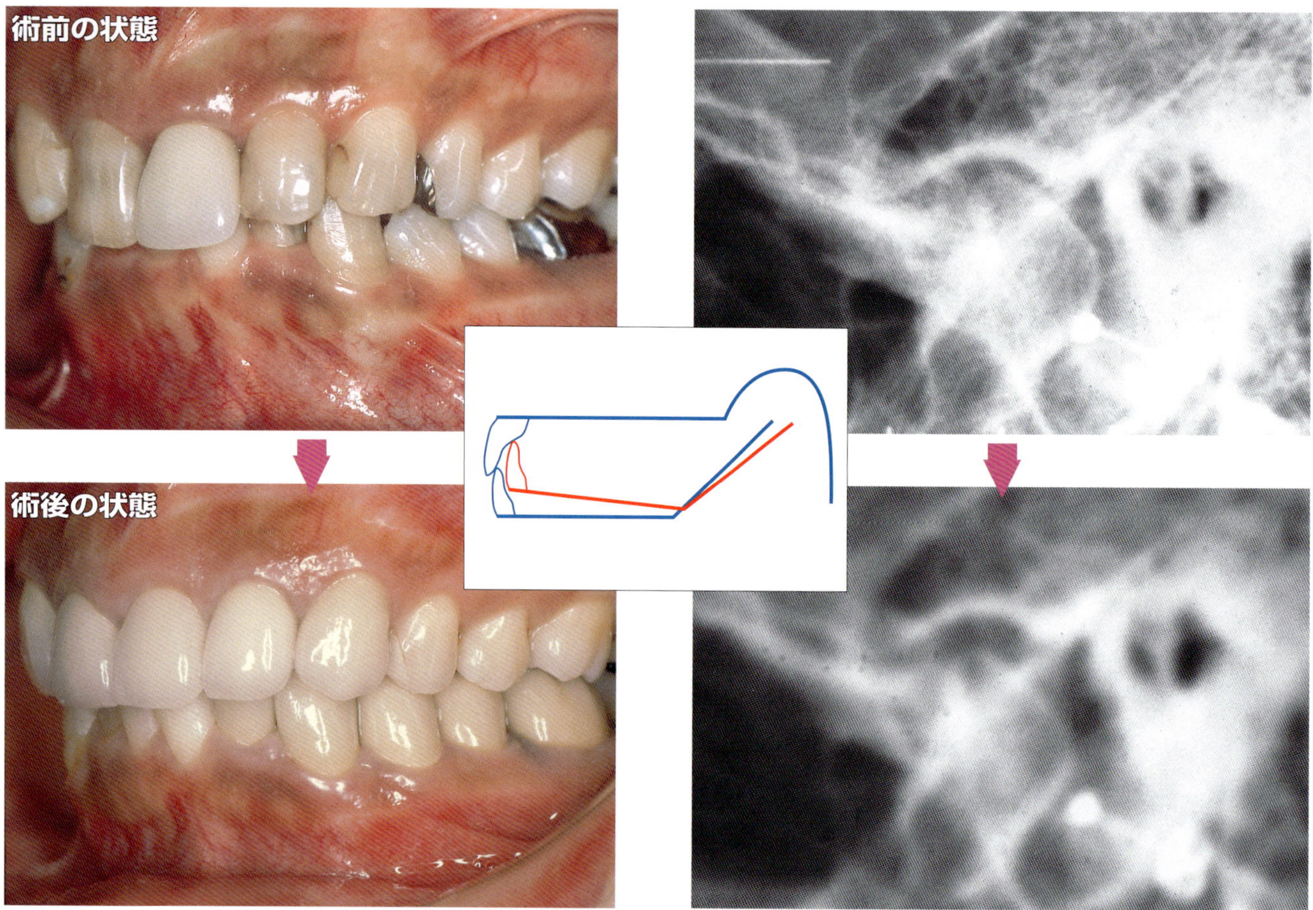

図11-2-6dd　術前と術後の側方面観。術前、後方偏位していた顆頭（中央シェーマの赤線）が生理的位置（青線）に改善しているのが、顎関節規格写真の顆頭の位置から確認できた。

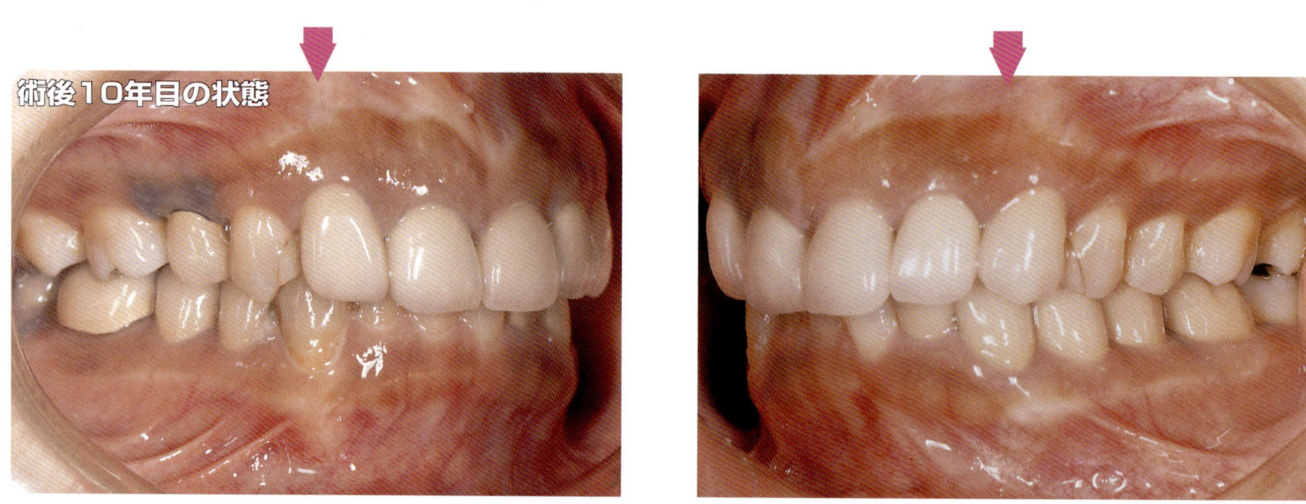

図11-2-6ee　術後10年目の側方面観。術後、TMDの不快症状の再発もなく、安定した状態が保たれている。

第12章

ブラキサーの補綴治療の留意点

かつて、ブラキシズムの原因は咬合にあるといわれていた。しかし現在は、咬合による問題から誘発・増長されることもあるが、中枢の関与が大きいということが解明されている。ブラキシズムやクレンチングなどの非生理的機能（パラファンクション）によるバイオメカニカルストレス（以下、メカニカルストレス）は、咀嚼などの生理的機能の6倍もの咬合力になる。

パラファンクション傾向が強い患者の咬合補綴治療においては、パラファンクションの特性を知り、メカニカルストレスを回避する対策を講じる必要がある。

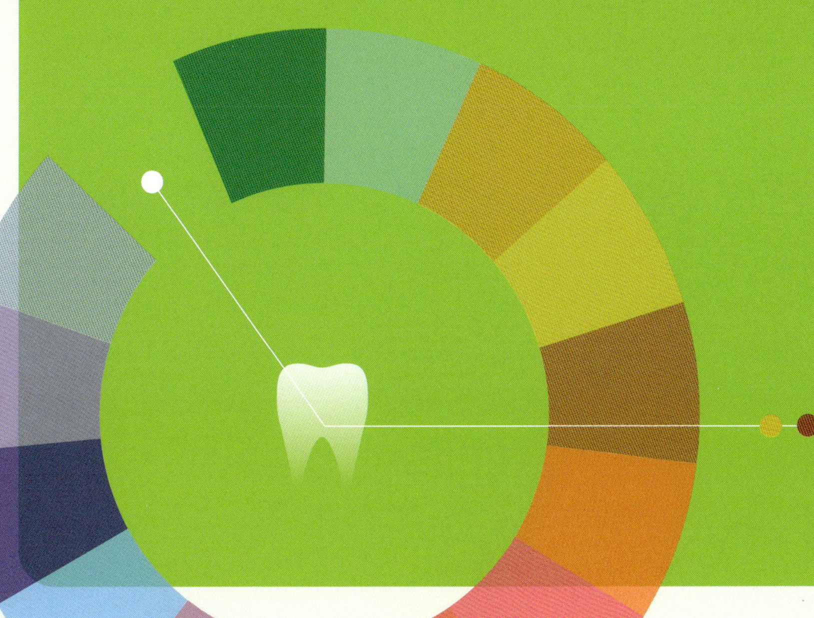

1．パラファンクションとは

顎口腔系の機能には、生理的機能と非生理的機能がある。非生理的機能（パラファンクション）にはブラキシズムやクレンチングがあり、顎口腔系に有害なメカニカルストレスとなる。パラファンクションは大なり小なり多くの人が行っている習癖である。頻度や度合いは、同じ人でも環境や状況で異なる。補綴治療を行うにあたっては、パラファンクションの散漫な下顎の動きで特定の歯に干渉が生じ、メカニカルストレスが集中しないよう、咬合にも配慮する必要がある。なかでも、補綴対応にて咬合再構成治療を行う必要のある Lytle & Skurow class Ⅲ・Ⅳ症例で極度のブラキサーの患者は、難症例と考えなければならない。なおブラキサーには、中枢関与のブラキサーと咬合の関与によりさらに増長された習癖的ブラキサーがあり、後者には水平的ブラキサー、垂直的ブラキサーおよび下顎偏位や咬頭干渉歯に影響されたブラキサーがある。著しい咬耗や摩耗のある歯列での補綴治療においては、パラファンクションによるメカニカルストレスへの対応が補綴装置に求められる。パラファンクション保有者の補綴治療の留意点、パラファンクションの原因について提示する。

2．水平的ブラキサー

図12-2-1

水平的ブラキサーの典型例

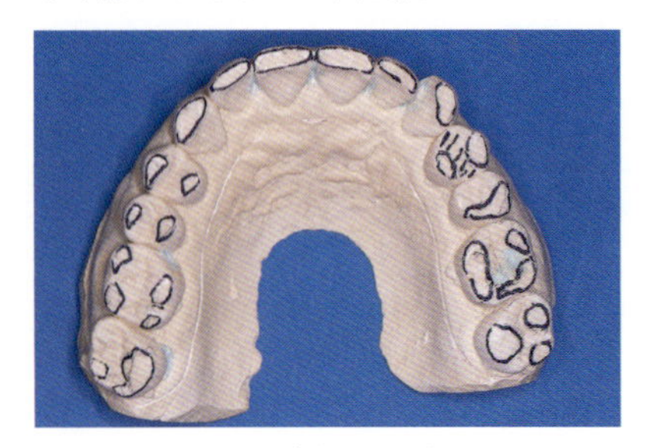

図12-2-1　摩耗が水平的に起きている。

水平的ブラキサー（**図12-2-1**）は、非常に広範囲な水平的咀嚼パターンを有している（wide chewing pattern）（**図12-2-2a**）。このため、口腔内の歯の咬耗・摩耗状態からも臨床歯冠長の減少が著しい[1、2]。

修復・補綴装置の少ない天然歯の水平的ブラキサーでは、摩耗により歯冠長が短くなり、咬合高径も減少しているように見えるが、実際は咬耗と歯の挺出のバランスと平衡理論で、生理的咬合高径を保っていることが多い。しかし、多数歯に補綴修復がなされている場合は定かではない。

広範囲の補綴治療を行う場合は、咬合高径の模索がスタートとなるであろう。その上で、その患者の水平的習癖に可及的に近づけた、平坦で角度が緩く運動の自由度が広いアンテリアガイダンスを設ける（**図12-2-2b、c**）。この習癖に沿った運動軌跡は、プロビジョナルレストレーションにより十分観察、修正し、もしプロビジョナルレストレーションが破損や破折を繰り返すようであれば、選択した咬合高径、下顎位、下顎運動の角度の再考が必要と認識すべきである。プロビジョナルレストレーションで安定したならば、その情報をクロスマウントし、最終補綴治療に反映させることが重要である。さらに、補綴装置を装着した後には、すみやかにナイトガードを製作することも重要である。

極度のブラキサーへの広範囲の補綴治療やインプラント治療を行う場合には、事前にそのリスクを説明し、術後のナイトガードの必要性と装着の義務化を確認してから治療を行うことが肝要と思われる。

☞詳細は下記を参照
・第４章　複雑な咬合補綴治療の実際
・第10章　咬合高径
・第14章　オクルーザルアプライアンス（スプリント）の有効活用

図12-2-2a～c　水平的ブラキサーの特徴（参考文献１より作図）

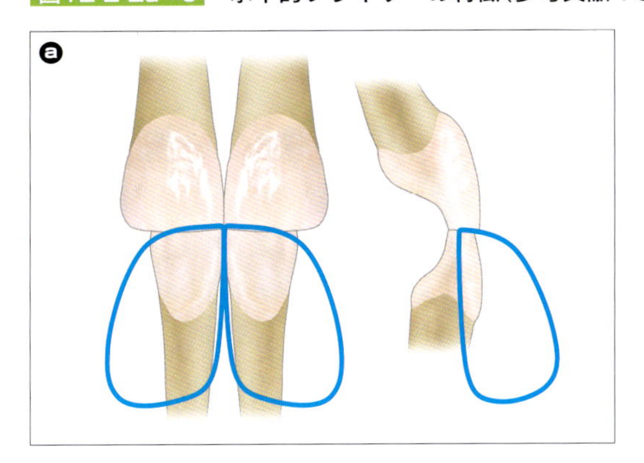

図12-2-2a　水平的ブラキサーの咀嚼ストロークは非常に広い水平的咀嚼ストロークを示し、咬耗により臨床歯冠長が減少している。このためおのずと被蓋は浅くなっている。

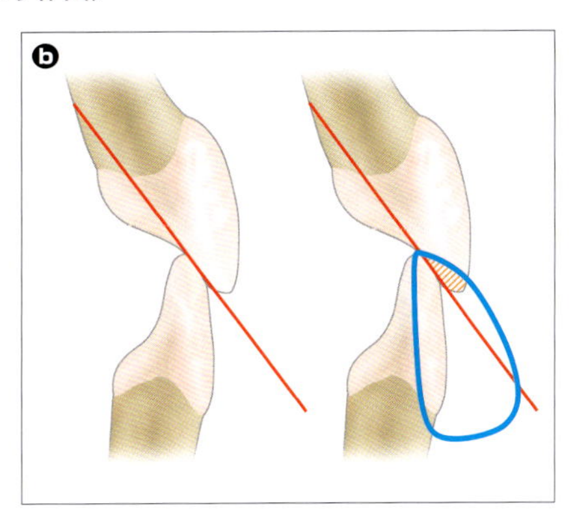

図12-2-2b　水平的ブラキサーには通常のような被蓋および急な誘導の角度を与えることは不可能である（左）。仮に通常の被蓋と誘導角度を与えると、補綴装置は破損する。

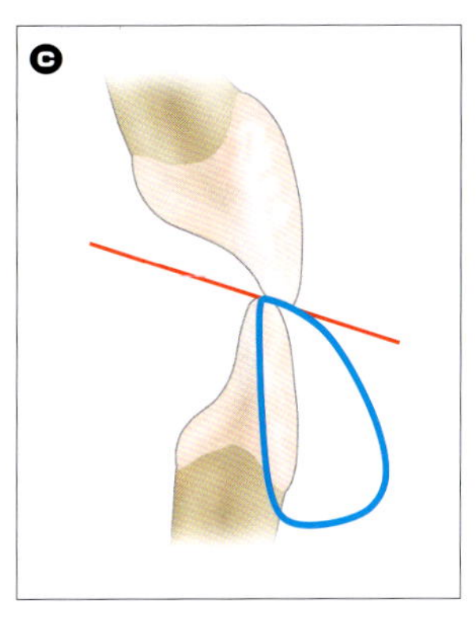

図12-2-2c　患者の習癖に合わせ、自由度はより広く、誘導角度もより緩く、そして被蓋の浅い形態を選択しなければならない。

3．垂直的ブラキサー

図12-3-1

垂直的ブラキサーの典型例

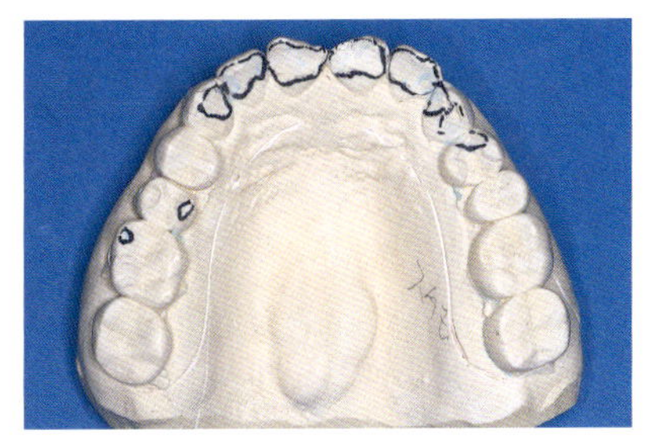

図12-3-1　上下顎前歯舌面に著しい咬耗・摩耗が見られる。

垂直的ブラキサー（**図12-3-1**）の臨床上の鑑別診断として、下顎前歯唇側面と上顎前歯舌面に著しい咬耗、摩耗が見られる。特徴として、狭い咀嚼パターン（narrow chewing pattern）を有している（**図12-3-2**）[1]。水平的ブラキサーでも、前歯の被蓋が深い場合、ブラキシズムの活動の初期に下顎前歯の唇側と上顎前歯の舌側に咬耗が生じ、あたかも垂直的ブラキサーであるような臨床所見を呈していることがある（**図12-3-3**）ため、注意が必要である。

広範囲の補綴治療においては、プロビジョナルレストレーションでの長期の観察が必要である。垂直的ブラキサーの補綴治療においても、広範囲

図12-3-2a～c　垂直的ブラキサーの特徴（参考文献１より作図）

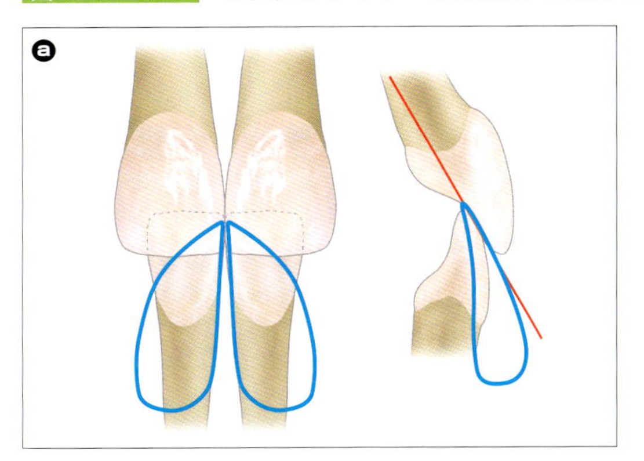

図12-3-2a　垂直的ブラキサーの咀嚼ストロークは、下顎前歯唇面および上顎前歯舌面に著しい咬耗が見られ、咀嚼ストロークは狭いのが特徴である。

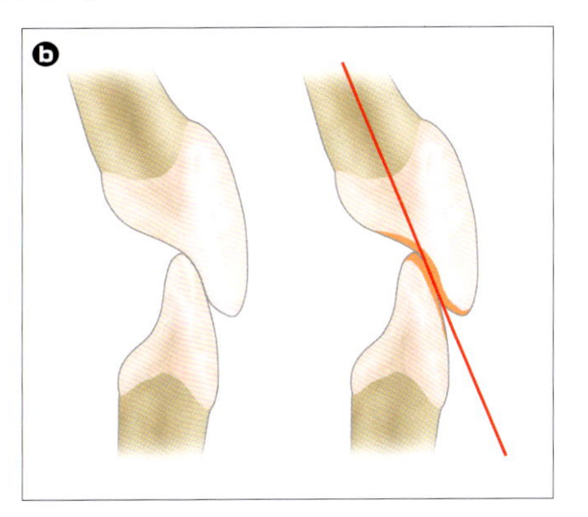

図12-3-2b　上下前歯間の咬耗が始まり、いったん斜面対斜面の関係が生じると、咬耗の進行は早くなる。

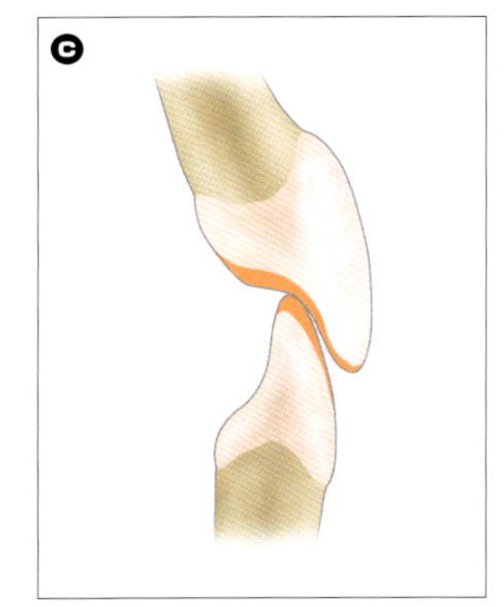

図12-3-2c　対応法としては、前歯間の接触の角度設定で斜面対斜面の関係を避け、上顎前歯部に平坦部（flat stopper）を設けて、そこに下顎前歯を接触させる。

図12-3-3a〜c　水平的・垂直的ブラキサー混合タイプ

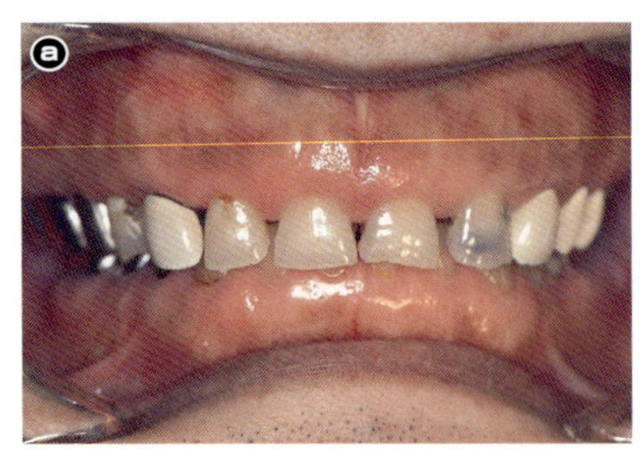
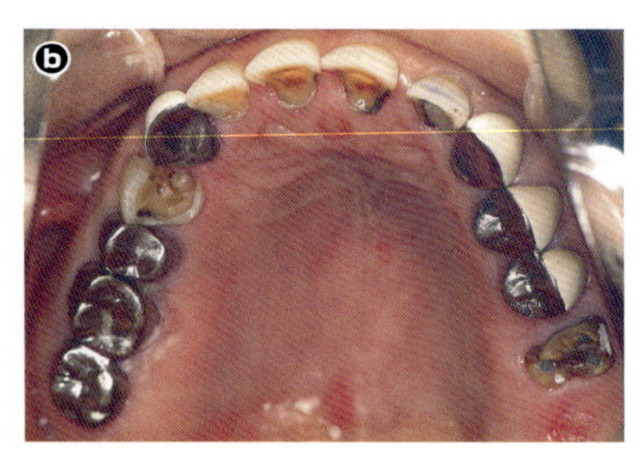
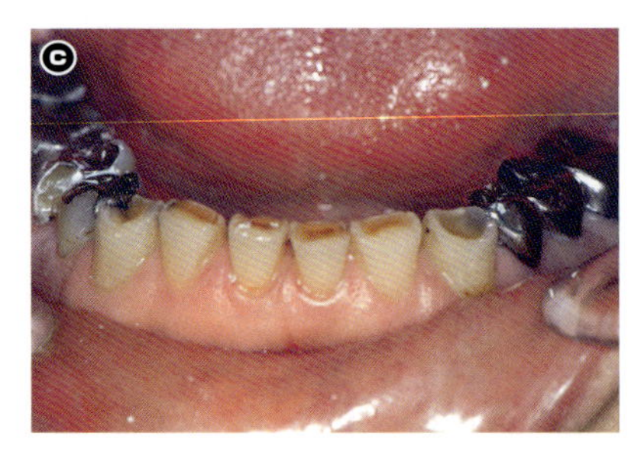

図12-3-3a〜c 水平的？ 垂直的？ ブラキサー？ 上顎からは垂直的ブラキサーに見え、下顎からは水平的ブラキサーにも見える。

図12-3-4a、b　垂直的ブラキサーの補綴設計

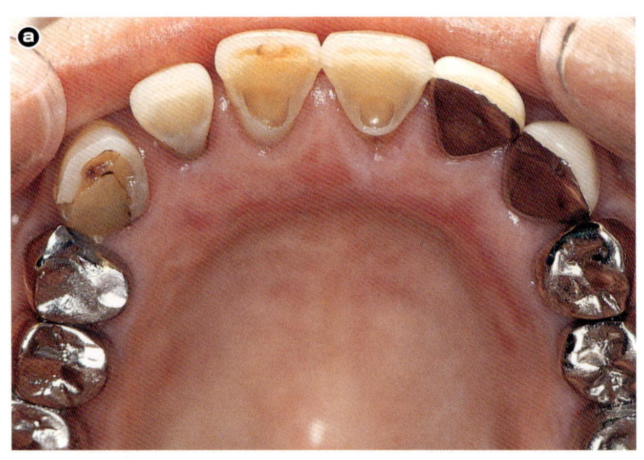
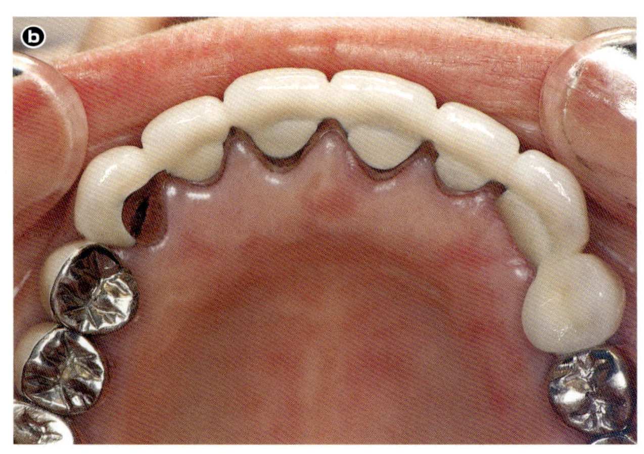

図12-3-4a、b 垂直的ブラキサーでは、斜面対斜面の接触角度がきつくなるほど進行は早くなるといわれているため、上顎前歯の補綴では舌側に平坦部（flat stopper）を設ける。

の補綴治療では咬合高径を見極め、前歯間の接触の角度と斜面対斜面の接触を避け、上顎前歯の舌面に平坦部（flat stopper）を設けるような補綴設計とする（**図12-3-4**）。垂直的ブラキサーの場合、上下顎前歯の斜面対斜面の角度がきつくなるほど、その進行は早くなるといわれるからである。この平坦部を設けず上下顎前歯を斜面対斜面で接触させると、そのブラキシズムのメカニカルストレスはダイレクトに補綴装置に影響し、セラミックであれば破折の原因となる可能性がある。補綴装置が強健であれば、歯根の破折または歯の支持組織の破壊など、生体はメカニカルストレスの影響を受けることとなる。

小範囲の補綴治療（1/3顎以内で犬歯を含まない場合）においては、機能活動は他の既存歯を参考に補綴設計せざるをえない。やはり、ナイトガードの使用が望ましい。

4．下顎の偏位や干渉歯の影響を受けたブラキサー

水平的・垂直的な習癖的ブラキサーに加え、下顎の偏位やアンテリアガイド歯の有無などの影響を受けたブラキサーもある（**図12-4-1**）。咬合の問題が関与し、習癖性のブラキサーが増長される可能性も認められている（**図12-4-2**）[3)]。これは咬合干渉や下顎の偏位を就眠中に是正するような

図12-4-1

咬合関与型ブラキサーの典型例

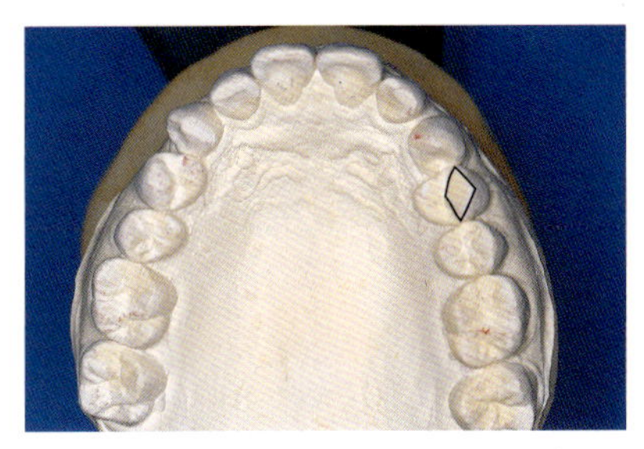

図12-4-1　咬合での干渉歯に摩耗が集中したり、下顎の偏位に関与した方向への摩耗が集中したりと、部位特異的な摩耗が見られる。

動きである。そのため咬合関与型ブラキサーでは、摩耗が咬合干渉部位に集中したり、アンテリアガイダンスの不備な方向に集中したり、下顎の偏位に関連した方向の歯に集中する（**図12-4-3**）。

なお、咬合干渉が摩耗しきって解消され、咬合状態の改善にともないブラキシズムの頻度が収束する可能性もある。摩耗面のディンプル部にう蝕が認められた場合、「一時期ブラキシズムが頻発した時期があったが、現在は収束している」ことを示している（**図12-4-4**）。

補綴治療に関しては、咬合問題の解決と水平的・垂直的ブラキサー同様の配慮が必要となる（**参考症例１**）。

図12-4-2　**咬頭干渉を与えた実験（参考文献３より引用）**

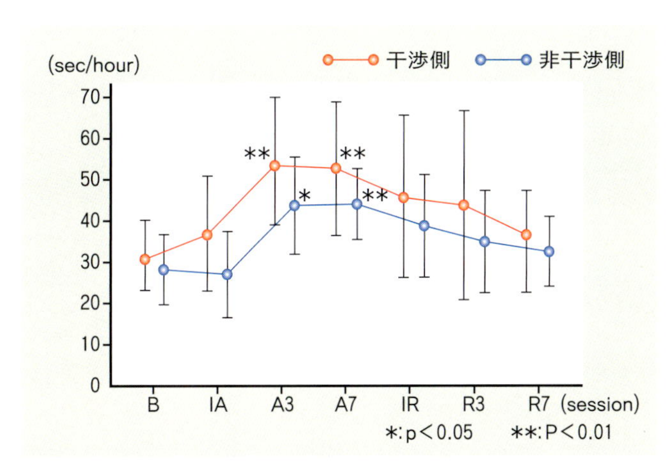

図12-4-2　実験的咬頭干渉付与前（B）、付与後（A）、除去後（R）における夜間睡眠中のブラキシズムの発現時間。干渉側は明らかにブラキシズムの発現時間が増加し、干渉除去後は収束してきている。

図12-4-3a、b　**左右側の摩耗の違い**

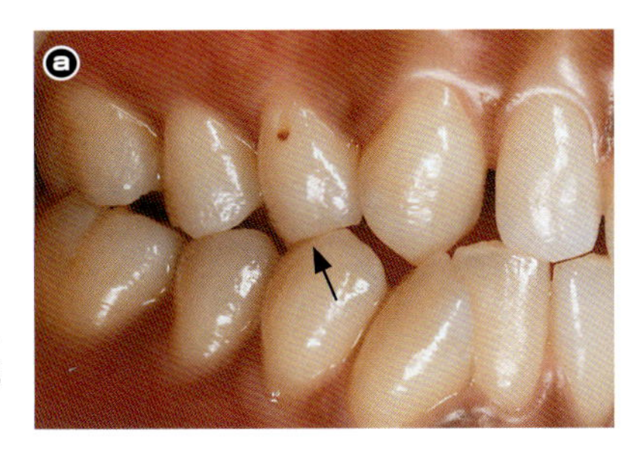

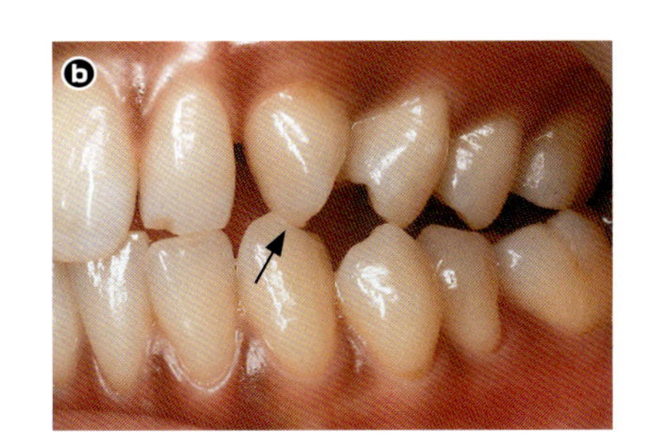

図12-4-3a、b　左右側の摩耗の違いが見られる。犬歯誘導されている左側のほうが右側より摩耗が少ない。

図12-4-4a、b　**ブラキシズムは同じサイクルで起きない場合もある**

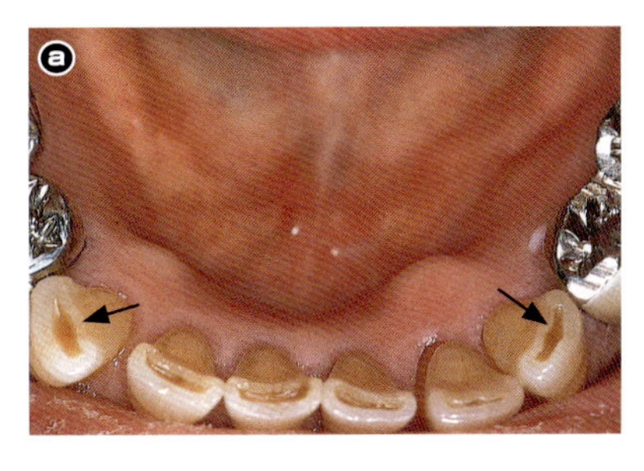

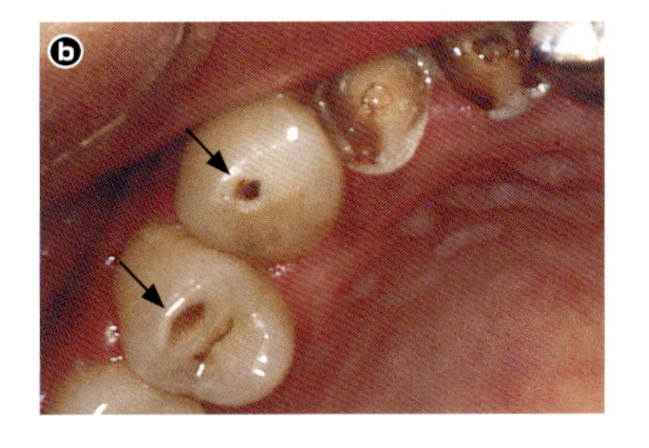

図12-4-4a、b　ブラキシズムは、生涯同じサイクルでするとは限らない。生涯のうちの一時期であったり、歯の骨植がしっかりしていた時期には摩耗は盛んで、歯周病が進むと歯の動揺のため摩耗には至らなかったりというように、状況により変化する。摩耗面のディンプルにう蝕が見られるのは（矢印）、摩耗の進行時には見られない徴候である。

参考症例 1

図12-4-5a～d　術前の口腔内の状態（患者：67歳女性／初診：1996年／主訴：インプラント治療希望）

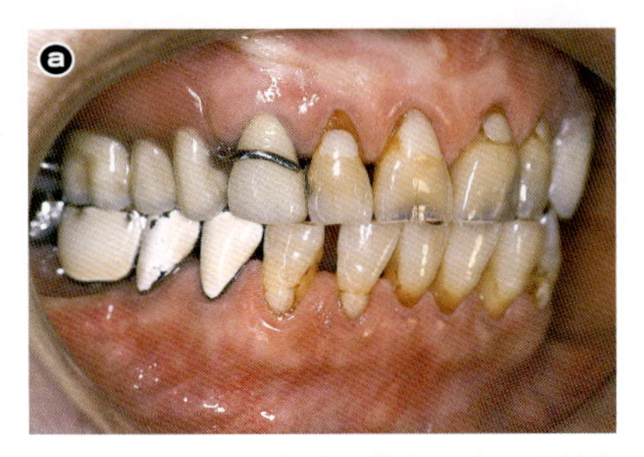
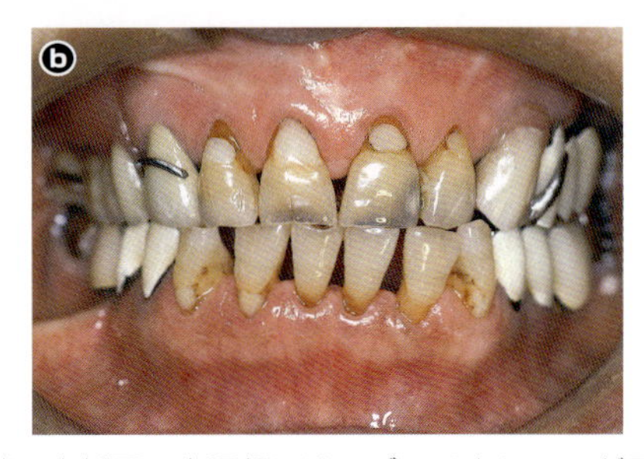
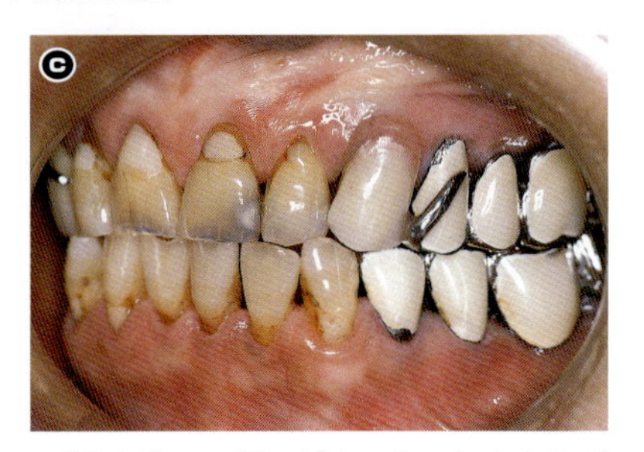

図12-4-5a～c　術前の状態。上下顎前歯の切端に摩耗面、歯頸部にはアブフラクションが見られ、ブラキサーの疑いがあった。しかし摩耗面はう蝕になっており、現在はブラキシズムの頻度は少ないと考えられた。インプラント治療にあたりブラキサーの可能性、下顎の偏位状態の確認が必要であった。

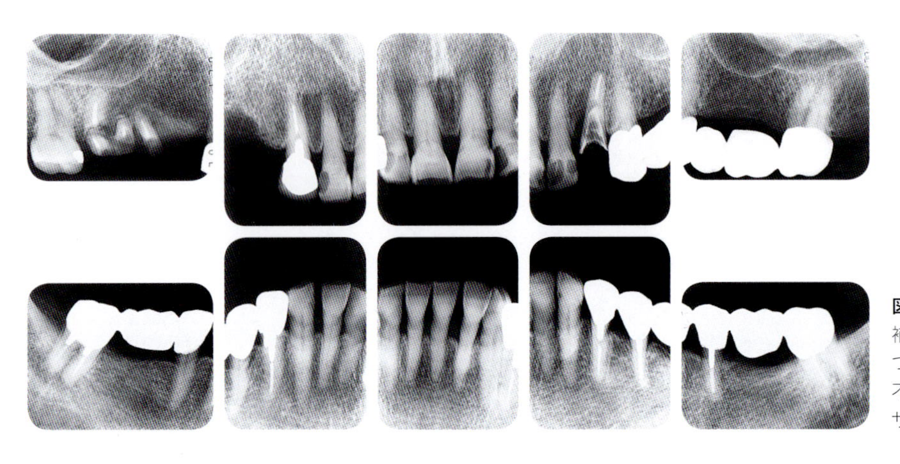

図12-4-5d　術前のデンタルエックス線写真。補綴治療の不備か？　補綴装置の誘導角度がきつすぎたのか？　左側犬歯は歯根破折して保存不可能。アンテリアガイダンスの角度とブラキサーの可能性を考慮する必要がある。

図12-4-5e～i　中心位・生理的顆頭安定位の採得および検討

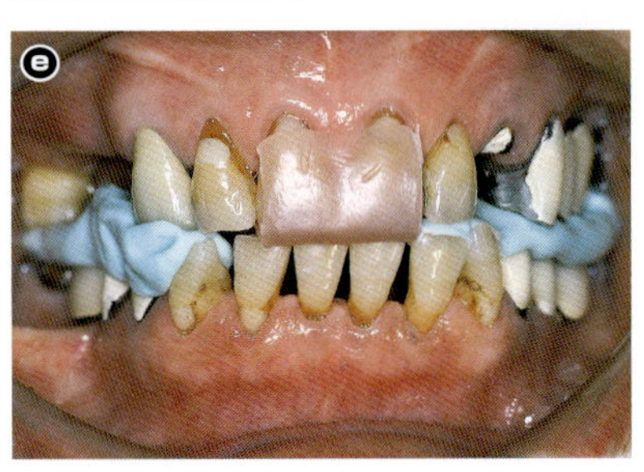
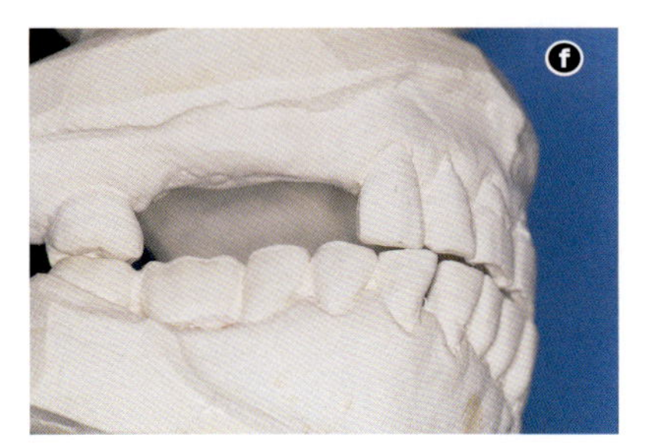
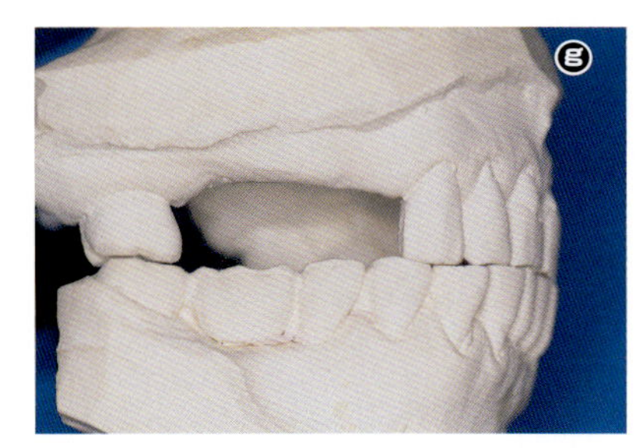

図12-4-5e～g　中心位・生理的顆頭安定位のバイトの採得を行う（e）。咬合器に装着した診断用模型で最大咬頭嵌合位（ICP）（f）の状態と中心位・生理的顆頭安定位（g）の状態を比較したところ、ICPは生理的状態より後方に偏位していた。前歯は下顎の偏位によるセントリックスライドに一致して摩耗していた。

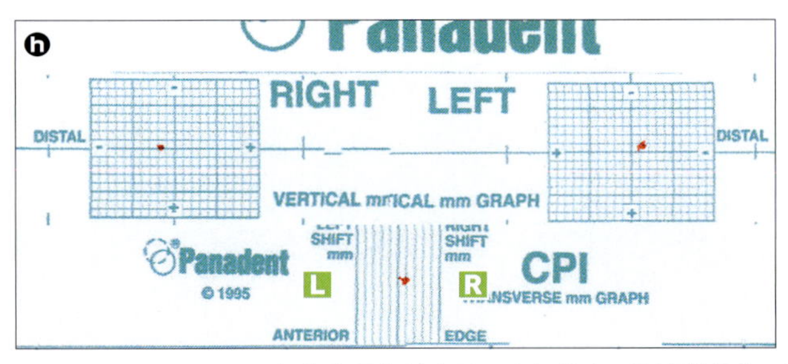

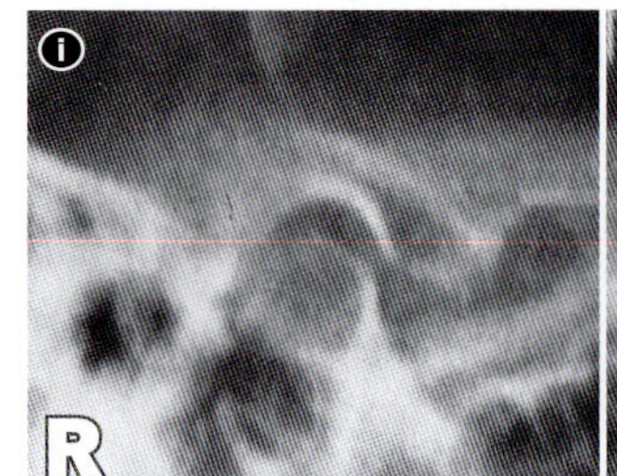

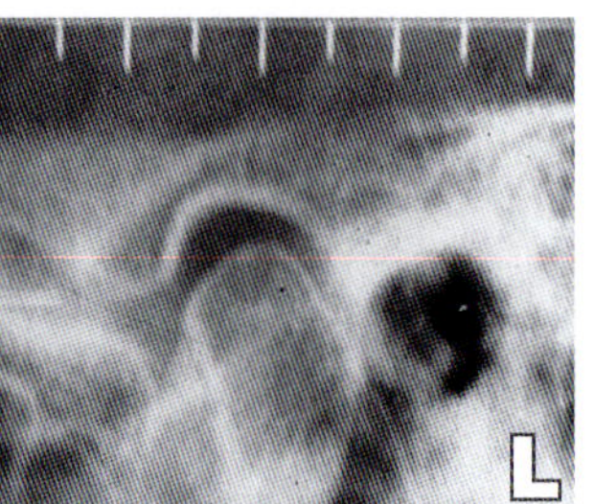

図12-4-5h、i　CPIでも後方偏位が確認できた（h）。顎関節規格写真でも顆頭の後方偏位が確認できた（i）。

図12-4-5j～l　咬合再構成治療の計画立案

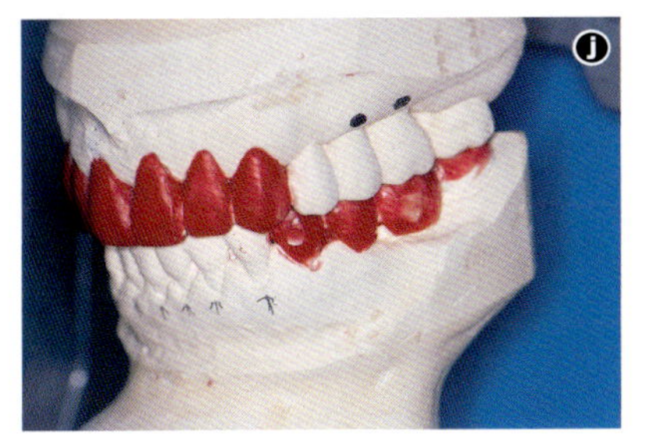

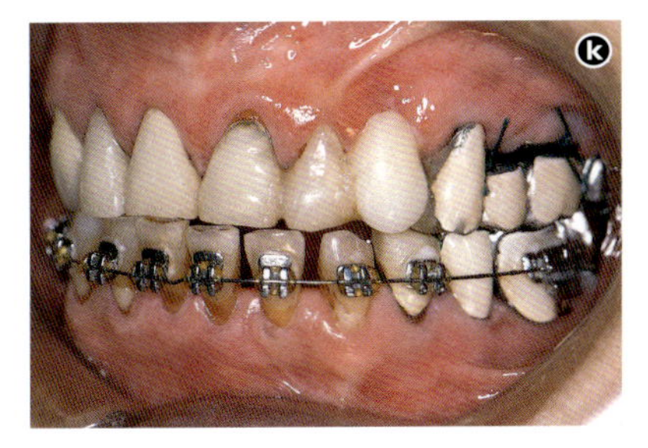

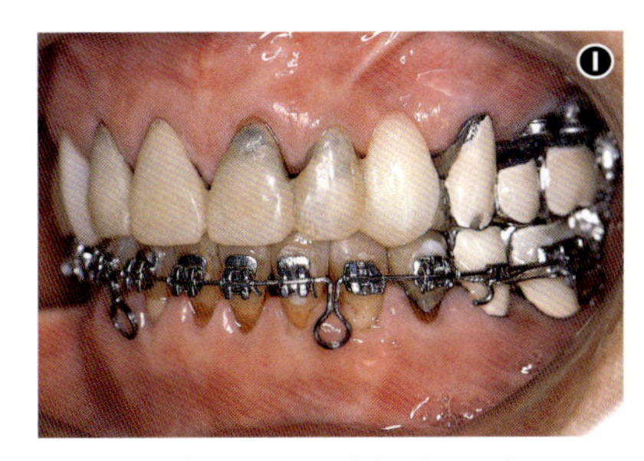

図12-4-5j～l　中心位・生理的顆頭安定位でインプラント治療・矯正治療も含めた咬合再構成治療の計画を立案した。診断用ワックスアップを経て（j）、計画に従い治療を進めた（k、l）。

図12-4-5m～o　プロビジョナルレストレーションによる経過観察

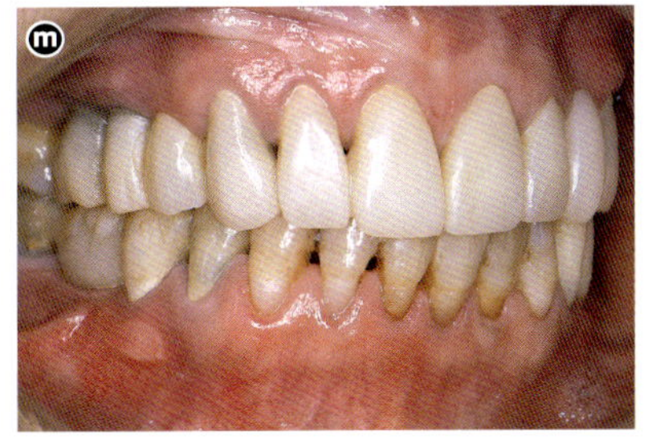

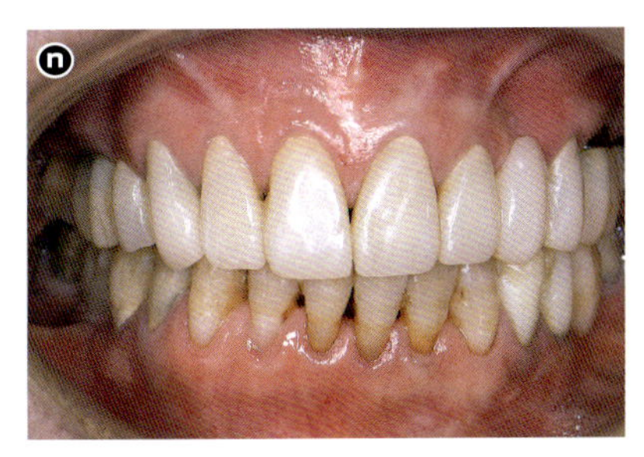

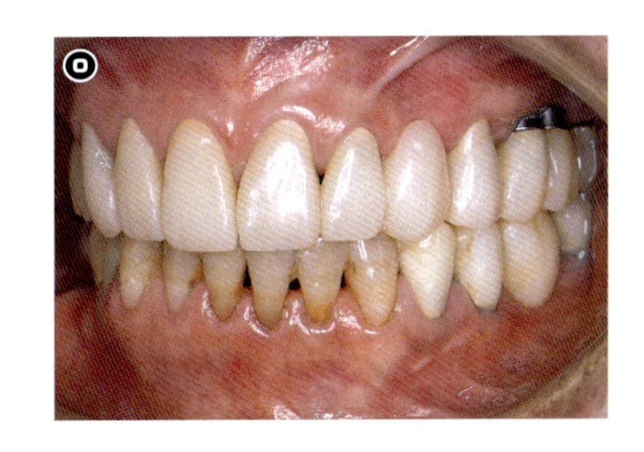

図12-4-5m～o　プロビジョナルレストレーションで３ヵ月以上観察した。

図12-4-5p～s　術後の状態および術後10年目の状態

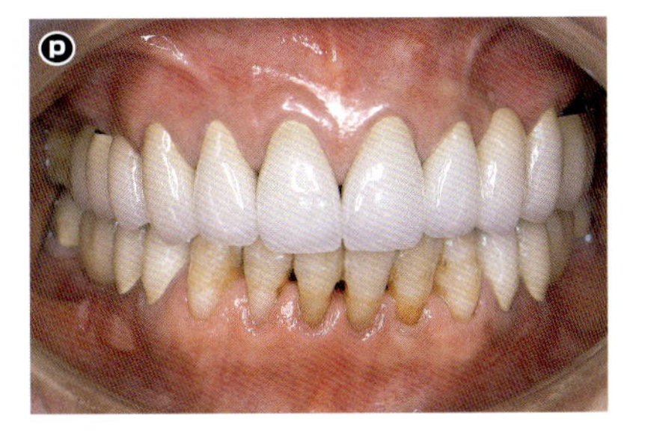

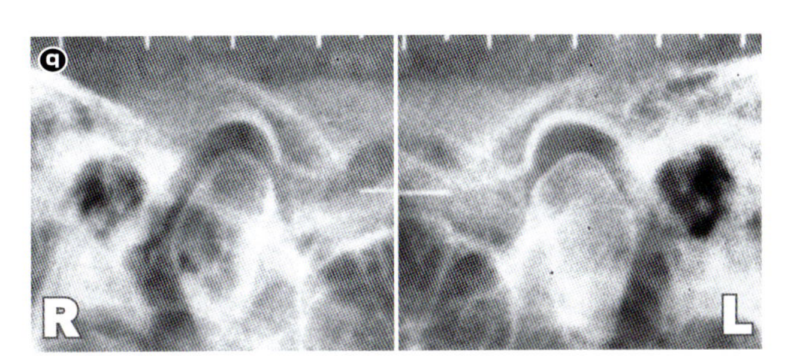

図12-4-5p、q　術後の状態（p）。術後の顎関節規格写真から顆頭も術前より良好な位置となっていると思われる（q）。

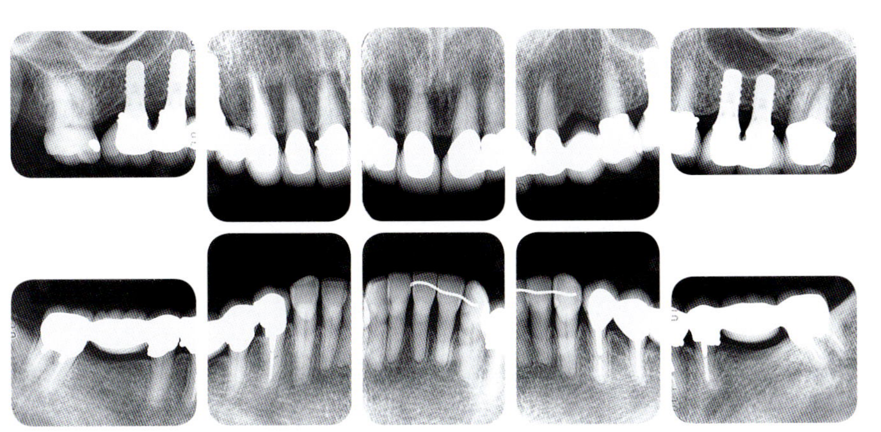

図12-4-5r　術後のデンタルエックス線写真。

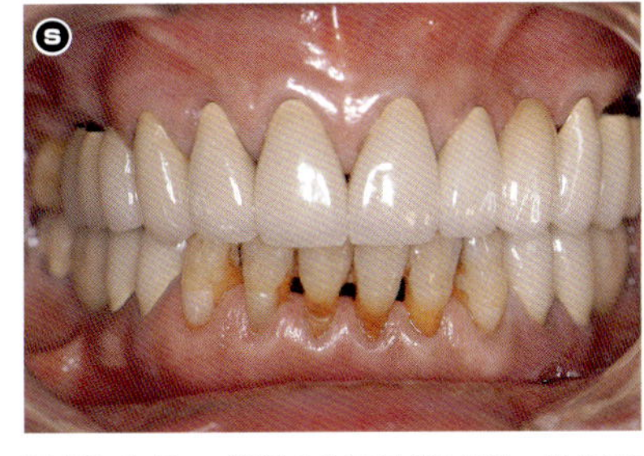

図12-4-5s　術後10年目の状態。良好な経過である。しかし下顎前歯のレジン充填の脱離から、パラファンクションの可能性がうかがえる。

図12-5-1a〜c　補綴治療を行う際に注意すべきパラファンクションの信号①&②　部位特異的な歯槽骨吸収

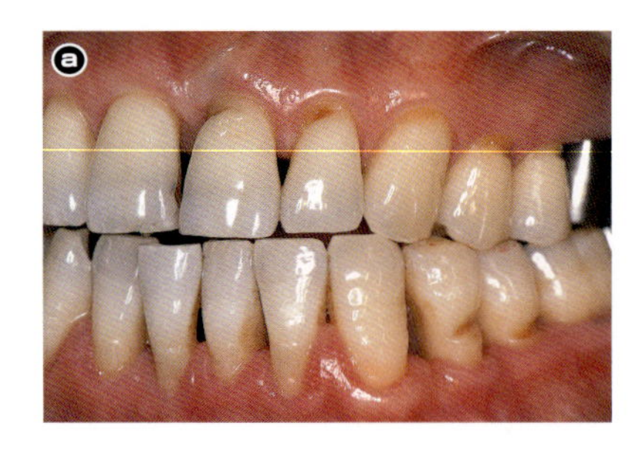
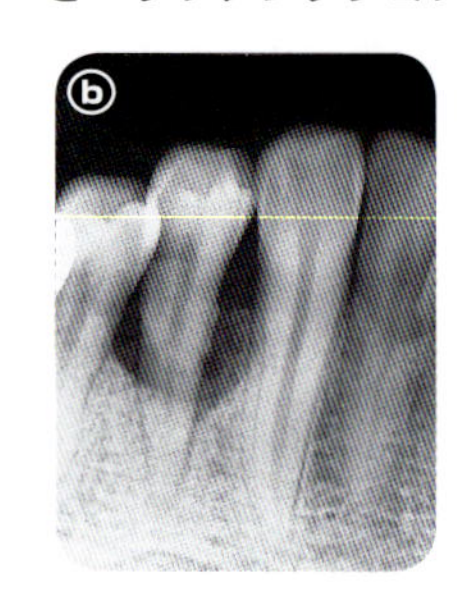
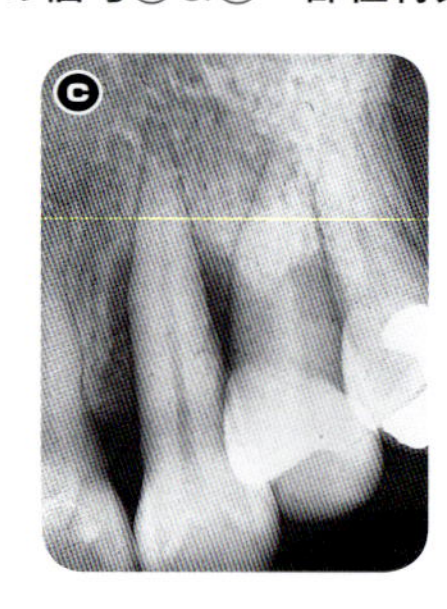

図12-5-1a〜c　ブラキシズムにおいて特定歯に集中した負荷は、部位特異的に歯槽骨に影響する可能性がある。

図12-5-2a、b　補綴治療を行う際に注意すべきパラファンクションの信号③　著明な根分岐部への侵襲（参考文献4より引用）

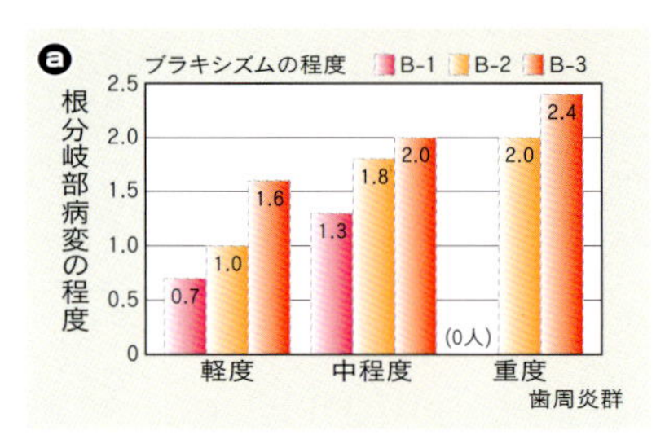

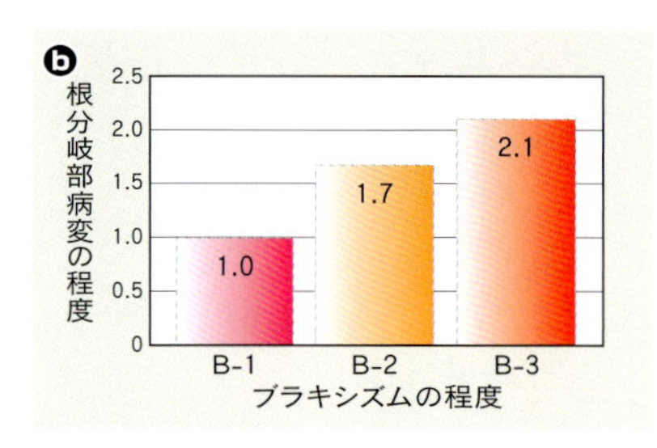

図12-5-2a　根分岐部病変の程度は、歯周炎が重度になるにつれブラキシズムの程度が強いほう（B-1→B-3）に大きく影響していることが示されている。
図12-5-2b　ブラキシズムを有する場合のほう（B-1→B3）が、根分岐部の骨破壊の進行が認められている。

5．注意すべきパラファンクションの信号

補綴治療を行うにあたり、事前にパラファンクションの保有者かどうかの見極めが必要である。口腔内でパラファンクションの下記の信号を確認する。

①プラークコントロールが良好であるのに、歯周治療での歯周組織の反応が悪く、部位特異的に歯槽骨の吸収所見が認められる（**図12-5-1**）。
②ガイドをつかさどる歯が異常に咬耗している。または、その周囲のみに特に深いポケットが認められたり、歯槽骨の吸収がある（**図12-5-1**）。
③歯周病での全体的な歯槽骨の破壊程度と比較して、根分岐部への侵襲が著明に認められる（**図12-5-2**）[4]。
④咬筋が発達しており（**図12-5-3a**）、下顎角の形態が鈍角である（下顎角部のくぼみの形状は肥厚した咬筋ほど強く現れるといわれ、垂直方向への強いテンションを示すとされている（**図12-5-3b**）[5]）。
⑤著明な下顎骨隆起や口蓋隆起が認められる（**図12-5-4**）。
⑥頬粘膜や舌に歯の形状に従った圧痕が認められる（**図12-5-5**）。
⑦下顎位を再構成した後、また咬合の問題を解決した後でも、プロビジョナルレストレーションの破壊や異常な摩耗を繰り返す（**図12-5-6**）。

以上の項目を、診査の段階や治療中の再評価時に再確認し、最終の補綴設計の参考とする。
ブラキサー症例では、これら徴候を見逃したり、不用意な咬合高径の選択をしてしまうと、術後に補綴装置破損をきたす可能性がある（**参考症例2**）。

図12-5-3a、b　補綴治療を行う際に注意すべきパラファンクションの信号④　咬筋の発達と下顎角部のくぼみの形状

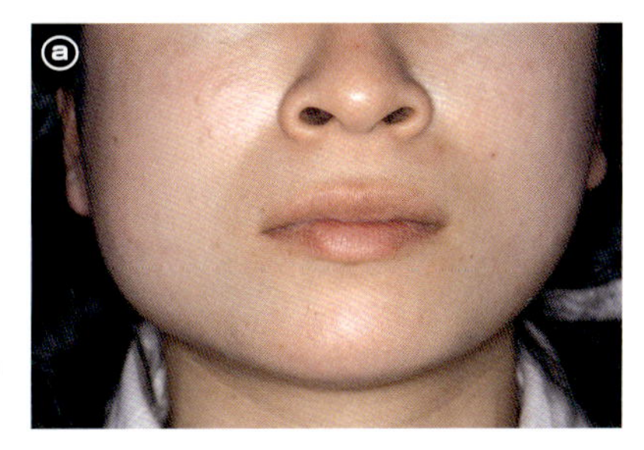

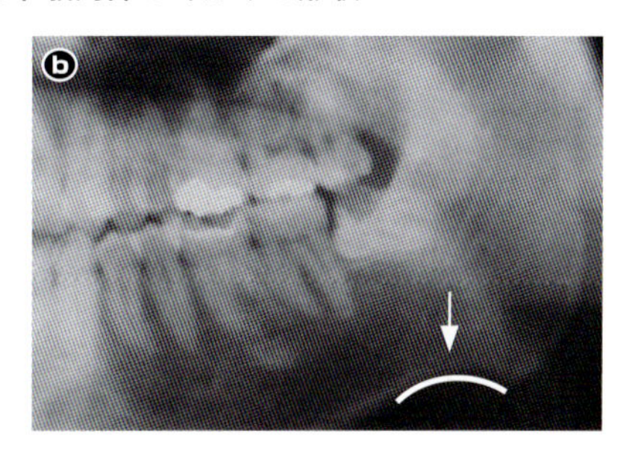

図12-5-3a　偏側的な咬筋の発達が認められる。
図12-5-3b　下顎角部のくぼみの程度は、強力で肥厚した咬筋と一対として見られる。

図12-5-4a〜c　補綴治療を行う際に注意すべきパラファンクションの信号⑤　著明な下顎骨隆起や口蓋隆起

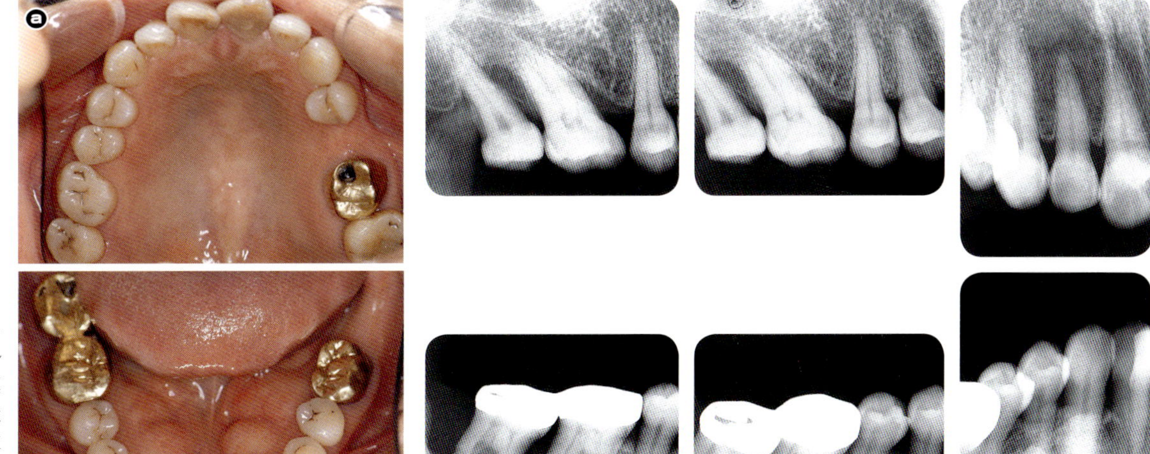

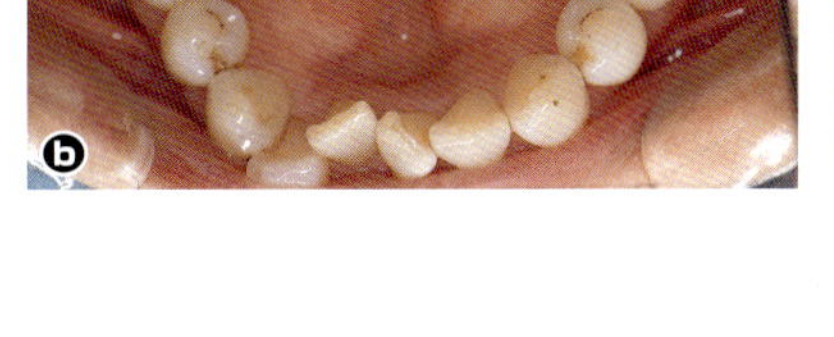

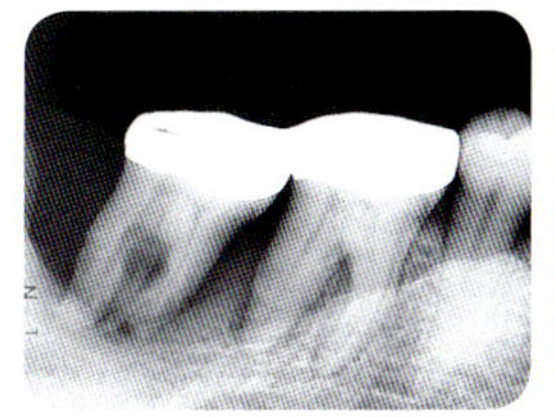

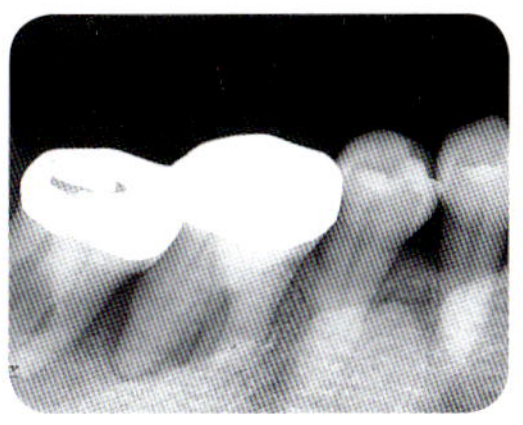

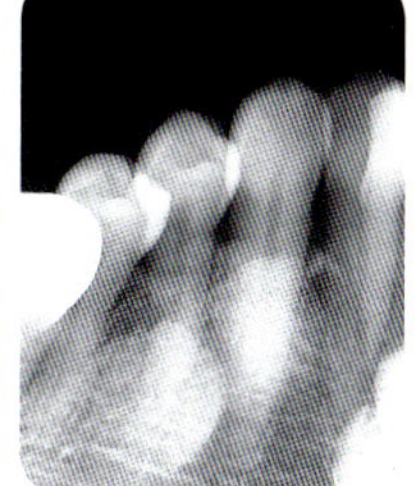

図12-5-4a〜c　骨隆起が認められる。デンタルエックス線写真でも、負荷の状態によって部位特異的に歯槽骨の破壊が認められる。

図12-5-5　補綴治療を行う際に注意すべきパラファンクションの信号⑥　舌の圧痕

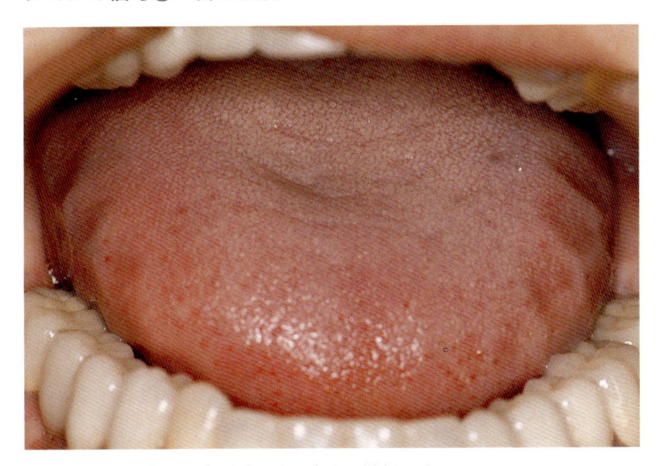

図12-5-5　舌の圧痕は食いしばりの徴候である。

図12-5-6　補綴治療を行う際に注意すべきパラファンクションの信号⑦　プロビジョナルレストレーションの摩耗

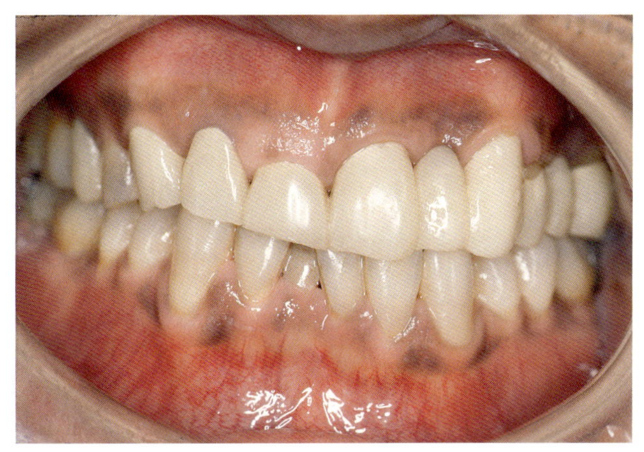

図12-5-6　当医院での初診時（治療途中で転勤、その間、約１年放置）。プロビジョナルレストレーションに過度の摩耗が見られる。

参考症例 2

図12-5-7a〜c　術前の口腔内の状態とプロビジョナルレストレーション（患者：59歳男性／初診：1984年／主訴：咀嚼障害）

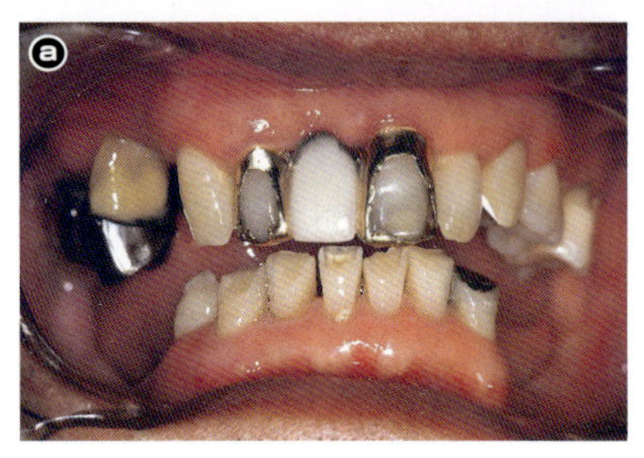

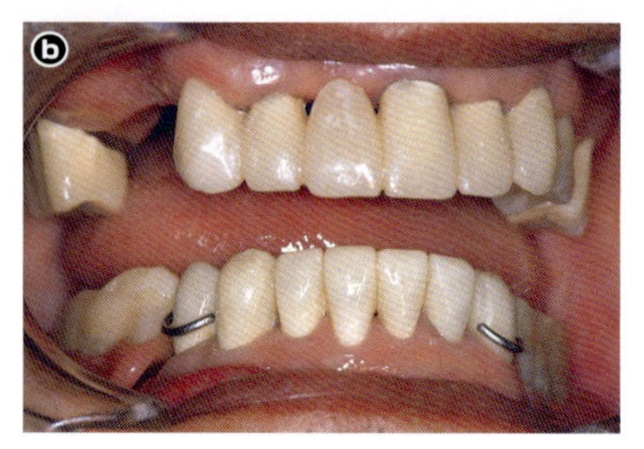

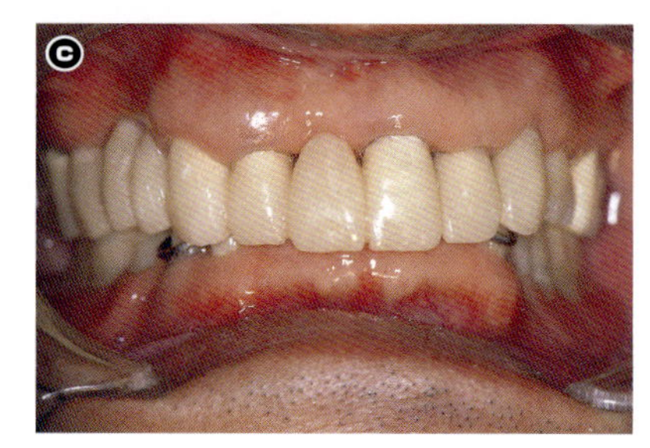

図12-5-7a〜c　術前（a）とプロビジョナルレストレーション（b、c）。aから垂直的ブラキサーの信号が認められた。

図12-5-7d〜f　ブラキサーへの対応

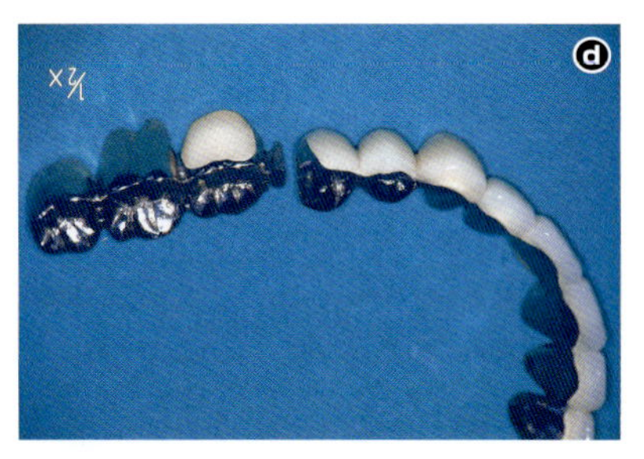

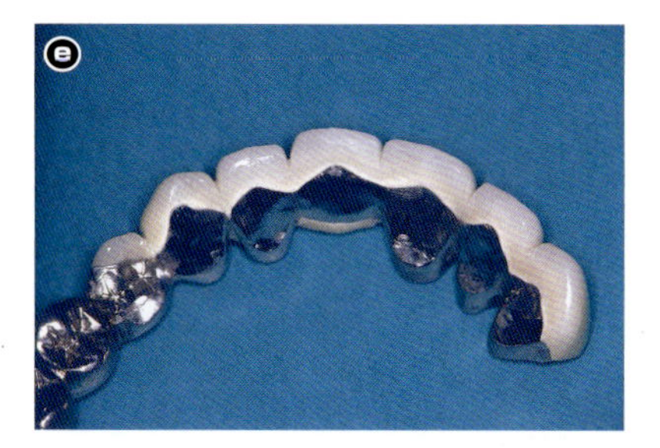

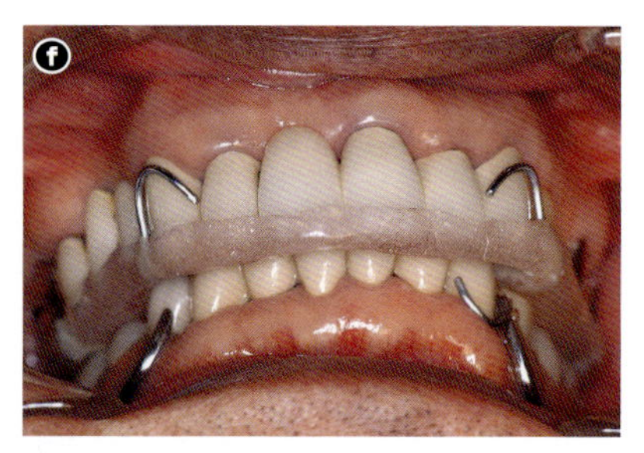

図12-5-7d〜f　ブラキサーへの対応として上顎前歯補綴装置舌側にflat stopperを付与し最終補綴治療を行い、術後ナイトガードも製作した。ブラキサーの対応をしたつもりであった。

図12-5-7g〜i　術後の検証

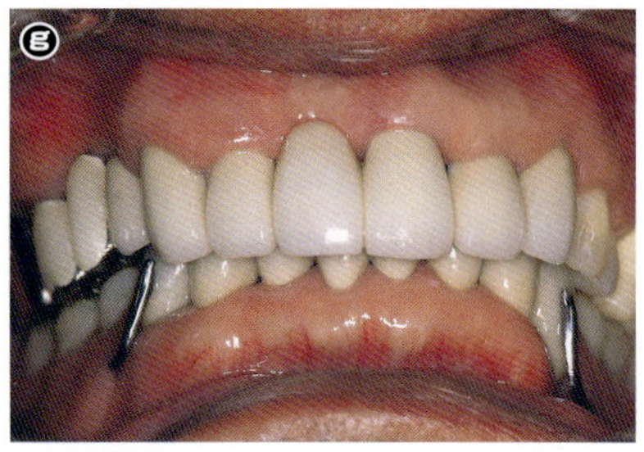

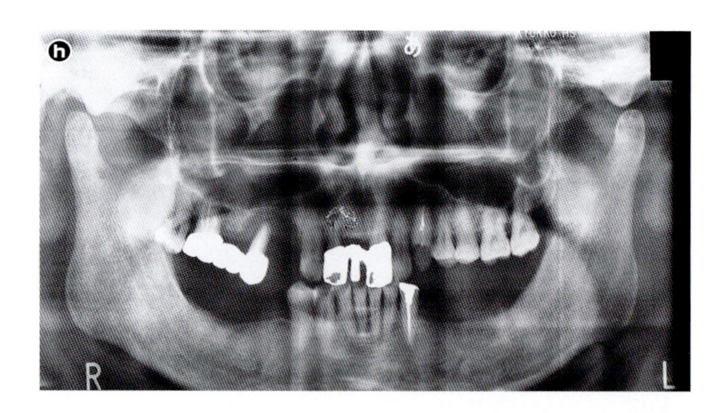

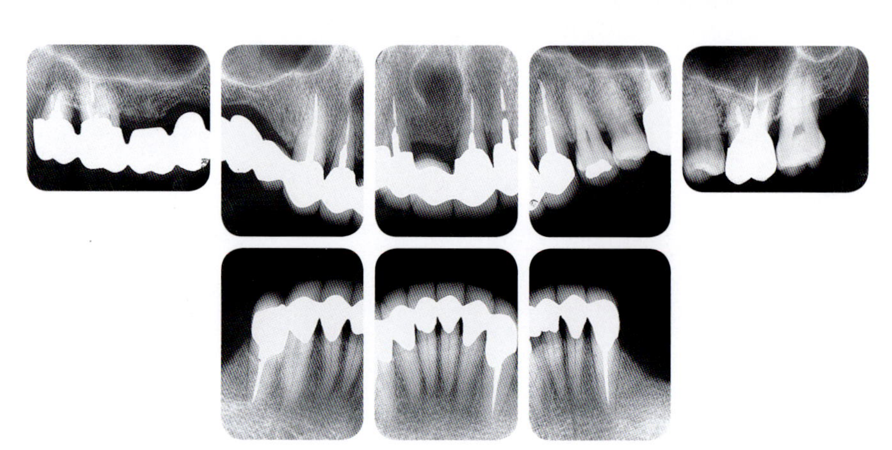

図12-5-7g　術後の状態。24年前はインプラント治療を導入していなかったため、下顎は義歯で対応した。術後の正面観（g）とプロビジョナルレストレーション（c）を比べてみると、咬合高径が違っているのがわかる。咬合高径の検討と、プロビジョナルレストレーションでの観察が不十分であった。
図12-5-7h　術前のパノラマエックス線写真。
図12-5-7i　術後のデンタルエックス線線写真。

図12-5-7j、k　術後８年、再来院時の状況

図12-5-7j、k　「第10章　咬合高径」で示したが、咬合高径の平衡理論の適応が期待できない義歯に対し咬合高径を挙上した。加えてかなりのブラキサーであった。メインテナンスにも来院されず、ナイトガードも未使用であった。バーティカルストップの確保が義歯では困難であったことも一因ではあるが、やはり咬合高径の検討とプロビジョナルレストレーションでの観察が不十分であったと反省した。

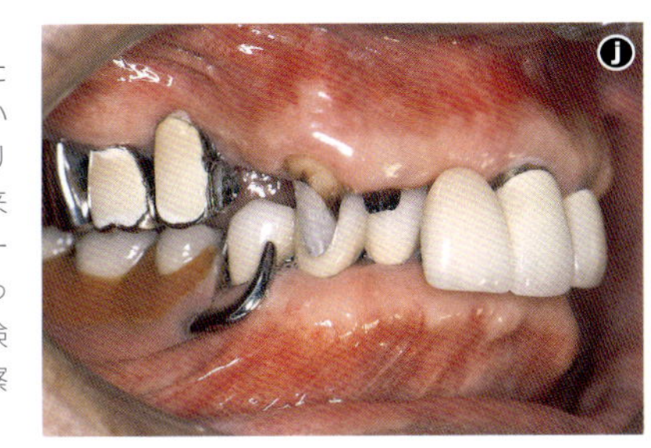

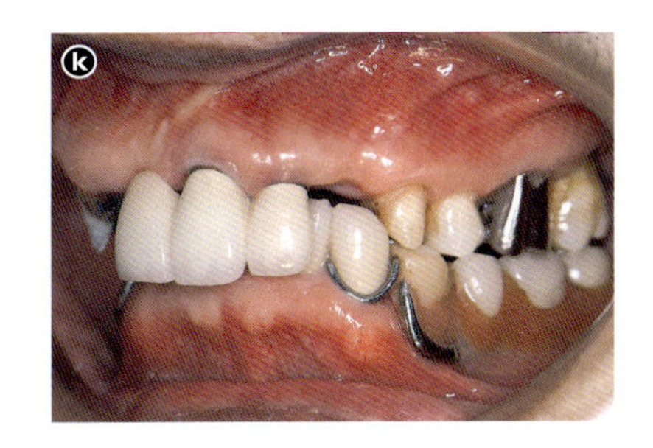

図12-5-7l、m　インプラント治療による再補綴治療

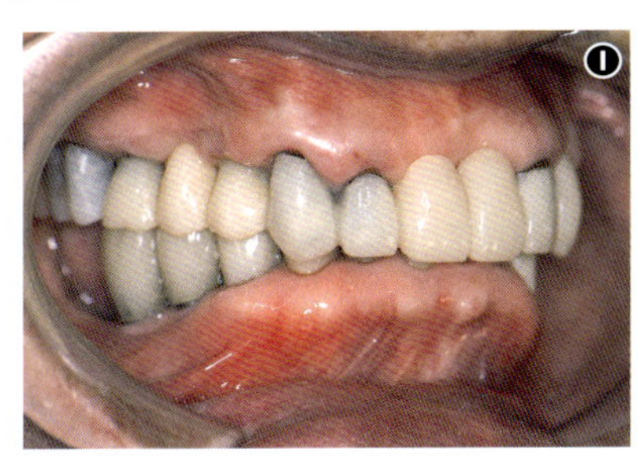

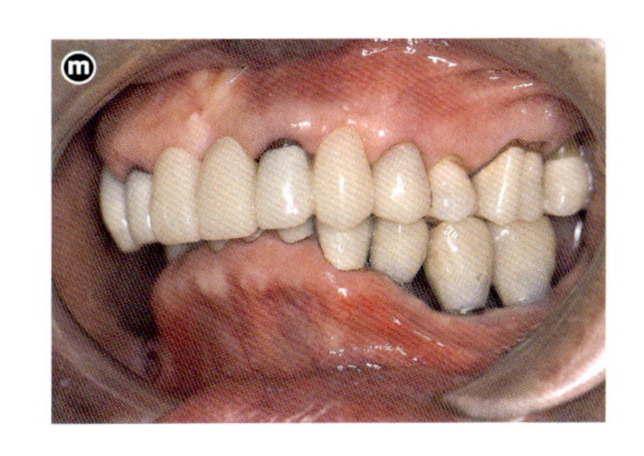

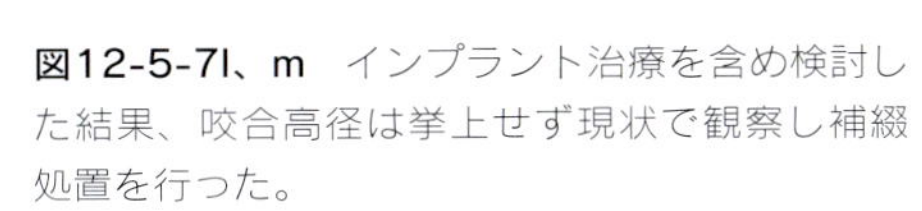

図12-5-7l、m　インプラント治療を含め検討した結果、咬合高径は挙上せず現状で観察し補綴処置を行った。

図12-5-7n、o　術後の状況

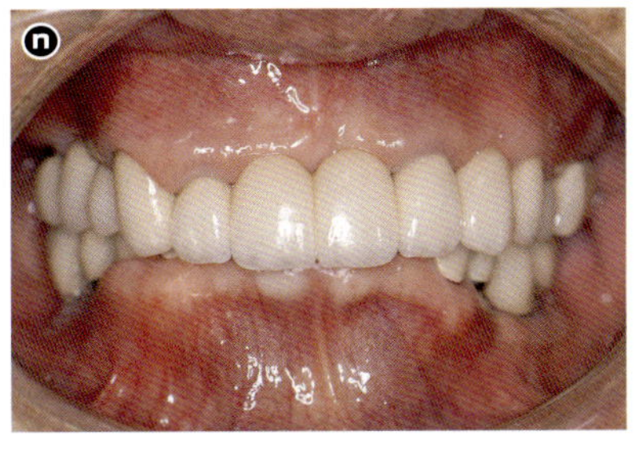

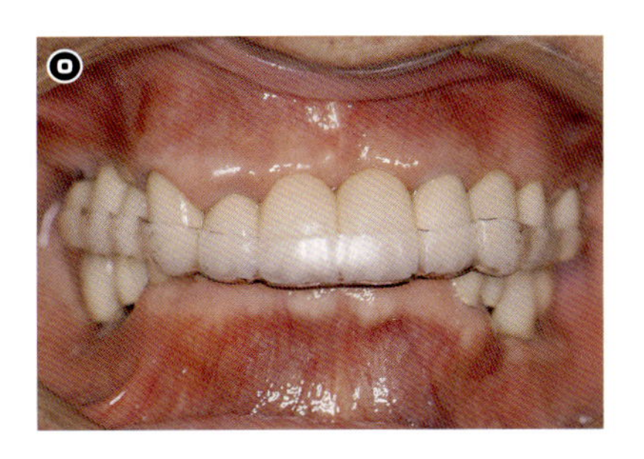

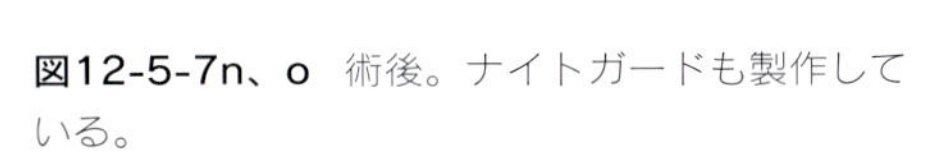

図12-5-7n、o　術後。ナイトガードも製作している。

図12-5-7p　再補綴治療後のデンタルエックス線写真

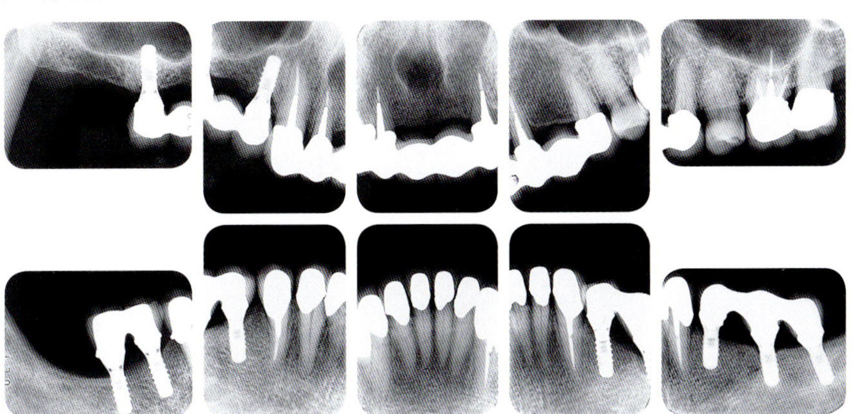

図12-5-7p　咬合の安定は、インプラントの導入によるところも大きいと思われる。

6．パラファンクションの原因

パラファンクションを自覚しているのは10%程度の人であるが、ブラキシズムの発生頻度は成人において15～88%、小児で7～88%[6]、成人の咬耗からみて91.5%[7]、ブラキシズムに関する徴候や症状が見られるのは80～90%[8]など、多くの論文がある。しかし、これら多くの論文で共通していることは、パラファンクションの強さや質に違いがあるが、大多数の人が行っているとしていることである。また、同じ人でもパラファンクションをする日もあればしない日もあり、毎日継続して行っているのではなく、間歇的であったり生涯の一時期であったりという可能性も示唆している。

パラファンクションの原因としては、

①情動ストレス（中枢性の要因）

②睡眠障害（中枢性の要因）

③咬合（末梢性の要因）

- 咬頭干渉
- 下顎の偏位（CR-ICP のズレ）

④遺伝的要因

などがいわれている。以下に詳細を提示する。

6-1　情動ストレス（中枢性の要因）

自律神経や情動の中枢は視床下部にあり、密接な連絡がある。そのため、ストレスなどの情動の変化により交感神経が活性化すると、その変化は同じ視床下部に中枢がある自律神経に変化をもたらし、筋の緊張などの身体的反応を起こす[9]。

6-2　睡眠障害（中枢性の要因）

日常生活であまりストレスを感じていなくても、睡眠障害により起きるパラファンクションがある。睡眠の stage Ⅲ、Ⅳ、または REM 期にくいしばるタイプである[10]。

情動ストレスによるパラファンクションが80%に対し、睡眠障害によるのは15%と、比率は低い[10]。

6-3　咬合（末梢性の要因）

かつてはパラファンクションの原因は咬合にあると考えられていた。現在は情動ストレスの要因も解明されてきたが、咬合の要因も否定するものではない。

図12-6-1a～c　パラファンクションの遺伝的要因が示唆される症例

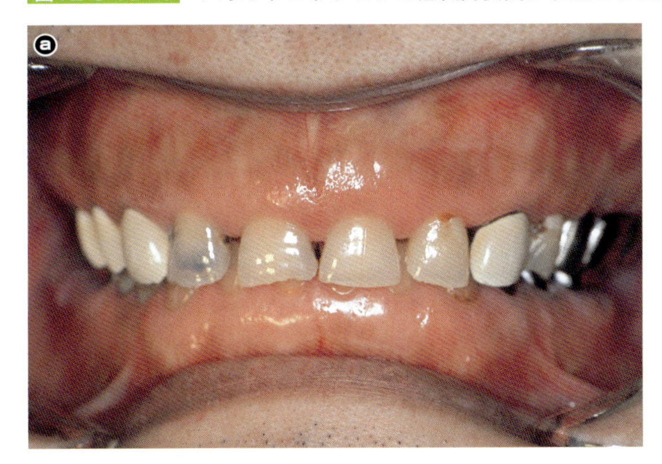

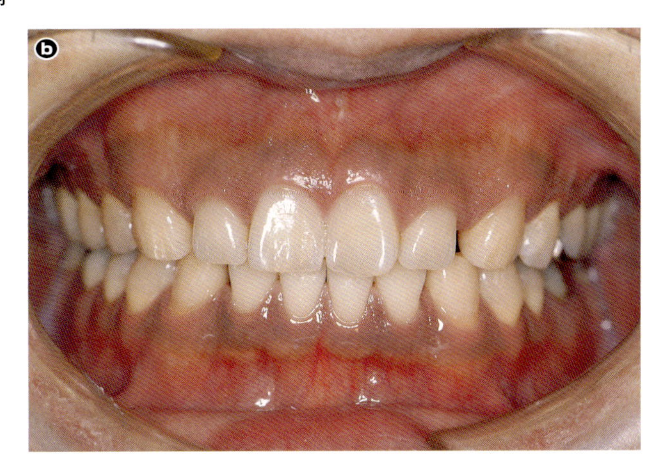

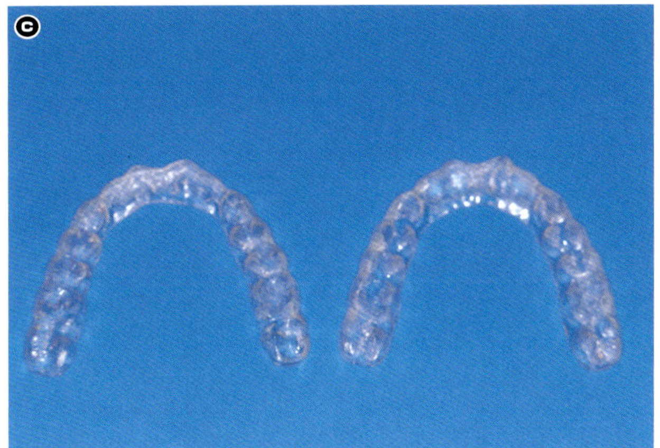

図12-6-1a～c　親子である。父親48歳時(**a**)、息子20歳時(**b**)である。息子は、咬合の問題がないのに、すでにかなりの摩耗が見られた。パラファンクションの遺伝的要素が考えられた。**b**ではナイトガードで対処しているが、神経筋機構が習慣性を獲得しないよう、咬合高径の違う２タイプ(**c**)をランダムに使用して神経筋機構の習熟を防いでいる。２タイプは、フルカバーとアンテリアタイプまたは上顎カバーと下顎カバーの２タイプなど、症例により選択する

1)咬頭干渉

実験的に咬頭干渉をもたらすことにより、パラファンクションが増長することを認めた実験がある(**図12-4-2**)[3]。

2)下顎の偏位(CR-ICPのズレ)

下顎位のズレがパラファンクションを増長し、偏側的、また特定の歯に咬耗をもたらしたような症例も遭遇する(**参考症例１**)。

6-4　遺伝的要因

パラファンクションの遺伝的要因も原因とされており[10]、またそれを示唆するような症例に遭遇することもある(**図12-6-1**)。

図12-7-1　ストレスの身体への影響

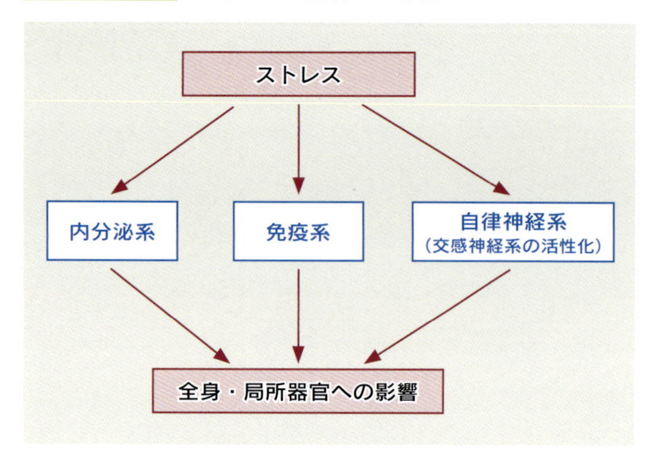

図12-7-1　精神的ストレスの身体への影響。

図12-7-2　咬合（biting）による脳内ノルアドレナリンの分泌の変化（参考文献12より引用）

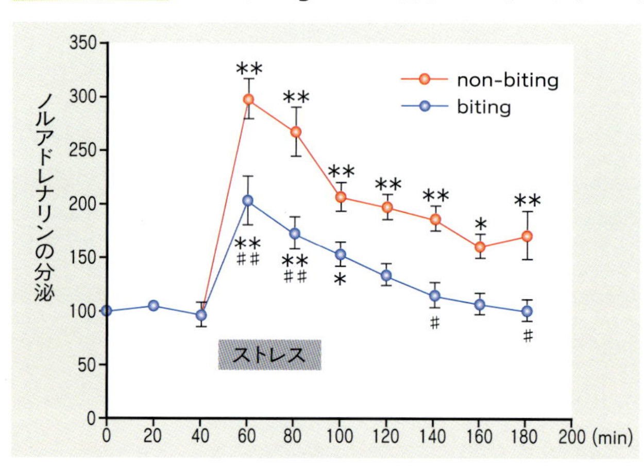

図12-7-2　脳内ノルアドレナリンの分泌はストレス時には上昇するが、咬合（biting）させるとストレス時よりも抑制される。

7．パラファンクションとストレス解消機構

パラファンクションは、咬合だけでなく、中枢レベルを要因とする研究論文も多い。これらの論文を参考にすると、パラファンクションは生体にとって『必要悪』ではないかとも考えられる。

多くの人は何らかのストレスを抱えている。日常の仕事においてであったり、一時期の出来事によってであったりと、状況や程度はさまざまでも、ストレスを感じることなく生涯を過ごせることはないであろう。

ストレスは内分泌系、自律神経系、免疫系など、身体に影響を及ぼす（**図12-7-1**）[11、12]。たとえば、ストレスの生体反応と咀嚼器官（biting）との関係の実験では（**図12-7-2**）、咬むことがストレス発散になりえる可能性が示されている。

表12-7-1　身体の各器官ごとに見た交感神経、副交感神経の役割

交感神経	器官	副交感神経
拡大させる	**瞳孔**	縮小させる
量が少なく濃くなる	**唾液腺**	量が多く薄くなる
広げる	**気管**	狭める
拍動が早くなる	**心臓**	拍動が遅くなる
収縮する	**皮膚**	拡張
収縮する（血流減少）	**末梢血管**	拡張する（血流増加）
上昇する	**血圧**	降下する
動きが遅くなる	**胃腸の動き**	動きが速くなる
分泌を抑える	**消化液の分泌**	分泌を高める
胆汁分泌を抑える	**胆嚢**	胆汁分泌を高める
開く（閉尿）	**膀胱**	収縮（排尿）
収縮（鳥肌が立つ）	**立毛筋**	緩む
汗が濃くなる	**汗腺**	汗が薄くなる

人は咬むことで脳の血流量が増加するという実験結果もある[13)]。血管が拡張し血流が増すということは、副交感神経の作動（スイッチ ON）である。交感神経は緊張型の神経であり、それに対し副交感神経は休息型の神経である（**表12-7-1**）[14)]。咬むことにより副交感神経のスイッチが ON となるならば、

緊張・不安・ストレス

⬇

交感神経スイッチ ON　（さぁ～戦うぞ！）

⬇

パラファンクション biting

⬇

副交感神経スイッチ ON　（もう休もう～！）

という生体の反応が推測できる。多くの実験から、咬むことが生体にとってストレス発散の助けをするのであれば、パラファンクションは人にとって必要なことと考えるべきなのかもしれない。しかし、パラファンクションでの力は覚醒時の６倍以上の力を発揮することもあり、顎口腔系にとっては悪しき多大なメカニカルストレスとなる。

8．ストレスと摩耗についての実験

図12-8-1　被験者のICPの状態

図12-8-1　すべて天然歯で、犬歯に捻転はあるがCRとICPのズレがほとんどなく、歯の摩耗から中枢性のブラキサーの可能性がある患者で実験を行った。

筆者らは、天然歯で犬歯の捻転が認められたがCRとICPの偏位がほとんどない被験者を用い（**図12-8-1**）、ストレスと摩耗についての実験を行った。

患者は月～金曜日を勤務とし、土・日曜日が休日という生活のリズムであるが、比較的ストレスの加わることが多い仕事に就いている。ICPとCRのズレはほとんどなく、ナイトガード（ハードで厚さ1mm）の調整はわずかですみ、厚みもほぼ均等な状態である。

咬合面に油性ペンで着色し、夜間のパラファンクションでの摩耗を休日（土・日曜日の夜間）と勤務日（ウィークデーの2日の夜間）で調べた。

なお、この実験では摩耗面を確認し写真撮影後、またマジックを塗りリセットした状態にしている。

実験の結果（**図12-8-2**）から、パラファンクションとストレスなど中枢性の関与と歯の摩耗の関連が、臨床的な観点から認識できた[15]。

図12-8-2　ストレスと摩耗についての実験

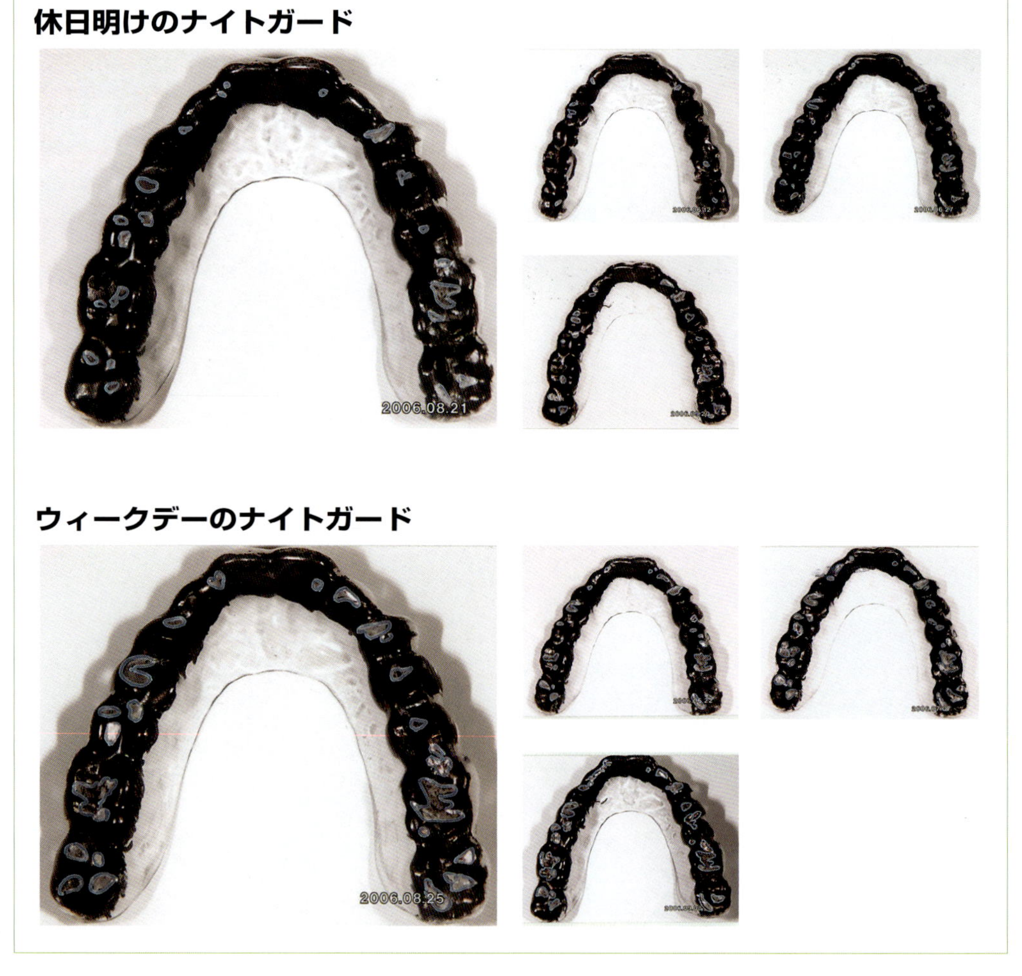

図12-8-2　月～金曜日を勤務、土・日曜日を休日とした生活サイクルである。土・日曜日の2日の夜間、ウィークデー2日の夜間に装着したあとに写真撮影している。撮影後は再度着色し、リセットした。休日明けの摩耗状態と、ウィークデー勤務日の摩耗状態では、ストレスの加わっているウィークデーの摩耗のほうが大きかった。提示したのは、撮影写真の一部である。ウィークデーで摩耗の少ない日もあったが、傾向としてウィークデーのストレス下とパラファンクションの頻度の相関が認められた。

第13章

インプラント補綴治療での咬合

インプラント補綴治療における咬合付与はどうすればよいのだろうか？

インプラントによる咬合は、『長い歴史の中で検索された天然歯による咬合のように確立したことはいえない』というのが、現時点での見解であろう。しかし、咬合は付与しなければならない。

また、ブリッジが可能な欠損の場合でも、ブリッジで補綴治療かインプラント治療かの選択をしなければならないことがある。

インプラントの特性を知り、臨床で臨機応変に対応しなければならない。

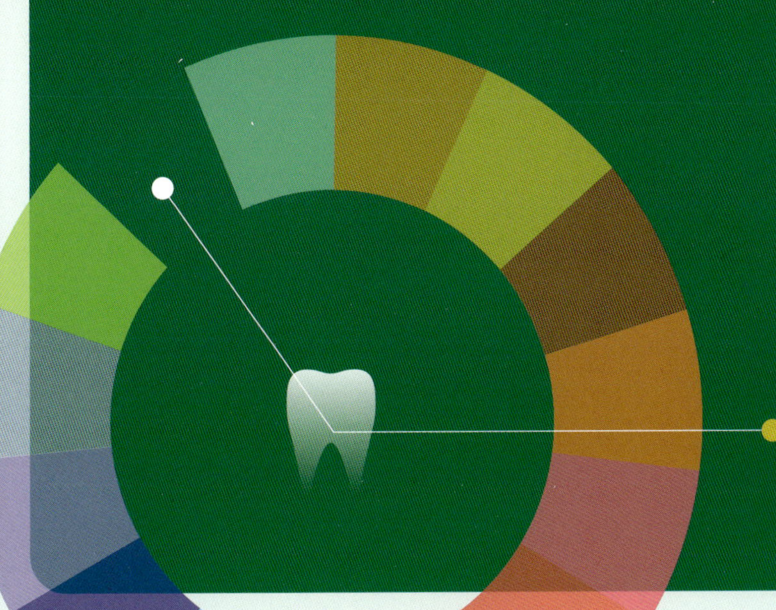

図13-1-1a、b　天然歯とインプラント周囲組織の違い(参考文献２より作図)

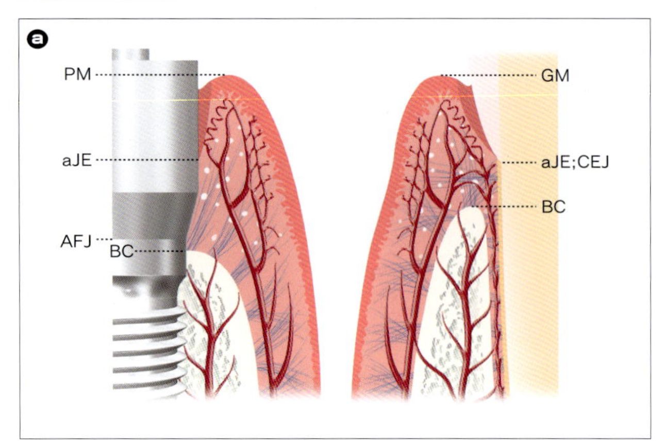

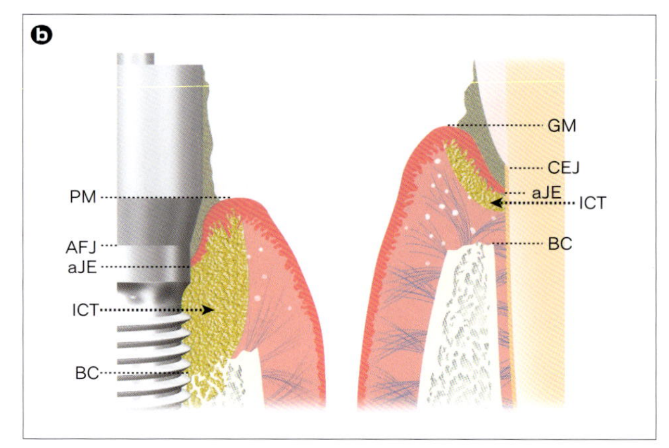

図13-1-1a、b　インプラントは天然歯と異なり、骨頂の周囲組織に確固たる結合組織付着層は存在しない(**a**)。それは、感染に対する防御機構の弱点である(**b**)。PM：インプラント周囲軟組織縁、aJE：接合上皮の根尖側端、AFJ：アバットメント・フィクスチャー接合部、BC：歯槽骨頂、GM：歯肉辺縁、CEJ：セメント - エナメル境、ICT：細胞浸潤の認められる結合組織。

図13-1-2a～c　天然歯とインプラントとの咬合圧の調整

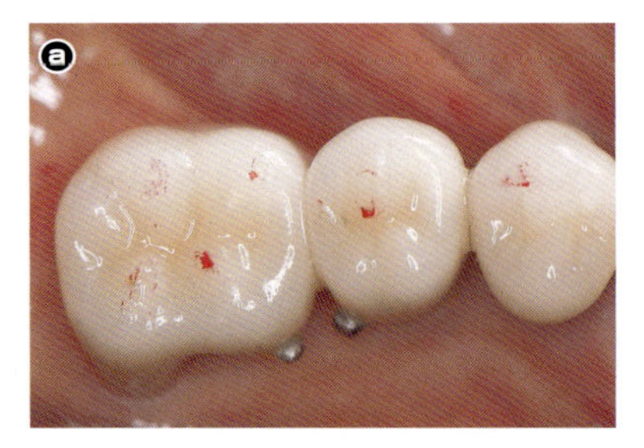

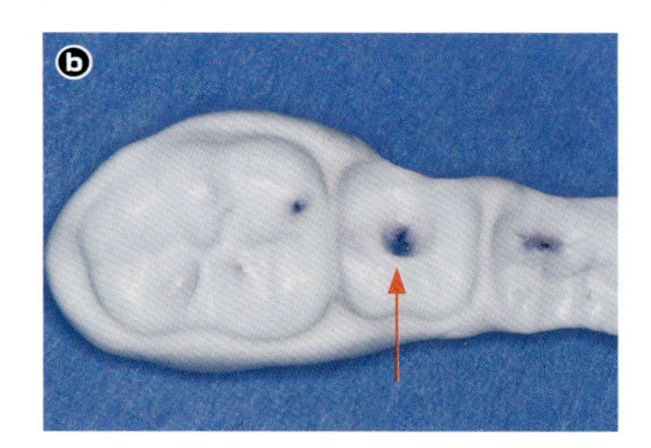

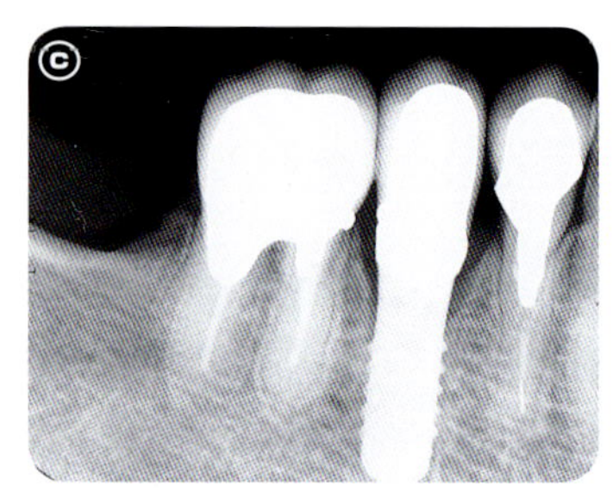

図13-1-2a～c　咬合紙のチェックでは同様に咬合接触しているように見える接触点も(**a**)、実際はシリコーンバイトを咬合させるとインプラントの接触が強いことがわかる(**b**)。歯根膜のないインプラント(**c**)と天然歯では咬合力に対して弾性変形が異なるため、咬合調整時には力の集中を避けるよう配慮する(⌐6セラモメタルクラウンの装着のための咬合調整)。

1．インプラント補綴治療での咬合の留意点

インプラント補綴治療は、欠損補綴治療において新たな展開と高い予知性をもたらした。インプラント補綴治療の失敗や問題(ポーセレンの破折、スクリューの緩みなど)の発生がブラキサーに多いとの報告に見られるように、インプラント補綴治療を成功させる１つの要因として、近年咬合によるメカニカルストレスとの関連も示されるようになった[1]。

インプラントには、天然歯と異なり、骨頂の周囲組織に確固たる結合組織付着層は存在しない(**図13-1-1**)[2]。また歯根膜が存在しないため、インプラント周囲組織が骨のたわみなどにより圧受容の代替機構を有するようになるといわれるが、圧受容感覚の点でも天然歯に対し劣っていることを認識しておく必要がある。

1-1　インプラント補綴治療の咬合位

天然歯における生理的咬合については前記してきたが、インプラント補綴治療においても咬合は重要である。

インプラントが1/3顎以内であれば、他の天然歯の状況によっては、咬合再構成治療を行わずclass II症例として処置する。しかし、インプラント治療を行う前に中心位・生理的顆頭安定位の確認を行い、現状の下顎位を確認しておくことは必要であろう。

もし、決定された下顎位と咬合高径が安定しなければ、均等な歯の接触状態を作り上げることが難しくなる。早期接触や早期接触から最大咬頭嵌合位(ICP)へのセントリックスライドを受け止める部位がインプラント部に出現すると、歯根膜による圧受容がないため弾性変形がなく、そのメカニカルストレスはほとんどの場合インプラントの周囲組織へのダメージとなる。もしくは、インプラント自体の破折をもたらす可能性もある。

弾性変形の異なる天然歯と隣在したインプラントにおいては、咬合圧に対して均等な咬合接触の付与を確認し、力の集中を避けるよう配慮する(**図13-1-2**)。なぜなら、歯根膜という圧受容組織に欠けるインプラントでは、天然歯よりもバイオメカニカルな負荷の影響を早く受ける可能性が考えられるからである。

☞詳細は下記を参照
・第１章　咬合補綴治療の目的と指標
・第３章　咬合補綴治療のための診査事項
・第７章　中心位の定義と生理的顆頭安定位の解釈
・第10章　咬合高径

1-2　インプラント補綴治療におけるアンテリアガイダンス

次にインプラント補綴治療で臨床的に重要なことは、アンテリアガイダンスにインプラントがかかわるかどうかである(**参考症例**)。

臼歯部のインプラントに対する咬合のコントロールは、適正な下顎位でアンテリアガイダンスが確立され、臼歯離開咬合が確立されていれば、臼歯部インプラントが過剰なメカニカルストレスを受けることはない。そのため臨床的判断が容易である。しかし中切歯および犬歯などにインプラント補綴治療をしなければならない場合では、どのようなガイドを与えるか検討が必要となる。

下顎位や咬合高径にさほど問題がなく、隣在歯が天然歯であれば、基本的には天然歯での咬合同様に犬歯誘導、または側切歯や第一小臼歯(必要なら第二小臼歯まで)を含めたアンテリアグループファンクションドオクルージョンとする(**参考症例：図13-1-3k**)。広範囲のインプラント補綴治療であれば、プロビジョナルレストレーションにて天然歯よりも長期間にわたる観察・検討を行い、クロスマウントにて補綴装置を製作することが必要となる。

近年は、上部構造である補綴治療を想定し、その下(位置)にインプラントを植立する“レストレイティブドリブン”(トップダウントリートメント)の方針が採用されるようになった。すなわち、補綴装置が受ける咬合圧の力の方向に対応可能な位置にインプラントを植立することが目指されるようになった。しかし、現在多く用いられている骨結合型チタンインプラントの歴史は、このような咬合の結論が明確となるにはまだ浅いといえよう。より慎重な対処が必要な分野である。

参考症例 1

図13-1-3a〜d　術前の状態（患者：56歳女性／初診：1996年／主訴：インプラント治療希望）

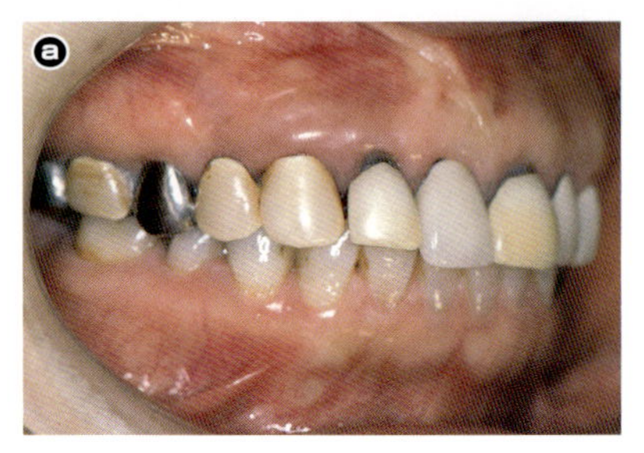

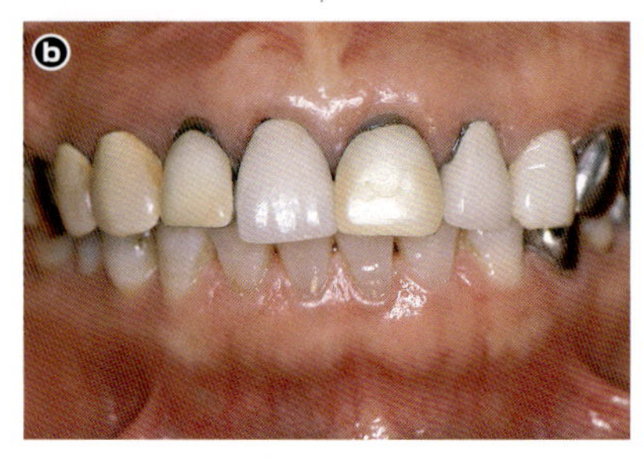

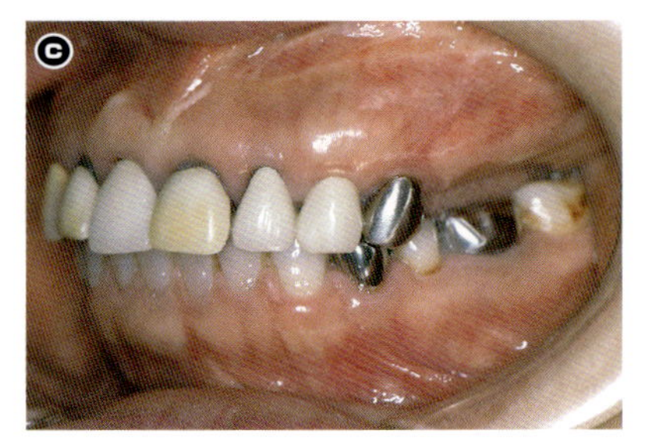

図13-1-3a〜c　上顎右側のブリッジの咀嚼障害と欠損部のインプラント治療を希望して来院された。

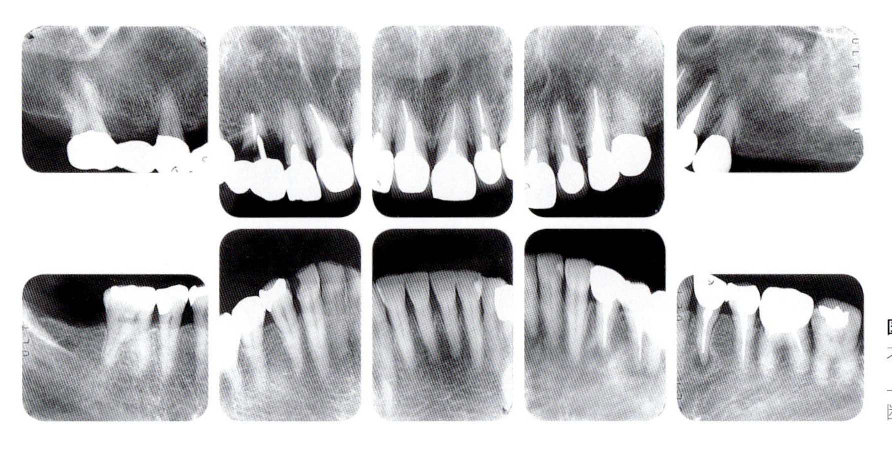

図13-1-3d　術前のデンタルエックス線写真。不適合補綴装置と根管治療不備の歯を認める。上顎右側ブリッジの支台歯3|は保存不可能と判断した。

図13-1-3e〜g　下顎の偏位状況の診査

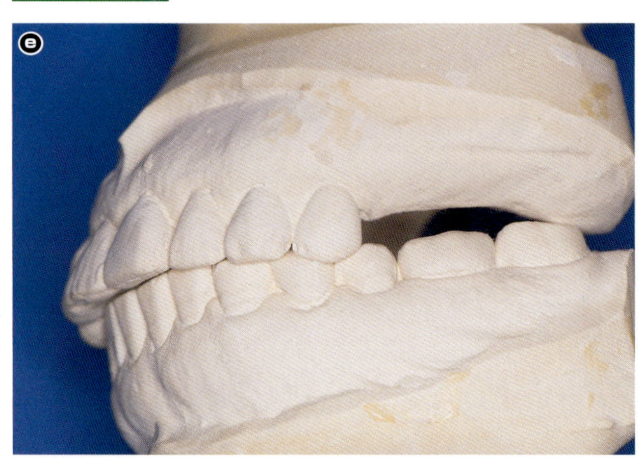

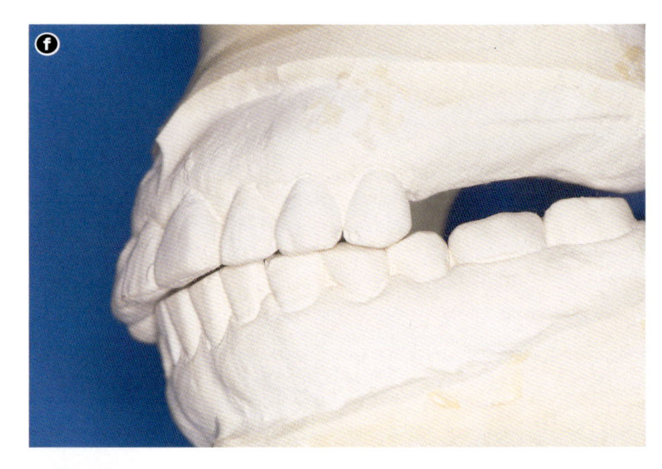

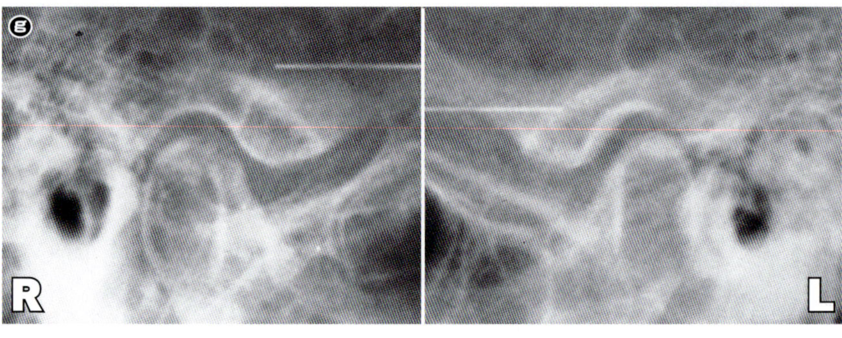

図13-1-3e〜g　中心位・生理的顆頭安定位で咬合器に装着した診断用模型の診査から、下顎の後方偏位が確認できた（e：ICP、f：CR）。その偏位の状態は、顎関節規格写真の顆頭の偏位からも確認できた（g）。

図13-1-3h〜l　術後の状態

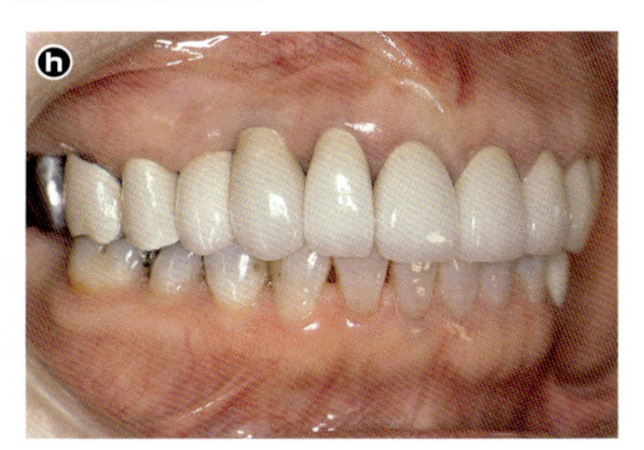
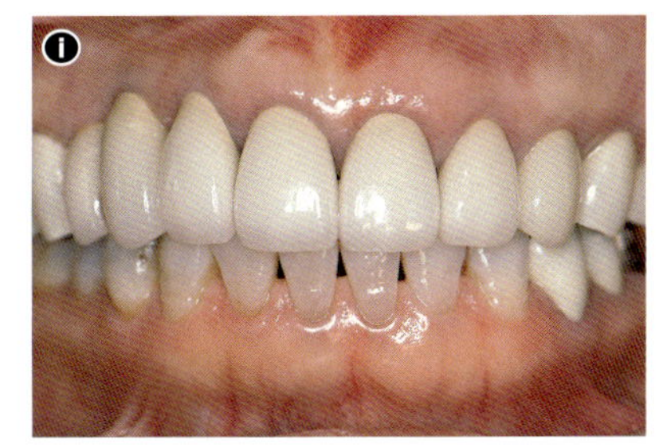
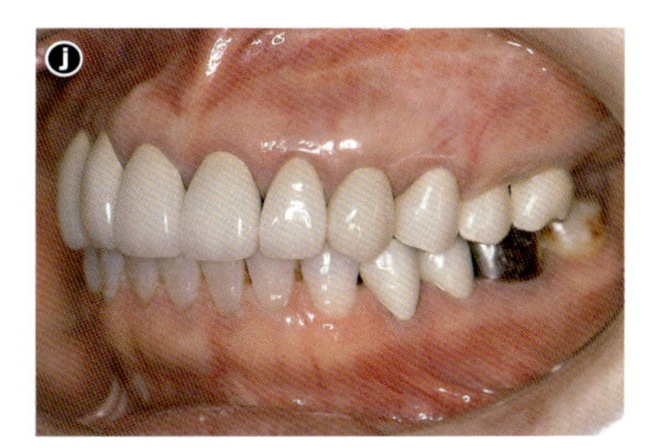
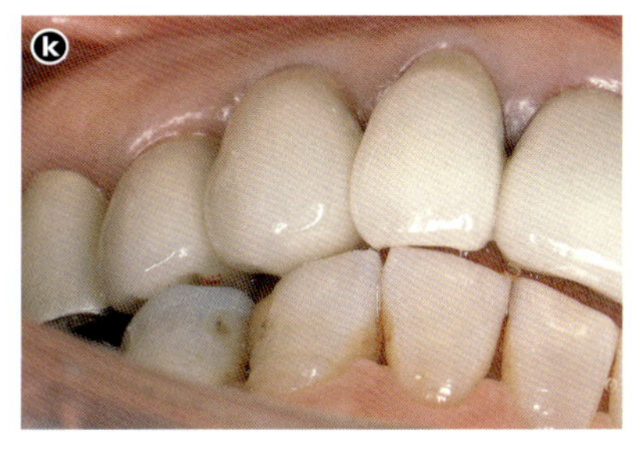
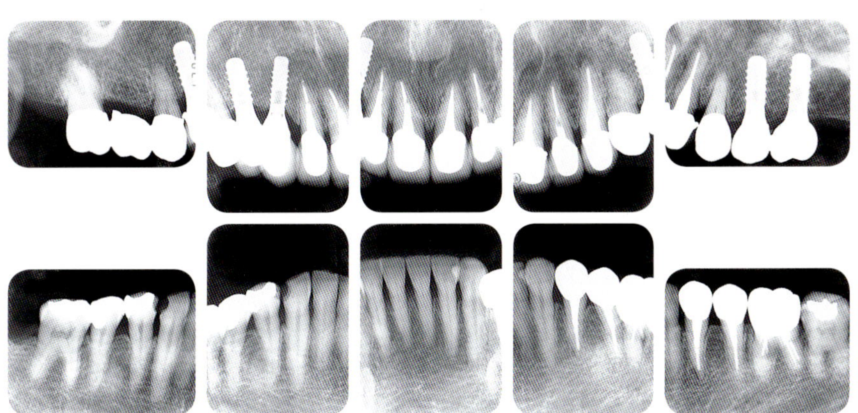

図13-1-3h〜l　インプラント補綴治療を組み入れて咬合再構成治療を行った。3|はインプラントであるため、4 3 2|のアンテリアグループファンクションのガイド様式とした(k)。

Chapter 13

図13-1-3m　術後の顎関節規格写真

図13-1-3m　顆頭の位置は術前より良好の位置になっていると思われる。

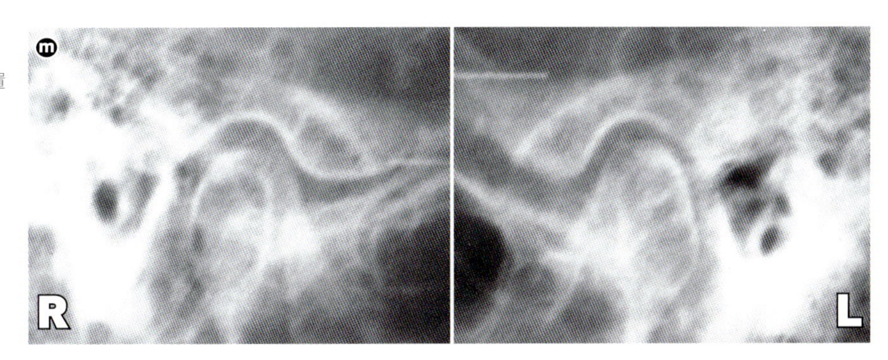

図13-1-3n　術後9年の状態

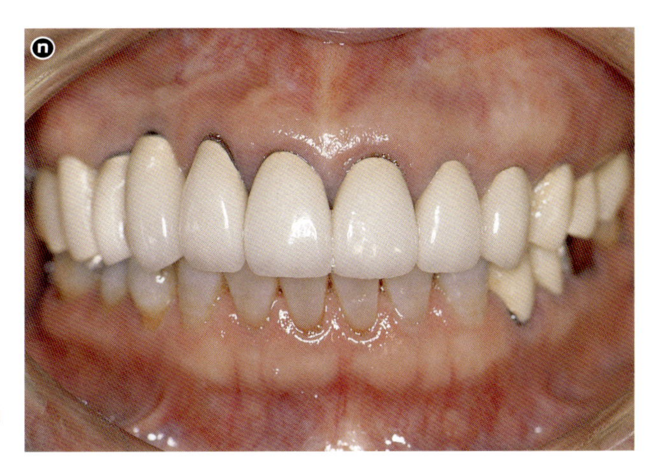

図13-1-3n　術後9年の状態。ガイド歯の4 3 2|の歯肉退縮が認められた。プラークコントロールの問題もあったが、プロビジョナルレストレーションでのガイドの角度などの検討期間が少なかったのかもしれない。

2．ブリッジとインプラント補綴治療の選択評価

欠損補綴治療にあたり、ブリッジでの補綴治療が可能な状況では、ブリッジかインプラント補綴治療かの選択が必要となる。

インプラント補綴治療で対応すれば、生活歯を支台として削合する必要はなく（**図13-2-1、図13-2-2**）、力学的な面からも優位点は認めるところである。しかし、すべての患者に適応できるか、受け入れてもらえるか、という問題もある。

ブリッジとインプラント補綴治療の評価点を明確にし、その情報を患者に伝える必要がある。

2-1　ブリッジかインプラント補綴治療かの評価点

ブリッジかインプラント補綴治療かの選択が必要になることがある。その際に留意しなければならない評価点は、

①欠損部位の評価
②欠損の長さ・範囲の評価
③欠損に対する所要支台歯（歯冠、歯根、動揺度の状態、歯軸、位置）としての評価
④欠損に対する所要支台歯の補綴治療の評価
⑤歯周組織の評価
⑥顎骨や軟組織の評価
⑦咬合状態の評価
⑧審美性の評価
⑨患者の全身的健康状態の評価
⑩患者の意思と経済性

である。

2-2　ブリッジの力学的評価

欠損周囲の環境、患者の希望や全身状態などにより補綴治療がブリッジの計画となった場合、力学的な評価に配慮する必要がある。

ブリッジの支台歯としての力の負担能力は歯根表面のセメント質の表面積にかかわるというAnteの法則[3、4、10]に従い、Duchangeは歯種別の歯根表面積から支持能力の係数を導き出し、この係数を用いてブリッジの支台歯に対する抵抗係数とポンティックに加わる疲労係数との差を求め、ブリッジの適否を判定する方法を考案した（**図13-2-3**）。

R：resistance 支台歯の抵抗の合計
F：fatigue ポンティックの疲労の合計
F.S：supplemental fatigue　補足疲労（2歯欠損以上の前歯の中間歯欠損ブリッジと遊離端ブリッジでは、支台歯に側方回転のモーメントが加わるため、ポンティックの疲労にこれを補う疲労係数を加算して支台歯の負担を軽減しようとするもの）

$$r \geqq R - (F + F.S)$$

上記の計算により、“r ≧ 0”を適応と判定する。

図13-2-1a〜c ブリッジによる対応の場合、生活歯でも削合して支台とする必要がある

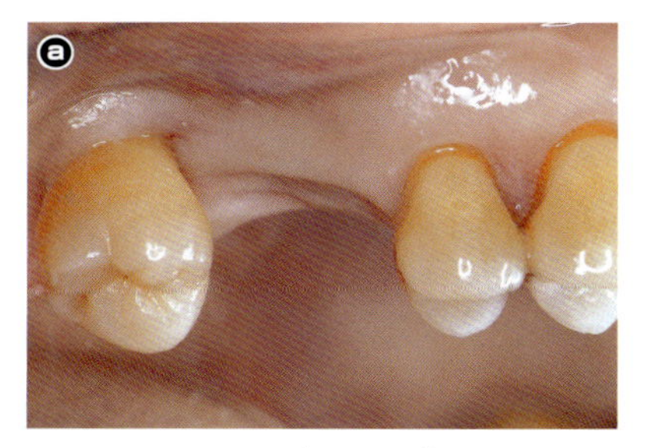
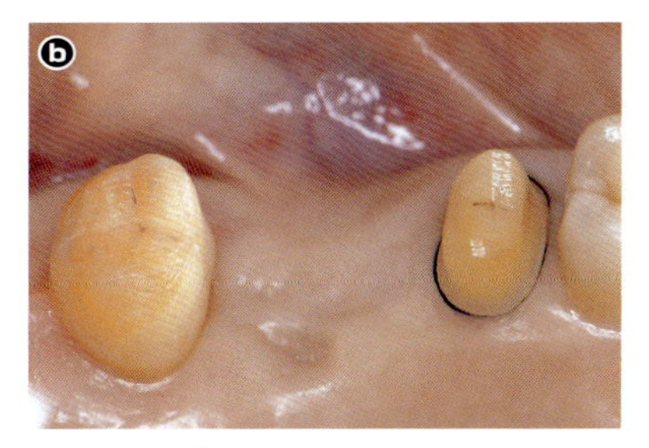
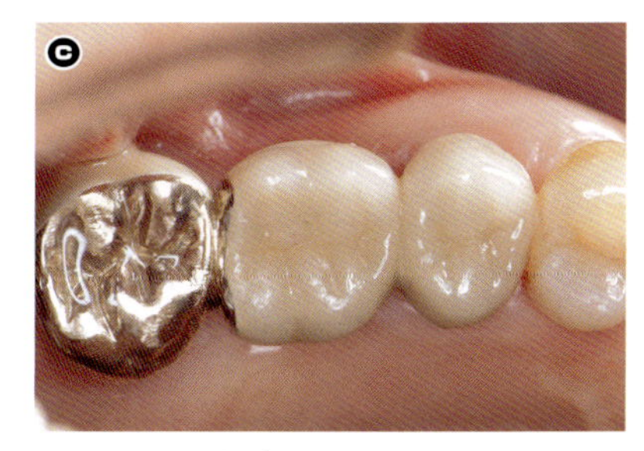

図13-2-1a〜c 6|にインプラントの埋入ができなければ、ブリッジの支台歯とするため、健全歯であっても削合が必要となる。

図13-2-2a〜c インプラントによる対応の場合、生活歯の削合は避けられる

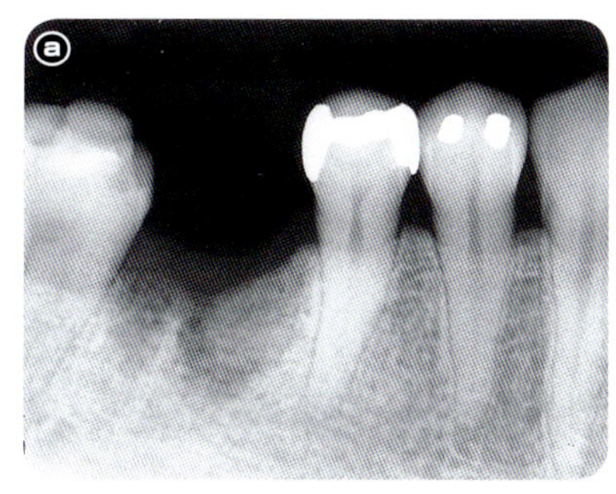
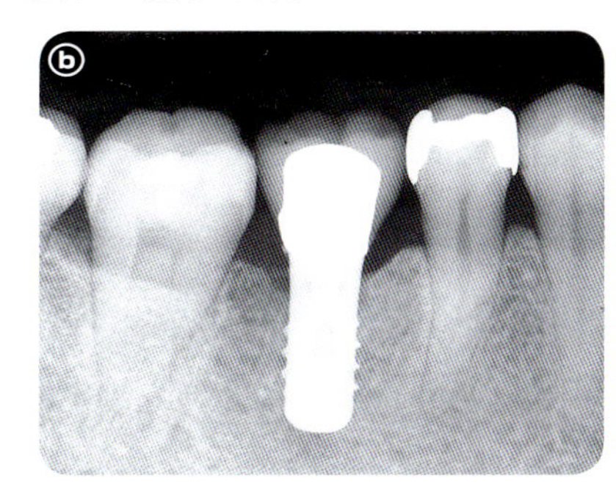
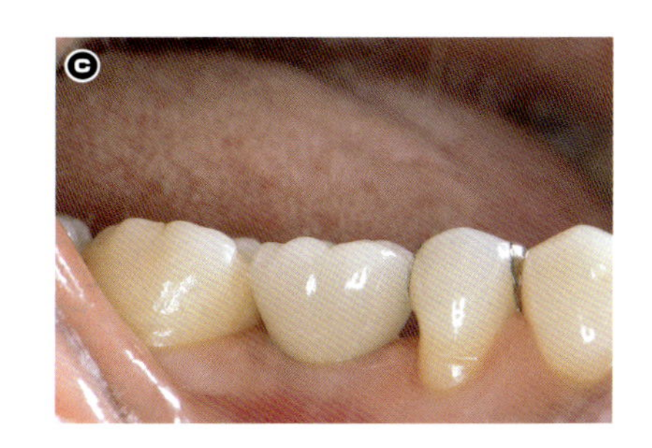

図13-2-2a〜c インプラントで欠損部を対応することで、隣在歯の健全歯質を削合することが避けられる。また、力学的な観点からも優位と考えられる。

図13-2-3 ブリッジの抵抗判定指数

ブリッジの抵抗性判定指標（RとFの値）

上顎	2	1	5	4	4	6	6	4
歯種	1	2	3	4	5	6	7	8
下顎	1	1	5	4	4	6	6	4

R＝支台歯の抵抗力
F＝ポンティックの疲労

補足疲労（F. S）の求めかた

①孤状になっている前歯部を含む2歯以上の連続するポンティックの場合
例）③2 1|1 2③では、F. S＝6
支台歯から1歯目のポンティック＝1
支台歯から2歯目のポンティック＝2

③2 1|1 2③
F.S＝ 1 2 2 1 ＝6

②延長ポンティックの場合は、ポンティック指数の1/2

※例では、R (5+5) − {F (1＋1＋1＋1) + F.S (6)} = r (0)
となり、適応と判断される。

図13-2-3 ブリッジの支台歯の力学的判定を行いブリッジの適否を判定するもの。しかし支台歯の歯根のボリュームや歯槽骨の支持状態などは加味されていない。

Chapter 13

図13-2-4a〜d　支持能力の違い

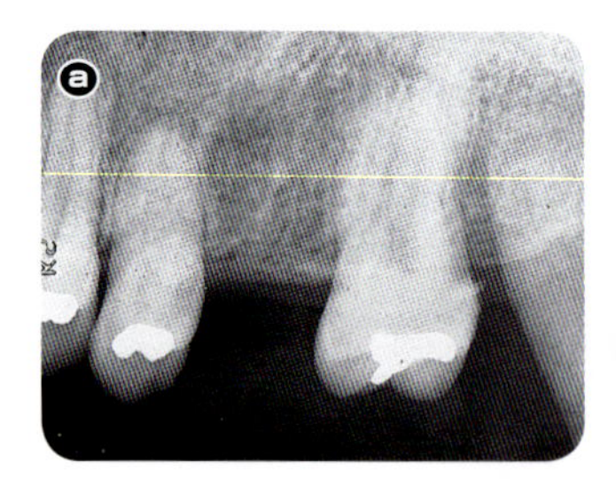

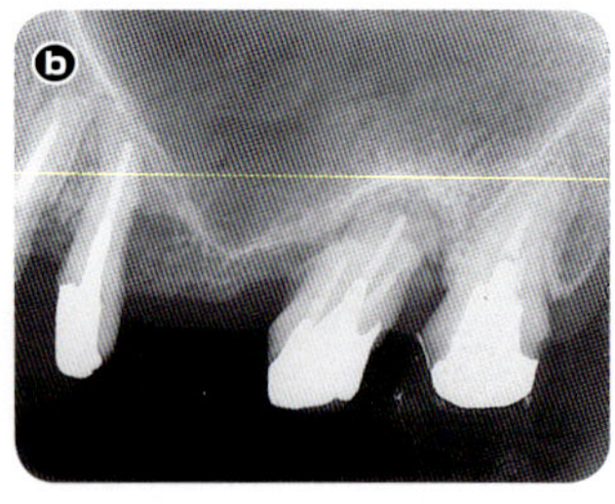

図13-2-4a、b　両者とも同じ部位⑤６⑦のブリッジ希望である。支台歯の根のボリューム、歯槽骨の状態の点からも、同じ欠損補綴であっても支持能力は明らかに異なることがわかる。

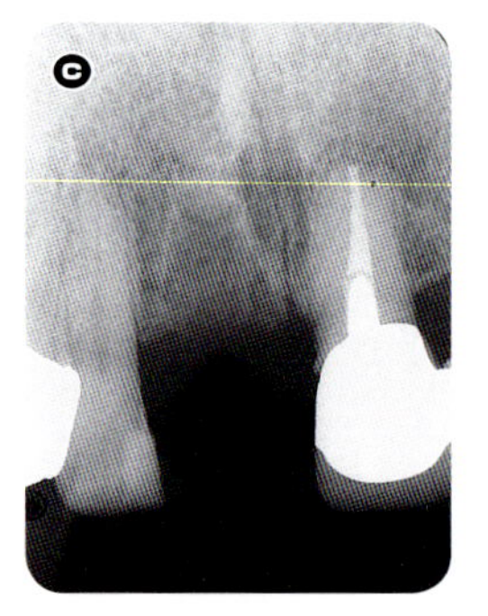

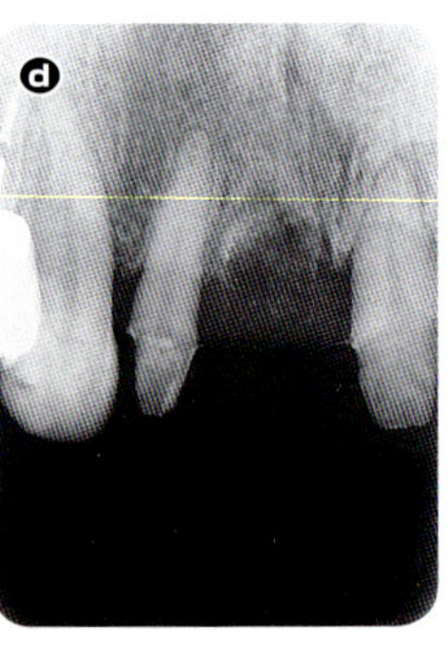

図13-2-4c、d　両者とも同じ②１|①のブリッジ希望である。歯根のボリューム、歯槽骨の状態の点からも、同じ欠損補綴であっても支持能力は明らかに異なる。

図13-2-5　転覆線（フルクラムライン）

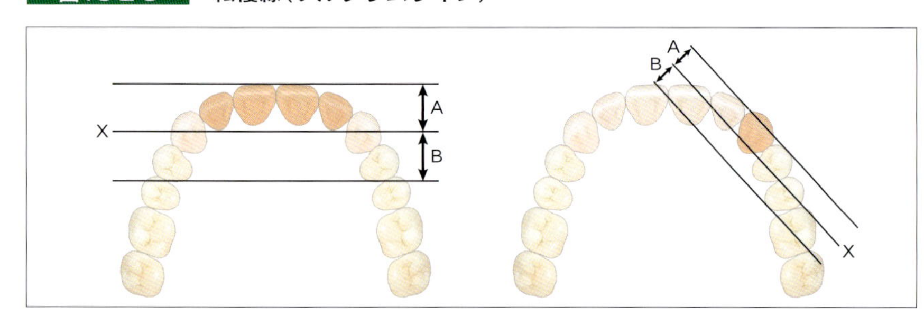

図13-2-5　ブリッジを力学的に考察する場合、咬合力による転覆線を考慮する。たとえば2┼2欠損では、支台歯となる犬歯を結ぶ線を中心に転覆力が働く（転覆線：フルクラムライン／**x**）。この線と中切歯切縁までに相当する距離（**A**）だけ支台歯を延長する（**B**）必要がある。（山﨑長郎（監修）．土屋賢司，大河雅之（編）．歯科臨床のエキスパートを目指してⅠ．コンベンショナルレストレーション．第５巻．ブリッジとポンティック．東京：医歯薬出版，2004：22．より引用改変）

図13-2-6　咬合力によりブリッジが受ける力の作用

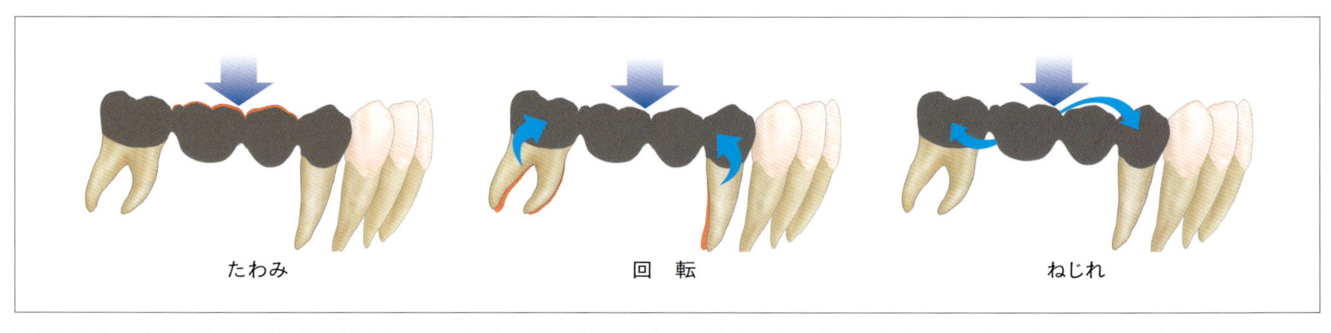

図13-2-6　ブリッジは複数歯が連結されているため、上下顎歯に加わる咬合力による力は、たわみ、回転、ねじれなどの負荷となる。これらの負荷により、プロビジョナルレストレーションで仮着材のウォッシュアウトを認めた場合は、補綴設計を再考する。

負担能力の係数については、多くの研究者が提案している[5〜9]。本書ではこれらの詳細は省略するが、日本では現在保険治療でブリッジの補綴治療を行うには、これらの判定に従った支台歯での治療のみが容認されている。しかし、負担能力係数の研究は、いずれも歯周組織に破壊が見られない状態での評価である。歯槽骨の吸収状態によって支持能力は異なる（**図13-2-4**）。

また、転覆線（フルクラムライン）（**図13-2-5**）[11]の評価や咬合による“たわみ・回転・ねじれ”などの評価が必要である（**図13-2-6**）。

図13-2-7a〜e　傾斜歯のアップライトによる対応

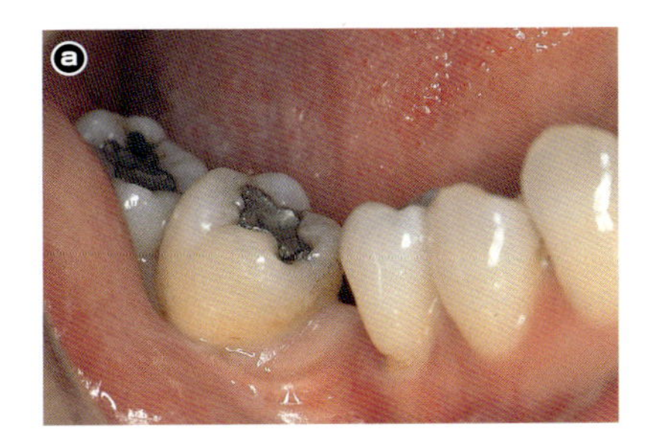
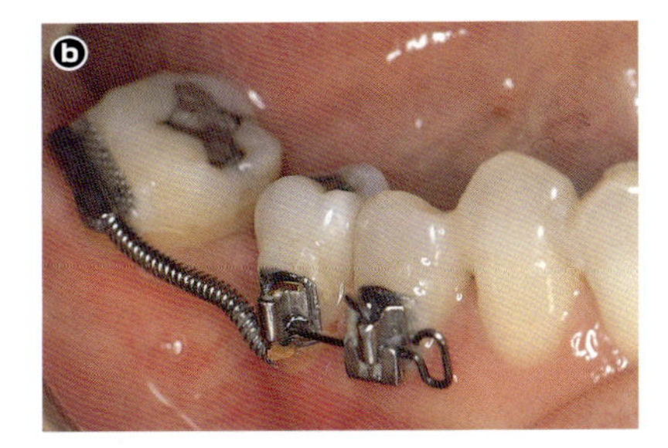
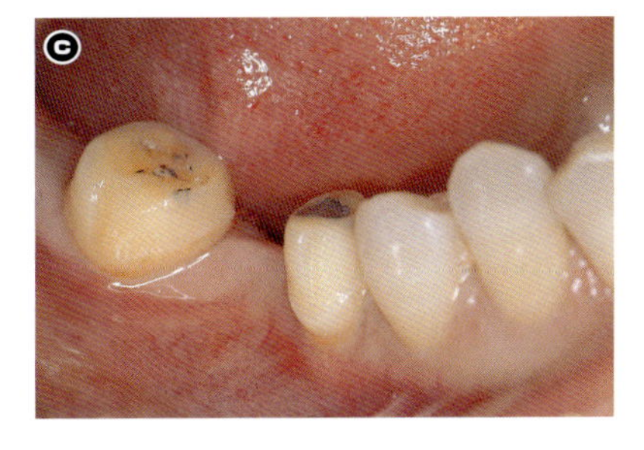
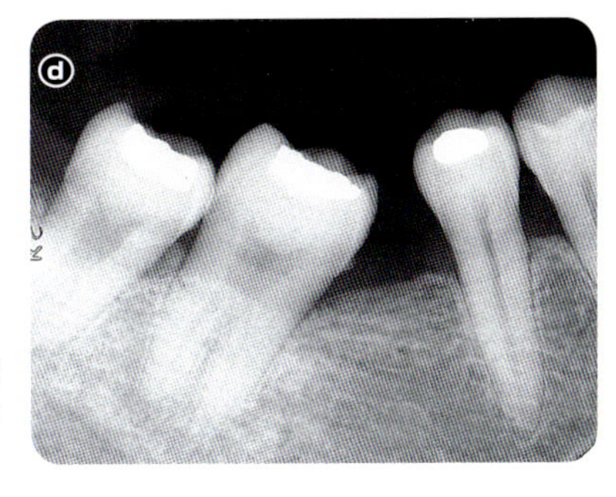
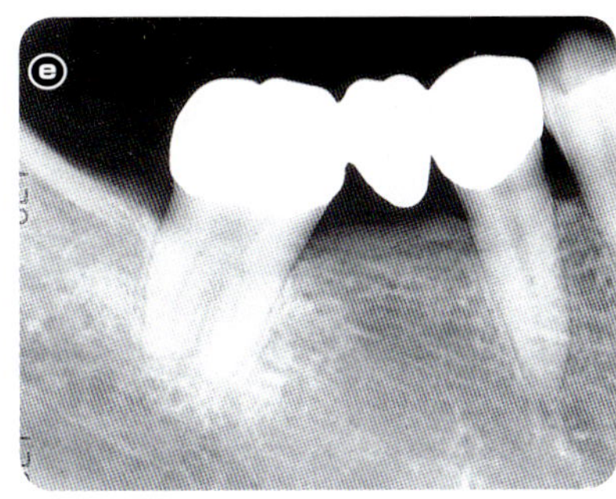

図13-2-7a〜e　ブリッジの支台歯として歯軸の方向を正すためアップライトを行った。dは術前、eは術後のエックス線写真。

図13-2-8a〜c　キーアンドキーウェイによる対応

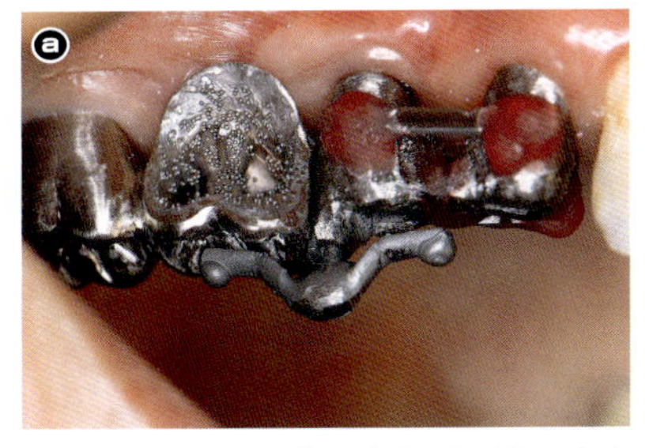
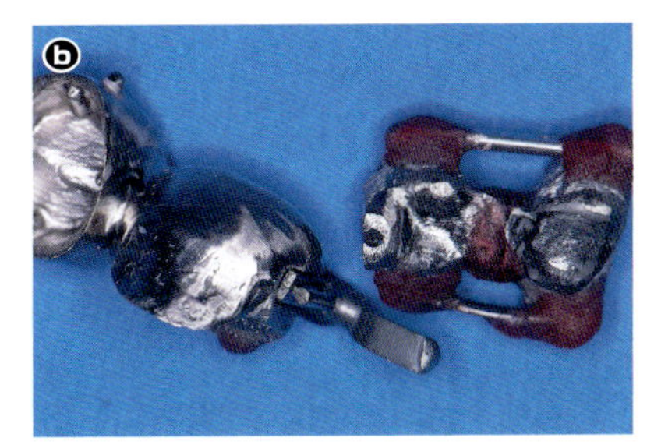
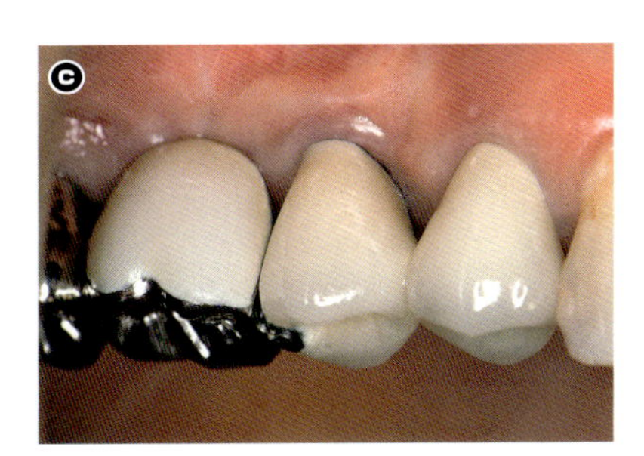

図13-2-8a〜c　プロビジョナルレストレーションで仮着材のウォッシュアウトなどを観察し、必要であれば、キーアンドキーウェイで対処する。

☞キーアンドキーウェイの詳細は下記を参照
・第4章　複雑な咬合補綴治療の実際

なお、転覆線などの評価も、歯列や支台歯の歯軸の傾斜などの状態で条件は変わってくる。プロビジョナルレストレーションで仮着材のウォッシュアウトの評価、動揺度の変化などを観察して、必要であれば傾斜歯のアップライト(**図13-2-7**)やキーアンドキーウェイ(**図13-2-8**)などの対策をする必要がある。

基準値や標準値など、先駆者達の経験からの貴重なデータを踏まえたうえで、われわれ臨床家は個々の患者の状況に適した判定をすべきであろう。

第14章

オクルーザルアプライアンス（スプリント）の有効活用

近年、ブラキシズムやクレンチングなどの異常機能活動は、中枢系の関与が大きいことが解明されてきた。たとえば、「精神的なストレスなどによりパラファンクションが頻発する可能性がある」ということである。無意識下でのパラファンクションの咬合力は、意識下の6倍といわれている。その過剰なメカニカルストレスは、歯、歯周組織、咀嚼筋、顎関節、補綴装置への負荷となる。歯の摩耗の進行、歯周病の進行の増長、TMDの発症、補綴装置の破損など、多大な影響を与えるものとなる。

これらに対処するにあたり、現在もっとも簡便なのはオクルーザルアプライアンス（スプリントとも呼ばれる）である。各種オクルーザルアプライアンスの特徴を理解し、有効に活用する必要がある。

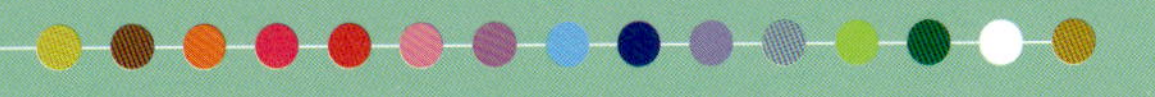

表14-1-1　歯にとってメカニカルストレスとなる歯の接触

1．**機能時の咬頭干渉**
　①作業側での干渉負荷
　②非作業側での干渉負荷
　③前方運動での干渉負荷
　④前側方運動での干渉負荷
2．**CR から ICP への偏位(セントリックスライド)での歯の干渉負荷**
　①早期接触での負荷
　②早期接触から ICP への偏位を受け止める負荷
3．**非機能時(パラファンクション時)の干渉**
　①覚醒時の６倍以上の咬合力
　②干渉負荷を受ける部位は１の①〜④、２の①、②

表14-1-2　正常機能活動と異常機能活動との対比

要素	生理的機能 オルソファンクション	非生理的機能 パラファンクション (ブラキシズム・クレンチング)
咬合力	12kg/cm²	74kg/cm²
歯の接触下顎位	咬頭嵌合位	咬頭嵌合位・偏心位
歯の接触時間	15〜20分／日	2〜162分／日
筋の状態	生理的	非生理的
保護反射の有無	有	無
情動変化の影響	無	有

(参考文献１より引用改変)

図14-1-1　メカニカルストレスの咀嚼関連組織への影響

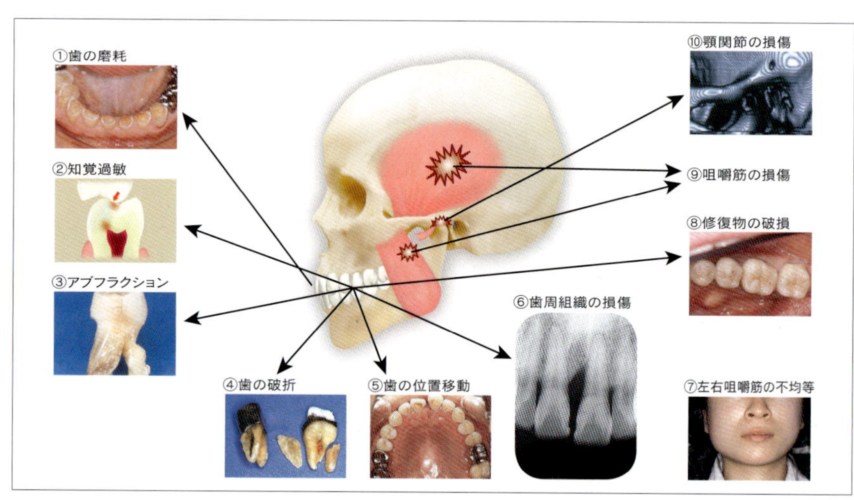

図14-1-1　歯に加わったメカニカルストレスは、歯だけでなく多くの関連諸器官に影響を及ぼす。

1．オクルーザルアプライアンスの目的

オクルーザルアプライアンス(スプリントとも呼ばれる)は、可撤性の装置であり、それぞれの目的に応じた活用がなされるべきである。

咀嚼系の活動は、生理的機能活動と非生理的機能活動(パラファンクション)の２タイプに分けられる。その際に生じる、歯にとってバイオメカニカルストレス(以下、メカニカルストレス)となる歯の接触(**表14-1-1**)ならびに咀嚼関連組織への影響(**図14-1-1**)などを認識していただきたい。

また、夜間のパラファンクションによる力は、無意識下で大脳皮質が抑制されているため、筋の過緊張が起きてもコントロールされず、覚醒時の６倍の力がメカニカルストレスとなって咀嚼器官に加わることとなる(**表14-1-2**)[1]。

スプリントは、これらのメカニカルストレスを回避する目的で使用される。それぞれの状況に応じ、何に対するメカニカルストレスを回避するのか認識したうえで製作されなければならない。

表14-2-1　オクルーザルアプライアンス（スプリントとも呼ばれる可撤装置）

目的	アプライアンスの種類	材料	下顎位	使用時
TMD 症状の症状軽減	スタビライゼーション型スプリント	硬性	中心位・生理的顆頭安定位	夜間（就眠時）
	下顎前方整位型スプリント	硬性	下顎を前方に位置づけ、関節窩において顆頭と関節円板のよりよい位置関係を与える	夜間（就眠時）
咬合再構成治療を行うにあたり、下顎の適正な位置の模索のための筋の緊張緩和	スタビライゼーション型スプリント	硬性	中心位・生理的顆頭安定位	夜間（就眠時）
パラファンクションによる歯の摩耗、破損、歯周組織の保護	ナイトガード（スタビライゼーション型スプリント）	硬性	中心位・生理的顆頭安定位	夜間（就眠時）
咬合治療、補綴治療、インプラント治療後の歯、補綴装置、歯周組織の保護	ナイトガード（スタビライゼーション型スプリント）（アンテリア型）	硬性	ICP（治療により、ICP ＝ CR が達成されていれば）中心位・生理的顆頭安定位	夜間（就眠時）
スポーツ時の歯の保護	プロテクションスプリント テンプレート	軟性 硬性	ICP CR	スポーツ時

基本的にオクルーザルアプライアンスは、TMD 治療のために使用する前方整位型スプリント以外は、咀嚼筋の安定した下顎位に設定する（スタビライゼーション型）。同じスタビライゼーション型でも、パラファンクションに対処する目的用途の場合は、ナイトガードと呼ばれる場合が多い。また、TMD 治療のときは症状により厚さを必要とすることもあり、ナイトガードの場合はできるだけ最大咬頭嵌合位（ICP）での筋長と差が少ないように薄いほうが望ましい。ナイトガードのみが夜間の使用ではなく、すべてのオクルーザルアプライアンスは夜間就眠中の使用と指示している。

2．オクルーザルアプライアンスの種類

オクルーザルアプライアンス*の目的と種類、材料、咬合位についての概要を**表14-2-1**にまとめる。現状の咬合を変えることなく、上下顎歯の対合関係と機能関係を暫間的に改善することができる。また、スプリントを装着することにより、顎間関係や咬合を変更したり、顎口腔系を保護し、治癒能力も促すといった、顎口腔系の不調和な状況を改善することができる。そしてこれらにより咬合の問題の関与を見極める参考にもなる。

スプリントの装着により、現状の咬合を変えることなく変更可能なものは、

① 垂直的顎間関係（咬合高径）
② 水平的顎間関係
③ 顆頭への力の程度や加重方向
④ 下顎運動の方向や状況（干渉の除去による）
⑤ 筋の活動性

である。

以降では、代表的なスプリントについて解説し、その後に歯科治療と臨床にかかわる事項を解説する。

なお、筆者らはスポーツ時のオクルーザルアプライアンス以外は、夜間就眠時の使用を基本としている。

＊オクルーザルアプライアンスという用語は、スプリントおよびナイトガードの総称である。
TMD の症状を有する患者へのオクルーザルアプライアンスをスプリントと呼び、パラファンクション患者への対応としてはナイトガードと呼び分けして、用途区分すると、臨床対応しやすい。

図14-2-1a～d　スタビライゼーション型スプリント／ナイトガード

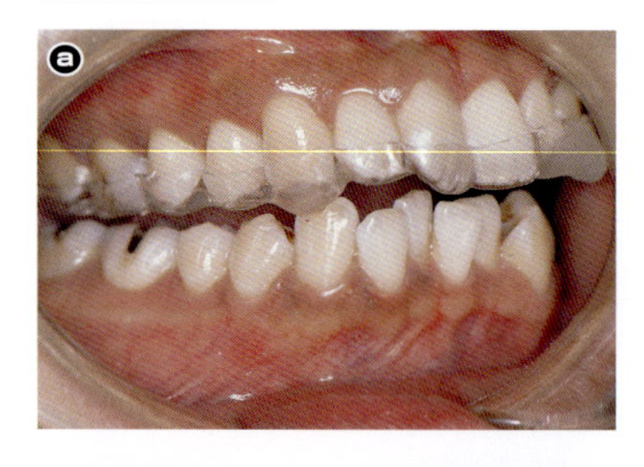

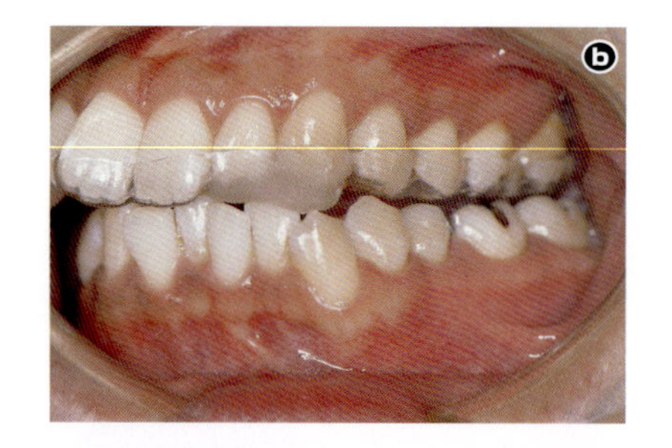

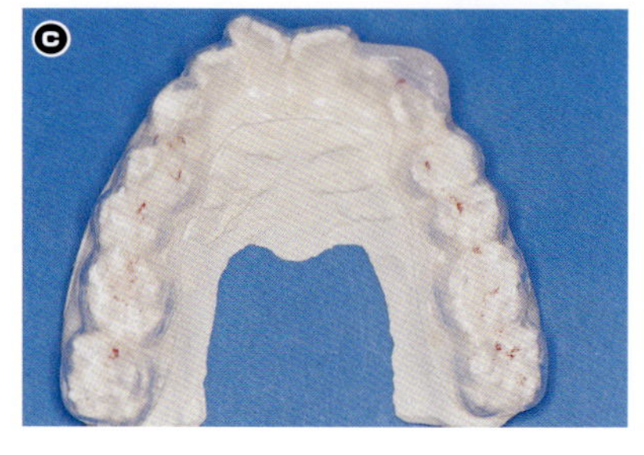

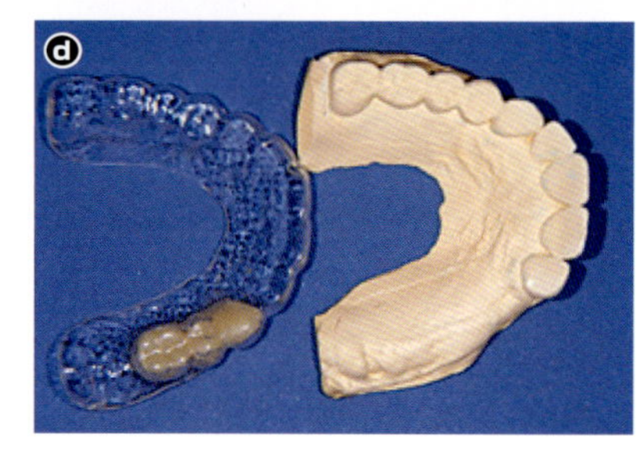

図14-2-1a～c　顎間関係を水平・垂直的に生理的な下顎位に変更したスプリント。側方運動時、臼歯離開が生じる緩やかな犬歯誘導を付与している。
図14-2-1d　欠損がある場合は、人工歯を利用し全顎で接触するようにする。

図14-2-2　前方整位型スプリント

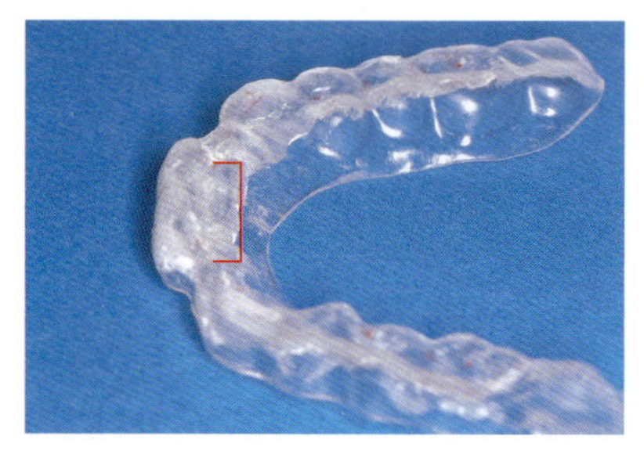

図14-2-2　TMD の治療のためスタビライゼーション型スプリントで良好な成果が得られない場合、前方整位型に変更することがある。1|1 口蓋側に設けた下顎を前方位にする誘導路（赤ライン）は、睡眠中の開口に際し下顎が後方に行くことを防ぐ役割もする。顆頭を前方に移動させ、荷重の減少により損傷を受けた関節円板後部組織の治癒を促進する目的で使用される。症状が消失したら長期使用は避ける。

2-1　スタビライゼーション型スプリント／ナイトガード

スタビライゼーション型スプリント（**図14-2-1**）は、安定型または筋弛緩型アプライアンスといわれ、局所筋痛、慢性中枢介在性筋痛、ブラキシズムの患者の治療に適応と考えられている。生体が生理的に許容する中心位・生理的顆頭安定位に顎間関係を変更し、咬頭干渉のない咬合を可撤性装置上（スプリント）に与えるものである。欠損部は補填して製作する（**図14-2-1d**）。

2-2　前方整位型スプリント

スタビライゼーション型スプリントで２～３週間ようすを見て、改善が見られない場合、前方整位型スプリント（**図14-2-2**）に変更することがある。下顎を前方に移動させて、荷重の減少により損傷を受けた関節円板後部組織の治癒を促進する。疼痛が消失したら、またスタビライゼーション型スプリントに戻す。前方整位型スプリントの長期使用は避ける[2)]。

図14-2-3a～d　アンテリア型スプリント／ナイトガード

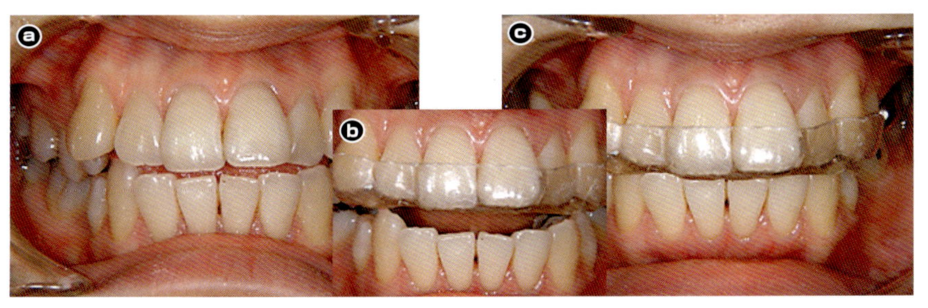

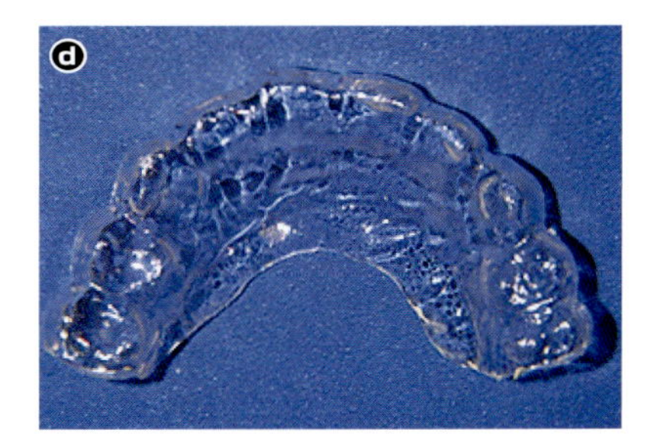

図14-2-3a～d　オープンバイト（**a**）の患者に全歯を覆うタイプのナイトガードを使用すると、前歯の開口がさらに大きくなる（**b**）。レジンの築盛量が多くなり、調整に時間もかかる。このような場合、アンテリア型スプリントは有効である（**c**、**d**）。

図14-2-4　下顎型スプリント／ナイトガード

図14-2-4　上顎のスプリントで違和感を訴える場合や、上顎に治療が必要な歯がある場合は下顎型スプリントを選択する。

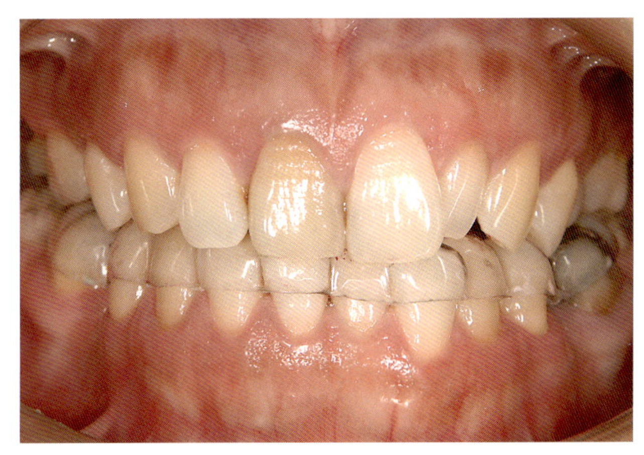

2-3　アンテリア型スプリント

ここで述べるアンテリア型スプリント（**図14-2-3**）は、4+4もしくは5+5の前方歯群を覆うタイプのスプリントである。アンテリア型スプリントは、以下の場合で適応を見極めて使用する。

- 大臼歯に1mm厚のスプリントを使用すると前歯が3～4mm以上開口する場合で、アンテリア型スプリントを利用することで垂直的咬合高径を極端に変化させることなく下顎を生理的な状態にできる場合
- 全歯を覆うタイプのスプリントを許容しない場合（嘔吐反射が強い人）
- ナイトガードの長期使用で神経筋機構のリプログラミングを避けるため、2タイプをランダム使用をしてもらう場合
- スプリントの厚みを0.5mmとし、咬合再構成治療後の補綴装置の保護のみを目的として使用する場合

アンテリア型スプリントを使用し、朝スプリントを外した後、ICPでの咬合時に歯の痛みや違和感が長く続くようであれば、いったん使用を中止して、長期の使用は避ける。

2-4　下顎型スプリント／ナイトガード

上顎で違和感を訴える場合や、上顎に治療が必要な歯がある場合は、下顎型スプリント（**図14-2-4**）で対処するのも有効である。

図14-3-1　TMD治療のスプリントでの評価

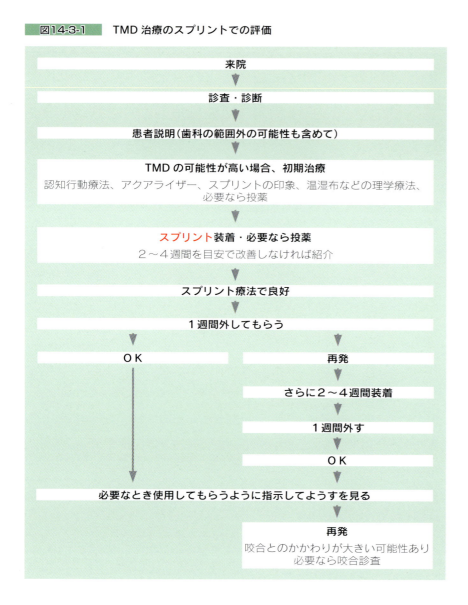

図14-3-2a、b

スプリントで下顎位の採得

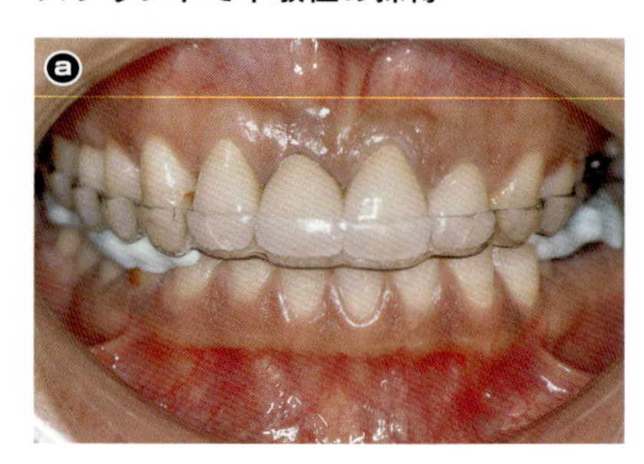

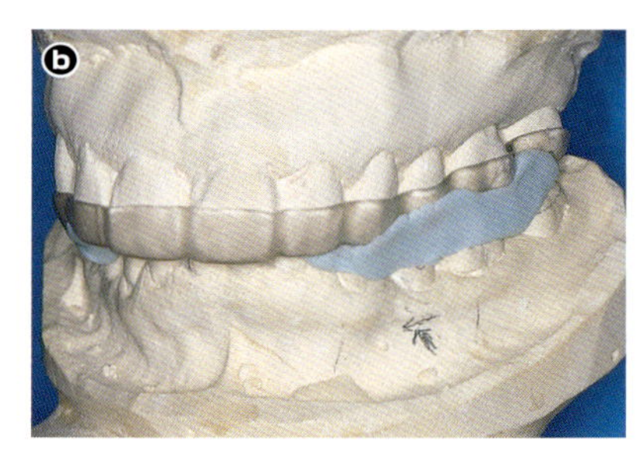

図14-3-2a、b　TMDの症例などで良好の成果を得られた場合、長期間使用したスプリントを利用して下顎位の採得を行う。なお、咬合状態の必要上スプリントの厚みがある場合は、上下歯顎間距離が高くなりすぎ、適応ではない。

3．スプリントの臨床目的

3-1　顎関節症や筋痛など、いわゆるTMDの症状軽減

第一選択としては、スタビライゼーション型スプリントを用いる。スタビライゼーション型スプリントで効果が現れない場合、前方整位型に切り替えることがある。TMDの不快症状が主訴である場合の治療の流れと、スプリントでの評価を**図14-3-1**に示す。補綴治療が主訴でTMDの症状がある場合、これらの評価の後に中心位・生理的顆頭安定位の記録を採得し（**図14-3-2**）、補綴治療の計画を立案する。咬合再構成治療の必要性があるか否かを見極める。1/3顎以内の補綴治療であれば患者の希望を確認し、咬合再構成治療を望まない場合は既存の顎位で行う。患者の理解が得られた場合、早期接触と咬頭干渉の咬合調整を行うことが望ましい。しかし咬合調整は、あくまで患者への十分な説明と理解を得てから行う。

図14-3-3a〜c　下顎位の模索

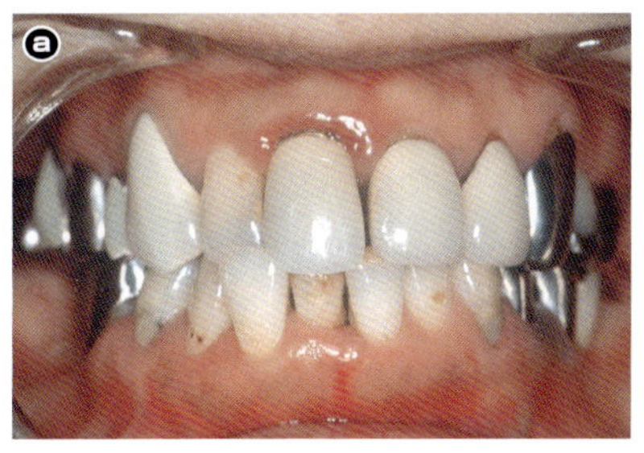

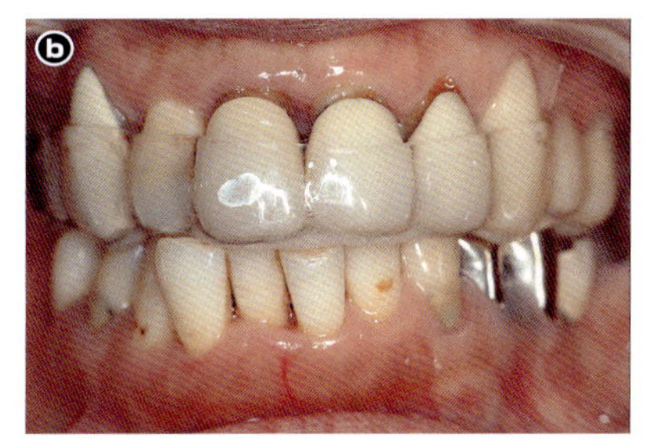

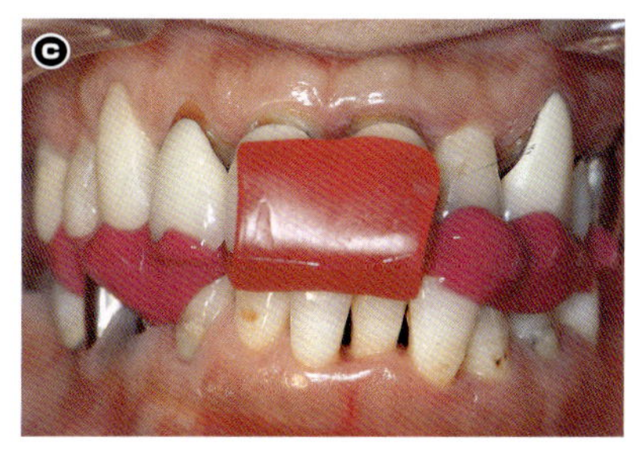

図14-3-3a〜c　筋の緊張が強い患者や、診断のための資料採得の結果それらの符号性に疑問があった場合などでは、以前はスプリントを使用してもらった後に下顎位の採得を行っていた(現在はアクアライザーを使用することが多くなった)。スプリントを装着したまま来院してもらい、術者が外すと同時に中心位・生理的顆頭安定位を採得する。

図14-3-4a、b　不適切なスプリント

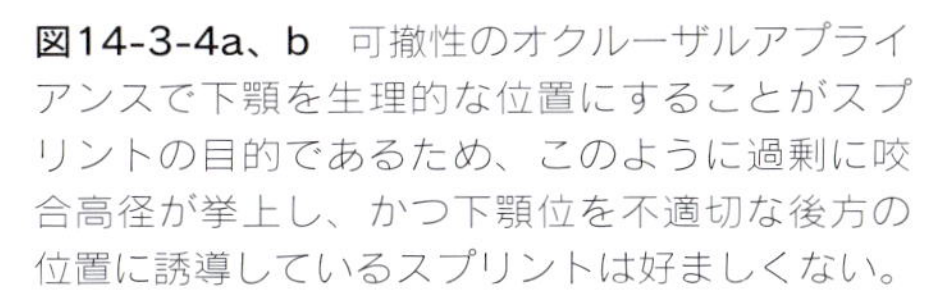

図14-3-4a、b　可撤性のオクルーザルアプライアンスで下顎を生理的な位置にすることがスプリントの目的であるため、このように過剰に咬合高径が挙上し、かつ下顎位を不適切な後方の位置に誘導しているスプリントは好ましくない。

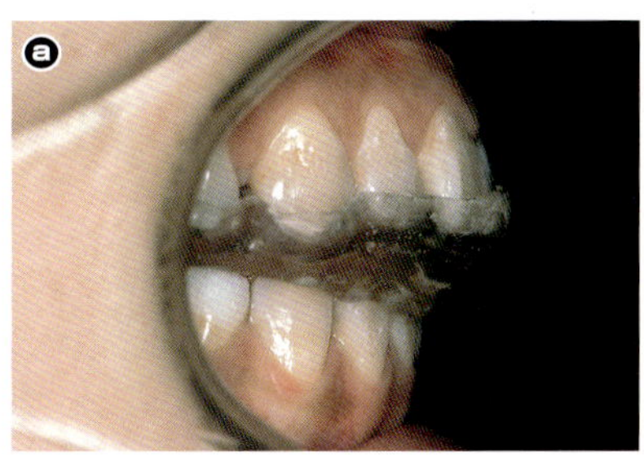

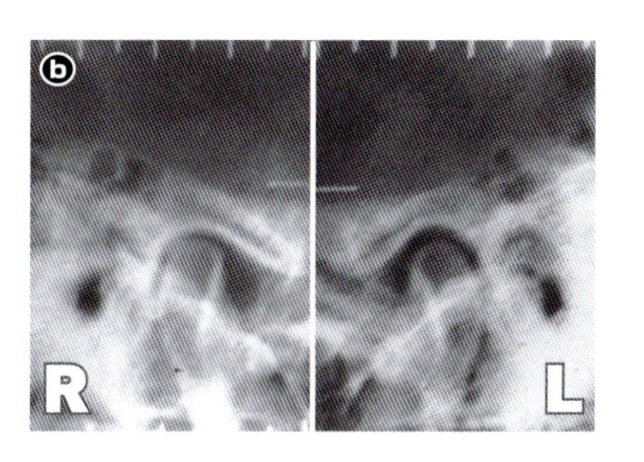

3-2　咬合再構成治療を行うにあたっての作業上の必要性から(筋の緊張緩和、下顎位の模索のために使用)

補綴治療の作業上の目的で使用する場合は、スタビライゼーション型かアンテリア型スプリントを使用するが、筆者らは１週間程度の使用で十分であると考えている。

筋の緊張解除にはどれくらいの期間が必要なのだろうか。歯が接触しなくなったその瞬間、挙上筋の活動は顕著に減弱するという研究[3)]がある。また、習慣性の活動の減衰に１週間ほどはかかるという研究もある[4)]。筆者は臨床を通して、この両者の研究とも支持している。なぜなら、瞬時に中心位・生理的顆頭安定位の採得が可能な患者もいれば、５〜６分ロールワッテを咬むことで神経筋機構が解除される患者、なかなか筋の緊張が解けず１週間程度スプリントを使用してもらったうえで採得する患者など(**図14-3-3**)、個人差があるからである。

またTMDの患者では、長期間スプリントを使用し、その顎位が患者にとって良好と判断された場合に、そのスプリントを利用して下顎位の採得をする方法もある(**図14-3-2**)。しかし、TMDの症状のある患者以外では、１週間程度の使用のためスプリントを製作する時間と労力は多大である。なお、このような用途に使用するスプリントで、製作時の手技や下顎位のとらえかたが未熟であると、不適切な下顎位に誘導してしまい、問題を惹起させてしまうことがある(**図14-3-4**)。そのため筆者らは、1990年頃

図14-3-5a、b　アクアライザー

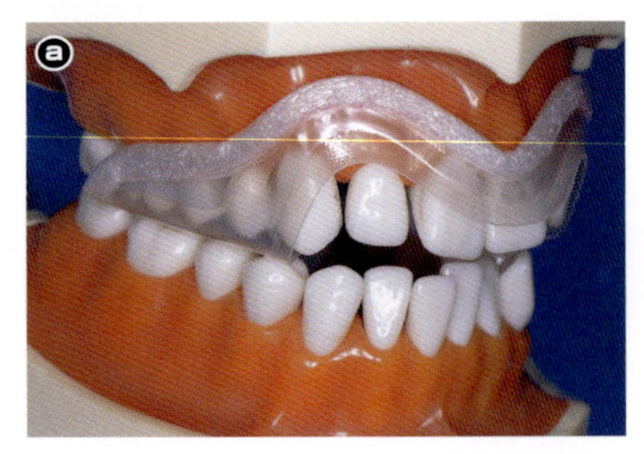

図14-3-5a　咬合圧を均一化させるためにつながった水の入ったパッドにより、筋肉は歯の干渉なしに下顎を生理的な状態に是正する。筋緊張緩和法として役立つ。

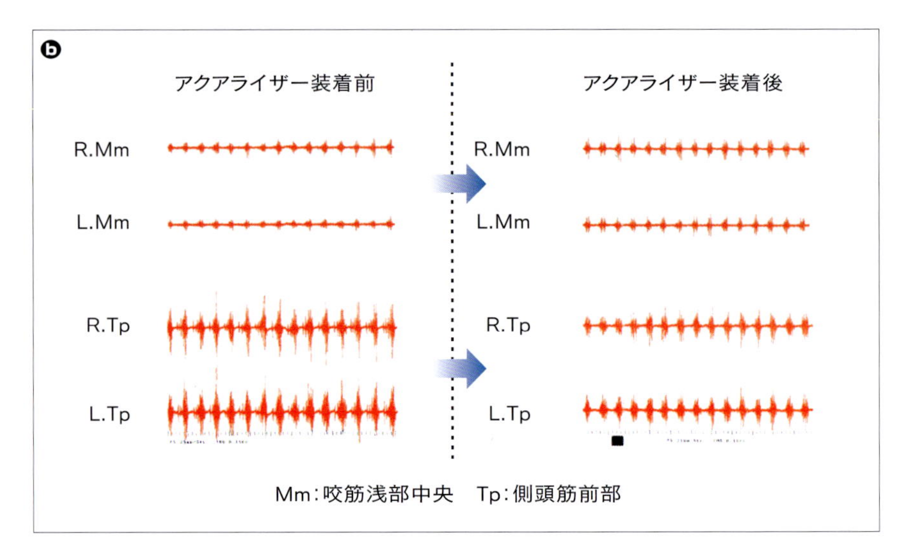

図14-3-5b　アクアライザー装着前は咬筋中央と側頭筋前部の筋の協調性がなかったが、5分間の装着後でもこれらの4筋に協調性が得られている。この論文では、5分のアクアライザーの装着でこのような結果を得ているが、臨床では最低30分以上の使用後にCRバイトを採得する。（澤田明，山口泰彦，清水穂高，横山尚引，木村朋義，丸山道朗，内山洋一．アクアライザーを用いた顎関節症患者の咬合位決定法．補綴臨床　1989；22（1）：63 - 72．より引用）

よりアクアライザーを使用している（**図14-3-5**）。筋の緊張解除の助けとしておおいに有効と考えている（**図14-3-5b**）[5~7]。

3-3　パラファンクションからの歯の保護

参考症例1（**図14-3-6a**）の患者は、多数歯の知覚過敏を訴えていた。石膏模型（**図14-3-6b**）では歯の摩耗を顕著に観察できたが、患者自身はブラキシズムやその摩耗を認識していなかった。患者は「歯の神経を取れば冷水痛は消える」と考えていた。しかしう蝕はなく、冷水痛は複数歯に認められた。う蝕がなくともパラファンクションにより歯髄に炎症が生じる可能性などの説明を行い、ナイトガードの装着を試みた。その結果、知覚過敏は解消した。

半年後、削れて穴の開いたナイトガード（**図14-3-6c**）を持って、新たにナイトガードを製作することを希望して来院された。この患者は下顎の偏位はほとんどなく、石膏模型の摩耗面を見ても、はじめはほぼ犬歯誘導であったと思われる（**図14-3-6b**）。咬合の問題よりも、中枢レベル（ストレスなど）での問題がパラファンクションに大きくかかわっていると推測できた。精神的ストレスにより筋活動が増加する[8]などのかかわりを患者自身が納得した症例である。

知覚過敏の症状が改善された時点で、ナイトガードの連日使用の指示は解除している。週3～5日のランダムの使用、またはパラファンクションと体調や精神状態の影響を考慮して、自己判断でのナイトガードの使用を指示している。

☞詳細は下記を参照。
・第12章　ブラキサーの補綴治療の留意点

参考症例 1

図14-3-6a～c　多数歯の知覚過敏を主訴に来院された症例

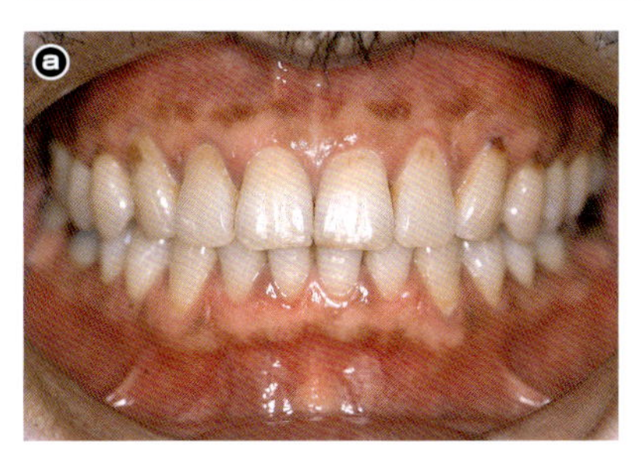
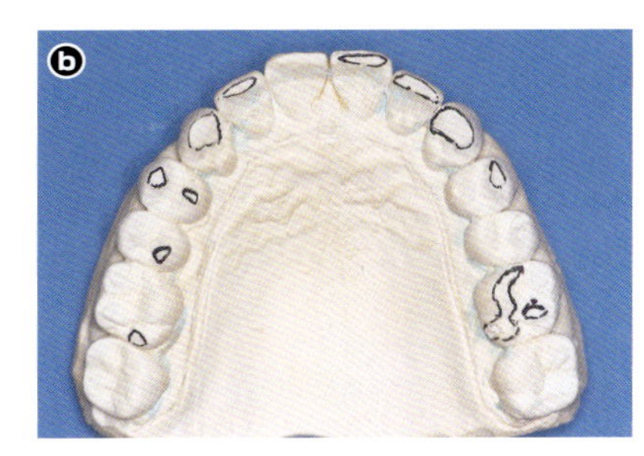
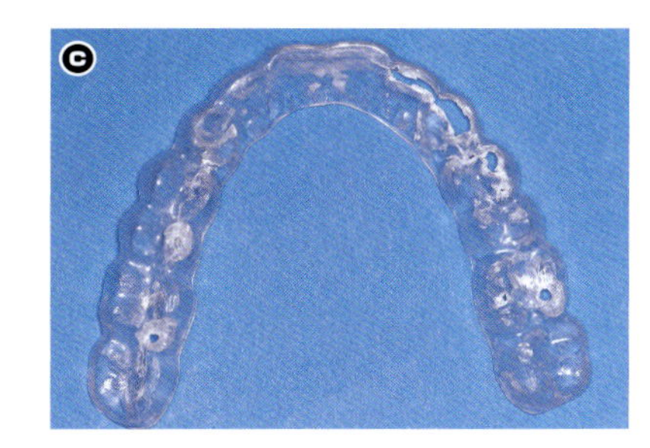

図14-3-6a～c　う蝕歯もないのに多数歯に冷水痛があった。知覚過敏はナイトガードにより症状が消失した。半年で穴が開くほどなのに、患者自身は当初ブラキシズムの自覚はなかった。（メカニカルストレスと知覚過敏についての詳細は第6章参照）

参考症例 2

図14-3-7a～d　ブラキシズムによる歯の摩耗を主訴に来院された症例

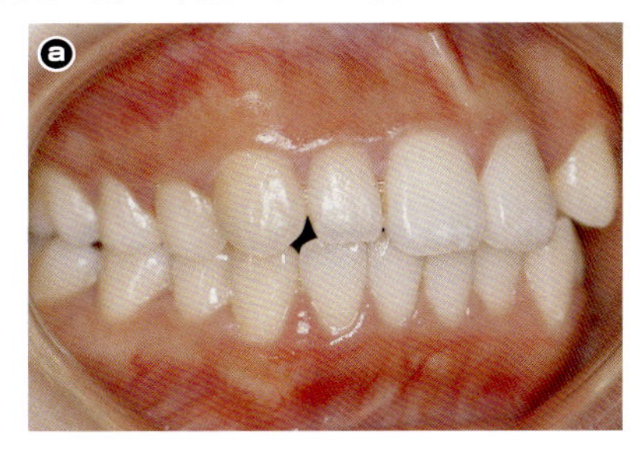
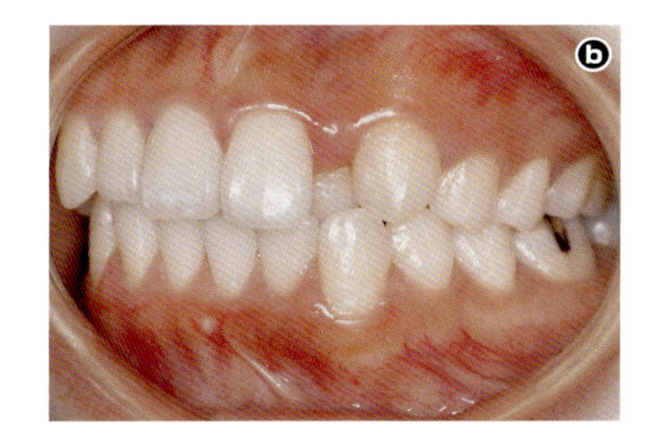

図14-3-7a、b　|4 5の歯の摩耗が主訴であった。

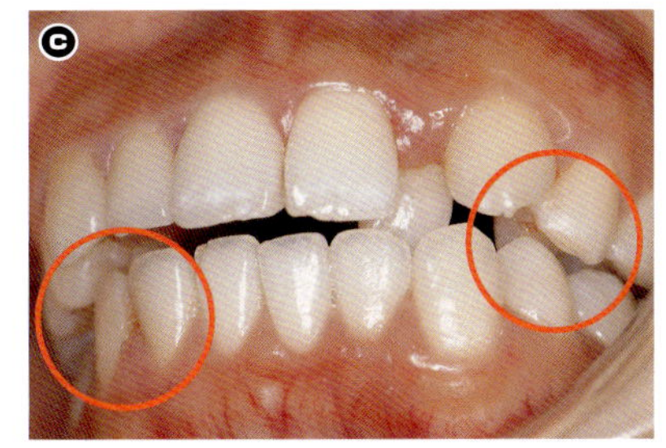
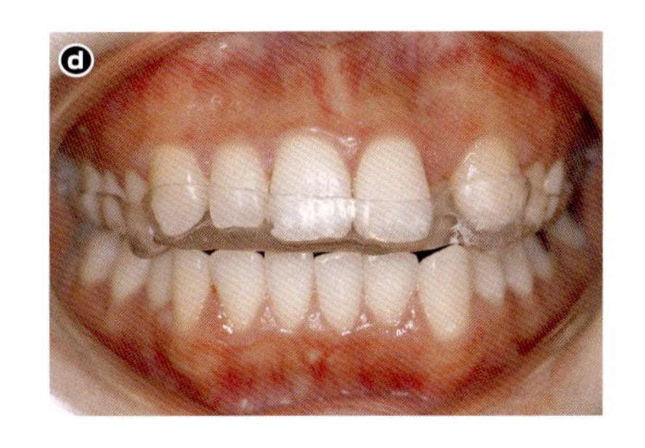

図14-3-7c、d　左右の摩耗量が異なっている（**c**）。早期接触は|2および|2 3であった。インターロックしているため中心位・生理的顆頭安定位でナイトガードを製作し、干渉歯がないようにすると厚くなる（**d**）。このようなナイトガードを長期間使用するのは好ましくない。

参考症例2（**図14-3-7**）の患者は、|4 5のブラキシズムによる摩耗が主訴であった。下顎の偏位やインターロックしている|2に早期接触があるなどの問題を解消する必要から、ナイトガードが厚くなった（**図14-3-7d**）。３ヵ月使用した中心位・生理的顆頭安定位のナイトガード上では、ファセットはできたが左右差はなかった。左右の歯の摩耗状態の違いは（**図14-3-7c**）、咬合関与による増長の可能性が認められた。咬合治療・矯正治療を行うか、ナイトガードのみで対応するか、話し合う必要がある。

表14-3-1　ナイトガード装着時の咬合力増減の検討

咬合力測定日	咬合力が減少した人数	咬合力が増加した人数
同日に測定	13名	3名
異なった日に測定	13名	2名
合計	26名(84%)	5名(16%)

咬合再構成治療後にナイトガードを使用している患者31名で咬合力を測定(術後５年以上経過症例で測定)。ナイトガード装着により咬合力が減少した人は84%という結果であった。咬合治療後であるため、ナイトガードの厚みは１mmとほぼ均一であった。

3-4　パラファンクションからの補綴装置の保護

☞パラファンクションの原因の詳細は、下記を参照
・第12章　ブラキサーの補綴治療の留意点

ここでの使用目的は、咬合治療後の補綴装置保護のためである。パラファンクションの原因については前記したが、就眠時のパラファンクションによる咬合力は、覚醒時の約６倍の力となる。

近年、患者の審美的要求も増し、咬合面をセラミックによって修復する症例が増えてきた。微小外傷によるマイクロクラックはセラミックの破損につながる。また、インプラント治療の普及により、加圧変位の異なる“歯”と“インプラント”が同じ口腔内に混在している咬合もまれではない。歯根膜のないインプラントは、メカニカルストレスの影響をダイレクトに受ける可能性がある。そのため、パラファンクションに対し術後のナイトガードを使用していただくことがある。

このような用途のナイトガードは、長期に使用することとなる。そのため、「装置の厚みの量だけ咬合高径が増加することによって咬合力が増加し、さらにメカニカルストレスとなるのでは？」という疑問が生じてくる。

では、咬合再構成治療後のナイトガードの検討をしてみよう。

参考症例３、**参考症例４**は、筆者らにより咬合再構成治療が終了し、咬合の問題が解決された症例である。この症例を用いて、ICPとナイトガードを装着したときの咬合力をオクルーザーにて測定・比較した。治療後であるためナイトガードの厚みは全体的に1mmで、厚みのむらはほとんどない(**図14-3-10**)。結果を**表14-3-1**に示す。咬合再構成治療後にナイトガードを装着したほうが、有意に咬合力の低下が認められた。

2.5～３mm(切歯部で６～10mm)の咬合高径の増大で咬合力は最大の値を示すという筋のリサーチ[9, 10)]などを参考とすると、ナイトガードは厚いと咬合力が増す可能性はある。テンプレートなどはこの特徴を利用している。しかしこの実験は咬合再構成治療後に行ったもので、ナイトガード上で咬合の問題の補正が必要なく、ほとんどのナイトガードが１mm前後のほぼ均一な厚みであった。このようなナイトガードは、試適時の咬合調整もごくわずかで、安定した咬合接触を得ることができる(**図14-3-8d**)。

ICPと下顎位も同じであり、また安静空隙の範囲内のわずかな垂直的なスペースの違いだけなのでデュアルバイトになることはないと考えられ、実験の症例の術後の定期的診査でも、デュアルバイトとなった症例は認められなかった。

図14-3-10

補綴物保護のためのナイトガード

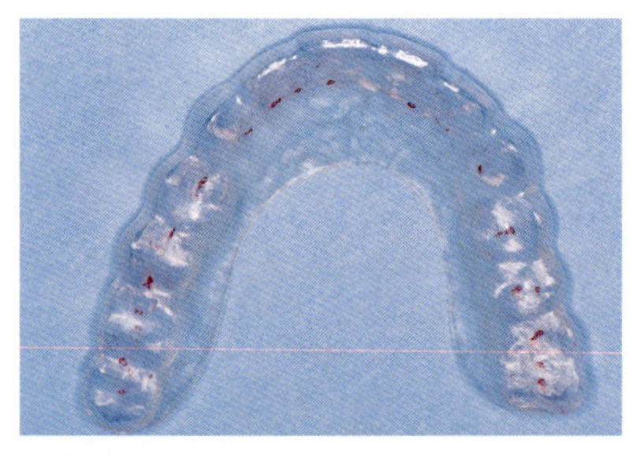

図14-3-10　咬合再構成治療のあとであるため、厚みもほとんど均一(0.8～１mm)である。

参考症例 3

図14-3-8a〜d　咬合再構成治療後のナイトガードの検討①

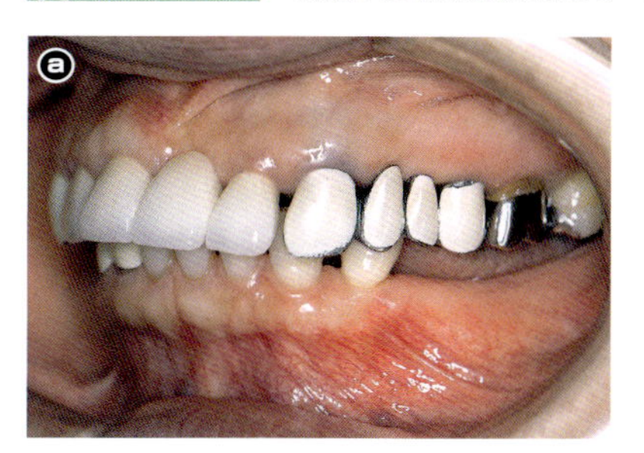

図14-3-8a　術前の状態。

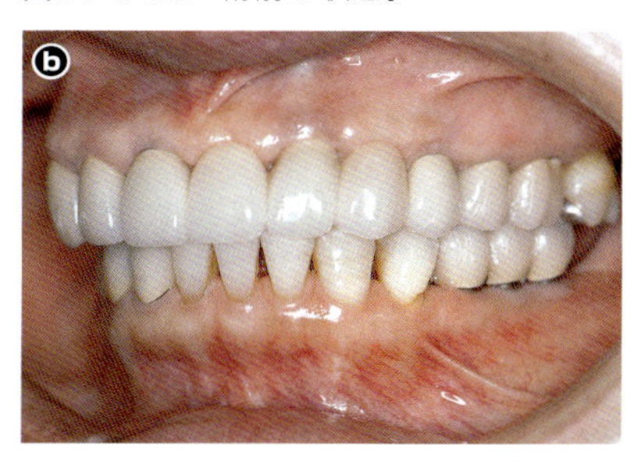

図14-3-8b　術後の状態。インプラント治療、咬合再構成治療を行った。

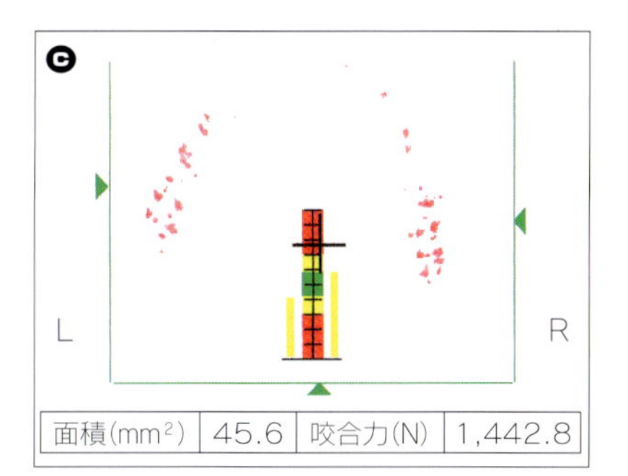

図14-3-8c　術後のオクルーザーのデータ。1,442Nという結果で、術前には予測できなかったほどの咬合力であった。臼歯部は金属焼付ポーセレンクラウンである。咬頭干渉には十分留意して補綴治療を行っているが、パラファンクションの力に抵抗できるか不安な症例であった。

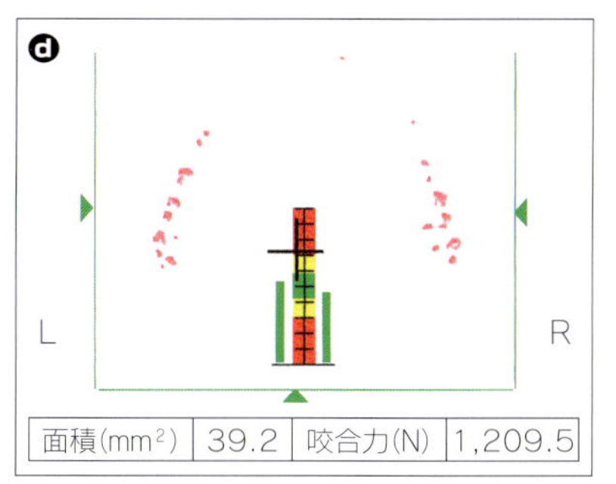

図14-3-8d　ナイトガードを装着してのオクルーザーのデータは1,209Nと、咬合力の減少を認めたが、まだまだ大きな値である。しかし、ナイトガードの装着は補綴装置の保護に働くと思われる。

参考症例 4

図14-3-9a〜d　咬合再構成治療後のナイトガードの検討②

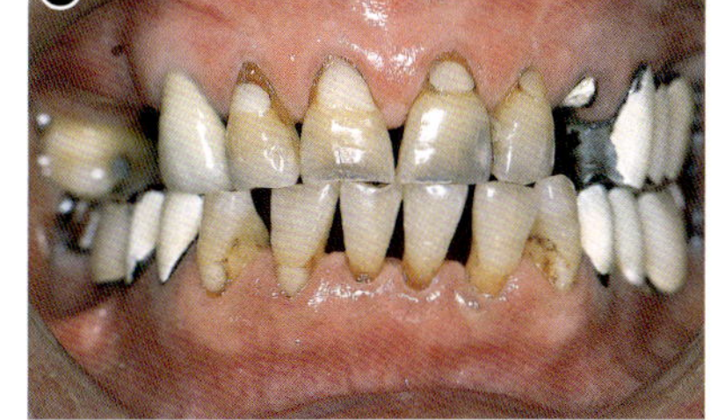
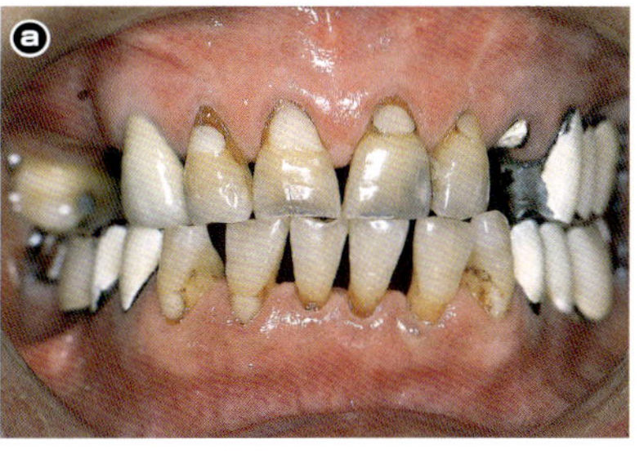

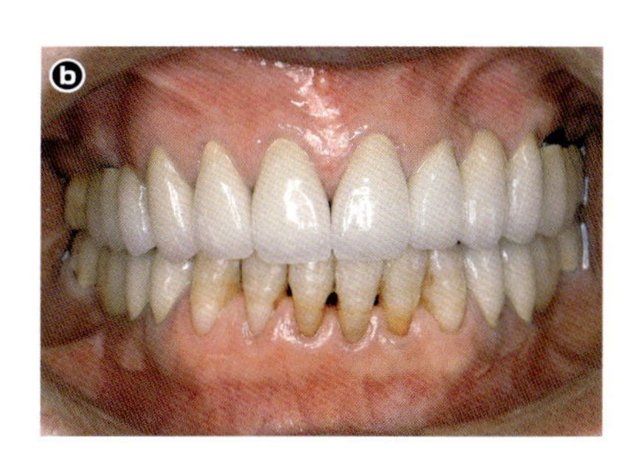

図14-3-9a、b　術前・術後の状態。術前の状態からパラファンクションの可能性が認められた。

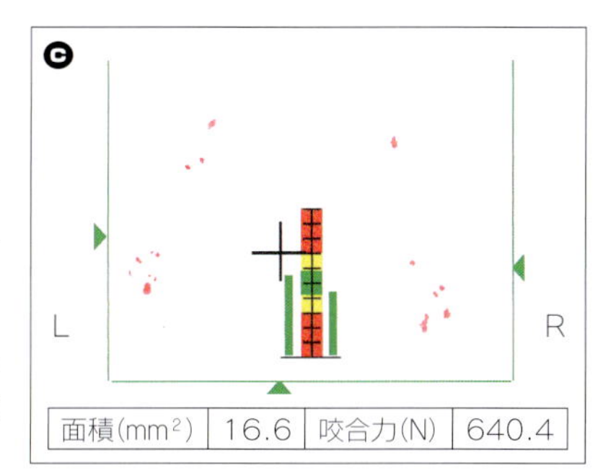

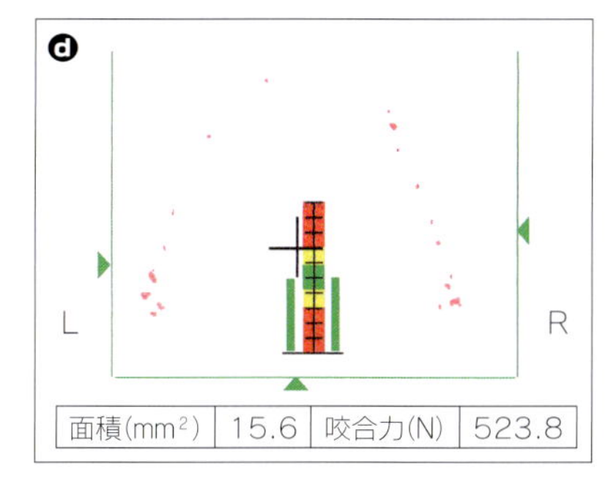

図14-3-9c　術前ICPでのオクルーザーのデータは640Nであったが、歯の摩耗の既往もあり、ナイトガードの使用を指示している。
図14-3-9d　ナイトガードを装着してのオクルーザーのデータ。523Nと咬合力の減少を認めた。

4．オクルーザルアプライアンス（スプリント）の製作

直接法

ここでは、筆者らが日常臨床で利用しているスプリントの直接法の製作手順を、図に従って解説する（**図14-4-1**）。

図14-4-1a～z　筆者らのオクルーザルアプライアンス（スプリント）の製作のしかた

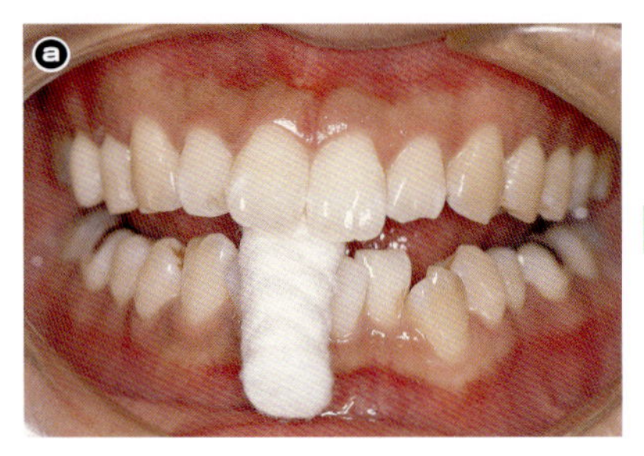

図14-4-1a　アクアライザーやロールワッテを使用し、習慣性の神経筋機構の遮断と筋のリラクゼーションを事前に行う。

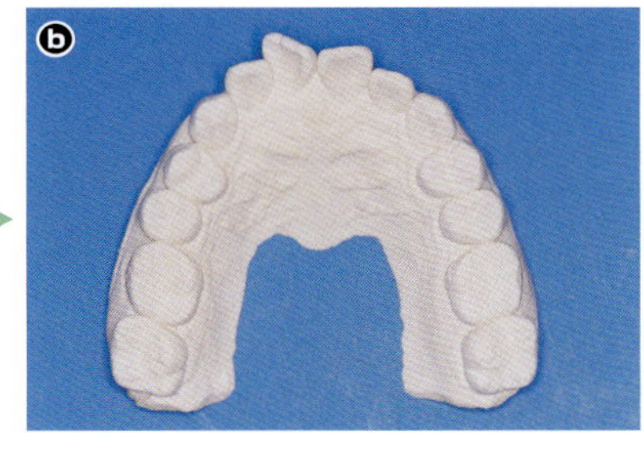

図14-4-1b、c　石膏模型で、厚さ1mmのアクリリックレジンシートを用いアクリリックレジンアプライアンスを製作しておく。

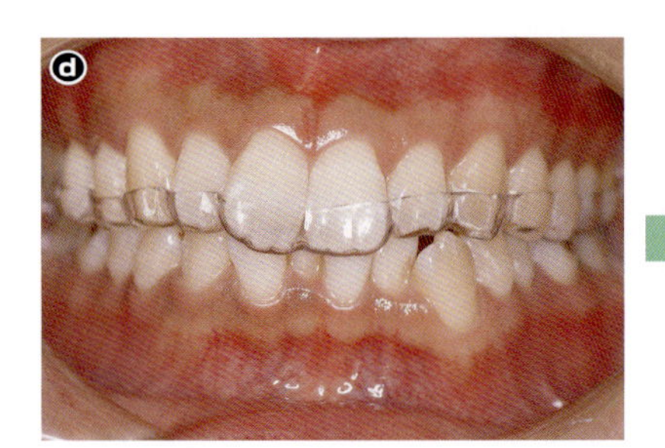

図14-4-1d　アクリリックレジンアプライアンスを口腔内に試適する。

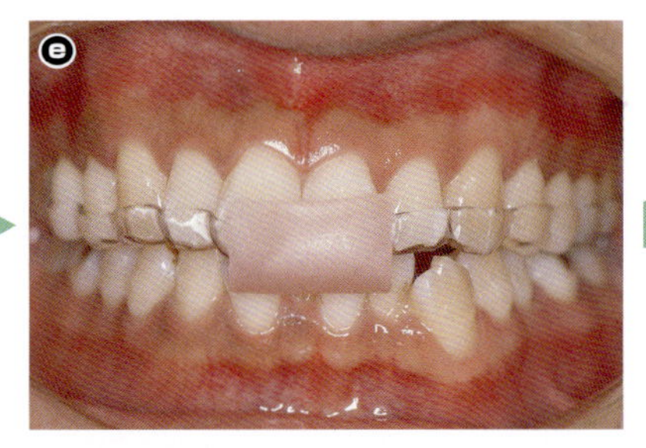

図14-4-1e　アプライアンス上の生理的状態のジグをとる。

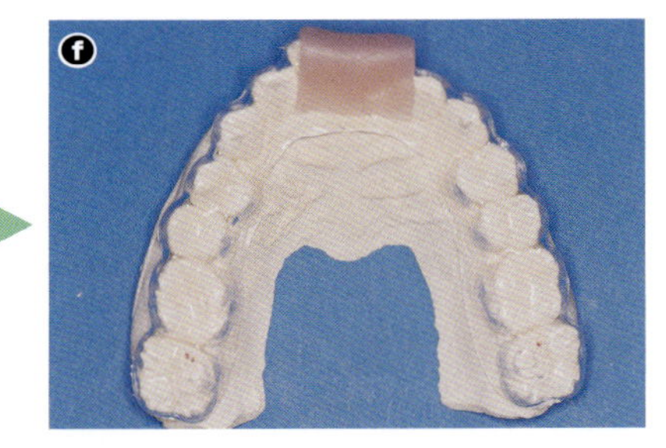

図14-4-1f　咬合紙で咬合接触を確認しておく。早期で接触したところを確認し平坦面にするよう調整する。

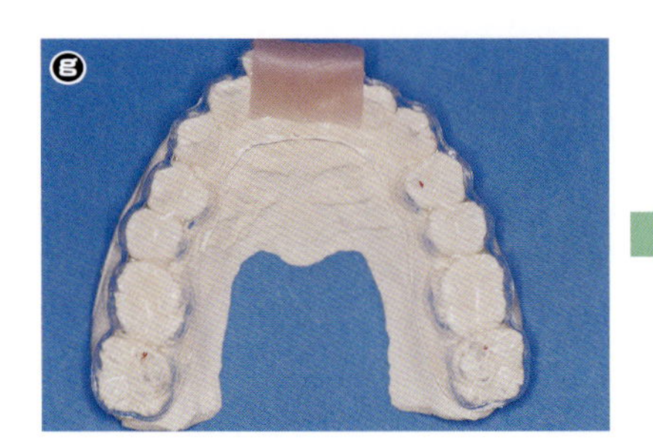

図14-4-1g　調整で2～3点が接触し安定した閉口時接触を得る。

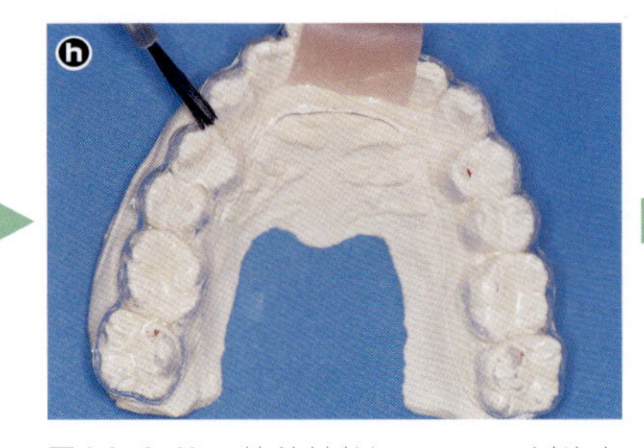

図14-4-1h　接着材（リベースエイド）をつけレジンの接着をよくする。

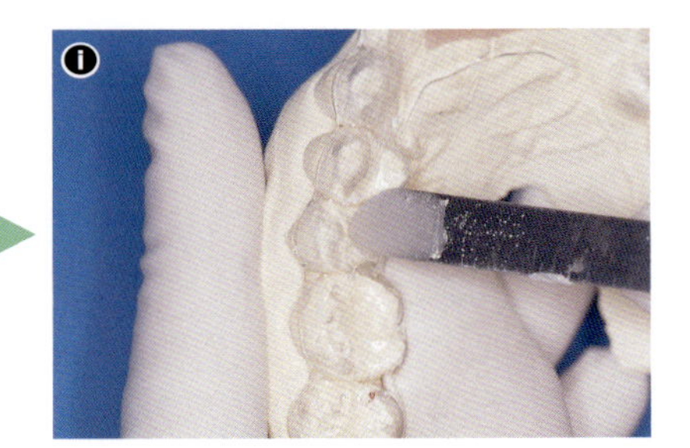

図14-4-1i　5－3|3－5 にレジンを盛る。

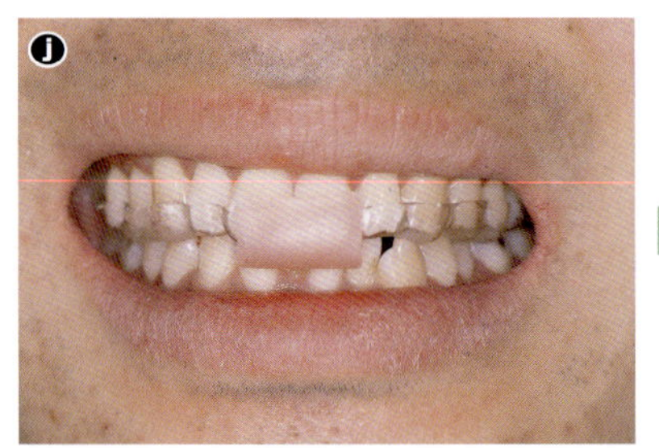

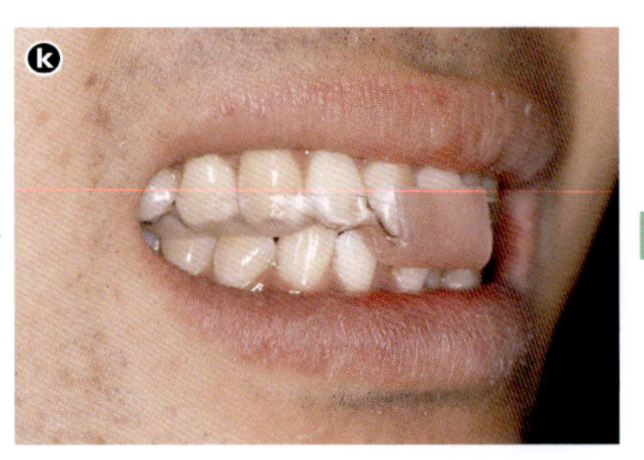

図14-4-1j、k　口腔内に戻し、ジグに下顎前歯が軽く接触したところで静止してもらい、硬化を待つ。

図14-4-1l　接触点を残してその周りを平坦にする。

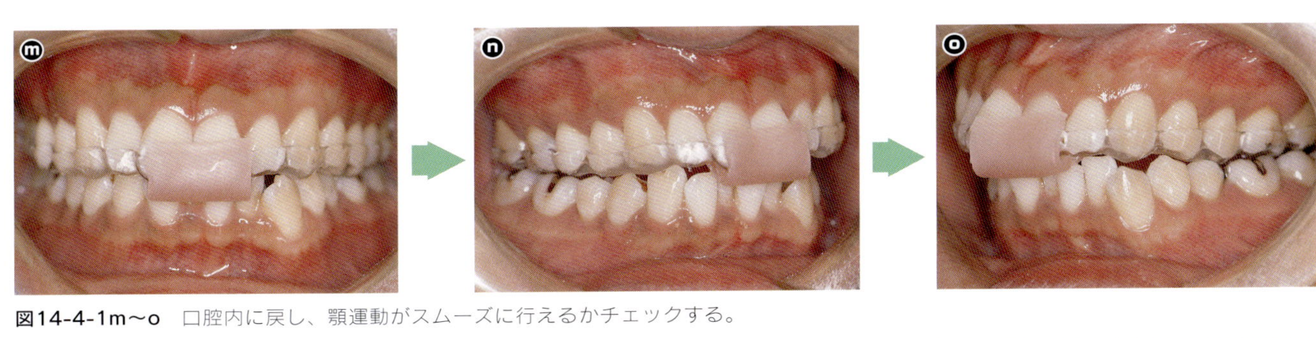

図14-4-1m〜o　口腔内に戻し、顎運動がスムーズに行えるかチェックする。

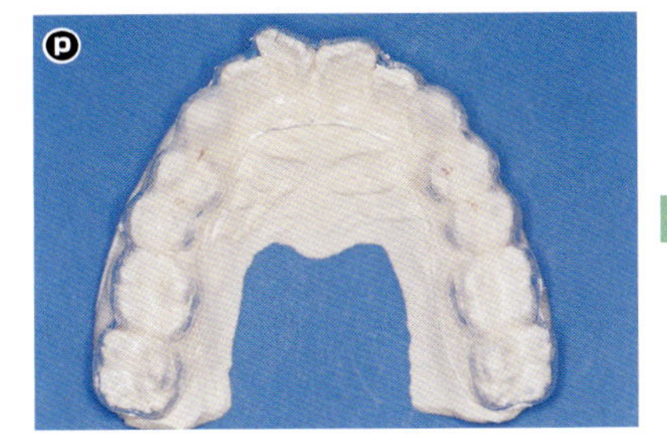

図14-4-1p　7 6|6 7にレジンを盛る。

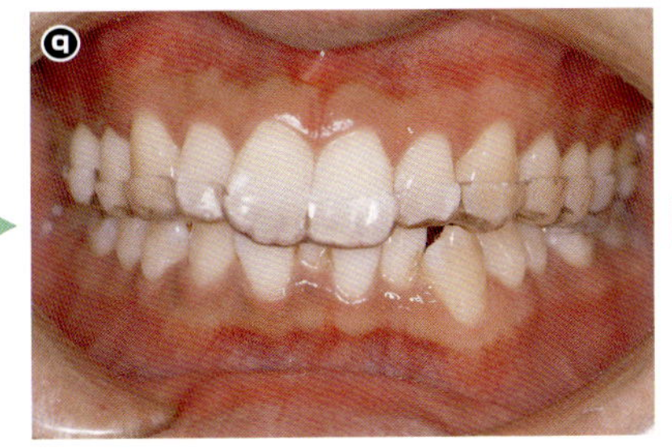

図14-4-1q　再び口腔内に戻し、レジンが硬化する前に散漫に顎運動してもらいグループファンクションとする。

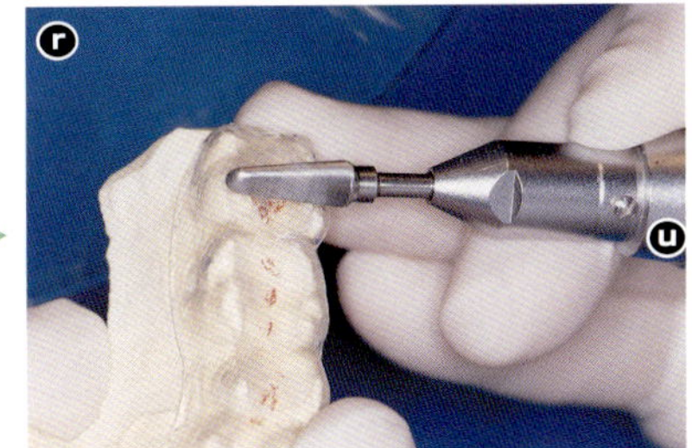

図14-4-1r　接触点やガイド面を残してなるべく平坦に、またはなだらかに調整する。

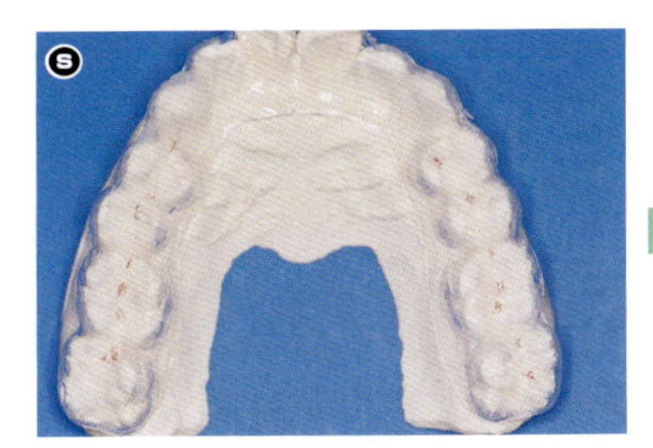

図14-4-1s　なるべく平坦に、または特定の歯に咬合干渉が生じない、なだらかな状態であればよい。

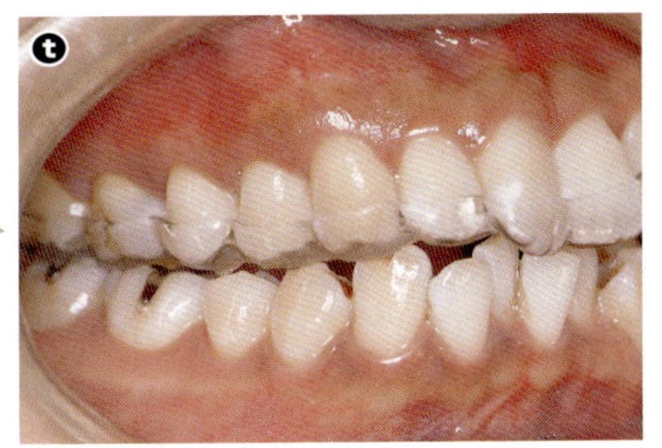

図14-4-1t、u　口腔内でグループファンクションとなっていることを確認する。この後に犬歯誘導にするが、ブラキシズムで犬歯部レジンが削れても特定の歯に干渉が生じないようにしておく必要がある。

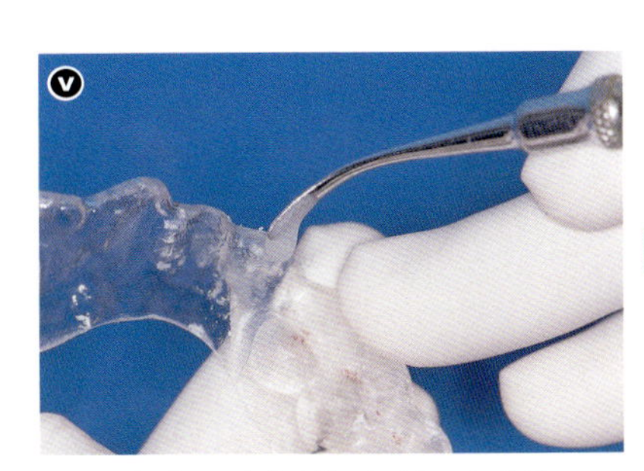

図14-4-1v　犬歯部にレジンを盛る。

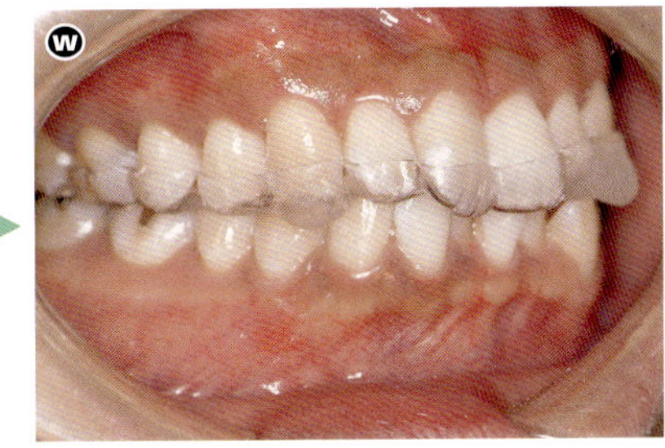

図14-4-1w、x　口腔内に戻し、その後に調整し犬歯誘導型にする。

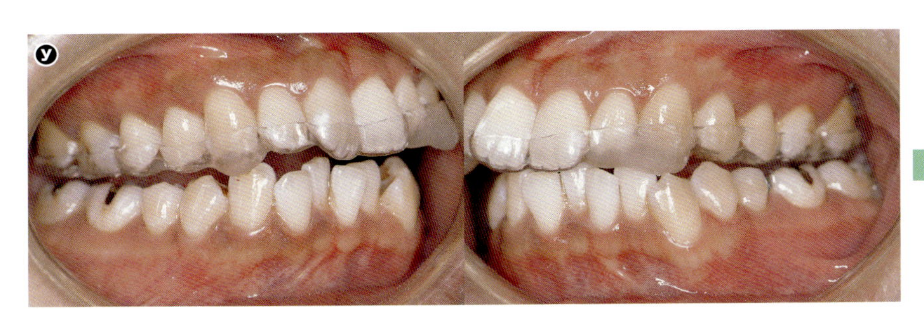

図14-4-1y　左右側方運動時の状態。

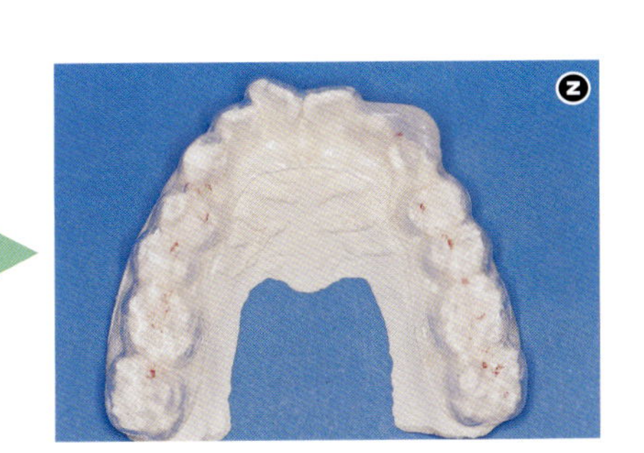

図14-4-1z　2+2レジン添加させ左右、前後、前側方に運動させ、オクルーザルアプライアンスを完成させる。

第15章

咬合治療の臨床的観点から閉塞性睡眠時無呼吸症候群を考察

成人の閉塞性睡眠時無呼吸症候群（OSAS）は、社会生活に対する影響だけでなく、生命予後に関する身体への影響がある疾患である。一般臨床家にとって「OSAS は専門医に任せる分野」という固着観念があるのではないだろうか。しかし、咽頭に隣接する歯科として、軟組織の問題、下顎の位置、咬合とのかかわり、欧米人とアジア系の人の骨格の違い、加えて現代の食文化での顎骨格的問題などを考慮すると、OSAS はわれわれの臨床でも決して「縁遠い分野」ではないのである。

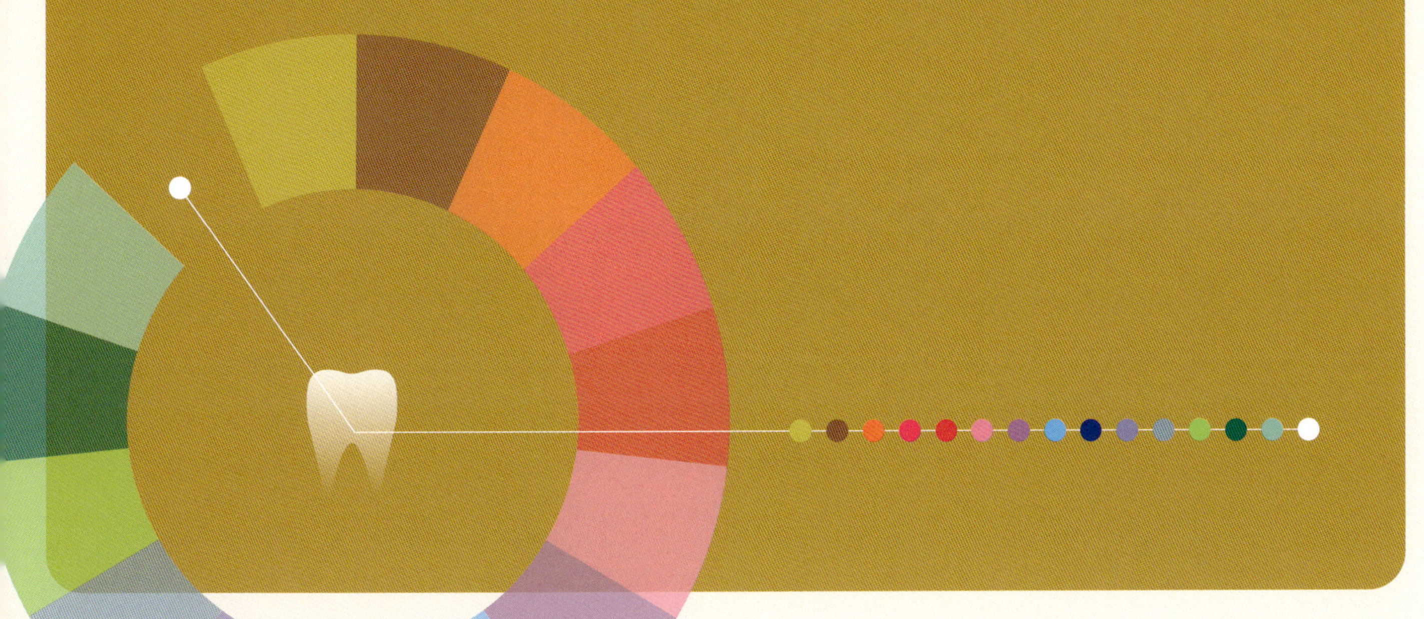

1．歯科従事者こそOSASに気づき対応できる！

成人の閉塞性睡眠時無呼吸症候群（Obstructive Sleep Apnea Syndrome：以下OSASと記す）は、睡眠中に無呼吸があるため、睡眠の質が悪く日中に眠気で事故を起こしやすいなどの社会生活に対する影響があるだけでなく、生命予後に関する身体への影響がある疾患でもある。歯科治療中に寝たりイビキをかく患者はいないだろうか？　閉塞性無呼吸の無呼吸は、93％がイビキの最中に起きているという[1]。OSASの有病者は、日本では200万人[1]とも500万人[2]とも推定されているが、問題はそのほとんど85％が未診断ということで[1]、自分のイビキの状態に自覚がない（本人は寝ていて認識できない）のがその一因である。そこで歯科医師やパラデンタルスタッフこそは患者の潜在しているOSASに気づき、検査や治療を勧めることができるのではないかと考えられる。

ところで、「現在患者本人に治療したいという自覚症状がないのに、あえて検査や治療を勧める必要があるのだろうか？」と思われるかもしれない。しかし、患者本人に自覚がないから必要なのである。また、“咬合の本でOSAS”とも思われるかもしれないが、一般臨床医こそ認識すべき疾患であり、咬合と無関係ではないため、この新版に加えた次第である。以下、読み進めていただきたい。

2．OSASの疫学的見地

未治療のOSASが生存率を低下させるという報告がある（**図15-2-1**）[3]。このデータは無呼吸だけを数えた無呼吸指数（Apnea Index：AI）を用いているので、AI20以上は重症のOSASである。この文献でOSAS患者385人中、８年生存率は63％（４割近い患者が死亡していた）と、かなり衝撃的な発表であった。さらに2008年のWisconsin Sleep Conhort Studyの18年の追跡調査のAHI無呼吸低呼吸指数（Apner Hypopnea Index：AHI、１時間に呼吸が10秒以上止まった回数）が５以上の軽度（生存率約90％）、15以上の中度（生存率約83％）、30以上の重度では生存率は約57％と、AHIが大きいほど生存率が悪化することが報告されている（**図15-2-2**）[4、5]。AHI軽度、中度でも何らかの影響を身体が受けているだろうということもわかる。重症のOSASでは心血管系疾患による死亡の確率は5.2倍という報告であった。また、米国のSleep Heart Health StudyによるとAHI 11（軽度）以上の循環器疾患発症は心不全2.38倍、脳卒中1.58倍、冠動脈疾患1.27倍と報告している[1]。重症でも持続陽圧呼吸器（positive airway pressure：CPAP）治療をすることにより未治療群と

図15-2-1～3　AIやAHIの数値が大きいと生存率は低くなる

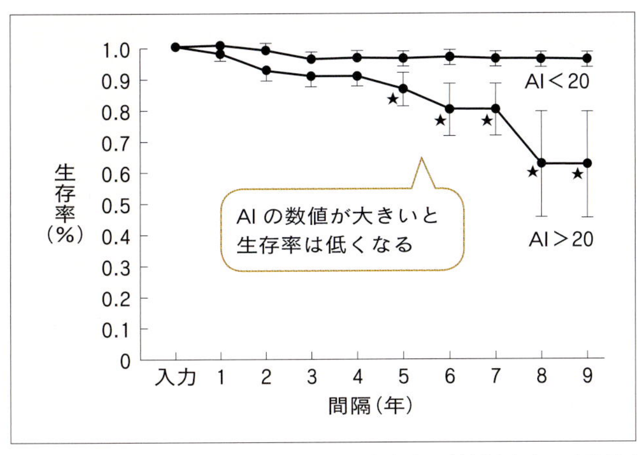

図15-2-1　AI 20以上とAI 20未満で生存率に差が生じた。AI20以上では5年生存率が87%、8年生存率が63%であった[3]。

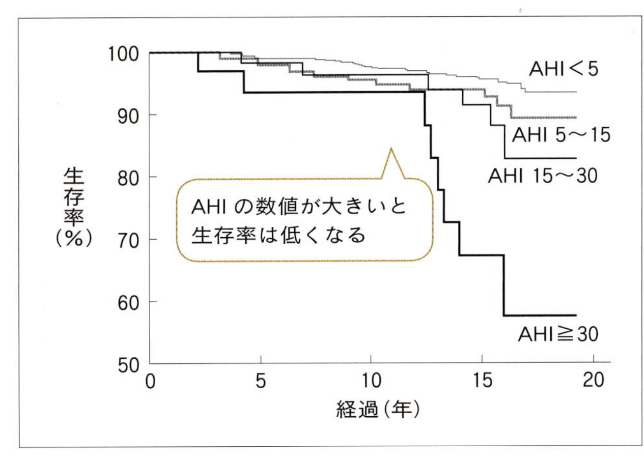

図15-2-2　AHIが増えるにしたがい、生存率が下がっている。AHI 30以上では16年で57%と報告されている。中度、軽度でも身体に影響があるのがわかる[4、5]。

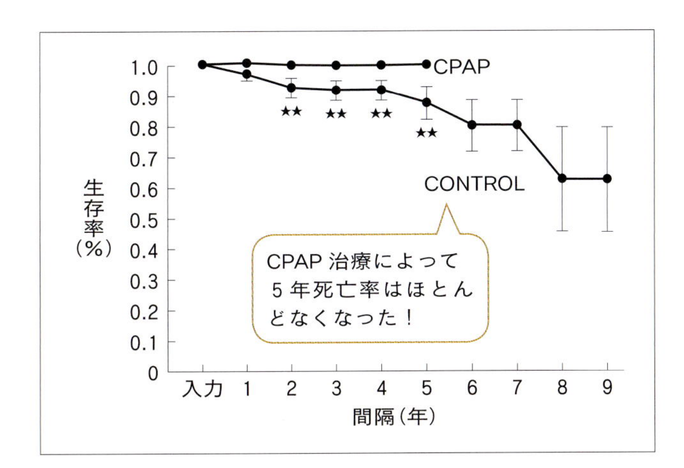

AIとは：無呼吸指数（Apnea Index）の略称
AIの数値が20以上は重症のOSASである.

AHIとは：無呼吸低呼吸指数（Apner Hypopnea Index）の略称
1時間に呼吸が10秒以上止まった回数を示す.
AHIの数値が5～14は軽度，15～29は中度，30以上は重度とされている.

図15-2-3　図1において、5年生存率は約83%であるが、CPAP治療により、5年死亡率はほとんどない[4]。

異なり、5年時点の死亡はゼロであったという報告もされていて、治療の有効性が示されている（**図15-2-3**）[4]。呼吸は生命維持にかかわる重要なことであり、無呼吸が起き異常が生じれば、身体はできる限りの防御法を総動員して恒常性を保とうとする。その防御作用が経年的に身体に負担となれば病的症状として現れてくる。無呼吸により酸素供給が停止すると身体はどのような反応が起こるかを患者説明用に改変した図式で提示してみる（**図15-2-4**）[6]。

図15-2-4 無呼吸・低呼吸が身体へ与える影響

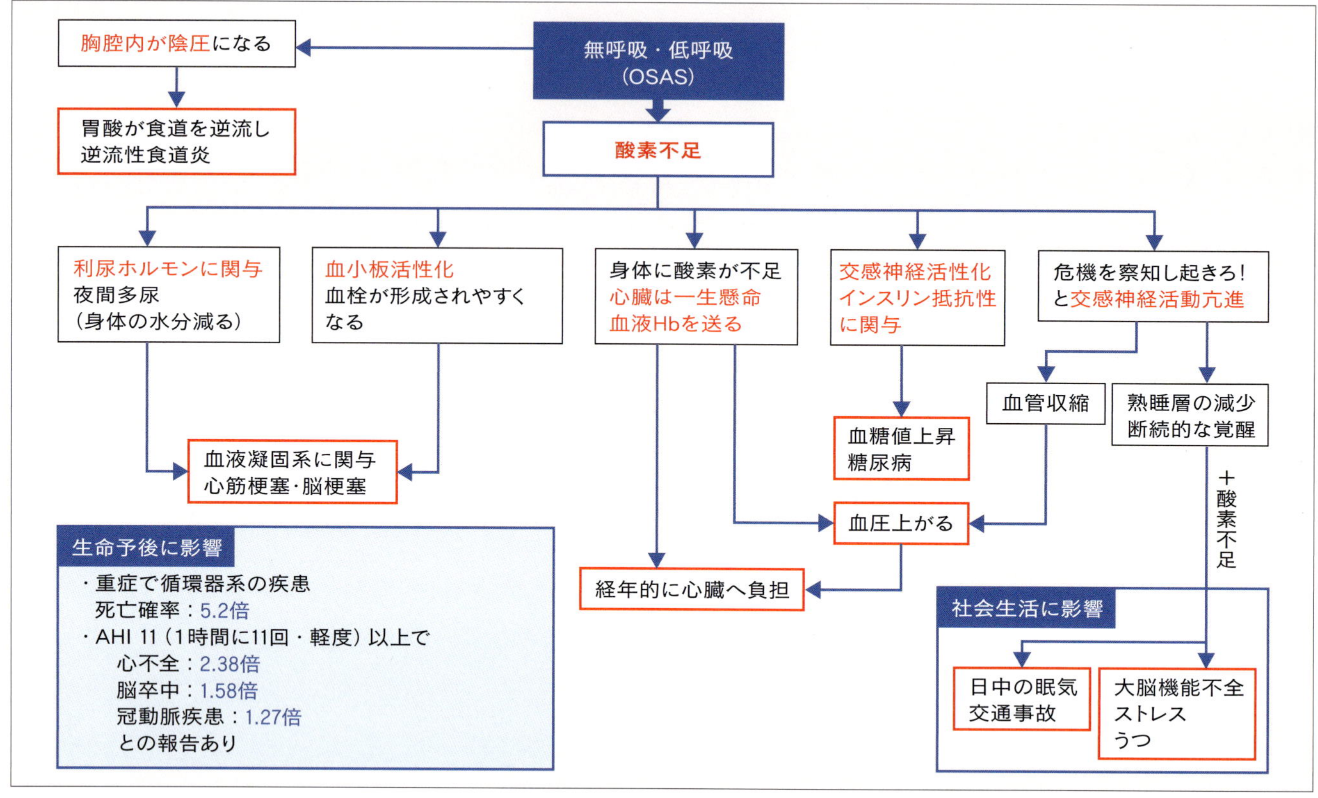

図15-2-4 OSAS重症で循環器系の疾患での死亡確率5.2倍、AHI11（1時間に11回・軽度）程度でも心不全2.38倍、脳卒中1.58倍、冠動脈疾患1.27倍との報告あり[1]。今現在、痛かったり苦しかったりという症状はなくとも、長年の睡眠時の負担が、身体に悪影響を及ぼすことが示唆される。（参考文献6より改変）

3. OSASの原因

OSASの原因は気道が狭窄することで起きる。

原因を一覧してみよう（**図15-3-1**）[7、8]。欧米では肥満が大きな要因のようだが、アジア系の人では骨格的なリスクもあり、OSAS患者の1/4〜1/3は非肥満である[9]。なぜなら、前後的厚みがある欧米人の骨格と比較して、アジア人は前後的な厚みが少なく、基本的に咽頭腔が狭い傾向があるためである（**図15-3-2a、b**）[8]。

気道が狭まる要因（病気や薬の影響以外で）として、舌による圧迫（後記するが加齢や咬合問題などにより舌筋や関連筋の衰えによる可能性）、女性ホルモンの減少による気道の拡張筋の衰え、肥満などで軟組織による圧迫などがあげられている（**図15-3-1**）。

睡眠相にはノンレム睡眠（Stage non-REM）とレム睡眠（Stage REM）がある。レム睡眠は急速眼球運動（REM：Rapid Eye Movement）をともなう夢見る睡眠相である。 また、横隔膜を除いて全身の筋肉の緊張が失われる相であり、咀嚼筋や咽頭周囲筋も緊張が低下する。REM期に筋肉の緊張が低下すれば、仰臥位（仰向け寝）では舌筋も虚脱し、重力で舌全体が気道の方に沈下し、気道の閉塞を起こしやすい（**図15-3-3a〜c**）。気道

図15-3-1　**閉塞性睡眠時無呼吸症候群の原因**

- **肥満**
  欧米では肥満をともなうことが多いが、日本では OSA 患者の 1 / 3 ～ 1 / 4 は非肥満(BMI25以上肥満)
- **関連筋の衰えによる舌の後退**
- **ホルモンの問題**
  女性の場合、閉経などの影響
- **内分泌疾患**
  たとえば、甲状腺機能低下などによる舌の肥大
- **アルコール、睡眠導入剤など**
  舌下神経の活動が抑制され、上気道拡張筋の活動性が低下
- **骨格的な問題：硬組織と軟組織のバランスの問題**
  アジア系は、欧米人より前後的厚みがない
  →咬合の影響を受けやすい!?
  永久歯萌出時の問題
  不適合な補綴治療などによる口腔内容量の減少
  多数歯欠損の放置
- **咽頭の問題**

図15-3-1　閉塞性睡眠時無呼吸症候群の原因。

図15-3-2a、b　**欧米人とアジア人の骨格の違い**

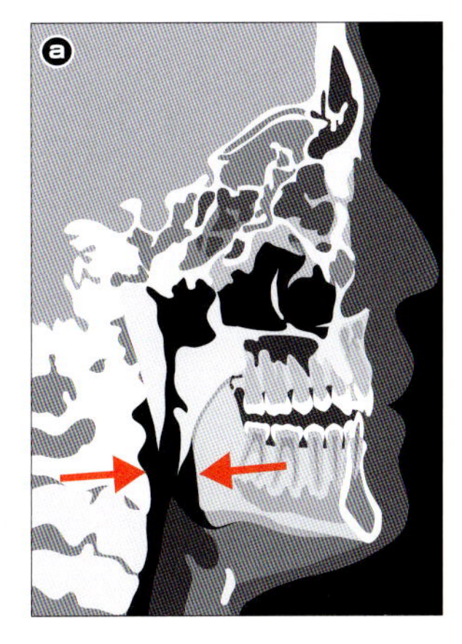

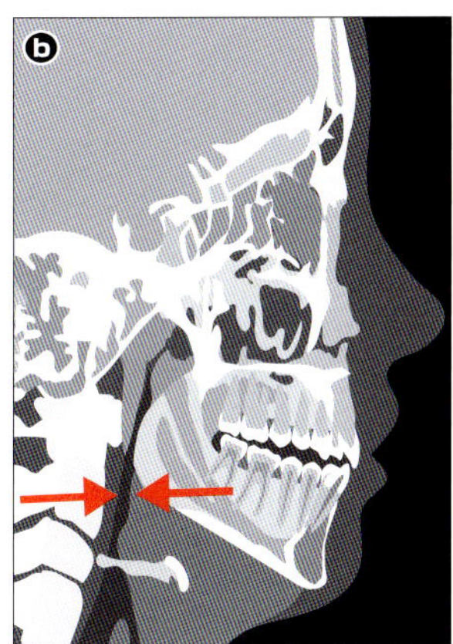

図15-3-2a、b　欧米人(a)とアジア人(b)の骨格の違い。アジア人の骨格は欧米人に比べ前後的に細く、咽頭腔が狭い傾向にある。(本イラストは参考文献8より引用・改変)

図15-3-3a～c　**気道の状態**

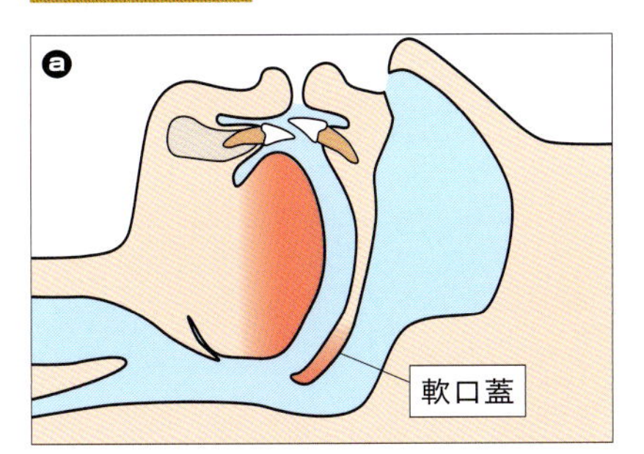

図15-3-3a　正常な状態、気道が閉鎖することなく空気が通っている。

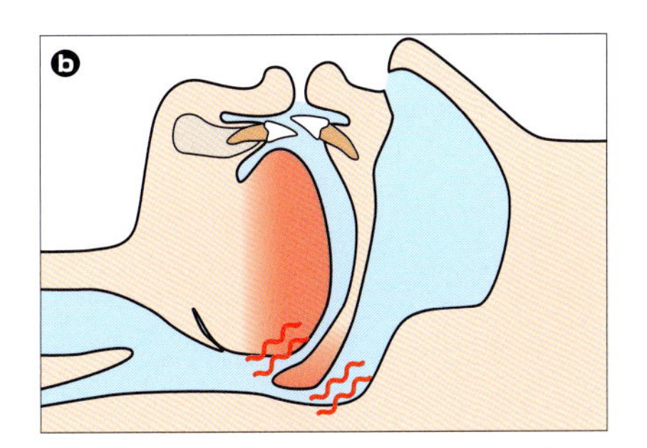

図15-3-3b　気道が狭まり、軟口蓋が振動してイビキとなる。

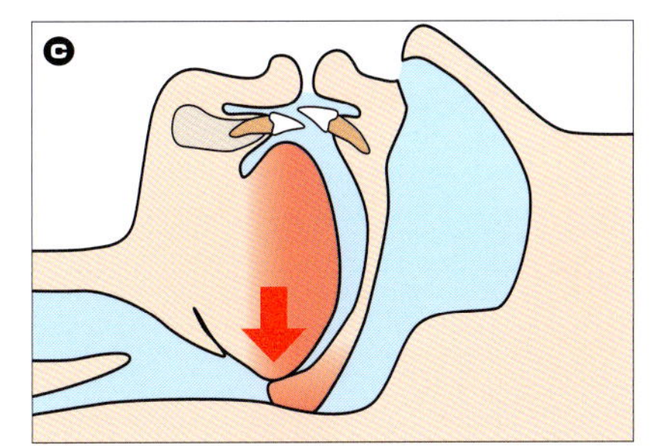

図15-3-3c　無呼吸の状態。舌根が沈下し、気道が狭くなり、口蓋垂が下咽頭に吸い込まれ、咽頭後壁と舌根との間に挟まれ、閉鎖する。(a～c のイラストは参考文献1より改変)

は弾力に乏しく、舌根部の沈下で容易に狭窄する。無重力の宇宙に行くと地上でイビキをかいていた宇宙飛行士はイビキをかかなくなるとの報告がある[10]。口笛で考えてみると、よくわかるかもしれない。口笛は、大きく唇を開いて音は出せない。唇を狭めて音が出せるように、イビキも気道が狭まると、気流が増し、より軟口蓋も振動して回数や音も増える。

以上が気道が狭まることによる閉塞性の無呼吸や低呼吸が起こるメカニズムと、イビキのかかわりである。

図15-4-1　治療法

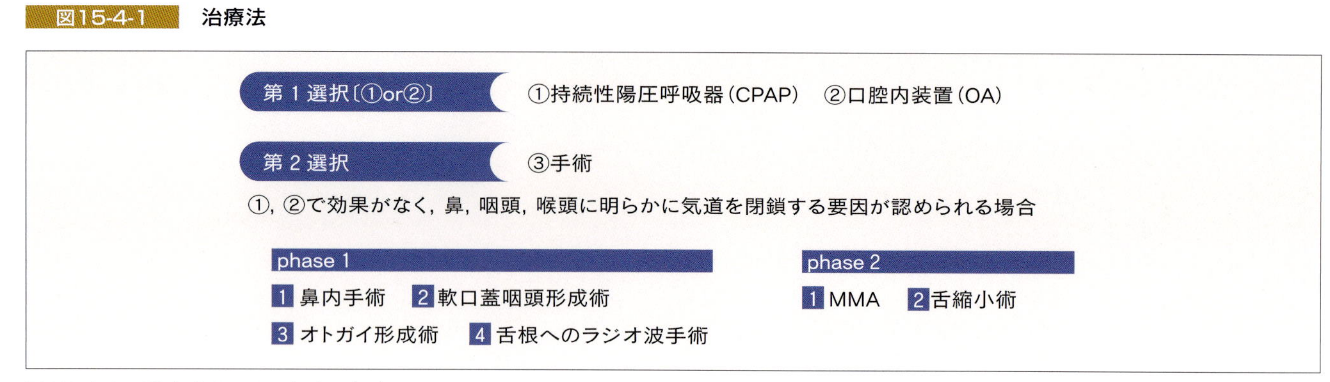

図15-4-1　重度は CPAP、中度、軽度は OA と日本のガイドラインでも示されている。phase1、phase2はスタンフォード大学における、sleep disorder center の外科療法の指針である。phase1は、耳鼻咽喉科的問題による外科であるが、phase2の MMA（maxillomandibular advancement）において、近年米国では、外科矯正治療を含めて検討されてきている。

図15-4-2　CPAP

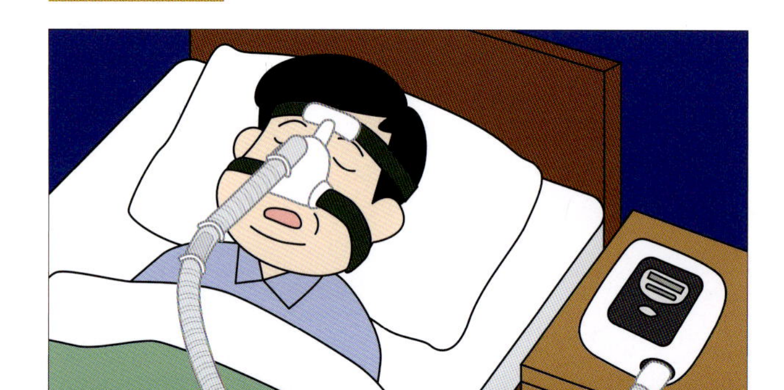

図15-4-2　CPAP（持続性陽圧呼吸器）は酸素吸入器とは異なり、閉塞した気道を空気の圧力で広げ、呼吸を助ける装置である。

4．治療法について

OSAS の治療法を図で提示する（**図15-4-1**）。

重度の第一選択は CPAP（**図15-4-2**）であり、軽度、中度であれば口腔内装着 OA（Oral Appliance）という選択となる。耳鼻咽喉科的問題があれば**図15-4-1**における phase 1の①②が軟組織の改善であるのに対し③や MMA は顎顔面の骨格形態を拡大することで、相対的に上気道の容積を拡大改善する目的である。顎顔面手術は不正咬合の治療法の外科的矯正治療の手法が応用されいる[10、11]。当然術後の顎位、咬合の安定、摂食嚥下など生理的機能の安定が不可欠である。

日本では重度の OSAS は CPAP の保険治療適応である。軽度・中度は基本的には CPAP 治療の対象外ではあるが、前記したように身体への悪影響の可能性は無視できない。選択枝として OA がある。日本では OA も保険適応（上下顎一体型）となっている。

CPAP は酸素吸入器ではない。閉塞した気道を空気圧で強制的に開け、

図15-5-1　睡眠時無呼吸の原因

①中枢性睡眠時無呼吸症候群
- 原発性中枢性無呼吸
- 病的状態による他の中枢性無呼吸
  チェーン・ストークス呼吸パターン
  高地での周期性呼吸
  上記でない中枢性無呼吸
- 薬物、物質による中枢性無呼吸
- 乳児の原発性睡眠時無呼吸

②閉塞性睡眠時無呼吸症候群
- 閉塞性無呼吸（成人）
- 閉塞性無呼吸（小児）

③睡眠関連低換気／低酸素症候群
- 睡眠関連非閉塞性肺胞低換気、特発性
- 先天性中枢性肺胞低換気症候群

④病的状態による睡眠関連低換気／低酸素
- 肺実質、あるいは血管疾患による睡眠関連低換気／低酸素
- 下気道閉塞による睡眠関連低換気／低酸素
- 神経筋、あるいは胸壁疾患による睡眠関連低換気／低酸素

⑤他の睡眠呼吸障害
- 分類不能

図15-5-1　睡眠中に無呼吸、低呼吸を起こす原因は閉塞性だけではない。中枢性の無呼吸に、気道を開く目的のOAは有効ではない。歯科でのOA治療は閉塞性で無呼吸を起こしているという診断が必要である[1]。

空気を肺に送る装置である。そのためCPAPは煩わしさや気道乾燥などの不快症状のため使用を止めてしまう患者が少なくないという現状がある。CPAPは使用すれば100％の効果であるが、使用しなければ効果0％である。OAは100％の効果は難しいが、CPAPを拒否した患者ほとんどが受け入れる可能性が高く[12]、CPAPを拒否した重度症例でも（OAの綿密な調整を必要とするが）75％の症例でAHIの半減が認められたとの報告もある[13]。重度なら中度・軽度に、中度は軽度・ごく軽度か正常範囲にというのがOAの目的である。

5．口腔内装置（Oral Appliance：OA）

OAの治療対象は、あくまでもOSASである。そのため内科や耳鼻科でOSASの検査の結果を受けてから治療を始める必要がある。睡眠時無呼吸を起こすのはOSASだけではなく、中枢性や他の疾患もある（**図15-5-1**）[1]。「閉塞性の睡眠時無呼吸症である」と確定診断がなされなければ、大きな見落としをしてしまう危険性があることも認識しなければならない。

OAの治療効果は舌による気道の圧迫を軽減することにある（**図15-5-2a～j**）。CPAPは患者が装着してくれれば100％の効果である。しかしOAではその患者への効果を明確に計ることは困難である。方法としてはセファロでの調整（タイトレーション；OA装着しているときとしていないときでの気道の開き状態をセファロで見る（**図15-5-3a、b**））がある。ただ、セファロ撮影は座位や立位で撮影するため、レム期の仰臥位での舌筋の虚脱による気道の圧搾状態とは同条件ではないという欠点がある。当医院では、客観的なOAの効果の評価として、無呼吸はイビキとともなうことがほとんどのため、イビキの減少状態を可視化できるスマートフォンのイビキアプリチェックとパルスオキシメーターで動脈血酸素飽和度の検査をしている。一時的に停止した呼吸の影響で、動脈血の酸素濃度が減少

図15-5-2a〜j　舌筋や咽頭部の解剖

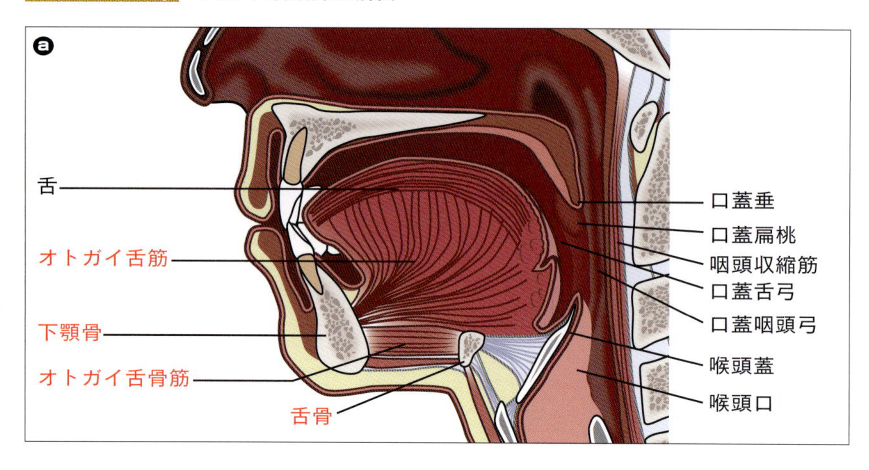

図15-5-2a　オトガイ舌骨筋やオトガイ舌筋の起始は、オトガイ棘である。下顎骨を前方位にすることで、舌骨と舌筋がともに前方に牽引され、気道が開く（本イラストは参考文献16より引用・改変）。

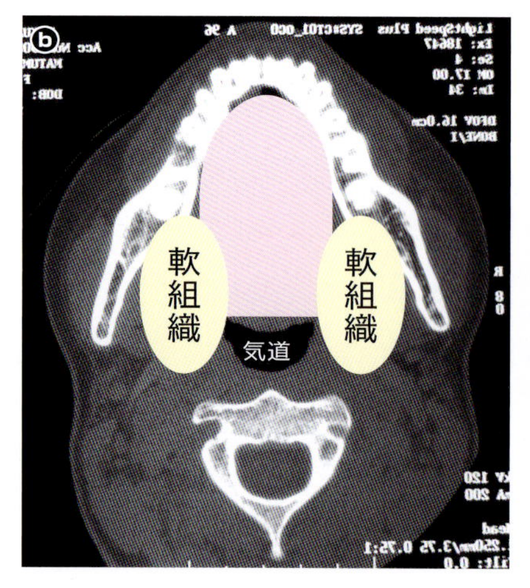

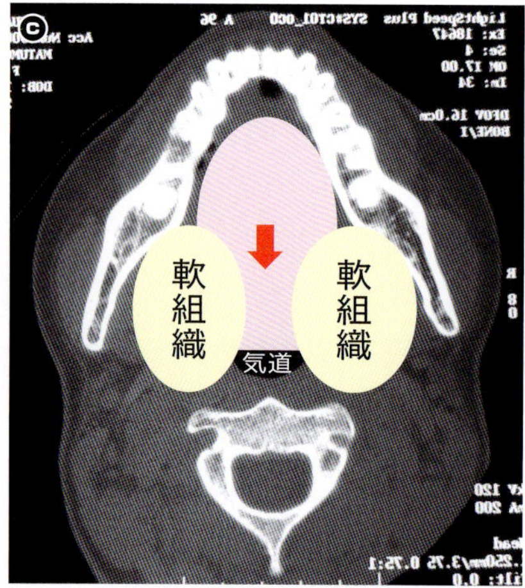

図15-5-2b、c　正常な状態（**b**）、オトガイ舌骨筋や関連筋の衰えと睡眠時の虚脱により、仰臥位で気道が舌に圧迫される（**c**）。肥満傾向で粘膜が咽頭腔を侵害する。アジア系の骨格は器が狭い傾向があり、これらによる気道の圧迫のリスクは高くなる。

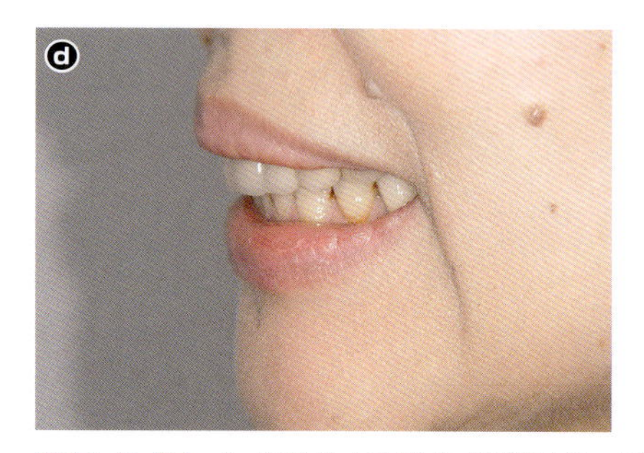

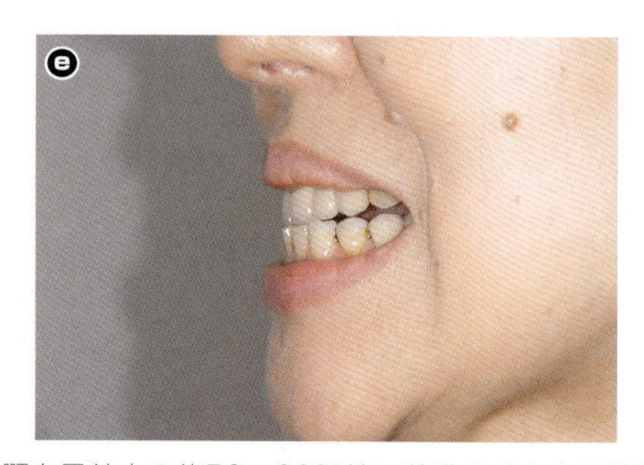

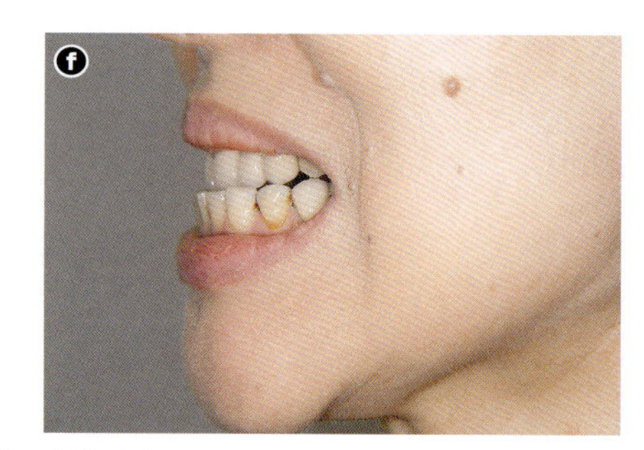

図15-5-2d〜f　ICPの上下顎歯の状態（**d**）、下顎を最前方の約50〜60％前に移動させた上下顎歯の状態（**e**）、下顎を最前方まで移動させた上下顎歯の状態（**f**）。

することの身体への影響が大きな問題となるため、パルスオキシメーターを３晩貸出して測定していただき、分析ソフトで解析している。

当医院でのOA治療の流れは、OSASの可能性のある患者にイビキや無呼吸についての問診表に答えていただき、OSASの説明をする。任意であるが、スマホのアプリで自分のイビキを確認してもらい、希望があれば検査を勧めている。医科で検査の結果、中度や軽度ならOA治療という流れとなる。また、重度でも「CPAP治療を試みたが拒否」という患者さんの第２選択として医科から紹介という場合もある。

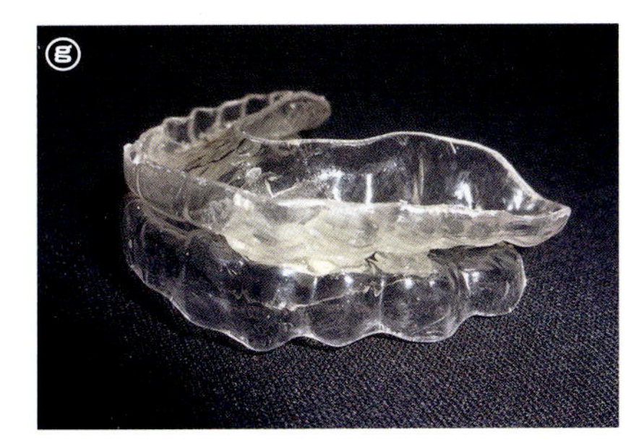

図15-5-2g　保険対応のOA。保険適応は上下一体型である。最前方位の60%での上下顎歯状態である。検証後に下顎の位置を再調整できるよう、はじめは何カ所かで上下を留める程度にしている。

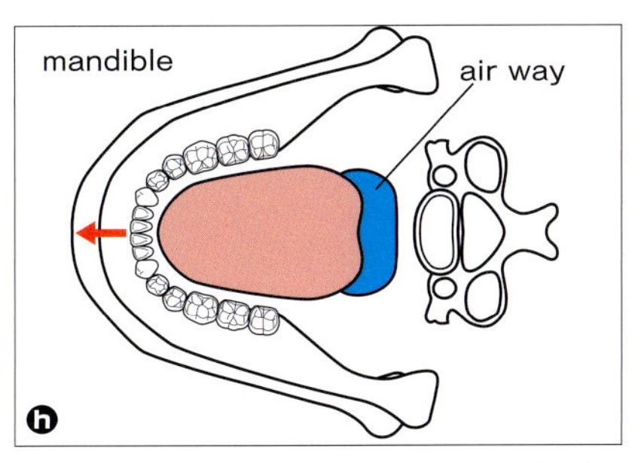

図15-5-2h、i　オトガイ舌骨筋やオトガイ舌筋の起始はオトガイ棘なので、下顎骨を前方位にする（h）ことで気道を圧迫する舌（i）を牽引し、気道が開くメカニズムがOAである。

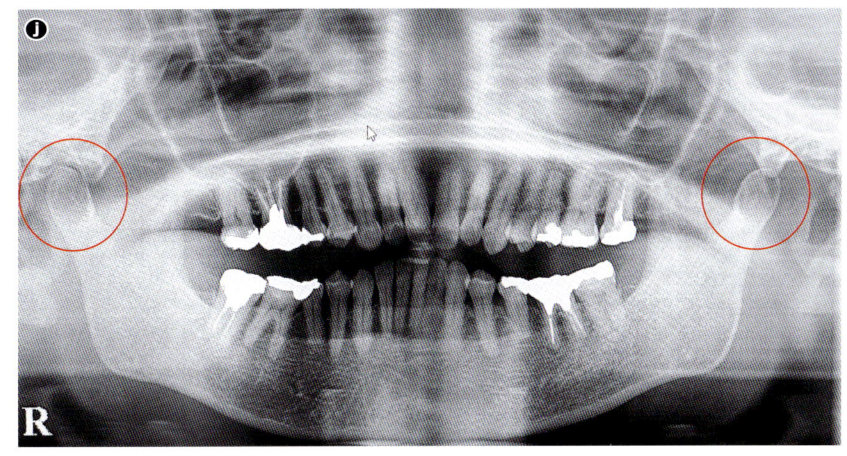

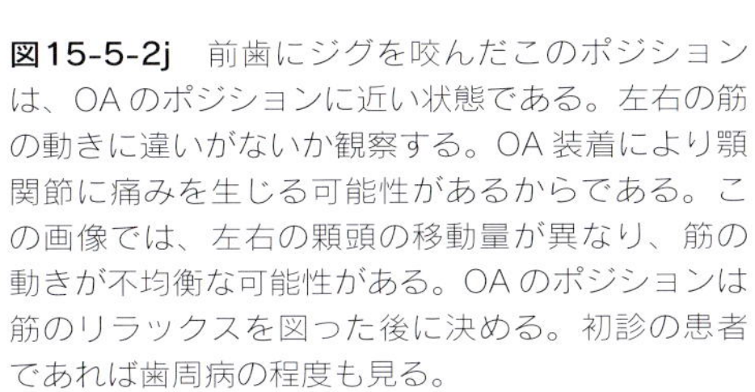

図15-5-2j　前歯にジグを咬んだこのポジションは、OAのポジションに近い状態である。左右の筋の動きに違いがないか観察する。OA装着により顎関節に痛みを生じる可能性があるからである。この画像では、左右の顆頭の移動量が異なり、筋の動きが不均衡な可能性がある。OAのポジションは筋のリラックスを図った後に決める。初診の患者であれば歯周病の程度も見る。

図15-5-3a、b　OAの効果測定の一例

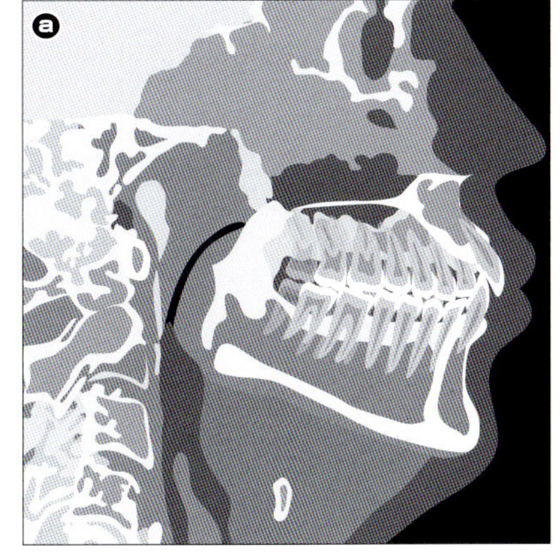

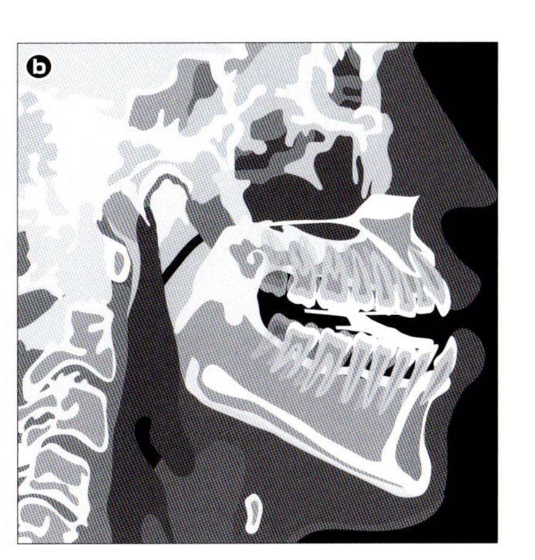

図15-5-3a、b　ICPのセファロで見られる気道（a）と比べ、OA装着時（b）のほうが、気道が拡大している。しかし、舌が咽頭部に沈下する仰臥位ではなく立位で撮影されてしまうという欠点がある（本イラストは参考文献8より引用・改変）。

症例を通して紹介してみる。

AHI判定基準を（**図15-5-4a**）　ODI（酸素飽和度SPO_2低下指数）の判定基準を（**図15-5-4b**）に示す。

図15-5-4a、b　AHI 判定基準と ODI（SPO_2値の判定基準）

a

AHI：1時間に10秒以上呼吸が止まる、低呼吸になった回数

1 < AHI < 5：ごく軽度

5 < AHI < 15：軽度

15 < AHI < 30：中度

30以上：重度

b

ODI 3：1時間で SPO_2 が3％以上下降した回数

1 < ODI 3 < 5：ごく軽度

5 < ODI 3 < 15：軽度

15 < ODI 3 < 30：中度

30以上：重度

図15-5-4a、b　無呼吸低呼吸による AHI での OSAS の判定基準（**a**）。SPO_2は96％前後が正常。その患者の平均値より3％減少した回数の ODI での OSAS 判定基準（**b**）。

症例 1

患者さんからイビキの相談をされた症例（図15-5-5a〜i）

患者：61歳　女性

主訴：イビキ・喉のいがらっぽさ

・更年期以降、夫からイビキの指摘を受けるようになった。

・更年期になって急に血圧が高くなった。

・喉のいがらっぽさは、耳鼻科受診で特に治療を要するような炎症はないとのことだった。日によって症状は異なる。

・逆流性食道炎　４〜５年前　逆流性食道炎と診断された。２週間の薬服用後は改善し、近年治療を要するようなひどい症状は出ていない。

上記の症状が OSAS による可能性も考えられた。

検査結果を図に示す（**図15-5-5a**）

判定は軽度だったが、イビキの主訴と、SPO_2が90％以下に減少した回数が目立ったため OA 治療をすることになった。

OA 治療の効果についてイビキの減少をスマホのアプリと、ODI（SPO_2測定）で検証。

血圧も重度の高血圧ではないということで、きわめて近い身内でもあり、血圧の薬を服用や減らしたりなど条件を違えて20日を１ブロック、４区切りとし80日間の検証をしてみた。その一部を示す（**図15-5-5b〜e**）80日のまとめでは、イビキと収縮期の血圧の減少が認められた（**図15-5-5f**）。SPO_2（動脈血酸素飽和濃度）の改善も確認した。

ODI（Oxygen Desaturation Index）での検証は、6.3（**図15-5-5g**）→1.58・1.66（**図15-5-5h、i**）と軽度からごく軽度に改善している。

主訴のイビキ、喉のいがらっぽさは、OA 使用で改善している。逆流性食道炎の既往に関しては、現在はその症状はほとんどないとのことである。更年期のホルモンの影響で一時期 OSAS が現在より頻繁に起きていた可

図15-5-5a　OSAS 症例1：検査結果

検査：簡易検査
診査結果：AHI　→7 回／h
ODI 3　→6.3／h
（SPO_2値が 3 %減少した回数）
SPO_2の最低値：83.5%
中枢性：0

図15-5-5a　OSAS 症例1検査結果。判定は軽度であったが、SPO_2の最低値が83.5%と低い値であった。

図15-5-5b　OA なし10日：夜のデオパン（降圧剤）を中止して測定（朝のアムロジン（降圧剤）は服用）

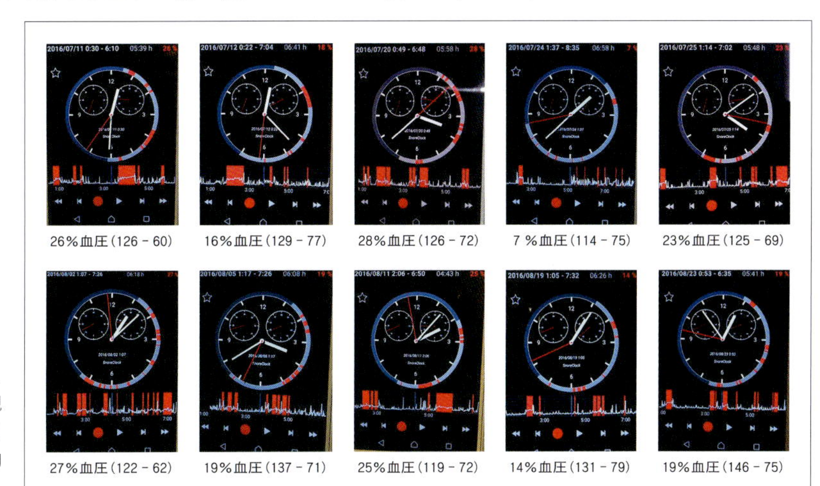
26%血圧（126 - 60）
16%血圧（129 - 77）
28%血圧（126 - 72）
7 %血圧（114 - 75）
23%血圧（125 - 69）
27%血圧（122 - 62）
19%血圧（137 - 71）
25%血圧（119 - 72）
14%血圧（131 - 79）
19%血圧（146 - 75）

図15-5-5b　OA なし10日。赤い棒線がイビキを示し、時計上でいつイビキをかいたかが、アナログ的に可視化できる。夜のデオパンを中止して測定（朝のアムロジンは服用）。睡眠中のイビキ平均20.4%、血圧平均128 - 71。

図15-5-5c　OA あり10日：夜のデオパン（降圧剤）を中止して測定（朝のアムロジン（降圧剤）は服用）

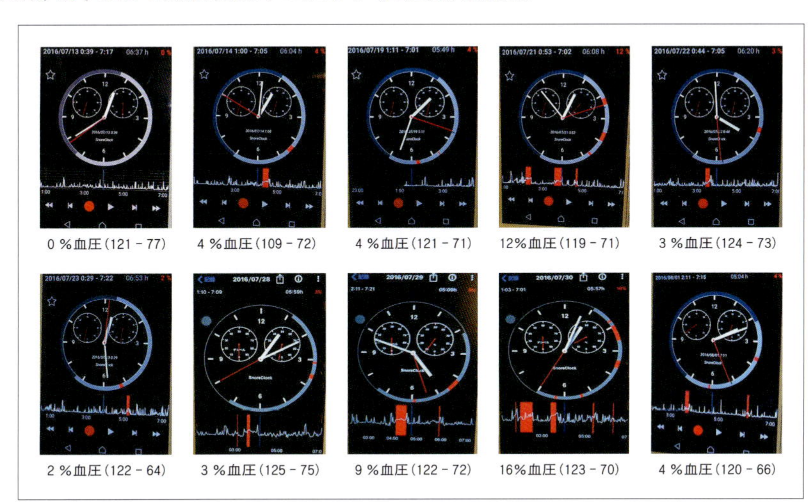
0 %血圧（121 - 77）
4 %血圧（109 - 72）
4 %血圧（121 - 71）
12%血圧（119 - 71）
3 %血圧（124 - 73）
2 %血圧（122 - 64）
3 %血圧（125 - 75）
9 %血圧（122 - 72）
16%血圧（123 - 70）
4 %血圧（120 - 66）

図15-5-5c　OA あり10日。イビキの減少が視覚的にも確認できる。夜のデオパンを中止して測定（朝のアムロジンは服用）。睡眠中のイビキ平均5.8%、血圧平均121 - 71。

図15-5-5d　OA なし10日：血圧の薬（降圧剤）・アムロジンとデオパン服用測定

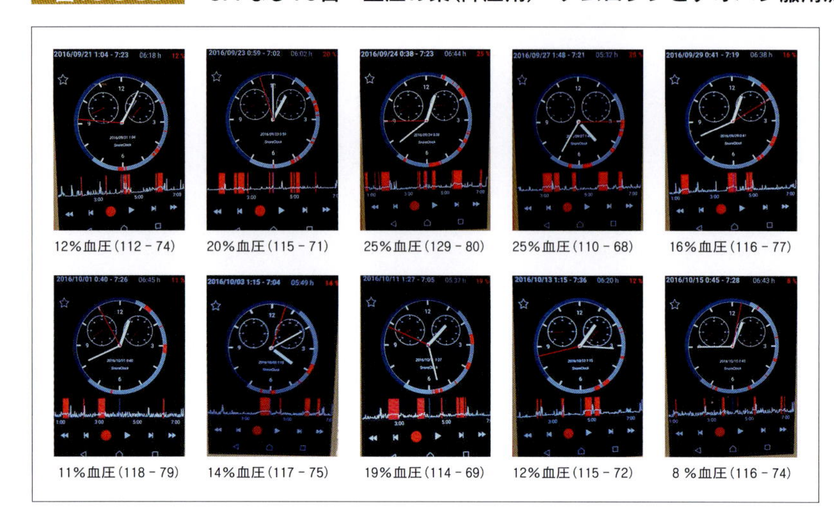

図15-5-5d　OA なし10日。血圧の薬・アムロジンとデオパン服用測定。睡眠中のイビキ平均16.2％、血圧平均116－74。

図15-5-5e　OA あり10日：血圧の薬・アムロジンとデオパン服用測定

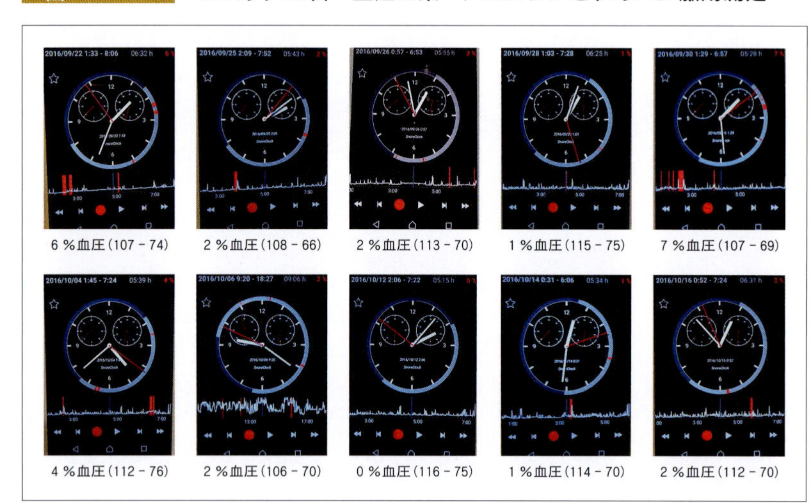

図15-5-5e　OA あり10日。イビキの顕著な減少を認め、OA 装着のモチベーションにもなった。血圧の薬・アムロジンとデオパン服用測定。睡眠中イビキ平均2.7％、血圧平均111－72。

図15-5-5f　OA あり、なし、降圧剤夜あり、なし、10日間ずつ80日間の測定結果

		収縮期血圧		イビキ
血圧薬　朝夕あり OA なし OA あり	（OA ありは－7） 血圧平均（115－69） 血圧平均（108－69）	－7	（約1/5に） イビキ17％ イビキ2.9％	80％減
血圧薬　夕中止 OA なし OA あり	（OA ありは－7） 血圧平均（128－71） 血圧平均（121－71）	－7	（約1/4に） イビキ20.4％ イビキ5.8％	75％減
血圧薬　夕半分量 OA なし OA あり	（OA ありは－5） 血圧平均（117－72） 血圧平均（112－72）	－5	（約1/7に） イビキ14.7％ イビキ1.9％	86％減
血圧薬　朝夕あり OA なし OA あり	（OA ありは－5） 血圧平均（116－74） 血圧平均（111－72）	－5	（約1/5に） イビキ16.2％ イビキ2.7％	80％減

図15-5-5f　イビキは80日の測定で平均80％減少した。血圧も収縮期で5～7mmHg 低い値であった。OSAS 軽度であるが、睡眠中の酸素不足の負担の影響の可能性が考えられる。

図15-5-5g～i　OSAS 検査時の SPO_2 の状況(g)，二晩にわたり OA を装着しての検証(h，i)

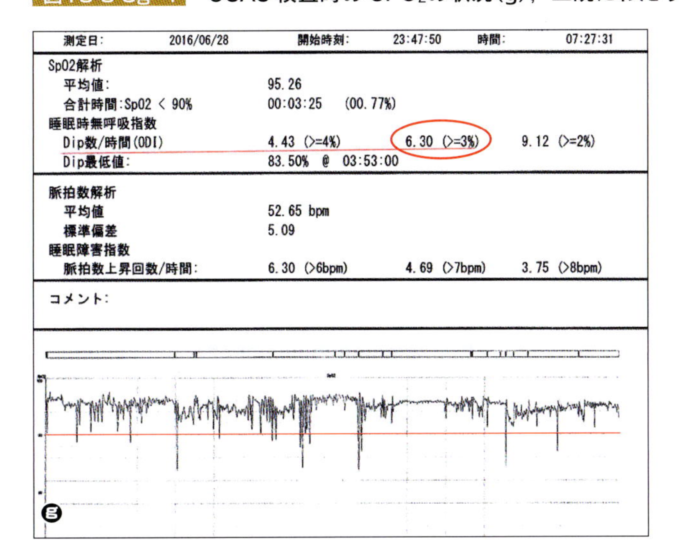

測定日:	2016/06/28	開始時刻:	23:47:50	時間:	07:27:31
Sp02解析					
平均値:	95.26				
合計時間:Sp02 < 90%	00:03:25　(00.77%)				
睡眠時無呼吸指数					
Dip数/時間(ODI)	4.43 (>=4%)	6.30 (>=3%)	9.12 (>=2%)		
Dip最低値:	83.50% @ 03:53:00				
脈拍数解析					
平均値	52.65 bpm				
標準偏差	5.09				
睡眠障害指数					
脈拍数上昇回数/時間:	6.30 (>6bpm)	4.69 (>7bpm)	3.75 (>8bpm)		
コメント:					

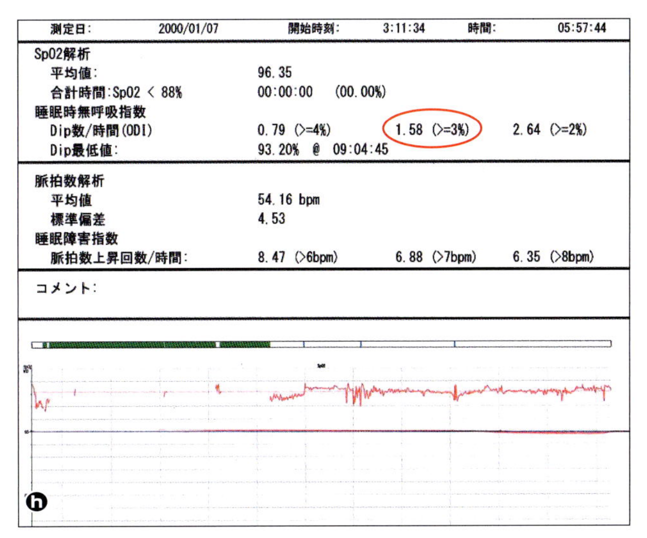

測定日:	2000/01/07	開始時刻:	3:11:34	時間:	05:57:44
Sp02解析					
平均値:	96.35				
合計時間:Sp02 < 88%	00:00:00　(00.00%)				
睡眠時無呼吸指数					
Dip数/時間(ODI)	0.79 (>=4%)	1.58 (>=3%)	2.64 (>=2%)		
Dip最低値:	93.20% @ 09:04:45				
脈拍数解析					
平均値	54.16 bpm				
標準偏差	4.53				
睡眠障害指数					
脈拍数上昇回数/時間:	8.47 (>6bpm)	6.88 (>7bpm)	6.35 (>8bpm)		
コメント:					

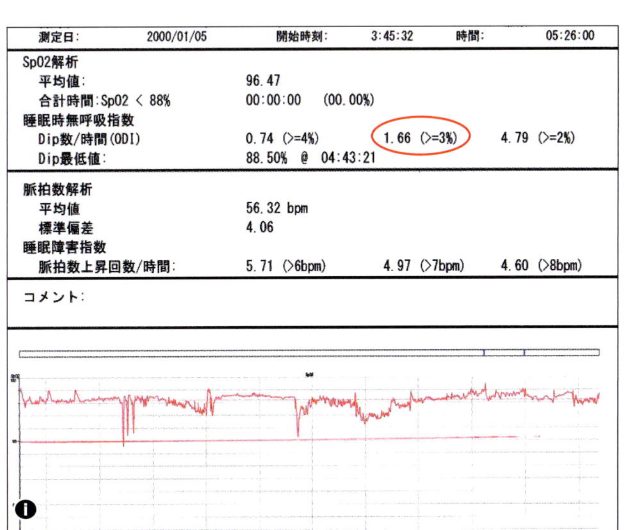

測定日:	2000/01/05	開始時刻:	3:45:32	時間:	05:26:00
Sp02解析					
平均値:	96.47				
合計時間:Sp02 < 88%	00:00:00　(00.00%)				
睡眠時無呼吸指数					
Dip数/時間(ODI)	0.74 (>=4%)	1.66 (>=3%)	4.79 (>=2%)		
Dip最低値:	88.50% @ 04:43:21				
脈拍数解析					
平均値	56.32 bpm				
標準偏差	4.06				
睡眠障害指数					
脈拍数上昇回数/時間:	5.71 (>6bpm)	4.97 (>7bpm)	4.60 (>8bpm)		
コメント:					

図15-5-5g～i　術前の ODI は6.3／h(**g**)であったが、OA 治療で1.58／h(**h**)、1.66／h(**i**)と改善した。

能性があり、そのころに症状が出現したのであろうと推測された。軽度の OSAS ではあるが、**図15-5-5f** の結果をみると、収縮期の血圧がすべての区画で平均５～７mmHg 低く計測された。軽度の OSAS でも血圧への影響を認めることができ、比例しないとしても中度や重度の OSAS の患者であれば、それなりに血圧に影響するのは納得できるであろう。

　また、アプリでイビキの減少を確認できるというだけでなく、患者自身が視覚的にイビキの量を確認することで、OA を装着することへのモチベーションになるというメリットもあった。

症例 2

歯科治療中に寝る患者の症例(図15-5-6a〜f)

患者：61歳　男性

歯科治療中のイビキを指摘させていただいた。起床時高血圧の傾向があるということもあり、OSASについて説明した。本人に「イビキをかくことがある」という自覚はあったが、OSASについてはあまり認識がないようであった。検査結果を図に示す(**図15-5-6a**)。

中度である。AHIが23.7なのにODIは4.3と、差が大きいのは何かあるのかと思い調べてみた。検査機関の使用機器でSPO_2を測定するパルスオキシメーターの性能でかなり異なった結果が出る可能性が指摘された。

コニカミノルタのパルスオキシメーターのメーカーからの情報であるが、
コニカミノルタ　パルスオキシメーター
[1秒間隔で$SPO_2$0.1%刻みの測定ができるPULSOX-300iでは同社の5秒間隔でSPO_2 1%刻みの機器と比較すると、同じメーカーの機器でも約50倍のデータ密度の違いがある]
とのことである。後記するが、この症例の検証でも納得できる結果となった。中度のためOA治療となった。

アプリの観察結果(**図15-5-6b、c**)、イビキの減少は認めたが、劇的な減少とは言えなかったが、「身体が楽になった」と、血圧測定の記録を持参された(**図15-5-6d**)。血圧の薬を増量しても改善しなかった朝起床時の血圧に改善が認められた。OSASの影響が**図15-2-4**で示したように夜間の無呼吸のイベントが血圧にも影響していたことがわかる。

ODIは、検査時の結果に疑問があったので、検証は3夜測定をしてもらった。検査時4.3→検証時2.9、2.34、1.37とごく軽度と判定できた(**図15-5-6e、f、g**)。改善がわずかのようにみえるが、検査時の際のパルスオキシメーターの測定機器のカウントが1秒の機器ではなかった可能性がある。AHIの判定では23.7中度だったが、ODI判定は4.3軽度で最低$SPO_2$91%であった。検証でODIの改善を認めているが、OA装着時のほうが3夜の検証で最低SPO_2値が90%を切る時がある。診断時の機器で90%を切ることがなかったのは、カウントの秒数が長いと測定されないデータがあるからである(**図15-5-6h**)。OSASは動脈血の酸素濃度がつねに低いのではなく、無呼吸イベントの後に起こる瞬時なことなので、測定データの情報量がいかに大事かがわかる。われわれのような一般の臨床医はさまざまな所で検査したデータを持参した患者さんに対応しなければならない。検査した医科での検査の使用機材の違いなど、検証の際の課題であると考えられる。

図15-5-6a　OSAS 症例2：検査結果

検査：簡易検査
結果：AHI
　　→　23.7回／h　中度（1回平均17秒呼吸停止、最長25秒停止）
　　ODI 3
　　→　4.3回／h（SPO_2 値が3％減少した回数）
SPO_2 の最低値：91％

図15-5-6a　OSAS 症例2の検査結果。AHI の判定は中度である。しかし、ODI の検査結果はごく軽度の値で差が大きく、疑問が残った。

図15-5-6b～h　OSAS 症例2：イビキアプリで検証

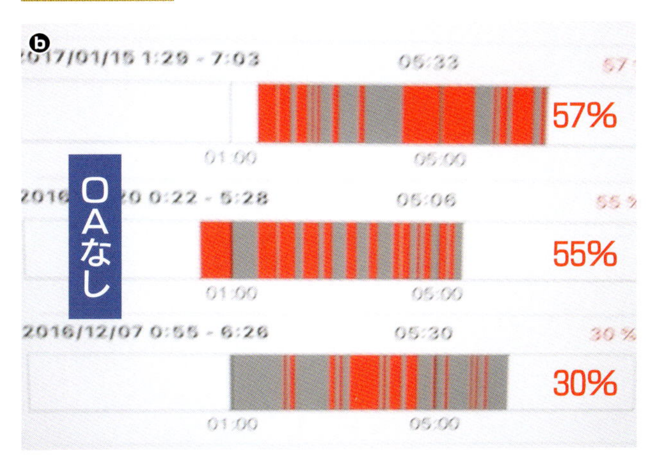

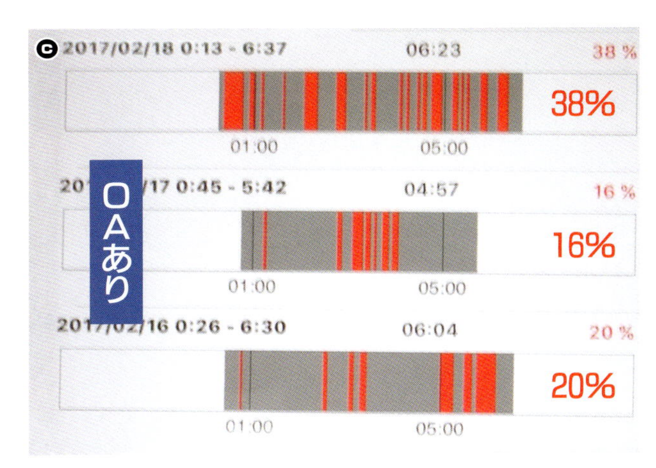

図15-5-6b、c　イビキアプリで、OSAS 症例2の検証。OA 装着でイビキの減少を認めるが、半減とはいえない。患者は身体が楽になったと喜んでいるが、OA の下顎の位置を調整するかどうかをパルスオキシメーターで検証することにした。

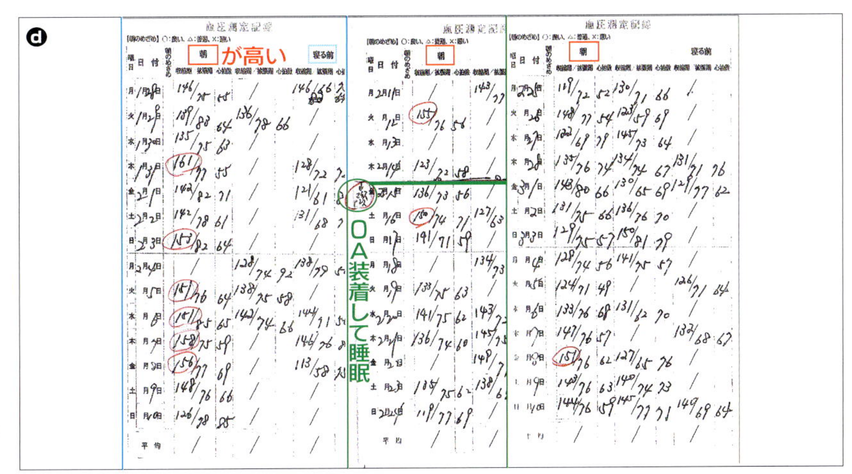

図15-5-6d　血圧のデータ。降圧剤を増やしても低くならなかった朝の血圧が OA を装着するようになった日（グリーン部）から低くなってきたと喜び、血圧のデータを持参してきた。

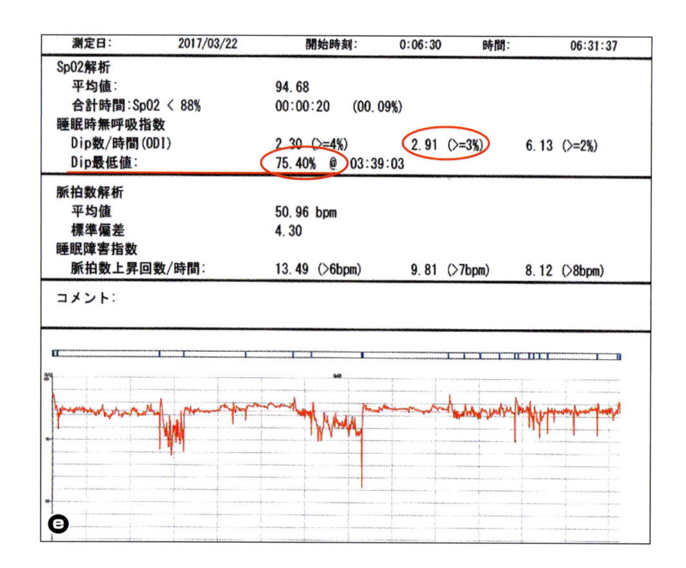

測定日: 2017/03/22　開始時刻: 0:06:30　時間: 06:31:37

Sp02解析
平均値: 94.68
合計時間:Sp02 < 88%　00:00:20　(00.09%)
睡眠時無呼吸指数
Dip数/時間(ODI)　2.30 (>=4%)　2.91 (>=3%)　6.13 (>=2%)
Dip最低値:　75.40% @ 03:39:03

脈拍数解析
平均値　50.96 bpm
標準偏差　4.30
睡眠障害指数
脈拍数上昇回数/時間:　13.49 (>6bpm)　9.81 (>7bpm)　8.12 (>8bpm)

コメント:

測定日: 2017/03/23　開始時刻: 0:43:37　時間: 05:32:53

Sp02解析
平均値: 94.52
合計時間:Sp02 < 88%　00:00:00　(00.00%)
睡眠時無呼吸指数
Dip数/時間(ODI)　1.62 (>=4%)　2.34 (>=3%)　6.13 (>=2%)
Dip最低値:　87.30% @ 06:13:00

脈拍数解析
平均値　55.29 bpm
標準偏差　5.22
睡眠障害指数
脈拍数上昇回数/時間:　14.78 (>6bpm)　11.18 (>7bpm)　9.20 (>8bpm)

コメント:

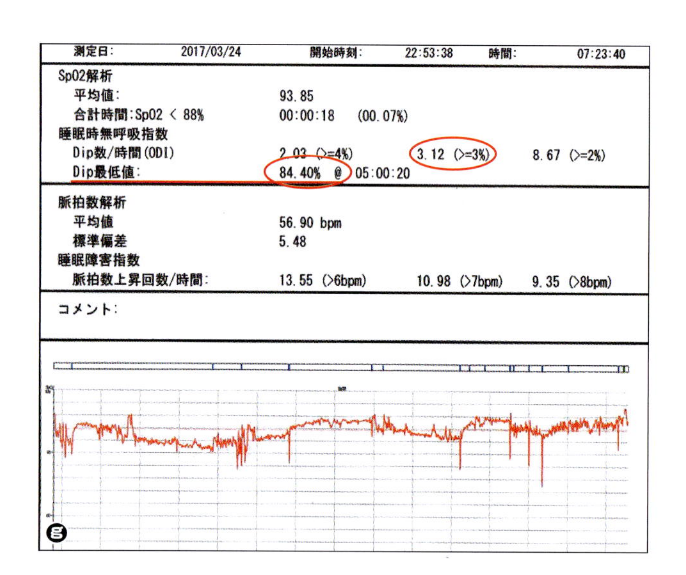

測定日: 2017/03/24　開始時刻: 22:53:38　時間: 07:23:40

Sp02解析
平均値: 93.85
合計時間:Sp02 < 88%　00:00:18　(00.07%)
睡眠時無呼吸指数
Dip数/時間(ODI)　2.03 (>=4%)　3.12 (>=3%)　8.67 (>=2%)
Dip最低値:　84.40% @ 05:00:20

脈拍数解析
平均値　56.90 bpm
標準偏差　5.48
睡眠障害指数
脈拍数上昇回数/時間:　13.55 (>6bpm)　10.98 (>7bpm)　9.35 (>8bpm)

コメント:

図15-5-6e〜g　パルスオキシメーターで、OSAS症例2における動脈血酸素飽和度を検証。3晩パルスオキシメーターでのODIの検証結果は改善を認めた（術前におけるODIは4.3）。しかし、診断検査時はSPO_2の値が90%を切ることはなかったが、疑問が残りパルスオキシメーターについて調べることにした。

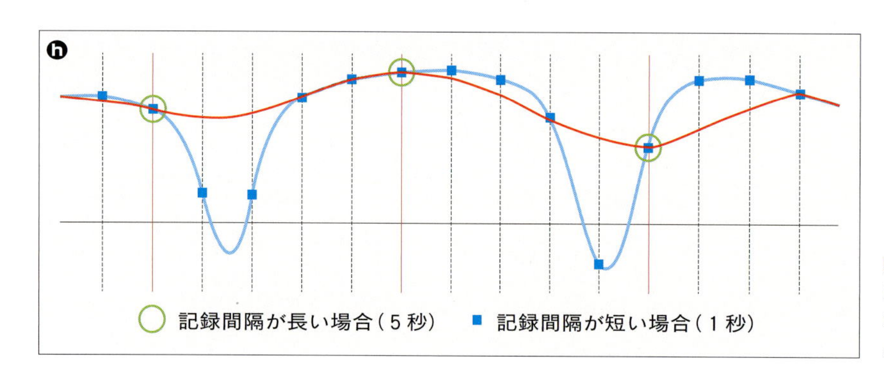

図15-5-6h　パルスオキシメーターの精度の違い。無呼吸後に、瞬間的なSPO_2値の低下をとらえられる精度が必要である。グラフからも、5秒間隔と1秒間隔での分解能の違いがわかる。

症例 3

CPAPを拒否し、医科からOA治療を依頼された症例（図15-5-7a～g）

患者：66歳　男性

検査結果を図に示す（**図15-5-7a**）。

重度である。左下顎臼歯に欠損があるが（**図15-5-7d**）、右側で咀嚼が可能なため長期に義歯を使用していない。顔面の写真からも左側の筋の衰えを認める（**図15-5-7b**）。口腔内では欠損側の舌の肥大が認められた（**図15-5-7d**）。

嚥下のステージから考察してみよう（**図15-5-7e**）

stage1　歯が咬み合う
stage2　軟組織が口腔内を閉鎖
stage3　口腔内が陰圧になり唾液や食物を喉のほうに送る
stage4　飲み込む

である。その際にstage2、3で口腔内にスペースがあれば、その代償に舌や頬粘膜がそのスペースを埋めるように肥厚する（**図15-5-7c、d**）。そのような症例は日常臨床でよく遭遇するであろう。ここで注目していただきたいのは、左横向きでの無呼吸の回数が、右より多く測定されていたことである（**図15-5-7a**）。右向きで寝ると軽度だが、舌が肥大している左向きでは中度となる。推測ではあるが、この旨を説明すると、この患者は以前慣れる努力をしなかった義歯も、新義歯を製作し使用するようになった。小さな変化かもしれないが、口腔内の変化によるOSASへの影響を垣間見た症例であった。

OSASは未診断、未治療が多い疾患であるだけに、一般臨床医が問題を把握し、患者に提示し、必要な場合は専門家に紹介するなどの認識が必要となるであろう。OAを装着してのODIの検証結果は、一晩目12.67、二晩目6.44と軽度となった（**図15-5-7f、g**）

咽頭に隣接する歯科として隣接医学を理解するだけではなく、軟組織の問題、下顎の位置、咬合とのかかわり、欧米人とアジア系の人の骨格の違い、加えて現代の食文化での顎骨格的問題などを考慮すると、OSASはわれわれ一般臨床家こそが介入すべき疾患であり、未診断を減らせるかもしれない。

図15-5-7a〜d　OSAS 症例3：検査結果

検査：AHI にて、OSAS の検査結果
仰臥位：41.6／h
右臥位：8.0／h
左臥位：13.6／h
ODI（SPO_2値が 3 %減少した回数）
→　16.7／h
SPO_2の最低値：90％

図15-5-7a　OSAS の検査結果。AHI 41.6／h と重度だが、CPAP をほとんど使用しないと医科から OA 治療を依頼された。

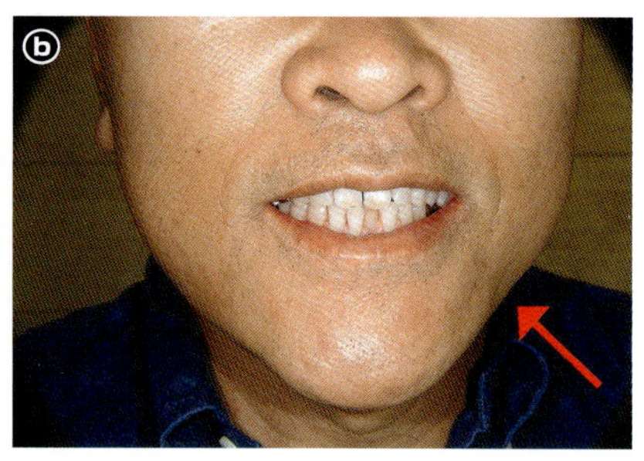

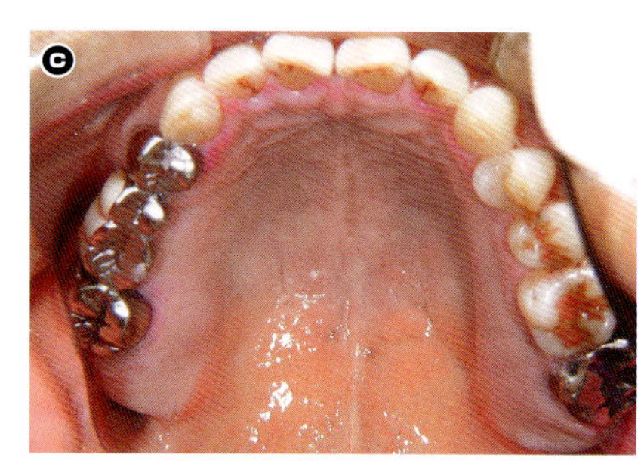

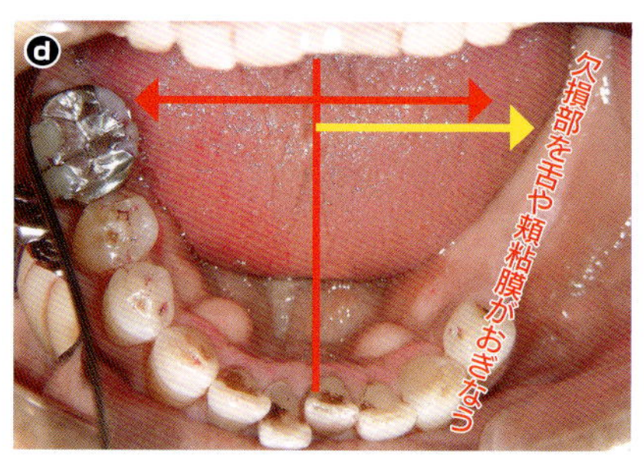

図15-5-7b〜d　6〜7年以上欠損放置。右咀嚼のため左の筋の衰えが認められる（**b**）。欠損側の舌の肥大が認められた（**d**）。偶然かもしれないが、若干の影響がみられ、舌が肥大している左側方（左横向寝）での AHI が右側位より高位となっている（**c**）。

図15-5-7e〜g　嚥下のステップ

Stage 1　歯が咬み合う
Stage 2　軟組織が口腔内を閉鎖
Stage 3　口腔内が陰圧になり、食物を喉のほうに送る
Stage 4　飲み込む

図15-5-7e　嚥下のステップ。口腔内に空隙があれば、軟組織が代償に肥大し、埋めようとする。

測定日: 2017/06/30　開始時刻: 23:46:29　時間: 06:14:05

Sp02解析
平均値: 93.38
合計時間:Sp02 < 88%　00:02:08　(00.57%)
睡眠時無呼吸指数
Dip数/時間(ODI)　7.86 (>=4%)　12.67 (>=3%)　23.26 (>=2%)
Dip最低値:　82.80%　@　01:59:27

脈拍数解析
平均値　49.61 bpm
標準偏差　6.94
睡眠障害指数
脈拍数上昇回数/時間:　21.66 (>6bpm)　18.61 (>7bpm)　17.65 (>8bpm)

コメント:

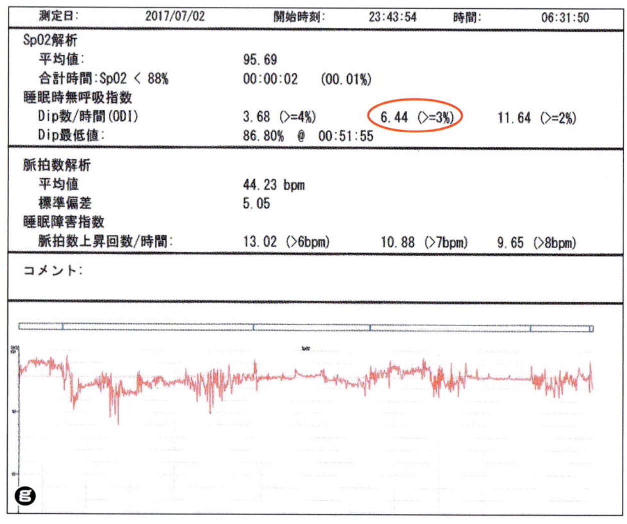
測定日: 2017/07/02　開始時刻: 23:43:54　時間: 06:31:50

Sp02解析
平均値: 95.69
合計時間:Sp02 < 88%　00:00:02　(00.01%)
睡眠時無呼吸指数
Dip数/時間(ODI)　3.68 (>=4%)　6.44 (>=3%)　11.64 (>=2%)
Dip最低値:　86.80%　@　00:51:55

脈拍数解析
平均値　44.23 bpm
標準偏差　5.05
睡眠障害指数
脈拍数上昇回数/時間:　13.02 (>6bpm)　10.88 (>7bpm)　9.65 (>8bpm)

コメント:

図15-5-7f、g　OSAS 症例3の検証。OA 装着でパルスオキシメーターの検証は、ODI の判定で軽度と判定できた。

図15-6-1　義歯装着時、未装着時における口腔内容量の変化

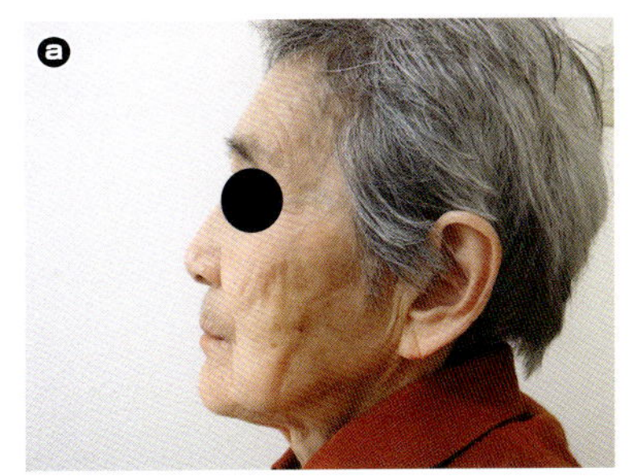

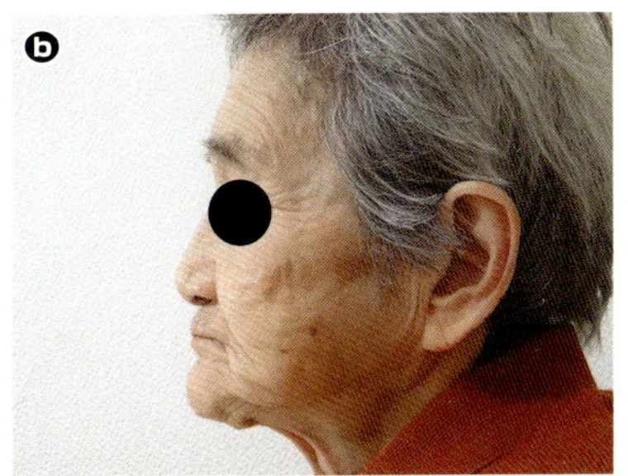

図15-6-1a、b　上下総義歯を装着時(a)と未装着(b)。口腔内容量は変化する。義歯未装着の状態は口腔内容量も減少する。舌は咽頭のほうに沈下しやすくなる。

6．OSASと咬合とのかかわり

OSASの治療で効果を発揮している口腔内装置(Oral Appliance：OA)を振り返ってみていただきたい。下顎を前方にすることで、OSASの改善が得られるメカニズムである(**図15-5-2a、b**)。逆に咬合崩壊で下顎が後方に偏位したり、咬合高径が低下していれば口腔内容量が減り、舌の居場所が窮屈になる。

無歯顎の人が総義歯を未装着と装着時では口腔内容量は大きく変化する(**図15-6-1a、b**)。軽度OSASがある人であれば、義歯を未装着で就眠すると軽度以上のOSASになる可能性は否定できない。OSAS患者で総義歯を装着した就眠時と装着しないでの就眠では、義歯を装着したほうが約2/3の患者でAHIがよくなったという報告がある[14)]。またセファロでの解析から、義歯装着は舌および顎、咽頭気道のスペースなど、無呼吸発作の減少に有利な状態となる可能性の報告[15)]など、義歯による下顎の位置の関与が示唆された実験報告がある。装着されている義歯の咬合高径や顎位が適正でないと逆効果の場合もあるので、注意は必要であるが、当医院では、OSASの患者に限らず、入浴時などに1日2時間程度床下粘膜を休める時間を作っていただくよう指示して、就眠時も義歯の装着を勧めている。OAによる下顎の前後的位置による改善だけでなく、咬合高径など三次元的な空間による改善など、OSASへの影響を鑑みると日常臨床と縁遠い疾患ではないことがわかる。

口腔内容量について症例を通して考えてみたい。上気道閉塞を来す形態学的因子を示す(**図15-6-2**)[1)]。

次に咬合の問題について提示してみたい。補綴装置脱離や欠損歯の放置などで、咬合・咀嚼筋・顎関節の協調(**図15-6-3、図15-6-4a、b**)が崩れ、下顎が後方に偏位し、咬合高径も低下しているような症例に遭遇するのはまれではない(**図15-6-5a～f、図15-6-6a～f**)。

オトガイ舌骨筋の起始はオトガイ棘。停止は舌骨である。オトガイ舌筋

図15-6-2a、b　上気道閉塞をきたす形態学的因子

1）**軟組織の因子**
- 肥満による上気道付近の脂肪増加
- 扁桃肥大
- 巨舌
- 上気道の炎症（アレルギー性鼻炎、慢性副鼻腔炎、咽頭炎）

2）**頭蓋顔面骨の因子**
- 上顎の劣成長
- 下顎の劣成長
- 下顎の後方偏位
- 鼻中隔湾曲症
- 歯列の狭窄
- 骨の増大

3）**本位の因子**
- 仰臥位
- 頸部の屈曲
- 肺気量の変化
- 循環血流量の変化

これら3つの因子によって、上気道閉塞が起こり、OSASが引き起こされる。

図15-6-2a　上気道閉塞をきたす形態学的因子。

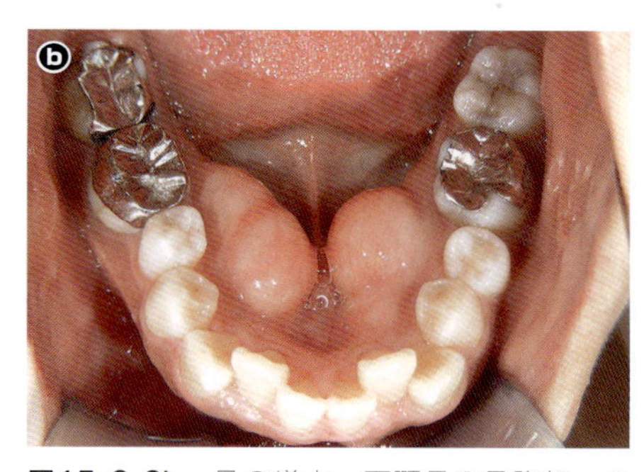

図15-6-2b　骨の増大。下顎骨の骨隆起。この患者は43歳、細身の女性である。イビキの自覚がある。舌が咽頭のほうにくだっている。

図15-6-3　顎口腔系の関連組織

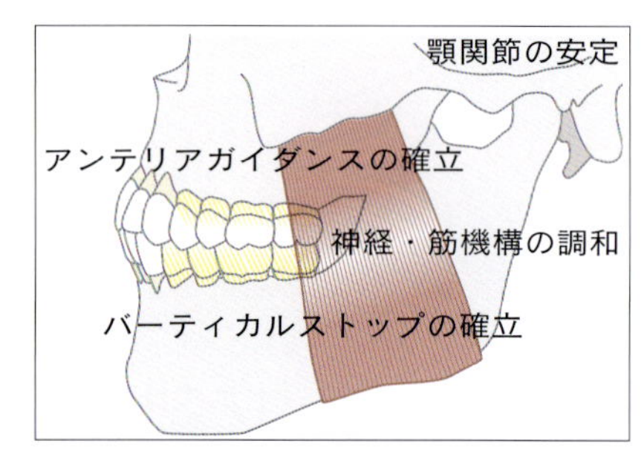

図15-6-3　顎口腔系が安定するにはこれらの関連組織が適正であることが望ましい。しかし、補綴装置脱離の放置や、欠損部の放置でこれらの均衡は崩れる。歯の萌出段階で、このバランスが保たれずに咬合する場合もある。

図15-6-4a、b　解剖学的顎関節の構造と正常像

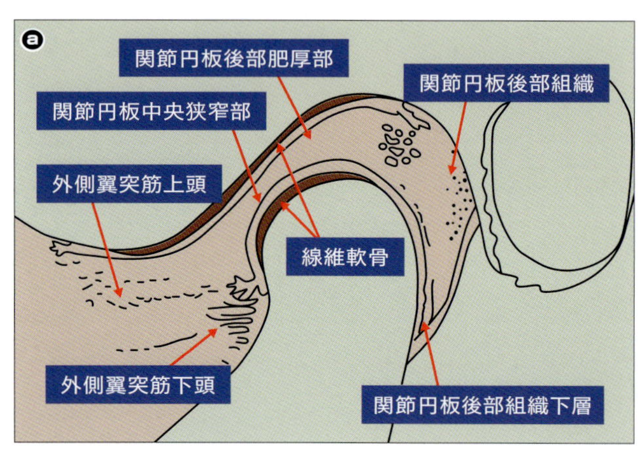

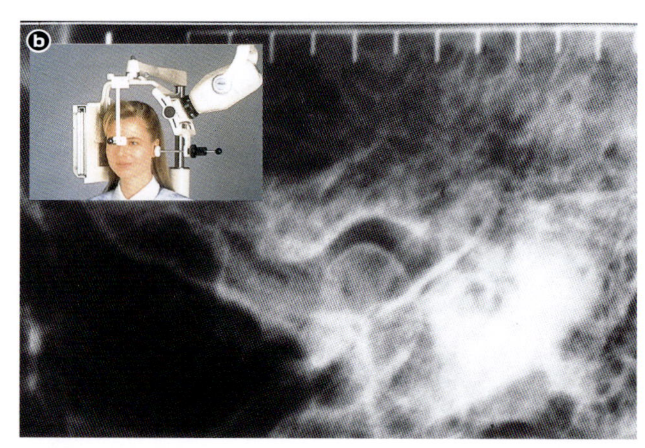

図15-6-4a、b　顆頭の安定位を考慮すると、解剖学的な位置関係（**a**）から前上方を治療的指標としている。顎関節規格写真（**b**）で、正常像は**a**と同様の位置関係が見られる。

も起始はオトガイ棘である（**図15-5-2a**）[16]。そのためOAでは下顎を前方に移動させ、舌筋を前方に移動し、かつ口腔内容量も増すことで舌のスペースができ、気管を圧迫しないようにできる。咬合の崩壊はその逆に、下顎が後方に偏位し咬合高径も低下し口腔内容量は減少することが多々あ

図15-6-5a〜f　症例A：術前（図15-6-5a〜c）、術後（図15-6-5d〜f）

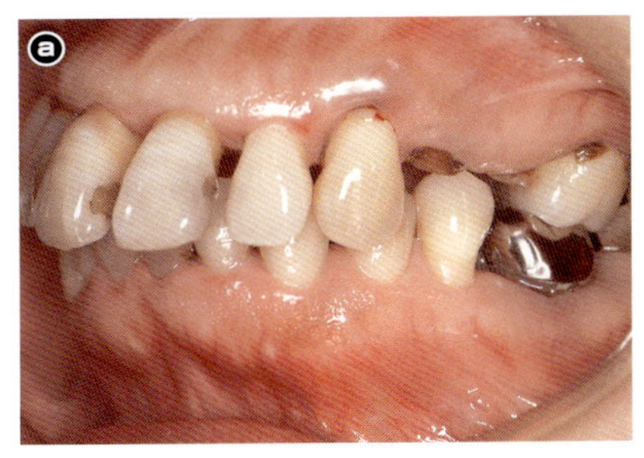
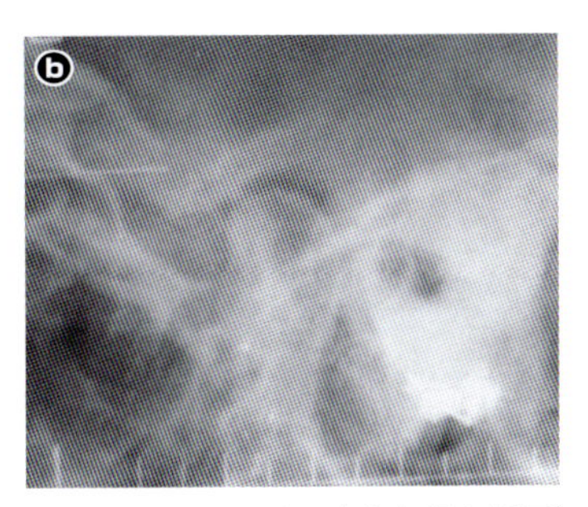
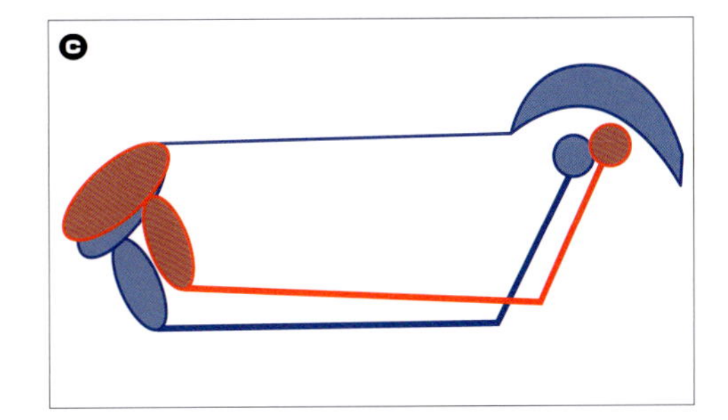

図15-6-5a〜c　臼歯の咬合崩壊のため（a）、下顎は後方に偏位し（b）、咬合高径も低下していた。口腔内容量も減少する（c）。

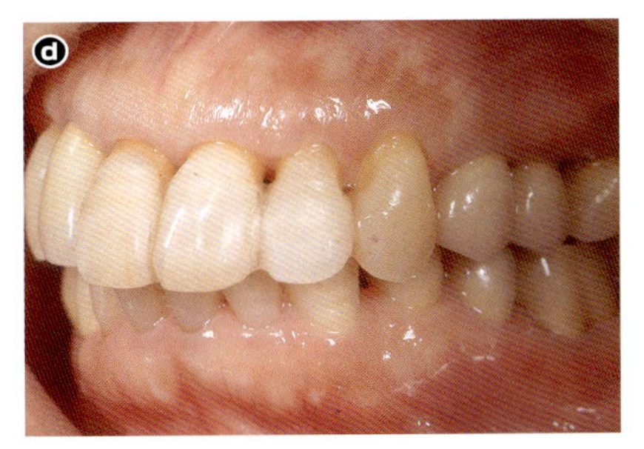
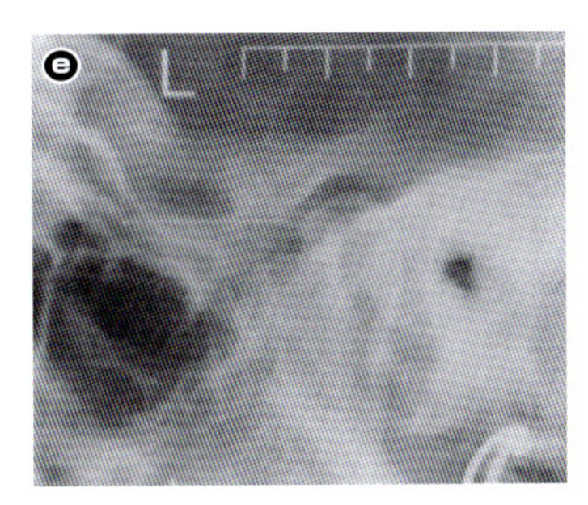
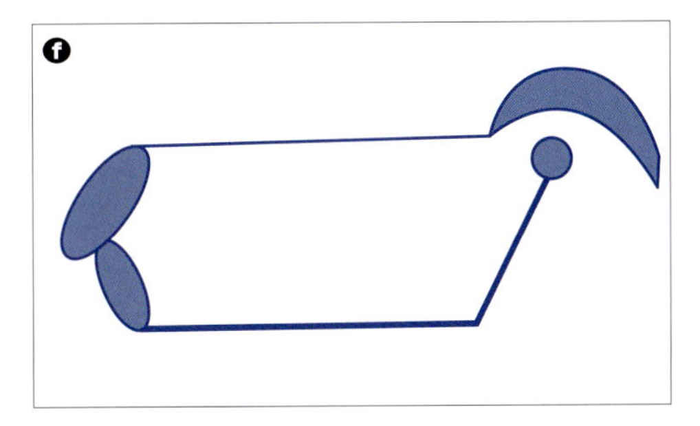

図15-6-5d〜f　術後（d）。後方に偏位していた下顎位を是正し（e）、咬合高径、口腔内容量の回復を図った（f）。

図15-6-6a〜f　症例B：術前（図15-6-6a〜c）、術後（図15-6-6d〜f）

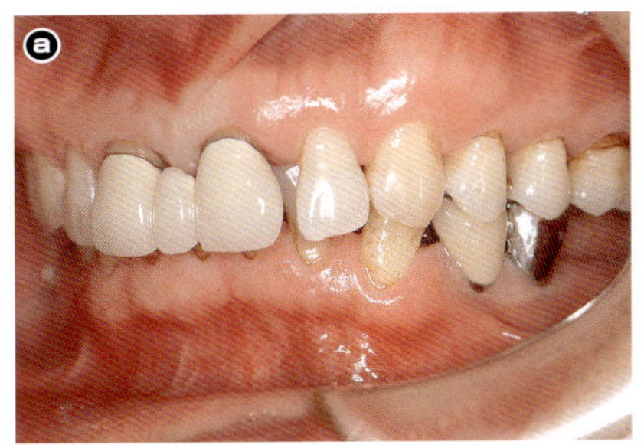
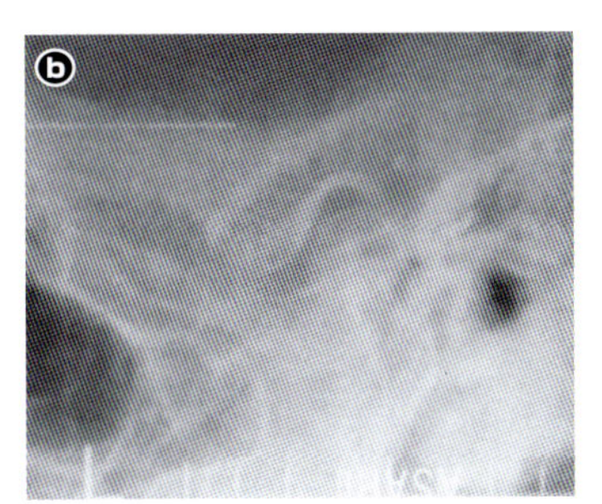
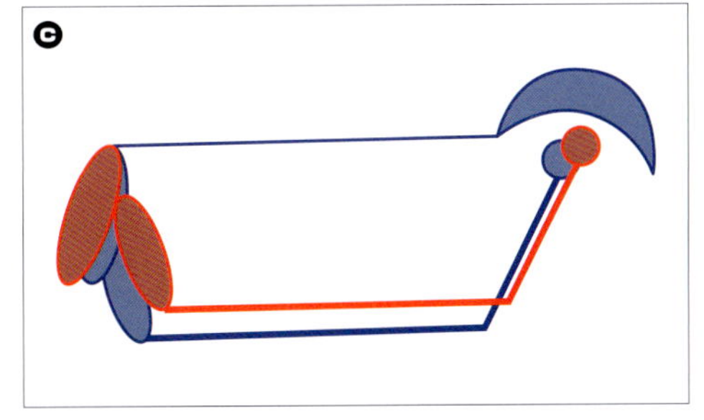

図15-6-6a〜c　臼歯欠損放置のため（a）、下顎は後方に偏位し（b）、咬合高径も低下していた。口腔内容量も減少していた（c）。

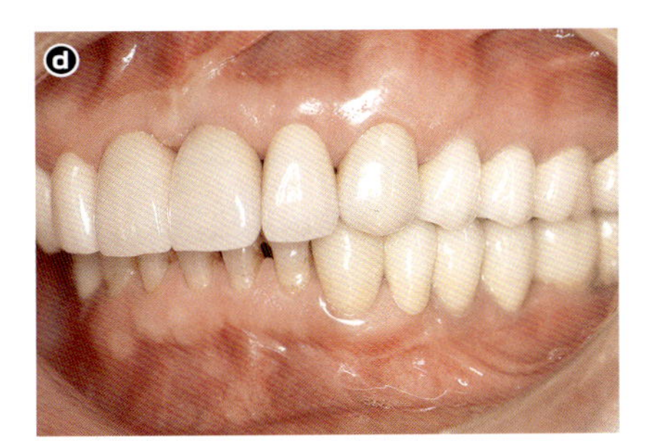
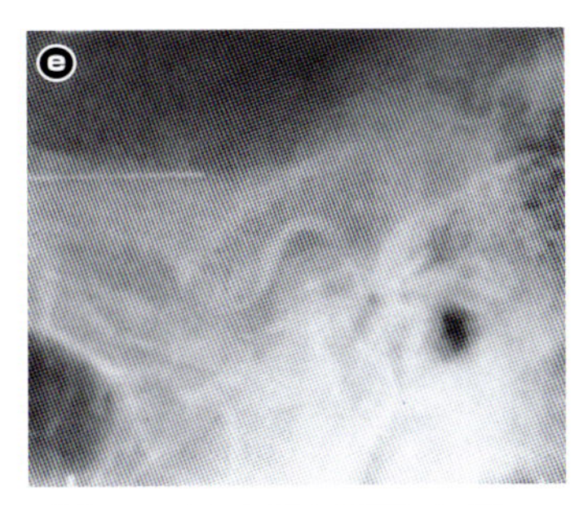
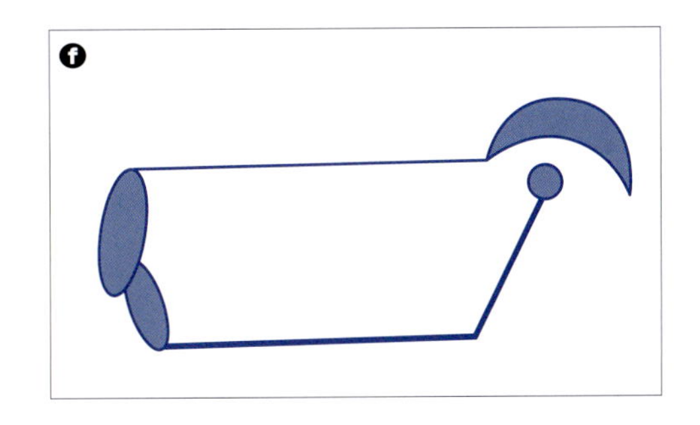

図15-6-6d〜f　術後（d）。咬合高径を回復し（e）、機能や口腔内容量も回復した（f）。

る。下顎の偏位に呼応して、外側翼突筋の負担を和らげるため、顎二腹筋や舌骨筋群が補助として使われる[17]。そのため下顎が偏位した症例の筋の触診で、顎二腹筋に圧痛が出ていることがよくある。

咀嚼機能が衰えれば咀嚼筋群は衰える。舌筋も同様で、舌筋も衰えれば、

図15-6-7a〜n　**症例 B：臼歯欠損放置により、インプラント治療の際に咬合再構成を行った症例**

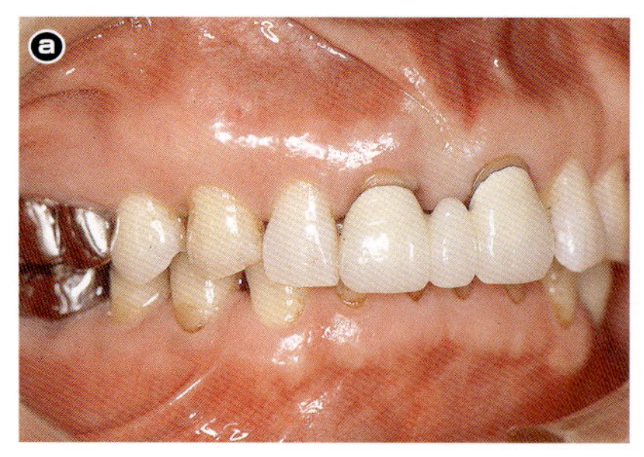

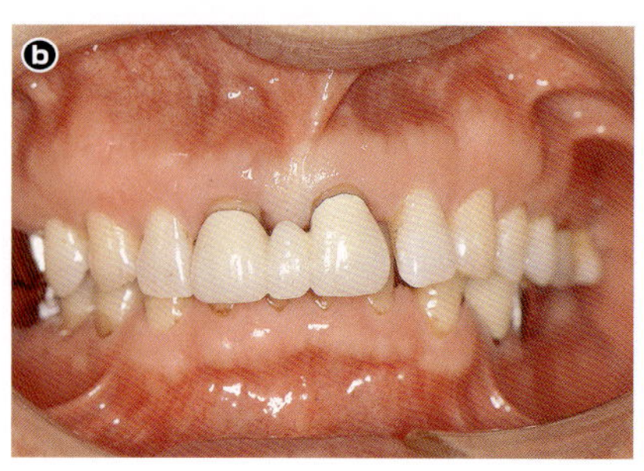

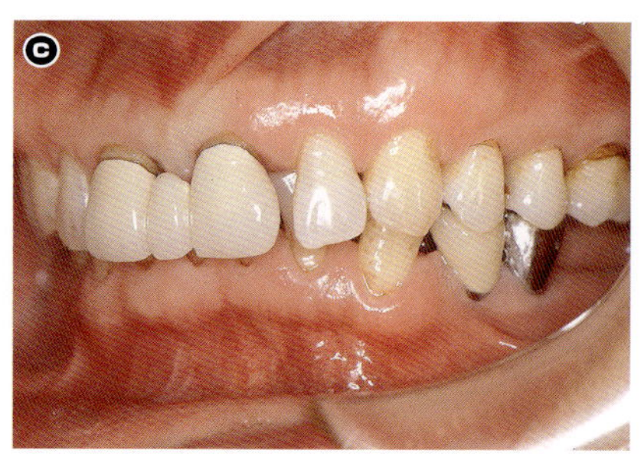

図15-6-7a〜c　前歯が開いたので補綴を行ったらしいが、大臼歯の欠損放置により、再度、⌊1、⌊2間が開いてきたようである。下顎の後方偏位や咬合高径の低下により、口腔内容量の減少の可能性がある。患者は、インプラント治療を希望している。

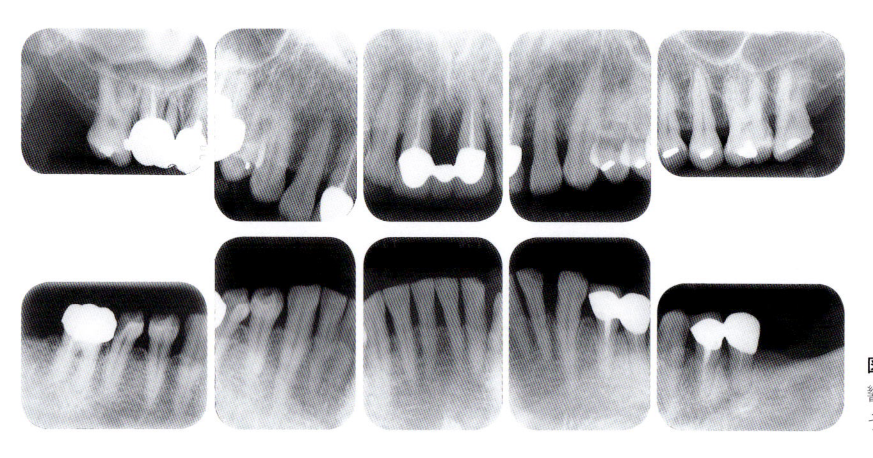

図15-6-7d　上顎前歯はメカニカルストレスの影響も認められ、臼歯部より歯周病の進行が速いようである。

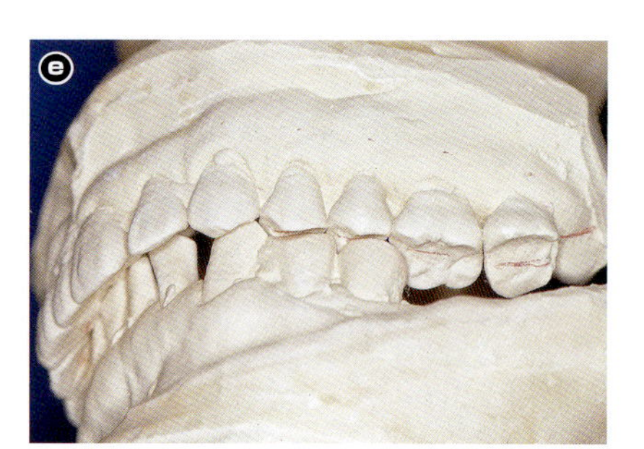

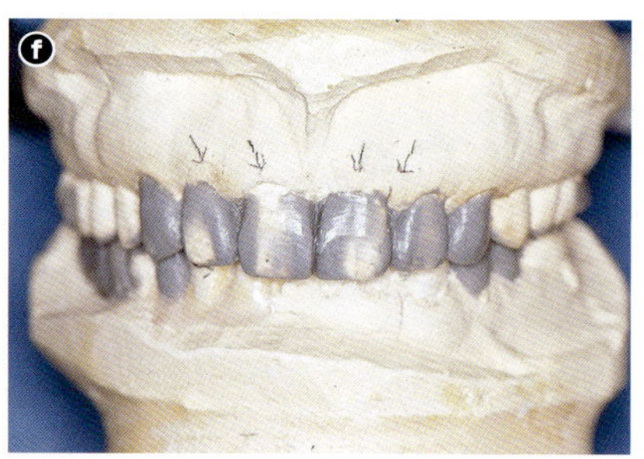

図15-6-7e、f　咬合高径を検討し、上顎前歯はあまり内側に入れず、補綴治療で形態がとれるトゥースポジションに矯正を計画した。下顎前歯は全体にあふれさせる。切歯を5本とする5インサイザルも検討したが、犬歯関係を考慮し、⌈3を近心へ矯正、小臼歯を3本とする計画をした上で、診断用ワックスアップで確認を行った。

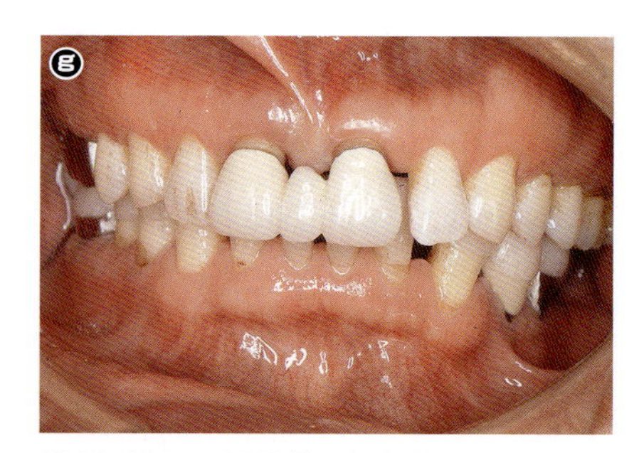

図15-6-7g　顎関節の問題もあり、顎位や咬合高径の変化を許容するか、オーバーレイでシミュレーションしている。

仰臥位で舌は気道のほうに沈下する。下顎の偏位と咬合高径の低下で口腔内容量は減少し、舌の居場所は窮屈になる。下顎が後方に偏位すると舌骨を前上方に牽引しているオトガイ舌骨筋が緩み、前上方への牽引が緩んだ舌骨と舌はさらに後下方に移動し、咽頭スペースを狭くする。これらの患者に OSAS の傾向があれば症状の悪化につながる可能性があるだろう。

下顎の後方偏位や咬合高径の低下をきたしている状態を、咬合治療で適正な位置に戻したとしても、OSAS の完治までを目指せるのではないが、緩和できる。**図15-6-5**、**図15-6-6**の症例はインプラント治療の際に咬合再構成治療をした症例であるが、顎位やアンテリアガイダンス、咀嚼筋のバランスなどを考慮して治療を行っている。**図15-6-7**の症例は上顎歯

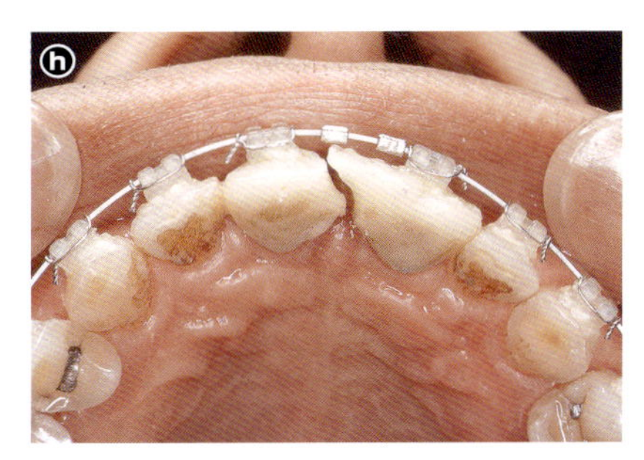

図15-6-7h　上顎前歯は内側に入れずに補綴形態がとれるトゥースポジションに移動した。

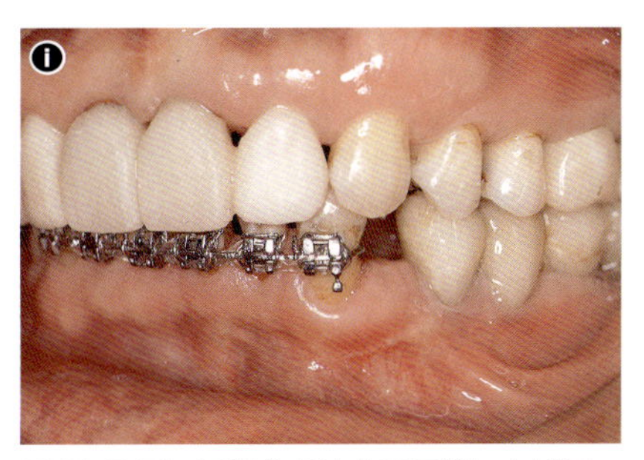

図15-6-7i　下顎前歯は若干唇側に広げ3⏌、⎾4間に1歯分スペースをつくった。

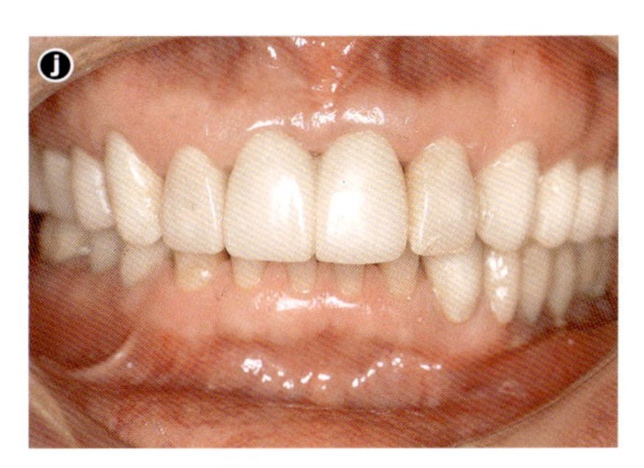

図15-6-7j　プロビジョナルレストレーションで確認。

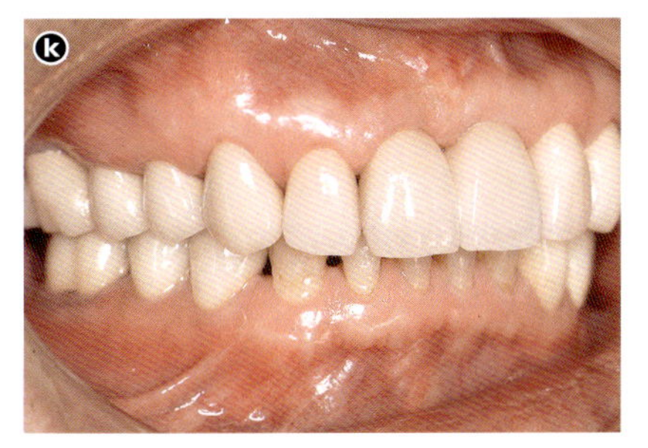

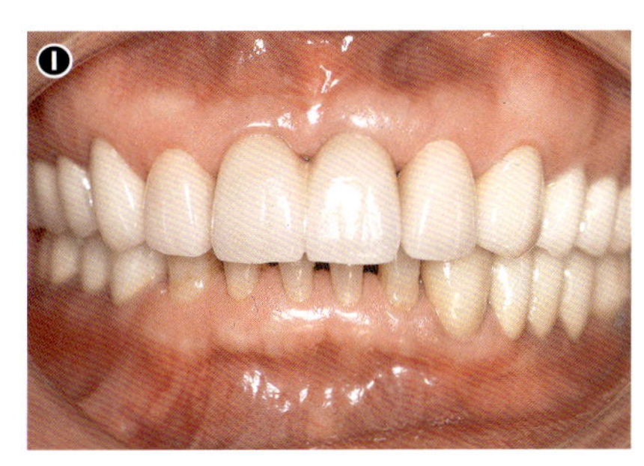

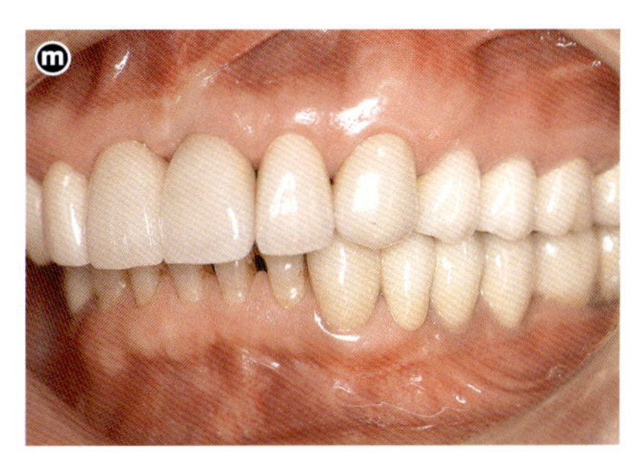

図15-6-7k〜m　生理的な咬合の回復のため咬合再構成治療を行ったが、口腔内容量の改善もされている。咀嚼機能の回復により、咀嚼筋の活動も正常となる。

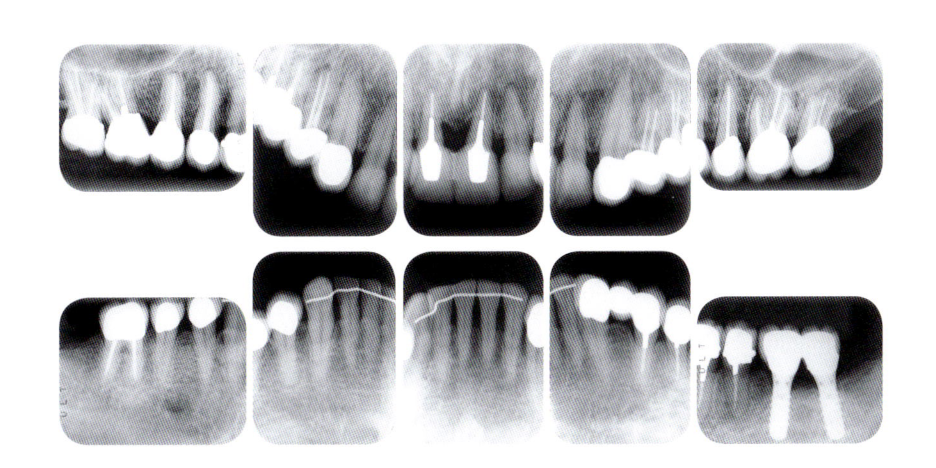

図15-6-7n　術後のエックス線写真。

はスペースクローズするのではなく補綴治療で形態がとれるトゥースポジションにし、下顎歯は若干拡大する計画とした。下顎前歯の5インサイザルも検討したが、犬歯のポジションを考慮し小臼歯部にスペースをつくり補綴治療するような矯正治療を計画している（**図15-6-7e、f**）。推測的な写真であるが、顎位も咬合高径も考慮せず、スペースクローズしていたら、**図15-6-7o、p**のような顔貌になっていたと考えられる。術後10年目の写真であるが、下顎は後方位にならず、口腔周囲筋もリラックスしている（**図15-6-7q**）。

図15-6-7o～s　スペースクローズしていたら?!

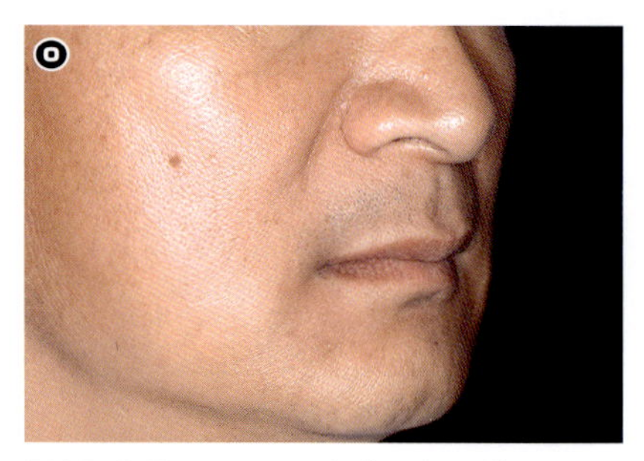

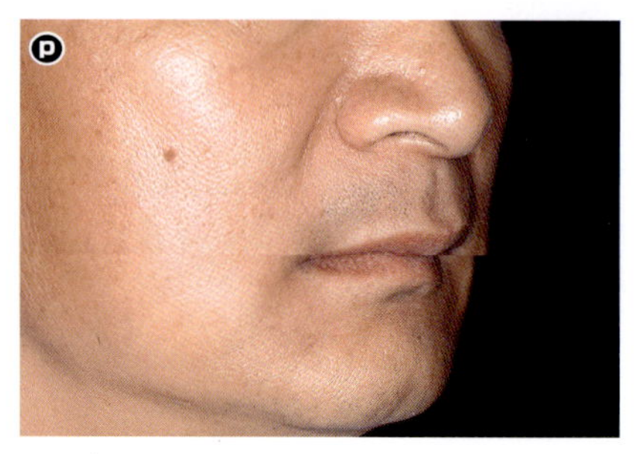

図15-6-7o、p　pは合成であるが、スペースクローズのみを計画すれば、このように口唇は内側になり（p）、口腔関連筋はさらに緊張し、口腔内容量も減少したであろう。

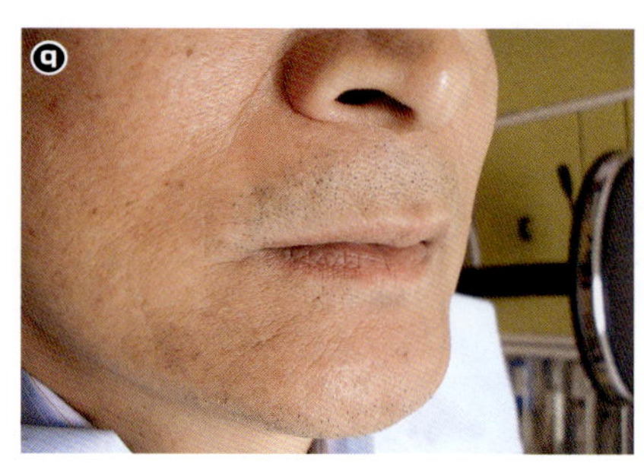

図15-6-7q　術後10年。スペースクローズされていないのがわかる。筋の緊張もない。

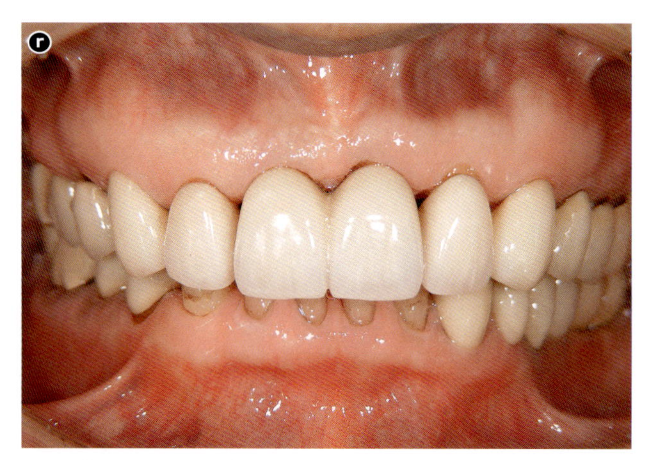

図15-6-7r　2017年撮影。治療計画を立案した1999年、まだOSASやUARSを考慮した咬合という認識はなかった。舌のスペースを狭くしない、下顎を後退させないということが、生理的な咬合の回復目的であったこの症例は、それが行われている。

睡眠時無呼吸症についてご存知ですか？

1、　いびきをかく、と言われたことがありますか？
（　はい　　いいえ　）

2、　いびきをかくという自覚はありますか？
（　はい　　いいえ　）

3、　朝に喉が、かさかさいがらっぽいと感じることはありますか？
（　はい　　いいえ　）

4、　睡眠時無呼吸症はご存じですか？
（　はい　　いいえ　）

5、　「日中に眠くなる」以外の身体への弊害はご存じですか？
（　はい　　いいえ　）

図15-6-7s　治療咬合位が咽頭腔の侵害はしていないようである。

術後16年目の定期検診時にイビキのアンケートに答えてもらった（**図15-6-7s**）。家族からもイビキを指摘されたことはないとのことであった。無呼吸が起こるのは93％がイビキをともなっている[1]ということで、18年前に『OSASを考慮した治療計画を立案』とまでの認識は筆者らにまだなかったが、生理的な咬合の基準はOSASにおいても生理的な咽頭腔を阻害するような咬合にはなっていなかったようである。

咬合治療において、顎位の是正や、咬合高径を適正に戻すということは、治療の基本である。近年は口腔内容量の検討をも咬合治療の際に治療計画の中に組み入れる必要があると考えている。OSASの患者であれば、悪化が防げるだけでなく、改善の可能性もあるからである。（**症例図15-6-5a～f、症例15-6-6a～f**）。

たとえば 、糖尿病の有病者が糖を摂りすぎれば血糖値は上がる。 高血圧の有病者が塩分を過剰に摂れば血圧を上げる因子となりえる。 疾患の因子を保有している人にとって、関連因子の悪化は疾患の増悪につながる。甘いものが好きだからといって全員が糖尿病になるのではないように、咬合の状態が悪い人が皆OSASになるのでない。しかし、生体にとってより生理的な状態を目指すため、口腔内容量を考慮した咬合も認識しておくべきと考えられる。

図15-7-1a〜c　症例 C：UARS の可能性が疑われた

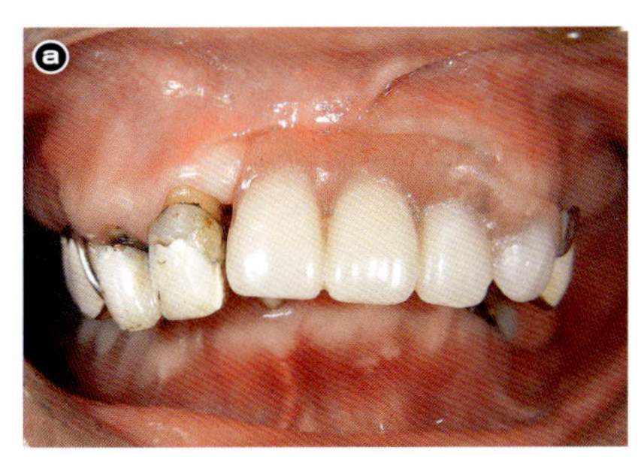
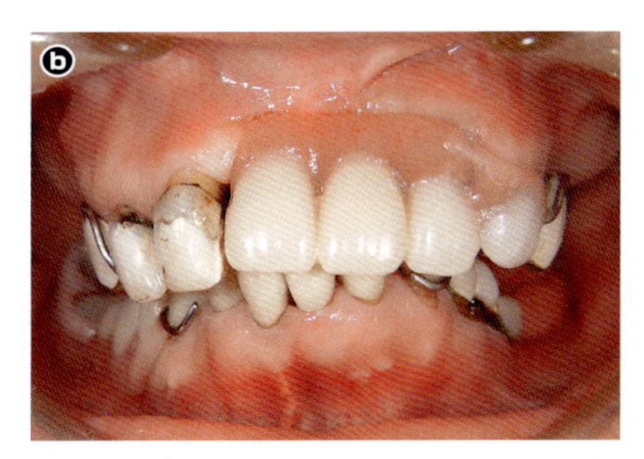
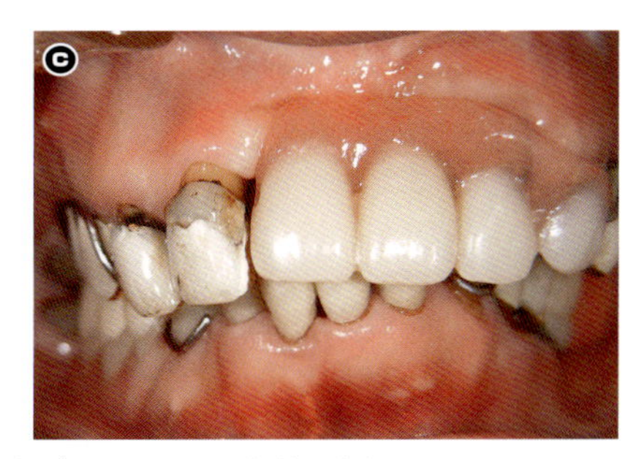

図15-7-1a〜c　ICP で製作されたパーシャルデンチャーが装着されている状態(**a**)。中心位・筋肉がリラックスした位置(**b**)。パーシャルデンチャーの人工歯にオーバーレイを合着し、**b** の咬合状態に補綴を行った際のシミュレーションを行っている。

図15-7-1d　ICP と治療位にて、4夜交互にパルスオキシメーターで測定

○ ICP のパーシャルデンチャー装着で睡眠(ICP)	○治療位のパーシャルデンチャーを装着して睡眠(治療位)
1 夜目：ODI 3 %　3.44 (最低 SPO_2 値は80.9%) 脈拍上昇回数　9.18回／時間	1 夜目：ODI 3 %　2.84 (最低 SPO_2 値は89.8%) 脈拍上昇回数　7.90回／時間
2 夜目：ODI 3 %　3.92 (最低 SPO_2 値は82.0%) 脈拍上昇回数　8.17回／時間	2 夜目：ODI 3 %　2.38 (最低 SPO_2 値は86.9%) 脈拍上昇回数　7.83回／時間

図15-7-1d　ICP(**図15-7-1a**)と治療位(中心位・生理的顆頭安定位)(**図15-7-1c**)で4夜交互に測定。ODI での OSAS の判定はごく軽度ではあるが、ICP 時の ODI3%において3.44／h、3.92／h であったが、治療位では2.84／h、2.38／h と改善傾向が認められた。

7．上気道抵抗症候群 UARS と咬合のかかわり

上気道抵抗症候群 UARS(Upper Airway Resistance Syndrom)は OSAS の亜型、予備群である。無呼吸ほどではないが、睡眠時に何らかの障害がある状態である[18, 19]。

近年米国では口腔内容量の増大のため、必要であれば器(顎骨)を広げる外科矯正や MMA(maxillomandibular advancement)の頻度も増加しているという。顎位咬合の安定は基本とされ、さらに口腔内容量の増大も治療計画に組み込まれている。

咬合治療で UARS や OSAS の完治が目指せるのではない。有効性がエビデンスベースレベルで立証されているとはまだ言えない。しかし、悪化させるような咬合治療はしたくないものである。OSAS 患者だけでなく、UARS のように潜在性の患者を含めると、至ってよくある(コモンな)疾患であると認識すべきであろう。今、目の前にいる患者は、OSAS は大丈夫だろうか？という目で見る意識も必要かもしれない。実際当医院で治療中に寝たり、イビキをかいた患者に OSAS を説明し、検査紹介した患者の

図15-7-1e、f　ICP と治療位にて、パーシャルデンチャーを装着し測定

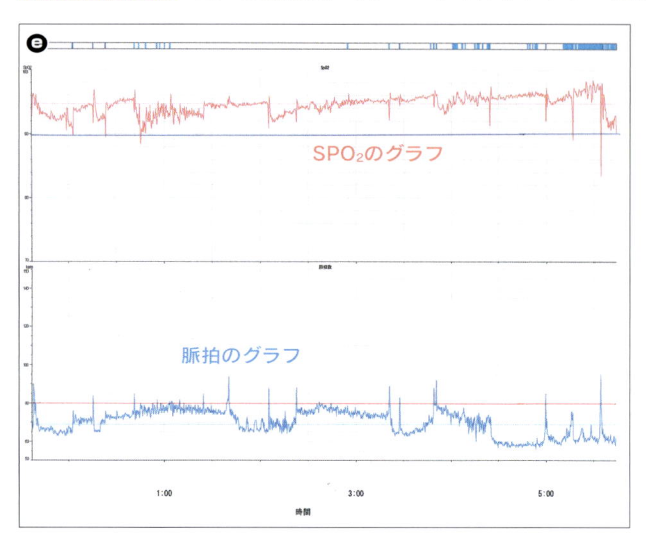

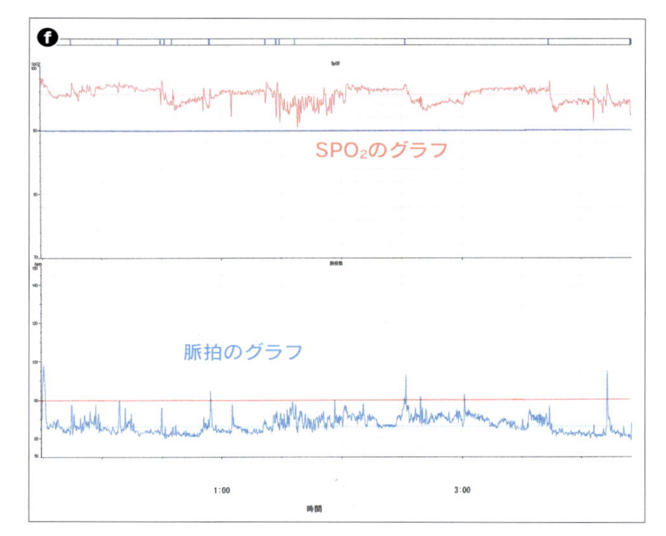

図15-7-1e、f　ICP と治療位にパーシャルデンチャーを装着しての結果。ODI の変化はわずかであるが、脈拍をグラフで観察すると（青グラフ）、ICP での睡眠時は脈拍が80回近くが続いているのが目立つ（**e**）。しかし、パーシャルデンチャーを装着している治療位では70回前後で安定しているときが多い（**f**）。夜間のこのような状態の差が毎日続けば、日中にも影響を及ぼしてくる可能性が考えられる。

ほとんどが、中度か重度の診断がされた。CPAP 治療中や中止したという患者もいた。200万人とも500万人ともいわれている[1、2]OSAS の患者だけでなく、OSAS の予備軍とされている UARS の患者を含めると、潜在している患者はどれほどになるのだろうか。

本邦において顎位や歯列、欠損などの問題が解決されず口腔内容量が本来より狭くなっている症例によく遭遇しないだろうか（**図15-6-5、図15-6-6、図15-7-1**）。さらには、アジア系の人は肥満の影響だけではなく、骨格が欧米人より前後的厚みがないため、UARS や OSAS の罹患の可能性は高くなるだろうというリスクもある[1]。

この患者（**図15-7-1a～c**）本人は「イビキの自覚はない」ということだが「心臓が悪いわけでもないのに、すぐドキドキするし、脈が普通の人より速いと言われた」との報告が問診時にあった。循環器系の既往歴はない。しかし UARS の可能性があるのではないかと考えられた。そのため既存の ICP の状態と、パーシャルデンチャーにオーバーレイを合着した中心位・生理的顆頭安定位の治療位で ODI と脈拍数を見ることにした。ICP と治療位で４夜交互にパルスオキシメーターで測定してもらった。

ODI3%の値で OSAS の判定をすると、確かにごく軽度である。しかし、脈拍をグラフで観察すると、ICP で睡眠の日は脈拍80回近くが続いているのが目立つが、生理的な下顎位の治療位では70回前後の時が多いのが確認できた（**図15-7-1e、f**）。脈拍上昇回数でも差は認められた。明らかに ICP の下顎位と治療位の下顎位では生体の出す信号に差が認められた。ODI３で判定すればごく軽度であり無呼吸はごく少なく、やはりまだ UARS の段階かと思われる。１日の咀嚼回数は３食で1,800回ということである[20]。日常的に既存の ICP で咀嚼するか、治療位で咀嚼するかでは、これからさらに筋の恒常性に違いが出てくる可能性がある。この患者はイ

図15-8-1a〜c　増上寺にある徳川将軍家墓の改葬にともなうご遺体調査より

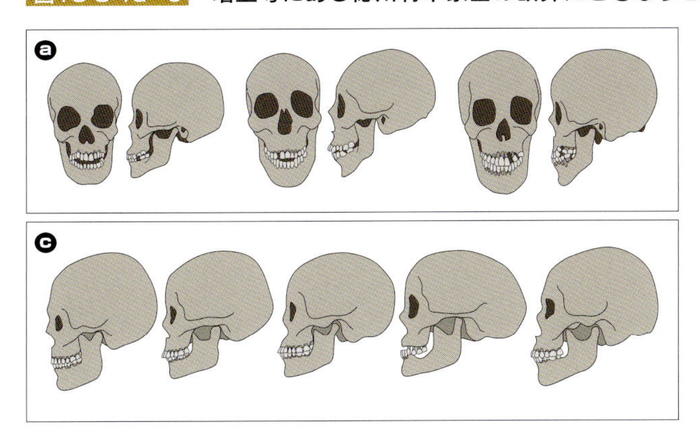

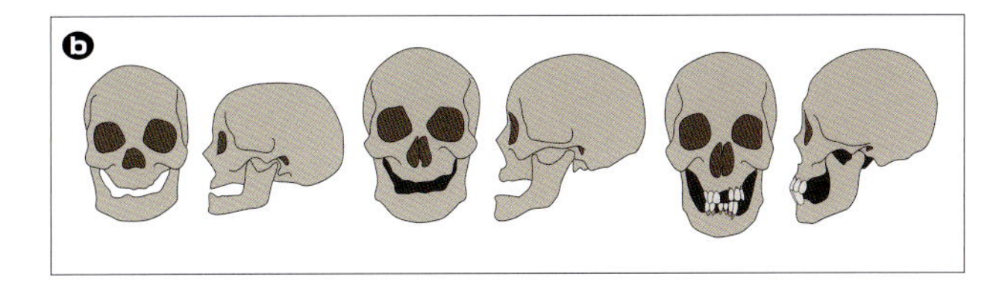

図15-8-1a〜c　戦国時代から平穏な時代になり、殿様たちはおいしいものや食べやすいものを食べるようになったのか、わずか3代で顎骨に変化がみられる（**a**：徳川家3代、**b**：伊達家3代）。庶民の骨格の変化は、殿様たちと比較すると緩やかである（**c**）（本イラストは参考文献20、21より引用・改変）。

図15-8-2　OSASによる心血管系への合併頻度

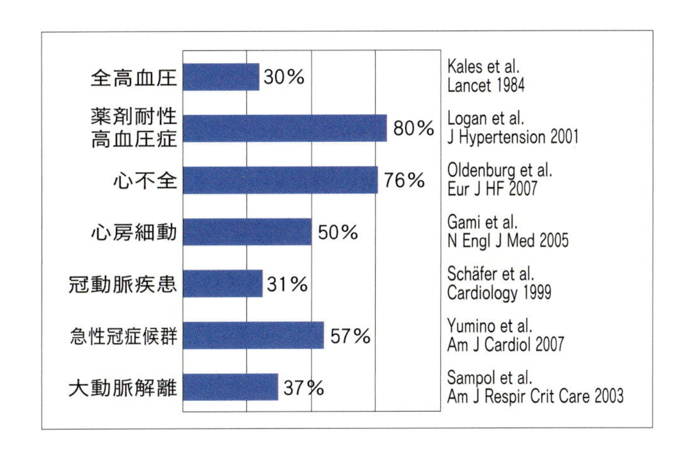

図15-8-2　心血管系への合併頻度（文献1より引用・改変）。

ンプラント治療するならば、下顎位を中心位・生理的顆頭安定位である治療位（**図15-7-1b、c**）の顎位で治療するのが望ましい。PDとなる場合でも、顎位を是正した治療位に新しいPDを製作する。データで示されたわずかな差でも、積み重なった負担が身体に影響するであろうことが推測できる。夜間のこのようなイベントが日中にも継続して影響するとも言われている。

患者の現状のICPだけにとらわれることなく、顎口腔系、口腔内容量、さらには隣接組織の咽頭や呼吸器なども含めて見るべき症例があることも認識し、中心位・生理的顆頭安定位の咬合を採得するスキルの習得が必要となるであろう。また、時代の流れとともに残念ながらOSASの患者は増える可能性がある。その理由を以下に提示する。

8．骨格の形態、過去から未来

咀嚼することが、顎骨、頭蓋骨に影響することは言うまでもない。ただ、現在の日本は食生活に恵まれており、軟らかくおいしいものが好まれる傾向がある。恵まれすぎるとどうなるのであろうか。

さて、増上寺に埋葬されている遺骨調査の結果に驚くべき事実があった。OSASを考慮すると、アジア系の人は元来前後的幅の少ない骨格のため(**図15-5-3a、b**)[1, 8]非肥満でもOSASになる可能性がある。粟、ヒエを食べていた江戸時代は1回の食事で1,500回、1日では4,500回咀嚼していたそうだが、現在は軟らかい食事が多く1回600回で1日でも1,800回に減少している[20]。戦国時代から太平の時代になり、おいしいものばかり食べるようになった殿様たちの顎骨はどんどん細くなっていた(**図15-8-1a、b**)。粟、ヒエを食していた庶民の変化はわずかである(**図15-8-1c**)[21, 22]。軟らかい食物を食するようになったであろう3代でこのような変化であれば、現代人の食生活を考慮すると、この本は過去からの警告のようにも思える。とは言え現代人がまた粟、ヒエの食生活に戻ることはないであろう。実際現代の子供たちの小顔傾向は否めない。さらに近未来の人の下顔面の顎骨の変化(小顔傾向)は想像に難くはない。すなわち、将来OSASの罹患率は、増加傾向を示すことが考えられるのではないだろうか。

近年は病気を治す救命医療から、歯周病の全身への影響が認知されてきたように致命的な疾患につながるリスクを下げうる予防が注目されるようになってきた。OSASは低酸素血症や交感神経活性の亢進などを介して二次的に種々の病気の要因となる。とくに生命予後にかかわる循環器系の疾患との関連は多く、合併頻度も高くなる(**図15-8-2**)[1]。本人は寝ていて認識しにくいイビキや無呼吸は、家族やベットパートナーなど通常はごく限られた人からしか指摘されることがない。そのために未診断、未治療率が高い疾患である。OSASの予後は、中度～重度では対照群に比較して患者の死亡率は有意に高くなるという調査結果がある[3, 4]。

歯科治療では患者はわりと長時間水平位のチェアーで仰臥位である。歯科医師であるわれわれは、多くの患者に接し、治療中の睡眠やイビキ、また形態的リスクなど、OSASの可能性に気づくことができる。医科からの依頼でOAを製作するという治療の手助けだけではなく、歯科臨床に携わるわれわれこそ、患者自身が気づいていないOSASへの認識が必要ではないかと思う次第である。OSASは頭蓋骨・下顎骨の位置や形態・咬合・軟組織などによる咽頭容量への侵害という解剖学的バランスの崩れも大きな要因であり、これこそはわれわれ歯科医師の専門領域である。日常の治療においてクラウン・ブリッジ、義歯、インプラントなど咬合補綴治療に携わる者として、治療咬合の指標を守りながら(**図15-6-3**)、口腔内容量をも考慮した治療をするという認識がこれからは必要になるであろう。

臨床的な咬合治療は、歯と歯の接触や補綴的立場での咬合理論だけでなく、顎口腔系や隣接組織を含め機能的・形態的・生理的な関連も理解した上でなされるべきと考えている。

Epilogue
エピローグ

歯科臨床では、診査・診断、治療計画の立案、治療のすべての面において、歯科医学に関する解剖学、生物学、生理学、理工学、その他多くの知識が必要である。しかし一般臨床家が、これらすべてを自ら研鑽することは不可能である。筆者らの臨床においても、また本書の執筆に際しても、多くの先駆者たちの研鑽のもとに発表されたデータや知識に助けられている。しかし、データに固執するあまり、千差万別の患者を四角四面に診断してはならない。１つの問題に対して答えは１つとは限らないからである。

たとえば患者１人ひとりの生体の適応能力には個人差がある。咬合の問題(力のコントロール)に関しても、原因が多因子 ── つまり咬頭干渉や下顎の偏位、パラファンクションなどのメカニカルストレスや歯の喪失による残存歯にかかる負担荷重、重度の歯周病による歯の動揺のため不安定なバーティカルストップなど ── であり、力を受け止める顎口腔系の組織も、それぞれ人により許容範囲が異なる。また咬合からのバイオメカニカルストレスを顎関節に受ける人もいれば、咀嚼筋に筋痛を起こす人、歯周組織に影響を受ける人、各組織が程々に受け止める人など、同じような状態の咬合であっても、すべての人が同じところに同じ症状を呈するとはかぎらない。

日常臨床のなかで歯科医師は、多様化した治療をこなしていかなければならないため、高い技術が要求される。ゆえに、若い歯科医師にとってスキル(技量)の獲得と追及は重要課題であろう。スキルを磨くことは重要であり、スキルがなければ治療はなしえない。しかし多様化した歯科臨床においては、スキルだけではなく総合的な診査・診断に基づく治療計画の立案と、多方面から検討し設定した「治療のゴール」という指標を見極める能力こそが必要となる。つまりわれわれ臨床家は、知識や技術を得るだけでなく、臨機応変に分析できる見識をも持たなければならないのである。

本書が、若き歯科医師たちの臨床のヒントや助けになることができれば幸いである。

最後に、私事ではあるが、Rymond L. Kim 先生、山﨑長郎先生の臨床に魅せられ、卒業後は学生時代よりもずっとまじめに歯学の勉学に勤しんだような気がする。学ぶこと、ご指導いただくことがうれしかったものであった。咬合治療の臨床においては、本多正明先生に多くをご指導いただき、また同年代にもかかわらず茂野啓示先生には鋭い視点でご指摘いただいたり、本書の執筆に関してもご指導いただいた。人生の多くの時間を費やす仕事だけに、諸先生方のご指導のもと、この仕事が好きになれたことを幸せに思う。Kim 先生、山﨑先生、本多先生、茂野先生に感謝の意を表したい。

また、山﨑先生のオフィスに同期で入局し、筆者らが米子で開業するときに故郷から遠く離れた米子までついてきてくれた歯科技工士の石井勝行氏。本書のほとんどの症例は、彼の技工によるものである。長年にわたり、ともに歯科臨床を歩んでくれた石井氏にも、感謝の意を表したい。

参考文献

第１章

1．McNeill C. Fundamental treatment goals. In: McNeill C. Science and Practice of Occlusion. Chicago: Quintessense, 1997.

2．Profitt WR, Epker BN, Ackerman JL. Systematic description of dentofacial deformities: the database. In: Bell WH, Profitt WR, White RP（eds）. Surgical Correction of Dentofacial Deformities. Vol.1. Philadelphia: WB Saunders, 1980；105-154.

3．Okeson JP. Management of Temporomandibular Disorders and Occlusion. 3rd ed. St Louis: Mosby-Year Book, 1993.

4．山﨑長郎（監修），今井俊広，今井真弓，他．別冊 the Quintessence．臨床咬合補綴治療の理論と実践．東京：クインテッセンス出版，2003.

5．栗山實．歯科補綴学用語集における中心位（CR）と中心咬合位（CO）．改訂の経緯を中心として．補綴臨床 1997；30：226-230.

6．The Glossary of prosthodontic terms. J Prosthet Dent 2005；94（1）：10-92.

7．Pertes RA，Gross SG．杉崎正志，木野孔司，小林馨（監訳）．TMDと口腔顔面痛の臨床管理．東京：クインテッセンス出版，1997.

8．大石忠雄．下顎運動の立場から見た顎関節構造の研究．補綴誌 1967；11：197-220.

9．河野正司，池田圭介，大石忠雄．咀嚼機能と咬合．５．下顎位と顎機能．②咬頭嵌合位と顆頭位．補綴臨床 1999；32（5）：550-557.

10．Okeson JP. Management of Temporomandibular Disorders and Occlusion. 4th ed. St Louis: Mosby-Year Book, 1998.

11．Okeson JP，藤本順平，山本健一，岡野昌治，菅野英也，茅ヶ崎乙文．口腔顔面痛の鑑別診断と治療．歯界展望 2001；97（2）：301-322.

12．渡邉誠，森本俊文，妹尾輝明（編集）．歯科技工別冊．目でみる顎口腔の世界．東京：医歯薬出版，1996.

13．Manns A, Chan C, Miralles R. Influence of group function and canine guidance on electromyographic activity of elevator muscles. J Prosthet Dent 1987；57（4）：494-501.

14．Dawson PE，丸山剛郎（監訳），川村貞行（訳）．オクルージョンの臨床．第２版．東京：医歯薬出版，1993

第２章

1．Lytle JD, Skurow H. An interdisciplinary classification of restorative dentistry. Int J Periodontics Restorative Dent 1987；7（3）：8-41.

2．山﨑長郎．審美修復治療．複雑な補綴のマネージメント．東京：クインテッセンス出版，1999.

3．山﨑長郎（監修），今井俊広，今井真弓，他．別冊 the Quintessence．臨床咬合補綴治療の理論と実践．東京：クインテッセンス出版，2003.

4．飯塚哲夫．顎機能不全症への統合的アプローチ．新版・顎機能不全症の臨床．東京：クインテッセンス出版，1990.

5．Okeson JP．口腔顔面痛の鑑別診断と治療．歯界展望，2001；97（1）：39-60.

6．茂野啓示，西川義昌．一から学ぶ歯周外科の主義．東京：医歯薬出版，1997.

7．茂野啓示．新 一から学ぶ歯周外科の手技．東京：医歯薬出版，2005.

8．山﨑長郎，本多正明．臨床歯周補綴．第一歯科出版，1990.

9．山﨑長郎，本多正明．臨床歯周補綴Ⅱ．第一歯科出版，1992.

第３章

1．McNeill C. Science and Practice of Occlusion. Chicago: Quintessense, 1997.

2．小出馨，菅原佳広，浅沼直樹，佐藤利英，植木誠，齋藤隆哉，近藤敦子，影山幾男．筋の触診を行うために必要な機能解剖．補綴臨床 2001；34(5)：510-529.

3．山﨑長郎，今井俊広，今井真弓，小出馨．２章　咬合理論の今日的解釈．In：山﨑長郎(監修)，今井俊広，今井真弓，他．別冊 the Quintessence．臨床咬合補綴治療の理論と実践．東京：クインテッセンス出版，2003；45-78.

4．山﨑長郎．審美修復治療．複雑な補綴のマネージメント．東京：クインテッセンス出版，1999.

第４章

1．山﨑長郎．審美修復治療．複雑な補綴のマネージメント．東京：クインテッセンス出版，1999.

2．小川隆広，古谷野潔．咬合平面の傾きと咀嚼運動閉口路との関連．―補綴物作製のための機能的情報―．補綴臨床 1997；30(6)：753-760.

3．McHorris WH. Occlusal Waxing Manual. Memphis: Memphis Gnathological Academy of Reseach and Education, 1977.

4．桑田正博，茂野啓示(編集)．歯界展望別冊．実践咬合調整テクニック．東京．医歯薬出版，2009.

5．End E．バイオロジカル補綴法．その１：生理的咬合および咬合滑走運動―自然を手本とする考え方．QDT 1999；24：219-225.

6．McNeill C. Occlusal considerations for complex restorative therapy. In: McNeill C. Science and Practice of Occlusion. Chicago: Quintessence, 1997；416.

7．Dawson PE. Functional Occlusion: From TMJ to Smile Design. St. Louis: Mosby, 2007.

8．Gibbs CH, Lundeen HC. Jaw movements and forces during chewing and swallowing, and their clinical significance. In: Lundeen HC, Gibbs CH (eds). Advances on Occlusion. Boston: John Wright PSG, 1982；2-32.

9．渡邉誠，森本俊文，妹尾輝明(編集)．歯科技工別冊．目でみる顎口腔の世界．東京：医歯薬出版，1996.

第５章

1．Thompson BA, Blount BW, Krumholz TS. Treatment approaches to bruxism. Am Fam Physician 1994；49(7)：1617-1622.

2．McNeill C(監修)，Goddard G，和嶋浩一，井川雅子(著)．TMD を知る．最新顎関節症治療の実際．東京：クインテッセンス出版，1997.

3．Lee RL. Jaw movements engraved in solid plastic for articulator controls. Part 1. Recording apparatus. J Prosthet Dent 1969；22：209-224.

4．渡邉誠，森本俊文，妹尾輝明(編集)．歯科技工別冊．目でみる顎口腔の世界．東京：医歯薬出版，1996.

5．平井敏博，池田和博，寺澤秀朗，牧浦哲司．咬合・咀嚼と痴呆・健康の関係．動物実験と要介護高齢者の調査から．the Quintessence 2000；19(2)：2397-2409.

6．中田稔．咬合の回復．噛む機能は健康寿命の延伸に役立つか．the Quintessence 2003；22(4)191-195.

7．寺川國秀．Ecological Dentistry & Esthetic Dentistry. Section 2. Ecological Dentistry とは何か．歯科技工，1987；15(5)：596-601.

8．加藤熈，押見一，池田雅彦(編著)．日本歯科評論臨時増刊．ブラキシズムの基礎と臨床．原因・診断・対応．東京：日本歯科評論，1997.

9．Rugh JD, Solberg WK. Psychological implications in temporomandibular pain and dysfunction. In: Zarb GA, Carlsson GE (eds). Temporomandibular Joint Function and Dysfunction. St. Louis: CV Mosby, 1979：239-258.

10．Rugh JD，井川雅子(訳)．夜間のブラキシズムに関する見解．the Quintessence 1999；18(3)：127-134.

11．堀紀雄，笹栗健一，豊田實，佐藤貞雄．ストレスの脳内機構と咀嚼器官の役割．日本歯科評論 2005；65(8)：60-67.

12. Dawson PE, 丸山剛郎(監訳), 川村貞行(訳). オクルージョンの臨床. 第2版. 東京：医歯薬出版，1993.
13. Pertes RA，Gross SG（編著），杉崎正志，木野孔司，小林馨(監訳). TMDと口腔顔面痛の臨床管理．東京：クインテッセンス出版，1997.
14. Okeson JP. Management of Temporomandibular Disorders and Occlusion. 5th edition. St. Louis: Mosby，2002.
15. 石橋克禮．神経．In: 上村修三郎，杉崎正志，柴田考典(編著)．顎関節小事典．東京：日本歯科評論，1990；150-153.
16. Thilander B. Innervation of the temporomandibular joint capsule in man. Trans Roy Sch Dent Stockholm and Umea 1961；7：9-67.
17. 杉崎正志，柴田考典．顎関節におけるリモデリング．In：上村修三郎，杉崎正志，柴田考典(編著)．顎関節小事典．東京：日本歯科評論，1990；94-95.
18. 加藤熙，他．ブラキシズムと歯周治療．In：加藤熙，押見一，池田雅彦(編著)．日本歯科評論臨時増刊．ブラキシズムの基礎と臨床．原因・診断・対応．東京：日本歯科評論，1997；165-180.
19. Gargiulo A, Wentz FM, Orban B. Dimensions and relations of the dentogingival junction in humans. J Periodontol 1961；32：261-267.
20. Ingber JS, Rose LF, Coslet JG. The "biologic width"-a concept in periodontics and restorative dentistry. Alpha Omegan 1977；70(3)：62-65.
21. 茂野啓示．新 一から学ぶ歯周外科の手技．東京：医歯薬出版，2005.
22. Kois JC. Altering gingival levels: the restorative connection. I Biologic Variables. J Esth Dent 1994；6：3-9.
23. Weisgold A. Contours of the full crown restoration. Alpha Omegan 1977；70(3)：77-89.
24. Tarnow DP, Magner AW, Fletcher P. The effect of the distance from the contact point to the crest of bone on the presence or absence of the interproximal dental papilla. J Periodontol 1992；63(12)：995-996.
25. 山﨑長郎，茂野啓示．臨床を変える支台歯形成．1．生物学的形成の理論と実際．東京：医歯薬出版，2000.
26. 茂野啓示，山﨑長郎，今井俊広，土屋賢司．臨床を変える支台歯形成．2．形成・形態ガイド．東京：医歯薬出版，2001.
27. 山﨑長郎(監修), 小濱忠一, 瀬戸延泰(編集). 歯科臨床のエキスパートを目指してⅠ．コンベンショナルレストレーション．第4巻　クラウンプレパレーション．東京：医歯薬出版，2004.
28. 山﨑長郎．審美修復治療．複雑な補綴のマネージメント．東京：クインテッセンス出版，1999.
29. Vire DE. Failure of endodontically treated teeth: classification and evaluation. J Endod 1991；17(7)：338-342.
30. Ray HA, Trope M. Periapical status of endodontically treated teeth in relation to the technical quality of the root filling and the coronal restoration. Int Endod J 1995；28：12-18.
31. Gillen BM, Looney SW, Gu LS, Loushine BA, Weller RN, Loushine RJ, Pashley DH, Tay FR. Impact of the quality of coronal restoration versus the quality of root canal fillings on success of root canal treatment：a systematic review and meta-analysis. J Endod 2011；37(7)：895-902.
32. 福島俊士，坪田有史．支台築造の位置づけ．日本歯科評論 1998；667：58-67.
33. 山﨑長郎(監修)，鈴木真名，天川由美子(編集)．歯科臨床のエキスパートを目指してⅠ. コンベンショナルレストレーション. 第3巻　根管形成と支台築造. 東京：医歯薬出版，2004.
34. Sorensen JA, Engelman MJ. Ferrule design and fracture resistance of endodontically treated teeth. J Prosthet Dent 1990；63(5)：529-536.
35. Libman WJ, Nicholls JI. Load fatigue of teeth restored with cast posts and cores and complete crowns. Int J Prosthodont 1995；8(2)：155-161.
36. Morgano SM. Restoration of pulpless teeth: application of traditional principles in present and future contexts. J Prosthet Dent 1996；75(4)：375-380.

37. Smith RB, Edmunds DH. Comparison of two endodontic handpieces during the preparation of root canals in extracted human teeth. Int Endod J 1998；31(1)：22-31.

38. 後藤吉啓，島田和基．Special Article from Clinical Studies：確実な補綴物への近道 Part 1．今，知っておきたい抜髄歯への補綴治療の法則．QDT 2004；29(1)：19-30.

39. 山﨑長郎(監修)，岡口守雄，南昌宏(編集)．歯科臨床のエキスパートを目指してⅡ．ボンディッドレストレーション．第８巻 ポーセレンインレー・アンレーレストレーション．東京：医歯薬出版，2006.

第６章

1．McNeill C(監修)，Goddard G，和嶋浩一，井川雅子(著)．TMD を知る．最新顎関節症治療の実際．東京：クインテッセンス出版，1997.

2．End E．バイオロジカル補綴法．その１：生理的咬合および咬合滑走運動―自然を手本とする考え方．QDT 1999；24：219-225.

3．Mah RT, McEvoy SP, Hatcher DC, Gary Faulkner M. Engineering Principles and Modeling Strategies. In: McNeill C. Science and Practice of Occlusion. Chicago: Quintessense, 1997.

4．McCoy G. Dental compression syndrome: a new look at an old disease. J Oral Implantol 1999；25(1)：35-49.

5．宮地建夫，下野正基，鈴木尚，北川原健，讀肇彦．座談会／力を読む(上)．補綴臨床 1998；31(1)：19-74.

6．Grippo JO. Abfractions: a new classification of hard tissue lesions of teeth. J Esthet Dent 1991；3(1)：14-19.

7．黒江敏史，伊藤秀美，大畑昇，井上農夫男．アブフラクションの成因・治療に関する文献的考察．Part 1．成因論編．the Quintessence 2002；21(4)：155-166.

8．Magne P, Belser UC．臼歯部における機能圧の分布状況：数量化モデルを用いた計測実験．Int J Periodontics Restorative dent 日本語版 2002；10(6)：11-19.

9．加藤熈，押見一，池田雅彦(編著)．日本歯科評論臨時増刊．ブラキシズムの基礎と臨床．原因・診断・対応．東京：日本歯科評論，1997.

10. 小澤英浩．骨・基礎講座．(3)骨の細胞たち．Quintessence dent IMPLANT 1998；5(3)：48-50.

11. Lee RL. Anterior guidance. In: Lundeen HC, Gibbs CH (eds). Advances on Occlusion. Boston: John Wright PSG, 1982；51-80.

12. Rugh JD, Solberg WK. Psychological implications in temporomandibular pain and dysfunction. In: Zarb GA, Carlsson GE (eds). Temporomandibular Joint Function and Dysfunction. St. Louis: CV Mosby, 1979：239-258.

13. Dawson PE，丸山剛郎(監訳)，川村貞行(訳)．オクルージョンの臨床．第２版．東京：医歯薬出版，1993.

14. Manns A, Chan C, Miralles R. Influence of group function and canine guidance on electromyographic activity of elevator muscles. J Prosthet Dent 1987；57(4)：494-501.

15. Williamson EH, Lundquist DO. Anterior guidance: its effect on electromyographic activity of the temporal and masseter muscles. J Prosthet Dent 1983；49(6)：816-823.

16. Furstman L. The early development of the human temporomandibular joint. Am J Orthodont 1963；49：672-682.

17. Whittaker DK, Davies G, Brown M. Tooth loss, attrition and temporomandibular joint changes in a Romano-British population. J Oral Rehabil 1985；12(5)：407-419.

18. Greene CS．井川雅子(訳)．TMD 治療としての下顎リポジショニング．クリニカル・アナリシス．The Quintessence 2007；26(1)：171-178.

19. Seward FS. Tooth attrition and the temporomandibular joint. Angle Orthod 1976；46(2)：162-170.

20. Richards LC, Brown T. Dental attrition and degenerative arthritis of the temporomandibular joint. J Oral Rehabil 1981；8(4)：293-307.

21. Wedel A, Carlsson GE, Sagne S. Temporomandibular joint morphology in a medieval skull material. Swed Dent J 1978；2(6)：177-187.
22. 木野孔司，和気裕之，杉崎正志．顎関節症で困ったら．専門医がおしえるセルフケア．東京：砂書房，2001.
23. 平場勝成．外側翼突筋上頭・下頭の関節頭ならびに円板の運動に対する相反的役割．補綴臨床 1998；31(5)：611-623.
24. Moffett B. Classification and diagnosis of temporomandibular joint disturbances. In: Solberg WK, Clark GT（eds）. Temporomandibular Joint Problems: Biologic Diagnosis and Treatment. Chicago: Quintessence, 1980；21-31.
25. 西野瑞穂，井出吉信，高徳幸男，野田忠，吉田定宏．乳幼児期から高齢期に至る咀嚼機能の生理的変化．咀嚼機能の発達と加齢変化．日歯医学会誌 1997；16：61-70.
26. Rakosi TM, Jonas I, Graber T. Orthodontic Diagnosis. Color Atlas of Dental Medicine. New York: Thieme Medical Publishers, 1993；207-235.
27. モダンデンタルアカデミー（編集）．開業臨床医のための顎関節機能障害治療．東京：クインテッセンス出版，2002.
28. 石川晴夫．一般歯科において矯正治療をする際の留意点．日歯医師会誌 2000；53(9)：4-13.
29. Korioth TWP. Simulated physics of the human mandible. In: McNeill C. Science and Practice of Occlusion. Chicago: Quintessense, 1997；177-185.
30. 渡邉誠，森本俊文，妹尾輝明（編集）．歯科技工別冊．目でみる顎口腔の世界．東京：医歯薬出版，1996.
31. 森本俊文．関節内受容器．In：上村修三郎，杉崎正志，柴田考典（編著）．顎関節小事典．東京：日本歯科評論，1990；150-153.
32. Okeson JP. Management of Temporomandibular Disorders and Occlusion. 5th edition. St. Louis: Mosby, 2002.

第７章

1．古谷野潔，市来利香，築山能大．入門咬合学．東京：医歯薬出版，2005.
2．The Glossary of Prosthodontic Terms：9th Edition. J Prosthet Dent 2017；e20.
3．Pertes RA, Gross SG，杉崎正志，木野孔司，小林馨（監訳）．TMD と口腔顔面痛の臨床管理．東京：クインテッセンス出版，1997.
4．大石忠雄．下顎運動の立場から見た顎関節構造の研究．補綴誌 1967；11：197-220.
5．河野正司，池田圭介．下顎位と顎機能．補綴臨床 1999；32(4)：406-414.
6．栗山實．歯科補綴学用語集における中心位（CR）と中心咬合位（CO）．改訂の経緯を中心として．補綴臨床 1997；30；226-230.
7．Okeson JP，藤本順平，山本健一，岡野昌治，菅野英也，茅ヶ崎乙文．口腔顔面痛の鑑別診断と治療．歯界展望 2001；97(2)：301-322.
8．McNeill C. Science and Practice of Occlusion. Chicago: Quintessense, 1997.
9．Furstman L. The early development of the human temporomandibular joint. Am J Orthodont 1963；49：672-682.
10. Whittaker DK, Davies G, Brown M. Tooth loss, attrition and temporomandibular joint changes in a Romano-British population. J Oral Rehabil 1985；12(5)：407-419.
11. Seward FS. Tooth attrition and the temporomandibular joint. Angle Orthod 1976；46(2)：162-170.
12. Richards LC, Brown T. Dental attrition and degenerative arthritis of the temporomandibular joint. J Oral Rehabil 1981；8(4)：293-307.
13. 山﨑長郎（監修），今井俊広，今井真弓，他．別冊 the Quintessence．臨床咬合補綴治療の理論と実践．東京：クインテッセンス出版，2003.
14. 小林義典．無歯顎補綴における下顎位の診断と求め方．顎咬合誌 2002；22(4)：380-393.

15. Crawford SD. Condylar axis position, as determined by the occlusion and measured by the CPI instrument, and signs and symptoms of temporomandibular dysfunction. Angle Orthod 1999；69(2)：103-115.

16. 高草木章, 小林義典, 志賀博. 頭蓋下顎障害における下顎頭偏位と顎関節領域の疼痛との関係. 日顎誌 2001；13：9-17.

第8章

1. 細川隆司, 今井俊広, 今井真弓. ラボサイドとチェアサイドをいかにつなぐか. QDT 2006；31(5)：575-598.

2. Lee R. Panadent instruction manual for advanced articulator system. Panadent Corp, 1989.

3. 山﨑長郎. 審美修復治療. 複雑な補綴のマネージメント. 東京：クインテッセンス出版, 1999.

4. Lee R. Jaw movements engraved in solid plastic for articulator controls. Part 1. Recording apparatus. J Prosthet Dent 1969；22：209-224.

5. Lee R. Jaw movements engraved in solid plastic for articulator controls. Part 2. Transfer apparatus. J Prothet Dent 1969；22：513-527.

6. Lundeen H, Wirth C. Condylar movement patterns engraved in plastic blocks. J Prosthet Dent 1973；30(6)：866-875.

第9章

1. Lee RL. Anterior guidance. In: Lundeen HC, Gibbs CH (eds). Advances on Occlusion. Boston: John Wright PSG, 1982；51-80.

2. Körber K(著), 田端恒雄, 河野正司, 福島俊士(訳). ケルバーの補綴学. 第1巻. 東京：クインテッセンス出版, 1982.

3. Mchorris WH. Occlusion with particular emphasis on the functional and parafunctional role of anterior teeth. Part 2. J Clin Orthod 1979；13(10)：684-701.

4. 山﨑長郎. 審美修復治療. 複雑な補綴のマネージメント. 東京：クインテッセンス出版, 1999.

5. Manns A, Chan C, Miralles R. Influence of group function and canine guidance on electromyographic activity of elevator muscles. J Prosthet Dent 1987；57(4)：494-501.

6. 荒井良明, 河野正司. 咀嚼機能と咬合. 6. 歯のガイドと顎機能(完). 補綴臨床 1999；32(6)：694-704.

7. 荒井良明, 河野正司. ガイドの歯種の変化が側方位クレンチング時の下顎頭に及ぼす影響. 補綴誌 1997；41：468-480.

8. 澤田宏二, 荒井良明, メディナ・ラウル, 河野正司. 歯のガイドの修正による習慣性関節脱臼の治療例からみた発症機構の一考察. 補綴誌 1997；41：763-768.

9. Coffey JP, Mahan PE, Gibbs CH, Welsch BB. A preliminary study of the effects of tooth guidance on working-side condylar movement. J Prosthet Dent 1989；62(2)：157-162.

10. 本多正明, 高井基普, 米澤大地. 咬合を臨床的にとらえる. 第4回アンテリアガイダンス. the Quintessence 2007；(1)：135-142.

11. 荒井良明, 河野正司. ガイドの位置要素の変化が顆頭運動に及ぼす影響について. 平成9年度厚生科学研究「口腔保健と全身的な健康状態の関係についての研究」報告書. 1997.

第10章

1. Frank Spear. Spear perspective. The art science of exceptional esthetic dentistry. Dr Frank Spear Course & Seminars.

2. Dawson PE, 丸山剛郎(監訳), 川村貞行(訳). オクルージョンの臨床. 第2版. 東京：医歯薬出版, 1993.

3．Ramfjord SP, Blankenship JR. Increased occlusal vertical dimension in adult monkeys. J Prosthet Dent 1981；45(1)：74-83.

4．Goldstein RE. Change of your smile. Third edition. Chicago: Quintessence, 1997.

5．Spear F. Fundamental occlusal therapy consideratitons. In: McNeill C. Science and Practice of Occlusion. Chicago: Quintessense, 1997.

6．Okeson JP. Management of Temporomandibular Disorders and Occlusion. 5th edition. St. Louis: Mosby, 2002.

7．山﨑長郎(監修)，今井俊広，今井真弓，他．別冊 the Quintessence．臨床咬合補綴治療の理論と実践．東京：クインテッセンス出版，2003.

8．松本淳．咬合支持と顎関節．歯科医療 2003；冬号：63-75.

9．Merlini L, Palla S. The relationship between condylar rotation and anterior translation in healthy and clicking temporomandibular joints. Schweiz Monatsschr Zahnmed 1988；98(11)：1191-1199.

10．Riketts RM. A principle of facial growth of the mandible. Angle Orthod 1972：42(4)：368-386.

11．Stroud LP. Mounted study casts and cephalometric analysis. In: McNeill C. Science and Practice of Occlusion. Chicago: Quintessense, 1997.

12．増田長次郎，筒井昌秀，筒井照子．包括的歯科臨床における機能的咬合面形態の実際．咀嚼運動を求めて．QDT 2004；29(1)：31-45.

第11章

1．Kirveskari P, Jamsa T, Alanen P. Occlusal adjustment and the incidence of demand for temporomandibular disorder treatment. J Prosthet Dent 1998；79(4)：433-438.

2．Okeson JP，藤本順平，山本健一，岡野昌治，菅野英也，茅ヶ崎乙文．口腔顔面痛の鑑別診断と治療．歯界展望 2001；97(2)：301-322.

3．McNeill C. Fundamental treatment goals. In: McNeill C. Science and Practice of Occlusion. Chicago：Quintessense, 1997.

4．鈴木尚の本音インタビュー．顎関節症．口腔外科からのアプローチ．ゲスト・木野孔司．日本顎咬合学会誌(咬み合わせの科学) 2001；22(1)：30-47.

5．McNeill C(監修)，Goddard G，和嶋浩一，井川雅子(著)．TMD を知る．最新顎関節症治療の実際．東京：クインテッセンス出版，1997.

6．Okeson JP. Management of Temporomandibular Disorders and Occlusion. 3rd ed. St Louis: Mosby-Year Book, 1993.

7．Heir GM，中沢勝宏，庄司喜信，和嶋浩一．座談会．Orofacial Pain の時代．顎関節症の具体的治療法を探る．the Quintessence 2001；20(2)：64-79.

8．山﨑長郎(監修)，今井俊広，今井真弓，他．別冊 the Quintessence．臨床咬合補綴治療の理論と実践．東京：クインテッセンス出版，2003.

第12章

1．山﨑長郎．審美修復治療．複雑な補綴のマネージメント．東京：クインテッセンス出版，1999.

2．山﨑長郎(監修)，今井俊広，今井真弓，他．別冊 the Quintessence．臨床咬合補綴治療の理論と実践．東京：クインテッセンス出版，2003.

3．小林義典．ブラキシズムの発現メカニズムにおける咬合因子の役割．In：加藤熈，押見一，池田雅彦(編著)．日本歯科評論臨時増刊．ブラキシズムの基礎と臨床．原因・診断・対応．東京：日本歯科評論，1997；141-163.

4．池田雅彦，菅原哲夫．ブラキシズムと私の臨床診断法．In：加藤熈，押見一，池田雅彦(編著)．日本歯科評論臨時増刊．ブラキシズムの基礎と臨床．原因・診断・対応．東京：日本歯科評論，1997；9-25.

5．Dawson PE，丸山剛郎(監訳)，川村貞行(訳)．オクルージョンの臨床．第2版．東京：医歯薬出版，1993.

6．Cash RC. Bruxism in children: review of the literature. J Pedod 1988；12(2)：107-127.

7. Seligman DA, Pullinger AG, Solberg WK. The prevalence of dental attrition and its association with factors of age, gender, occlusion, and TMJ symptomatology. J Dent Res 1988；67(10)：1323-1333.

8. 武藤克己．ブラキシズム．矯正歯科医からの考察．日歯医師会誌 2006；59(2)：29-40.

9. Rugh JD, Solberg WK. Psychological implications in temporomandibular pain and dysfunction. In: Zarb GA, Carlsson GE (eds). Temporomandibular Joint Function and Dysfunction. St. Louis: CV Mosby, 1979：239-258.

10. Rugh JD, 井川雅子(訳)．夜間のブラキシズムに関する見解．the Quintessence 1999；18(3)：127-134.

11. 佐藤貞雄，笹栗健一．ブラキシズムを考慮した歯科医療の新しい視点．日本歯科評論 2005；65(8)：53-59.

12. 堀紀雄，笹栗健一，豊田實，佐藤貞雄．ストレスの脳内機構と咀嚼器官の役割．日本歯科評論 2005；65(8)：60-67.

13. Miyamoto I, Yoshida K, Tsuboi Y, Iizuka T. Rehabilitation with dental prosthesis can increase cerebral regional blood volume. Clin Oral Implants Res 2005；16(6)：723-727.

14. 河野友信，木村和正．女性の自律神経失調症．東京：新星出版，1990.

15. 今井俊広，山﨑治，菊地麻衣．ナイトガードの有効活用．歯へのメカニカルストレスに対するナイトガードを考察する：2. the Quintessence 2007；26(6)：52-62.

第13章

1. Brägger U, Aeschlimann S, Bürgin W, Hämmerle CH, Lang NP. Biological and technical complications and failures with fixed partial dentures (FPD) on implants and teeth after four to five years of function. Clin Oral Implants Res 2001；12(1)：26 - 34.

2. Palacci P, Ericsson I, 村上斎(訳)．インプラント審美歯科．軟組織と硬組織のマネージメント．東京：クインテッセンス出版，2002.

3. Ante IH. The fundamental principles of prosthetics. Domination Dental Journal 1926；11：346.

4. Jepsen A. Root surface measurement and a method for x-ray determination of root surface area. Acta Odontol Scand 1963；21：35-46.

5. Shillingburg HT, Hobo S, Whitsett LD, Brackett SE. Fundamentals of Fixed Prosthodontics Third Edition. Chicago: Quintessense, 1997.

6. 多和田泰一．歯冠補綴架工義歯学．京都：永末書店，1974.

7. Cauchie F. Manuel de Prothese Dentaire Dourante. Paris: G Doin&Cie, 1948；572-582.

8. Vest G. Lehrbuch Der Zahanarztlichichen Kronen und Bruckenprothertik. Band II. Basel: Birkhauser Verlag, 1960；101-102.

9. 羽賀通夫，腰原好，山中善男，他．永久歯歯根表面の研究(第２報)．補綴誌 1975；18；250-259.

10. Shillingburg HT, Hobo S, Whitsett LD, Brackett SE. Fundamentals of Fixed Prosthodontics Third Edition. Chicago: Quintessense, 1997.

11. 山﨑長郎(監修)，土屋賢司，大河雅之．歯科臨床のエキスパートを目指してⅠ．コンベンショナルレストレーション．第５巻　ブリッジとポンティック．東京：医歯薬出版，1999.

第14章

1. McNeill C(監修)，Goddard G，和嶋浩一，井川雅子(著)．TMDを知る．最新顎関節症治療の実際．東京：クインテッセンス出版，1997.

2. Okeson JP. Management of Temporomandibular Disorders and Occlusion. 4th ed. St Louis: Mosby-Year Book, 1998.

3. Williamson EH, Lundquist DO. Anterior guidance: its effect on electromyographic activity of the temporal and masseter muscles. J Prosthet Dent 1983；49(6)：816-823.

4. Sheikholeslam A, Riise C. Influence of experimental interfering occlusal contacts on the activity of the anterior temporal and masseter muscles during submaximal and maximal bite in the intercuspal position. J Oral Rehabil 1983；10(3)：207-214.

5. 澤田明，山口泰彦，清水穂高，横山尚弘，木村朋義，丸山道朗，内山洋一．アクアライザーを用いた顎関節症患者の咬合位決定法．補綴臨床 1989；22：63-72.

6. Dawson PE, 丸山剛郎(監訳), 川村貞行(訳). オクルージョンの臨床. 第２版. 東京：医歯薬出版，1993.

7. Dawson PE. Functional Occlusion: From TMJ to Smile Design. St. Louis: Mosby, 2006.

8. Rugh JD, Solberg WK. Psychological implications in temporomandibular pain and dysfunction. In: Zarb GA, Carlsson GE (eds). Temporomandibular Joint Function and Dysfunction. St. Louis: CV Mosby, 1979：239-258.

9. Rugh JD, Drago CJ. Vertical dimension: A study of clinical rest position and jaw muscle activity. J Prosthet Dent 1965；15：625-633.

10. 森本達郎.（下顎）安静位. In：上村修三郎, 杉崎正志, 柴田考典(編著). 顎関節小事典. 東京：日本歯科評論，1990；134-137.

第15章

1. 日本デバイス治療研究所．循環器領域における睡眠呼吸障害の診断・治療に関するガイドライン. http://www.j-circ.or.jp/guideline/pdf/JCS2010, momomura.h.pdf（2017年8月1日アクセス）

2. Nakayama-Ashida Y, Takegami M, Chin K, Sumi K, Nakamura T, Takahashi K, Wakamura T, Horita S, Oka Y, Minami I, Fukuhara S, Kadotani H. Sleep-disordered breathing in the usual lifestyle setting as detected with home monitoring in a population of working men in Japan. Sleep 2008；31(3)：419-425.

3. He J, Kryger MH, Zorick FJ, Conway W, Roth T. Mortality and apnea index in obstructive sleep apnea. Experience in 385 male patients. Chest 1988；94(1)：9-14.

4. Young T, Finn L, Peppard PE, Szklo-Coxe M, Austin D, Nieto FJ, Stubbs R, Hla KM. Sleep disordered breathing and mortality：eighteen-year follow-up of the Wisconsin sleep cohort. Sleep 2008；31(8)：1071-1078.

5. Young T, Palta M, Dempsey J, Skatrud J, Weber S, Badr S. The occurrence of sleep-disordered breathing among middle-aged adults. N Engl J Med 1993；328(17)：1230-1235.

6. 太田保世(著)．いびきと睡眠障害．神奈川：東海大学出版，2005.

7. 睡眠呼吸障害研究会. 成人の睡眠時無呼吸症候診断と治療のためのガイドライン. 大阪：メディカルレビュー社，2005.

8. James E. Metz. Flip Chart for Demonstration of Sleep Disordered Breathing 2012(Dr. Metz コース資料より).

9. Takasaki Y, Kamio K, Okamoto M, Ohta Y, Yamabayashi H. Changes in diaphragmatic EMG activity during sleep in space. Am Rev Respir Dis 1993；148(3)：612-617.

10. 外木守雄．歯科口腔外科領域における顎矯正手術の応用．歯界展望 2009；114(6)：1053-1103.

11. Barrera JE, Powell NB, Riley RW. Facial skeletal surgery in the management of adult obstructive sleep apnea syndrome. Clin Plast Surg 2007；34(3)：565-573.

12. Maribeth Marsico. Senior Editor：Obstrauctive Sleep Apnea：The Medical/Dental cooection. LTM labday. Nov/Dece 2015, 14-19.

13. 奥野健太郎，野原幹司，阪井丘芳．睡眠時無呼吸症候群の基礎知識．歯界展望 2012；120(6)：996-1005.

14. Arisaka H, Sakuraba S, Tamaki K, Watanabe T, Takeda J, Yoshida K. Effects of wearing complete dentures during sleep on the apnea-hypopnea index. Int J Prosthodont 2009；22(2)：173-177.

15. Erovigni F, Graziano A, Ceruti P, Gassino G, De Lillo A, Carossa S. Cephalometric evaluation of the upper airway in patients with complete dentures. Minerva Stomatol 2005；54(5)：293-301.

16. Drake R, Vogl AW, Mitchell AWM, et al：Gray's Atlas of Anatomy. Philadelphia, Churchill Livingstone/Elsevier. 2008, p.504.

17. Peter E. Dawson(著), 小出馨(監訳). Dawson Functional Occlusion ファンクショナル・オクルージョン．東京：医歯薬出版，2010.

18. American Sleep Association：Upper Airway Resistance Syndrome. https://www.sleepassociation.org/upper-airway-resistance-syndrome/(2017年8月23日アクセス)

19. 菅沼保明，山城義広，内田耕．睡眠呼吸障害の検出における短期覚醒の重要性．日本呼吸器学会雑誌 2000；38(11)：823-827.

20. 小林義典．咬合・咀嚼が創る健康長寿．日本補綴歯科学会誌 2011；3(3)：189-219.

21. 鈴木尚．骨は語る徳川将軍・大名家の人びと．東京：東京大学出版，2011.

22. 鈴木尚．骨が語る日本史．東京：学生社，1998.

索引

T

著者紹介

今井俊広（いまい としひろ）

【略歴】

1979年　東北歯科大学（現・奥羽大学歯学部）卒業

1979年　原宿デンタルオフィス勤務
山﨑長郎先生に師事

1984年　米国 L. A. にて Raymond L. Kim 先生に師事
その間、University of Southern California
にて卒後研修コース受講

1987年　鳥取県米子市にて今井歯科クリニック開業
現在に至る

【主な活動】

・特定非営利活動法人日本顎咬合学会会員、評議委員、指導医
・東京 SJCD 会員、研修コースインストラクター
・硬組織再生生物学会会員

今井真弓（いまい まゆみ）

【略歴】

1979年　東北歯科大学（現・奥羽大学歯学部）卒業

1979年　原宿デンタルオフィス勤務
山﨑長郎先生に師事

1984年　米国 L. A. にて Raymond L. Kim 先生に師事
その間、University of Southern California
にて卒後研修コース受講

1987年　鳥取県米子市にて今井歯科クリニック開業
現在に至る

【主な活動】

・特定非営利活動法人日本顎咬合学会会員
・東京 SJCD 会員、研修コースインストラクター

QUINTESSENCE PUBLISHING 日本

新版　臨床咬合補綴治療
その鑑別診断と治療計画

2009年11月10日　第１版第１刷発行
2012年７月13日　第１版第２刷発行
2018年６月10日　第２版第１刷発行

著　　者　今井俊広（いまい としひろ）/ 今井真弓（いまい まゆみ）

発 行 人　北峯康充

発 行 所　クインテッセンス出版株式会社
東京都文京区本郷３丁目２番６号　〒113 - 0033
クイントハウスビル　電話(03)5842 - 2270(代表)
(03)5842 - 2272(営業部)
(03)5842 - 2279(書籍編集部)
web page address　http://www.quint-j.co.jp/

印刷・製本　サン美術印刷株式会社

ISBN978 - 4 - 7812 - 0622 - 6　C3047　定価はカバーに表示してあります